症候による
# 漢方治療の実際
## 第5版

大塚敬節

改訂

北里研究所
東洋医学総合研究所 名誉所長　　大塚恭男

慶應義塾大学医学部 准教授　　渡邉賢治

南山堂

# Explanation in Symptomatical
# Practice of Kampo-Medicine

Dr. Keisetsu Otsuka

Revised by

Honarary President
Oriental Medicine Research Center, The Kitasato Institute
**Yasuo Otsuka, M. D, Ph. D**

Associate Professor
Keio University School of Medicine
**Kenji Watanabe, M. D, Ph. D, FACP**

NANZANDO COMPANY, LIMITED

# 第5版の序

　本年は大塚敬節生誕100周年に当たる．2月26日にはホテルセンチュリーハイアットにて生誕百年祭が盛大に行われた．敬節の人徳を改めて認識した会であった．我々はその偉業の基礎の上でこうして漢方の勉強をする恩恵に預かっている．

　『症候による漢方治療の実際』は敬節の『漢方診療医典』とならんで漢方を勉強するものにとってはバイブルである．本書は自序にもあるように，敬節がどのような古典をどのように応用して現代的漢方の使い方を築き上げたかが分かる貴重な本である．この本を読むことにより敬節が勉強してきた足跡をそのままたどることができる．

　敬節が近代漢方を確立した時代はまだまだ漢方に対する偏見があり，まさに逆風の中で漢方を復興させるべく努力をしてきた．そうした先哲たちの努力の結果，漢方は医療の現場で市民権を得て今では自由に使える時代になってきている．参考にすべき本も数多く出てきているが，時代の趨勢からか安直に読めるものが増えてきている．しかし努力なしに読んだ物はなかなか身につかないものである．本来であればきちんと原典からすべて勉強するのが筋であろう．本書は臨床に有用であるばかりでなく，そうした勉強の仕方をも示した書である．

　本書を改訂するに当たり，疾患分類を少し整理し，旧字体，新字体の統一をした．再編集に際しては，古典の引用は長い文章でも削除せずになるべく敬節の意が伝わるように残した．また，これからの時代のニーズに答えるために老人性疾患の章を新たに設けた．永遠の名著である本書がこれから漢方を勉強しようとする先生方の道標となることを願いつつ筆を置く．

2000年10月吉日

大　塚　恭　男
渡　邉　賢　治

## 初版の序

　ふり返ってみると，もう26, 7年も前の事である．私は読書のさいにカードを用意して，診療上参考になる古人の口訣や興味を覚えた治験例などを書きとめる事を日課としたが，それがいつの間にか2,000枚ほどになっていた．

　私はその口訣の部を症状別に整理し，私の経験を加味して，昭和26年1月から，南山堂発行の雑誌「薬局」に，漢方医学講座と題して連載しはじめた．ところで，27年の春になって，眼底出血のため静養をしなければならなくなった私は，途中で計画を変更して，27年12月で，一応この講座のペンをおいた．その後，これを増補して単行本にしたいと考えながら，10年近くの歳月が経ってしまった．

　昭和35年の秋になって，私は南山堂の河田孫一郎さんと相談して「症候による漢方治療の実際」という書物を書く事を計画し，久しぶりで「薬局」に連載したものを読み返してみたが，それはあまりにも簡略にすぎてそのままでは，資料として用いることのできるものが，意外に少ないのを知った．

　そこで構想を改めて，その後の経験を土台にして，新しい多くの治験例を加えて，ごらんのようなものを書きあげた．忙しい診療の寸暇を盗んでやった仕事であるから，読み返してみると，不備な点が眼につき，意にみたないのであるが，だんだん増補改訂して，よりよいものにしたいと考えている．

　本書の執筆にあたっては，巻末に列記したように，先哲名医の多くの文献を参考にし，矢数道明博士その他の同学諸先生の論説，治験例を多数引用した．ここに感謝の言葉を捧げる．

1963年5月1日

著　　者

## 読者のために

1) この書は，その題目の示す通り，症候を中心として漢方の治療の実際を述べたのであるが，読者は，この書をよんで，漢方医学の愁訴の取扱い方が，近代医学のそれと，ずいぶん勝手のちがっていることに気づかれるであろう．

   近代医学では，患者の愁訴よりも，むしろ医師の他覚的診断の結果を重視し，これによって病名を決定して，治療方針をたてる．そこで近代医学では，患者が種々の苦悩を訴えているのに，往々にして，どこも悪いところがないと診断し，患者を治療の対象からはずしてしまうことがある．ところで漢方では，患者に愁訴があれば，必ず治療方針がたつようになっている．漢方では，患者の愁訴を中心にして，腹診，脈診などによって得た所見を参酌して「証」を診断して，これによって，治療方針をきめる建前になっている（「証」については，あとで述べる）．

   そこで本書を読まれる方は，必ずしも病名に拘泥することなく，患者の愁訴，腹，脈，その他の状態を観察して，「証」に随って治療することを学べばよいのである．

2) 近代医学では，治療方針がたつ前に，病名の決定が先行するが，漢方では，この病人（病気一般ではない）は，どうしたら治るかを診断する．即ち治療法を診断する．診断と治療との間に，必ずしも病名の介在を必要としない．例えばこの病人は葛根湯証だといえば，葛根湯で治る病人だということになる．

   漢方では，病気一般を治療の対象とするのではなく，個々の病人を治するのが建前である．ところで，病人には個人差がある．漢方では，この個人差によって，同じ病気でも全く治療法が異なる点に注目してほしい．

3) それでは「証」とは何か．この「証」の字は，かつては「症」と同じ意味にも用いられて，症候を指したこともあるが，今日，漢方で，証という場合は，症候とはちがった内容を持っている．

　私は昭和23年，日本鍼灸マッサージ師会連盟の主催で，厚生省後援のもとに開かれた第1回再教育講師養成講習会で，"漢方医学概論"を講じた．今，その時の速記録をよんでみると，平易でわかりやすいので，"漢方医学の特質"の「証」の部に，2，3の訂正を加えて，この項の最後に引用するので読んでいただきたい．

4) 本書の引用文は，漢文で書かれたものや，難解な文章は現代文に書き改め，簡単な註を付記した．しかし平易なものは，そのままにしておいた．なお巻末に「用語の解説」をつけておいたので，これも参照してほしい．

5) 毎章の冒頭に，その章に出てくる処方を列記した．処方の頭につけた数字の番号は，それが小見出しになっていて，その処方の解説が，そこに出ていることを示している．また数字の番号のない処方は，小見出しにはなってはいないが，その章の中に出ていることを示したものである．

6) 本書では，同じ処方が，あちこちに出てくる．例えば，八味丸は，排尿異常にも，腰痛にも，浮腫にも，耳鳴にも，視力障害にも，性欲減退にも瘙痒・発疹・変色のある皮膚の項にも出ている．こんな場合には，あるところで詳しい説明をした部分は，他のところでは省略してある．そこで八味丸を用いる場合は，一応これらのそれぞれの章について研究してみると，その用法がはっきりしてくる．このことは他の処方の場合も同じである．

7) なお，本書と南山堂発行の「漢方診療医典」を併読していただくと，漢方の初心者には，理解が容易であろうと思う．

8) 証について，漢方医学概論から引用する．

　「証」は証拠とか確証の意味であります．だから葛根湯証と申しますと，葛根湯の適応症という意味であります．つまり感冒と診断するところをアスピリン証即ちアスピリンの適応症と云うのと同じ意味です．だから病名の代わりに処方名を診断し，その処方の下に証の字を書いて，病名の代わりにするのであります．そこでこの病人が葛根湯で治ると診断することは，この病人には葛根湯証があるということになります．

　『傷寒論』には「太陽病，項背強ばること几几（きき）汗なく悪風するは葛根湯之を主る．」とあります．そこで先ず太陽病ということから説明しなければなりませんが，長くなりますので，だいたいのことしかし申し上げられません．太陽病では脈が浮いていることが特徴であります．それに頭痛がしたり，項部が強ばったりし，さむけを訴えるという症状があります．几几というのは，羽の短い鳥が飛び立つ際に，首をのばす形をいったもので，くびのこる状を形容したものであります．そこで『傷寒論』の条文から葛根湯の適応症を考えてみると，脈が浮いていて力がある．そして首から背にかけてこる．それによく頭痛を訴える．また熱がある時には，さむけを伴う．ところで，熱があっても，自然に汗が出るということはない．これだけの条件が揃えば，その病気は何であろうと，葛根湯証と診断するのであります．

　ところで，葛根湯については，『傷寒論』に，もう1つ「太陽と陽明の合病は必ず自下利す葛根湯之を主る．」とあり，また『金匱要略』には「太陽病，汗無くして小便反って少く，気上って胸を衝き，口噤して語るを得ず，剛痙をなさんと欲す，葛根湯之を主る．」とあり，これらによって，応用範囲は更に広くなり，葛根湯の「証」は更に複雑になります．そこで葛根湯は，下痢のある場合や筋肉が強直する破傷風のような病気にも用いる機会があるのであります．

　そうなりますと，葛根湯は単なる感冒の薬ではなく，五十肩，肩こり，蕁麻疹，腰痛，三叉神経痛，蓄膿症，結膜炎，扁桃炎，歯痛，中耳炎，フルンケル，大腸炎，破傷風など，実に種々雑多の病気に用いられるのであります．

ところが，この場合に，葛根湯の証がなければ，用いても効がありません．葛根湯の証があるかないかを診断するのが，漢方の診察であります（南山堂刊，「漢方診療医典」を参照）．

　一般に葛根湯を用いてよい患者は，体質がしっかりしていて，脈にも力があります．体質の虚弱な，脈の弱い人に用いるとかえって調子が悪くなります．

　このように証に随って治療するのを随証療法とよびます．この随証療法は，対症療法とはちがいまして，例えば肩がこるというだけを目標にして治療すれば，対症療法であります．これは熱があるからといって下熱剤を用いると同じであります．

　ところで随証療法では，ひとつひとつの症状を目当てにするのではなくて，いくつかの症状がどのように結びついているか，その結びつき方，具体的な関連というようなものを考えて，そしてこれは何々湯の証だと決めて，治療するのであります．

　もし葛根湯の証に似ていましても，脈が沈遅であれば，葛根湯を用いないで，栝楼桂枝湯を用いるのであります．また脈が浮でも弱い場合は，多くはその人の体質も弱く，これには桂枝加葛根湯を用い，葛根湯を用いません．

　証を構成する重要な資料は患者の現す症状でもあります．例えば，頭痛がする，めまいがする，悪寒がする，耳が鳴る，のどが渇く，下痢をするといった患者の訴えであります．ところが患者が訴える症状そのままでは具合が悪いので，この症状をもう一遍分析してみる必要がある．例えば嘔吐という症状があったとします．患者が吐きましたと言ったら，どんなふうに吐いたかということを追及することが大切であります．例えば，漢方で水逆とよんでいる嘔吐があります．これはひどい口渇と尿の不利を伴う嘔吐で，非常にのどが渇いて水をのむ．しばらくたつと，その水を全部吐く．まるでどんぶりに入っていた水を傾けたように，どっといちどに吐く．するとまたのどが渇く．のむとまた吐く．これを繰り返すのであります．このような嘔吐のある時は，必ず小便の量が減っているので，小便が出ないでしょうとたずねてみると，必ず小便が非常

に少ないと答えるのであります．小便ばかりでなく，汗も出ないのであります．

このような時には，これを五苓散証と診断し，五苓散を与えるのでありますが，たいてい1服で口渇が止み，嘔吐もとまり，小便がどんどん出るようになります．

ところが，同じ嘔吐でも，いつもむかむかと悪心があり，水も飲みたくない，何にも食べたくなくて，いやな気持で吐く時は，五苓散証ではなくて，小半夏加茯苓湯の証であります．

このように嘔吐でも，五苓散証の嘔吐と小半夏加茯苓湯証の嘔吐とは，全く証が異なるに拘わらず，半夏は嘔吐を治する効があるとして，嘔吐を目標にこれを用いるやり方は，対症療法でありまして，随証療法ではないのであります．先程申しあげました水逆性の嘔吐には，半夏は全然効かないのであります．

これは1例でありまして，すべてこの調子で，ある1つの愁訴だけを目標にして治療するのは，対症療法であります．随証療法では必ず，この愁訴が他の症状と，どのように結びついているかを調べて，「証」を診断し，それによって治療して行くのであります．

なお証を構成する上に，近代医学の理化学的な検査，つまり大便，尿，血液の検査，血圧の測定，X線による診断なども，大いに参考になるのであります．

次に近代医学の治療をうけている患者を診断する場合には，どのような薬を用いていたかを，調べてみる必要があります．例えば，ジギタリスをのんでいる患者では，そのために脈が浮いて力があり，大きいのです．こんな場合，脈だけをみると，実しているので，攻める治療をしてもよいと判断するのです．ところで，ジギタリスを用いなければならないような患者は，たいていは虚している場合が多く，脈だけが実して，他のところは虚していることが多いのであります．そこで脈だけにたよらずに，その他の部分もよく参酌して診断しなければならないのであります．またロートエキスなどをのんでいる患者は，のどが渇く，これを石膏剤や地黄剤の証と誤ってはならないのであります．このような例は，

他にもいろいろありますから，いろいろの治療を併用している時は，証の判定が困難となりますので，患者と相談して，1週間位他の治療をやめて，病気のほんとうのありのままの姿を診察してみる必要があります．

次に平素の体質，男女の別，年齢なども，証をきめる上の参考になります．ところでここで注意しなければならないのは，平素頑丈ながっちりした体質の人でも，病気になると虚証となり，平素弱々しい方が，病気になると，実証になることもありますから，平素の体質の強弱だけで，虚実をきめてしまってはなりません．

以上の他に，平素の嗜好品，生活，環境なども，証をきめる上に役立つものであります．

# 目　次

## 全身症候

1. 熱と悪寒 …………… 2
    1. 桂枝湯 ………… 3
    2. 麻黄 …………… 4
    3. 葛根湯 ………… 4
    4. 小柴胡湯 ……… 5
    5. 大柴胡湯 ……… 7
    6. 柴胡桂枝湯 …… 8
    7. 柴胡桂枝乾姜湯 … 9
    8. 抑肝散 ………… 10
    9. 白虎加人参湯 … 10
    10. 竹葉石膏湯 …… 11
    11. 大青竜湯 ……… 12
    12. 大承気湯 ……… 13
    13. 調胃承気湯 …… 14
    14. 真武湯 ………… 15
    15. 四逆湯 ………… 18
    16. 黄連解毒湯 …… 19
    17. 桂枝去芍薬加蜀漆竜骨牡蠣救逆湯 …… 20
    18. 三物黄芩湯 …… 20
    19. 梔子柏皮湯 …… 20
    20. 茵蔯蒿湯 ……… 21
    21. 五苓散 ………… 21

2. 頭痛・顔面痛 ……… 22
    1. 呉茱萸湯 ……… 22
    2. 五苓散 ………… 27
    3. 桃核承気湯 …… 31
    4. 釣藤散 ………… 32
    5. 抑肝散 ………… 34
    6. 半夏白朮天麻湯 … 35
    7. 大柴胡湯・柴胡加竜骨牡蠣湯・大承気湯 …… 36
    8. 三黄瀉心湯 …… 38
    9. 当帰芍薬散・苓桂五味甘草湯 39
    10. 加味逍遥散 …… 41
    11. 葛根湯 ………… 42
    12. 麻黄附子細辛湯 … 43
    13. 白虎加桂枝湯・竹皮大丸 … 43
    14. 小建中湯 ……… 44
    15. 当帰四逆加呉茱萸生姜湯 … 44
    16. 桂枝加桂湯 …… 45
    17. 三物黄芩湯 …… 46
    18. 清上蠲痛湯 …… 47
    19. 八味丸 ………… 47
    20. 桂枝湯・麻黄湯・小柴胡湯・柴胡桂枝湯・柴胡姜桂湯 … 48

3. 疲労・倦怠 ………… 49
    1. 補中益気湯 …… 49
    2. 六君子湯 ……… 51
    3. 半夏白朮天麻湯 … 51
    4. 清暑益気湯 …… 51
    5. 八味丸 ………… 51
    6. 真武湯 ………… 52
    7. 鶏鳴散加茯苓 … 52
    8. 小建中湯 ……… 52
    9. 十全大補湯 …… 53

4. 盗汗・多汗 ………… 54
    1. 補中益気湯・黄耆建中湯・桂枝加黄耆湯 …… 54
    2. 柴胡姜桂湯 …… 55
    3. 当帰六黄湯 …… 56
    4. 不換金正気散 … 56

## 目次

- 5. 防已黄耆湯 …………… 56
- 6. 白虎湯・茯苓甘草湯・五苓散 …… 56
- 7. 茯苓四逆湯 …………… 57

**5. 不眠** ………………………… 60
- 1. 黄連解毒湯・三黄瀉心湯 … 60
- 2. 黄連阿膠湯 …………… 62
- 3. 甘草瀉心湯 …………… 63
- 4. 温胆湯・加味温胆湯 …… 65
- 5. 竹茹温胆湯 …………… 66
- 6. 酸棗仁湯 ……………… 67
- 7. 加味帰脾湯 …………… 67
- 8. 清心蓮子飲・猪苓湯 …… 69
- 9. 三物黄芩湯・補中益気湯 … 69
- 10. 大柴胡湯・柴胡加竜骨牡蠣湯・柴胡姜桂湯 …… 70
- 11. 桂枝加芍薬大黄湯 …… 71
- 12. 人参湯 ……………… 72
- 13. 芍薬甘草湯・甘麦大棗湯 … 72
- 14. 朱砂安心丸 …………… 72
- 15. 奇方 ………………… 72

**6. 貧血** ………………………… 74
- 1. 帰脾湯・加味帰脾湯 …… 74
- 2. 四君子湯 ……………… 76
- 3. 連珠飲 ………………… 77
- 4. 治胖丸 ………………… 77
- 5. 十全大補湯 …………… 77
- 6. 鉄砂丸 ………………… 78

**7. 黄疸** ………………………… 79
- 1. 茵蔯蒿湯 ……………… 79
- 2. 茵蔯五苓散 …………… 80
- 3. 梔子柏皮湯 …………… 81
- 4. 大黄硝石湯 …………… 82
- 5. 小建中湯 ……………… 83

- 6. 人参湯 ………………… 86
- 7. 四逆湯・茵蔯四逆湯 …… 87
- 8. 大柴胡湯 ……………… 88
- 9. 当帰白朮湯 …………… 89
- 10. 炙甘草湯 ……………… 89

**8. 出血** ………………………… 91
- 1. 三黄瀉心湯 …………… 91
- 2. 芎帰膠艾湯 …………… 94
- 3. 温清飲 ………………… 96
- 4. 桂枝茯苓丸 …………… 96
- 5. 桃核承気湯 …………… 97
- 6. 帰脾湯 ………………… 98
- 7. 黄土湯 ………………… 100
- 8. 柏葉湯 ………………… 101
- 9. 麦門冬湯加地黄阿膠黄連 … 102
- 10. 扶脾生脈散 …………… 102
- 11. 人参湯・四君子湯 …… 102
- 12. 四逆加人参湯 ………… 104
- 13. 猪苓湯・猪苓湯合四物湯 … 104
- 14. 麻黄湯 ………………… 105
- 15. 小建中湯 ……………… 105
- 16. 当帰建中湯 …………… 106
- 17. 茵蔯蒿湯 ……………… 106
- 18. 茵荊湯 ………………… 107
- 19. 温経湯 ………………… 107
- 20. 白頭翁湯 ……………… 108
- 21. 柴胡姜桂湯 …………… 108
- 22. 奇方 …………………… 109

**9. のぼせ（逆上）** …………… 110
- 1. 瀉心湯・黄連解毒湯 …… 110
- 2. 女神散・加味逍遙散 …… 110
- 3. 桃核承気湯 …………… 111
- 4. 麦門冬湯 ……………… 111
- 5. 苓桂五味甘草湯 ………… 111
- 6. 当帰四逆加呉茱萸生姜湯 … 111

7. 蘇子降気湯 ……………… 112
8. 桂枝加竜骨牡蠣湯 ……… 112

## 10. 脱毛 …………………………… 113

1. 小柴胡湯加牡蠣・大柴胡湯
   加牡蠣 …………………… 113
2. 桂枝加竜骨牡蠣湯 ……… 114
3. 加味逍遥散 ……………… 114

## 11. 火傷・凍傷・打撲症・
その他の損傷 ………………… 115

1. 桂枝去芍薬加蜀漆竜骨牡蠣
   救逆湯 …………………… 115
2. 四順清涼飲 ……………… 116
3. 当帰四逆加呉茱萸生姜湯 … 117
4. 当帰芍薬散 ……………… 119
5. 三黄瀉心湯 ……………… 119
6. 桃核承気湯・桂枝茯苓丸 … 120
7. 鶏鳴散 …………………… 121
8. 茯苓杏仁甘草湯 ………… 121
9. 走馬湯 …………………… 122
10. 紫雲膏 …………………… 122
11. 黄耆建中湯 ……………… 123
12. 伯州散 …………………… 123
13. 奇方 ……………………… 123

## 12. 化膿症・その他の腫物 …… 127

1. 十味敗毒湯 ……………… 132
2. 托裏消毒散 ……………… 134
3. 内托散 …………………… 140
4. 黄耆建中湯 ……………… 141
5. 伯州散 …………………… 142
6. 排膿散・排膿湯 ………… 144
7. 小柴胡湯 ………………… 145
8. 大柴胡湯 ………………… 147
9. 大黄牡丹皮湯・桃核承気湯・
   桂枝茯苓丸 ……………… 148

10. 十六味流気飲 …………… 150
11. 紫根牡蠣湯 ……………… 152
12. 五物大黄湯 ……………… 157
13. 寄方 ……………………… 159

## 13. 浮腫 …………………………… 163

1. 分消湯 …………………… 164
2. 木防已湯 ………………… 169
3. 五苓散・茵蔯五苓散 …… 172
4. 八味丸・牛車腎気丸 …… 175
5. 真武湯 …………………… 176
6. 茯苓四逆湯 ……………… 177
7. 導水茯苓湯 ……………… 177
8. 茵蔯蒿湯 ………………… 178
9. 桂枝茯苓丸 ……………… 181
10. 当帰芍薬散 ……………… 182
11. 防已黄耆湯 ……………… 183
12. 補中治湿湯 ……………… 183
13. 変製心気飲 ……………… 183
14. 越婢加朮湯 ……………… 183
15. 牡蠣沢瀉散 ……………… 184
16. 茯苓杏仁甘草湯 ………… 184

## 循環器症候

## 14. 心悸亢進（動悸） ………… 186

1. 炙甘草湯 ………………… 186
2. 柴胡加竜骨牡蠣湯 ……… 189
3. 半夏厚朴湯 ……………… 190
4. 桂枝甘草竜骨牡蠣湯・桂枝
   甘草湯 …………………… 191
5. 苓桂甘棗湯 ……………… 192
6. 苓桂朮甘湯・鍼砂湯 …… 193
7. 茯苓甘草湯・五苓散 …… 194
8. 柴胡姜桂湯 ……………… 196
9. 抑肝散加陳皮半夏 ……… 197
10. 連珠飲 …………………… 199

11. 桂枝去芍薬加蜀漆竜骨牡蠣
    救逆湯 ·················· 200
12. 黄連解毒湯 ·················· 200
13. 小建中湯 ·················· 200

## 15. 高血圧症 ·················· 202

1. 大柴胡湯 ·················· 202
2. 黄連解毒湯 ·················· 204
3. 柴胡加竜骨牡蠣湯 ·················· 205
4. 七物降下湯 ·················· 207
5. 釣藤散 ·················· 209
6. 半夏白朮天麻湯 ·················· 210
7. 八味丸 ·················· 210
8. 防風通聖散 ·················· 210

## 16. 胸痛 ·················· 213

1. 梔子鼓湯・梔子甘草鼓湯 ··· 214
2. 柴胡疎肝散 ·················· 215
3. 柴陥湯・小陥胸湯・
   薏苡附子散 ·················· 217
4. 栝楼薤白白酒湯 ·················· 218
5. 栝楼薤白半夏湯 ·················· 219
6. 枳実薤白桂枝湯 ·················· 220
7. 人参湯 ·················· 220
8. 烏頭赤石脂丸 ·················· 221
9. 桂枝生姜枳実湯 ·················· 222
10. 桔梗白散 ·················· 223
11. 清湿化痰湯 ·················· 224
12. 栝楼枳実湯 ·················· 225
13. 当帰湯 ·················· 225
14. 枳縮二陳湯 ·················· 227
15. 柴胡姜桂湯 ·················· 228
16. 十棗湯 ·················· 228

## 呼吸器症候

## 17. 咳嗽・嗄声 ·················· 232

1. 麻黄湯 ·················· 232
2. 麻杏甘石湯・華蓋散 ·················· 233
3. 小青竜湯 ·················· 234
4. 麻黄附子細辛・桂姜棗草
   黄辛附湯 ·················· 235
5. 射干麻黄湯 ·················· 235
6. 頓嗽湯 ·················· 236
7. 桂枝加厚朴杏子湯 ·················· 236
8. 麦門冬湯 ·················· 236
9. 響声破笛丸 ·················· 238
10. 竹葉石膏湯 ·················· 238
11. 竹筎温胆湯 ·················· 239
12. 小柴胡湯 ·················· 239
13. 柴胡姜桂湯 ·················· 240
14. 大柴胡湯 ·················· 241
15. 栝楼枳実湯 ·················· 241
16. 滋陰降火湯 ·················· 242
17. 滋陰至宝湯 ·················· 245
18. 清肺湯 ·················· 245
19. 麦門冬飲子 ·················· 246
20. 八味丸 ·················· 247
21. 苓桂五味甘草湯 ·················· 247
22. 分心気飲 ·················· 247
23. 橘皮半夏湯 ·················· 248

## 18. 呼吸困難 ·················· 249

1. 小青竜湯 ·················· 249
2. 大柴胡湯合半夏厚朴湯 ··· 253
3. 小柴胡湯合半夏厚朴湯 ··· 254
4. 神秘湯 ·················· 255
5. 麻杏甘石湯 ·················· 257
6. 甘草麻黄湯 ·················· 257
7. 麻黄附子細辛湯 ·················· 258
8. 続命湯 ·················· 258
9. 越婢加半夏湯 ·················· 258
10. 苓甘姜味辛夏仁湯 ·················· 259

11. 蘇子降気湯 ……………… 263
12. 柴胡別甲湯 ……………… 266
13. 木防已湯・増損木防已湯 … 266
14. 変製心気飲 ……………… 268
15. 栝楼薤白白酒湯 ………… 268
16. 茯苓杏仁甘草湯・橘皮枳実
    生姜湯 …………………… 269
17. 喘四君子湯 ……………… 270

## 消化器症候

**19. 唾液が口にたまる・流涎** … 272
1. 人参湯 …………………… 272
2. 甘草乾姜湯 ……………… 273
3. 八味丸 …………………… 274
4. 理中安蛔湯 ……………… 275
5. 黄連解毒湯 ……………… 275
6. 瀉胃湯 …………………… 275
7. 大柴胡湯 ………………… 275
8. 五苓散 …………………… 276

**20. 吃逆** ……………………… 277
1. 呉茱萸湯 ………………… 277
2. 橘皮竹筎湯 ……………… 278
3. 柿蒂湯 …………………… 279
4. 小承気湯・調胃承気湯 … 279
5. 四逆湯 …………………… 281

**21. 食不振** …………………… 282
1. 半夏瀉心湯 ……………… 282
2. 生姜瀉心湯・旋覆花代赭石湯 … 283
3. 人参湯 …………………… 283
4. 四君子湯・六君子湯・香砂
   六君子湯 ………………… 284
5. 茯苓飲 …………………… 285
6. 小柴胡湯 ………………… 285
7. 抑肝扶脾散 ……………… 286

8. 茵蔯蒿湯・茵蔯五苓散 …… 287
9. 清暑益気湯 ……………… 288
10. 補中益気湯 ……………… 288

**22. 嚥下困難** ………………… 289
1. 桔梗湯 …………………… 289
2. 半夏苦酒湯 ……………… 289
3. 利膈湯合甘草乾姜湯 …… 290
4. 七気湯 …………………… 291
5. 当帰養血湯 ……………… 291
6. 橘皮枳実生姜湯 ………… 291
7. 半夏厚朴湯 ……………… 292

**23. 嘔吐・悪心** ……………… 293
1. 小半夏加茯苓湯 ………… 295
2. 五苓散 …………………… 296
3. 茯苓沢瀉湯 ……………… 298
4. 猪苓散 …………………… 298
5. 半夏瀉心湯 ……………… 299
6. 黄連湯 …………………… 299
7. 小柴胡湯 ………………… 299
8. 大柴胡湯 ………………… 299
9. 呉茱萸湯 ………………… 300
10. 人参湯 …………………… 300
11. 甘草乾姜湯 ……………… 301
12. 四逆湯 …………………… 301
13. 利膈湯 …………………… 302
14. 旋覆花代赭石湯 ………… 302
15. 葛根黄連黄芩湯 ………… 303
16. 乾姜黄連黄芩人参湯 …… 304
17. 苓桂甘棗湯 ……………… 304
18. 大黄甘草湯 ……………… 304
19. 調胃承気湯・小承気湯 … 305
20. 丁香茯苓湯 ……………… 306
21. 乾姜半夏人参丸・烏梅丸 … 306
22. 順気和中湯 ……………… 308
23. 生津補血湯 ……………… 308

24. 奇方 ……………………… 309
24. 腹痛 ……………………… 311
　1. 桂枝加芍薬湯 ……………… 312
　2. 小建中湯 …………………… 315
　3. 桂枝加附子湯 ……………… 318
　4. 当帰四逆加呉茱萸生姜湯 … 319
　5. 当帰四逆湯 ………………… 320
　6. 当帰建中湯 ………………… 321
　7. 桂枝茯苓丸 ………………… 322
　8. 桃核承気湯 ………………… 323
　9. 折衝飲 ……………………… 324
　10. 大黄牡丹皮湯 ……………… 324
　11. 当帰芍薬散 ………………… 324
　12. 大建中湯 …………………… 325
　13. 附子粳米湯 ………………… 328
　14. 大黄附子湯 ………………… 329
　15. 芍薬甘草湯 ………………… 331
　16. 甘草湯 ……………………… 332
　17. 甘草粉密湯 ………………… 332
　18. 人参湯 ……………………… 333
　19. 五苓散 ……………………… 333
　20. 大柴胡湯 …………………… 335
　21. 四逆散 ……………………… 335
　22. 柴胡桂枝湯 ………………… 337
　23. 黄連湯 ……………………… 338
　24. 苓桂甘棗湯 ………………… 338
　25. 烏梅丸 ……………………… 339
　26. 安中散 ……………………… 339
　27. 清熱解鬱湯 ………………… 341
　28. 指迷七気湯 ………………… 342

25. 下痢 ……………………… 345
　1. 甘草瀉心湯・半夏瀉心湯・
　　 生姜瀉心湯 ………………… 346
　2. 真武湯 ……………………… 347
　3. 人参湯・附子理中湯 ……… 349
　4. 桂枝人参湯 ………………… 351
　5. 四逆湯・茯苓四逆湯 ……… 351
　6. 葛根湯 ……………………… 352
　7. 葛根黄連黄芩湯 …………… 353
　8. 桂枝加芍薬湯 ……………… 353
　9. 大柴胡湯 …………………… 353
　10. 芍薬湯 ……………………… 353
　11. 五苓散 ……………………… 354
　12. 啓脾湯・参苓白朮散 ……… 354
　13. 胃風湯 ……………………… 354
　14. 白頭翁湯・白頭翁加甘草
　　 阿膠湯 ……………………… 357
　15. 大承気湯 …………………… 358
　16. 大黄牡丹皮湯 ……………… 360
　17. 桃花湯 ……………………… 360
　18. 乾姜黄連黄芩人参湯 ……… 361
　19. 八味丸 ……………………… 361
　20. 奇方 ………………………… 361

26. 便秘 ……………………… 362
　1. 大柴胡湯 …………………… 363
　2. 小承気湯・大承気湯 ……… 363
　3. 調胃承気湯 ………………… 363
　4. 桃核承気湯 ………………… 364
　5. 麻子仁丸 …………………… 365
　6. 潤腸湯 ……………………… 365
　7. 三黄瀉心湯 ………………… 366
　8. 茵蔯蒿湯 …………………… 366
　9. 桂枝加芍薬大黄湯 ………… 366
　10. 小建中湯 …………………… 367
　11. 附子理中湯 ………………… 368
　12. 神効湯 ……………………… 370
　13. 加味逍遙散 ………………… 371
　14. 旋覆花代赭石湯 …………… 372
　15. 備急円 ……………………… 372
　16. 紫円 ………………………… 372

## 27. 痔のいたみ・かゆみ・脱肛 …… 374

1. 麻杏甘石湯 …………………… 375
2. 甘草湯 ………………………… 376
3. 乙字湯 ………………………… 376
4. 大黄牡丹皮湯 ………………… 376
5. 大柴胡湯 ……………………… 377
6. 帰耆建中湯・托裏消毒散 …… 378
7. 芎帰膠艾湯・当帰芍薬散 …… 379
8. 温清飲加魚腥草 ……………… 381
9. 秦艽羌活湯 …………………… 382
10. 四君子湯 ……………………… 382
11. 提肛散 ………………………… 382
12. 奇方 …………………………… 383

## 婦人科症候

## 28. 月経異常 ……………………… 388

1. 桂枝茯苓丸 …………………… 388
2. 桃核承気湯・抵当湯 ………… 389
3. 大黄牡丹皮湯 ………………… 391
4. 大承気湯 ……………………… 392
5. 附子理中湯 …………………… 393
6. 正気天香湯・半夏厚朴湯 …… 393
7. 防已黄耆湯 …………………… 394
8. 半夏瀉心湯・柴胡桂枝湯 …… 395

## 29. 不妊・流産・難産 …………… 396

1. 当帰芍薬散 …………………… 396
2. 桂枝茯苓丸 …………………… 400
3. 温経湯 ………………………… 400
4. 芎帰膠艾湯 …………………… 401
5. 抑肝散加芍薬 ………………… 402
6. 芎帰湯 ………………………… 403
7. 五積散 ………………………… 403
8. 麻黄湯 ………………………… 403
9. 桃核承気湯 …………………… 403

## 30. 帯下 …………………………… 405

1. 竜胆瀉肝湯 …………………… 405
2. 当帰芍薬散 …………………… 407
3. 加味逍遙散 …………………… 407
4. 八味帯下方 …………………… 408
5. 腸癰湯 ………………………… 409
6. 栝楼根湯・柴胡姜桂湯 ……… 410
7. 薏苡附子敗醤散 ……………… 411
8. 柴胡加竜骨牡蠣湯 …………… 411
9. 八味丸 ………………………… 412
10. 十全大補湯 …………………… 413
11. 清心蓮子飲 …………………… 414
12. 人参湯・六君子湯 …………… 414
13. 解毒剤 ………………………… 415
14. 羽沢散 ………………………… 416
15. 温経湯 ………………………… 416

## 31. 性欲減退・遺精 ……………… 417

1. 桂枝加竜骨牡蠣湯・柴胡加
   竜骨牡蠣湯 …………………… 417
2. 八味丸・桂枝加附子湯 ……… 419
3. 大柴胡湯・四逆散 …………… 419

## 32. 冷え …………………………… 420

1. 当帰四逆加呉茱萸生姜湯・
   呉茱黄湯 ……………………… 420
2. 当帰芍薬散 …………………… 421
3. 苓姜朮甘湯 …………………… 421
4. 桂枝加附子湯・烏頭桂枝湯 … 421
5. 真武湯・附子湯 ……………… 422
6. 理中湯・附子理中湯・
   大建中湯 ……………………… 422
7. 四逆湯・甘草乾姜湯 ………… 422
8. 白虎湯 ………………………… 423
9. 五積散 ………………………… 423

## 33. 乳汁分泌不足 …………… 424

1. 葛根湯 ……………………… 424
2. 蒲公英湯 …………………… 424
3. 釀乳丸 ……………………… 424

## 整形外科症候

### 34. 肩こり ………………………… 426

1. 葛根湯 ……………………… 426
2. 大柴胡湯 …………………… 428
3. 柴胡加竜骨牡蠣湯 ………… 429
4. 小柴胡湯 …………………… 429
5. 柴胡姜桂湯 ………………… 430
6. 延年半夏湯 ………………… 430
7. 加味逍遙散 ………………… 433
8. 桃核承気湯 ………………… 433
9. 呉茱萸湯 …………………… 433
10. 半夏白朮天麻湯 …………… 433
11. 半夏瀉心湯 ………………… 434
12. 六君子湯 …………………… 434
13. 防已黄耆湯 ………………… 434
14. 清湿化痰湯 ………………… 434
15. 烏薬順気散 ………………… 434

### 35. 上下肢の疼痛・項部および肩の疼痛 ……………… 437

1. 麻黄加朮湯 ………………… 437
2. 葛根湯 ……………………… 438
3. 麻杏薏甘湯 ………………… 439
4. 越婢加朮湯 ………………… 440
5. 防已黄耆湯 ………………… 440
6. 薏苡仁湯 …………………… 442
7. 疎経活血湯 ………………… 442
8. 桂枝芍薬知母湯 …………… 443
9. 大防風湯 …………………… 443
10. 甘草附子湯・桂枝附子湯 … 444
11. 烏頭湯 ……………………… 446
12. 烏頭桂枝湯 ………………… 448
13. 桂枝加附子湯 ……………… 449
14. 附子湯 ……………………… 449
15. 芍薬甘草湯・芍薬甘草附子湯 450
16. 桂姜棗草黄辛湯 …………… 451
17. 当帰四逆加呉茱萸生姜湯 … 453
18. 桂枝茯苓丸 ………………… 453
19. 大黄附子湯・芍甘黄辛附湯 454
20. 大承気湯 …………………… 454
21. 大柴胡湯 …………………… 455
22. 当帰拈痛湯 ………………… 455
23. 烏薬順気散 ………………… 458
24. 抑肝散加芍薬 ……………… 458
25. 八味丸 ……………………… 459
26. 奇方 ………………………… 459

### 36. 腰痛 …………………………… 460

1. 八味丸 ……………………… 460
2. 当帰四逆湯 ………………… 462
3. 当帰建中湯 ………………… 463
4. 当帰芍薬散 ………………… 463
5. 桃核承気湯 ………………… 464
6. 桂枝茯苓丸 ………………… 464
7. 大黄附子湯・芍甘黄辛附湯 465
8. 苓姜朮甘湯 ………………… 465
9. 葛根湯 ……………………… 466
10. 補陰湯 ……………………… 466
11. 大柴胡湯 …………………… 467
12. 五積散 ……………………… 468
13. 十全大補湯 ………………… 468

## 精神・神経症候

### 37. 精神症状 ……………………… 470

1. 半夏厚朴湯 ………………… 470
2. 三黄瀉心湯 ………………… 473

3. 桃核承気湯・抵当丸・抵当湯　476
4. 加味逍遥散 …………………… 479
5. 帰脾湯 ………………………… 482
6. 柴胡加竜骨牡蠣湯 …………… 485
7. 大柴胡湯 ……………………… 488
8. 柴胡桂枝湯 …………………… 489
9. 抑肝散・抑肝散加半夏陳皮　491
10. 桂枝加竜骨牡蠣湯・桂枝去芍薬
    加蜀漆竜骨牡蠣湯・小建中湯
    ……… 495
11. 大承気湯 ……………………… 497
12. 甘麦大棗湯 …………………… 500
13. 当帰四逆加呉茱萸生姜湯 … 502
14. 奔豚湯 ………………………… 504
15. 烏梅丸 ………………………… 506
16. 反鼻交感丹料 ………………… 509
17. 温胆湯 ………………………… 510
18. 黄耆建中湯 …………………… 511

**38. 麻痺・痙攣・異常運動** …… 512
1. 八味丸・六味丸 ……………… 513
2. 痿証方 ………………………… 517
3. 大柴胡湯 ……………………… 518
4. 抑肝散 ………………………… 520
5. 柴胡加竜骨牡蠣湯 …………… 522
6. 小柴胡湯・柴胡桂枝湯 ……… 525
7. 風引湯 ………………………… 526
8. 続命湯 ………………………… 527
9. 小続命湯 ……………………… 534
10. 烏薬順気散 …………………… 535
11. 八味順気散 …………………… 536
12. 帰耆建中湯 …………………… 536
13. 十全大補湯・補中益気湯 … 538
14. 九味半夏湯 …………………… 539
15. 小青竜湯・大青竜湯 ………… 540
16. 桂枝加附子湯 ………………… 541

17. 甘麦大棗湯・人参湯 ……… 542
18. 葛根湯 ………………………… 546
19. 大承気湯・小承気湯・
    芍薬甘草湯 ………………… 547
20. 三黄瀉心湯 …………………… 550
21. 苓桂朮甘湯 …………………… 551
22. 黄耆桂枝五物湯 ……………… 552

## 耳鼻科的症候

**39. めまい** …………………………… 554
1. 苓桂朮甘湯 …………………… 555
2. 当帰芍薬散 …………………… 556
3. 半夏厚朴湯 …………………… 556
4. 半夏白朮天麻湯 ……………… 557
5. 真武湯 ………………………… 558
6. 沢瀉湯 ………………………… 558
7. 瀉心湯・黄連解毒湯 ………… 560
8. 釣藤散・抑肝散加半夏陳皮　562
9. 柴胡加竜骨牡蠣湯 …………… 563
10. 白虎湯 ………………………… 564

**40. 耳痛** ……………………………… 565
1. 葛根湯加桔梗石膏 …………… 565
2. 十味敗毒湯 …………………… 566
3. 小柴胡湯 ……………………… 566
4. 内托散 ………………………… 566

**41. 耳鳴・難聴・耳内閉塞感** … 568
1. 防風通聖散 …………………… 569
2. 大柴胡湯 ……………………… 570
3. 瀉心湯 ………………………… 570
4. 八味丸 ………………………… 571
5. 葛根湯 ………………………… 572
6. 苓桂五味甘草湯 ……………… 572
7. 小柴胡湯合香蘇散 …………… 572

## 目次

8. 連珠飲 …………………… 572

### 42. 鼻痛・鼻漏・鼻閉塞 ……… 574
1. 葛根湯・桂姜草棗黄辛附湯・射干麻黄湯 …………… 574
2. 防風通聖散 ………………… 579
3. 半夏白朮天麻湯 …………… 580
4. 大柴胡湯・四逆散 ………… 583
5. 麦門冬湯加石膏・竹葉石膏湯 … 584
6. 麗沢通気湯 ………………… 584
7. 清上防風湯 ………………… 585

### 43. くしゃみ ………………… 587
1. 葛根湯・小青竜湯 ………… 587
2. 麦門冬湯 …………………… 587

### 44. 咽頭痛 …………………… 589
1. 甘草湯 ……………………… 589
2. 桔梗湯 ……………………… 589
3. 半夏湯 ……………………… 590
4. 半夏苦酒湯 ………………… 590
5. 葛根湯加桔梗石膏 ………… 591
6. 駆風解毒湯 ………………… 591
7. 加味四物湯 ………………… 592
8. 桔梗解毒湯 ………………… 593
9. 柴胡解毒湯 ………………… 593

### 45. 咽頭異物感 ……………… 595
1. 半夏厚朴湯 ………………… 595
2. 苓桂朮甘湯 ………………… 596
3. 甘麦大棗湯 ………………… 597
4. 茵蔯蒿湯 …………………… 598

## 眼科症候

### 46. 視力障害 ………………… 600
1. 苓桂朮甘湯 ………………… 600

2. 桃核承気湯・桂枝茯苓丸 … 603
3. 八味丸 ……………………… 607
4. 滋腎明目湯 ………………… 607
5. 葛根湯・越婢加朮湯・大青竜湯 …………………… 609
6. 三黄瀉心湯・黄連解毒湯 … 614
7. 小柴胡湯・大柴胡湯・柴胡加竜骨牡蠣湯・柴胡姜桂湯 … 614
8. 小建中湯・黄耆建中湯・帰耆建中湯 ……………… 616

### 47. 口渇と口乾 ……………… 617
1. 八味丸 ……………………… 617
2. 五苓散・猪苓湯 …………… 618
3. 白虎加人参湯 ……………… 619
4. 竹葉石膏湯 ………………… 620
5. 大承気湯・小承気湯・大柴胡湯 …………………… 620
6. 茵蔯蒿湯・茵蔯五苓散 …… 621
7. 白頭翁湯 …………………… 621
8. 茯苓四逆湯 ………………… 622
9. 柴胡姜桂湯 ………………… 623
10. 麦門冬飲子 ………………… 623
11. 小建中湯 …………………… 623

### 48. 口舌の疼痛 ……………… 625
1. 涼膈散・加減涼膈散・三黄瀉心湯 ………………… 625
2. 甘草瀉心湯・黄連解毒湯 … 627
3. 清熱補血湯 ………………… 630
4. 清熱補気湯 ………………… 634
5. 附子湯 ……………………… 637
6. 理中湯 ……………………… 637
7. 清胃瀉火湯 ………………… 638
8. 柴胡清肝散 ………………… 639
9. 甘露飲 ……………………… 639
10. 葛根黄連黄芩湯 …………… 640

| | |
|---|---|
| 11. 逍遙散 …………………… 640 | 16. 八味丸 …………………… 689 |
| **49. 口の周辺の乾燥** ………… 642 | 17. 防風通聖散 ……………… 693 |
| 　1. 葛根湯・小柴胡湯 ……… 642 | 18. 黄連解毒湯 ……………… 695 |
| 　2. 温経湯 …………………… 642 | 19. 梔子柏皮湯 ……………… 698 |
| 　3. 梔子甘草豉湯 …………… 643 | 20. 荊風敗毒散 ……………… 698 |
| **50. 歯痛** ……………………… 644 | 21. 黄耆桂枝五物湯・桂麻各半湯 699 |
| 　1. 葛根湯加石膏 …………… 644 | 22. 桂枝加黄耆湯 …………… 700 |
| 　2. 涼膈散 …………………… 645 | 23. 小青竜湯 ………………… 701 |
| 　3. 三黄瀉心湯 ……………… 645 | 24. 麻杏薏甘湯 ……………… 701 |
| 　4. 甘露飲 …………………… 646 | 25. 三物黄芩湯 ……………… 701 |
| 　5. 小建中湯 ………………… 646 | 26. 防已黄耆湯 ……………… 703 |
| 　6. 当帰四逆加呉茱萸生姜湯 … 647 | 27. 苓桂五味甘草湯 ………… 703 |
| 　7. 桂枝五物湯 ……………… 648 | 28. 真武湯 …………………… 704 |
| 　8. 立効散 …………………… 648 | 29. 蛇床子湯 ………………… 705 |
| | 30. 当帰四逆加呉茱萸生姜湯 … 706 |
| **皮膚・泌尿器症候** | 31. 奇方 ……………………… 708 |
| **51. 瘙痒・発疹・変色のある皮膚** 650 | **52. 排尿異常** ………………… 711 |
| 　1. 十味敗毒湯 ……………… 651 | 　1. 八味丸 …………………… 711 |
| 　2. 消風散 …………………… 655 | 　2. 五苓散 …………………… 715 |
| 　3. 温清飲 …………………… 658 | 　3. 猪苓湯 …………………… 716 |
| 　4. 当帰飲子 ………………… 663 | 　4. 四物湯合猪苓湯 ………… 717 |
| 　5. 葛根湯 …………………… 665 | 　5. 茵蔯蒿湯 ………………… 718 |
| 　6. 茵蔯蒿湯 ………………… 670 | 　6. 木防已湯 ………………… 718 |
| 　7. 白虎加桂枝湯 …………… 674 | 　7. 清心蓮子飲 ……………… 719 |
| 　8. 温経湯 …………………… 675 | 　8. 竜胆瀉肝湯 ……………… 721 |
| 　9. 黄連阿膠湯 ……………… 677 | 　9. 桃核承気湯 ……………… 721 |
| 10. 清上防風湯 ……………… 678 | 10. 大黄牡丹皮湯 …………… 722 |
| 11. 治頭瘡一方 ……………… 680 | 11. 小建中湯 ………………… 723 |
| 12. 加味逍遙散・加味逍遙散合四物湯 681 | 12. 桂枝加竜骨牡蠣湯 ……… 723 |
| 13. 当帰芍薬散 ……………… 684 | 13. 黄耆建中湯 ……………… 724 |
| 14. 桂枝茯苓丸・桃核承気湯・大黄牡丹皮湯 684 | 14. 白虎湯 …………………… 725 |
| | 15. 甘草乾姜湯 ……………… 725 |
| | 16. 苓姜朮甘湯 ……………… 726 |
| | 17. 人参湯 …………………… 726 |
| 15. 大柴胡湯・小柴胡湯 …… 688 | 18. 麻黄湯 …………………… 726 |
| | 19. 小柴胡湯合桂枝加芍薬湯 … 727 |

## 老人性疾患

東洋医学の養生思想 ……………… 730

### 53. 精神障害 ………………… 731
痴　　呆 ……………………………… 731
　1. 柴胡加竜骨牡蛎湯 ……………… 732
　2. 抑肝散 …………………………… 732
　3. 釣藤散 …………………………… 732
うつ状態 ……………………………… 733
　1. 大承気湯・小承気湯 ………… 733
　2. 麻子仁丸・潤腸湯 …………… 733
　3. 温胆湯 …………………………… 734
　4. 酸棗仁湯 ………………………… 734

### 54. 呼吸器障害 ……………… 735
かぜ症候群 …………………………… 735
　1. 葛根湯 …………………………… 735
　2. 小柴胡湯 ………………………… 735
　3. 香蘇散 …………………………… 736
　4. 真武湯 …………………………… 736
　5. 竹茹温胆湯 ……………………… 736
気管支拡張症 ………………………… 736
　1. 清肺湯 …………………………… 736
　2. 苓甘姜味辛夏湯 ………………… 737

### 55. 循環器障害 ……………… 738
高血圧 ………………………………… 738
　1. 黄連解毒湯 ……………………… 738
　2. 柴胡加竜骨牡蛎湯 ……………… 738
　3. 釣藤散 …………………………… 738
　4. 七物降下湯 ……………………… 739
心臓神経症 …………………………… 739
　1. 半夏厚朴湯 ……………………… 739
　2. 当帰湯 …………………………… 739
狭心症 ………………………………… 739

### 56. 消化器障害 ……………… 740
下　　痢 ……………………………… 740
　1. 真武湯 …………………………… 740
　2. 小建中湯 ………………………… 740
　3. 胃風湯 …………………………… 740
　4. 参苓白朮散 ……………………… 741
便　　秘 ……………………………… 741
　1. 桂枝加芍薬湯 …………………… 741
　2. 大建中湯 ………………………… 741

### 57. 泌尿生殖器障害 ………… 742
　1. 八味丸 …………………………… 742
　2. 清心蓮子飲 ……………………… 742

### 58. 身体痛 …………………… 743
　1. 八味丸 …………………………… 743
　2. 桂枝加朮附湯 …………………… 743
　3. 防己黄耆湯 ……………………… 743


処方集 ………………………………… 745
術語解 ………………………………… 791
参考文献 ……………………………… 827
処方索引 ……………………………… 831

# 全身症候

## 1. 熱と悪寒

1. 桂枝湯
2. 麻黄湯
3. 葛根湯
4. 小柴胡湯
5. 大柴胡湯
6. 柴胡桂枝湯
7. 柴胡桂枝乾姜湯
8. 抑肝散
9. 白虎加人参湯
10. 竹葉石膏湯
11. 大青竜湯
12. 大承気湯
13. 調胃承気湯
14. 真武湯
15. 四逆湯
16. 黄連解毒湯
17. 桂枝去芍薬加蜀漆竜骨牡蠣救逆湯
18. 三物黄芩湯
19. 梔子柏皮湯
20. 茵蔯蒿湯
21. 五苓散

参胡芍薬湯
人参飲子

導赤各半湯
升陽散火湯

　漢方医学でいう熱の概念は，近代医学の熱とは必ずしも一致しない．近代医学で熱があるかないかを診断するには体温計によるが，漢方医学で熱という場合は，必ずしも体温の上昇を意味しない．

　例えば，体温は39度に達していても，脈が沈んで遅く，顔が蒼く，悪寒を訴え，手足が冷え，舌が湿り，尿が清澄であれば，これを寒とする．寒は陰であり，新陳代謝の沈衰を意味する．

　元来，漢方の熱は陽を意味し，陰である寒に相対する概念である．だから局所の熱感も熱であり，必ずしも体温の上昇がなくても熱である．

　しかしこの欄で熱として一項を設けたのは，近代医学でいう熱のつもりである．また近代医学書では悪寒を悪感と書いてある．悪寒をなぜ悪感に改めたか，理解に苦しむ．悪寒は寒を悪むの意で，ぞくぞくと寒いので悪寒とよんだものである．悪感では何のことかわからない．また悪風という

言葉がある．これは風を悪むの意で，風にあたると違和感を覚えるのをいったものである．また悪熱（おねつ）という言葉がある．これは熱を悪むの意で，熱のために蒲団を着て寝ていられないで，蒲団をはぎ着物を脱ぎたがるのをいったものである．

漢方では治療方針をきめる上で，悪寒または悪風があるかないかは重大な意味をもっている．

## 1. 桂枝湯（けいしとう）

悪寒または悪風を伴う熱で，脈が浮かんで弱く，やや拍動の速いものを目標として用いる．『傷寒論』の一番初めに出てくる処方である．参考のため，2章だけを和訳してみよう．

「太陽の中風，脈陽浮にして陰弱，嗇々として悪寒し，淅々として悪風し，翕々として発熱し，鼻鳴，乾嘔の者は桂枝湯之をつかさどる．」

ここで太陽の中風とよんだのは，今日の感冒のような良性の病気を指しており，脈陽浮にして陰弱というのは，軽く指頭をあてると浮かんだ脈だが，重く指頭で探ると弱いという意味で，これが桂枝湯の脈である．嗇々（しょくしょく）は悪寒の形容，淅々（せきせき）は悪風の形容，翕々（きゅうきゅう）は発熱の形容である．鼻鳴は鼻がつまって呼吸のたびに鳴ったり，くしゃみをしたりするのをいったものである．乾嘔は，吐きそうな気分になることをいったものである．これが桂枝湯の主治するところである．

「太陽病，頭痛，発熱，汗出で悪風の者は桂枝湯之をつかさどる．」

この条では，頭痛と汗出でという症状が新しく出ている．そこで桂枝湯は，脈が浮弱で悪風または悪寒があり，汗は自然に出ることもあり，出ないこともあり，頭痛がして熱のあるものに用いる．桂枝湯証の汗は汗ばむ程度の軽いものである．

桂枝湯には強壮の作用もあり，あまり体力の充実していない人，疲労している時，大病後などに感冒にかかったとき，また麻黄湯，葛根湯などを用いて，一応発汗し，なお悪風，発熱が残っていて，脈が浮弱である場合などに用いる．

もっとも多く虚弱な人の感冒の初期に用いる機会がある．

10歳の少年，2日前，突然さむけがして38度の熱が出たので，風邪だろうと考えて，市販のかぜ薬をのんだ．その夜，汗が出て，翌朝体温はほとんど平常となったが悪風があり，頭が重く，からだがだるいという．脈は浮いているが弱い．食欲は変わらない．そこで桂枝湯を与えたが，1日分をのみ終わらないうちに，悪風が去り，頭痛もとれて，元気になった．

### 2. 麻黄湯（まおうとう）

この方も悪風または悪寒があって，熱のある場合に用いることは桂枝湯と同じであるが，桂枝湯の場合とちがって，脈は浮で力がある．汗は決して自然に出ていることはない．頭痛を訴えたり，関節がいたんだり，腰がいたんだりする．

麻黄湯は，桂枝湯とちがって，発汗の力が強いので，体力の旺盛な人の感冒，流感，その他の熱病の初期に用いられる機会がある．

麻黄湯の温いものをのむと，鼻閉塞がよくなるので，感冒などで，鼻のつまるものによい．しかし虚弱な乳児に用いると脱汗して，虚脱に陥ることがあるから注意がいる．

『方伎雑誌』に，尾台榕堂の少年時代の治験が出ている．

「余13歳の時，病家診を請ひ来れり．たまたま長兄蘿斎他出して不在なり．王父紫峯君，汝往て診し来るべしと命ぜらる．因て視して帰れり．王父君その病症を問ひ玉へる故，傷寒にて頭痛破るるが如く，悪寒発熱して脈浮数にして力ありと申しければ，汝何れの方を与ふるやと尋ね玉ふ．

余麻黄湯にてはいかがと伺ひければ，王父君，笑を含みでかしたりとの玉へる故，3貼調合して温服大発汗すべしと命じ，便の者を帰したり．翌日診せしに大汗して苦患脱然として退けりと云ふ．余熱ある故小柴胡湯に転じたり．日がら立たず復故せり．是れ余が初陣なり．」

### 3. 葛根湯（かっこんとう）

この方も悪風または悪寒があって，発熱し，からだが強ばり，項から肩がこり，脈が浮で力のあるものに用いる．この場合にも汗が自然に出ていないのを常とする．

葛根湯にも麻黄湯にも，発汗作用があるが，これをのんで，発汗せずに，尿利が増加して解熱することもある．

葛根湯は感冒の薬として知られているが，感冒に限らず，以上の病状があれば，何病でも用いてよい．

30歳代の私は感冒にかかると，麻黄湯がよくきいたが，近年は葛根湯がよくきくようになった．

葛根湯や麻黄湯のような麻黄の入っている方剤をのむと，睡眠のとれない人がある．またこれを長期間服用していると，食欲がなくなったり，性欲が減退する人がある．

葛根湯を急性腸炎の初期，悪寒，発熱のあるものに用いる場合がある．また痘痢の極めて初期に用いることがある．

裏急後重のある場合でも，これで汗をとると，後重も緩解し，下痢もまた軽快する．

私の患者で，昨年，麻黄剤をのんで，排尿痛と，尿の淋瀝を訴えたものが2例あった．このことをある会合で発表したところ，聴衆の1人が，私もそれと同じことを経験したということであった．

私は過去30年あまりの間に，麻黄剤を随分多く用いたが，これで排尿痛を訴えたものは1例もなかった．

ところで，昨年私たちが用いたものは，パキスタンからの輸入品であったという．中国産のものとちがっているために，このような作用が起こったであろうか．

## 4. 小柴胡湯 (しょうさいことう)

桂枝湯，麻黄湯，葛根湯などは，悪寒，発熱のあるものに用いる．感冒その他の熱病の初期には，悪寒，発熱の状があり，それが数日つづいて悪寒や悪風がなくなり，熱だけとなり，口がねばったり，口が苦くなって，食欲がなくなったり，悪心が現れたりするようになれば，小柴胡湯を用いる．この際には，胸脇苦満（2. 頭痛・顔面痛の項参照）という状態が現れる．しかし何となく，季肋下に充満感があるという自覚症状だけのこともある．また舌にうすい白苔の現れることもある．

また次のような熱型のものにも，小柴胡湯を用いる．強い悪寒がきて，そのあとで熱が出る．その熱が下ってまた悪寒がきて熱が出るという状態を，漢方では往来寒熱とよんでいる．寒と熱が互に往来するという意味である．この往来寒熱は小柴胡湯その他柴胡剤を用いる目標である．『傷寒論』には，次のように説明している．

「傷寒という熱病にかかって，5，6日たつと，悪寒発熱が往来寒熱の状となり，胸脇がつまったように苦しく食欲がなくなり，胸の気持わるく，たびたび吐くようになる．このような状態になれば小柴胡湯を用いる．このさい吐かないこともあり，のどの渇くこともあり，腹の痛むこともあり，季肋下が痞えて硬いこともあり，みずおちで動悸がして，小便の出の悪いこともあり，のどが渇かず，熱がうちにこもっていることもあり，せきの出ることもある．」

ここに示されたように小柴胡湯の応用は広い．

小柴胡湯は，感冒，肺炎，肝炎，胆嚢炎，マラリア，肋膜炎，肺結核，麻疹，その他原因不明の熱にも，しばしば用いられる．

12歳の少年，1ヵ月あまり前から，午後になると，37度5分ほどの熱が出て，元気がなく，だるがるという．2，3の病院で詳しい診察をうけたが，熱の原因がわからない．腹診上，胸脇苦満というほどの季肋下の抵抗をみとめない．脈は浮ではなく，やや細である．悪風も悪寒もない．桂枝湯や葛根湯の証ともみえない．試みに小柴胡湯を与えてみる．7日後に来院したのをみると，何となく血色がよく，元気である．熱の方は下らない．ひきつづき3週間分をのみ終る頃から熱が37度1，2分となり，食が進み，疲れを訴えなくなった．

この少年のように，幼児や少年では，胸脇苦満をみとめなくても，柴胡剤を用いて，よく効く例が多い．

矢数道明氏は，4歳の女児の細網内皮症の高熱を小柴胡湯で完全に解熱せしめ，その後，連珠飲を用いて全治せしめた例を報告している．

原因不明の熱，あるいは種々の治療に抵抗して熱の下らないものなどに，この方を用いて，4，5日で解熱するものがある．ことに小児には著効のある場合が多い．

『梧竹楼方函口訣』に，次のような例をあげている．

「一貴人の小児，5，6歳，悪寒がして熱が出るという状態が数ヵ月もつづき，そのため痩せ衰えた．医は，これを疳労（小児結核）と云い，或いは回虫のためだと診断して治療し，その他諸種の薬を用いたが，一向に効がない．その後で，1人の医が小柴胡湯を用いたところ，4，5日もたたないのに，諸症が脱然として愈えた．これは面白いことである．前医はとかく，病の見立てが深くて薬が反って当らず，後医は普通のありきたりの常法を守って効を得たのである．」

## 5. 大柴胡湯（だいさいことう）

小柴胡湯中の人参と甘草を去って，枳実，芍薬，大黄を入れたものが，大柴胡湯である．そこで，大柴胡湯は，小柴胡湯よりも，胸脇苦満の程度が強く，腹力もあり，便秘するものに用いる．熱のある患者に小柴胡湯を用いているうちに，舌の白苔が黄苔となり，便秘するようになった時には，大柴胡湯を用いる．しかし発病初期から大柴胡湯を用いなければならないこともある．

大柴胡湯もまた往来寒熱，胸脇苦満，便秘のあるものに用いる．この際悪心，嘔吐，口渇を訴えることがある．また熱型は必ずしも往来寒熱の形をとらないで，熱だけのこともある．

胆嚢炎，肝炎などの熱には，この方を用いる機会が多い．

『橘窓書影』の中の1例をあげよう．

「金局吏の田中忠八郎の次女はふだんから，気がふさぎ，腹がつっぱっていたが，ある時，外邪にかかり熱がひどく，発汗剤で汗が出たが，熱が下らず，悪寒と熱が互に往来し，みずおちはつまったかたちになり，少し吐き気があり，舌には白い苔がつき，食欲がない．小柴胡湯を与えたが変わりがない．

そこで大柴胡湯で下したところ，熱がやや下り，みずおちのつまったのがとれて，飲食が少し進み，尿利がました．

その後熱がすっかり下ってから，麻痺が起こり，両脚がひきつれて屈伸が出来なくなった．そこで桂枝加朮苓附湯を与え，芍薬，甘草，礬石の3

味の煎剤（松原一閑斎の方）で脚を湿布した．すると数日でひきつれがとれたが，足に力がなくて起つことができない．そこで腎気丸加鹿角を用い，これで全快した．」

## 6. 柴胡桂枝湯（さいこけいしとう）

　この方は小柴胡湯と桂枝湯との合方で，『傷寒論』に，「傷寒，67日，発熱，微悪寒，支節煩疼，微嘔，心下支結，外証未だ去らざる者は柴胡桂枝湯之を主る．」とあり，これによってこの処方を用いる症状は，桂枝湯証の悪寒と関節の痛みの他に，小柴胡湯証の嘔がみられ，腹証では心下支結がみられる．

　そこで柴胡桂枝湯は，熱と悪寒があって，悪心などもあり，身体もまた痛むという症状があるが，これらの症状は，はげしくないのが特徴である．脈をみると，浮弦で，腹をみると，左右の季肋下に突っぱるものであって，腹直筋を棒状に硬くふれる．これが心下支結である．

　そこでこの方の証を一口に言えば，小柴胡湯証にして，まだ少し表証の残っているものと言えよう．

　私は『漢方診療三十年』の冒頭に，この方の治験を次のように書いている．

　「風邪をひくたびに，福井県からわざわざ上京して，私の治療をうけにくる患者がある．風邪ぐらいでと思う方があるかもしれないが，この患者は，風邪をひくと，私の薬をのまないと治らないのである．

　この患者と私との交渉は，昭和17年頃にさかのぼる．その頃，患者は30歳ぐらいで，鎌倉に住んでいた．ある日のこと，風邪をひいたところ，いつまでも，微熱と悪寒と頭痛がとれないといって来院した．その時私は桂枝湯を与えたが，これでたちまちよくなり，その後も風邪をひくと，桂枝湯か，桂枝麻黄各半湯を与えるといつも全快していた．

　戦争がはげしくなると，この患者は福井県に疎開した．ところが風邪をひくとやっぱり，悪寒，微熱，頭痛という症状がとれないので，わざわざ福井県から上京してくるのである．」

　ところが，この患者は，ここ2，3年来肥満してきた．すると風邪を

ひいても，桂枝湯や桂枝麻黄各半湯では効かなくなり，柴胡桂枝湯が効くようになった．症状は相変わらず，悪寒，頭痛，微熱であるが，腹証が変わってきた．腹をみると，右の季肋下に抵抗を訴え，胸脇苦満の状がある．これは柴胡剤を用いる目標である．

そこで柴胡桂枝湯を用いるようになったのである．このことは，桂枝湯を用いるような虚証の体質が，やや実証になって，柴胡桂枝湯を必要とする体質に変わったことを意味しているのである．」

## 7. 柴胡桂枝乾姜湯（さいこけいしかんきょうとう）

この方はまた柴胡姜桂湯とも単に姜桂湯ともいう．柴胡剤で一番虚している者を目標とする方剤である．ここで注意しなければならないのは，この方中の栝楼根（かろうこん）は，キカラスウリの球根であって，カラスウリの球根ではないということである．もし誤って土瓜根（カラスウリの球根）を用いると，食欲不振，嘔吐などを起こすことがある．

熱に上り下りがあり，悪寒が強く，脈に力がなく，盗汗が出たり，くびから上にだけ汗が出たりするものに用いる．血色もすぐれず，足が冷えるという徴候もある．

腹診すると，季肋下に強い抵抗を証明することなく（胸脇苦満は僅微である），僅かにみずおちにつかえるものがあり，腹力は一体に弱く，臍部で動悸が亢進している．このような症状のもので，息切れや咳嗽を訴えるものがある．

この方は，高齢者または虚弱な人が，風邪をこじらせたり，肺炎になったりした場合に用いられる機会がある．また肺結核にこの方を用いることがある．

『成蹟録』に，こんな例が出ている．

「遠州の一農夫，30余歳，昨年から，鬱冒（頭に何か重いものをかぶっている状）の症状があり，時に少し血を吐く．また盗汗が出て，往来寒熱し，少し口渇を訴え，臍傍の動悸がひどい．

先生はこれに柴胡姜桂湯を与えたところ，治った.」

『橘窓書影』に，次の治験がある．

「新庄家臣，大野善八郎の妻，50余歳は感冒ののち，いつまでも熱が下らず，時々マラリアのように熱が出て，盗汗もあり，胸腹の動悸がひどい．その上，めまい，耳鳴があり，また肩から背にかけてひどく強ばり，頭は大きな石をいただいているように重く，耳は大きな鐘を撞くようである．こんな状態で多くの医を招いて治を乞うこと1年あまりに及んだが，少しも効がない．

余はこれに柴胡姜桂湯加黄耆，別甲を用い，数十日で熱が減じ，盗汗がやんだ．そこで黄耆，別甲を去って，呉茱萸，茯苓を加え，六味地黄加鉄砂煉を兼用して全快した．」

黄耆は盗汗を治するため，別甲は固着した熱を去るため，呉茱萸，茯苓を入れるのは，動悸を鎮めるためである．

### 8. 抑肝散（よくかんさん）

平素から身体が弱く，血色もすぐれず，神経質で，俗にいうカンが高ぶり，よく泣いたり，怒ったりする小児が，原因不明の熱を時々出すことがある．このような患者に，この方を服用せしめると，熱を出すこともなくなり，からだも丈夫になって，気分もおだやかになる．

私はかつて，クル病の小児で，からだの発育が悪く，そのくせカンが高くて，神経質で，突発的に40度の熱を出して，両親をびっくりさせていた患者に，この方を用い数ヵ月で別人と思われるほど元気な子になり，いまは成人して立派な青年になっている者を知っている（37．精神症状の項をみよ）．

### 9. 白虎加人参湯（びゃっこかにんじんとう）

熱があって，舌が乾燥し口渇が甚しく，脈が大きくて力があるものに用いる．この際，悪風や悪寒が時々出没することがある．舌は乾燥して白苔のあることもある．また胸苦しさを訴えることもある．悪寒と発熱があるので，麻黄湯や葛根湯を用いる場合と誤ることがある．口渇のある点に注目するがよい．また脈にも力があり，腹にも力がある．

藤平健氏は，かつて感冒にかかり，葛根湯や小柴胡湯加石膏，小柴胡湯

合白虎加人参湯などを用いたが治らず, 発病5日目に, 次のような症状になった.

「1月11日, うとうとしているうちに, 苦しさのため目を覚ます. 4時. 非常にのどが渇き, コップの水を一口にのみほす. 心臓部が苦しい. 熱はまた40度2分に上っている. 汗は顔といわず, からだといわず沸々として流れ出で, しかも背中は水中にひたっている様にゾクゾクと寒い. 心下は痞鞕して苦しく, 鳩尾（みずおち）から臍にかけて盛り上った様な自覚があり苦しい. 朝, 5時, 夜明けを待ち切れず, 奥田先生に"御来診を乞う"の電報を打つ. 胸の中が何ともいえず苦しく, てんてん反側する. 8時, 熱依然として39度7分. 唯のかぜか, チフスか, 敗血症かと心は迷いみだれる. 10時, 待ちに待った先生御来着. 脈洪大（大きくて力のある脈）煩渇（はげしいのどの渇き）, 自汗, 背微悪寒心下痞鞕等があって, まさしくこれは三陽の合病, 白虎加人参湯証に間違いなしと, 精診の後, 診断を下される. 背微悪寒というと背部の軽微な悪寒と考えがちだが, この微は幽微の微で軽微の微ではない. 身体の深い所から出てくる悪寒と考えるべきで, 従って, この様に強く自覚される悪寒が本方証にあっても, チットも差支えないとお教え下さる. 同方を服して, 1時間, 先ず悪寒, 心下痞塞感は消退し, 背中は温まり, みずおちは軽くなって来た. 3時半には体温も37度5分に下り, すべての症状が拭うが如くに消え去って, 軽い頭痛を残すのみとなった. 急に食欲が出て来たので, 急いで粥を作って貰って食べる. 実にうまい. 発病以来はじめて快眠をむさぼる.」

この治験によってもわかるように, 白虎加人参湯の熱には, はげしい悪寒と口渇, 多汗, 心下痞鞕, 胸苦しさが伴うことがある.

### 10. 竹葉石膏湯 （ちくようせっこうとう）

この方は熱が長びき, 白虎加人参湯を用いる患者よりも, 一段と虚弱になっているものに用いる. また麻疹, 肺炎などで高熱が一応下って余熱の去らない時にも用いる.

『橘窓書影』に次の治験がある.

「箕輪, 亀山邸, 中川七右衛門弟, 歳20あまりは, 暑疫（夏の疫病の

意で,夏に流行する熱病を指している.)を患い,数10日解熱せず,やせ衰えて,脈が細数となり,舌には苔なく,ただ乾燥し,冷水を好み,数日の間,絶食をつづけ,煩躁して病状がひどくわるくなった.

余はこれに竹葉石膏湯を与えたが,2,3日のむとはげしい口渇がやみ,食が少し進むようになった.ただ脈が頻数で,気血が枯燥して大便が出にくいので,参胡芍薬湯を与えて,徐々に回復し,危篤をまぬがれた.

田村玄泉(津田玄仙のこと)は,他の医者が参胡芍薬湯を用いて,その熱が下らず,小便の色がとりわけ赤いものには,竹葉石膏湯を用いると,10に8,9は効をとると云っている.余はこの説に反して用いる.按ずるに,病後に虚渇して小便が赤い者に竹葉石膏湯を用いることは,張路玉が説に見えている.玄泉の創見ではない.」

## 11. 大青竜湯(だいせいりゅうとう)

頑丈な若人が,流感や急性肺炎にかかり,熱が高い場合に用いることがある.

山田業広の治験を紹介しよう.

「先年のことである.ある官吏が感冒にかかり,次の日からひどく身体が痛み,ちょっとの間もじっとしておれないと云って,私に往診を乞うた.

診察してみると,その疼痛のひどいことは,譬えようがない.譫語はないけれども,挨拶もできず,半分は夢の中で,てんてん反側するばかりである.熱は高いし,脈も洪大である.よって大青竜湯の正証と診断して,この方を与え,これを7貼ものめば必ずうんと汗が出て治るといって帰宅した.翌日行ってみると,さっぱりと愈り,ほとんど平日の通りである.病人が云うのに,汗を出そうとして大きな夜具をかぶってねたけれども汗は少しも出ず,とても苦しかったが,5,6貼を呑むとうんと下痢して,疼痛がすっかり拭うように去ったという.」

この治験によってもわかるように,大青竜湯と白虎加人参湯とのちがいは,前者には,はげしい疼痛があって,自汗がないのに,後者には多汗と心下痞鞭があって,口渇が甚しいという病状がある.またこの治験の下痢は,瞑眩(めんげん)である.発汗を予定していたのに,下痢して治った

り，子宮出血をしたりして治るものがある．これは瞑眩の例である．

## 12. 大承気湯（だいじょうきとう）

この頃では，この処方を用いるような熱状を呈するものが少なくなったが，大切な方剤である．

この処方は，熱が高いのに脈が沈遅で力があり，汗が出ても悪寒がなく，腹部は膨満充実し，便秘して大便が硬く，手足からも汗がじとじとと出るのを目標とする．もしこの際悪寒があるようなら，大承気湯を用いてはならない．

また熱が高くて譫語をいい，意識が朦朧として，不安の状があり，数日間便秘し，熱は潮熱状となって，悪寒のないものにも，この方を用いる．潮熱とは，悪風や悪寒を伴わない熱で，ちょうど潮がみちてくるときは，海岸の岩間のすみずみまで浪でぬれるように，熱とともに全身に汗が出るのをいう．この潮熱は大承気湯を用いる目標である．もし悪寒があれば，大承気湯を決して用いてはならない．

『医宗必読』という書物に，次のような例をのせている．

「腸チフスのような傷寒という熱病にかかって，8，9日たった頃，ものを言うこともできず，物を見る力もなく，からだを動かすこともできず，手足は厥冷し，左右の手の橈骨動脈の脈はまったくふれない．腹を手で按圧しようとすると，病人は両手で，これを払いのけようとし，眉間に皺をよせて苦痛の状を示す．足の足背動脈の脈をみると，大きくて力がある．このようなときは，腹に燥屎（乾燥して硬くなった糞）がある．これに大承気湯を与えると，燥屎が出て，物を云うことができるようになった．さて，腹を診るさいには，臍の右側を按じてみるがよい．この部に燥屎をふれ，強く按ずると眉間をしかめて痛む表情をするものである．」

さて，白虎加人参湯，大承気湯などは，以上述べたように，速効のある薬方であるが，もしこれらの方剤を与えて，脈が頻数になるようであれば強いて与えないがよい．また潮熱，譫語，便秘などがあって，大承気湯を与え，却ってこれらの症状が増激することがある．このような場合には大承気湯を与えてはならない．

## 13. 調胃承気湯（ちょういじょうきとう）

葛根湯，麻黄湯などを用いて発汗してのち，なお悪寒が残っていたなら，桂枝湯または葛薬甘草附子湯を用いるが，悪寒せずに，便秘して熱だけあるものには調胃承気湯を用いる．

岡田昌春は，傷寒虚中挾実治験一則を，『継興医報』第23号に発表している．体力が虚していても，裏実の候があれば，調胃承気湯を用いてよい好適例であるから，次に難解の語には註を加えて引用する．

「駿府，勤番組頭とて，御城代附属の藩士あり．その長男，源次郎，東都へ来り，牛込二十騎組に寓居せり．年甫23，4，1 朝外感，寒熱往来，頭痛破るるが如く，漸々邪気も進み，人参飲子（小柴胡湯に麦門冬と竹葉を加えた方で，小柴胡湯の証で煩渇して熱の甚だしいものに用いる）より，導赤各半湯の証に及べり．友人，大淵祐玄の治療なり．僕をして省診（往診）及び処方のことも依託せられたり．因って診するに，脈弦数にして神（脈に神があれば生き，神がなければ死す）なく，恰も酔人の如く，譫語，煩躁して鄭声（ていせい）（小さい声で，同じことを繰返し繰返しいううわ言で，危篤の病人にみられる）に及べり．前方を持重すること，2，3日，自汗流漓して止まず．漸次捻衣摸床（ねんいもしょう）（着物をまさぐり，蒲団をなでさすることで，危篤の病人にみられる）の極に至る．升陽散火湯に転ずること，7，8日，前証自若，虚候日に至る．親戚も稍不治なるを了解せり．因て駿府の父の許に書を贈る．然れども肯て他医に治を請ふ念もなく，ただ近日，駿府より1医の来るの報ありと云ふまでにて懇に僕に依頼せり．故に朝夕省診して微力を尽せり．近日は身体虚羸甚しといへども稀粥少しく進み，不大便なれども小便は快利す．駿府の医来り診して曰く，伝へきく此患者初，中，末の治療間然なしといへども，少しく愚見あり．冀くば謁を執七人（主治医）に取らんと．僕も他山の石或いは益やあらんと其医と時刻を約し同診す．医曰く，此証形体虚羸甚し，腹候虚軟にして力なくとも，一時の権にて承気湯の類を活用せば奈何と云ふ．余も不大便に注意すれども，制肘の慮あるところなるに，この1医の樸義の直言を得て大に彫琢せらるるの感あり．因てひそかに思ふ．身枯柴の如しといへども一団の邪火内燔する

に似たり．背水の1戦の策ならざれば燃眉の急を救ひ難きを決し，断然調胃承気湯1服を与ふ．半日の後，滴々糞5，6塊，便器に充満せり．虚羸いよいよ加るといへども漸々熱勢減じ，脈候神あり．承気の効偉なるかな．その後，柴胡湯の類を商量斟酌して用て熱去り，虚回り其凱を全することを得たり．」

## 14. 真武湯（しんぶとう）

体温計で測ると体温は39度もあるのに，蒼い顔をして寒いような恰好をし，のども渇かず，悪寒があり，手足が冷え，脈に力がなく，尿も着色していないものには，真武湯を用いる．例をあげて説明する．

漢方医学では，新陳代謝の亢進を熱とし，新陳代謝の沈衰を寒とする．だから体温が40度を超していても，漢方の立場からいえば，寒であることがある．例をあげよう．

患者は6歳の少女で，昭和10年11月20日，風邪の気味であったから，となりの医師に診てもらった．その翌日は体温が39度を超えた．医師は肺炎になるかもしれないといった．2，3日服薬したが，熱はますますのぼり，23日には体温は40度を超して，譫語を言うようになった．そこで25日に，私に往診を乞うてきた．

患者は右側を下にして，おとなしく寝ている．ときどきせきが出るが，痰は出ない．氷枕と氷囊をあてているためか，顔色は熱病患者らしくない．体温39度8分，舌に淡黄色の苔があり，湿っている．口渇はない．脈は浮弱で1分間120至．食欲がなく，1日に1，2回下痢している．夜になると，わけのわからない譫語を言うが，終日，だまりこくって，何の要求も，苦痛も，自らは訴えない．腹診してみると，ほとんど食事をとらないのに，腹部が膨満していて，脱力していない．右背部に中等度のラッセルをきき，その部にやや抵抗があるように思われる程度で，他に異常を発見しない．

小柴胡湯を与える．27日に往診したが，変化がない．麻黄湯とする．30日に往診．病室に入るや否や，これはしまったと，私は心の中でつぶやいた．患者は少しうつむき加減に，もろ手を胸にあてて，いやな体位をとっ

ている.顔には浮腫がみられ,蒼白くて,全く死人のようである.脈は浮大弱で,ときどき結滞している.母親の語るところによると,この朝,水様の下痢便を失禁したという.体温は39度6分あるのに,全身にまったく熱感がない.

この患者は,初めから真武湯で温めてやるべきであった.それを小柴胡湯で冷やし,更に麻黄湯で攻めたので,こんな状態になったのである.私はすぐ氷枕と氷嚢を除くように命じて,この患者が,漢方でいう"陰証"であって,体温は高くても,熱ではなく,寒であることをよく説明した.すると母親がいうのに,この児は初めから非常に寒がって,ちょっとでも蒲団を上げるといやがり,便器にかかる時に,非常の寒そうにしていた.氷嚢をつけるのも嫌がったが,体温が高いので,無理に冷していたという.

初診時に,悪寒の有無についてたずねたとき,この話をしてくれたらと思ったが,もうおそい.とにかく,至急に真武湯(附子1回量 0.4)を1時間ぐらいの間隔をおいて2貼のませて,しばらく様子をみると顔色もよくなり,元気も少し出てきた.そこで引きつづき真武湯を与え,12月4日まで,毎日往診した.この間,附子の量は1日1.6g用いた(この例は,私が35歳頃の経験で,随分思い切って附子を用いている.いまの私なら0.5位以上は用いないだろう.附子は新陳代謝を振興せしめる作用があるが,アコニチンという劇薬が入っているので,中毒のおそれがあるから,用量には注意しなければならない).3日の朝は体温が36度8分に下った.発病以来19日間,39度以下にならなかった体温が急に平温になったのに,不安を感じたが患者はすこぶる元気になった.

ところがその夕刻悪寒をおぼえて40度2分に体温がのぼった.しかしこれは僅々3,4時間で,強い発汗とともに下降した.発病以来初めての発汗であった.このように午前中は平温で,夕方悪寒とともに40度内外に体温ののぼることが,12月29日までつづいた.しかしだんだん体温の上っている時間が短縮し,悪寒が軽くなって,12月30日には,夕方になっても,体温は37度を突破しなかった.その後翌年の1月12日まで真武湯をのみつづけて全快した.

この患者は初めから悪寒が強く,体温は高いのに舌は湿り,脈は弱く,

顔は蒼く，静かにおとなしく寝ていて何の訴えもなかった．この状態は『傷寒論』にいう少陰病で，附子を用いて温めねばならない症状なのである．それなのに体温計の魔術にかかって，この患者を熱と診断して，柴胡剤や麻黄剤を用いたのは，明らかに誤治であった．しかしこの例では，少し注意すれば，真武湯の証であることに気づくけれども，真武湯を与えなければならない患者が，白虎湯や大承気湯の証のようにみえ，それの鑑別に苦しむことがある．これを誤ると人を殺すことになるから，十分に注意しなければならない．

　和田東郭も，次のように述べている．

　「およそ疫病で，大熱，煩渇（ひどい口渇），譫語（うわごと）などの症があり，熱は火の燃えるようで，渇は焼石に水をそそぐようで，譫語は狂人が語るようで，たいていの医者がこれは白虎湯の証だといい，或は承気湯の証だという．これはまことに当然のようだが，このような場合に，意外にも真武湯の証がある．」

　塩田陳庵も，次のように述べている．

　「疫病で，大熱，大譫語，大頭痛，大悪寒，などの症状がはげしく，苦しくてどうにもならない者には，大承気湯，白虎湯などを与えて攻めてはならない．医治の妙所，死生の分れるところはここにある．」

　『医学救弊論』の次の失敗例をみて診断の微妙な点を味わってもらいたい．

　「一男子．歳30ばかり，冬の12月，頭痛，発熱があり，悪寒がひどかった．ある医者は，これに麻黄湯を与え，毎日十余貼ずつ，数日間ひきつづきのんだ．そのため汗がどっさり出て，着物を透し，元気は大いにおとろえて便所へ通うこともできなくなった．そこで予に往診を乞うたので行って診ると，脈は浮で，舌は乾き，のどがひどく渇き，汗はじとじとと流れやまない．そこで白虎湯を与えたところ口渇が急にやみ，元気はますます衰えて間もなく死んだ．

　この患者には，真武湯を用いなければならなかったのに，誤って白虎湯を用いてこれを殺した．前医が麻黄湯で，命を縮め，自分が白虎湯でとどめをさした．」

### 15. 四逆湯（しぎゃくとう）

真武湯を熱のある患者に用いる場合の微妙なむつかしさは，以上の例によってもわかられたことと思うが，四逆湯を熱病に用いる際にも，次の注意が必要である．

元来，真武湯や四逆湯には附子が配剤されていて，新陳代謝が衰えて，手足が厥冷するものに用いて，代謝を盛んにし，血行をよくする"温熱"の作用がある．白虎湯や大承気湯などは，これとは反対に"寒冷"の作用がある．

熱のある場合に"寒冷"の作用のある白虎湯や大承気湯を用いるのは当然のことであるが，熱のある場合に，更にこれを温める作用のある真武湯や，四逆湯を用いるのはどのような場合であろう．

これを説明するには"表"と"裏"という概念について述べておく必要がある．表とは体表を意味し，裏とは体裏すなわち体内を意味する．白虎湯や大承気湯の証は，この裏に熱のある場合で，真武湯や四逆湯の証は裏に寒のある場合である．

そこで体表に熱があっても，裏に寒があれば，大承気湯や白虎湯は用いない．

『傷寒論』では，表熱裏寒に四逆湯を用いている．この際，脈は浮であっても，数ではなく，遅である．ところで，いつでもこの通りにくればよいが，時には脈が細数となり，あるいは沈遅弱ともなる．更にむつかしいのは，大承気湯を用いたあとで，すぐに四逆湯を用いなければならないこともある．これらの塩あんばいといってよいか，手ごころといってよいか，何となくちがうところが手に入ってよくわかるのは，多年の経験と多くの失敗のあとで漸く知り得るのであって，一段と高級な手段である．『傷寒論』は，これらの微妙な点を詳しく論じているので，漢方を深く極めんとすれば，どうしても『傷寒論』にまでさかのぼって研究しなければならない．

四逆湯は重症危篤な患者に用いることが多く，疫痢，虫垂炎などの重症に用いて著効を得たことがあるが，感冒のような平凡な病気に用いること

もある.

　32歳の男性，3日前感冒の気味で床についた．体温は38度あまり，悪寒がした．医師は感冒と診断して，薬をくれたが，翌日は40度近くまで体温がのぼった．そこで医師は何か重い病気かも知れないから，他医に相談してくれということになり，私が招かれた．その日も体温は40度近くあったが，患者の訴えは，ただ何となくからだが重いというだけで，これといって，愁訴がない．舌には苔はなく，湿っている．脈を診ると浮大であるが1分間90至である．便通は昨日来ないという．尿をみると清澄であまり着色していない．悪寒もほとんどないが，足を握ってみると冷たい．その他に所見がない．

　私はこれに四逆湯を与えた．なぜか，この患者の体温は40度になっているのに，熱のための愁訴がない．脈も熱の高いのに比し遅である．舌も湿っている．尿も熱のある時のように着色していない．足が冷たい．これらは明らかに裏寒の状である．これにこの患者は発病前，数日間は無理をして徹夜に近い仕事をしてひどく疲れていた．

　これらの点を考え合わせて四逆湯を与えた．1時間ほどたつと，体温は40度を超したが，それから2時間後には軽い発汗があり，次第に体温は降下をはじめ，その夜は37度となり，翌朝は37度5分となり，四逆湯2日分で平熱となった．

　四逆湯を用いるような熱には，熱につれ合わない矛盾した症状がある点に注意してほしい．

　この四逆湯を用いるような患者で，煩躁のはげしいものには，茯苓四逆湯を用いる．

## 16. 黄連解毒湯（おうれんげどくとう）

　この方は，発病後，日数を経て余熱が内にこもり，舌は乾燥し，時には，黒苔を生じ，胸苦しく，口が渇き，悪心，不眠などのあるものに用いる．この際，からだの表面にカッカとした浮かび出た熱はなく，深く沈んで，こびりついたものによい．皮膚もがさがさとして湿りがない．脈は沈んで小さくても力がある．腹にも底力がある．悪風や悪寒のある場合には，こ

の処方は用いない．

熱病のあとの余熱に用いる方剤に竹葉石膏湯がある．これと黄連解毒湯との違いは，例えば前者は火が燃えたあと余熱が残って，ほのかにぬくもりがあるという程度であるのに，後者は灼けて，こげついたという感じである．

また黄連解毒湯は，火傷のためはげしく発熱し，重篤の症状を呈するものに用いる．

一男性，原因不明の高熱が数日つづき，抗生物質を用いて解熱したが，口唇は乾燥して裂け，舌は乾いてまったく湿りなく，水を欲するもの，のもうとすると悪心があり食欲なく，うとうとするも何となく不安で安眠を得ない．脈は沈であるが力がある．

私はこれに黄連解毒湯を用いたが，2日後には口内に湿りを生じ，食欲が出て，安眠を得るようになった．

## 17. 桂枝去芍薬加蜀漆竜骨牡蠣救逆湯（けいしきょしゃくやくかしょくしつりゅうこつぼれいきゅうぎゃくとう）

灸にあてられて熱の出ることがある．また火傷のあとで熱の出るものなどに用いる．

## 18. 三物黄芩湯（さんもつおうごんとう）

古人が血熱とよんだものに用いる．血熱では手足がひどくほてる．『金匱要略』では，四肢，煩熱に苦しむを目標として，これを用いている．産後の発熱産褥熱などに，これを用いる機会がある．この場合，熱が出ると，手足を蒲団から外に出したがり，足のうらを冷却することを好む（5. 不眠の項参照）．

## 19. 梔子柏皮湯（ししはくひとう）

体温の上昇はなくとも，熱感のあるものに用いてよい．この熱感は局所的のものでも，全身的のものでもよい．

山梔子の入った処方には，煩熱や身熱を治する効がある．

一女性，故なくして下肢の一部分に熱感があり，火が燃えているようだという．掌をあててみると，熱感をおぼえ，その部が少し発赤している．よって身熱と診断して，この方を与えたところ，数日ののち熱感は拭うように消失した．

漢方で熱というのは，必ずしも体温の上昇を必要とせず，熱感だけのものでも，これを熱とする場合がある．

## 20. 茵蔯蒿湯（いんちんこうとう）

黄疸の薬のように考えられているが，発熱，口渇，尿不利，便秘を目標にして用いる．黄疸の有無にかかわらない．これらの症状の他に悪心，胸の苦悶があることもある．もし発熱，口渇，尿不利があって，便秘がなければ茵蔯五苓散または五苓散を用いる．

## 21. 五苓散（ごれいさん）

口渇と小便の不利があり，熱があって煩躁するものに用いる．なおこれに水逆状の嘔吐を伴うこともある（25. 嘔吐・悪心の項参照）．

乳幼児の感冒，急性胃腸炎などの際に用いる機会がある．

3歳の男児，朝から何となく元気がないので，体温を測ったところ，37度8分ある．感冒だろうと，葛根湯をのませた．30分ほどたつとゴロゴロと蒲団から転がって，じっとしていないようになった．煩躁である．そのうちにうつらうつらと眠った．正午すぎ葛根湯をまたのませたところ，吐いてしまった．そのうちに，水をほしがるようになり，水をのむとすぐ吐き，吐くとまた水をほしがり，のむとまた吐く．体温は38度を超した．尿は朝から1回も出ないという．

そこで五苓散を与えたところ，口渇も嘔吐も1服で止み，40分ほどたつと，全身が汗ばみ，尿が多量に出て，解熱した．

# 2. 頭痛・顔面痛

1. 呉茱萸湯
2. 五苓散
3. 桃核承気湯
4. 釣藤散
5. 抑肝散
6. 半夏白朮天麻湯
7. 大柴胡湯・柴胡加竜骨牡蠣湯・大承気湯
8. 三黄瀉心湯
9. 当帰芍薬散・苓桂五味甘草湯
10. 加味逍遙散
11. 葛根湯
12. 麻黄細辛附子湯
13. 白虎加桂枝湯・竹皮大丸
14. 小建中湯
15. 当帰四逆加呉茱萸生姜湯
16. 桂枝加桂湯
17. 三物黄芩湯
18. 清上蠲痛湯
19. 八味丸
20. 桂枝湯・麻黄湯・小柴胡湯・柴胡桂枝湯・柴胡姜桂湯

　頭痛はいろいろの病気にみられる症状であって，頭部の皮膚の痛むものから，頭蓋内の痛むものまで色々ある．また前額部の痛むもの，後頭部の痛むもの，右または左の半分が痛むものがあり，その痛みの状態も，拍動性のもの，鈍重のもの，発作性のものなどがあり，あるいは早朝または午前中に痛みが強く，午後は楽になるもの，あるいは午後から夕方に強く痛むもの，あるいは夜間特に強く痛むものなどがある．

　頭痛を訴える病気の中でも，漢方治療が著しく奏効するものと，あまり奏効を期待し得ないものとがある．次に頭痛を訴える患者に用いる処方とその処分の適応症について述べる．

## 1. 呉茱萸湯（ごしゅゆとう）

　発作性にくるはげしい頭痛に用いる．多くは片頭痛の型でくる．発作のはげしい時は，嘔吐がくる．発作は疲れたとき，食べすぎたとき，女性では月経の前によく起こる．この発作は1ヵ月に，1，2回位のこともあ

れば，5，6回も起こる．発作の起こるときは，項部の筋肉が収縮するから，肩からくびにかけてひどくこる．左より右にくる場合が多く，耳の後から，こめかみにまで連なる．このくびのこり具合が，この処方を用いる1つの目標になる．発作の時に診察すると，心下部が膨満し，患者も，胃がつまったようだと訴えることが多い．漢方で，心下逆満とよぶかたちになる．この腹部の状態も，この処方を用いる大切な目標である．もしはげしい頭痛があっても，髄膜炎のときのように，腹部が陥没していたなら，この処方を用いても，効果を期待できない．また発作時には，足がひどく冷える．脈も，沈んで遅くなる傾向にある．また一種の煩躁状態を伴うことがあり，じっと安静にしておれないで，起きたり，寝たりして苦悶する傾向がある．

　嘔吐は強い発作の時には起こるが，いつでもくるとは限らない．この嘔吐は，悪心が強く，胆汁を吐く．

　このような頭痛のある患者は，発作のない時に，この処分を服用しておけば，発作が起こらなくなる．服用期間は，患者によって，まちまちであるが，少なくとも2，3ヵ月間つづけた方がよい．また発作の起こっている時にのむと，忽ち頭痛が消散する．

　発作が急に強くくると，患者は，言語を発することができないで，ただうなるだけのこともあるから，脈や腹に注意するとよい．

　私はこの処方を結核性髄膜炎や悪性脳腫瘍によるはげしい頭痛に用いてみたが，無効であった．この処方を用いる目標のくびのこりは，筋肉の収縮であって，項部強直ではない．

　以上の目標から考えても，この処方が片頭痛に著効のあることが推測できる．ところでこの処方は片頭痛以外の頭痛に用いないというのではない．また脈も必ずしも遅でなく，頻数であることがある．

　『積山遺言』に，次の治験がある．

　「40歳位の男性がある日，突然，頭のてっぺんから頭上いちめんに裂くような，金槌でうつような頭痛を訴え，この部が燃えるようにあつく，黄色の液を吐き，眼をあけることができず，足が氷のように冷え，発作は1日に3，4回も起こり，はげしい時は意識を失うこともある．玄仙が

診察してみると，脈は小さく速く，からだに熱はない．ただ臍部の動悸が亢進している．そこで呉茱萸湯に沈香を加えて与えたところ，2日で大半はよくなり，臍部の動悸の亢進だけが残ったので，桂枝加竜骨牡蠣湯を用いたところ10日ほどで全治した．」

この治験で注意しておきたいのは，その頭痛が片頭痛でなかったことと，頭痛のする部分が燃えるように熱感のあったことである．呉茱萸湯の頭痛が，必ずしも片頭痛でないことは，これでもわかる．また呉茱萸湯証の患者には，顔面がのぼせたように赤くなったり，頭部に熱感を訴えたりするものがある．これは真寒仮熱と古人がよんだもので，ほんとうの熱ではない．私の呉茱萸湯の経験では，頭痛がいくらひどくても，頭を冷やすと気分が悪いと訴えた患者が2例あった．

呉茱萸湯の頭痛は，寒冷頭痛で熱性のものではない．だから頭が燃えるようにあつくても，冷やさない方がよい．

私は『漢方の臨床』第8巻第2号に，"呉茱萸湯について"と題する一文をのせて，治験を掲げたので，その中の4例を次に引用する．

「三〇明〇　女　42歳，昭和34年9月5日　初診．

患者は色の白い中肉中背の女性で，若い時から頭痛の持病がある．この頭痛は最近特にひどくなり，月経のあとが特に悪い．頭痛は毎日あるわけではなく，1ヵ月に1回か2回起こる．

頭痛の模様をきいてみるに，頭痛は右か左の片頭痛として現れる．右側にきた時は症状が特にはげしく，この時は必ず吐く．この頭痛と嘔吐は2日間はひどくて，一切の飲食物をうけない．床につききりである．その後も数日間は，胃の気持が悪くて，食べられない．ところが左側にきた時は，頭痛も軽く，吐くこともない．頭痛の発作時には，ひどく頭痛する側の肩がこる．

大便は1日1行あり，月経も順調である．腹診してみるに，胸脇苦満（きょうきょうくまん）はなく，心下がやや痞鞕（ひこう）している．私はこれに半夏白朮天麻湯を与えた．なぜ呉茱萸湯を与えなかったかというと，目黒道琢の『饗英館療治雑話』や和田東郭の口訣に，「呉茱萸湯は，腹の左よりさしこんで吐くものには効があり，右からさしこむものには効がな

い」とあったことを思い出し，この患者は右からさし込む場合に吐くので，呉茱萸湯証ではあるまいと考えたからである．

ところがこれをのむと，心下部がひどく膨満し，肩がこり，1日に5回も大便が出るようになった．こんな日が3日ほどつづき，大便は1日に2行位になったが，胸がつまって苦しく，腹鳴がひどくなった．

そこで，心下痞鞕，腹中雷鳴，下痢を目標にして半夏瀉心湯を与えた．ところが，これをのむと，はげしい頭痛と嘔吐が起こって床についてしまったそうである．

患者はこんどの薬より前の薬がよいと云う．けれども，私は考えた．この患者は"裏に寒飲"があるのに，半夏，黄連，黄芩などの冷薬を用いて，更に寒飲に寒を加えたので，症状が増悪したのではあるまいか．半夏白朮天麻湯にも，半夏，黄柏のような冷薬が入っている．これはいけない．裏の寒を温める必要があるのではないか．そう考えた私は，温薬である呉茱萸を主薬とした呉茱萸湯を用いた．これをのむと，くびがこって来そうになってきても，すぐよくなり，頭痛を起こさなくなった．つづけて3週間，これをのんで，多年の片頭痛もあとを絶った．

この患者は頭痛の起こるときは，必ずさきにくびがこり，それがひどくなると頭にくるということであった．

能○美○○　40歳

この患者は10数年前から，どこが悪くても当院の薬をのんでいたが，風邪をひくと，呉茱萸湯証を現すようになった．

初めて呉茱萸湯を用いたのは，昭和34年10月3日である．

この患者は，やせた背の高い胃下垂のある女性で，それまでは，風邪にかかっても，香蘇散，葛根湯，小柴胡湯あたりでよくなっていた．

ところが，こんどの風邪は，今までとちがって，ひどく足が冷え，それと同時に，はげしい頭痛がきて，頭をもちあげることができなくなった．そこでそちらまで出むくことができないので，使いの者に，かぜの薬を持たせてほしいという．

診察はしなかったが，足が冷えて頭痛がはげしいというのを目標にして呉茱萸湯を与えた．あとで聞いたことであるが，この患者は，これを1回

のんだだけで頭痛がやんで,翌日から起きられるようになったという.ところが,この患者は風邪をひくたびに呉茱萸湯の証を現すようになった.そればかりでなく,人ごみでもまれたり,乗物に乗ったりしても,腹からつきあげてくるような嘔吐とはげしい頭痛を訴えるようになったので,呉茱萸湯を連用させたところ,翌春からは呉茱萸湯の証が出なくなった.」

次の例は,腹証上では胸脇苦満があり,小柴胡湯と誤まられるおそれがあったが,呉茱萸湯で著効を得たので参考のためにあげておく.

「岩〇侑〇 女 30歳,昭和35年7月25日 初診.

患者は小柄な女性であるが,中肉である.いままでに重篤な病にかかったことはない.

いまの病気は数年前からで,初めの間は1ヵ月に1回位の間隔をおいて,はげしい頭痛を訴えていたが,この頃は1ヵ月に3回もはげしい発作が起こるようになった.

頭痛は睡眠の足りない時,眼の疲れた時などに起こるが,別に無理をしないでも起こることがある.発作の時は,左右の肩からくびがこり,頭痛も左右のこめかみを中心にして痛む.そのとき耳が鳴ることがあり,また頭痛のはげしい時は吐く.大便は毎日1回あり,月経は正常である.

腹診してみるに,胸脇苦満があり,右側が顕著である.この胸脇苦満を証にとって方をあてるならば,小柴胡湯の証のようにもみえるが,私はこれに呉茱萸湯を与えた.この患者は,これをのみ始めて2ヵ月間に1回だけ,月経3日前に,軽い頭痛を訴えただけで,服薬を中止しても,それきり頭痛を忘れている.」

次の例は,呉茱萸湯証と半夏白朮天麻湯証との鑑別が如何にむつかしいかの実例である.

「患者は45歳の男性,色の黒いやせ型の体格である.かつて中心性網膜炎,腎臓炎,虫垂炎などにかかったことがある.

昭和33年7月11日 初診.

こんどの病気の主訴は,1週間に1回ぐらいの割合で起こる片頭痛で,この頭痛は数年前に胃を悪くしてからずっとつづいているという.この頭痛はいつも右側に起こり,その時は悪心があって食欲が減少する.しかし

吐いたこともなく、また床につくほどはげしく痛んだこともない。大便は1日1行ある。脈はやや沈。血圧120—80。腹診するに、胃部に振水音があり、腹壁に弾力がない。

このような場合に用いる処方としては、五苓散、半夏白朮天麻湯、川芎茶調散、呉茱萸湯などがある。五苓散を用いるとすれば、当然口渇と尿利の減少がなければならない。しかしこの患者にはそれがない。また川芎茶調散は頭痛の薬として有名であるが、私はこれを胃の弱い人に用いて、失敗したことがあるので、この患者にはよくないと考えた。呉茱萸湯の片頭痛は、頭痛がはげしくて煩躁状態があり、よく嘔吐を伴うものであるが、この患者は頭痛が軽くて煩躁も嘔吐もないので、一応おあずけにして、胃が弱くて、胃部に振水音があって、頭痛がするというのを目標にして、半夏白朮天麻湯を用いた。1週間分をのんでも、2週間分をのんでも大した変化がない。3週間分をのみ終わった頃、悪心と食欲不振を訴えるようになり、胸がつかえて、噯気が出て、時々水のようなつばが出るという。しかし頭痛は遠のいたというので、また前方を1週間分与えた。ところがこれをのんでいるうちに、また頭痛が起こり、寒いという。そこで呉茱萸湯に転方した。

これはすばらしく効いた。たった1日分のんだだけで胸がすいて食がすすみ、気分が軽くなり、全く頭痛がないという。ひきつづき3週間分呉茱萸湯を与え、これですっかり頭痛を忘れた。」

この患者には、初めから呉茱萸湯を与えるべきであった。半夏白朮天麻湯と呉茱萸湯との鑑別はそう簡単ではない。

呉茱萸湯はのみにくい薬であるが、病症によく合致すれば、決してのみにくいものではない。

## 2. 五苓散（ごれいさん）

この処方は、口渇と尿利の減少とを主目標として用いるが、このような目標があって、頭痛を訴えるものに用いて著効を示すものである。ところで五苓散もまた片頭痛に用いることがあり、この際の目標が呉茱萸湯の目標によく似ている。五苓散証でも、肩から頸にかけてこることがあるし、

嘔吐を伴うこともある．また煩躁状態もあれば，心下部の膨満もある．ただ五苓散証では足がひどく冷えるということは少なく，脈は沈になることはあっても，遅になることは少ない．また呉茱萸湯の頭痛は，意識を失うほどはげしくくることがあり，眼もあけられず，物も言えないことがあるが，五苓散証の頭痛は，これほどはげしくはない．また五苓散証では，口渇を訴え水を飲みたがるが，呉茱萸湯証では，こんなことはまれである．ところで矢数道明氏は，片頭痛に五苓散の効いた例で，口渇のなかった例と尿意頻数のあった例とを報告している．

こうなると，呉茱萸湯証と五苓散証との区別はいよいよむつかしくなる．山田光胤は，慢性腎炎で，頭痛を訴え，種々の治療が無効であったものに，五苓散を用いて，7日間の服薬で，頭痛の消失した例をあげているが，この際にも，口渇はなく，尿利もやや減少している程度であったという．このような例外は他の処方を用いる時にもみられる．

患者は，医師がたずねないと，のどが渇くとか，小便があまり出ないなどというありふれた症状は，口にしないのが普通である．とりわけ口渇があまりはげしくなく，尿量もさほど少なくない時は，頭痛だけしか訴えないことがある．私は先年三叉神経痛の女性に，葛根湯や香芎湯を用いたが効なく，最後に五苓散を与えて著効を得たことがあった．この際にも，私の質問で，はじめて，のどが渇き，小便をふだんほど出ないようだというので，五苓散を与えたのであった．

また村井琴山は「五苓散の煩は頭痛なり．至って重く，手足厥冷し頭痛強きなり．」とある．こうなると呉茱萸湯証との鑑別はいよいよむつかしい．

五苓散証の頭痛では，悪寒と熱を伴うことがある．呉茱萸湯証でも熱が出ることがある．私の経験で，風邪をひくたびに，はげしい頭痛を訴え，呉茱萸湯を用いなければ治らない患者があったが，この場合には脈も浮細となり体温が上昇するのを常とした．だから悪寒や熱の有無で，五苓散証と呉茱萸湯証とを区別することはむつかしい．

そこで先ず矢数道明氏の治験を『漢方百話』から引用する．

「私はかつて『漢方の臨床』誌創刊号"誌上診療室"の臨床課題として，

猛烈な片頭痛が五苓湯（五苓散を煎剤して用いる）によって拭うがごとく軽快した例を掲げた．その後，第14回の日本東洋医学会関東地方会で，"五苓散による治験とその応用について"と題して講演したとき，さらにもう1つ激烈を極めた片頭痛が，これも他の処方で効なく五苓湯で見事によくなった症例を追加して，同誌，第4巻12号でその詳細を報告した．

その後，片頭痛に対してはいわゆる症の条件を度外視し，単にこの片頭痛という主症状のみを対象として五苓湯を投じて効果をあげることがあった．

最近同じ日来院した2人の女性の片頭痛患者に，同じく五苓湯を用いて偉効があったので，これを追加してみることとする．

その1は68歳の女性で，ここ数年来左の片頭痛に悩まされていた．胃下垂があってやせている．食欲もなく，不眠症に苦しみ，冷え性で，夜4回位小便に起きる．右の肩こりがひどく，左のこめかみのところの静脈が太く腫れると激しい片頭痛が起こり，吐き気を伴って苦しむ．毎日鎮痛の頓服を離すことができないということである．

腹部軟弱で，左臍傍に動悸が著しく，圧痛があり，心下部拍水音が著明である．私は呉茱萸湯証を第一に考えたが，使いなれた，のみよいものを先にということで五苓湯を与えてみた．血圧は155－95であった．10日分服用後，再来のときは肩こりは半減し，片頭痛は軽微となり，頓服の必要がまったくなくなった．食欲良好，血圧も140－75に下降し，非常に気分がよくなったという．さらに10日分の続服によってほとんど軽快廃薬した．

その2は38歳の女性である．この人の片頭痛は10年前から始まった．そして今までの報告例は全部左側の片頭痛であったが，本例は右側である．4年前に一度某病院の治療で非常によくなったことがある．一昨年は電気治療をうけて一時軽くなったが，その後効果がなくなった．昨年の3月から今年の9月まで，いろいろの治療をしてみたが，1年半の間，毎日グレランをのんで痛みをまぎらしていた．右の眉間からこめかみ，それから右半分に広がる痛みに悩まされる．栄養は普通，顔色は蒼白である．小便は普通で口渇もない．首から上に発汗する．脈は弱く，舌に白苔があり，

腹をみると両臍傍および下腹部に抵抗と圧痛があって，駆瘀血剤を投与したいぐらいである．月経に異常はなく，子供は3人ある．カルテに桂枝茯苓丸料と書いたのを改めて五苓湯を与えた．

7日分を服用して再来のとき，語るところによれば，初診の日に午後から服薬を開始したところ，身体が非常に温まって，その晩はグッスリとよく眠れた．翌日，眼がさめてみると，頭がとても軽くなり，片頭痛がきれいにとれてしまったとのことである．その後，1ヵ月になるが，いまだ痛みを訴えないでいる．」

山田光胤氏は，『漢方の臨床』第5巻第1号に，慢性腎炎の頑固な頭痛が，この方でよくなったと，次のように報じている．

「35歳，男性　慢性腎炎（腎硬化症の疑）

10年前から頭痛，蛋白尿があり，一時尿の蛋白は消失したこともあるが，頭痛はまったく持続的で，しょっちゅう鎮痛剤をのんでいる．最近東大で診てもらったところ，入院をすすめられたという．患者は中背の痩せた人である．脈沈細弦，腹部は上腹角狭く，筋肉菲薄で，皮膚は乾燥している．また心下部振水音を著明にみとめる．

尿蛋白強陽性．血圧192-124を示した．これは水毒による頭痛で半夏白朮天麻湯かと思ったが，腎炎に対する治療の意味で五苓散を与えたのであるが，7日後には頭痛はほとんど訴えなくなり，血圧は154—106となった．（しかし尿蛋白不変で治療中）」

私にも，次の治験がある．『漢方診療三十年』から引用する．

「隣家の女中さんが一昨日から顔面の左半分が痛くて堪えがたいといって，来院した．その痛みは，朝起きた時が，いちばんはげしく，午後になると少し楽になるという．

診察してみると，脈は浮小で，左側の後頭部から前額部にかけて，三叉神経の第1枝に沿って痛む．

この日，葛根湯を2日分与える．効がない．そこで香芎湯とする．『勿誤薬室方函口訣』には，この方が片頭痛に効くとあるので用いてみたのである．2日分服用．効がない．ところが，その頃から，強い口渇を訴えるようになった．小便の方はどうかと聞くに，とても少なく，1日に1～2

回だという．

　そこで口渇と尿利の減少と頭痛を目標にして，五苓散を与えた．これはよく効いた，2日分で，ほとんど痛みがとれ，4日分で全治した．

　その後も，25歳の女性が，はげしい頭痛と嘔吐を主訴として来院し，はじめに半夏白朮天麻湯を用いたが効なく，口渇と尿の不利があることをあとで知って，五苓散にしたところ，2日分で全治した．」

## 3. 桃核承気湯（とうかくじょうきとう）

　月経不順，月経減少，月経閉止などがあって，体格はよく，肉のしまりがよく，便秘のくせのある女性の頭痛に用いることがある．この際もっとも大切な目標は，特異の腹証である．この腹証がなければ，この処方を用いても効力を期待できない．その腹証は，次の図のように左腸骨窩に表在性の索状物をふれ，これを指頭をもって迅速にこするように圧すと，伸ばしていた脚をかがめ，アッと顔をしかめるように痛む．この腹証を調べるときには，必ず両足を伸ばしておく．膝をかがめて診察すると誤診する．この際，医師は患者の右側に位置して，右手の示指，中指，薬指の3指を揃えて，左腸骨窩におき，腸骨結節に向かって，すばやく，こするように3指を移動せしめる．この際，患者はとびあがるような痛みを訴える．

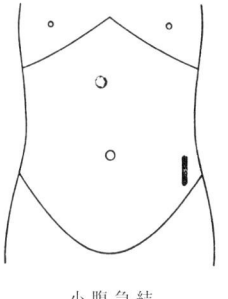

小腹急結

この腹証を古人は小腹急結とよび，瘀血の徴候とした．この腹証が桃核承気湯を用いる目標で，これを確認してからこの処方を用いる．この処方には，大黄と芒硝とが配剤されているから瀉下の作用がある．便秘のひどい時は，大黄と芒硝を増量し，1日に2，3行大便の快通するようにする．

　この処方の応ずる頭痛は，ほとんど毎日痛み，時々発作性にくる呉茱萸湯証の頭痛とはちがう．しかし日によって頭痛のはげしい時と軽い時とがある．肩や頸がこると訴えるものが多い．頭痛は片頭痛の状態でくることもあれば，頭のてっぺんが痛むものもある．これをのんでいる中に，腹証

が変化して小腹急結が消失する．その頃になれば，頭痛も全治する．

10年ほど前のこと，原因不明のはげしい頭痛に悩む女性にこの処方を用いて著効を得たことがある．

患者は30歳位の女性で，ある日，田圃で仕事中に，突然はげしい頭痛を訴え，2，3回吐いた．それとともに体温は39度にのぼった．私が診察したのは，発病7日目で，体温は37度台に下っていたが，意識は混濁して，もうろうとしている．後頭部は，はげしく痛む様子で，この部の筋肉は強く緊張している．ケルニッヒ氏徴候は陰性である．腹診するに，腹壁は一般に緊張し，小腹急結を証明する．7日前，発病してから1回も大便が出ない．家人のいうところではいつも月経が不順であるという．漢方の診断では，瘀血の上衝による頭痛である．よって桃核承気湯を与えたところ，その夜から数回の便通があり，次第に意識も明瞭になり，頭痛も軽快し，1ヵ月で全治した．

次の例をあげてみよう．

患者は35歳の体格のよい女性で，10年ほど前に頭痛と嘔吐を訴えて，私に治療を乞うたことがあった．その頃，私は防已黄耆湯を用いたようにおぼえている．こんどは昨年の10月19日に，次のような愁訴で来院した．頭がいつも重く痛み，ぼうっとなる．のぼせる．左のくびがこる．なま欠伸がたびたび出る．ねむくてたまらなくなる．時々動悸がする．便秘する．月経は毎月あるが，量が少ない．左の下腹が冷える．この部を触診してみると，前掲通りの小腹急結があって，軽く指頭でこするだけでも，かなり痛む．

そこで瘀血上衝の頭痛と診断して，桃核承気湯を与えたところ2ヵ月ほどで，急結が消失するとともに，頭痛も，くびのこりも，のぼせもなくなった．

### 4. 釣藤散（ちょうとうさん）

この処方を用いる頭痛は，あまりはげしいものではなく，頭重である．老人などで，早朝眼がさめた時に頭が痛み，起きて動いていると，いつの間にか頭痛を忘れるというものによくきく．これはおそらく脳動脈の硬化

があるための頭痛と思われる．それで頭痛がとれたのちも長期にわたって服用をつづけた方がよい．

　65歳の男性で，昭和29年以来，この処方をのみつづけている患者がある．この人は早朝起床時の頭痛と脈の結代とを主訴として来院したが，腹部は全般的に緊張が弱く，臍部で動悸が亢進し，右季肋下に少し抵抗がある．これは軽微の胸脇苦満である．そこで柴胡姜桂湯を与えた．ところが1ヵ月ほど服薬しても頭痛がとれないので，釣藤散にしたところ，10日間の薬をのみ終わる頃には，頭痛がなくなった．それ以来今日まで再び，前のような頭痛を訴えることはない．この患者の血圧は，初診時で最高126最低90であった．現在は最高150内外，最低90内外で，脈はまれに結代するが，気にならない程度で，自覚的には何の愁訴もなく元気である．

　この処方を用いる目標に早朝時の頭痛があるが，早朝の頭痛でなくとも，のぼせる，肩がこる，めまいがする，耳が鳴る，眼球が充血する，または眼がかゆかったり，眼がくしゃくしゃしたりする，つまらぬことに腹がたつ，とり越し苦労をして気分がうっとおしい，からだが宙に浮いたようで足がかるく，ふらつくなどの症状があって頭痛するものに用いる．腹部は軟弱で，腹筋はあまり強く緊張していないことが多い．老人に多くみられるが，若い人でも皮膚が枯燥して光沢の少ないという点を応用上の参考とする．

　梅毒の既往症のある52歳の男性が，4年ほど前から頭重と耳鳴を訴え，高血圧症の診断のもとに，治療をうけたが軽快せず，駆梅療法もやってみたが，効なく私の治療を乞うた．初診時の愁訴は，頭重，めまい，耳鳴，背痛，腰痛，後頭部の緊張感，排尿後の不快感で，右側の季肋下に抵抗を証明し，脈は沈んでぴんと張っている．血圧は右が最高158最低94，左が最高167最低102．私はこれに釣藤散を与えたが，3週目頃から愁訴がとれ始め，2ヵ月で苦しいところはなくなった．

　釣藤鈎には脳の血管の痙攣を治し，毛細血管を拡張させる作用があるらしい．

## 5. 抑肝散（よくかんさん）

漢方の建前では，肝の機能がたかぶると，感情が興奮しやすく，怒りやすく，せっかちとなり，四肢や腹部の筋肉が突っぱり，ひきつれるようになると考える．これを抑制するのがこの抑肝散である．このような目標のある患者の頭痛にこの方を用いたことがある．

その患者は10歳の少女で，10ヵ月ほど前から頭痛を訴えるようになり，医療をうけている中に，次第にはげしくなり，時々めまいがしたり，吐いたりするようになり，ある大学病院で，脳腫瘍を疑われたという．腹診してみると，右腹直筋が季肋下で硬く緊張している．腹がたちますかというと，気が短くて困りますと母親がいう．頭痛は午前中より午後の方がひどいという．私はこれに抑肝散を与えたが，2週間たつと頭痛が楽になり，2ヵ月の服薬で全治した．脳腫瘍ではなかったのであろう．

数年前のことである．平素は頑丈で病気を知らない38歳の男性が，会社で執務中に，突然はげしい頭痛を訴えたので，急いで自宅に帰って床についたが，その頭痛は翌日になってもやまず，医師は結核性髄膜炎を疑った．この患者の夫人は永らく肺結核を患っていたので，その医師は，特に結核を考えたのであろう．

私が往診した日は，発病4日目であったが，なお頭痛がはげしく，ほとんど食事をとらず，時々果汁をのむ程度であった．項部の筋肉は緊張しているが，ケルニッヒ氏徴候は陰性で，髄膜炎らしいところはない．脈は浮大で，腹筋は一体に緊張している．頭は全体がしめつけられるように痛むという．

私は過労と気苦労からきた脳の血管の痙攣による頭痛であろうと患家に話し，抑肝散を与えたところ，2，3日ではげしい頭痛は去り，7日目には坐って食事ができるようになり，1ヵ月後には会社に勤めに出ることができた．

抑肝散の口訣を書いたものをみると，この処方の患者は，左側の腹直筋が季肋下で，突っぱっているとなっているが，この患者の場合は右側の腹直筋が緊張していた．私の考えでは，左右いずれの腹直筋が緊張してもよ

いと思う.

　抑肝散と釣藤散とをくらべると，釣藤散の方が腹力が弱いのを普通とするが，この2つの処方は，ともに釣藤鈎が配剤されていて，その目標も似たところがあり，区別に苦しむこともある．また抑肝散に半夏と陳皮を加えた抑肝散加陳皮半夏（よくかんさんかちんぴはんげ）という処方は，神経症患者のめまい，動悸，頭重などに用いる．この処方には特殊の腹証がある．

## 6. 半夏白朮天麻湯（はんげびゃくじゅつてんまとう）

　平素から胃腸が弱く，胃下垂や胃アトニーがあって，血色がすぐれず，疲れやすく，食後に眠気を催し，手足が冷えるという症状の人にみられる頭痛に用いる．この頭痛は日によって，はげしいこともあれば，軽いこともあるが，多くは俗に持病というかたちで永びく．多くはめまいを伴う頭痛で，吐くこともあり，くびのこりも訴える．そこで呉茱萸湯証との鑑別が問題になる．

　呉茱萸湯証の頭痛は片頭痛のかたちでくる場合が多いのに，半夏白朮天麻湯証の頭痛は，眉間のあたりから前額，頭頂部にかけて痛み，少し首を動かしても，めまいがひどく，からだが宙に浮いているように感ずる．呉茱萸湯証では，腹力があり，上腹部が膨満し，みずおちがつまったようになるが，半夏白朮天麻湯証では，腹力が弱く，心下部で振水音を証明することが多い．呉茱萸湯証の嘔吐は，半夏白朮天麻湯証のそれよりも，頻繁ではげしい傾向がある．

　私のいままでの経験では，呉茱萸湯証の患者よりも，半夏白朮天麻湯証の患者の方が体格が虚弱で，血色も悪い．また半夏白朮天麻湯証の患者には，便秘するものが多い．この際には大黄の入った下剤を用いずに，半硫岩（はんりゅうがん）を兼用するとよい．これで大便も快通する．

　また半夏白朮天麻湯の頭痛は，頭が重いと訴えるものが多く，めまいを伴うことが多い．めまいを伴うというよりも，めまいが主訴で，これに頭痛を伴う場合が多い．それに冷え性で，血色は赤味が少なく，色が白いか，蒼い．腹力もないものが多い．脈も弱い．

　胃アトニー症の患者に，これを用いる場合が多いが，また副鼻腔炎，高

血圧症などの患者にみられる頭痛に，この方を用いる証がある．

次のような例がある．

この患者は初診時は，まだ52歳であったが，血圧が高くて，めまいと頭痛のため，ほとんど床についていた．

この女性は，背が高く，やせ型で，顔色が蒼く，眼底出血を2回患ったことがある．耳鳴も時々あり，頭痛は1ヵ月に，2，3回はげしいものがくる．血圧は最高が200内外で最低は110内外が，ずっとつづいているという．

私ははじめに七物降下湯を用いたが，1ヵ月たってもまったく同じ症状で，頭痛のはげしい時は吐くという．

そこで半夏白朮天麻湯にしたところ，これをのみ始めてから，めまい，頭痛が漸次軽くなり，初診時から8年あまりになるが，最近は血圧も160-100内外に安定し，血色もよく，頭痛も忘れ，すこぶる元気である．今日まで無事でいられたのは，まったく漢方のおかげだと患者は感謝している．

### 7. 大柴胡湯(だいさいことう)・柴胡加竜骨牡蠣湯(さいこかりゅうこつぼれいとう)・大承気湯（だいじょうきとう）

大柴胡湯は非常に応用の範囲が広く，日常頻繁に用いられる．その目標は胸脇苦満とよばれる漢方独特の腹証と便秘とである．そこで，胸脇苦満という腹証は，どんな状態をさしていうか，次の図をみてほしい．

胸脇苦満というのは，柴胡を主薬とする大柴胡湯，小柴胡湯，柴胡加竜骨牡蠣湯などを用いる目標で，患者を仰臥させて，両足を伸ばさせて，次のような要領で診察すると，図のように，季肋下に抵抗を証明し，強く圧すると痛みを訴え，息苦しさをおぼえる．この際，医師は指頭を胸腔内に押し込むようなつもりで，季肋下から圧上

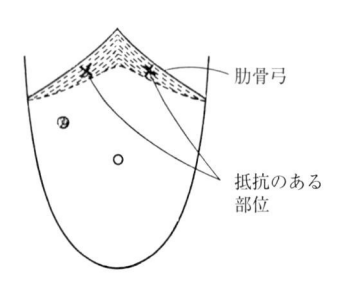

する．もし指頭が胸腔内に入るようなら，胸脇苦満はないのである．

さて大柴胡湯の際にみられる胸脇苦満は程度が強く，剣状突起のあたりの筋肉は厚くて緊張し，この部がつまったように感ずると訴えるものもある．また左右の季肋下にかけて抵抗があり，多くはやや膨隆している．ただしその抵抗は右が強く，左が弱いのを普通とする．

また大柴胡湯証の患者は体格が頑丈で，その上腹角は広くて鈍角である．

このような腹証の患者は，便秘の傾向がある．大柴胡湯証の患者の頭痛は，発作性というよりも，持続性で，耐えられないようなはげしいものではなく，頭重のかたちである．多くは肩こりを伴い，気分が重い．

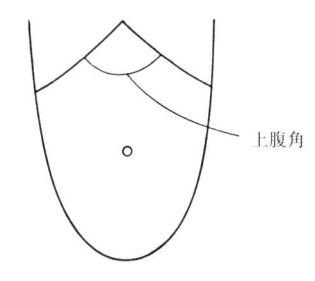

大柴胡湯には大黄が配剤されているが，その大黄の量は，大便が快通する程度に加減する．便秘すると頭重がするという患者に，この処方を用いることが多い．高血圧症の患者，脳出血症の患者，胆石症の患者，肥満症の患者などで，便秘する場合に，この処方を用いることが多い．

脳出血の軽い発作があって，4ヵ月ほどたち，今では運動障害や麻痺はなく，ただ頭痛と肩こりを訴える体格のよい49歳の男性に大柴胡湯を与えたところ，10日後には，頭痛も肩こりも軽くなった．この患者は色が浅黒く，肥満した体格で，胸脇苦満があり，脈は浮，大で力があり，大便が快通しないので，この方を用いた．

大柴胡湯を用いるような患者で，臍のあたりで動悸が亢進し，神経症状の強いものには，柴胡加竜骨牡蠣湯を用いる．

『和漢医林新誌』に，西川市令は柴胡加竜骨牡蠣湯を用いて頑固な頭痛を治した例を発表している．

「患者は50歳位の女性で，数年前からはげしい頭痛を患い，臍のあたりの動悸が上にのぼって，それが胸にまでひびき，頸項がとてもひどく強ばりひきつれ，一昼夜ほどたつと，こんどは，頭につき上げるようなひど

い痛みがきて，耐えられない．このような発作が月に2回も3回も起こる．そこで漢方医も洋方医も，いろいろ手をつくしたがよくならないので，私に治を乞うた．脈をみると，沈んで，つっぱった脈で，速い．腹をみると，季肋下で膨満して腹部で動悸が亢進し，腹筋が少し緊張している．そこで柴胡加竜骨牡蠣湯を与えたところ，4，5日たつと，6，7年前から止まっていた月経があり，それきり頭痛が起こらなくなった．」

以上が西川市令の治験の概要であるが，私が考えるのに，この女性の頭痛は，血の道症に属する神経症であったと思う．

柴胡加竜骨牡蠣湯は，月経を通ずる薬ではないが，これを用いて，血が下ったのは古人が瞑弦（めんげん）とよんだ作用である．

大柴胡湯証の頭痛と鑑別を要するものに，大承気湯（だいじょうきとう）証の頭痛がある．肉やあぶらものを好む肥満体質の人の常習頭痛で，腹部が膨満して便秘するならば，大承気湯を与えて，大便を通ずるようにしてやれば，頭痛は去る．大柴胡湯証との区別は，腹証にある．大柴胡湯は胸脇苦満のあるものに用い，大承気湯は胸脇苦満はなく臍を中心にして，腹全体が膨満して弾力と抵抗があり，便秘するものに用いる．脈にも力がある．腹がふくれて，便秘していても，腹水がたまったり，腹膜炎を起こしたりして，腹満，便秘のあるものには用いてはならない．

## 8. 三黄瀉心湯（さんおうしゃしんとう）

瀉心湯ともよばれている．のぼせ，めまい，耳鳴，顔面潮紅，頭痛などのあるものに用いる．気分がいらいらして落ちつかず，安眠ができず，食の進まないものがある．腹部は，膨満せず，表面には抵抗はないが，自覚的に，心下部がつかえた感じを訴え腹底に弾力がある．便秘することもあれば，便秘しないこともあるが，大黄が入っているから，これをのむと大便が軟らかくなる．

63歳の女性，数年前，胆石症の時，大柴胡湯を与え，大小数個の石を排出したことがある．こんどの主訴は，のぼせと頭痛で，ひどい時は，眼がみえなくなる．その時は動悸がして足が冷え，ふるえる．のどが渇いて，便秘する．顔は紅潮し，腹部はやや膨満している．私はこれに瀉心湯を与

えたが，2週間分をのみ終わらないうちに，全快し，その後，4年間再発しない．

59歳の高血圧症の女性，めまいがあり，頭を動かしても，悪心，嘔吐があり，頭は重い．顔は上気して紅潮しているが，足は冷えるという．耳鳴がある．大便は2,3日に1行．瀉心湯を与えたところ，2週間の服用で以上の症状は消散した．

瀉心湯証では，足の冷えを訴えないものが多いが，以上の2例では足冷を訴えた．第2例では，腹部の膨満を訴えているが，瀉心湯では腹満のないのが普通である．

瀉心湯証の患者には，多血質の血色のよい人が多く，貧血性のものは少ない．

のぼせて，頭が重く，足が冷えるという場合に，蘇子降気湯（そしこうきとう）を用いることがあるが，この場合には顔全体よりも頬に限局して桜色がみられる．瀉心湯の場合は，顔一体が紅潮する．降気湯は，足冷が主であり，瀉心湯ではのぼせが主である．

## 9. 当帰芍薬散（とうきしゃくやくさん）・苓桂五味甘草湯（りょうけいごみかんぞうとう）

頭に何か重いものをかぶっているようで重いのを頭冒という．当帰芍薬散は，この頭冒を目標とする．この処方を用いる患者は，血色すぐれず，冷え性で，めまいがあり，肩こりを訴えることもある．そこで半夏白朮天麻湯と鑑別しなければならない．

当帰芍薬散は元来女性に用いられた処方で，血証を主とし，産婦人科的疾患，腎疾患などからくるものに用い，半夏白朮天麻湯は，水証を主として胃腸虚弱のものに用いる．だから，頭痛の他に，食欲不振，悪心，嘔吐などのあるものには，半夏白朮天麻湯を用いる．

31歳の女性，6ヵ月ほど前分娩し，その後いつも，頭に何かかぶっているように重い．食欲，大小便に変わりなく，夜は夢が多くて安眠ができない．足が冷える．これには当帰芍薬散を用いて全治した．

私の亡母は36歳の頃より腎臓炎があり，めまいと頭痛のくせがあった．

頭は気分わるく重いといっていた。冷え性で，血圧も高く，朝起きるとき，急にとび起きると，めまいがするという症状があった。

処方はいろいろ用いたが，当帰芍薬散をのむと，頭が軽くなって，気分がよいといっていた。

山田光胤も，腎炎からくる頭痛に当帰芍薬散を用いた例を『漢方の臨床』第5巻第1号に発表した。

「27歳　女性（妊娠腎炎）

友人の奥さんが妊娠腎炎を発し，症状が増悪するばかりなので人工中絶した。しかしその後も頭痛と尿蛋白が1ヵ月以上もとれずにいるというので診に行った。

患者は体格の良い一見丈夫そうな人である。頭痛は朝起きた時から起こり，そのため起きるのがいやで，仕事をする元気もない。また頭痛は午後になると強くなるという。口渇があるためか，たびたび水をのむという。食欲正常，便通は3日に1回位。血圧172—90，脈沈細。腹は肉附きよく柔軟で，左季肋下と臍の左側及び左下腹部に軽度の圧痛を認めた。

この患者には口渇，頭痛を目標に五苓散を7日分投与したが，少しも効果がなかった。そこで腹部の圧痛を瘀血と考えて当帰芍薬散を10日分与えた。ところがこんどは頭痛も完全にとれ，尿の蛋白も消失し，便通も毎日あって，非常に調子が良い云ってきた。」

この例のように当帰芍薬散証と五苓散証との区別に苦しむこともあり，また次の例のように，半夏白朮天麻湯証に似ていることもある。次の例も山田光胤が同誌に発表したものである。

「53歳　女性　頭痛症（胃下垂）

虚弱な体質で，少しの労働でも疲れてしまう。しばしば頭痛が起こり，疲れると増強する。中肉中背の色の白い人である。脈は沈細やや弦，腹部は一般に極めて軟弱で，しばしばガスや燥屎を触知し，心下に軽度の痞鞕があり，その上，時として振水音を認める。常習便秘を訴え，胃下垂がある。この患者には，初め水毒による頭痛と考えて，半夏白朮天麻湯を与えたが，2ヵ月のんでも少しも効かないので，"頭痛は項部より後頭部にかけて筋肉が張ったように痛む"という点に対して，芍薬で筋の攣急を緩め

たらどうかと考え，且つ冷え症の婦人であることを考慮して当帰芍薬散に転方した．すると4，5日の服用で頭がすっきりした．」

当帰芍薬散は元来は粉末にして酒でのむことになっているが，煎じてのんだ方がのみやすいし，効力もあるので，粉末にしないで水で煎じてのんでよい．以上の治験も皆煎じてのんだ場合である．

頭冒を治する処方に，当帰芍薬散の他に，苓桂五味甘草湯（りょうけいごみかんぞうとう）がある．足が冷えて，尿の出が悪く，頭に物をかぶっているようで，顔は酒に酔ったようになる．こんな症状のものに用いてよい．

23歳の女性．昨日より右耳が塞がって痛むという．脈は沈微で，ほとんどわからない．数日前から，食事をしたり，人と話をしたりしていると，ときどき顔がほてり，上気してくるという．同時に頭に何かかぶさっているように感じる．足は冷える．私はこれに苓桂五味甘草湯を与えたが，1日分で，耳の痛いのも，塞がったのも，のぼせるのも，足の冷えるのも，みなよくなった．

苓桂五味甘草湯の証では，多くは脈が沈微で，足が冷えて，のぼせて酒に酔ったように，あるいは恥ずかしい時に顔を赤らめた時のようになる．尿量も減ずる．

### 10. 加味逍遙散（かみしょうようさん）

血の道症の患者にみられる，のぼせ，頭痛，肩こり，めまい，月経不順などのあるものによい．便秘しているものに用いて，大便を快通せしめる力がある．

当帰芍薬散も加味逍遙散も，頭が重いとか，頭に何かかぶさっていると訴えるものによい．女性患者に用いることが多い．

28歳の女性，3回妊娠中絶をしたという．主訴は頭痛で，いつも頭が重く，肩がこり，欠伸が出て，疲れやすく，仕事をする気力がないという．大便は快通せず，下剤をのむと腹がいたんで，しぶりばらで，気持が悪い．月経不順で，月経時に腹痛を訴える．

加味逍遙散を与える．これをのむと，大便が気持よく出て，肩こりも頭

痛もよいが，何となくさっぱりしない．1ヵ月ほどたってから，加味逍遙散に香附子3.0を加えたところ，1ヵ月ほどで，頭痛を忘れ，からだがしっかりして，仕事がしたくなり，家庭が明るくなった．

## 11. 葛根湯（かっこんとう）

感冒その他熱のある場合の頭痛に用いる．その場合の目標は，悪寒または悪風（風にあたると，ぞくとして気持の悪いのをいう）があって，発熱し，項部から背にかけてこるという症状があり，脈は浮いていて力がある．

また熱や悪寒がなくても，前額洞蓄膿症や上顎洞蓄膿症などの鼻の病気で，頭痛のする時や三叉神経痛でいたむ時などにも，項部の緊張と脈に力のあることを目標にして，この処方を用いる．ただし胃腸の虚弱な人，食欲不振，嘔吐，悪心などのある人，脈の微弱な人，貧血の人などには用いない方がよい．

葛根湯またはこれに朮，附子を加えたもの，あるいは川芎，大黄を加えたもの，また薏苡仁を加えたものなどは，しばしば顔面の疼痛に用いられる．筋肉の緊張がよいこと，ことに項背部，頭部，顔面などに強ばった感じのあること，脈もまた緊張のよいこと，これらは以上の処方を用いる目標である．

三叉神経痛やこの部の神経炎などで，初期の間は，葛根湯がよく用いられる．少し長びくものや，こじれたものには，これに朮3.0，附子1.0を加える．ただし附子は劇薬で，この中にはアコニチンとよばれる毒があって，中毒を起こすおそれがあるから，用量には慎重を期する必要がある．初心者は1日量0.3位を用いた方が安全である．

慢性の上顎洞蓄膿症のある38歳の女性が数日前より右顔面がひどくいたんで，食事することもできない，夜も眠れないという．

診察してみると，右上顎の中央が，拇指頭大に腫れ，少し発赤し，この部を撫でても，強くいたむ．右鼻腔は閉塞し，右肩が特にこる．時々悪寒があり，37度8分の体温上昇がある．脈は浮でやや数（さく）である．

そこで葛根湯に薏苡仁10.0を入れて与えたところ，その夜の明方から急に顔が軽くなって，ぐっすり眠り，起床と同時に，多量の膿がのどの方

に出た．つづいて，5日間これをのむと，患部の新しい炎症は消失して，まったく疼痛を忘れた．薏苡仁には，排膿と鎮痛の作用があるので，これを加えたのである．

前額洞や上顎洞の蓄膿症で，前額や頬部が痛み，便秘，のぼせなどの症状があると葛根湯に川芎3.0，大黄1.0を加える．

## 12. 麻黄附子細辛湯（まおうぶしさいしんとう）

頭が冷たくて痛むものによい．頭巾をかぶっているとよいが，頭が冷えると痛むという高齢者，脈をみると沈細で足も冷える．細辛も附子も熱薬で，血行をよくして，からだを温める作用があるので，それにヒントを得て，この方を用いたところ著効を得た．

加藤謙斎は，背から項にかけて悪寒し，頭のてっぺんが冷え痛むというものに当帰四逆湯を用いてよいとしている．これにも細辛が入っている．

## 13. 白虎加桂枝湯（びゃっこかけいしとう）・竹皮大丸（ちくひだいがん）

白虎加桂枝湯は逆上して頭痛し，歯の痛むものによい．この方の頭痛の起こるときは，脈が洪大で力があり，口渇を訴え，舌が乾燥する．

頭痛は下からつきあげてくるような，はげしいものである．

竹皮大丸は白虎加桂枝湯の知母，粳米の代わりに白薇（はくび）の入った薬方で，これもはげしい頭痛に用いる．2方とも石膏が入っているので，煩躁，興奮の状があるものを目標とする．

『金匱要略』の婦人産後病篇の竹皮大丸の条には，「婦人乳，中虚，煩乱，嘔逆，安中，益気，竹皮大丸之を主る．」とある．

乳とは産褥のことである．中虚とは腹に力のないこと．

『橘窓書影』には，次の治験が出ている．

「千村千萬太郎の客婦，初瀬は血熱（三物黄芩湯の項参照）がひどくて頭痛は破れるようにはげしく，両方の目がぬけそうで，飲食物を吐いて納まらない．ただのどが渇いて冷水をほしがる．ある医者が外感であろうと診断して，発汗剤を用いたところ，頭痛はますますはげしくなった．そこ

で余はこれに竹皮大丸料（丸や散を煎剤として用いる時には料の字をつける）を与え，別に石膏，鉛丹，薄荷精の研末を冷水にといて前額から目のまわりにぬらしめた．すると一昼夜で頭痛は大いに減じ，飲食もすすむようになった．」

### 14. 小建中湯（しょうけんちゅうとう）

この方は虚弱児童に用いて体質を強壮にする効があるが，また虚弱児童の常習頭痛に著効を示すことがある．

山田光胤氏に次の治験がある．

「患者は，12歳の男児，生来身体虚弱で始終病気をするが，一番困るのはしばしば頭が痛いと云って臥してしまうことである．平常食欲もあまりない．

診察すると体格はやや小さい方で，やや痩せ形という程度，だが顔色もさえないし，見るからに余り丈夫そうではない．理学的診断上特に異常を認めない．脈細，舌に特徴なく，腹を診ると，肉付き薄く，両側の腹直筋が攣急している．診察当日も朝から頭痛がすると云っていた．この患者に腹証から考えて小建中湯を大人の半量を投与したが，この日を最後に頭痛はまったく起こらなくなった．」

### 15. 当帰四逆加呉茱萸生姜湯（とうきしぎゃくかごしゅゆしょうきょうとう）

この方も頭痛に用いることがある．呉茱萸湯証や五苓散証との鑑別を要するが，この方にも呉茱萸が入っているので呉茱萸湯との区別がむつかしい．

浅田宗伯はこの方に半硫丸を兼用して，常習頭痛を治している．

「一男子，数年前より頭痛を病み，この頭痛は発作性に起こり，発作の時は，苦い青い水を吐き，薬も食物ものどを下らず，こんな苦悩が，3，4日もつづくと，自然に頭痛がやんで，食事も平生と代わりなく食べられるようになる．このような症状が1ヵ月に2，3回は起こる．宗伯はこれを診て濁飲の上逆による頭痛と診断し，胃に濁った水がたまると発作が起

こり，それを吐出してしまうと発作もまた止むと考えて，この方を用いたところ，全治した．半硫丸は半夏と硫黄を丸にしたもので，大便を軟らかくして快通せしめる効がある．」

私にも，次のような治験がある．

患者は41歳，背の高いやや痩せた血色のすぐれない女性．いままで4回流産．一度も正規の分娩をしたことがない．食欲は少なく，食べると胸にもたれる．疲れやすく，冷え性である．主訴は毎月の月経前の，ひどい頭痛で，その時には吐く．月経は順調で，大便は1日1行．

腹診すると，心下部に振水音を証明し，臍上で動悸が亢進している．腹部は一体に弾力に乏しい．

私はこれに六君子湯，半夏白朮天麻湯，真武湯などを用い，食は進み，気分はよくなったが，月経前の頭痛がどうしてもよくならないという．詳しい病状をきくに，時々背がぞくぞくと寒くなり，鳥肌のようになる．食べすぎると夜中尿に起きて眠れない．また顔に浮腫がくる．毎年凍傷ができるという．

そこで当帰四逆加呉茱萸生姜湯にしたところ，それきり月経前の頭痛がなくなった．それに月経の量が多くなって，気分がよいという．2ヵ月ほどたつと腹に弾力がつき，疲れなくなった．体重も4kgほど増加した．

この当帰四逆加呉茱萸生姜湯は，血の道症や神経症にも用いてよい場合が多い（37．精神症状の項参照）．

### 16. 桂枝加桂湯（けいしかけいとう）

この方は桂枝湯の桂皮の量を多くしたもので，桂枝湯を用いるような場合で，気の上衝のはげしいものに用いる．

湯本求真先生の『臨床応用漢方医学解説』には，この方を頭痛に用いて著効を得たと述べている．

「余の妹，20歳の頃，頭痛を患い，恰も錐にて刺すが如く激痛忍ぶべからず．余アンチピリン，ミグレニン，臭剥等知れる限りの洋薬を投ずと雖もその効なし，拠て本方を用いしに1服にして少しく安く2服にして大いに軽快し，2日を出ずして全快せり．」

最近次のような患者をみた.

42歳の男性で, 数年前から常習頭痛を患い, 種々の手当を加えたが, たいていの薬はすぐ胃にさわるので, 漢方の書物を読んで, 桂枝加桂湯を作ってのんだところ, すぐに頭痛がやんだ.

しかし2, 3日服薬をやすんでいると, また頭痛がくるという. 何とかして根治したいという. 私はこの方の連用をすすめ, 2ヵ月あまりのみつづけ, 多年の頭痛を忘れた.

## 17. 三物黄芩湯(さんもつおうごんとう)

この方と竹皮大丸とは, 血熱からくる頭痛に用いる. 血熱は, 産後の女性に多くみられ, その特徴は, 煩熱と口乾である. 煩熱は熱にもだえ苦しむという意で, 手足があつく, ほてり, 冷たいところにふれるのを好み, 蒲団から手足を出したがる. 口乾は口が乾燥して, 水で口をすすぐことを好む. しかし多量に水をのみたがるのではない.

竹皮大丸の証では, 上逆による頭痛が主で, 三物黄芩湯の証では, 煩熱による頭痛が主となる.

『金匱要略』では, 四肢の煩熱に苦しんで頭痛を訴えないものが, 三物黄芩湯の証だとあるが, 次の例をみてもわかるように, 血熱による頭痛に著効がある.

『橘窓書影』に次の例がある.

「日本橋通り4丁目の家主, 卯助の妻は産後に煩熱を発し, 頭痛は破れるようで飲食がすすまず, 日に日にやせ衰えた. 医者は蓐労(産後の肺結核)と診断して, 治療を謝絶したという.

そこで余はこれに三物黄芩湯を与えた. すると, 4, 5日の服用で, 煩熱が大いに減じ, 頭痛を忘れた. その頃, 悪露がまた下って腰痛を訴え, 腰が折れるようだというので, 小柴胡湯合四物湯を与え鹿角霜を兼用したところ, 全快した.

余は血熱を治するに竹皮大丸料, 三物黄芩湯を用いて, しばしば奇効を得た. 竹皮大丸についてはたびたび治験を発表した.

先年吾友尾台榕堂の娘が, 悪寒発熱を訴えて, 久しく治らず, ついに肺

結核を疑うような症状になった。父母はひどく心配して余に診を乞うた。余は血熱の候があるので、三物黄芩湯を処方したが、これを服すること数日で、熱がだんだん下った。その後当帰建中湯を服用して全治した。」

## 18. 清上蠲痛湯 (せいじょうけんつうとう)

『寿世保元』という書物に、一切の頭痛に効くとある処方で、森田幸門氏は頑固な三叉神経痛に用いて著効を得たといい、石原明氏は上顎洞の癌によるはげしい顔面痛に用いて鎮痛の効を得たという。私は8年間やまなかった頑固な三叉神経痛にこの方を用いて7日目から忘れたように疼痛が去り、それきり治ってしまった例をもっている。

その患者は60歳の女性で心臓弁膜症があって、時々肺水腫を起こして危篤に陥ったことがある。脈は結代し、大便は秘結し、高血圧症もある。この三叉神経痛は脳に良性の腫瘍があるためで、10年前にこの腫瘍を発見したという。左眼の視力はない。疼痛も左顔に限局している。はげしく痛む時は、患部に手もあてられないほどであるという。ところが、これを用いると、毎日大便も快通し、8年間痛み通して神経痛がすっかりよくなってしまった。まことに不思議というほかはない。

## 19. 八味丸 (はちみがん)

北尾春甫は、はげしい頭痛に八味丸を用いている。その患者は、眼が赤く充血し、頭から汗が出て、頭がひどく痛むので、2、3人して頭をかかえていた。脈をみると緩（ゆるい、ゆっくりした状）で足が冷えている。そこで命門の火が衰えたためと診断して八味丸を用いたところ、2回のんだだけで全治した。

命門の火というのは、漢方独自の概念で、今日の副腎にあたると説く人もあるが、八味丸は命門の火を強くする効があると春甫は考えて、この方を用いたのである。

三好修一氏は、片頭痛に八味丸を用いて著効を得た。

その患者は、いつも頭がはっきりせず、足のうらがほてって熱し、のどが渇き、左半分の頭と頬と肩がいたむという。診察すると、下腹が冷えて、

この部は綿のように軟弱である．そこで八味丸の証と診断して，この方を用いたところ，3日分の服薬で全治した．

以上の2つの治験をくらべてみると，第1例では，足が冷え，第2例では，足が熱している．八味丸証では，足の冷える場合と熱する場合とある．また腹証にも，下腹が軟弱無力なものと，硬く緊張しているものとある．これらの詳細はまた別に述べる．

## 20. 桂枝湯（けいしとう）・麻黄湯（まおうとう）・小柴胡湯（しょうさいことう）・柴胡桂枝湯（さいこけいしとう）・柴胡姜桂湯（さいこきょうけいとう）

これらの処方も頭痛に用いられるが，多くは熱のある場合であるから，1. 熱と悪寒の項を参照して応用目標をきめてほしい．

## 3. 疲労・倦怠

1. 補中益気湯
2. 六君子湯
3. 半夏白朮天麻湯
4. 清暑益気湯
5. 八味丸
6. 真武湯
7. 鶏明散加茯苓
8. 小建中湯
9. 十全大補湯

　　調中益気湯　　　　　　　四君子湯
　　味麦益気湯　　　　　　　附子理中湯

　この愁訴は慢性急性を問わず多くの病気の際にみられるもので，これらの症状を訴えるものに用いる薬方もまた多い．しかしここでは疲労，倦怠を主訴とする患者に用いる薬方だけについて述べる．

### 1. 補中益気湯（ほちゅうえっきとう）

　別名を医王湯ともよばれる．その名の示す通り，中を補い気を益す効がある．中は消化吸収の機能を意味している．この方は諸種の病気で，疲労，倦怠の甚だしいものを目標として用いる．この方を用いる目標について津田玄仙は『療治経験筆記』の中で，次のように述べている．

　「此方を広く諸病に用ゆる目的は，（第1, 手足倦怠），倦怠とは手足の落ちるようにかいだるくちからなきを云ふ．（第2, 語言軽微）語言軽微とは語言は朝夕のものいいの事なり．軽微とはかるくかすかとよむ字にて，語言のたよたよといかにもちからなく軽く，かすかにしてよわよわと聞ゆる症を云ふなり．（第3, 眼勢無力）眼力一応にみれば朝夕のごとく見ゆれども，よく心をつけてみれば目の見張り，いかにも力なくみゆるを云ふ．（第4, 口中白沫を生ず），白沫とは病人食を噛むときの口あたりに白沫の生ずるものなり．固より脾胃虚して食も糠をかむように味なきを，強ひてその食を咽へのみこまんとする故，口中に牛のニラを噛む如くにて，かむ

によって，口中に白沫自然に生ずるなり．この食物を喰ふふり1つを見ても益気湯の証はよくわかるものなり．（第5，食味を失ふ）すべて人，無病の時に，甘き物は甘く，酸ぱきものは酸ぱく，苦き物は苦く，食して味が口中にて皆それぞれにわかる．これが口中の和すると云ふもので，無病の時かくの如し．それが甘きものも，酸ぱきものも苦も辛も，口中にわからず皆糠を嚙むが如くにて不食する．これがここに云う所の食味を失ふと云うものなり．傷寒，雑病の類は五味が口中にわかっての上で不食するなり．益気湯の不食は五味が口中にわからずに不食するなり．傷寒，雑病にても五味がわからずして不食するならば，これ脾胃の虚をかねたる傷寒なり，雑病なり．この時には本病をすてても，先づこの益気湯を用ひて，脾胃をとりたつべし．此はよくがてんして療治をあやまることあるべからず．（第6，熱湯を好む）脾胃虚して益気湯の応ずる証は何程熱ありとも口には煮えたちたる物を好むもの也．これは脾胃虚の上に冷をかねたるもの多きによる．この時は益気湯に附子を加えてよしと知るべし．（第7，臍にあたって動悸す）益気湯の応ずる脾虚の症は，臍のぐるりを手をもっておしてみるに必ず動悸甚しきものなり．もし動悸うすきものは脾胃虚のかるきものなり．（第8，脈散大にして力なし）散の脈はパッとして散りひろがりてしまりのなき脈をいふ．大はふとく座をとる脈なり．指を浮べては散りひろがりて，ふとくうてども，指を沈めてみれば力弱くうつを散大にして力なしといふなり．右の8つの目的を以て病人を診察するときは益気湯の用ひあやまりあるべからず．病人に向って様子を問ふとき，右の8つの中の手足倦怠の1つあっても益気湯を用ひてはずることなし．況んやその外の証が倦怠の上に，1つ2つもあらば，猶いふまでもなく益気湯正面の症なること疑ふべからず．手足倦怠の1つは益気湯，8つの目的の中にても肝要中の肝要なり．故に今日治療の中において外7つの目的が揃ふても手足倦怠の1つがなくば益気湯必定の証とは定めがたきこともあるものなり．これまた益気を用ゆる1つの心得なり．」

　補中益気湯に茯苓，芍薬を加えたものを，調中益気湯（ちょうちゅうえっきとう）といい，補中益気湯の証にして，腹痛，腹満などのあるものに用いる．私はこれを慢性腹膜炎に用いたことがある．補中益気湯に五味子，

麦門冬を加えたものを味麦益気湯（みばくえっきとう）といい，補中益気湯の証にして，咳嗽の多いものに用いる．そこで肺結核や虚弱体質の患者の気管支炎などに用いる．

### 2. 六君子湯（りっくんしとう）

食事がすむとすぐ手足がだるくなって，ねむけがして，動くのがいやになるという症状のものは，消化器の弱い人で，四君子湯や六君子湯を用いる目標である．このような患者は脈も遅弱で腹力のないのが普通である．冬はさほどでもないが，夏になるとこの症状がいっそうひどくなる．このような人は，飲料を少なく，果実を制限し，砂糖の入ったものを食べないようにして，これらの処方を用いると，手足の倦怠がとれて，元気が出てくる．

### 3. 半夏白朮天麻湯（はんげびゃくじゅつてんまとう）

この方の目標も，食事をとるとすぐ手足がだるくなって，ねむけを催すという点では，六君子湯と同じであるが，その他に食後に頭が重いとか頭痛がするとかいう症状があれば，この半夏白朮天麻湯を用いる（39. めまいの項参照）．

### 4. 清暑益気湯（せいしょえっきとう）

この方は俗にいう"夏やみ"の薬で夏になると食が減じ，水っぽいものをほしがり，手足がだるく，足のうらがほてり，時に下痢したり，大便がゆるくなったりするものを目標として用いる．私は急性肝炎で，倦怠感が甚だしく，食の進まないものに，この方を用いて，著効を得たことがある．

### 5. 八味丸（はちみがん）

高齢者などで，腰から下の力がぬけて，足が疲れやすく，歩行に困難するものによい．36. 腰痛の項，52. 排尿異常の項を参照．

### 6. 真武湯 (しんぶとう)

冷え性で，気力がなく，手足がだるく，ただ何となく動きたくないというものがある．『傷寒論』に「少陰の病たる脈微細にして，ただ寐ねんと欲す．」というのにあたる．このような場合には，真武湯，附子理中湯（ぶしりちゅうとう），四逆湯などを用いる．

低血圧症の患者で，疲れやすく，よくめまいがして，気力のないものに真武湯を1年ほどのませたところ，血圧はあまり上がりはしないが，これらの自覚症がとれて，元気で仕事ができるようになったとよろこばれた．

### 7. 鶏鳴散加茯苓 (けいめいさんかぶくりょう)

この方は脚気で，足がだるく，または足がしびれ，または足に軽い浮腫があるものによい．とかく脚気および脚気類似の症状を呈するものに用いて，まことによくきくものである．

またこの方は，足のこむらがえりとよばれる腓腸筋の痙攣によくきく．一女性，毎夜，こむらがえりを起こして困るというものに，この方を与えたところ，1週間分をのんだだけでまったく痙攣が起こらなくなった．この女性の紹介で，スポーツ選手の一学生の常習性こむらがえりをこの方で治した．

### 8. 小建中湯 (しょうけんちゅうとう)

虚弱児童の体質改善の目的でよく用いられ，冬は寒がり，夏は足をだるがり，すぐ疲れるものを目標とする．

S少年は小学校2年生であるが，血色がすぐれず元気がない．学校から帰ると，疲れたといって，ゴロゴロしているという．腹部を診ると，腹壁に弾力が乏しく，皮がうすいという感じである．尿は近い方であるが，遺尿はない．下痢もない．食欲は普通であるが，ちっとも体重が増加しないという．

私はこれに小建中湯を与えたが，2，3ヵ月たつと，顔に生気が充満し，疲れを訴えなくなり，朝も起こさなくても，ひとりで起きるようにな

った．風邪をひいてもすぐ治るようになり，学校の成績もよくなった．

## 9. 十全大補湯（じゅうぜんたいほとう）
　大病後，体力が回復せず，疲労，倦怠を訴えるものに用いる．

# 4. 盗汗・多汗

1. 補中益気湯・黄耆建中湯・桂枝加黄耆湯
2. 柴胡姜桂湯
3. 当帰六黄湯
4. 不換金正気散
5. 防已黄耆湯
6. 白虎湯・茯苓甘草湯・五苓散
7. 茯苓四逆湯

## 1. 補中益気湯（ほちゅうえっきとう）・黄耆建中湯（おうぎけんちゅうとう）・桂枝加黄耆湯（けいしかおうぎとう）

　ここにあげた薬方にはいずれも黄耆が配剤されていて，盗汗によく用いられる．これらを用いる患者は，疲れやすく，気力に乏しいものである．疲れると盗汗が出るもの，結核性の疾患があって，盗汗のやまないものなどによく用いられる．ことに補中益気湯は肺結核があって，気力に乏しく，盗汗のやまないものに用いる．

　次に例をあげておく．

　42歳の女性，1男1女の母である．約10年前，産後から病弱となる．喀血したこともあり，肺結核と診断されたこともある．

　色の白い美しい女性で，皮膚や筋肉が軟弱で緊張性がとぼしい．ふだんは床についているのではないが，ひびの入った茶碗をあつかうようにしているとは，本人の話である．

　主人が会社の社長をしている関係で非常に訪問客が多く，客に応接すると，ひどく疲れる．それに，ときどき悪寒ののちに高熱を出し，強く発汗して解熱する．寒い目に遭うと背が痛み，めまいと頭重が起こる．背が痛むのは，脊椎カリエスかも知れないと心配して，某病院で診断をうけたが，はっきりしたことはわからなかった．下肢が冷え，夏でも足袋をぬげない．小便は多くて近い．大便は1日1行．月経は順調である．脈は弱いが，頻数ではない．聴診上，胸部には大した変化を認めない．

一体の傾向として発汗しやすく，疲れると盗汗が出る．

以上の症状により補中益気湯を与える．2～3週間のむと，疲れが減少し，盗汗もやみ，めまいもとれた．背もいたまなくなり，元気づいてきた．しかし，ときどきかぜを引く．その時は，桂枝加黄耆湯を2～3日のむとよくなる．しかし足の冷えるのがよくならない．そこで補中益気湯を6ヵ月ほどつづけたのち．真武湯に転方した．これで筋肉のしまりがよくなり，足の冷えることも減った．通計326日分服用して，普通の仕事をしても疲れないようになって，休薬した．

一見して丈夫そうに見え，血色もよく肥えている子供で，よく風邪ばかりひいている者がある．こんな子供には，小建中湯，黄耆建中湯，桂枝加黄耆湯などを気長くのませていると，風邪をひかなくなる．

5歳の男の子で，色が白く，肥えていて，元気そうだが，よく盗汗が出てよくかぜをひくという．かぜをひくと長びく．高い熱は出ないが，いつまでもせきが出る．

この子供には，桂枝加黄耆湯を与えたが，3ヵ月ほどつづけてのんでいる中に，筋肉のしまりがよくなって，風邪をひかなくなり，盗汗も出なくなった．

小建中湯も，虚弱体質の人で，盗汗の出るものにきくが，これに黄耆を加えた黄耆建中湯は，更に盗汗を治する効が顕著である．

## 2. 柴胡姜桂湯 (さいこきょうけいとう)

今日のような抗生物質のなかった時代には肺結核で，熱が上下して，盗汗のあるものによく用いた．これでも，なお盗汗のやまない場合は，これに黄耆，茯苓を加えてるよい．

こんな経験がある．

患者は9歳の男子で，約20日ほど前から，毎日38度内外の熱があり，肺門結核の診断を下され，治療中であるという．

主訴は，発熱と盗汗であり，食が進まず，口が渇き，舌には白苔があり，大便は1日1行ある．

柴胡姜桂湯を与える．これを5日分のむと平熱となり，15日後には，ふ

だんの通り元気になり，1ヵ月後には，通学できるようになった．その後ずっと健康である．

この患者の場合は，小柴胡湯を与えてもよいように思えたが，顔色がすぐれず，元気が衰え，小柴胡湯証よりも，もっと虚証にみえたので，この方を用いた．

### 3. 当帰六黄湯（とうきりくおうとう）

この方を盗汗の聖薬のように書いた本があるが，私の経験では，これの効く盗汗は少ないように思う．この方はあまり虚証になったものにはむかない．『老医口訣』には「盗汗の病は大抵虚病と心得るなり．勿論後には虚もあれど其外は腹を探て病毒のあるは飲食も相応にて盗汗あるは六黄湯を用ゆべし．」とある．

### 4. 不換金正気散（ふかんきんしょうきさん）

私はこれを盗汗に用いたことはないが，『老医口訣』に「盗汗何としても止まず，不換金正気散を用て止ることあり．」と述べている．

### 5. 防已黄耆湯（ぼういおうぎとう）

俗にいう水ぶとりの人には，多汗を訴える者が多い．ことに夏季にはひどい発汗に悩まされることがある．このような患者には，この方を用いるとよい．

### 6. 白虎湯（びゃっことう）・茯苓甘草湯（ぶくりょうかんぞうとう）・五苓散（ごれいさん）

口渇がひどくて水を飲み，汗が多く，尿もよく出るものには，白虎湯，口渇がひどくて水を飲み，尿の出が悪くて，汗の出るものには五苓散，口渇がなくて，汗が流れるように出て，尿の出の少ないものには，茯苓甘草湯．

## 7. 茯苓四逆湯（ぶくりょうしぎゃくとう）

『傷寒論』の四逆湯の条文に、「大いに汗出でて，熱去らず，内拘急し，四肢疼み，悪寒する者は四逆湯之を主る.」とあり，四逆湯や茯苓四逆湯は，重症患者にみられる脱汗に用いられる．

『漢方診療三十年』に，私は"こじれた虫垂炎"と題する，次のような一文をのせた．

「虫垂炎の患者に，大黄牡丹皮湯を10日間も用いているが，体温は39度を上下し，腹痛は依然としてやまない．どんな処方がよいだろうかと，ある日，友人から相談をうけた．

症状を詳しくきいてみるに，化膿しているらしいし，もう大黄などで攻める場合でもないようである．そこで薏苡附子敗醬散を与えてはどうかと答えておいた．ところが，この処方を3日用いたが，よくないばかりか，かえって悪化したので，小生が招かれて，友人の病院に入院しているこの患者を診察することになった．

患者は25歳の頑丈な漁夫で，10日以上病床に呻吟していても，なお肉づきがよく栄養もさほど衰えていない．気をつけてみると，少し黄疸の傾向がある．私が病室に入ったとき，患者は水を口に入れては吐き出し，唇を水でぬらしていた．口が乾きますかとたずねると，口中がすぐカラカラになって，舌が動かなくなるという．舌をみると，一皮むけたように赤く，乾燥している．脈は洪大数である．その日は，午前中に悪寒がして，午後からは38度を越す熱があるという．発汗はしていない．

腹診すると，皮膚が一体に枯燥して，右側の下腹はやや膨隆し，回盲部は圧に過敏である．右足はまったく動かせない．少し動かしても腹にひびいて痛むという．小便は赤濁して量は少なく，快通しない．大便は自然には出ない．手足は午後になると煩熱の状態となり，蒲団から出したくなる．

以上の症状をみるに，『金匱要略』の大黄牡丹皮湯の条に「脈洪数のものは，膿すでになる．下すべからず」の徴候であるから，下剤は禁忌である．また口舌が乾燥して，水を飲むを欲せず，口をすすがんことを願い，手足が煩熱するのは，地黄を主剤とする薬方を用いる目標である．このよ

うな考え方から出発して,次の薬方を決定した.

七賢散兼八味丸がこれである.

七賢散というのは『外科正宗』に出ていて,八味丸の変方とも見なすべき薬方で,八味丸中の桂枝附子沢瀉を去って,人参黄耆を加えたもので,この2方とも地黄が主薬である.その主治に,「陽癰（虫垂炎のこと）潰るるの後,疼痛淋瀝やまず,或いは精神減少,飲食味わいなく,面色痿黄,自汗,盗汗,臨臥安からざるを主治す」とあって,まさにこの患者の正面の証のようにみえる.これに八味丸を兼用すれば鬼に金棒だ.2～3日で必ず軽快するだろう.これくらいの病気が治せなくてどうするんだと,意気揚々と帰ってきた.

ところが,以上の薬方を3日のむと,たいへんなことになった.

まず第1に,全身に強い発汗が始まり,それが終日やまない.第2に,点在性に異常感覚が起こった.第3に,右脚の内側に軽い痙攣が起こった.第4に,脈が弱くなり幅が減じた.しかも前からの悪寒,発熱,腹痛,手足の煩熱口乾などは依然としてつづいている.結局,病気が重くなったわけである.

そこで,「大いに汗出でて,熱去らず,内拘急し,四肢疼み,而して悪寒する者は四逆湯之を主る.」の条文によって,最後の切札として,四逆湯を用いることを決心し,これに人参と茯苓を加えて,茯苓四逆湯として与えた.

ところが,たった1日分で,気分爽快となり,腹痛は減じ,腹満は去り,熱は下り,食欲は出てくるという快調になり,この方を服用すること10日で退院ということになった.

この患者からは,尊いいくつもの暗示を得た.まず舌である.附子剤を用いる場合の舌は,油でもひいたようにぬんめりとして湿っていると古人はのべているが,この患者の舌は乾燥していた.舌だけをみると,大承気湯で下す場合の舌とほとんど区別がつきかねた.ことに,この患者の大便は秘結していたし,脈は大きくて力があったから,口舌の乾燥と口渴とを誤認すれば,下剤を用いる危険性が多分にあった.あるいは脈状と口渴と熱を目標にして白虎湯を用いる可能性もあった.大承気湯証にも白虎湯証

にも，多汗がみられることがあるので，そうなれば，なおのこと，これらの鑑別はむつかしい．

　この患者には，薏苡附子敗醬散，八味丸，茯苓四逆湯と，附子の配剤された薬方を3方，順々に用いたが，茯苓四逆湯はあれほどよく効いたのに，前の2方では，かえって病気が悪化した．薬物の組合せが如何に厳粛なものであるかに頭が下る．

　次に四逆湯類は，四肢厥冷を目標とする場合が多いのに，この患者のように，手足の煩熱を訴えるものもあるということを知った.」

# 5. 不　　眠

1. 黄連解毒湯・三黄瀉心湯
2. 黄連阿膠湯
3. 甘草瀉心湯
4. 温胆湯・加味温胆湯
5. 竹筎温胆湯
6. 酸棗仁湯
7. 加味帰脾湯
8. 清心蓮子飲・猪苓湯
9. 三物黄芩湯・補中益気湯
10. 大柴胡湯・柴胡加竜骨牡蠣湯・柴胡姜桂湯
11. 桂枝加芍薬大黄湯
12. 人参湯
13. 芍薬甘草湯・甘麦大棗湯
14. 朱砂安心丸
15. 奇　方
    1) 睡　菜

　不眠には，大脳の興奮が異常に高まって，眠れないものと，強度の刺激が連続的に加えられるために眠れないものとがある．

　不眠を訴えてくる患者のうちで，もっとも多いのは神経性のもので，ねつきがわるいとか眠りが浅いということを苦にする．

　次に脳動脈硬化症のために不眠のくることがある．この際の不眠は，毎晩眠れないのではなく，日によってよく眠れたり，眠れなかったりする．

　その他，精神病患者，例えば精神分裂病，躁鬱病，老年痴呆などでも不眠がくる．

　また他の疾病からの刺激，例えば，呼吸困難，頻尿，咳嗽，疼痛，搔痒などのためにも不眠はみられる．

## 1. 黄連解毒湯(おうれんげどくとう)・三黄瀉心湯(さんおうしゃしんとう)

　頭がさえて中々眠れない．気分が落ちつかず，つまらないことが気にかかる，いらいらする，のぼせる，黄連解毒湯はこんな傾向の不眠に用いる．そこで高血圧症，更年期障害などのときにくる不眠に用いる機会がある．このような症状のもので，便秘の傾向があれば，三黄瀉心湯にするか，黄

連解毒湯加大黄とする．

　黄連には，充血を去り，興奮をしずめる効があるので，以上の他に黄連阿膠湯や甘草瀉心湯その他黄連の配剤された処方を不眠に用いることがある．また黄連解毒湯中の山梔子には，充血を去り煩躁をしずめる効があるので，山梔子だけを不眠に用いることもあり，不眠に用いる処方の中に，この山梔子を配剤したものがある．

　患者は55歳の女性で，8年前，子宮の全摘と片方の卵巣とを摘出した．主訴は頭重，めまい，不眠で，いつも頭に何かかぶっているようで，気分が重いという．この症状は5，6年前から起こり，その間，電撃療法を3回受けたが，あまりよくならなかった．便通は毎日あり，食欲は少ない．舌に白苔がある．この白苔は，毎晩のんでいる眠り薬のためかも知れないと患者はいう．診察が終わったあと，患者は，家の中の汚れが気になったり，食事のまずいのが気になると，追加した．

　私はこれに黄連解毒湯を与えたが，1週間分をのみ終わって来院したとき，患者は次のように言った．

　朝目がさめると，頭が重く，何かかぶったようになり，同時に肛門がしまって苦しいが，軟便が出ると楽になる．その時，舌がしぶいように感ずる．

　私はこんな訴えによって，処方を変えることなく，前方を与えた．すると次の1週間分をのむと，肛門のしまりが減じ，よく眠れるようになった．めまいも頭重も軽くなった．ただ寝ていると，夜間口につばがたまって困るという．

　私は迷った．口につばがたまるというのは，裏に寒があるためで，この裏寒を温めるには，人参湯を用いなければならないのではないか．黄連解毒湯は，裏熱を去る効があるから，これで胃を冷却しすぎたかも知れない．しかし，いま一度前方で押し通してみようと決心し，黄連解毒湯を与えたところ，口につばもたまらなくなり，神経症状も消散した．このときのつばは，裏寒のためのものではなかったらしい．

　こんな例もある．

　昭和26年12月5日，38歳の女性が頑固な不眠で診を乞うた．

62　不　　眠

　この患者は，その前々年の9月からめまいが起こり，ビタミンBの注射をつづけ，その方は軽快したが，いまでも月経時にはめまいがある．それに前年の7月頃から不眠症となり，同時に肩こり，腰痛なども訴えるようになり，最高血圧が160となった．この不眠はなかなか頑固で，睡眠薬を多量にのむと僅かに眠れるが，睡眠薬をのむと胃の具合が悪くなって食欲がなくなる．そのためだんだんやせてきた．尿中の蛋白，糖はともに陰性である．

　この女性は色の白い方で，腹は筋ばったように硬く，大便は秘結気味で，足が冷え，左眼の視力が弱い．

　鍼灸師が鍼とマッサージをしてくれたので，肩のこりと腰痛はとれたが，不眠は依然としてつづき，そのため廃人のようで仕事もできない．8月と9月は月経が少なかった．目下ホルモン剤の注射をつづけているという．

　この患者には，三黄瀉心湯に山梔子2.0を加え，大黄を0.5として与えた．10日分をのみ終わって来院した時は，人間がちがったかと思うほど明るい顔になり，不眠もすっかりよくなったと喜ばれた．

　これより2週間ほど前に，ある会社の重役が軽い脳出血にかかり，症状は軽快したが，どうしても眠れなくて困るからと，往診をたのまれた．

　この患者はベロナールをのんで，眼を閉じているのに眠れない．眠くてたまらないのに眠れないという．

　患者は色の浅黒い肥満した50歳位の男性で，腹は少し張り気味で，心下部は膨満しているが，抵抗や圧痛はない．大便は1日1行ある．

　私はこの患者にも三黄瀉心湯に山梔子を加え，大黄を0.5として与えたが，これで気持が落ついて眠れるようになった．

　三黄瀉心湯に山梔子を加えると，黄連解毒湯の黄柏の代わりに大黄を入れた方剤となる．これらの患者に黄連解毒湯を用いても，もちろん効果はあったと思う．

## 2.　黄連阿膠湯（おうれんあきょうとう）

　伊沢蘭軒という名医は，産後の不眠で，いろいろの手当てが無効であったものに，(胸の中がさらさらとして，からっぽになったようで眠れない

というのに）この方を用い，原南洋（原南陽とは別人）という人は，吐血，喀血などがあって，胸苦しくて眠れず，からだが熱し，だんだん衰弱を加えるものに用いている．

この方は，黄連解毒湯や三黄瀉心湯を用いたいような患者で，やや疲労しているものに用いる．阿膠，芍薬，卵黄の入っている点が，三黄瀉心湯や黄連解毒湯とちがうところである．

『橘窓書影』に，次の治験がある．

「本郷，御弓街の斎藤定之進の義子の太沖は，傷寒にかかり，数十日下熱せず，脈は虚数（力がなくて速い）で，舌上に黄苔があって乾燥し，心身ともに疲れ果てている．

余はこれを診して，少陰の裏熱の証であると診断して，黄連阿膠湯を与えたが，2，3日で，心煩が安らぎ，少し安眠ができるようになり，食もやや進んだ．

ところが，次の日，全身に熱が高くなり，譫語を発し，煩渇，狂躁の状となった．そこで家人は驚いて，余を招いた．

余はこれを診察してから云った．病が陰から陽に復するのであるから，心配はいらないと，升陽散火湯を与えた．4，5日たつと，精神が明了となり，飲食も大いにすすんだ．ただ盗汗が止まらず，夜間，微熱があって，腹がひきつれて，動悸がある．そこで聖恵の人参散を与えて全治した．」

『傷寒論』には「少陰病，之を得て2，3日以上，心中煩して臥すことを得ざるは，黄連阿膠湯之を主る．」とあり，この方は少陰の裏熱を去る方である．

### 3. 甘草瀉心湯（かんぞうしゃしんとう）

胃炎，胃下垂症，胃アトニー症などの患者で，胃部に膨満感があって，夢が多くて安眠ができないというものに用いる．

この処方は，半夏瀉心湯中の甘草の量を増したもので，心下痞鞕，腹中雷鳴，嘔吐，下痢のあるものに用いることになっているが，これらの症状があって，不眠のあるものに用いるとよくきく．しかし，嘔吐や下痢がなくても，心下痞鞕があれば用いてよい．痞はつかえるの意．鞕はかたくて

抵抗のあるのをいう（25. 下痢の項参照）．

　34歳の男性．不眠，頭重，疲労感を訴えて来院．診察してみると，心下部やや膨満し，ガスが停滞している．夢が多くて熟睡しないためか，頭が重いという．あぶらの多いものを食べると下痢する．

　私は，これに甘草瀉心湯を与え，夕食を軽くし，夕食後には，一切飲食をしないように指導したところ，頭痛がとれ安眠ができるにようになった．

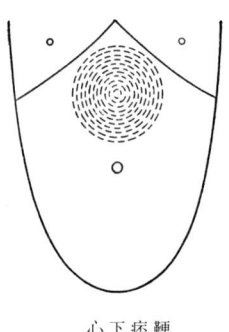

心下痞鞕

　またこの方を夢遊病に用いることがある．中神琴渓の『生々堂治験』に，次のような治験が出ている．

　「近江大津の人，某が先生をたずねてきて，同室の人を他室にしりぞけ，こっそりと先生に相談した．

　私に1人の娘があります．歳は18で，某家と婚約をしています．ところで妙な変わった病気があって，毎夜のこと辰巳の時刻になって，家人が熟睡すると，こっそり起き上って舞をまいます．その舞は消妙閑雅で，ちょうど才妓の最も秀でた者が舞うのに似ています．その舞は寅の刻の終わる頃になるとやみ，それから床につきます．私が時々，その舞をのぞいてみますに，毎晩，その曲がちがっていて，曲が異なるたびに，その奇妙なこと，まことに名状できません．

　ところで翌朝の動作，飲食はちっとも平常とちがいません．また自分でもそのことを知りません．そこで，そのことを本人に話してもひどく驚いて，不思議がって信用しません．

　これは鬼か，狐か，狸かがばかしているのではないでしょうか．もしこれを婚家で知ったなら，結婚解消になると思います．そこで神に祈ったり，おまじないをしたりしていますが，一向にききません．先生は奇妙な病気の治療がお上手だということを聞きましたので，どうぞ御診察をお願いいたしますと．

先生は，これに答えて，それは狐惑病というものであろうと．診てみるに，果たしてその通りであった．よって甘草瀉心湯を与えたところ，数日もたたないのに，夜間の舞踊が自然にやみ，某家に嫁して子供が生まれた.」

### 4. 温胆湯(うんたんとう)・加味温胆湯(かみうんたんとう)

大病後，疲れて眠れないものに用いる．神経過敏になり，些細なことに驚き，安眠を得ず，時に気鬱の状となり，あるいは息切れがしたり，食が進まないものがある．

私は，これに酸棗仁5.0，黄連1.0を加えて加味温胆湯として用いることにしている．

また遠志2.0，玄参2.0，人参2.0，地黄3.0，酸棗仁3.0を加えた加味温胆湯もある．

一女性28歳，産後元気が回復せず，蒼い顔をして不眠に悩んでいる．眠ろうとすると盗汗が出て，中々眠れない．肺結核を疑われて，その方の検査をしたが，異常を発見しなかったという．気分が重くて，仕事をする気がしない．二階への階段を上下するとき，息が切れるという．

私はこれに温胆湯加黄連，酸棗仁を用いたが，10日分をのみ終わらないうちに，盗汗がやみ，5時間ほど熟睡ができるようになった．つづいて1ヵ月ほどのむと，血色もよく，息切れもなくなり，仕事も楽しくできるようになり，安眠を得るようになった．

『橘窓書影』にも，次の治験がある．

「箕輪亀山老候は，歳40余，かつて，御奏者番を勤めている時，営中で，眩冒（頭に何かかぶさっているようで，めまいがする）を訴えた．この眩冒は辞職ののちも治らず，心下に動悸があり，夜間安眠することができない．その上，時々めまいがして卒倒しそうになる．

辻元為春院がこれを数年治療したが，効がないのですててあるという．余はこれに千金方の温胆湯加黄連酸棗仁を与え，眩冒の時は小烏沈散（烏薬，人参，沈香，甘草からなる方）を服せしめた．すると数10日たって，夜は快眠できるようになり，多年の持病を忘れ，亀山に移住した.」

66 不眠

「四谷荒木町の角,油舖,三河屋長九郎という者は,気分が沈んで欝々として楽しまず,心下が虚痞(みずおちに何もつまっていないのにつかえた気分がある)し,飲食がすすまない.その上終夜眠らないので,ひどくやせ,衆医の治を経て寸効がないという.

余はこれに千金方の温胆湯加黄連酸棗仁を与えたところ,睡眠がとれるようになった.ただ気分が欝塞してのびないので,加味寧癇湯を与え,全快した.」

### 5. 竹筎温胆湯(ちくじょうんたんとう)

感冒,流感,肺炎などで,一応解熱してのち,せきが出て,痰が多く,煩躁して眠れないものに用いる.ところで,この方を用いる証が意外にも実証にみえて,大柴胡湯や承気湯を用いる病状によく似ていることがある.

次に『自準享薬室雑識』に出ている治験を引用する.

「圷村の吉兵衛,64歳は,疫病にかかってから,10余日たち,腹満,譫語を現し,舌は黒く焦げて乾燥した.そこで小承気湯を与えて,5,6日下したけれども,譫語は止まず,昼も夜も安眠せず,飲みも食べもしない.その上に,せきが出て,痰が多く,なかなかよくならない.そこで竹筎温胆湯を与えたところ,2,3日で諸症が消退し,食もすすみ全快した.」

「寺門彦三郎の娘,12歳は,疫病にかかり,人事不省,日夜,狂躁して安眠しない.舌に黄苔があり,黒苔になっていないが,腹満があり,食事は1日に粥を猪口に2口か3口である.脈は数である.

そこで大柴胡湯を与えたが大便が通じない.大承気湯にしても,それでも大便が通ぜず,2,3日たってから快通した.しかし諸症は一向によくならず,口をつぐんで,薬も食事もとろうとしない.しかたがないので,大柴胡湯を与えて,不治を告げた.ところで,せきが出て,痰が多いので竹筎温胆湯にしたところ,数日で諸症が消退してようやく全快した.この患者は病中より言語を発せず,下熱してからも十余日は口をきかなかった.」

## 6. 酸棗仁湯（さんそうにんとう）

『金匱要略』に，「虚労，虚煩，眠るを得ず，酸棗仁湯之を主る．」とあり，心身疲労して，ことに心気疲れて眠ることのできないものに用いる．慢性病のある人，虚弱な人，高齢者などで，夜間眼が冴えて眠れないというものによい．

私にこんな治験がある．

患者は62歳の男性で，数年来，不眠，頭重，耳鳴，肩こりを訴え，疲れやすく，食もまた進まないという．

いままでいろいろの睡眠薬を用い，また2年間，医師の治療をうけているが，よくならないという．

患者はやせ型の体格で，腹部に力がなく，臍部で動悸がやや亢進している．私はこれに酸棗仁湯を与えたが，1ヵ月あまりの服薬で，耳鳴，肩こり，頭重がとれ，5，6時間の安眠ができるようになり，記憶力を増進した．そこで小柴胡湯に転じたところ，食欲が出て，体重も増加した．

ある日，患者が言うのに，この頃は性欲が旺盛になって10数年前の若さにかえったと．そこでますますこれを続服したところ，10数年前からの痼疾であった痔核もまったく全治した．

酸棗仁湯は，不眠に用いる方剤であるが，これで盗汗がやんだり，便通がついたりする．

この方はまた嗜眠にも用いる．『類聚方広義』には，「東洞先生，一病人，昏々として醒めず死状の如く，5，6日に及ぶ者を治するに此の方を用ひて速に効あり，円機活法と謂ふべし．」とある．

## 7. 加味帰脾湯（かみきひとう）

この方は帰脾湯に山梔子と柴胡を加えた方で，帰脾湯の証で熱状のあるものに用いる．

さて帰脾湯は貧血，健忘，動悸，神経過敏，不眠などのあるものに用いる方で，老人などで，物忘れをして困るというものによく，この症状があって，眠れないものに用いる．老人でなくとも，虚弱な人を目標にする．

また軽い中風で，物忘れをし，言語のもつれるものに用いる．

　43歳の男性，腹膜炎にかかったことがある．元来，平素から虚弱な体質であるが，4，5年前より朝，夕に頭痛があり，そのとき悪心を訴える．疲れると背がいたむ．甘い菓子を好む．脈は弱く，腹力もなく，腹部で振水音をきく．

　私はこれに半夏白朮天麻湯を与えた．これで，やや睡眠状態はよいようであったが，3週間ほどのむと，また逆転して眠れなく，背がはるという．そこで枳縮二陳湯にしてみたが，これも効がない．桂枝加竜骨牡蠣湯，甘草瀉心湯，神効湯など，次々と用いたが，どれもあまりきかない．

　そこで加味帰脾湯とした．のぼせ，頭痛，不眠，疲労感と胃腸虚弱な点を考慮して，この処方を選んだのである．これをのみ始めてから，2週間ほどたつと安眠できるようになり，血色もよくなった．しかしまだ時々頭痛がある．

　矢数道明氏の，『漢方百話』には，次のような治験例がある．

「和○ク○夫人　54歳

　本患者を私はすでに2年来治療中である．数年前，胃潰瘍を病んだ．主訴は胃部膨満不快，肩背急痛，逼迫感，腰痛，心思欝々として，いわゆる女性更年期の訴えをことごとく備えていたものである．

　患者はいままで2回ほど狭心症の発作のように肩背強痛，心絞窄の苦悶を起こしたことがある．

　私は初診以来，当帰芍薬散，抑肝散，茯苓補心湯などといろいろ試みたが，結局，香砂六君子湯が最もよかった．患者はこの方を1日1貼ぐらい飲むと気持よく立働くことが可能となっていた．

　ところが去る10月27日，その孫が急性肺炎で危機に瀕し，その看護に精根を傾けたため，前症がにわかに抬頭し，心臓部苦悶，動悸，息切れ，食思まったく不振に陥った．

　本患者の病因はすなわち脾胃虚弱で，常に顔面蒼白，皮膚枯燥，貧血状態であった．脈また沈遅で力薄く，腹は虚軟で臍傍，臍中の動悸がたかぶっている．私は例によって香砂六君子湯を与えたが，こんどは効がない．頑固な不眠症を起こし，ほとんど眠らないとのことであった．

そこで思慮過度，心脾労傷の致すところとして，加味帰脾湯を与えると，これが非常に好結果で，不眠も食思不振も，心思鬱々も治り，顔色もまたいままでになくよくなった．以来患者は必ず本方を請求して今日におよんでいる．」

## 8. 清心蓮子飲(せいしんれんしいん)・猪苓湯(ちょれいとう)

この方は，虚弱な人の夢精，遺精または尿道の不快感，尿の淋瀝などがあって，安眠できないものに用いる．

『積山遺言』に次のような例が出ている．

「産後10数日，軽い耳鳴と動悸を訴え，心が落ちつきを失い，眠れないという婦人．初め竹筎温胆湯を用いたが効なく，小便が残る気味があって，口が燥くというのを目標にして清心蓮子飲を用いたところ，著効があった．」

猪苓湯も，口渇と尿の不利があって，不眠を訴えるものに用いる．

『金匱要略』には「少陰病，下痢すること6，7日，咳して嘔，渇，心煩，眠るを得ざる者は猪苓湯之を主る．」とあり，これによれば，下痢，咳嗽，嘔吐，口渇，心煩のあるものに用いることになっているが，下痢や咳嗽がなく，ただ口渇，小便不利があって，安眠を得ないものにも用いることがある．

## 9. 三物黄芩湯(さんもつおうごんとう)・補中益気湯(ほちゅうえっきとう)

三物黄芩湯は手足の煩熱のために眠れないものに用いる．

33歳の女性，4年前にお産をした．その後，不眠がつづき，どうしても治らないという．どんなふうに眠れないかと問うに，手足がやけて，ほてって，それが苦しくて眠れないという．

私はこの手足の煩熱を目標にして，三物黄芩湯を与えた．1週間分をのみ終わって来院した時は，6，7時間眠れるようになり，手足の煩熱もよくなったと喜ぶ．

『類聚方広義』には「三物黄芩湯は，夏になる毎に手のひらや足のうら

が気持わるくやけて，それが夜間はとくにひどく，そのために眠れないものを治す．」と述べている．

『橘窓書影』には，補中益気湯に黄柏を加えた処方を用いて，夏になると足の煩熱のために眠れないものを治した例を，次のように述べている．これは三物黄芩湯を用いる場合よりも一段と体力が衰えた者を目標とする．

「八町街の古着店，松岡屋久兵衛は，歳は50位だが，毎年，夏になると両足が気持わるい熱感をおぼえ，だるいように痛み，そのために眠れない．そのため数人の医者の治療をうけたが効がないという．

余が思うに，これは陽気が暑気のために，足の方に下ったためであろうと考え，補中益気湯に黄柏を加えて，米糊で丸薬を作り，長期にわたって服用せしめたところ，多年の持病がよくなった．

余は先年，日光山の1人の僧にこの丸を用いて効を奏したので，それからたびたび用いて，たびたび効を得た．故亀山侯の次男松平又七郎は，生来虚弱で，夏になると手掌や足心の煩熱に苦しむという．そこでまたこの丸を与えたところ全治した．」

### 10. 大柴胡湯（だいさいことう）・柴胡加竜骨牡蠣湯（さいこかりゅうこつぼれいとう）・柴胡姜桂湯（さいこきょうけいとう）

夜間，腹がはって眠れないものがある．その中で，みずおちがふさがったように苦しく，便秘して，眠れないものには，大柴胡湯がよい．

こんな例がある．

患者は26歳の頑丈な体格の男性，不眠を主訴とした来院した．主訴のほかに，左顔面のしびれ感とみずおちの膨満感，疲労倦怠感がある．大便は便秘して快通しない．

この患者はかつて，副鼻腔炎にかかって，葛根湯加大黄石膏を2ヵ月ほどのんで全治したことがある．

腹診してみるに，みずおちが膨満して，胸脇苦満が著明である．そこで大柴胡湯を与えたところ，3日目の夕方，突然に，服用した薬汁をまじえた大量の水を嘔吐し，その後，急に顔のしびれ感がなくなって，安眠がで

きるようになった．

大柴胡湯は嘔吐を止める作用があるのに，これをのんで嘔吐を起こし，そのあとで急に病状が軽快したところをみると，これは古人が瞑眩（めんげん）とよんだ症状である．

大柴胡湯を用いるような患者で，物におどろきやすく，動悸がしたり，興奮したりする病状があって，安眠のできないものには，柴胡加竜骨牡蠣湯を用いる．

『内科秘録』には，毎晩ねぼけて困る小児に，この方を用いて著効があったという．

柴胡姜桂湯（柴胡桂枝乾姜湯ともいう）も不眠に用いることがある．この方を用いる患者は，体力が弱く，血色がすぐれず，急いで歩くと息切れがし，口が渇き，臍部で動悸が亢進する．こんな患者で，寝苦しい夢を多くみる，夢におびやかされるというような場合によい．

この方は柴胡加竜骨牡蠣湯とちがって，腹力が弱く，胸脇苦満も軽微で，便秘することはなく，軟便または下痢の傾向があり，足が冷える傾向がある．

## 11. 桂枝加芍薬大黄湯（けいしかしゃくやくだいおうとう）

この方は夜がくると，腹がはって安眠できないというものによい．便秘しなければ，桂枝加芍薬湯でよい．

荻野台州は，不眠にこの方を用いた例をあげている．

「その患者は20歳位で，腹筋が緊張して硬く，便秘し，食欲はいつもと変わりはないが，眠ろうとして，眠ることができない．

そこで不眠の原因が腹にあるとして，この方を与えたところ，1日分で効果があり，9日分で全治した．」

私もかつて，直腸癌を疑われるような症状で，大便が快通せず，粘血便が出て，夜が更けると，下腹部が膨満して，眠れないというものに，この方を用いたところ，すべての症状が消失して，安眠を得るようになった例を経験した．

なお心悸亢進（動悸）の項で述べるように，桂枝加竜骨牡蠣湯を用いて

不眠を治することもある．

### 12. 人参湯（にんじんとう）

この方はまた理中湯ともいう．胃腸の虚弱な，冷え性の患者の不眠に用いる．

虚弱な体質の29歳の男性，弟も妹も肺結核で死んでいるし，2人の姉も虚弱である．

この患者は1ヵ月ほど前から不眠を訴えているが，睡眠薬をのむと，胃の調子が悪くなるので，この頃はのまないでいるという．足はいつでも冷たく，頭が重く，ときどきみずおちが痛み，肩がこる．食欲は少なく，大便は快通しない．小便は近い方である．脈は弱い．私は胃下垂症と診断して，人参湯を与えたが，これを5日分のむと，以上の症状は軽快した．しかし薬をやめると，また不眠が起こり，人参湯をのむと手足が温まって眠れるようになる．こんな調子で，とぎれとぎれではあったが，半年ほど服薬をつづけ，体重も4kgほど増し，血色もよくなった．

### 13. 芍薬甘草湯（しゃくやくかんぞうとう）・甘麦大棗湯（かんばくたいそうとう）

これらの薬方は乳児の夜啼きに用いて，まことに著効のあるもので，服薬したその日から夜啼きのやむことが多い．多くは芍薬甘草湯で奏効するが，これを用いて効のない時は，甘麦大棗湯，抑肝散などを用いる．

### 14. 朱砂安心丸（しゅしゃあんしんがん）

安眠のできないものに用いる．煎剤に兼用してよい．

### 15. 奇　方
1) 睡菜（みつがしわ）

百々漢陰は，睡菜が不眠に著効があるとして，『梧竹楼方函口訣』の中で，次のように述べている．

「睡菜なる者あり，和名，水半夏とも云う．京師にては菩薩池に多く生

ず．このもの一切熱の甚しき者の不寝に用ひて効神の如し．瘡家或いは一切熱病実候の者の不寝に用ゆ．甘草と2味，水煎服してよし．一縉神家あり．骨槽風を患ふ．煩熱に苦んで夜間眠ることを得ず．睡菜の方を用ること1貼にしてその効神の如し.」

# 6. 貧　　血

1. 帰脾湯・加味帰脾湯
2. 四君子湯
3. 連珠飲
4. 治胖丸
5. 十全大補湯
6. 鉄砂丸

絳礬丸
炙甘草湯
柴胡姜桂湯

当帰芍薬散
桂枝加竜骨牡蠣湯

　貧血は赤血球数または血色素量，またはそれらの両方が生理的範囲以下に減少した場合をいう．貧血に用いる薬方には　8．出血の項にあげるものが多いので，これらについては，出血の項を参照して，その応用目標を考えてもらうことにし，ここには，1，2の追加をするにとどめる．

## 1. 帰脾湯（きひとう）・加味帰脾湯（かみきひとう）

　原因不明の貧血，悪性貧血，再生不良性貧血に，この方を用いて著効を得たことがあるので，その例をあげる．

　昭和30年6月20日初診の6歳の男子．母親の語るところによると，この子は生まれて間もなくから貧血があり，その貧血の原因が不明であった．約2年前までは時々痙攣を起こしてひきつけたが，最近は発作がなくなった．よくかぜをひく，下痢はしない．

　貧血はかなりひどく，枯れかかった竹の葉のような色をしている．脈は微細である．腹診すると，脾臓は臍の下方にまで肥大し，肝臓は季肋弓より2横指径ほど下にまで肥大している．このような症状から考えると白血病のように見える．しかしそれにしては，経過が長すぎるように思われる．患家は生計が苦しいので，ここ2，3年は医療をうけていないという．したがって精密な検査をうけたこともないという．

　私はこれに帰脾湯を10日分与えた．ところが，それきり来院しないの

で，どうなったかと心配していたところ，2ヵ月ほどたってまた来院した．みると，貧血が減じ，血色もよくなり，脾臓は縮小して，初診時の半分ぐらいとなり，肝臓もふれなくなっていた．私はおどろいた．この調子なら治るかも知れないから，もっとつづけてのむようにといって，また10日分を与えたが，患者はそれきり来院しない．

次の患者はある病院で悪性貧血と診断され，予後がよくないという見とおしだから，どんな治療でもしてみるがいいとの宣告を下され，私に往診をたのんできたのであった．

昭和16年の梅雨空のうっとおしい日であった．東京のある病院に私はその患者を見舞った．患者は28歳の女性で，1男1女があり，数ヵ月前からこの病院に入院していたが，病勢は次第に悪化し，あと1ヵ月の命があぶないと言われたという．

病室に入った私は吸呑みで口をしめらしている血色のわるい女性をみた．口渇はあるが，水をのんでも，すぐ吐くので，1口ずつ口にふくんで吐き出し，ただ口をしめらすだけでこらえているという．舌には乳頭がなくなって赤くただれている．脈をみると沈小弱で，体温は38度7分．腹部は陥没していて，臍部では動悸が亢進し，下半身には浮腫がある．

以上の病状から薬方を考えると，四逆加人参湯，附子理中湯なども頭に浮かんだが，貧血がひどいので，帰脾湯とし，これに柴胡と山梔子を加えた．すなわち加味帰脾湯である．これをのむと頑固な嘔吐がやみ，その夜は尿がめずらしくたくさん出た．4，5日たつと体温も37度ぐらいに下り，食欲も出てきた．7日後に，患者は自宅に帰って，私の薬だけで治療することを決心したので，その日の夕方，私は患家に往診した．この日は，もう下肢に浮腫もなく，顔に生気があふれていた．こんな状態で貧血の方もぐんぐんとよくなり，5ヵ月ほど服薬をつづけて休薬した．この患者のおじさんに有名な学者があってこの患者の貧血が治ったというので，私に何人かの貧血患者を紹介して下さった．それから20年になるが，この患者はこれといっても重い病気もせずに元気でいるという．

昭和33年の7月に某大学で再生不良性貧血と診断せられた少年を診に行った．その患者はその前年よりからだをだるがっていた．はじめ医師は

肝臓が悪いということで，その手当をうけていたが，よくならず，だんだん貧血が現れてきたので，某大学病院に入院した．そこでは，再生不良性貧血と診断され，輸血を唯一の治療としていたが，治療を担当している医師が，漢方薬をのんでみたらどうだろうということで，私に往診を依頼してきたのであった．

診察したところ，輸血のためか血色は悪くない．元気もある．どこをみてもつかまえどころがない．そこでこれにも加味帰脾湯を与えてみた．ところで大学の血液検査の結果はだんだんよいということで，8月から輸血をやめてしまった．これまでは輸血を休むとすぐ悪くなるのに，こんどはちっとも悪化して来ないから，薬が効いているだろうということであった．これでずっとこの方をのみつづけたところ，昭和34年の元旦にとどいた先生からの葉書には，次のように書いてあった．"ちょうど診察していただきました頃から，輸血の間隔が次第にのび，現在は8月以後，まったく輸血をせずに赤血球350万，白血球4000万，血漿板2万を保持しております．"

この患者はその後次第によくなり，休薬してから2年あまりになるが，まったく健康で通学している．

## 2. 四君子湯（しくんしとう）

気力が衰微し，地黄，当帰，川芎，芍薬などの入った補血剤を用いることのできないものに用いる．この方は胃腸の機能を盛んにして，消化力を助けて気力を増す効があるので，胃潰瘍，胃癌などで，気力が衰えて，貧血の甚だしくなっているものに用いる機会がある（8. 出血の項参照）．和田東郭も，この方は脾胃虚弱（消化力の弱いこと），飲食進み難きを第一の標的として用ゆべしと述べている．『名医方考』には「面色痿白，言語軽微，四肢無力，脈来ること弱なる者，此方これをつかさどる．」といい，また「上下出血はなはだしければ，必ず四物湯を与うること勿れ．」とも述べている．『療治茶談』にも「四君子湯を用ゆるに大事の口訣1つあり．唇の色血色少なき時は四君子湯正面の証なりと知るべし．但し是は痔や下血の病人をみる時の口訣なり．」といっている．

### *3.* 連珠飲（れんじゅいん）

この方は四物湯と苓桂朮甘湯との合方で，貧血があって，動悸，めまい，耳鳴，頭痛，浮腫などのあるものに用いる．

私は，痔出血が長くつづいて，貧血が甚だしく，めまいと耳鳴があり，わずかの体動で動悸が起こるという女性にこの方を用いて著効を得た．

木村長久氏は，十二指腸虫症で，貧血，動悸，めまい，浮腫のあるものにこの方を用いて，貧血が速やかに回復して，以上の症状が消散した例を報告した．

### *4.* 治胖丸（ぢはんがん）

この方は津田玄仙の家方で，黄胖は今日の十二指腸虫病である．有持桂里の絳礬丸（こうばんがん）も，これに類似の処方で，黄胖を治する効がある．

玄仙の『積山遺言』には，「顔色が蒼くて，息切れがし，手足が重くだるく，好んで茶の葉をたべ，胸に動悸があり，年を経て，死にもせず，治りもしないもの，これが黄胖病というものである．不換金正気散（ふかんきんしょうきさん）にこの丸を兼用すると，大抵は5，60日で治る．」と述べている．

### *5.* 十全大補湯（じゅうぜんたいほとう）

大病後，栄養衰え，皮膚光沢を失って枯燥し，貧血の状あるものに用いる．私は子宮癌，カリエスなどに用いたことがある．

なお炙甘草湯（しゃかんぞうとう），柴胡姜桂湯（さいこきょうけいとう）なども，貧血に用いることがあるが，これらの処方については14. 心悸亢進（動悸）の項を参照してほしい．

また産後の貧血に当帰芍薬散を用い，少年期の原因不明の貧血に，桂枝加竜骨牡蠣湯（けいしかりゅうこつぼれいとう）を用いて著効を得たことがある．

## 6. 鉄砂丸（てっしゃがん）

鉄の粉末を丸としたもので，これの代わりに還元鉄を用いてよい．

各種の出血ののち，貧血して，その回復のおくれるものに，適当の煎剤を本方として，この丸を兼用する．浅田宗伯は子宮出血が長びいて貧血甚だしく，浮腫，皮膚甲錯の状あるものに，六君子湯加厚朴香附子黄連を本方として，この丸を兼用して著効を得ている．

# 7. 黄　　疸

1. 茵蔯蒿湯
2. 茵蔯五苓散
3. 梔子柏皮湯
4. 大黄硝石湯
5. 小建中湯
6. 人参湯
7. 四逆湯・茵蔯四逆湯
8. 大柴胡湯
9. 当帰白朮湯
10. 炙甘草湯

　　梔子大黄湯　　　　　　　　大柴胡湯合茵蔯蒿湯

　『金匱要略』の黄疸病篇には，黄疸に，女労疸，酒疸，穀疸などの別のあることを述べて，その症状や治療法を論じている．この中の女労疸とよばれた病気は，今日の肝硬変症や肝臓癌などからきた黄疸を指したものらしく，腹部が膨満して腹水がたまるといい，これに治りにくいものと治らないものとがあると述べている．

　次に黄疸を呈する場合に用いる薬方とその応用目標を述べる．

## 1.　茵蔯蒿湯（いんちんこうとう）

　この方は黄疸の治療薬として有名であるが，13. 浮腫の項でも述べるように，黄疸がなくても，口渇，尿不利，便秘，胸内苦悶の状があれば用いる．そこで急性肝炎の初期で，まだ黄疸の現れないうちに，悪心，食欲不振，便秘，尿利減少，発熱などを目標として，この方を用いる．このようにすれば，黄疸が現れても軽く，短期間のうちに全快する．

　この方の腹証は上腹部の軽微の膨満である．もし肝の腫脹があって，胸脇苦満が著明であれば，大柴胡湯を合方する．

　浅田宗伯は，「この方は，発黄を治する聖剤である．世医は黄疸の初発に，茵蔯五苓散を用いるけれども，よくない．先ずこの方で下してから茵蔯五苓散を与えたがよい．」と述べている．

　次に治験例をあげる．

体格，栄養ともに中等度の34歳の男性．約10日前に，原因不明の熱が出た．その熱が，2，3日で下るとともに，全身が黄色になった．医師は急性肝炎と診断して薬をくれたが，どうも気持がよくないという．

症状は，黄疸，口渇，全身の掻痒感，尿量の減少，ときどき少しずつ出る衄血などであり，みずおちに，何か物がつまっている感じがするという．脈は遅にして力があり，舌には少し黄苔があって乾燥している．腹部は全体にやや膨満し，みずおちの部から右の季肋下にかけて抵抗と圧痛があり，肝臓の下縁を指頭にふれる．私はこれに茵蔯蒿湯を与えたが，翌日から尿がたくさん出るようになり，口渇が減じ，7日分の服用で，黄疸は大半消失し，19日分の内服でまったく健康になった．

ところが，この患者の弟が，それから10日おくれて，同じような病気になった．患者は25歳の男性で，体格も前者とほぼ同じくらいで，4，5日間，風邪のような症状があったが，その後，みずおちが何となくつかえて，食欲がまったくなくなり，悪心を訴えるようになったので，兄と同様の病気ではないかといって来院した．その他，口渇と尿量の減少があり，大便は灰色をして，軟らかく，少しずつたびたび出るという．尿をみてみると，黄柏の煎汁のように黄褐色を呈している．脈は沈遅で体温は35度4分であるが，悪寒はない．腹診してみると，肝臓は肥大し，みずおちから右季肋下にかけて膨満している．嘔吐はないが，胸が塞がったような苦しい感じがあるという．以上の所見から急性肝炎と診断し，黄疸はまだ著明でなかったが，茵蔯蒿湯を与えた．

この患者も，この方をのんでから急に尿量が増加し，いったんは黄疸が現れたが，2週間の服用で全治した．

## 2. 茵蔯五苓散 (いんちんごれいさん)

この方は五苓散に茵蔯蒿を加えた方で，黄疸があって，口渇と小便不利のあるものに用いる．

次に実例をあげる．

患者は有名な画家であるが，胆石疝痛の発作が，たびたび起こるので，某病院で胆嚢の摘出手術をうけた．ところが，その後も，毎年初夏になる

と胆石疝痛に似た症状が起こる．そのため，半年ぐらいは仕事ができないという．

発作の起こり初めは食欲がなくなる．それがひどくなると嘔吐がはじまる．腹痛はひどくはないが，嘔吐のため食事がとれないので，体力が衰え，わずかの腹痛にも堪えがたいという．このような状態が10月頃までつづく．そのため患者は，骨と皮になってしまうのが常であった．

昭和22年の7月8日，私はこの患者を茨城県の某町に見舞った．何を食べても吐くので，やっとの思いで，重湯をすすっているというこの患者は，発病してまだ7日あまりなのに，かなり衰弱し，それに黄疸も現れている．脈には力がなく，しかものろい．腹にも力がないが，上腹部を強く圧すといたむ．のどは渇くが，吐くので，できるだけ飲まないようにしているという．尿は柿の色のように赤く，1回に50 m*l* から100 m*l* ぐらいしか出ない．

私は口渇，嘔吐，尿利の減少，黄疸を目標にして，茵蔯五苓散を与えて嘔吐をしずめることに成功した．嘔吐はやんだが，食欲がないので，しばらく六君子湯（りっくんしとう）を与えて様子をみることにした．これをのんでいる中に，黄疸もとれ，日増しに体力がつき，庭に萩の花の咲く頃には，これを写生できるほどに力づいてきた．

その後，この患者は再びこのような発作を起こさなくなった．この場合は，茵蔯五苓散で，胆管に残っていた石が排泄されたのかもしれない．

### 3. 梔子柏皮湯（ししはくひとう）

黄疸があっても，腹証上，腹満や胸脇苦満もなく，悪心，嘔吐，口渇，尿の不利もないものに用いる．

28歳の男性，やや痩せ型の体質である．10日ほど前から，軽微の黄疸となったが，食欲，大小便ともに，ほとんど異常がないという．腹診しても，特に変わったところはない．口渇も，嘔吐もない．そこでこの方を与えたところ，7日分の服用で，黄疸はまったく消失した．

有持桂里は，梔子柏皮湯について，次のように述べている．

「是は黄疸で熱のつよいものに用いる（大塚の例では熱はなかった）．

この場合に便秘しておれば，先ず茵蔯蒿湯を用い，そのあとで，この方を用いる．もし心胸にかかって便秘しておれば，梔子大黄湯（ししだいおうとう）を用いる．およそ黄疸は多かれ少なかれ心胸にかかるものであるが，梔子大黄湯はもっぱら心胸にかかる．茵蔯蒿湯も心胸にかかるけれども，梔子大黄湯ほど心胸にもっぱらかかるものではない．およそ黄疸になろうとする者は，発黄前から胸が気持わるいものである．それ故，熱があって，胸の気持のわるいときは，いつでも黄疸に意をそそぐがよい．梔子大黄湯は，心中懊憹或いは熱痛が目標である．」

梔子大黄湯は，茵蔯蒿湯の茵蔯の代わりに，枳実と香豉とが入っている．私はまだこの梔子大黄湯を用いたことがない．

### 4. 大黄硝石湯（だいおうしょうせきとう）

この方は黄疸があって便秘し腹部の膨満が甚だしく，尿が赤くて量の少ないのを目標として用いる．

有持桂里は「是は茵蔯蒿湯や梔子大黄湯や梔子柏皮湯よりは，つよい症に用いる．裏実のつよい者に用いる，その目的は腹満である．茵蔯蒿湯にも腹満はあるが，それは軟らかでむっくりとしている．大黄硝石湯は腹満が強くて硬く，鼓脹をおす様なものである．この症になっては，大黄硝石湯より外に方はないものである．」と述べている．ここで鼓脹とあるのは，腹水があって，腹の膨満しているものも包含している．

片倉鶴陵は，『静倹堂治験』の中で，次のように述べている．

「本荘四ツ目，某君の臣，萩原弁蔵というもの，黄疸にかかり，医者を数人更えて治療したが，数ヵ月治らず，黄疸はますますひどく，全身が密柑の実のようで，しかも光沢がなく，黒味を帯び，眼は黄色が金色のようで，小便は少なく，その色は黄柏の汁のようで，呼吸は促迫し，ねても起きても，じっとしておれない．享和癸亥の7月に，治を予に求めた．そこで指頭をもって，胸肋上をおしてみるに，黄気が消散しない．これは黄疸の重症の徴候である．よって茵蔯蒿湯に大黄硝石湯を合して，大剤に作って，日に3，4貼を服用せしめた．このようにして30日ほどたつと，やっと黄色が消失し，小便も清澄なものが沢山出るようになって全治した．

凡そ黄疸の軽重を察するには，病者の胸肋の骨の間を指で強く圧迫し，指を放した瞬間，黄色が消えて，そのあとが白く見えて，忽ちまた元のように黄色になるものは軽症である．治しやすい．重症では，強く圧迫しても，黄色が少しも消散しない．この患者は重症であったから，大黄硝石湯を茵蔯蒿湯に合して与えたのである．食餌の下物は蜆ばかり用いるがよい．」

### 5．小建中湯（しょうけんちゅうとう）

『金匱要略』に，「男子の黄，小便自利するは小建中湯之を主る．」とあり．小便自利は小便が多量に出ることである．黄疸のあるもの，多くは小便不利の徴候がある．ところで小建中湯は 22．排尿異常の項でも述べるように，小便自利の傾向がある．そこで黄疸があって，小便の自利するものには，小建中湯の証があることを述べたのであろう．

この小建中湯を黄疸に用いた矢数有道氏の治験が，『東亜医学』の第23号に出ている．貴重な経験であるから，原文のままここに引用する．

「小建中湯を黄疸に用ゆべき場合が存することは，標題に示すような金匱の文句を見ても不思議ではない．しかし私は最近に至って初めてその応用例に遭ひ，そしてよく奏効した．興味ある報告例と思ったので次に詳述してみよう．

患者は台湾の人であるが，商用のため内地に来られ，縁があって私の所を訪れた．

病歴として本人の語る所は，本年4月に病気となり胆嚢炎と診断された．当時の病状を詳細に訊くことができなかったが，発熱はなかったそうである．一時全く治ったと思ったが8月になって再発した．今度は肝臓肥大と黄疸とを伴って，それが今日まで少しも消褪しない．粥食と下剤連用とのため，漸々に体重を減じて，現在では病前の16貫から12貫程度になってしまったという．

初診10月18日，再発後すでに48日になる．商用のため病気を押して内地各地を旅行している内に，今月11日，栃木県で突然大腹痛に襲われ，注射でようやく凌いだ．5日目に同様の大激痛があって，今度も注射で押さ

えた．東京の医師は胆石病という．頑固な黄疸と激痛の襲来日とにおびえて奨める人があって来院した．

所見　診ると著明な黄疸色である．皮膚が痒いという．絶えず上腹部の違和と微かな鈍痛とを覚えている．粥食と連日の下剤とのために自覚的に疲労感が強く，だるくて堪らぬという．食欲は可良であるが，余り食べない方針である．大便は下剤のため軟らかいが，下痢気味で，便通がないと気持がわるいから下剤はやめられぬと考えると患者は附言した．小便はもちろん黄疸色を呈し，分量も少ない．脈は弱い．腹は虚軟で何処にも拘攣も塊りもない．脇下は圧痛があるが胸脇苦満もなにもなく，寧ろ虚陥している．下肢が冷えるという．発病前に血圧は160粍あったが，現在は132粍である．これは衰弱の結果によるもので，別に治癒したわけではないことは患者も承知しているようである．

診断　西洋医学では胆石症に下剤は定石であろうが，この患者の現在の状態は下剤の禁忌証であることを私は患者に告げた．粥食のため穀気不足していることを下剤の連用によって脾胃を損じ，更に肝虚の状態となっている．腹痛発作は傷寒論のいわゆる太陰病裏寒の腹痛と断ぜざるを得ない．即ち"甘薬を以て中気を補すべし"と考え，小建中湯を処方した．金匱の"男子の黄，小便自利するは当に小建中湯を与ふべし"の条に合致するものと考える．

経過　非常によい．薬をのむたびに気分がよくなったという．3日目には小便が綺麗になる．大便も下剤なしに快通がある．皮膚掻痒もなくなるし，腹痛全くなし．食欲進み普通食とした．――尤も初診時に私がそれを奨めて置いたが，5日目に来院した時は，皮膚の黄疸色は9分通り薄らいだ．こんなに漢方薬は効くものかと（それほど効かぬ場合が相当にあるが）感嘆して，1ヵ月分の薬を所望して無事に帰台した．方証相対の妙味ある稀らしい1例の報告．

考案　さてこの患者について"小便不利"ということが問題になる．金匱では，"小便自利"という条件を提示している．黄疸病は瘀熱に因るものが多い．少陽病か陽明病かである．また小便不利は必発的症状である．"陽明病無汗，小便利せず，心中懊憹する者は，身必ず黄を発す"とあり，ま

た"陽明病，発熱汗出ずる者は，黄を発すること能はず，但頭汗出で，身汗なく，剤頸して還り，小便不利し渇して水漿を引く者は，身必ず黄を発す，これ瘀熱裏に有りとなす．茵蔯蒿湯之を主る."とあるように．ところが黄疸病でも小便自利するものがある．その1つは瘀血によるものであり（太陽病篇，抵当湯候参照）他の1つは虚寒に属するものである．瘀熱によるものは大小柴胡湯，梔子豉湯など，それぞれ消炎利尿開通剤を用うべきであろうが，この患者には勿論それらの適くべき証は見当らない．

　この患者は別に小便自利の候はない．寧ろ不利に近い．従てその点だけで考えると虚寒の黄疸ではなくて，瘀熱性のものということができるが，本病が裏虚寒の証であることは，他の症候群によって厳然たる事実となっている．こういう場合私は必ずしも金匱の文字に拘泥すべきではないと考え，即ち小便量の多寡は本病の診断に主たる役割を果たすものでないという見解をとる方針を持している．

　小便不利に対する小便自利の診断的価値は，前者が瘀熱性黄疸の標的となることに対し，後者は虚寒性黄疸の証拠として記載さるべきものである．金匱の著者が本方運用の主治目標として小便自利の文字を用いたのは，"虚寒に属する黄疸"という説明であると解すべきであろうと思ふ．従てたとえ小便自利の候がなくとも，虚寒の確徴が掴み得らるれば，本方を用いてよろしいのである．病人は有機的存在であるから，金匱の文字をその儘に拘泥していてその言葉の裏にひそむ著者の真意を洞察するようにせぬと方証相対論も現実に於てその脆弱性を暴露せねばならないことになる．

　因に，金匱の著者が"男子"の2字を冠せしめた真意を知ることは難しい．女子の黄疸には本方の証が全然ないというわけではあるまい．経験者のこれが解明を期待する次第である．」

　この有道氏の治験にはいろいろ示唆にとんだ問題が提示されており，ことに考案の条はもっとも重要なポイントであるが，論議が高級で，『傷寒論』や『金匱要略』を研究した方でないと理解が困難であろうと思う．

　氏は，この患者に小便自利の症状がなかったけれども，裏の虚寒による黄疸として小建中湯を用いられたのである．

　ここで有道氏が言葉の裏にひそむ著者の真意を洞察せよといっているの

は，傾聴に値する．『傷寒論』にしろ，『金匱要略』にしろ，この態度で臨まなければならないと思う．ここで裏というは体表にたいする体裏を指し，腹内のことである．この部が虚して機能が衰えているのである．裏の虚寒による黄疸には，小建中湯の他に人参湯，四逆湯なども用いられる．この際には黄疸という症状にとらわれることなく，脈証，腹証をつまびらかにして，裏の虚寒であることをたしかめたなら，これらの薬方を用いるとよい．有持桂里も，「此方は腹に力が無くて拘急する者に用いる．その他いろいろの虚の徴候があるものである．その内，小便自利も虚候の1つである．しかし必ずしも自利がなくてもよい．小便自利だけで小建中湯の証ときめることはできない．」と述べている．

## 6. 人参湯（にんじんとう）

これも裏の虚寒に用いる方剤で，詳しいことは，16. 胸痛の項，24. 腹痛の項，52. 排尿異常の項，25. 下痢の項，23. 嘔吐・悪心の項などを参照してほしい．

黄疸があっても，腹に力がなく，舌が乾燥せず，脈にも力がなく，食不振，下痢，嘔吐，悪心などがあれば，この方を用いる．

次に人参湯を用いた例をあげよう．

ある日の朝早く，若い女性が私の診察室をおとずれた．その女性は「私ではありませんが」と前おきして，彼女の夫の病気について，次のように語った．主人は目下○○病院に入院している．病気は肝硬変症で，あともう1，2ヵ月の命だろうと病院の先生に言われたという．「そこで何とか先生に助けていただきたいのです」と，その病院への往診を懇願された．

私は病院への往診は，その主治医の許可なしではできない旨答えて，謝絶した．するとその翌日，その女性は実家の父とつれだって再び来院し，何とかしてくれといって泣いて動かない．私も困った．仕方なくその患者の病状をきくと次のようである．

年齢は39歳，背の高い痩せた体格で，大へんな酒客である．こんどの病気を自覚したのは，約6ヵ月ほど前で，何となくひどく疲れるので近所の医師にみてもらったところ，胃がわるいといわれて，しばらく治療して

いたところ，腹がふくれてきた．そこである大学病院で診てもらったところ，入院せよといわれ，入院したところ間もなく黄疸が現れた．大学では肝硬変症と診断した．腹には水がたまるようになり，これは穿刺によって何回も水をとったが，すぐまたたまった．最近は足の方までむくんで，ひとりで寝返りもできないほどになった．

この話を聞き終わって，私はその女性の父親を診察した．そして言った．「この薬をあなたにさしあげます」と．それは茵蔯五苓散と人参湯との合方であった．

私はなぜこんな処方を用いたのかというと，これよりさき，54歳の男性で，黄疸と腹水があって，自ら肝硬変症と名乗って，診察を乞うた男に茵蔯五苓散を与え，たった1週間の服用で腹水のなくなったことがあり，それを思い出したこと，これが1つの理由であった．しかしこんどの患者はかなり衰弱しているらしいし，食欲もないというので人参湯を合方してみたのである．

3日たつと，その女性が顔面に笑みをたたえて診察室に入ってきた．「先生，おかげさまで大変よろしいです」と前おきして，女性は次のように語った．父にいただいた薬をすぐ煎じて，病院にもって行って病人にのませたところ，その夜から尿がひっきりなしに出るようになり，一夜の中に11回も排尿があった．次の日も，その次の日も，どんどん尿が出て，病院の先生は不思議だ，不思議だといっているという．

私はまた前方を与えた．これを2週間のむと，腹水も，足の浮腫も，ほとんどなくなり，1ヵ月後には，黄疸もなくなって退院した．退院するとき，病院の先生は「あなたは運がよかったですよ，こんなことはめったにありませんよ」とよろこんでくれたという．

それから20数年たった．この患者は，2，3年前に急性肝炎にかかって，小柴胡湯で全治し，その他は病気もせずに元気でいる．

## 7. 四逆湯（しぎゃくとう）・茵蔯四逆湯（いんちんしぎゃくとう）

四逆湯に茵蔯を加えた茵蔯四逆湯という処方が，『医畳元戎』という書

物に出ている．その主治には「発黄，脈沈にして遅，肢体逆冷，腰以上自汗の者は此方を冷服せよ．」とある．有持桂里は，「茵蔯四逆湯は黄疸の陰症ですでに厥陰に及んだものに用いる．手足なども微冷する者に用いる．しかしこの方は茵蔯がなくてもよい．一通りの四逆湯でよい．ただ他の医者と対診して処方を書くときには，四逆湯を用いると云えば，見識のある古方家ならば，合点するけれども，そうでない人は信用しない．そこで四逆湯を用いても表向きは医畳元戎の茵蔯四逆湯を用いると云っておいた方が，そばの人が安心してよいものである．また王候貴人の容体書などには，この方を書いておけば批難する人がなくてよい．」と述べている．

## 8. 大柴胡湯（だいさいことう）

茵蔯蒿湯を用いるような患者で，胸脇苦満が著明であれば，この方またはこの方に茵蔯蒿湯を合して用いる．

私は肝硬変症と診断された患者2名を大柴胡湯合茵蔯蒿湯で全治せしめることができた．この患者は茵蔯五苓散合人参湯を与えた患者と異なり，胸脇苦満が著明で，腹水は軽微で，頑固な便秘があった．

そのうちの1例について述べる．

患者は58歳の男性で，大柄な体格で，酒が好きであったが，昭和35年の2月上旬に黄疸に気づいた．この黄疸は中々治らないので，5月の上旬に，某国立病院に入院した．ここでは肝硬変症と診断された．この黄疸は7月になっても依然として消えなかった．そこで7月の上旬に退院した．その頃，すすめる人があって，私に治を乞うた．

主訴は腹部の膨満である．食欲はあるが，食べると胸苦しい．それによく噯気が出る．一昨夜から盗汗がある．便秘するので，下剤をのむ．下肢にかゆみがある．腹診してみるに，腹部全体に膨満があり，特に上腹部に抵抗があって，右の胸脇苦満が著明である．血圧は174—98．こんな状態であるから，大柴胡湯合茵蔯蒿湯を与え大黄4gとした．しかしこれでもなお大便が快通しないので，大黄6gとした．これで大便が快通するようになり，尿量も増加し，腹部も次第に小さくなった．9月4日の診察では黄疸はまったくなくなり，血圧も144—92となった．ところで，この日検

尿したところ，蛋白陰性，ウロビリノーゲン正常であったが，糖がかなり多量に検出された．しかし12月上旬には，腹部は発病前よりも気持がよくなったというほどに，ひきしまり，胸脇苦満も軽微になった．尿は食事の関係で，時々糖が出る．本年5月に某大学病院に行って精密検査をうけた．やはり糖尿病と高血圧症はあるが，肝臓の機能は正常に近いといわれたという．

## 9. 当帰白朮湯（とうきびゃくじゅつとう）

この方は黄疸がこじれて治りにくいものに用いる．浅田宗伯は「此方は心下及び脇下に痃癖（ツモール様のもの）があって発黄し，大柴胡湯に茵蔯を加えるか，或いは八神湯（はっしんとう），延年半夏湯（えんねんはんげとう）などの種々の挫堅の剤（堅塊をくだく効のある方剤）や，攻撃の品を用いても寸効なく，胃のはたらきが衰え，飲食が減少し，しかも依然として黄色の去らないものに用いて，往々効を奏す．三因方には酒疸に用いるとあるが，諸疸に通用する．」とあり，この方中の猪苓と半夏の代わりに，黄芩と生姜を入れた正伝の当帰白朮散について，本間棗軒の『内科秘録』には「吐方や下剤を用いても寸効なく，塊癖いよいよ大になり，顔色が烟薫色となり，黒疸となったものには正伝の当帰白朮散が神験がある．此方は予の家で歴験することすでに8世に及び，今も此方で奇験を得ることが多い．」と述べている．

私は肝硬変症で種々の手当の効もなく，腹水の甚だしいものに，この方を用いたが，効はなかった．しかし黄疸がこじれて治らないものには一応用いてみる価値があると思う．

## 10. 炙甘草湯（しゃかんぞうとう）

この方は 14. 心悸亢進（動悸）の項で述べるように，脈の結滞と動悸を目標にして用いる方剤であるが，これで黄疸の治った例がある．

患者は49歳の男性で，約1年ほど前から，全身特に下肢に浮腫が現れ，疲れやすくなっていたが，それから半年ほどたって，耳鳴，めまい，息切れが起こったので，医師にかかって治療をうけていたが，前記の症状は軽

快せず，2ヵ月ほど前から黄疸が現れ，食欲がなくなった．

初診は昭和13年3月24日，その時の症状は，以上のほかに，腹部膨満，手足の煩熱（この煩熱は地黄を用いる目標となる），ねむけ，口渇などで，大便は1日1行，小便は一昼夜に4，5行である．腹診するに，肝臓は肥大して，その左下縁は臍上3横指径ぐらいのところまで達している．脈は浮大，舌は紅くて苔はない．

以上の経過や症状から，予後は不良に近いものと考えながら，炙甘草湯を与えたところ，不思議と思われるほどに症状が軽快し，息切れ，浮腫，めまい，耳鳴は去り，黄疸は消え，食欲も出てきた．肝臓も眼にみえて縮小し，5月16日の診察でふれなくなった．

# 8. 出　　　血

1. 三黄瀉心湯
2. 芎帰膠艾湯
3. 温清飲
4. 桂枝茯苓丸
5. 桃核承気湯
6. 帰脾湯
7. 黄土湯
8. 柏葉湯
9. 麦門冬湯加地黄阿膠黄連
10. 扶脾生脈散
11. 人参湯・四君子湯
12. 四逆加人参湯
13. 猪苓湯・猪苓湯合四物湯
14. 麻黄湯
15. 小建中湯
16. 当帰建中湯
17. 茵蔯蒿湯
18. 茵蔯湯
19. 温経湯
20. 白頭翁湯
21. 柴胡姜桂湯
22. 奇　方
　1) れんこん
　2) もぐら
　3) 荊芥

連珠飲　　　　　　　　　　　　　大柴胡湯
柴胡桂枝湯

　ここでは吐血, 衂血, 喀血, 子宮出血, 痔出血, 下血, 腎臓出血, 膀胱尿道出血など, 出血一般の治療について述べる.

## 1.　三黄瀉心湯 (さんおうしゃしんとう)

　大黄*黄連瀉心湯ともいう. 『金匱要略』に「心気不足, 吐血, 衂血する者は瀉心湯之を主る.」とある. この心気不足は千金方では心気不定となっている. いずれにしても, 気分が不安でいらいらしておちつかないのをいったものである.

---

\*　『宋板傷寒論』,『成本傷寒論』とともに大黄と黄連の2味であるが,『康平傷寒論』では黄芩があって3味である.

この処方には，のぼせをひきさげ，気分をおちつけ，興奮をしずめ，便通をつけ，炎症を去り，出血をとめ，食を進める効があるので，応用範囲が広い．そこで顔面が潮紅を呈し，気分がいらいらしておちつかず，吐血，喀血するもので，脈に力のあるものには，この方を用いる．しかしあとで述べるように子宮出血にも用いることがある．むかしは武士が刀きずをうけたとき，これをふり出して飲ませたという記録がある．

『澧陽斎随筆』に，次のようなことが書いてある．

「自分が若い頃，嘯堂先生に就学したことがある．その頃，藩の医者が争事をして，武士に切られたことがある．切創は鎖骨を切って背まで通り，切先はあごにかかり，下顎骨でとまっていた．その医者はそり返って眼をみつめ，煩躁の状を見せていた．外科の医者は縫合術を行った．先生は三黄瀉心湯を与えて，自若としておどろかず，これで効をおさめることができた．先生は常に金瘡には三黄瀉心湯がよい．これは気をおちつける効があって，人参などの及ぶところではないと云われた．その後，東都に就役したとき，同じ班に長尾順庵という外科医がいた．この人は金瘡の治療が上手で，是も先生と同じ考えで，金瘡には三黄湯より他にはないと云うことであった．その頃，引間正順という人と三黄瀉心湯について語り合ったことがある．

ある日，常盤台の方に火事があって，5，6人の怪我人が出た．その時，正順は辻番所で治療にあたったが，1人がしきりにそり反ってやまない．そこで三黄湯を作って呑ましたところ治ったと，正順も三黄湯の効をたたえた．その後自分が木本駅に宿ったとき，一人の狂人が刃を振り廻すので，森田某という士が，これをとりしずめようとして，頭に浅い切創をうけて，血が雨のように流れた．そこで自分は早速に三黄湯をふり出して与えた．その後，その士が自分に御礼をいって云うのに，先程のふり出しはまことに結構な薬でした．一服で気分が明るく，さっぱりして，のぼせが一ぺんにしずまり血もおさまりましたと．三黄瀉心湯はまことに金瘡の主方である．」

この頃は外科が発達したので，三黄湯で止血をはかる必要もなくなったが，これを飲ますことは，血をとめるだけでなく，患者の気分をおちつけ，

興奮をしずめる効があるので,これからも用いてよいと思う.

中川成章の『証治摘要』にも,「瀉心湯は打撲,損傷などで,めがくらんで意識を失って醒めないものおよび血が出て止まないものを治す」とあり,有持桂里の『方興鞼』にも,これと同じことを述べている.

次に私の体験を述べよう.

10年ほど前,私はひどい衄血に悩んだことがある.診察中であったが,ぽとりと何か鼻から落ちた.血である.しかし大したこともないので気にとめないでいたところ,だんだんひどく,だらだらと流れるほどである.脱脂綿でタンポンをしてみたが,のどへ流れてくる.そこで瀉心湯を作って飲んだところ,飲み込むや否や,どっとせきを切ったように,血が吹き出てきた.物を言うこともできないのである.血は鼻から口から噴水のように流れるのである.妻はこの様子をみて,びっくり仰天して,近くの内科の先生と耳鼻科の先生をよんだ.そのうちに出血はやや下火になった.内科の先生はカチーフの注射をしてくれた.そして耳鼻科の先生は,タンポンをしてくれた.それで翌日から診察ができるようになったことがある.

あとで考えたことであるが,この時,瀉心湯を飲んで,一時ひどい出血を起こしたのは,瞑眩(めんげん)であっただろうと.ところが,その後,肺結核で喀血している患者に瀉心湯を飲ませたところ,この時も飲み込むや否やひどい喀血が始まった.そこでまた考えた.これは煎じたてのひどく熱いやつを飲んだためではあるまいかと,自分が飲んだ時も,熱いやつがのどを通ると,どっと血が出たことを思い出した.

三黄瀉心湯は,頓服で用いる時は,沸騰している湯で,ふり出しにして飲ますことになっている.煎じて飲ますのではない.しかしややさめて飲みやすくなってから飲ますべきで,あわてて煎じたての熱いのを飲むのはよくないにちがいない.そう考えた私は,それからは,熱いのを飲まさないことにしているが,そのようにしてみると,飲み込むや否やどっと出血がひどくなることはなくなった.

古人の経験では,衄血には,三黄瀉心湯に荊芥を加えると,更に一層効果が著しいといっている.

三黄瀉心湯はまた酒客の吐血にも,まことによくきく.この際,黄連解

毒湯（おうれんげどくとう）を用いてもよい．黄連解毒湯は三黄瀉心湯中の大黄の代りに山梔子と黄柏を入れたものである．

三黄瀉心湯は脳出血にも用いる．もちろん発病初期に用いる機会が多い．

このように三黄瀉心湯は，上半身よりの出血に多く用いられるが，下半身からの出血にも用いてよい．

私はかつて一女性の子宮出血に，この方を用いて著効を得たことがある．この患者は多血質で，冬でも足袋をはけないというほどであったが，始め芎帰膠艾湯や桂枝茯苓丸を用いて効なく，三黄湯で初めて止血した．

この方の腹証は"心下痞，これを按じて濡（なん）"ということになっている．濡は軟である．それで，三黄瀉心湯は，心下部がつかえているが，これを按じてみると硬くはなくて軟であるというのである．これについて『腹証奇覧翼』では，「心下痞して一物あるごとく覚え，手を以て之を按ずるうちに散りうせて何もなくやわらかにして両傍にもまた大竹を立つるごときものもなく只何となく心下の痞を覚ゆるものを大黄黄連瀉心湯の証とす．」とある．この大黄黄連瀉心湯は宋板の『傷寒論』や『成本傷寒論』では，大黄と黄連の2味であるが，『康平傷寒論』では，これに黄芩が配剤されていて，三黄瀉心湯と同じものである．瀉心と名のつく薬方はすべて，黄連と黄芩との組合わせがなければならず，この大黄黄連瀉心湯にも黄芩があるのが当然である．そこで，この大黄黄連瀉心湯の腹証を三黄瀉心湯の腹証とする．

また三黄瀉心湯では，脈に力がある．脈が浮のことが多いが，必ずしも浮とは限らない．しかし微弱のものには，この方を用いない．

## 2. 芎帰膠艾湯（きゅうききょうがいとう）

この方は『金匱要略』の妊娠篇にあって，子宮出血，流産後出血のやまないもの，妊娠中の出血などに用いることになっているが，痔出血や腎臓からの出血にも用いる．

三黄瀉心湯や黄連解毒湯には，消炎，鎮静，止血の効があるので，充血，のぼせ，興奮などを目標として，上半身の出血に用いることが多く，芎帰膠艾湯は瘀血を散じ，強壮，増血の効があるので，血色が悪く，冷え性の

あるものを目標とする．けれども，三黄瀉心湯を痔出血や子宮出血に用いることもあり，芎帰膠艾湯を衂血に用いることもある．

またあとで述べる温清飲のように，黄連解毒湯に四物湯（しもつとう）を合して用いることもある．

一男性，42歳，3ヵ月前より血尿が出るにようになった．日によってはブドウ酒のようになり，また日によっては桃色になることもあるという．その他には別に何の症状もない．しかしこの血尿は何時までも治らないので，某大学病院に入院した．そこではいろいろと詳しく検査したのち，腎臓からの出血であることをつきとめた．しかし，原因がわからず，特発性腎出血ということになった．ところがこの血尿はいつまでもとまらないので，退院して私に治を乞うた．腹診上は特にとりたてていうほどのものはなく，ただわずかに臍部で動悸がやや亢進しているだけである．顔色は黒い方で，やや貧血の傾向がある．脈はやや沈で小である．食欲は普通で，大便も1日1行あり，排尿時にも苦痛はない．

以上の所見から芎帰膠艾湯を与えたところ，4，5日後には肉眼では血尿らしいところがなくなり，その後，時々，疲れたときなどに血尿を出すことがあったが，だんだんそれも遠のき2ヵ月後には，体重が3kgほど増しまったく健康体になってしまった．

28歳の女性，蒼白の顔をしている．一見してかなり貧血している．痔から長く出血しているが，手術がおそろしいので，医者にみせたことはないという．動くと，疲れやすく，それに疲れるとのどが渇く．大便はやや硬いのでつとめて野菜や果実を食べているという．しかし便所に行くたび毎に，とぶように出血するので，便所に行くのがおそろしくてたまらないという．

腹診してみると，臍上で動悸が亢進し，下腹部が少し膨満している．患者も下腹がはるような感じがあるという．そこで芎帰膠艾湯を与えたところ，大便が気持よく出るようになり，2週間目から少しずつ出血が減じ，1ヵ月後には，まったく止血し，血色もよくなり，動悸，息切れも次第によくなった．

### 3. 温清飲（うんせいいん）

この方は黄連解毒湯と四物湯との合方で，四物湯は芎帰膠艾湯の甘草，艾葉，阿膠を去ったものである．

浅田宗伯は「この方は温（四物湯の温め補う作用）と清（黄連解毒湯の冷し清める作用）と相合する処に妙ありて，婦人漏下（子宮出血）或いは帯下，或いは男子の下血久しく止まざる者に用いて験あり．小栗豊後の室，下血止まず面色萎黄，腰痛折れるが如く，両脚微腫ありて衆医手を束ね．余此方を与へて全く癒ゆ．」という．

三黄瀉心瀉や黄連解毒湯だけでも止まらず，芎帰膠艾湯だけでも止まらない出血が，この方で止まることがある．

### 4. 桂枝茯苓丸（けいしぶくりょうがん）

瘀血による出血に用いる．この方は『金匱要略』の妊娠編に出ていて，妊娠中の出血に用いているが，芎帰膠艾湯の場合とちがって，腹に癥痼（ちょうことよむ．結塊のこと）があって，そのために出血がやまない時に用いることになっている．この癥痼を瘀血に見たてるのである．

『百疢一貫（ひゃくちんいっかん）』では，子宮出血の条で，「芎帰膠艾湯と温経湯（うんけいとう）とは，血が多く出るか，少ないかによって区別する．（大塚云う，温経湯では出血が少ないと云う意）また芎帰膠艾湯は流れをせきとめるような作用があり，温経湯とは作用がちがっている．だから，桂枝茯苓丸のような，どぶをさらえるような作用のあるものを芎帰膠艾湯証に用いると，却って出血がひどくなるものである．」という意味のことを述べている．

妊娠中に子宮より出血するときは，止血の目的で芎帰膠艾湯を用いる．これで出血がやんで流産を防止できることがある．しかし早産や流産ののち，胎盤が残留していて，出血のやまない時，または胎児が死亡しているような場合には，桂枝茯苓丸や桃核承気湯を用いるがよい．これで奇妙に胎盤や死胎が排出される．

代償性の衂血には，桂枝茯苓丸や桃核承気湯を用いる．

荒木性次氏の『古方薬嚢』に，次の治験がある．

「一女子20歳許り．一日大いに衄血出でて止まず．一旦軽快し，また発して止まざる者，桂枝茯苓丸を服し頓に愈えたる者あり．此人平常より経水順調ならずと謂ひ，又顔面血色好きより本方を服せしめたり．これは所謂瘀血が上衝して鼻血として出でたるものの如し．併し此婦人経水閉止と迄は行かざりしなり．」

## 5. 桃核承気湯（とうかくじょうきとう）

桂枝茯苓丸の出血に似ていて，便秘と急迫の状があり，腹証上では小腹急結を証明する．桂枝茯苓丸証でも，下腹に抵抗と圧痛を証明することが多いが，桃核承気湯証では急結である（2. 頭痛・顔面痛の項参照）．瘀血上衝による衄血，喀血などにも用いる．

浅田宗伯の『橘窓書影』に，次の治験がある．

「鶴牧侯臣井上桂蔵，年五十許，1日吐血升余湧が如し．（口から出る血をすべて吐血とする傾向があるが，ここにいう吐血は喀血であったと思う）．余に治を乞ふ．之を診するに，口鼻満紅，薬汁を下すに由なし．因て代赭石1味研末にし井華水を以って灌入すること三銭余（三匁で約12g），湧吐少く減ず．乃ち桜寧生の説に拠り，桃核承気湯を与ふ．2日を経て吐紅全くやむ．のち咳嗽，短気（呼吸促迫），微熱あり，麦門冬湯加地黄黄連阿膠を与ふ．数旬にして全く愈ゆ．是歳，夏，掛川侯公用人堀江平次郎兵衛同証を患，余また此治法の如くにして愈ゆ．」

私に次の治験がある．

知人の妻，32歳．妊娠8ヵ月で早産し，子宮出血が数日つづくので，産婦人科医の診察をうけたところ，胎盤がまだ残っているので，子宮掻爬手術をしなければならないと言われた．この婦人は非常に小心で臆病で，手術ときくだけでも脳貧血を起こしそうだという．漢方で，手術をせずに，胎盤を出す方法はあるまいかと言われ，尾台榕堂が桃核承気湯を用いて，死んだ胎児を分娩せしめた例にヒントを得て，この方を用いたところ，3日の服薬で胎盤が出た．そのあと桂枝茯苓丸を2週間服用して，出血，帯下もとまり，そのまま治ってしまった．この時の桃核承気湯の大黄は3.0，

芒硝は5.0を1日量とした．これで1日3，4回下痢したという．

## 6. 帰脾湯 (きひとう)

思慮が多きにすぎ，そのために脾\*を傷り（思えば脾をやぶるという五行を五臓に配した考え方である）血をおさめることができないから，下血，吐血，衄血などの症を現し，または心が虚して怔忡（せいちゅうとよむ．怔はおそれる．忡はうれうる）驚悸（おどろきやすくて動悸がする）健忘（物忘れがはげしい）などの状を現すものを治するのが，この帰脾湯である．

先ず実例を示そう．

百々漢陰の『梧竹楼方函口訣』．

「一男子，20歳あまり，平素から虚弱なたちであったが，12月になって，ある朝，早く起きて商売の帳じりを合せたところ，取引を間違えて余ほど損になっていることがわかり，ひどく心配した．すると急に顔色がわるくなり，胸の気持もわるくなって，その夜血を沢山吐いた．それからは，物事におどろきやすくなり，動悸がしたり，ねむれなかったりするようになった．そこで帰脾湯に梔子と柴胡を加えた加味帰脾湯を与えたところすっかりよくなった．」

次に矢数道明氏の治験をあげる．

「初診は昭和11年10月25日．患者は41歳の女性，生来虚弱な体質で20年前，男児1人をあげただけである．今から6年前はなはだしい血尿を起こし，T大病院で左側腎臓を摘出してもらった．当時の病名をたずねたが患者にはわからない．以来，顔色はまったく白蠟のようで，歩行時，階段の上下等には心動悸，呼吸促迫を訴えていた．その頃からすでに右側腎臓も腫脹し圧痛を覚えていたという．2年前のことであるが，患者の夫が眼疾にかかり，ほとんど失明状態となったので，以来患者は心身共に労苦の限りをなめ尽くし，疲労困憊の極いよいよ現在の病状を起こしたよう

---

\* 漢方で脾というのは，近代医学の脾臓を指すのではなく，脾という言葉によって表現される1つの概念である．

である．

　現在症　10月2日，突然39度を超える高熱を発し，悪寒戦慄を訴え，時に40度を超える熱が10日間も続いた．その間右側の腎臓は驚くべきほど腫大し，疼痛を訴え，血尿はまったく，葡萄酒のようでもあり，また混濁している．それが1日10回以上も頻発する．2週間目頃医者を変え，解熱の注射というのを数回受け，次第に体温は下降したが一般状態はすこぶる不安で，患者は自ら死の覚悟をしたという．私の初診は発病後すでに3週間を過ぎ，激しい症状は過ぎ去った時である．しかし尿は依然として葡萄酒のようで1日10回以上である．さて当時の患者の主訴は，1）尿血の頻数不快　2）食欲まったく不振　3）右側腎臓腫大疼痛　4）体動によって心動悸，息切れを覚え　5）全身の脱力感　6）不眠などである．

　見ると，患者の顔色は　1）蒼白蝋のごとくで　2）色つやはまったくない　3）唇もまた血の色がなく　4）舌は苔なくまた色あせている　5）眼光は無力で　6）言語応答に物憂いようで　7）頭髪は赤く薄く散乱として生気がない．診ると，脈は6脈沈微でやや数しており，腹状は右側の腎臓は肝臓とともに腫脹し，心下から腸骨窩にまで及んでいる．どこを圧しても痛む．しかし全身症状の割合に腹は虚弱ではなく，相当の抵抗感がある．聴診，打診上，両肺とも異常はなく，心音は貧血性雑音が著明に聴取できる．当時の体温は最高37度3分である．大便は1日1回である．

　診断　以上で，私は先ず『金匱要略』の黄土湯を考えたが，思うに本患者の食欲不振，四肢倦怠，言語軽微，唇蒼白，心動悸などをもって，脾経出血，心室血虚の証とし，すなわち熱状あるところから加味帰脾湯を与えた．すなわち脾気を振り起こして，出血を抑制し，造血作用を鼓舞させようと企てたわけである．西洋医学的には尿中蛋白強陽性，膿球，白血球強陽性，大腸菌陽性，結核菌陰性で，腎臓腎盂炎の出血による全身衰弱状態というところであろう．

　経過　初日および翌日は1日わずか1貼を3回分服，第3日に1貼半を服用すると，食欲がにわかに進み，全身の元気が充実した感があり，4日目の朝は血尿まったく止み，日ごとに体力は回復の一途をたどった．6日目から1日3服し，私は8日目に再び往診したのであったが，患者は床の

中に仰臥して、編み物をしていた。顔色は一変して色つやは良くなり、言語応答も別人のようで、食欲も大いに進み、平熱となり、私を紹介した知人の云うところによれば病前よりも唇の色はよくなったという。腹診すると腎臓は初診の時に比べて半分に縮小し、圧痛も減少、昨今では、自分で便所へ行っても大した疲労を覚えないという。驚くべき回復ぶりである。

考察　本症は最初から加味帰脾湯でよいかというとそうではない。私の往診したときは前記のように加味帰脾湯の症をことごとく具えていたのである。途中転医のときある注射を受けたそうであるが、注射には解熱の効があったように思うと云っている。私は黄土湯も用いてみたかったが、使いなれた本方を先ず試みにと思って与えたのであるが、予想以上の大効を収めたのであった。その後ますます良好で、すでに起床した。」

「48歳の女性、常に顔色が悪く、痩せ型ですこぶる神経質である。この女性も、上衝、耳鳴り、頭痛、肩こり、動悸、腰痛、悲観に陥りやすく、年に3，4回、猛烈な子宮出血を起こし、1ヵ月以上も続くことが、この3，4年の習慣であった。腹は虚軟で、心下から臍傍にかけて著明な大動気を触れ、脈は弦である。

昨年の春、例年のように出血に見舞われ、私が芎帰膠艾湯を与えると出血はさらに加わり、虚羸衰弱を増し、唇や舌が蒼白になるほどますます貧血してしまった。そこで"血崩血脱甚しきに四物湯を用うる勿れ、万物を枯殺す。血を補うは気を補うにしかず"で、帰脾湯を与えると、出血は速かに止まり、全身症状は異常に好転した。その後、本患者は長年の服薬を廃するまでによくなった。」

なお帰脾湯については、6．貧血の項，37．精神症状の項を参照．

## 7.　黄土湯（おうどとう）

下血の際に、大便が先に出て、後で血の下るのは遠血で、血が先に出て、後から大便の出るのは近血であると述べている。遠血は腸からの出血で、近血は肛門からの出血である。『金匱要略』によれば、黄土湯は、遠血を主治し、また吐血、衂血も治することになっている。しかしこの方は近血である痔出血にも用いる。『類聚方広義』には「吐血、下血ともに久しく

やまず，みずおちがつかえ，熱と悪寒を訴え，顔色が青く，からだが痩せ，脈が弱く，舌に血色がなく，或いは腹痛，下痢があり，或いは軽い浮腫のあるものを治する．また直腸や痔の疾患で，膿血が出てやまず，腹痛を訴え，大便が軟く，小便の出がわるく，貧血し，日々痩せてゆくもの或いは少し浮腫のあるものを治す．」とある．

私はこの説によって，この方を直腸潰瘍からの出血に用いて著効を得たことがある．

この方は脈の緊を目標にして用いるという口訣がある．『証治要訣』に「黄土湯は，吐血，衄血ともに，脈緊の者に，この湯を用いる症がある．また子宮出血でも脈緊の者に，この方を用いると効がある．」とあり，『証治摘要』にも「子宮出血に附子剤を用いる症がある．この際には大抵，脈が緊である．これに黄土湯を用いると，数日のうちに血が止むものである．」と述べている．有持桂里も浅田宗伯も，脈の緊がこの方を用いる目標だといっている．またこの方は，腸チフス患者の腸出血に用いて著効を示すことがある．この際の脈は遅で緊である．

浅田宗伯の治験をあげよう．

「佐伯侯の医員，知補甫仙の妻が傷寒（腸チフス）にかかって，数日，熱が下らなかったが，ある日突然腸出血が始まり，豚の肝臓のようなものや，漆のような血塊を数箇下し，手足は厥冷し，冷汗が流れ，のどには喘鳴が現れ，まさに危篤の状となった．そこで自分はこれに黄土湯を与えたところ，下血がやみ，手足が温かになり，また熱がのぼって，うわ言を言うようになった．脈をみると，微細である．そこで升陽散火湯（しょうようさんかとう）を与えて全治した．」

## 8. 柏葉湯（はくようとう）

『金匱要略』では，吐血の止まない者に用いている．有持桂里は「是は主治の通り，吐血の止まない者で，瀉心湯や黄連解毒湯を用いても止まない者に用いる．この方は早期に用いると悪い薬である．遅いほどよい．是に用いる馬通汁（新鮮な馬糞の汁）は飲みにくい薬である．この方は衄血にも用いる．また子宮出血にも用いる．これも中々止まない者に用いる．

しかし四逆加人参湯を用いる場合より病勢は緩慢である.」と述べている.

荒木性次氏は「血を吐いて止まない者に用いるが,大抵熱はない.もし熱があって,せきがはげしく吐血(喀血)の止まない者は,この方の証ではない.」といっている.

### 9. 麦門冬湯加地黄阿膠黄連 (ばくもんどうとうかじおうあきょうおうれん)

肺結核で咳嗽とともに血を吐くものに用いる.この方は大逆上気という点に眼をつけて用いる.なお詳しいことは 17. 咳嗽・嗄声の項を参照.

### 10. 扶脾生脈散 (ふひしょうみゃくさん)

肺結核で喀血が止まず,衰弱が加わり,呼吸が苦しく,盗汗も出て,食欲のないものに用いる.瀉心湯や麦門冬湯を用いる場合よりも,一段と体力が衰微したものを目標とする.この方に白芨(びゃっきゅう)を加えると止血の効が更に強化される.白芨はしらんの球根である.私は庭に植えてあるので,必要に応じて用いることができる.

### 11. 人参湯 (にんじんとう)・四君子湯 (しくんしとう)

人参湯,四君子湯,六君子湯などを用いる出血がある.古人の経験では,人参湯を胃の出血に用いているが,私は肺からの出血に用いた例をもっている.いずれにしても,冷え性で,脈が沈遅,弦弱,遅弱などを呈し,顔色すぐれず,尿が稀薄で量が多く,唾液もうすくて,それが口にたまり,疲れやすくて,元気がないのを目標とする.軟弱無力の場合と,腹筋が緊張して板のようになっている場合とある.大便は軟便または下痢の傾向のことが多い.この方を用いる喀血は,はげしいものではなく,時をおいてわずかずつ出る.せきも少なく,強いせきも出ない.体温の上昇もない.この方は裏に寒があって出血するものに用いるから,裏に熱のあるときに用いる三黄瀉心湯や黄連解毒湯の証と区別しなければならない.

四君子湯は人参湯に茯苓と大棗とを加え,乾姜の代わりに生姜を入れたものであるから,この 2 方の目標にはほとんど大差はない.私はこの方を

胃潰瘍の患者に用いて著効を得たことがある．その患者は50歳位の男性で，2ヵ月ほど前から胃潰瘍の診断で治療をうけているが，いまだに少量ずつの出血がやまず，食欲もなく，次第に体力も衰え，歩行にも困難を感じるようになった．私が往診したときは，顔は蒼ざめ，下肢には浮腫があり，舌は米粥を塗ったように白く，脈は遅弱で，1分間に52至という状態である．腹部は軟弱で陥没し，臍部で動悸をふれる．腹部には自発痛はないが，心下部にやや抵抗があり，軽い圧痛がある．大便は3日か4日目に，自然便があり，軟らかい．肉眼では，それとは見えないが，潜血を証明する．5月だというのに，足が冷たく湯たんぽを入れている．起き上ろうとすると，めまいがくる．

こんな状態であるから，私は胃癌を疑った．そして予後を心配しながら，四君子湯を与えた．ところが，これを飲みはじめると，食欲が出る，浮腫が去る，元気が出る．出血もなくなる．そして2ヵ月後には外来として電車で1時間あまりのところから通院できるようになった．

この場合に，六君子湯も一応考えたが，補の力は四君子湯が強いので，補うことを主として四君子湯とした．

ここで『療治茶談』に出ている四君子湯の口訣をあげておく．

「四君子湯を用いる大事の口訣が1つある．唇の色に血色の少ない時は四君子湯の正面の証であると思うがよい．これは痔や下血の病人をみる時の口訣である．補中益気湯は手足倦怠の1つを目的にとり，四君子湯は面色の萎黄と唇の色の血色の少ないとの2つを目的にとって用いる．これが益気湯と四君子湯との区別である．益気湯でも顔色の萎黄がまったくないわけではない．四君子湯でも手足の倦怠がまったくないわけではないけれども，ただ口訣は10に10はなれず，動かない証だけを目的にするのである．これはまた口訣を学ぶ1つの心得である．名医方考に，上も下も出血がひどければ四物湯を与えてはならないと述べている．四君子湯は春と夏のようなものである．天地の間で万物を生ずるは春と夏である．また万物を枯らすは秋と冬とである．これは天地陰陽の常道である．諸種の出血で，唇の色をみて萎白ならば四君子湯を用いるがよい．」

ここで出血がひどくて，唇の色が白くなるほどに貧血しているものには，

陰を補う当帰, 川芎, 芍薬, 地黄の入った四物湯のようなものを用いないで, 陽を補う人参, 茯苓, 朮, 甘草の入った四君子を用いるがよいと述べているのは, 注目に値する.

ところで私は, この説を守って, 痔出血が長くつづいて, 貧血し, 動悸, 息切れ, めまいを訴え, 唇の色が白くなっているものに四君子湯を用いたが効なく, 四物湯と苓桂朮甘湯との合方である連珠飲 (れんじゅいん) を用いて著効を得たことがある. しかしまた四物湯を用いて止まらない痔出血に, 四君子湯加黄耆, 白扁豆を用いて効をとることがある. 陰陽虚実の鑑別は微妙であり, 判断に迷うことがある.

六君子湯は四君子湯に半夏, 陳皮の2味を加えた方剤であるから, 四君子湯の用法によく似ている.『勿誤薬室方函口訣』には「この方は理中湯 (人参湯) の変方で消化を助け食事をすすめる効がある. それ故に胃腸が弱くて, ここに水がたまって食欲のないもの, または大病後, 胃腸の機能が衰えて, 食事に味のないものに用いる. 陳皮, 半夏と組んで胃内の水をさばく効が一層強くなり, 四君子湯よりも広く活用される.」とある.

### 12. 四逆加人参湯 (しぎゃくかにんじんとう)

吐血, 子宮出血, 腸出血などが突然に起こって, しかもその量が多くて, 脈が緩弱または微弱であればこの方を用いる. ところが出血が多いのに, 脈が滑数 (かつさく) であったり, 洪大であったりすれば予後は悪いと思わねばならない.

後藤艮山は,「子宮よりの出血がひどくて, 手足が厥冷し, 冷汗が流れるものには, 四逆湯または四逆加人参湯がよい.」といい, 和田東郭は,「産後のひどい子宮出血にあえばこの方を用いるがよい. その功は他方の及ぶところではない.」と述べている.

### 13. 猪苓湯 (ちょれいとう)・猪苓湯合四物湯 (ちょれいとうごうしもつとう)

膀胱や尿道からの出血で, 排尿痛, 尿意頻数などがあればこの方を用いる. 腎膀胱結核からの出血に私は猪苓湯合四物湯を好んで用いる. 52. 排

尿異常の項を参照.

『橘窓書影』に次の治験がある.

「浅草中代地書物仕立師,三河屋八右衛門息年20余,尿血(血尿の出る病気)を患うこと3年ばかり,調子の悪い時は,小便が淋瀝して堪えられないほどに痛み,骨と皮ばかりにやせてしまった.その間多くの医者がいろいろと治療をしたが一向によくならないという.自分はこれに猪苓湯加甘草を与え,乱髪霜1味を温酒で呑むようにしたところ,10日もたたないうちに血尿もやみ,疼痛も軽くなり多年の痼疾もすっかり治ってしまった.」

猪苓湯に甘草を加えたのは,急迫を緩解するためである.乱髪霜(らんぱつそう)は頭髪の黒焼で,利尿と止血の効がある.私もかつて腎臓結核の患者に乱髪霜を用いたことがある.乱髪霜は1日3～5gでよい.霜は黒焼のこと.

## 14. 麻黄湯 (まおうとう)

かぜをひいて衂血の出るものに用いる.幼年のものにみられることが多い.『傷寒論』の「傷寒で脈が浮緊のものは発汗せしむるべきであるが,発汗せしめなかったため衂血が出るようなったものは麻黄湯の主治である.」という条文にヒントを得て用いるのである.

## 15. 小建中湯 (しょうけんちゅうとう)

虚弱児童で常習性に衂血を出すものに用いる.また紫斑病の少年の衂血に用いて効を得たことがある.

『金匱要略』に「虚労,裏急,悸,衂,腹中痛,夢に失精し,四肢痠疼(さんとう),手足煩熱,咽乾口燥の者は小建中湯之を主る.」とあるに,ヒントを得て衂血に用いた.虚労の虚は虚弱の虚で,労は疲労の労であるから,体質の悪い疲れやすい人,または平素は体質はよいが,無理を重ねて疲れたような場合が,この小建中湯を用いる目標の1つである.なお小建中湯では,腹直筋の攣急があったり腹がつれるような状態になったりすることがある.これが裏急である.また小建中湯証の患者は体力がないから,

動悸がしやすく，手足をだるがったり，また手足に気持悪い熱感を覚えたりする．口も乾燥しやすい．小建中湯を衂血に用いる場合にも，以上の症状を参酌した上できめるべきである．

### 16. 当帰建中湯（とうきけんちゅうとう）

この方に地黄3.0，阿膠3.0を加えて，処女の子宮出血に用いた．患者は16歳で，すでに1ヵ月あまり月経が止まらず，いろいろ手をつくしたがどうしても止まらない．止まりかけてはまた出るという．私は腹直筋の攣急と軽微の腹痛と下腹部の膨満および盗汗を目標にしてこの方を与えたところ，1週間の服用ですっかりよくなった．なお24．腹痛の項を参照．

### 17. 茵蔯蒿湯（いんちんこうとう）

この方は黄疸の薬として有名で，肝炎によく用いられるが，止血の効もある．詳細は7．黄疸の項を参照．

『生々堂医談』の治験をあげておく．

「京師，小川通二条下町，近江屋与兵衛の妻は，毎月，月経が17，8日も止まず，こんな状態が3年間もつづき，種々医薬を用いても治らないので，自分に治を乞うた．診察してみると，脈が細数で，からだの色は青白く，起き上ると喘鳴があり，小便が自然にもれる．それに動悸がひどくて，今にも死ぬのではないかと思われるほどである．そこで茵蔯蒿湯を作って与えた．ところがその夫はかつて製薬を職業としたことのある者で，少しばかり薬のことを知っているので，不思議がって，自分にたずねた．妻の病はもともと血症で発黄の症ではない．それなのに補血，調血の剤を与えないで，茵蔯蒿湯を与えるのは，どうしたわけであるか．こんな虚証を，この上更に茵蔯蒿湯で攻めるのは虚々の法で，そのため必ず死ぬにちがいない．どうしてこんなものを用いるか．そのわけをきかしてほしいと．自分が答えて云うのに，犀角地黄湯，芎帰膠艾湯の類は，前医がもう用いたところで一通りは，薬方と病症とが一致しているように見えるけれども，そうではない．それだからこそ，3年もの間，これらの薬を呑んでも，なお治らなかったのではないか．この茵蔯蒿湯をなぜ用いるかを簡単

にわかりやすく説明することはむつかしいがまあ一口に云えば，鬱熱をのぞけば血は自然におさまるという意味であると．その人はついに自分の言に信伏してこの方を服し，50日ばかりですっかり治ってしまった．」

黄疸の際には出血の傾向があり，これもこの方を用いる目標である．

## 18. 茵莉湯（いんけいとう）

これも茵蔯蒿を主薬とした薬方で，痔出血が長くつづいて，貧血，浮腫，動悸，眩暈，などのあるものに用いる．『橘窓書影』に「東台吉祥院弟子，恵雲房，下血が数ヵ月やまず面色は萎黄状となり，動悸がひどく，少し歩いても呼吸が促迫し，めまいがあり，四肢に軽い浮腫がある．前医は，これに地黄剤を与え，その症はますます増悪した．自分は先年，西遊の時，竹中文慶から伝授せられた茵蔯湯を与えた．すると数日で下血がやんで諸症がだんだんによくなった．」とある．

この方は五苓散の桂皮を去って，茵蔯蒿，荊芥，蒲黄，鉄粉を加えたもので，荊芥にも止血の効があり，三黄瀉心湯に荊芥を加えると止血の効が増強されるので，これで止まりにくい衄血を治したという例もある．鉄粉は近代医学の立場からみれば，貧血を治することになるが，古人は，これに動悸をしずめる効を期待している．

## 19. 温経湯（うんけいとう）

『金匱要略』に「おたずねいたします．女性が50歳ばかりの頃，数十日もの間，子宮出血がやまず，日暮になると熱が出て，小腹裏急（小腹は下腹，裏急は腹のつれる感じ）と腹満とがあり，手掌には煩熱（いやな熱感）があり，唇と口が乾燥しているのですが，これはどういうわけでしょう．先生はこれに次のように答えました．それは女性の病で，半産後の瘀血が下腹に残って去らないからこんな症状を呈するのです．その証拠は唇口の乾燥にあるのです．これは温経湯の主治するところです．」とあり，また方後に「また女性の下腹が冷えて久しい間妊娠しないのを治し，かねて子宮出血を治し，また月経が多すぎるもの及びその期になっても来ないものを治する．」とある．

これらの論によって，温経湯は，更年期の子宮出血，その他の子宮出血，月経の多いものに用いるが，その目標は，手掌の煩熱と唇の乾燥と下腹部の膨満または不快感にある．

『勿誤薬室方函口訣』には「この方は胞門虚寒（子宮の機能が衰えて冷えている）と云ふのが目的で，およそ女性で子宮が弱くて，月経不調，腰冷，腹痛，頭痛，下血等種々虚寒の状があるものに用いる．年50云々の文句に拘る必要はない．反って方後の主治によった方がよい．また子宮出血があって，唇口乾燥，手掌煩熱，上熱下寒（上半身がのぼせ，下半身が冷える）の状があって，腹部に塊物のないものを適応症とする．もし腹に塊物があって，快く血の下らない者には桂枝茯苓丸がよい．それよりも更に一段と重い者が桃核承気湯である．」と温経湯と桂枝茯苓丸と桃核承気湯との別を述べている．

次に『橘窓書影』の中の治験を1つあげる．

「郡山の北条弥一右衛門の妻は年は60であるが，月経がとまらず，時々汚い水がもれ，腰は冷えて，まるで氷か鉄をあてているようだという．医者は皆，これを診て，不治の症とした．自分はこれを診察して云った．身に悪寒も熱もなく，脈も虚数（力がなくて速い）ではない．また陰部に疼痛もなく，下り物にも悪臭がない．ことによると治るかも知れないと．そこで温経湯を与え，硫黄と龍骨の2味を丸として兼用した．これを10日あまりのむと腰に温みをおぼえ，下り物が減じ，数ヵ月たって，出血がとまり，普通の老婦となった．」

## 20. 白頭翁湯（はくとうおうとう）

25. 下痢の項で述べるように，血便を下す下痢にこの方を用いる．『時還読我書』にも「腸風（腸から出血する病気）下血の百治効なきに山松の白頭翁湯を用いて奇験を奏せしことしばしばなり．」とある．

## 21. 柴胡姜桂湯（さいこきょうけいとう）

肺結核で動悸，息切れ，咳嗽があり，喀痰に血がまじる程度のものに用いる．多量の喀血には用いない．

また山田業精は子宮出血に柴胡桂枝湯を用い，荻野台州は，肝臓よりくる吐血に大柴胡湯を用いている．これらはいずれも，その腹証を明らかにしてこれを用いる．

## 22. 奇 方

1) れんこん

れんこんの汁．これを喀血の止まない者に用いて，著効を得たことがある．1回にコップ1杯ほどを飲む．

2) もぐら

これは津田玄仙の推奨である．生きたもぐらの腸を取り去り，腹に紅花をいっぱいに硬くつめ込み，それを黒焼にして用いる．軽い出血なら，これを創口につけるだけでよい．大きな創だと，この薬を1つまみ，舌の上に置くとたちまち血が止まって，きずが治ることが速い．また吐血，衂血など，その他の出血には，内服して効がある．

3) 荊芥（ありたそう）

千金方に，この方を水煎して，九孔よりの出血に用いている．九孔とは，口，鼻，耳，眼，肛門，尿道を指している．有持桂里は，この方を衂血の止まない者に用いて著効があるという．そこでこれを黄連解毒湯や三黄瀉心湯に加えて止血の目的に用いる．1日量3ないし6gでよい．

## 9. のぼせ（逆上）

1. 瀉心湯・黄連解毒湯
2. 女神散・加味逍遙散
3. 桃核承気湯
4. 麦門冬湯
5. 苓桂五味甘草湯
6. 当帰四逆加呉茱萸生姜湯
7. 蘇子降気湯
8. 桂枝加竜骨牡蠣湯

"のぼせ"という言葉は，医学用語ではなくて，俗語であるが，患者の愁訴に，しばしば，この"のぼせ"を主訴とするものがある．そこで，ここでは，のぼせを主訴とするものに用いられる若干の処方をあげることにする．

### 1. 瀉心湯(しゃしんとう)・黄連解毒湯(おうれんげどくとう)

のぼせを訴え，顔面が酒でも飲んだように潮紅を呈し，気分がいらいらして落ちつかず，興奮の傾向があるものに用いる．これらの処方は，多血質のもの，高血圧症のものなどに用いる機会が多い．

黄連解毒湯は，瀉心湯の大黄の代わりに，山梔子と黄柏が入っているので，便秘の傾向があれば，瀉心湯を用い，不眠の傾向があれば，黄連解毒湯を用いるようにするとよい．

### 2. 女神散 (にょしんさん)・加味逍遙散 (かみしょうさん)

血の道症，更年期障害などの患者には，下肢が冷えて，顔がのぼせるというものがある．このような患者で，のぼせの症状が強く，動悸，めまい，不眠，便秘などがあれば，女神散がよい，またのぼせはさほどひどくはないが，肩こり，頭痛，めまい，不安感などのあるものには，加味逍遙散がよい．

### 3. 桃核承気湯 (とうかくじょうきとう)

筋肉のしまりがよく，栄養血色ともによく，便秘気味で，月経が少なかったり，月経困難症があったりする女性で，のぼせて，頭痛，肩こりを訴えるものによい．このような患者には，腹診によって瘀血の腹証を認めることができる．また，月経時に精神異常を呈するものがある．

### 4. 麦門冬湯 (ばくもんどうとう)

肺結核の患者などによくみられるが，頬が紅をさしたような色になり，のぼせを訴えるものがある．色の白い女性などにみられ，恥ずかしい時に頬を赤らめたような色になる．

このような患者には，麦門冬湯の適応症がある．

『金匱要略』には，「大逆上気，咽喉不利，逆を止め，気を下す，麦門冬湯之を主る．」とある．

### 5. 苓桂五味甘草湯 (りょうけいごみかんぞうとう)

脈が沈微で，足が冷えて，のぼせ，顔が酒に酔ったように赤くなり，頭に何かかぶっているようで，尿量の減少があるものに用いる．572頁に，この方を滲出性中耳炎に用いた例をあげてあるから参照するとよい．

『金匱要略』には，「手足厥逆し，気小腹より胸咽に上衝し，手足痺し，其の面，翕然として酔状の如く云々」と述べている．

### 6. 当帰四逆加呉茱萸生姜湯 (とうきしぎゃくかごしゅゆしょうきょうとう)

手足がひどく冷えるのに，顔は上気してのぼせるというものに用いる．このような患者は腹痛，腰痛，下肢痛などを訴えるものが多く，これらの症状は，寒冷によって増悪する．また，のぼせて，頭痛を訴えることもある．

古人が疝とよんだ病気には，下半身に寒があって，上半身に熱のあるものがあり，これに，この方が用いられる．

### 7. 蘇子降気湯（そしこうきとう）

下肢が冷えて，上気して，喘鳴のあるものに用いる．またのぼせて，衄血が出たり，耳鳴を訴えたりするものによい．263頁を参照．

### 8. 桂枝加竜骨牡蠣湯（けいしかりゅうこつぼれいとう）

からだは頑丈でなく，神経過敏で，ちょっとしたことで興奮し，のぼせるものに用いる．頭にふけの多いものがあり，頭髪のしきりにぬけるものにも用いる．

## 10. 脱　　毛

1. 小柴胡湯加牡蠣・大柴胡湯加牡蠣
2. 桂枝加竜骨牡蠣湯
3. 加味逍遙散

### 1. 小柴胡湯加牡蠣（しょうさいことうかぼれい）・大柴胡湯加牡蠣（だいさいことうかぼれい）

これらの方は円形脱毛症によくきく．私は小柴胡湯加牡蠣で，10数人の円形脱毛症を治した経験がある．服薬期間は数ヵ月から1年位でよい．

9歳の男の子．小柄で血色もすぐれないが，これというほどの大病にかかったことはないという．ところが約1年ほど前から，頭にはげができはじめ，それがどんどん広がるので，皮膚科の先生に注射と光線の手当をうけたが，少しも効なく，頭には数えるぐらいしか毛がなくなった．その上，最近では，眉毛までぬけたという．

患者はおとなしくて，元気がなく，食欲も少ない．腹診すると，軽微ながら，胸脇苦満がある．

そこで大人の半量の小柴胡湯に牡蠣2.0を加えて与えた．1ヵ月ぐらいたつと，小さい毛がボツボツ生え始め，血色もよくなった．3ヵ月ほどたつと黒い毛が大分生えてきた．6ヵ月ほどすると半分近く毛が生えた．そこで小柴胡湯の中の柴胡をためしに除いて用いてみた．すると，どんどん勢よく生えていた毛の発育が悪くなって，1ヵ月ほどたっても，新しい毛が生えなくなった．そこで，また柴胡を入れて用いてみたところ，1年後には，10円貨幣大の禿頭が2つ残ったきりで，真黒い毛が生えそろった．

そこで，もう大丈夫だろうと，服薬を中止していたところ，半年ほどたつと，またボツボツはげ始めてきた．そこでまた服薬を始め，こんどは，全く生えそろってからも半年ほど服薬をつづけた．

これですっかり円形脱毛症がよくなったばかりでなく，体格がみちがえ

るほどよくなり,よくいたずらができるようになった.

　円形脱毛症の患者で,まれに大柴胡湯を必要とするものがある.体格ががっちりしていて,便秘し,胸脇苦満が著明であれば小柴胡湯よりも大柴胡湯がよい.

### 2. 桂枝加竜骨牡蠣湯（けいしかりゅうこつぼれいとう）

　円形脱毛症ではなく,どことなくに脱毛が多く,のぼせて,ふけが多く,疲れやすいというものに用いる.

　『金匱要略』の桂枝加竜骨牡蠣湯の条下に,「夫れ失精家は,小腹弦急,陰頭寒く,目眩,髪落つ云々」とあるによったのである.小腹弦急は下腹で腹直筋がつっぱっている状で,陰頭は陰茎の先端である.しかしこれは男子に限らず,女子の脱毛にも用いる.

### 3. 加味逍遙散（かみしょうようさん）

　ぬけ毛が多くて困るという女性に用いて,効を得たことが数例ある.肝斑（しみ）があって,毛がぬけて困るという女性に,これを用いて,3ヵ月ほどで,肝斑もよくなり,毛もぬけなくなった.

# 11. 火傷・凍傷・打撲症・その他の損傷

1. 桂枝去芍薬加蜀漆竜骨牡蠣救逆湯
2. 四順清涼飲
3. 当帰四逆加呉茱萸生姜湯
4. 当帰芍薬散
5. 三黄瀉心湯
6. 桃核承気湯・桂枝茯苓丸
7. 鶏鳴散
8. 茯苓杏仁甘草湯
9. 走馬湯
10. 紫雲膏
11. 黄耆建中湯
12. 伯州散
13. 奇 方
   1) 菊花と紅花
   2) 芭 蕉
   3) ふ な
   4) やまももの木の皮
   5) 山椒の葉
   6) 小 便
   7) きゅうり

柴胡加竜骨牡蠣湯
中黄膏
白雲膏
破敵膏

甲字湯
紫円
備急円
帰耆建中湯

ここでは，火傷，凍傷，打撲症を始めとして，内服薬と外用薬とで治し得る程度のその他の損傷とこれらの後遺症について述べる．

## *1.* 桂枝去芍薬加蜀漆竜骨牡蠣救逆湯（けいしきょしゃくやくかしょくしつりゅうこつぼれいきゅうぎゃくとう）

この方はまた単に救逆湯ともよばれ，火傷によくきく．蜀漆が入手できない時は，これを入れないでも効がある．火傷ばかりでなく，コタツに酔ったとか，風呂に酔ったというような場合にもよい．辻元菘庵は，入浴中に，倒れて中風になったものに，この方を用いて治したという．

また灸の反応熱にもよくきく．

先年，私の家のお手伝さんが，台所で仕事中に，徳用の大形のマッチ箱に引火して，頭髪が燃えながら顔面に垂れ下って，火傷をしたことがある．そのときこの方を内服せしめるとともに，顔面一体に紫雲膏をぬったところ，30分後には疼痛が忘れたようになくなり，まったく，あとを残さずに全治した．

また近所の小さいお嬢さんが，手を沸騰中の味噌汁の中に入れ赤く腫れて，水疱を作り，泣き叫ぶのに，この方を内服せしめて，患部に紫雲膏をぬったところ間もなく静かになって，眠った．その後しばらく，この手当をつづけたところ，きれいに治ってしまった．

## 2. 四順清涼飲（しじゅんせいりょういん）

この方は『外科正宗』にあり，「湯潑，火焼熱極まり毒逼りて裏に入り，或いは外，冷水に浸され，火毒内攻して，煩躁，内熱，口乾，大便秘実する者を治す．」と，その主治を述べている．そこで『勿誤方函口訣』にも「この方は湯火傷の内攻して実熱ありて煩躁，便秘する者に用ふ．大抵は桂枝加竜骨牡蠣湯及び救逆湯にてよろしけれども，実熱の症は此方適当とす．」と述べており，また有特桂里も，次のようにこの方の効能を述べている．

「湯火傷の方は，救逆湯，柴胡竜骨牡蠣湯，四順清涼飲の3方ですむものである．証に随って撰用するがよい．その内，動悸もあり，物に驚きやすい状があれば，救逆湯，柴胡竜蠣の方を用い，それらの状のない時は清涼飲を用い，外から胡瓜の汁をぬるとよい．

救逆湯，柴胡竜蠣の2方は，火傷，湯潑，或いは灸にあてられたものにも用いる．その内柴胡竜蠣は胸脇にかかる気味がある．さて救逆湯の方論には，火逆に用いてあるけれども，いま試みてみるに，柴胡竜蠣の方がよくきくものである．それ故に湯火傷の類には，たいていは柴胡竜蠣を用いる．また灸にあてられて，ひどい場合は，発熱，悪寒，喘急して横に臥すことのできないほどのこともある．それらにも皆柴胡竜蠣がよい．清涼飲もよくきく方である．熱湯を頭からかぶって，熱がはげしく出たあとで，

痛みの出るものなどにはこの方がよい.」

また本間棗軒は,『瘍科秘録』の湯潑火焼の条で,雷に感電したものに,四順清涼飲を用いて,著効を得た例をのせている.

「夏の日,2人の者がつれだって歩いていた.途中で雷雨にあったので,走って帰ろうとしたところ,いなずまを見ると,その場に卒倒してしまった.しばらくたって,小便が出そうになって,眼がさめたところ,腰がぬけて立てない.耳も聞えない.からだ中が杖でなぐられたように痛い.そこで,はじめて,雷にうたれたことを知り,友達をよんだところ,地に伏したままで返事がない.よくみると,毛髪が焼け縮れて死んでいた.そこでたいへん驚き,人にたのんで,駕籠で帰って治を予に乞うた.診てみるに,脈が浮緊で,悪寒,発熱し,胸で動悸がして安眠ができない.舌に白苔があって,のどが渇く.雷は右のこめかみのあたりをうって,胸脇から下腹にぬけ,肛門と陰嚢の間を通り,左の股から委中（膝関節の裏面にある経穴）の通りを下り,踵まで,焦げて黒色に変じ,燉熱腫痛（炎症があって腫れていたむ）を起し,頭髪,陰毛ともに焦げて縮まり,火焼とちっともちがわない.うたれた通りは,着物も股引も竪に裂けていた.翌日になると,焼けたあとが全部水疱になり,皮膚が脱落し,膿が流れるようになった.しかし日を経るにしたがって,痛みも減じ,熱もとれて思ったより早く治った.治療は最初から四順清涼飲を用い,中黄膏,白雲膏をぬった.」

### 3. 当帰四逆加呉茱萸生姜湯（とうきしぎゃくかごしゅゆしょうきょうとう）

凍傷の内服薬として用いられ,著効がある.私がこれを用いるようになったのは,『温知医談』第23号に出ている織田貫の経験を読んでからである.この治験では当帰四逆湯を用いているが,私は当帰四逆加呉茱萸生姜湯を用いることにしている.この方は凍傷を治するばかりでなく予防の効もあるので,凍傷のできる時期をみはからって,2,3週間のんでおくとよい.また凍傷ができ始めてすぐにのんでも,ひどくならないで治す効がある.大抵の凍傷はこれで治る.なお患部に紫雲膏をぬると一層よい.

戦争中のことであったが，厚生省の技官や事務官に，漢方の話をしたことがあり，そのときこの当帰四逆加呉茱萸生姜湯が凍傷によくきく例を披露したところ，衛生局長が，その薬を100万人分作ってくれないか．いま飛行機製作所で，工具たちが凍傷で能率があがらなくて困っているという．私は材料の入手難で困っていますからというと，日本にないものかというから，大切なものが中国からの輸入ですよと，答えたことがある．

次に織田貫の説を意訳してみよう．

「凍風は俗に"しもやけ"という．外科正宗に，凍風は肌肉がひどく冷えたために，血のめぐりが悪くなって，肌の死ぬる病気であるという．凍傷には諸家に色々の治方があって，効がないわけではないが，これぞという神方があることをきかない．余が壮年の頃，西遊して，遠州見付駅の古田玄道翁をたずねたことがある．翁は厚く張仲景の方法を尊信して，傷寒論類弁という著述を残しているが，傷寒は勿論のこと，その他の雑病に至るまで，すべて，金匱要略と傷寒論によって治療せられた．翁の凍風の治療をみてみるに，当帰四逆湯を用いていつも速に治癒せしめる．そこでそのわけをたずねたところ，翁が云うのに，傷寒論の厥陰篇に"手足厥寒，脈細にして絶せんとする者は当帰四逆湯之を主る"とあるではないかと．そこで自分は大いに得るところがあり，その後，30年あまり，凍風にはいつもこの方を用いているが，必ず奏効する．

庚辰2年のことである．数寄屋町，呉服商，上総屋吉兵衛の妻は，年が30ばかりであるが，左の足の拇指と中指が紫黒色になって，くずれ，足の甲から膝まで色が変わって，悪寒したり，発熱したりして，ひどく痛み，昼夜苦しみ，眠ることも，食べることもできない．ある医者は，これを脱疽の類だと誤診して，いろいろと治療を加えたが一向に効がない．そこで主人がうろたえて，私を招いた．私はこれをみて，前に凍風にかかったことはないかとたずねた．すると多年これにかかったという返事．私はいった．これは決して脱疽の類ではない．凍風だ．誤治を重ねてこんなになったのですと．

そこで当帰四逆湯を与え，患部に破敵膏と中黄膏をぬったところ，1ヵ月あまりで全治した．これは凍風の最も重いものである．平坦で，紫斑が

あって，痒痛のある程度のものなら，4，5貼ものむと即効がある．まことに神方と云うべきである．」

### 4. 当帰芍薬散（とうきしゃくやくさん）

この方は婦人病からくる腹痛，妊娠中の腹痛，腎炎，痔疾，頭痛などに用いることについて述べた．ところで，私は，冷え症で，時々少しずつ子宮出血のある未婚の女性にこの方を与えたところ，たった1週間で手の凍傷が治ってよろこばれた．この女性は毎年凍傷に苦しめられていたが，その冬はとうとう凍傷にはならなかった．その後，2人の女性にこの方を用いて，著効を得た．1人は産後に，痔が起こって，疼痛を訴えるので，これを与えたところ，凍傷も治ってしまった．他の1人は月経困難症で，貧血があり，冷え症であったので，これを用いたところ，これもまた凍傷が治した．

当帰芍薬散も当帰四逆湯と同じく，当帰と芍薬が入っている．この2つの薬物の作用が凍傷に有効に働くのではないかと思う．

### 5. 三黄瀉心湯（さんおうしゃしんとう）

打撲，損傷の直後に用いる．この際には熱湯を入れて，2，3分間煮沸してすぐかすをこして，頓服として用いる．およそ打撲などの外傷をうけた時は，気が転倒しているので，これを用いて，気分を鎮めることが必要である．出血のある時はもちろん，出血のない時でも用いる．なお8．出血の項を参照．

有持桂里も「この方は実に打身，出血の一大妙方である．打撲すると，みな気が逆上して昏眩するものである，そのとき腹を診ると，みな心下にこばむものがあって，動悸があるものである．そのとき此方を用いて心下をくつろげるとよい．血が出ないものにもよい．血が出るものは，なお更よい．」と述べている．

## 6. 桃核承気湯（とうかくじょうきとう）・桂枝茯苓丸（けいしぶくりょうがん）

桃核承気湯は打撲のため皮下溢血を生じて，腫れ痛むものに用いる．ことに会陰部を強く打って，尿閉を起こしているものに著効がある．先年，一男性が火の見のやぐらで見張りをしていて，足をふみはずし，したたか会陰部をうち，尿道に凝血がかたまって，尿が出ず，困却しているものに，この方を与えたところ，1時間もたたないうちに，自然に排尿して治ってしまった．この時は1日分を1回に頓服せしめ，大黄，芒硝をそれぞれ6g用いた．この方を尿閉に用いたのは，『類聚方広義』に，次のようにあるのに教えられたのである．

「淋家（尿の淋瀝する人の意で，今日の淋病を指しているのではない）小腹急結（桃核承気湯の腹証．2.頭痛・顔面痛の項をみよ），痛み腰腿につらなり，茎中（尿道）疼痛し，小便涓滴も通ぜざる者は，利水剤の能く治し得る所にあらざるなり．此の方を用ゆれば則ち二便（大小便）快通し，苦痛，たちどころに除く．小便癃閉，小腹急結して痛む者，打撲疼痛して転側すること能はず，二便閉濇する者にもまたよし．会陰の打撲は速かに瘀滞を駆遂し，血熱を洗滌せざれば，即ち瘀血凝滞焮熱腫脹（炎症のためはれる）し必ず小便不通をなすなり．もし尿道焮閉，陰茎腫痛甚しきに至り，導尿管を用ゆること能はざれば徒に立ってその死を見るのみ．故にもしこの症に遭えば，二便の利，不利を問はず，早く此の方を用ひて瘀滞を駆り，熱閉を解すれば則ち凝腫，溺閉（尿閉）に至らず．是れ最小乗の法となす．」

2，3年前のこと，輸精管結紮の手術をうけたあと，下腹から両側の鼠径部にひどく腫脹，疼痛し，眠ることもできないという男性を往診した．診るとこの部は一体に溢血して黒く腫れ，指を少し触れても痛むという．そこで，小腹急結の証と診断して，桃核承気湯を与えたところ，その翌日から安眠ができるようになり，1ヵ月たたないうちに全快した．

桂枝茯苓丸も打撲などのあとの皮下溢血や疼痛などに用いられるが，桃核承気湯の場合よりも症状が緩慢なものを目標とする．原南陽は桂枝茯苓

丸に甘草と生姜を加えて，甲字湯と名づけて，打撲の後遺症に用い，浅田宗伯は桂枝茯苓丸に大黄と附子を加えて打撲による疼痛を治している．


### 7. 鶏鳴散 (けいめいさん)

　この方は大黄，杏仁の2味からできていて，『三因方』には，「種々の損傷で瘀血がとどこおりあつまって，こらえにくいほどに痛むものを治する」という．この方は元来，粉末にして酒でのむことになっているが，酒で煎じてのんでもよい．

　『積山遺言』に次の治験がある．

　「一男性，二十歳位，ある時，打撲して意識を失い，わけのわからないことを口走るようになった．腹をみると，膨満し，目には涙を流している．脈をみると力がある．そこで鶏鳴散を酒で煎じて与えたところ，蘇生した．蘇生後，再診してみると，舌には黄柏の粉を塗ったような苔がつき，呼吸は促迫し，胸はふさがったように苦しく，頭は裂けるかと思われるほど痛いという．そこでまた前方を与えたところ，黄色の水を茶碗に2杯ほど吐いた．吐いたあとは胸の気持もよくなったというので，つづけて5，6貼ものましめてから，腹を診たところ，圧痛を訴えるので小承気湯を与えた．すると穢物を2日間も下して全快した．」

　ここに腹に圧痛があったので，小承気湯を与えたとあるのは，『金匱要略』に，「腹満して，これを按じて痛むものは実であり，痛まないものは虚である．」との理論によって，実と判断して，小承気湯で下したのである．しかし，腹部が膨満していて，圧痛があるものにも虚証があって，下してならないものがある．例えば，腹膜炎などには下してよいものは，ほとんどないからである．


### 8. 茯苓杏仁甘草湯 (ぶくりょうきょうにんかんぞうとう)

　この方は，『金匱要略』の方で「胸痺，胸中気塞，短気，茯苓杏仁甘草湯之を主る．」とあって，胸が塞がったように痛んで，呼吸の促迫するものに用いる．ところが『千金要方』には，「瘀血があって，物忘れをし，人

の声を聞くのをいやがり，胸がつまって，呼吸の促迫するものを治す.」
とあり，和田東郭は，この論にもとづいて，打撲後の癎症疑似（神経症）
のものにこの方を用いている.

　有持桂里は，打撲後，疼痛はほとんどよくなったが，歩くときに息苦し
がるものは，瘀血がまだつきていない証拠である．このような時には瘀血
を下す薬を用いても効がない．この方を用いるとよい．また打撲の後に健
忘症になって，癎症のようになるものはまれであるが，息苦しがるものは
多いと述べている.

## 9. 走馬湯（そうまとう）

　この方は巴豆を主薬とするはげしい薬であるが，一時の急を救うために
頓服として用いることがある．打撲のため，または高いところより墜落し
たりしたため，悶絶しているようなときに用いられる.

　『積山遺言』に，次の例がある.

　「一女子が高いところから落ちて，気を失い，物も言わず，人事不省と
なった．脈をみると，ほとんどわからないが，腹をみると，大きな塊状の
ものがみずおちにつきあがってくる．皆難治であるという．ところが，1
人の医者が，これを診て，これは瘀血の衝心ではなく，水気が上を攻めて
いるのであると云って，急に走馬湯を与えたところ，水の様に下ること三
昼夜に及んだ．そして初めて眼を開き物を言うようになって，ついに全治
した．」

　走馬湯の代わりに紫円，備急円などを用いることもある.

## 10. 紫雲膏（しうんこう）

　一名を潤肌膏といい，凍傷，火傷，擦過傷，打撲傷などに塗布して，ま
ことによくきく．火傷の軽いものはこれをぬるだけでよい．先年茨城県知
事の家で診察をしていた時，台所で女の悲鳴をきき，びっくりしてたずね
てみるとてんぷら油がとびちって，お嬢さんが，顔，手などに火傷をした
という．そこで持合せの紫雲膏をぬってあげたところ，たちまち疼痛を忘
れ，あとも残らずに治ってしまった.

この話をきいて、その膏薬の奇効におどろいて、茨城から火傷の患者が何人かたずねてきたことがある。

またスキーで転倒して、顔の皮をすりむいたものに用いて、たちまち治ったこともある。凍傷にもよくきくので、夜間、寝る前に幹部に、よくすりこんでおくとよい。

また切瘡にぬると、化膿を予防し、速やかに治癒する。また下腿潰瘍その他肉芽の発生状況のよくないものに用いると、治癒を促進する。

## 11. 黄耆建中湯（おうぎけんちゅうとう）

肉芽の発生をよくし、瘡口の癒合を促進せしめる目的で、損傷後に潰瘍となったもの、瘡口の癒合がはかばかしくないものなどに用いる。この時に伯州散を兼用したり、紫雲膏を塗布したりする。

またこれに当帰を加えて帰耆建中湯として用いてもよい。

## 12. 伯州散（はくしゅうさん）

清潔な切創には、これを塗布して包帯をするだけで、止血し、化膿せずに、2、3日で治る。しかし黒焼が入れ墨のように残ることがあるので、注意してほしい。また栄養のよくない潰瘍や瘻孔には内服させて効がある。またとげがたってぬけない時に、これをのむと、とげがぬけること奇妙である。なお 12. 化膿症・その他の腫物の項に、用法の詳細を述べてあるので参照してほしい。

## 13. 奇　方

### 1) 菊花と紅花

山田業精が『和漢医林新誌』第176号に、"打撲治験"と題する一文を発表している。この中に菊の花と紅花の湿布で著効を得たことを述べているので、意訳してみる。なおこの治験に柴胡姜桂湯や抑肝散を用いた例も出ている。奇方ではないが、ついでに引用しておく。

「本郷3丁目の志母谷氏の母は六十歳である。かつて縁側から落ちて、したたか前額を打ち、その部が腫痛していたが、2、3日で腫がとれた。

ところが左の眼瞼の周囲が紫黒色になった．そこで私に治を乞うので，紅花と菊花の2味を等分に合わせて，濃煎して温湿布したところ3日ですっかりよくなった．

また神田蠟燭町の石川善八の娘，45歳は，ある日，車に乗ろうとしていて，誤って転倒し，面部を打って，そこに紫黒色の斑点ができた．そこで前と同じもので湿布したところ，その斑点は全部なくなった．

近聞寓筆をよむと，打撲跌損傷を治する秘方があり，重傷で死に瀕するようなものでも，まだ脈さえあれば，これがのどを下れば蘇生するという処方をあげている．それは11月に野菊の花を，枝も葉もつけたままでとって，陰干しにしておき，必要なときに，野菊の花1両に，童便と無灰酒を夫々1椀ずつ加え，煎じてあついものを呑むとある．

前文の治験はこれによったのである．外用と内用とは，ちがっているけれども，敗血を散らす理は1つである．

また本郷元町2丁目消防夫，鈴木鉄五郎と云う者，年は62である．かつて屋上から墜ち，強く左の脇肋を打撲し，ひどく痛むので，私を迎えた．そこで鶏卵の白味をつけたところ，数日でその疼痛が軽くなったが，起臥するたびに，ひきつれ痛み，息を吸うたびにも攣痛する．しかもしきりに咳をするので，左脇下が膨満して苦しい．そこで，再診するに，脈が沈遅で緊を示し，舌上には苔がなく，食欲は平生と変わらない．左脇下は痞鞕して動悸があり，気分がふさいで外出するのをいやがり，毎夜盗汗が出る．大小便は平生と変わらないが，尿の色が少し赤い．よって柴胡姜桂湯加芎薬を与えたところ，3日で大効があり，遂に全治した．

また丸山田町ののこぎりの目立職，棚橋清次郎の妻は年が30ばかりであるが，かつて夫に打擲せられ，腰から背，脇まで疼痛して，堪えがたく，せきが出て，呼吸が促迫し，悪寒発熱し，盗汗，不食，二便不利があり，その上，奔豚気のように時々下腹から心下につきあげてくると云う．診察してみると，脈が沈緊で舌上に白苔があり，心下が石のように硬い．そこで柴胡姜桂湯合茯苓杏仁甘草湯を与え，卵白を痛むところにぬったところ，5，6日で全治した．

この他にも打撲に関する治験がたくさんあったが，備忘録中に記載して

おかなかったので，姓名，年齢，歳月を忘れたから，ここにかかげることができない．今心おぼえで言うに，一男子，5，6歳，豚児と遊戯をしていたところ，外から1人の児が来て，竹杖でその児の頭部をなぐったので，すぐに倒れて気絶しそうになった．そこで冷水をそそぎかけたところ蘇生した．ところが，次に耳と鼻からも出血した．私はこれに抑肝散加菊花を与えて全治せしめた．菊花が頭痛に功のあることは人の皆知っている所であるが，打撲に用いることは知らないものがある．」

2) 芭 蕉

一切の打撲の症に，葉茎ともにきざみ，煎じてのむ．または主方に加えて用いてもよい．

この方は津田玄仙の経験である．

3) ふ な

打撲折傷を治するに，小さい生きたふなが効がある．先ずふなをすりつぶし，骨のあらいところを去って，砂糖をまぜてねって，患部につける．汁が出て治る．骨を損傷した場合によくきく．

4) やまももの木の皮

枯礬（焼明礬）1，楊梅皮（やまももの木の皮）5，黄柏10，以上の3味を粉末にし，酢でねって患部にぬる．この方は有持桂里も推奨し，次のように述べている．「以上を末にし，紺屋のりでねって，紙で被う．重いものは布で巻いておく．この方は難波の骨接の家で用いる薬である．紺屋のりは，石灰ともち米とで作ったものである．この方は打撲のつけ薬である．またこの方は酢などでねってつけてもよい．この方は腫れ，痛みなどにつけてよい．打撲の諸症には楊梅皮が効あり，骨をちがえたところにぬってもよい．

5) 山椒の葉

蜂やさそりにさされた時には山椒の葉をもんで，その汁をすりつけるとすぐに痛みがやみ，腫れが消える．これは有持桂里の推奨である．

6) 小 便

『千金要方』に，打撲損傷によって，悶絶したもの，高いところから落ちて仮死状となったものなどに，口をわって小便をのますと，たちまち蘇

生するとあり，また薛己という中国の名医も，車が転覆して，地に倒れてうなっているもの 7 人に，小便をのましたところ，たちまちよくなって，何の事もなくすんだといい，有持桂里も，この方を推奨して次のように述べている．

「高い処から落ち，或いは重い石などにひしがれ，気絶したものには小便を呑すか，或いは小便を口に入れてやるとよい．また車礫といって，車にひしがれることが京師などにはままある．これに用いる尿は大人のもの，小児のものをえらばずに何でもあり合せのものでよい．しかし千金方などにある小便は童便（小児の尿）のことで，これが打身によいことを列記してある．打撲に小便を用いることは諸方書にのべてある．小便は打撲によいもので，俗間でも打撲したところを小便に浸しなどするが，これを内服せしめる方がよい．出血している場合でも出血していない場合でも，ともによい．」

この小便をのます方法は，登山家などが知っていると便利である．

7) きゅうり

湯火傷には胡瓜（きゅうり）の絞汁を患部にぬると神効があるとのべて，有持桂里はさらに，次のようにのべている．

「湯火傷のつけ薬にはいろいろあるが，胡瓜の汁をつけるが最もよい．しかし生の胡瓜がないときは，胡瓜の塩づけにしたものでもよいから，水に浸して塩を出し，その胡瓜をもんで汁をとってつけても効がある．これは俗間でもすることである．また生の胡瓜を壺に入れて貯蔵しておくと，胡瓜水になっているからその水をつけてもよい．」

# 12. 化膿症・その他の腫物

1. 十味敗毒湯
2. 托裏消毒散
3. 内托散
4. 黄耆建中湯
5. 伯州散
6. 排膿散・排膿湯
7. 小柴胡湯
8. 大柴胡湯
9. 大黄牡丹皮湯・桃核承気湯・桂枝茯苓丸
10. 十六味流気飲
11. 紫根牡蠣湯
12. 五物大黄湯
13. 奇　方
    1) 露蜂房
    2) あかめかしめ

葛根湯
荊防敗毒散
千金内托散
内疎黄連湯
三黄瀉心湯
黄連解毒湯
調胃承気湯
先鋒膏
神功内托散
破敵膏

紫雲膏
帰耆建中湯
十全大補湯
帰脾湯
補中益気湯
麦門冬飲子
芍薬甘草附子湯
托裏消毒飲（万病回春）
黄耆建中湯

　ここでは，癤，癰，皮下膿瘍，リンパ節炎，乳房炎，瘰癧，寒性膿瘍など，肉眼で外部から望見し得る化膿性の諸病を主とし，その他漢方治療の可能な腫物などについて述べる．

　漢方医学は，今日のような外科手術の発達しなかった時代に完成したので上記のような病気の治療も，内服薬を主とし，これに外用薬を併用する程度であった．

　明代の名医，陳実功の著した『外科正宗』には，「体表の病気は必ず体内にその原因があるから，その治療は内科的処置を本とし，外用薬は従と

してこれを用いよ」と述べている．したがって今日でいうところの外科的な疾患でも，その治療に際しては陰陽虚実の別を明にして，その処置をしなければならないと述べている．陰陽虚実の説明は，"読者のために""術語解"の項参照．

花岡青洲のような漢蘭折衷の外科の大医ですら，その著『燈下医談』の中で，「およそ外科の治療を施そうとする者は，先ず内科に精通しなければならない．例えば瘍瘡の患者にも，陽虚のものがあり，血虚のものがあり，気血ともに虚しているものがあるから，これを診断して治術を施し，薬を与えると，速に常態に復するものであるが，これらの区別を無視して，外治だけを施しても，中々治りにくく，治りにくいばかりでなく，いつまでも治らないで，ついには死に至るものもある．だから医者は気血の虚実を診断するために，内科に精通しなければならない」という意味のことを述べている．

化膿性の腫物の治療の一般法則を知るには，古人が，癰疽，疔瘡などとよんだ病気の治療法を知るのが，一番の近道である．そこで，次に本間棗軒の『瘍科秘録』の中の癰疽と疔瘡の中から，その一部を引用して，化膿性腫物の治療法の概要をみてみよう．

「癰疽の名は古く孟子に出ている．歴史にもまた多くみられる．医籍では第1に『素問』にのせて癰腫と連称している．『霊枢』にも癰疽篇があって，初めて癰と疽とを2つに分けて，その症候を弁じている．『病源候論』になって，この癰疽の2つの別を審かにしている．癰というのは，六腑の気がふさがって起こり，疽は五臓の気がふさがって起こるというのが古今の通論であるけれども，『霊枢』では疽というものは，上の皮が夭にして堅く，疽の上は牛のうなじの皮のようであり，癰というものは，その上の皮が薄くてつやがあるといっており，この文で癰と疽の差別はつくされている．

癰疽は諸種の瘡瘍の巨魁であるから，癰疽の診法をよく会得すれば，諸種の瘡瘍の療治も自らできるようになるから，とくと注意して診察するがよい．一体，癰疽というものは，もとは一毒であるが，人身の虚実によって癰となったり疽となったりするものである．それは傷寒に陰証と陽証と

の別があると同理である．

　癰はまた壅とも書き，壅塞の意である．気血が壅塞して腫れるのである．その毒は浅くて膿みやすく，おさまりやすい．すなわち陽証である．平素，あぶらの多いもの，酒，肉などをあくほどに食べるものは，気血が自然と凝滞し，循環が悪くなって起こる．少壮の者に少なく，老大の人に多いのも，老衰して気血の循環が悪くなるからである．およそ人は5，60歳になって，やせる頃に，却って肥満してくる者は，癰を発しやすい．これも気血のめぐりが悪くなって壅滞するからである．胸腹へも，四肢へも発して，処は一定しないけれども，背脊に発するものが多い．それ故に発背の名がある．初起は一通りの熱癤（ねぶと）のようであるが，瘡頭にぶつぶつとして粟米のような小瘡ができ，浅くちょこちょこと膿をもち，痛痒して格別のものには見えない．ただ背が重くて，5，6百匁のものを負うた心地のするものである．これが他の瘡瘍とちがうところである．また1，2日の内に急に膿をかもして，熱をもって腫れ痛み，灼くようでもあり，刺すようでもあり，周囲が赤くくまどって四辺にひろがり，背脊一体に及ぶものもある．脊骨を避けているものは軽く，脊骨をまたぐ者は重い．

　悪寒，発熱して，ちょうど傷寒のようで，脈は浮数となり，頭痛がし，項部が強ばり，或いはのどが渇き，或いは舌に白苔を生じ，或いは乾燥した黒苔を生じ，或いは自汗，盗汗の出るものもある．痛のひどい時は，胸脇までも痛み，食欲がなくなり，日夜苦悩して安眠することができない．14，5日もたつと，化膿して小瘡から膿管になって膿が出るようになり，四辺からそろそろとおすと膿が少し出る．膿管は初めは小さいが，だんだん大きくなり，孔がいくつもできる．その形を蓮子発とか蜂巣発などと名づける．以上あげたところの症候は癰の常式で治りやすい場合である．もし15，6或いは18，9日になっても，未だ化膿のきざしがなく，その毒がいよいよ増劇し，瘡頭が硬くて鍼刀もたたないほどで，強いて切開しても，稀水（うすい水）ばかり出て，稠膿は出なく，潤沢を失い，その毒は却って四肢へ流注して漫腫し，或いは手足まで気血が凝滞して紫暗色となり，爪の甲までも青藍色になるもの，或いは精神昏迷し，呼促が促

迫し，或いは煩躁して眠らず，或いは嘔吐して水も薬もともに下らず，或いは急に羸痩するなどの諸症は険症で難治である．『外科正宗』にも五善七悪の歌をのせてあるから，熟読して知るがよい．

疽は沮隔の義で，これも気血が沮隔して腫れるのである．その毒は深くて膿みにくく，おさまり難い．すなわち陰証である．極めて治りにくい．初起はとかく緩証で軽く見えるものである．腫も少なく，皮膚の色もわからず，或いは変わっても，色がうすくて紅味がなく，痛も軽く，少し悪寒があるだけで，発熱もしない．瘡頭は硬くて膿になりにくく，日がたってから，筋骨にまで徹るような疼痛が来て，そこで初めて腐化し，藍靛（あいはな）のような臭気がある．稀膿が出る．そして神思欝々として日をひき，腐敗はいよいよ深くなって筋骨にまでも及ぶものである．しかし腐肉も臭水も中々尽きず，食欲もなくなり，日に日にやせて，脈は微数となり，盗汗も止まず，ついに死に至るものである．

治法は，初発，悪寒，発熱，頭痛，項部緊張などの表証があるものには，葛根湯，荊防敗毒散，十味敗毒散を選用して専ら発表するがよい（発表とは体表から毒を排除することをいう）．やや化膿の傾向があれば，千金方の内托散がよい．伯州散を兼用することもある．大青竜湯の証もあるけれども，癰疽には石膏を禁ずる．やむを得ず用いるときは石膏の量を少なくするがよい．どれほどの稠膿でも，石膏を多く用いると稀膿になるものである．そのときまた人参，黄耆の入った方を用いると稠膿になるものである．14，5日たって，便秘し，口舌乾燥し，或いは黒苔になり，或いは渇して冷水または果実を好み，腹満，譫語等を現すものには，内疎黄連湯，大柴胡湯，三黄湯（三黄瀉心湯），黄連解毒湯，調胃承気湯を選用するがよい．膏薬は先鋒膏を貼り，瘡頭に灸をすえるがよい．癰疽に灸を用いることは古の遺法で，『霊枢』に癰発すること4，5日，すみやかに之を焫（やく）と見えている（次に切開の術式があるがこれを省略）．

切開の後は，托裏消毒飲がよい．もし膿が稀薄であれば千金の内托散を用い，もし腐肉が除き難く，稀膿ばかり出て，漸々に腐敗が深くなり，脈微弱，身体羸痩，微悪寒などあるものには神功内托散を用いる．日数を経れば，腐肉が自然に分離して綿のようになるから，そのとき瘡中をよく掃

除してから破敵膏を瘡の浅深凸凹に従ってぬる．肉芽が上ってきて瘡面が浅くなったところで，紫雲膏をぬる．もし紫雲膏をぬって，肉芽が急にできて，軟い肉なら，また破敵膏で，その軟肉を去るがよい．

腐肉も去り，膿もつき，ただ気血が消耗して盗汗の多く出るものには，帰耆建中湯，十全大補湯を与えるがよい．或いは癰が全愈してのち，気力が回復せず健忘状態になることがある．そのときは帰脾湯，補中益気湯の類がよい．また口渇のはげしいものには麦門冬飲子を用い，四肢攣急するものには芍薬甘草附子湯がよい．これは体液が枯渇したからである．食事は療治中は勿論，治ったあともつつしむがよい．酒，肉，すべてあぶらこい魚類はよくない．なかでもそばと麻油の2品は格別に害がある．」

『瘍科秘録』の癰疽の条では，以上のように述べているが，疔瘡の条には，次のように述べている．

「疔は『素問』に高梁の変は，足に大丁を生ずと見えて，丁の字が古文である．疒に従うのは後世のことである．隋，唐の頃までは，皆丁の字を用いた．元明の頃から疔の字を用いる．単に疔と称し，或いは疔腫，或いは疔瘡と云ふ．『病源候論』には，初め起こる時，突如として丁蓋のようであるから，これを丁瘡と謂ふと説明している．

この病は至って険症で，旦夕の間に死生が分かれる．また顔面に生じて，容貌が奇異に変じ，瘡色も色々にかわるものであるから，先賢はその形状によって種々の名称をつけた．巣元方は10種を分ち，孫思邈は13種を分ち，李東垣は23種を分ち，申啓玄は34種を分けた．近世になってからは，名称がますます多い．しかし実際は一病であって，こんなに種類の多いものではない．

疔と癰とは本は一毒で同病であるけれども，そのできるところがちがうので，軽重を異にし，証候も同じでない．例えば梅毒でも，一毒ではあるが，下疳と便毒（横痃）とは証候を異にし，軽重が同じでないようなものである．癰が顔にできれば疔の証候を現し，疔が背にできれば癰の証候となる．」

この疔の治療も，癰に準じて行えばよいので，ここには引用しない．

次に個々の処方の用法について，述べることにする．

## 1. 十味敗毒湯（じゅうみはいどくとう）

有持桂里の『方輿輗』に出てくる十味敗毒湯は，羌活，桔梗，川芎，枳実，柴胡，荊芥，防風，連翹，甘草，金銀花で，荊防敗毒散中の独活，前胡，茯苓薄荷を去ったものである．また華岡青洲の十味敗毒剤は，荊防敗毒散中の羌活，前胡，連翹，枳殼，金銀花，薄荷を去って，桜茹を加えたものである．桜茹というのは，桜の幹のあま肌の部分を削ったものである．本間棗軒はこの十味敗毒剤を十味敗毒散とよび，浅田宗伯は桜茹を樸樕に代えて，十味敗毒湯とよんでいる．樸樕というのは，土骨皮のことである．私は桜茹を樸樕に代えたものに，連翹を加えて用いているが，以上あげたものは，いずれも大同小異で，その目的とするところは同じである．

この方は，癰，癤，リンパ腺炎，乳房炎その他の炎症性の瘡腫の発病初期で，悪寒，発熱があって，腫れ痛むものに用いる．有持桂里は，十味敗毒湯は，癰疽，疔腫，一切の瘡毒，焮痛，寒熱，脈緊の者を治すといい，このようなところへ，葛根湯，葛根加大黄湯，葛根加朮附湯などを用いても具合の悪いもので，この敗毒湯にまさるものはないと述べている．

私もこれらの病気に葛根湯を用いて効のなかった例をもっている．しかし棗軒も述べているように，癰や疔の発病初期で，悪寒，発熱を主訴とする時期には，葛根湯を用いてよい場合があると思う．

次に十味敗毒湯を用いた例をあげる．

患者は67歳の男性，やや肥満した色の黒い体格で，高血圧症と，腹部膨満があり，大柴胡湯を服用して，初診時160—100の血圧が140内外—90内外になっていたが，10日間ほどの旅行から帰って，数日たった頃，臍の上で，やや左によったところに，小さい癤のようなものができた．あまり痛まないので薬店で，吸出し膏薬というものを買ってきてつけておいた．するとだんだん痛みがひどくなり，周囲が赤く硬く腫れてきたという．診てみると鶏卵大の癰である．軽い悪寒があり，体温は37度8分ある．脈は浮大である．私はこれに十味敗毒湯加連翹を与え，平素から便秘しているので，大黄1.0を加えた．2日間ほどは，夜も眠れないほど痛んだが，3日目に，小さい口が3つほど開いた．すると，やや楽になった．しかし膿

はいくらも出ない．手もとに，破敵膏がなかったので，青木の葉を単軟膏で煮て作った膏薬をはった．5日目には創頭一面に口があいたが，体温は38.0になった．少し不安になったが，十味敗毒湯をつづけた．すると翌日は体温も下り気分がよくなった．創面からは，どんどんと膿が出て，10日目には，苦痛を忘れた．そこで紫雲膏をぬることにした．内服薬は十味敗毒湯で押し通したが，17日目からは紫雲膏だけにした．かくて40日足らずで全治した．

この際，内托散なども考えたが，意外にどんどんよくなったので，内服薬は十味敗毒湯だけしか用いなかった．

次の患者は32歳の女性，左の拇指に怪我をしたところが化膿し，そのため腋下のリンパ腺が腫れて痛み，悪寒，発熱を訴える．そこで拇指には紫雲膏をぬって，十味敗毒湯を与えたところ，翌日は悪寒も発熱もとれ，2，3日でリンパ腺の腫脹はそのまま消散した．

十味敗毒湯はまたフルンクローヂスによくきく．

36歳の女性，1年中顔面，項部などに癤ができている．1つ治るとまたできるので，いろいろ抗生物質やペニシリンなども用いているがよくならないという．患者は中肉，中背で，血色はあまりよくない．糖尿病はない．商売柄，毎夜酒を少しずつのむという．

私はこれに十味敗毒湯を与えたが，1ヵ月ほどのむと癤の出るのがやんだ．そこで休薬していたところ，1ヵ月ほどたつとまた出始めたので，更に3ヵ月ほど服薬をつづけて全治した．

次の例は，慢性湿疹の患者で，瘙痒がひどくて，かきむしったため感染して項部に癤が2個できて，ひどく痛むという者に，十味敗毒湯を与えたところ，はげしい瞑眩（めんげん）を起こして治癒した例である．

患者は43歳の男性，3年前に胆嚢を摘出した．その前から湿疹があったが，近年はとくにひどく，顔面，後頭部，項部，上腕，季肋部，大腿内側などにひろがりかゆくてたまらない．ところが4，5日前から項部と左耳の後に，1つずつ大豆大の癤ができて枕をすることができないという．

湿疹は赤味を帯びた麻の実大のものでやや隆起し，ところどころ集合して結痂を作っている．癤のまわりはひろく坐をとり硬く，古人が疔とよん

だものである.

　私は湿疹も癤もいっしょに治るだろうといって十味敗毒湯を与えた．ところが，この夜の7時すぎ，患家から電話があり，主人が帰宅後，薬を煎じて飲んだところ，1時間ほどたつと急に苦悶を訴え，どうしたものかと心配した．しかしその時は半時間ほどで楽になった．夕方また1服したところ，7時頃より，もう死ぬ，もう死ぬというほどの苦しみで，先年ペニシリンでショックを起こした時のような苦しみだという．私は困った．患家は遠い．そこで，とにかく近所の医師に至急診てもらってくれといって電話を切った．その夜，私は今に電話がありはしないかと，びくびくしながら寝た．

　翌朝7時に患家から電話があった．おかげさまでという挨拶．私は安心した．その時の話によると，近所の医師が往診に出て留守なので，診てもらえず1時間ほどたつと，病人は眠ってしまった．すやすやと眠ってしまったので，そのままにしておいた．すると，夜中に枕がぬれたというので，診てみると，2つの癤がつぶれて，今までの苦痛はどこかへ消えたという．

　こんな風にして，癤は治ったが，湿疹の方は，3年後にまだ全治に至っていない．

　これは瞑眩を起こして，急速に病状が軽快した例である．瞑眩とよばれる症状は，病気が回復に向かう際に現れる反応であるが，それと，よくない副作用との区別がむつかしい．あとでは分かるけれども，患者が苦しんでいるときに，それを瞑眩とみるか，悪い副作用とみるかは，必ずしも容易ではない．

　ことに附子の入った薬方を用いる時は，中毒症状として，頭痛，動悸，逆上感，しびれ感などを訴え，はげしい時は，嘔吐，痙攣を起こして，死亡するに至るのであるから，瞑眩だとして簡単に片づけてはならない．

　なお十味敗毒湯については51．搔痒・発疹・変色のある皮膚の項を参照．

## *2.* 托裏消毒散（たくりしょうどくさん）

　托裏消毒散と托裏消毒飲とが混乱してしまっているので，先ずここでそ

の区別を明らかにしておく必要がある．托裏消毒散とよばれる処方は『外科正宗』に出てくるもので，人参，川芎，芍薬，黄耆，当帰，朮，茯苓，金銀花，白芷，甘草，皂角刺，桔梗の12味からなり，托裏消毒飲とよばれる処方は『万病回春』に出ているもので，朮，茯苓，芍薬，人参，甘草がなく，防風，穿山甲，栝楼根，陳皮の4味が入っている．ところで，福井楓亭，百々漢陰，華岡青洲，本間棗軒，浅田宗伯らの我国の一流の名医が『外科正宗』の托裏消毒散を托裏消毒飲とよんでいる．甚だしいのは，『古今方彙』で，托裏消毒飲（万病回春）として，乳病の部では『外科正宗』の処方をあげている．おそらく原典をみずに，孫引きによったための誤りであろう．そこで項の冒頭で引用した本間棗軒の所説に出てくる托裏消毒飲も，回春のものではなく，実は正宗の托裏消毒散である．私も最近まで，この区別を弁じなかったので，『漢方診療三十年』には，托裏消毒飲として『外科正宗』の処方をあげている．本書の引用文でも，これが混乱しているので，回春，正宗として，これを区別すべきであるが，矢数道明氏の治験に出てくるものだけが『万病回春』の托裏消毒飲で，その他はすべて托裏消毒飲とあっても，『外科正宗』の托裏消毒散であるから，そのつもりでよんでいただきたい．この2つの処方の差は，正宗の方が，一段と体力が弱って虚証になったものに適しているが，その目標は大体同じである．

　『外科正宗』は「托裏消毒散は，癰疽すでになって内消するを得ざる者を治す．よろしくこの薬を服して以って之を托すべし．未だ成らざる者は消ゆべし，すでになる者はすなわち潰れ，腐肉去りやすく，新肉生じやすし．」とある．これによって，この方を応用する．別に癰疽に限らず，化膿性の諸瘡ではかばかしくないものによい．

　さて，托裏消毒散については，項の冒頭で引用したように，本間棗軒は，「切開の後には托裏消毒飲がよい．もし膿が稀薄であれば千金の内托散を用いる．」といっているが，切開の前に，この方を用いることもある．皮下膿瘍，リンパ腺炎などで，すでに化膿してしまって，近代医学の立場では切開の外に，方法のないような時に，この方を内服させて自潰して治ったり，そのまま膿が消散して，数日で全快することがある．27．痔のいた

み・かゆみ・脱肛の項（378頁）に述べるように，肛門周囲炎で，膿が白く望見できるものに，この方を用いて消散させたことがある．私の経験では，自発痛，圧痛ともに軽いものによくきく．疼痛のはげしいものにはよくないようである．

『勿誤薬室方函口訣』にも，「癰疽に限らず，一切の腫物で，初め熱がある時は十味敗毒湯を用い，自潰するかどうかわからない時には，托裏消毒飲を用い，自潰したのちは，その人のからだの虚実によって内托散を用いる．」とあるによって，私は自潰しそうで口の開かないものに托裏消毒散を用いる．托裏消毒散を用いて，自潰したあとは内托散を用いるが，そのまま消散すれば，内托散を用いる必要はない．いずれにしても，炎症のはげしい時期には，托裏消毒飲も，内托散も用いないがよい．これらの薬方は膿を吸収する力も弱く，また自潰する力もなく，肉芽の発生もはかどらないというような時に用いる．もしこれを用いて自潰せしめようとすれば，更に伯州散を兼用するとよい．

托裏消毒散と内托散とは内容が似ているので，自潰後にひきつづき托裏消毒散を用いてもよい．『梧竹楼方函口訣』には「一切の腫物，口があいたなら托裏消毒飲を用いるのが定席である．すべてできものが膿になって口があいたなら，それ以上に毒を攻める必要はない．」と述べている．

次に治験例をあげる．

托裏消毒散を顎下のリンパ腺炎で，すっかり化膿してしまったものに用いて，著効を得たことがある．患者は5歳の男子で，10日ほど前から右の顎下のリンパ腺が腫れていたが，あまり痛みを訴えないので，そのままにしておいたところ，ゴムまりのように腫れあがって，首を動かすことができなくなったので，母親がつれて来院した．体温を測ったが，平温である．患部はおすと痛むが，自発痛はほとんどない．

私はこれに托裏消毒散を与えたが，服薬3日目の朝，眼がさめてみると自然に口があいて，膿がくびから背に流れていた．そこで患部に紫雲膏をぬっておいたが，次第にリンパ腺の腫脹が減じ，2週間足らずで，きれいに治ってしまった．

次に『臨床三十年漢方百話』の中から，矢数道明氏の治験を引用する．

「患者　○矢○志，3歳，男児，初診3月22日．

現病歴　3月20日の夜にわかに高熱を発し，体温は40度近くを示したという．すこぶる不機嫌で夜も碌々眠らなかった．翌日になると左側耳下の頸部，乳様筋の中央よりやや上方に当たって，大きな腫脹を認め，はなはだしい疼痛を訴え，頸を動かすことができなくなっていたという．22日，初診時の体温は38度である．脈は緊数で，舌には白苔があるが，その他にはこれといった著明な症候は見当たらない．食欲も衰えず，元気も悪くなく，頭を強直したまま室内を遊歩して中々床に就かないという．頸部の腫脹を見ると驚いた．この子供の頭に鶏卵大に近い腫れ物で，周囲も相当腫れているから，流行性耳下腺炎のように見える．触診すると疼痛にたえず泣きもだえている．その腫物の堅さはちょうど石のようである．しかも発赤は少しもない．私は耳下腺炎で化膿の憂いがあるが，大体1週間ぐらいで全治するであろうと申し渡し，小柴胡湯加桔梗石膏を与え，外用として芋薬を1時間置きぐらいに交換するように命じた．

さて2日間の内服および外用の結果来院したのを診ると，腺の腫脹はさらに増加し，硬度も緊張も一層加わっている．明らかに右前方に斜頸の位置をとって，動かす度に痛い痛いと泣いて診察ができない．この日の体温は37度2分ほどで，この疼痛と腫脹にもかかわらず，その他の一般症状はそれほど悪くはない．私は未だ化膿はしないものとしたが，その硬さはまことに石のようで，腫脹緊張がかえって増加し，内服外用の効のないのに失望し，確然たる見通しがつかなくなったので，外科医の一診を受けるようにすすめた．しかし母親は長男が以前，ここを切って長い間，創口が塞がらずにほとほと困ったことがあるから，なんとかして切ることだけはしたくないから，多少長くかかっても結構だから内服薬で治してもらいたいという一途な希望である．しかし私は最後に述べるような苦杯をなめたことがあるのでとにかく，私の近所にある有名な小児科の病院で診察をうけることをようやく納得させた．ところがそこの院長が慎重な診察の結果，耳下腺炎ではなくて，急性化膿性リンパ腺炎で，しかもはや化膿は8分通り進んでいるから，明後日あたり切開手術の必要がある，事ここに至ってはいかなる方法をもってしても，非手術的に治療することは不可能であろ

う．また今となっては冷やすことを中止し，かえって温罨法で化膿を促進させよと申し渡されたといって，母親は顔色を変えて駆けこんで来た．およそ原始的な芋薬などを貼らせておいて，確かな診断もつかずこの結果ではまったく面目無しである．手術の施行まで2日の執行猶予がある．なんとかしてこの間に好転させなければと苦悶やる方もなかった．伯州散はどうか，排膿散はどうか，迷いに迷ったが結局，荊防敗毒散に金銀花と薏苡仁を加え，外用には芋薬の上にさらに氷を当てさせ，しかも効がなければ止むを得ず手術を受けるようにさとして，この2日間を待期することになった．

ところがその夜ちょうど会合があって，その席上右の状態を語ると，大塚氏の言われるには，「私もちょうど同じような例で，1ヵ月近くも小柴胡湯加桔梗石膏を与えて，ますます腫脹加わり，化膿して困りぬいたあげく，托裏消毒散を与えたところ，わずか5日か1週間できれいに治ってしまったことがありますから，構わずやってごらんなさい」とのお話であった．

よって，翌朝から托裏消毒飲を服用させること，大人量に近く，2日間になんとか好転させなければならない熱心さから，母親は寝ずの看護である．外用も同じように継続させた．2日目の午後連れて来たのを見ると，嬉しいことに，あの腫脹が半減とまではいかないが3，4分通りまでは小さくなって，少し軟らかになって来た．今日，小児科で再診すれば未だ手術を勧められるであろうから，あと2日間待つことにし，どんどん前方を服用させた．4日目の正午にはほとんど8分通り消退して小さくなったとの報告で，この日ははげしい雨風なので翌5日目に来院したのを診ると，あと1分というところである．熱はもちろんないし，圧しても泣かない．これならばもう手術する場所がないから大丈夫であろう．が，念のためにと再び院長の診察を受けると，もう手術をしなくてもよいと太鼓判を押してくれたので，母親は涙を流して喜んだ．私も危いところで患家へも院長の前にもなんとか面目を保つことができた．その後同方を服用すること，3，4日にして完全に治った．あの化膿の大塊が傷一つなく腫れた形跡もなく，治ってしまった．その後1ヵ月ほど過ぎて次の例に遭遇し，

いよいよ本方の偉効を確かめ得たのである．

　患者　○矢○夫，6歳，男児，初診4月28日．

　現病歴　この患者は第1例の兄に当る．4月26日の夜，発熱39度5分，風邪のようであるからと葛根湯をとりに来た．ところが翌日になると第1例とほとんど同じ場所に腫脹が起こり，ますます大きくなり，はなはだしい疼痛を訴えるからと28日午後来院した．見ると大きさは第1例と同様鶏卵大であるが，これは真赤に，発赤腫脹し，按ずればブワブワで波動を認め，化膿はだれがみても確実である．この日の体温は38度2分である．しかし一般状態がさほど重態に見えないのは第1例と同じである．脈は浮緊，食欲便通は平常である．このように速やかに化膿したのでは，今度は口が開くかも知れないから，その時は吸い出し膏薬を上げると言っておいた．処方は前と同様，回春の托裏消毒飲である．ところがこの薬を持ち帰ったまま数日なんの容態報告もないので，あるいは愈々外科の治療を受けたのであろうかと思っていると，電話で第3例の患者を紹介して，この度も服薬後，グングン発赤腫脹が消褪して6日目にはまったく跡形もなく治ってしまったとのことである．あれほどの膿が全然消褪してしまって，しかも一般症状がどんどん良好になるのであるから，方名のとおり毒は消えてなくなるのである．

　患者　○宅○四○，10歳，5月5日投薬．

　現病歴　すでに5日間，39度5分の熱が継続し，床に就いているとのことで，病状は第1例とほとんど同様，左側頭部リンパ腺が鶏卵大よりさらに大きく腫れ，これも発赤せず石のように硬く痛んでいるという．第1例の母親が見舞に行って，必ず効く内服薬を見舞に差しあげるからと，第2例の患者にのませた残りと，さらに5日分の托裏消毒飲を送ってあげたのである．2日目に問い合わせてみると，熱は37度2分に下降し，幾分かは小さく軟らかくなったような気がするとのことで，よく容態をきいてみると，一般状態がさほど憂うべき様子がないので構わず続服させた．1週間目に問い合わせてみると，実はお礼にうかがうつもりでいたところで，もう昨日から学校へ行っていますとのことで，非常に感謝された．これも跡形もなくきれいに治ってしまったそうである．」

## 3. 内托散（ないたくさん）

『千金要方』に内補散とよぶ処方が3種ある．そのうちの1つをとって『万病回春』の著者は千金内托散とよんだ．本書で内托散とよぶのはこの千金内托散のことである．この方は『外科正宗』の托裏消毒散によく似ていて，人参，黄耆，川芎，防風，桔梗，厚朴，桂皮，当帰，白芷，甘草からなり，その応用目標も似ていることは冒頭で引用した本間棗軒の所説によっても明らかである．だからこれを癰，リンパ節炎，乳房炎などで化膿して，中々消散しないものに用いることもあるが，私はすでに自潰して排膿していて，肉芽の発生のよくないものや，外傷や手術のあとで創面がいつまでも治らないものにも用いる．

こんな例がある．

患者は47歳の八百屋の主人．5ヵ月ほど前に，虫垂炎の手術をうけたが，その後，創口が癒合せず，いつまでも膿が出てやまないので，再手術を要すると言われた．手術をせずに治る方法はないだろうかという．診察するに，大小便ともに異常なく，食欲もあるが，ただ疲れやすいのと，手術のあとに鉛筆の入るくらいの孔があいているだけである．

私はこれに内托散を用いたが，7日分を服用して来院した時は，肉芽が赤く盛り上がって，分泌物も非常に少なくなった．引きつづき15日分を与え，これをのみ終わったときは，すっかり創口がふさがって，分泌物も出なくなっていたが，あと2ヵ月ほど紫雲膏を創口にぬることにした．

それから約5年になるが創口はふさがったままである．

浅田宗伯は『橘窓書影』に次のような治験を発表している．

「高輪泉岳寺の主僧，年は70歳あまりであるが，上腹部に癰ができて，ひどく痛み，悪寒，発熱があり，食欲がなくて，のどが渇く．一洋医がこれに湿布を施し，水薬と散薬を与えたが，炎症が衰えず，自潰もせず，毒が内攻して煩悶する．余はこれに伯州散を温酒でのましめ，次に千金内托散を与えた．すると，2，3日で癰腫が自潰して排膿が始まり，陰悪の症状がだんだん去った．思うに菜食を主としているような人には，伯州散のような蠕動の品を用いると極めて速効のあるもので，これは知っていな

ければならない.」

### 4. 黄耆建中湯 (おうぎけんちゅうとう)

この方は小建中湯に黄耆を加えたもので,『金匱要略』に「虚労,裏急,もろもろの不足は黄耆建中湯之を主る.」とあり,これによって,下腿潰瘍,手術後肉芽の発生が悪いもの,諸種の化膿性腫物の自潰後,希薄な膿が流れて,よい肉芽がみられないようなものに用いる.華岡青洲はこれに当帰を加えて帰耆建中湯として用いた.

こんな例がある.

患者は,血色,栄養ともによくない15歳の男子.小学校の6年生のとき,肺門リンパ腺炎にかかったことがあるという.こんどの病気はるいれきで約10ヵ月ほど前に,頸部のリンパ腺が腫れているのに気付いた.その後,数個のリンパ腺が相次いで腫れ,その中に瘻孔を作って,膿の出ているものが3個もあるという.

よくみると左右の頸部に数個のリンパ腺の腫脹があり,大きいものは鶏卵大である.その中の左側のものは瘻孔を作って膿が出ている.ひどく疲れ,せきも少し出る.右肺には明らかに浸潤を証明する.食欲はある.大便には変化はない.

内服薬には黄耆建中湯を用い,瘻孔のある部位には紫雲膏をはった.

これを1週間ほどのむと,疲労が軽くなり,7週間ほどで瘻孔がふさがり栄養血色ともによくなったが,全治しないうちに,家庭の都合で休薬した.

また16歳の中学生で,るいれきのある患者に,黄耆建中湯を与えたが,1ヵ月あまりの服薬で非常に肥満し,血色もよくなり,登校しても疲労しないようになった.それに数個のるいれきの中の1つは,自然に破潰して排膿し1つは消失した.その後10ヵ月ほど連用して,目だたないほどに縮小した.

また12歳の男子,腰椎カリエスがあり,臀部に寒性腫瘍を作り,それが破潰して,排膿しているものに帰耆建中湯を用い,1年あまり連用させて全快した.この少年は目下成人して結婚し健康に生活している.

## 5. 伯州散 (はくしゅうさん)

　これは"外科倒し"とも呼ばれたほどの偉効のある黒焼である．この方は反鼻（はんぴ．まむしのこと）を主薬とするもので，これに津蟹と鹿角を加えたもの，また津蟹の代わりにもぐらを用いたものなどあり，またこれに沈香を加えることもあるが，私は反鼻，津蟹，鹿角の3味の黒焼を用いている．

　この方は松原一閑斉，山脇東洋，吉益東洞などが盛んに用いて，その効果を宣伝したため，濫用せられた傾向があり，私も漢方入門当時に，これを用いて失敗したことがある．私の山妻が麦粒腫になったとき，この方を内服せしめたところ，忽ち眼瞼が腫れて，眼をあけることができなく，発熱し，疼痛はげしく，ついに眼科医に切開してもらったことがある．湯本求真先生も寒性腫瘍の患者に，これを用いて喀血を誘発せしめたことがあった．また肺結核に用いて，急に病勢が悪化して，7日目に死亡した例を見たこともある．石原明氏も上顎癌にこの方を用いたところ，癌の進行がにわかに活発となった例を『日本東洋医学会誌』第12巻第3号に次のように報告している．

　「70歳男性，上顎癌に伴う混合感染．この患者は手術不能で末期症状を呈し，局所は悪臭を発し連鎖球菌の感染があって疼痛と膿汁に悩まされていた．全身衰弱著しく，現代医学的には補液など単なる対症療法を行うにすぎない．化学療法や抗生物質も使用したが局所の排膿と悪臭は去らず，鎮痛剤の注射により，僅かに苦痛をおさえて死を待つばかりの状態である．そこで十全大補湯を主剤とし，伯州散内服1日4.5g，局所には伯州散を撒布した．3日目で排膿は少なくなり，悪臭もいく分少なくなった．1週間ほどで悪臭はほとんどとれ排膿もなくなり，化膿は停止し局所所見は好転し，全身症状もかなり回復したが，癌の進行はにわかに活発となり，一時小康を保ちながらも16日目に死亡した．」

　また石原氏は，伯州散の適応と禁忌について，次のように述べており，私もまた全面的にこれに賛同するものである．

　「伯州散の主治として，従来成書に挙げられているところは，亜急性ま

たは慢性の化膿性疾患で, 排膿する力の弱いもの, または肉芽発生の悪いものに内服, 外用ともに用いて排膿促進, 肉芽新生, 強壮興奮の効ありとされている. そして禁忌として, 急性炎症症状の激しい時期, 活動性の結核患者には用いないこととされている. 従って伯州散は汚染のない新鮮な創面に止血と化膿防止の目的で外用する時のほかは, 急性期を過ぎて醸膿が十分となった時期以降に用いなければならない. ことに慢性の経過をとって潰瘍化した創面やフィステルには主方のほかに必ず兼用すべき方剤である. 従来の散剤はのみ難く, 黒焼の微粉末のためムセたりすると, 衣服その他を汚すおそれがあり, 携帯に不便である. そこで兼用方として内服に用いる場合は錠剤形式にした固型伯州散が評判がよい. これだといちいち秤量の必要がなく, 何粒ということで簡単である. また局所に外用する場合, 広い創面なら散剤撒布, または膏剤としたものを貼用すべきであるが, フィステルや刺傷の化膿など深い創にあっては固型のものを砕いてカヌー型桿錠としてそのまま挿入できる利点がある.

著者は癌の末期患者に用いて, しばしば癌の進行を促すことを経験した. 対症療法的に前掲第3例 (引用例) の如く, 止むを得ない場合はともかく, 活動性の結核患者に禁忌であると同様悪性腫瘍の疑いのある患者にあっては伯州散を兼用することなく, 他の方剤で処理するほうがよいと考える. また, 前記第2例の如く一旦全治したかにみえる結核患者でも何かの原因で胸部の炎症疾患を起こした時には, 一応伯州散の適応があっても投与を中止すべきであろう. なお注意しなければならぬことは, 化膿性炎症で伯州散使用の適応時期と考えられる場合でも, 指先や顔面の炎症にあっては常識的に考える時期よりも2〜3日遅らせた方がよい. 面疔, 麦粒腫, 瘭疽などに伯州散を兼用するには炎症が限局して排膿が開始されるころに使用すべきである. そうでないと貯膿していてもそれらの部位の解剖学的関係から, 充血し易くなり, 排膿する前に疼痛腫脹が加わってかえって患者に苦痛を与えることとなる. また, 患者によっては伯州散投与により胃腸障害 (食欲不振) などを訴えるものが稀にあるが, それらの際には主方を考えるか, または平胃散か安中散の原末を半量ほど加えるとよい.」

私の経験では伯州散をのむと便秘したり, 口内が荒れて食事がしみると

訴えるものがある．また不眠を訴えるものもある．

次にいま1つ石原氏の治験例をあげる．

「17歳，男子，右下腿潰瘍，1年前の夏，キャンプで毒虫に刺され，掻痒のため掻いたあとが化膿しフレグモーネとなり，抗生物質の使用によって一時軽快したが，ネクローゼに陥った表皮が剥落したあと潰瘍となり，カメレオン液洗浄，クロロフィル貼用などを行ったが依然として肉芽発生悪く，分泌物多く汚黄白色のベラーグがあり，歩行時痛みを感じ，また長時間起立していると充血と灼熱感を発した．患者は学生で他に著しい全身症状なく，右下腿潰瘍以外何らの変化を認めない健康体である．そこで自家製伯州散を1回1g1日3回投与，局所は紫雲膏を貼用したところ7日で分泌物はほとんどなくなり，2週間目には良好な肉芽の発生が見られ，服薬3週間にして中止．なお局所のみ紫雲膏を塗った上から軽くマッサージを続け1ヵ月にしてやや瘢痕化した皮膚ではあるがほぼ全治した．この患者は前に治療していた医師から植皮手術をすすめられていたそうである．」

以上によって伯州散の応用目標が明らかになったと思う．ただここで注意しなければならないのは，『松原家蔵方』に「沈香解毒散（伯州散加沈香）は，癰腫，一切瘡腫を治す．膿已に或ると未だ成さざるとを問はず，此の薬を与ふれば能く毒を解し，腫を消し，痛みを止め，膿を成し新肉を生じ，腐潰を止む」といい，有持桂里が「黒龍散（伯州散加沈香），これを用るは初発によし．後にはあまりきかぬ也云々」とあるのは，以上の私たちの考えに相反すということである．なお多くの方々の追試を希望する次第である．

## 6. 排膿散（はいのうさん）・排膿湯（はいのうとう）

排膿散は桔梗，枳実，芍薬の3味からなり，その方名の通り，排膿を主とする．前掲の処方よりも，その構成が簡単な点を考えても，この方は，排膿にもっぱらにして，その効が迅速である．癰，乳房炎，リンパ腺炎などで，膿を排除する目的に頓服として用いる．排膿後は，その時の証に応じて前掲の漢方を用い，または紫雲膏を用いる．排膿散は煎じてのんでも

よいが，散として卵黄でのむとよくきく．

吉益東洞，浅田宗伯らは排膿散に排膿湯を合して用いているが，私は排膿湯は排膿湯だけを単方で用い，排膿散を合して用いたことはない．

排膿湯は桔梗，大棗，甘草，生姜からなり，排膿散を用いる前に，これを使用する機会がある．排膿散では患部が半球状に隆起して硬くなっているのを目標とするが，排膿湯は，まだ著しい隆起が起こらない初期に用いる．

これを柴胡剤に例をとるならば，排膿湯は小柴胡湯にあたり，排膿散は四逆散にあたる．

## 7. 小柴胡湯（しょうさいことう）

この方は応用範囲の広い方で，諸種の化膿性の疾患に用いる．その目標は，胸脇苦満，発熱，口苦，食不振などにある．徐霊胎は『古今医統』の中で「小柴胡湯は，るいれき，乳癰（乳腺炎），便毒（横痃），下疳および肝経分の一切の瘡瘍，発熱，潮熱し，或いは飲食を思うこと少きを治す．」といっている．肝経というのは，経絡の1つで，この肝経の走行部位にある瘡瘍にこの小柴胡湯がよくきくという意味である．肝経は足の厥陰肝経で，長浜善夫氏の『東洋医学概説』では，その走行を次のように説明している．

「胆経の分かれが足の母指の爪の根もとにきて，ここから起こり，足の内面中央を上って，陰部に入り，下腹部を通り，肝に帰属して，胆をまとい，胸部に散布して，気管，喉頭のうしろを通って眼球に達し，頭項に出る．眼球から分かれたものは頬，唇をめぐる．もう1つの分かれは，肝より上って肺に入る．そしてさらに下って胃のあたりまで達する．」

湯本求真先生は，以上のような場合には，小柴胡湯加桔梗加石膏を用いる場合が多いと述べている．

『医方口訣』には，「下疳瘡，または便毒，嚢癰（陰嚢の腫れる病）等の類，凡そ前陰にある病には，小柴胡湯を用いる．」といい，『老医口訣』には「小柴胡湯は瀉肝湯の気持で，下疳瘡の類に用いる．下疳などで頭痛，発熱し，自汗などのある時には，猶更らのこと，この方に龍胆，延胡

索などを加えて用いる.」と述べている.

　私はこの方を用いて,急性耳下腺炎,急性睾丸炎などを速治させたことがある.

　有持桂里も,るいれきに小柴胡湯を用いる場合の多いことを述べて,次のようにいっている.

　「これは往来寒熱と腹証とで用いる.るいれきには柴胡剤を用いることが多い.その症は往来寒熱して,胸脇へせまり,気分が悪く,衰弱して労状になるものである.後世家(ごせいか)ではこのような場合に逍遙散を用いる.もし労状になって,下痢し或いは羸痩などして,すっかり衰えたものには,小柴胡湯よりも逍遙散がよいけれども,下痢もせず,むしろ便秘し,羸痩もせず,まだ労状になりきらないものには小柴胡湯がよい.」

　私は,るいれきで,自潰しないものには,小柴胡湯加夏枯草,または柴胡桂枝湯加夏枯草または加味逍遙散加貝母,夏枯草,栝楼根,牡蠣,青皮を用いる.るいれきも自潰して排膿しているような場合は,帰耆建中湯,内托散,十全大補湯などを用いる.

　急性頸部リンパ腺炎に小柴胡湯加桔梗石膏を用いた木村長久氏の治験を『漢方と漢薬』第4巻第7号から引用する.

　「現病歴　6歳の女児.4月25日,頭痛と頸が痛いと云う.熱が39度に近く,右の頸が腫れている.医師に診て貰ったらリンパ腺炎であると云われた.それから局部に氷嚢を当てて臥床した.その後,病勢は漸次熾になり,腫脹と疼痛のために頸の運動が碍げられ,頭を左側に傾けた位置をとり,起臥が楽にできなくなった.熱は38度より40度の間を往来し,時々悪寒がある.食欲は減退し盗汗が出る.発病後2週日以上も経つが一向に良い方に向かず,不安に思って余の許を訪れたのが5月13日である.

　主訴　右右頸腺腫,疼痛,頭痛,食欲不振,盗汗,往来寒熱(熱は最高40度に至る).

　現症　体格中等,栄養中等の女児,頸は左斜頸の位置を取り氷嚢を当てて固定している.脈はやや数であるが著変はない.舌には一面に白苔かかる.扁桃腺の肥大なし.氷嚢を除いて診ると右頸腺部鳩卵大に腫脹隆起し,圧に対して過敏,波動を触れず,表皮の発赤なし.腹壁厚くして弛緩す.

臍傍に抵抗強き所ありて圧痛あり．便通は秘結す．

　処方　小柴胡湯加桔梗石膏．

　経過　投薬後5日目，すなわち5月13日に再来す．診察室に入るや非常に良くなったことを感謝された．先ず頸は自由に動く様になり，頸部の腫脹は外観では左右比較して殆んど分からない位になり，触診するとまだ指頭大の硬い部分があって強く圧すれば痛い．熱は平熱になり，元気が平常通りに回復した．今日は顔色は冴え，相当肥っているし，腹にも弾力が出て来た．便通は其後毎日1回自然排便がある．何もかも良くなって前日とは見違える様である．薬は前方を続けさすべく，5日分投与した．5月23日．全治を告ぐ．頸腫の腫脹はまったく触れず．

　考察　僅か5日間のうちにかくの如きよい経過を取ることは珍しく運のよい例である．余の治療をうけるまでも既に2週日余を過ぎているからそろそろ病も治るべき時期であったかも知れない．然し初診当時の模様は熾盛なものであった，子供の病気は治りかけると数日で見違えるほど良くなるものである．がこの場合小柴胡桔石の内服は効果的であったことを信ずる．それは従来も小柴胡桔を用いて頸腺腫，耳下腺腫を急速に軽快せしめた同様な例をしばしば経験しているからである．

　小柴胡湯加桔梗石膏は急性扁桃腺炎，乳房炎にも応用しているが，頸部リンパ腺炎および耳下腺炎に著効がある様である．」

## 8.　大柴胡湯（だいさいことう）

　この方は乳幼児や虚弱な体質の者に用いることなく，頑丈な人で胸脇苦満，便秘などのある者で，フルンケル，フルンクロージスなどのある者に用いる．

　十数年前のことである．頑丈な男性で，顔面に次から次とフルンケル（癤）ができたり，眼瞼に麦粒腫ができて，気分が重く，欝々として楽しまないという患者があった．この時，私は胸脇苦満と便秘と欝々微煩（『傷寒論』の大柴胡湯の条にある）とを目標にして大柴胡湯を用い，たちまちにして全治させたことがあった．ところがこの患者がまたたずねてきた．「あれ以来すっかり忘れていた顔の吹出物が，今年の春からでき始め，いろいろ

手をつくしたが, どうしてもよくならない. 先生の薬をのめば, よくなることはわかっていたが, 罹災後の移転先が不明で困っていましたが, ようやく探しあてました」という. 診察してみると, 先年とまったく同じである. そこで大柴胡湯を与えたところ, 3週間ほどで全治した.

### 9. 大黄牡丹皮湯（だいおうぼたんぴとう）・桃核承気湯（とうかくじょうきとう）・桂枝茯苓丸（けいしぶくりょうがん）

以上の3方は, ともに駆瘀血作用のある方剤であるが, 大黄牡丹皮湯と桃核承気湯には大黄と芒硝が入っていて, 瀉下の作用があり, その作用は似ているが, 急迫性の疼痛のあるものには桃核承気湯を用いる.

『類聚方広義』の大黄牡丹皮湯の条には「諸癰疽, 疔毒, 下疳, 便毒, 淋毒, 痔疾, 臓毒, るいれき, 流注, 陳久疥癬, 結毒, 瘻瘡, 無名の悪瘡, 膿血尽きず腹中凝閉或いは塊あり, 二便利せざる者を治す.」とある.

臓毒は, 『瘍科秘録』によれば, 今日の直腸癌およびこれに類似の疾患を指しており, 流注は膿の流注をいい, 結毒は第3期梅毒である.

本間棗軒の『瘍科秘録』でも下腹部, 臀部, 外陰部付近の化膿性腫物で, 便秘の傾向のあるものに, この大黄牡丹皮湯を用いている.

『勿誤薬室方函口訣』にも, 大黄牡丹皮湯と桃核承気湯との区別を述べ, 「大黄牡丹皮湯は, 腸癰（虫垂炎）が膿潰する前に用いる薬であるが, 桃核承気湯とよく似ている. それで先輩は瘀血の上衝するものに応用している. およそ桃核承気湯の証で小便不利する者には此方がよい. その他内痔, 毒淋, 便毒に用いて効がある.」といっている.

吉益東洞の治験を集めた『建珠録』の中に, 面白い治験が出ている.

「平素から剛胆なあぐ京の人が, 臍下に癰ができ, それを治すために外科医にかかったが, 効がないので, 自分で刀で, これをえぐりとり, その上に灸をすえた. すると汁が出て治った. しかしこの部に触れてみると, 石のように硬い. ところでそれから間もなく, 東都に行くことになり諏訪を経て, 温泉に浴したところ, 耐えがたいほどの激痛を起こした. そこでこれはえぐり方が足りないと考えて, 更に深くえぐって, その上に数十壮の灸をすえた. ところがしばらくすると, 腸が焼けただれて, そこから水

と血が迸出した．しかしその人は食がすすみ，たべると，下痢便がその瘡口から流れるので，いつも綿で腹をつつんでいた．先生はこれを診して，大黄牡丹皮湯に伯州散を兼用したところ，数日で治った．」

湯本求真先生は，この治験を『皇漢医学』の中に引用して，「余曰く，此症はすなわち小腸腹壁瘻なるに本方及び伯州散能く之を易治す．以て漢方内治の如何に優秀なるかを知るべし．」と附記している．

『古方便覧』にも，次の治験がある．

「一女子，14歳，はじめ左腿に毒腫（前後の関係から考えると寒性膿瘍ではなかったか）を発し，それが自潰してのち，いつまでも膿が流れて治らない．脚は強直して棒のようになり，便所でかがむことができない．こんな状態で6年にもなり，諸種の治療も効がないという．そこで大黄牡丹皮湯を与え，時々虎黛丸で，これを攻めたところ，2，3ヵ月で全治した．」

湯本先生は，この治験を『皇漢医学』に引用して，「余は左股関節，疼痛強直，発赤腫脹焮痛して，按ずべからず．普く帝都の諸大学，名家を歴訪して年余寸効なかりし16歳の女子に腹証に随い，大柴胡加石膏湯，大黄牡丹皮湯，桃核承気湯合方を与え，黄解丸を兼用すること数月にして全愈せしめたり．唯左脚稍や短縮し僅に跛行するのみ．」と附記せられた．

以上の引用によってもわかるように，湯本先生は諸種の瘡腫に，大黄牡丹皮湯をよく用いられた．

相見三郎氏は，乳癌に似て乳癌でなかった患者に，大黄牡丹皮湯を用いて，著効を得た例を，『漢方の臨床』第3巻第1号に発表して，次のように述べている．

「症例，40歳女性．右乳房に腫瘤ができているのに気付き癌ではないか診てくれとのこと．触診してみると右乳房の皮下に，くるみ大の腫瘤が触れる．腫瘤は硬くヘックリッヒ（こぶこぶ状）である．触診だけでは癌であるともないとも言えない．腋下リンパ腺の腫脹はない．腹証をみると下腹部に圧痛を訴える部分がある．瘀血と診断して大黄牡丹皮湯7日分を投与した．

7日目に再来した．触診するに乳房の腫瘤は既にまったく消失している．

乳癌ではなかったわけである．(以下略)」

　なお私が肛門周囲に腫瘍を起こし，尿閉に苦しんでいるものを大黄牡丹皮湯で治したことは，52．排尿異常の項で述べる通りである．

　桃核承気湯証も，大黄牡丹皮湯を用いる場合によく似ているが，すでに述べたように，急迫性の疼痛を目標とする．

　『老医口訣』には，この方を陰門腫痛（女子外陰部）に用いることを述べ，『古方便覧』に，次の治験をのせている．

　「一女性，陰門腫痛してえぐるが如く，上衝頭痛，日夜号泣して愈えざること数日，余診するに腹鞕満（腹が硬くて膨満している）小腹急結（桃核承気湯の腹証）す．この方を用ゆること3剤にして，その夜痛み益々甚だし（瞑眩のため）．暁天に及びて忽然として膿血を出し，疾頓に愈えたり．」

　桂枝茯苓丸は前記の2方のように便秘の状がなく，その症状も緩慢である．

　『橘窓書影』に次の治験がある．

　「福井侯の臣，杉山源十郎の妻，年30は，左の足が瘤のように腫れ，軟らかくて赤色を帯び時々痛んで歩くことができない．医は皆，風湿或いは傷冷毒としてこれを治したが効がない．余はこれを診して，瘀血によるものであるから血を温めて，血行をよくしなければならないといって，桂枝茯苓丸料（桂枝茯苓丸の煎剤）に附子を加えて与え，当帰蒸加荷葉礬石で痛むところを温湿布した．すると月経がどっさり下って，腫痛が自然に忘れるようによくなった．」

## 10．十六味流気飲（じゅうろくみりゅうきいん）

　この方は『万病回春』や『医学正伝』の乳岩門に出ている．『衆方規矩』の外科門には「無名の悪瘡，癰疽或いは乳岩を治す．」といい，また「この方は，よい名もない腫毒を治する．肩，首，或いは手，足などが，なか高に腫れ，その色が赤く，2，3年を経ても，黄色の汁だけ流れて化膿しないものを世俗は気腫とよんでいる．この方はこれを主治する．また乳房の中に小石のような物があって痛むのを乳核と名づける．或いは乳岩と

なって，膿，血を出して，ひどく痛むものには青皮を加えて用い時々大験を得た．1人，右の目の下に，ぐりぐりしたかたまりがあり，これを押すと白い膿がまじって，眼と鼻から出たが，これを与えて3ヵ月で治った．また寿法印が云うのに，女性の乳房がひどく腫れ痛み，悪寒戦慄するを，世俗では乳風という．この方を用いてしばしば功を得たと．」

ところで，『疎註要験』には，十六味流気飲の項に，「女性，乳核と云って，乳房の内に小さい碁石のような硬いものができて痛む者にはこの方を用いる．この乳核と云う物は5，6年も催して後，乳岩と云う物になって終には死ぬものである．十死の一生の症である．故に乳核の時に早くこの方を頻りに用いると消散する．乳岩となって潰爛して凹になり，縁が高くなっては必死である．」と述べて乳岩になっては，この方も効がないと述べている．

次に十六味流気飲を用いた治験を拙著『漢方診療三十年』から引用する．

患者は38歳の女性で，4人の子供がある．4，5年前，右の乳房にしこりのあるのに気がつき，近所の医師に診てもらったところ，乳癌ではないと言われたので，そのままにしていたが，最近何となく気にかかり，そのしこりが少し大きくなったように思われるので，某大学の外科でみてもらったところマストパチーで，将来は癌になるかも知れないから，手術をした方がよいと言われたという．

診察したところ，右の乳房に，大きい梅干大の腫瘤があり，これは周囲の組織と癒着せず，皮膚の陥没もない．自発痛も圧痛もない．その他，特に変わったところもない．

そこで，十六味流気飲を15日分与え．これをのんでいるうちに少しでも小さくなるようなら，2，3ヵ月つづけてのめば，手術をしなくてもよくなるが，15日分のんで，まったく変化がなければ手術しなさいといって帰した．ところが，15日分ずつ5回の投薬で，すっかりきれいに腫瘤がとれてしまった．

次の患者は58歳の肥満した女性で，バセドウ病だというふれこみで来院した．なるほど甲状腺は，左右ともに大きい．右の方は大きい鶏卵大ぐらい，右は手拳大ほどになっている．しかしバセドウ病の徴候はどこにも

ない.この患者は,ある漢方の研究家が,バセドウ病という診断で,しばらく投薬をつづけていたので,患者もそのつもりでいたらしい.

私は甲状腺腫の診断の下に,十六味流気飲を与えた.この患者も,これを7日分のんで来院した時は,明らかに,この薬の効顕が現れ,ひきつづき7日分あて25回投薬し,左側は全治,右側はよくみればまだ少し腫れていたが,しばらく服薬を中止した.その後,1ヵ月ほどたって来院したときは,また少し腫れが増加していた.

そこでひきつづき2ヵ月あまり服薬して,めだたない程度になって休薬した.

また『医方口訣集』に,面白い治験が出ているので,意訳して引用してみよう.

「私はかつて一女性を治療したことがある.その女性には,梅のたねのようなものが数10箇もからだ中にできて痛み,毎年,春から夏にかけて,その中の6,7箇が破れて膿血が流れ,あとで,くさった綿のようなものが出て,瘡の根がぬける.すると来年はまた他のところが破れて,古い根がぬけ,新しい根が次々とできる.こんな状態が20年あまりもつづき,その間,内科的治療も外科的治療もいろいろやったけれども効がない.余はこれを診て,この病気は,気の欝結によって生じたものであるから,十六味流気飲を用いたがよいと云った.すると患者の云うのに,いままでも,たびたびこの方を用いましたが,効いたように思いませんと.そこで,余は云った.この病気は多年の痼疾であるから,量を多くして長期にわたって呑まなければならない.少しの量では効がないと.よって,この方200貼あまりを与えたところ,次の年には新しいものができないばかりか,古いものもだんだん消散した.」

## 11. 紫根牡蠣湯(しこんぼれいとう)

この方は水戸西山公の創方だといわれ,片倉鶴陵の『黴癘新書』や浅田宗伯の『勿誤薬室方函』に,この応用目標が記載せられているが,『漢方の臨床』誌第1巻第3号に,"紫根牡蠣湯とその治験例"と題する高橋道史氏の有益な論文が発表せられているのでここにそれを引用し,次に黒肉

腫にこの方を用いた私の治験を附記する.

「私は地方に在って長年漢方を標榜開業している草医であるが, ここ数年間, 来患の多くは慢性疾患で, これらの多くのものは現代医学の診察を経てしかも不治の者ばかりである.

紫根牡蠣湯はかつて私は使用した経験があるが, 患者は或いは中止し或いは転医したのでその効果が判明しなかったが, ここ2, 3年の中に34名に服薬させた結果, その運用如何によっては好成績を得るものと確信したので, ここに報告することにした.

紫根牡蠣湯は『黴癘新書』によると楊梅瘡毒, 痼疾沈痾, 無名の頑瘡及び癢瘡嶮悪の症を治す (『勿誤薬室方函』). 薬味は当帰5.0, 芍薬, 川芎, 紫根各3.0, 忍冬, 升麻, 黄耆各2.0, 牡蠣4.0, 甘草1.0以上10味 (大塚, 矢数『漢方診療の実際』). また『方函口訣』には楊梅瘡, 或いは無名の悪瘡に効ありと記され, また工藤球郷は乳癌, 肺癌, 肺癰, 腸癰を治すという. また痔痛, 痘疹にも用いたという.

楊梅瘡とは富士川游著『日本医学史』によれば世俗唐瘡 (どうがさ) というものはなり. また天疱瘡と名づけたるものあり, 或いは綿花瘡と名づけたるものあり. また気腫ともいうと, いずれにしても楊梅瘡は現代医学では梅毒性のものであることは確実で, しかも第2期か第3期でゴム腫とか扁平コンジロームのようなものである. 痼疾沈痾は長びいた病気で悪性の腫瘍の類らしい. 肺癰は洋医学の肺壊疽のようなもので, 腸癰はすなわち盲腸炎と見ればよい.

私はこれまで, この紫根牡蠣湯を乳癌や頸部の腫物に用いたが (乳癌の方は治験例にて述べることにする), 後者の方は間もなく転医したので残念ながら其の後の経過を知ることができなかった. (中略) いずれの薬方もそうであるが, ことにこの紫根牡蠣湯はその時々の病症によって, これらの薬味の分量を加減すべきであることは言をまたなくとも明らかなことで, 例えば悪瘡痒瘡には紫根を多量に使用せねばその効を得難く, 乳癌の如きものには当帰, 川芎, 芍薬などを同分量にしてもよいが, 紫根, 牡蠣, 升麻などは多量にする必要がある (筆者の実験による). 大黄はその人の病勢の軽重, またはそのひとの虚実によって加減すべきである.

乳癌の治験例．患者48歳．未産婦．

　来院する以前の経過　本人は生来頑健にて医薬を服したことがないという．家族的にも遺伝的疾患は認められない．昨年8月頃，左側乳房に胡桃大の硬結を認めたが，自覚的には何らの苦痛がなかったので約1ヵ月間はそのままに放置していたが，偶々某新聞紙上にて乳癌の記事を見てから急に不安になり，市内某病院にて診察の結果，乳癌と診断され直ちに入院手術をすすめられた．しかし本人は元来手術を好まないので，悶々数日を経て漸く当院の門を叩いたのであった．（中略）

　初診時の病症　初診は昨年9月9日にて，自覚的には患部の重圧感，時として疼痛あり，その他肩背拘急，頭痛を訴えた．

　診するに，顔貌はやや憂心の色があったが，体躯は皮下脂肪に富み，健康そのもののようであった．血圧は最高120，最低90，肩背拘急甚だしい．乳房は視診にては患部は健側に比較して大同小異で，一見してほとんど目にとまらない位である．尿は清澄で，蛋白は陰性である．触診するにウズラ卵大の硬結1個と，更にその近くにそれよりもやや小さい塊とを認め，圧痛がある．ともに限局性で，移動性ではなく，癒着性のものであって，周囲には浸潤性の増殖を起こしていない．これらを総合して乳癌を疑わざるを得ないのである．しかし腋窩のリンパ腺までは転移していない．乳癌には硬性癌と髄様癌とあるが，このものは前者であって，後者よりはるかに多い疾患である．腹部は一般に脂肪に富み，病的変化は認められない．食欲は普通で，大便は秘結する．

　治療　工藤球郷の説によって，紫根牡蠣湯を投薬し，他に兼用として，起癈丸20粒を1日1回投与する．起癈丸は『浅田方函』には，「瘀血の癈症及び結毒の百方効なき者を治す．一には諸々の癖疾多く瘀血に因り，或いは病久うして瘀血を醸する等の痼疾に作る．また血癖，癖瘕，積年癒えざるものを治す．」と．癖瘕とは子宮筋腫とか，子宮癌などをいうのである．私は乳癌も子宮癌も，また胃癌も，これひとしく瘀血癖瘕とみて，起癈丸を使用している．但し子宮筋腫には消石大円を使用している．この2方を10日分ずつ投薬すること2ヵ月で気分大いにすぐれ，肩背拘急，頭痛もまったく治し，患部の疼痛も軽減し，硬結もやや減少したので，患者

も漢方薬の効を賞讃しつつ服薬を継続したのであった．しかるに晩秋から初冬，初冬から寒に入るに及んで，東北地方，ことに山形の酷寒のためか，はたまた病症の変化したためか，その硬結は更に増大し，先の2個の塊は癒合して鶏卵大の塊となり，かつ膨隆し，疼痛も加わり，食事も不振にて病床に呻吟するようになった．

ある日，主人が来て，患者は憂心煩悶，転々反側，一睡もせずと，その病変を訴えた．そしてこのまま服薬すべきか，あるいは断固として外科手術をすべきかとの質問である．

私はこの時，これらおそらく寒冷のためで一時的のものであるからと思ったので，本人の意志に従って，もう少し継続されてはどうかというと主人も納得して帰って行った．そうして10日目毎に必ず主人自ら薬をとりに来たのであった．陽春4月10日，本人が喜色満面，元気溌剌として来院す．診するに腫物も減少し圧痛もさまで感じない．前途に漸く光明を見るようになったと喜んでいた．

現症　服薬以来，今日，7月20日で約1ヵ月，病症は一進一退だが，追々良好な経過を辿りつつある．すなわち腫物は尚存在するも大きさは豌豆大よりもやや小さくなり，自覚的には何らの苦痛を感じない．強圧すれば鈍痛がある位で，元気大いに振るい，今後全治するまで服薬を継続するという．果たして全快するや否や今後の経過を見なければ断言はできないが，とにかく紫根牡蠣湯の乳癌に対して薬効あることを認識したのである．

なお次の第2の例によって，確信を得たのである．

患者　69歳，未亡人．経産4回．

既往症　家族的には，その祖父中風にて死去しているほかに見るべきものがない．若年の頃は虚弱であったが，更年期より健康体となった．ただ10年前に扁桃腺炎から腎臓炎になり，入院して扁桃腺を手術したという．

発病は不明であるが，今年2月頃，右側乳房に偶然に小塊を認め乳癌を憂いて来院す．

初診時の病症　初診は2月20日で，老年のためか，皮下脂肪は貧弱で，視診では患部は不明であったが，触診によって，その結節を直ちに確認された．自覚的には何らの苦痛がないという．只生来非常な便秘で，常に下

剤を服用しているという．症候として，乳房のほかは病的変化を認めない．血圧は最高160，最低90．右側乳房に大豆大の硬結を触知する．扁平でその表面は嵌凹している．癒着性で移動しない．乳癌を疑って，紫根牡蠣湯の紫根，大黄共に4.0gで，7月20日まで1日として欠さず服薬す．

現症　目下結節は小豆大になり，病気も意識しなくなったという．便通もあり，食事もまた旺盛である．

以上の2例で，乳癌には紫根牡蠣湯の効果あるを確認し，工藤球郷の実験に感銘したのである．（昭和29年7月20日）」

さて高橋道史氏の経験から，私はこの方を絶対に不治と宣告せられた黒肉腫に用いて，著効を得たので，報告する．

患者は28歳の職人で，一見したところでは，栄養血色ともに悪くない．初診，昭和36年6月9日．

この患者は某国立病院に入院中，ひそかに病院をぬけ出して，当院に治療を求めた．

患者の語るところによると，昭和33年2月に左大腿の後面に，いぼ様のものができて，外科医に切除してもらった．ところが，35年の2月にまた梅干大の腫瘤ができたので，それも手術によって摘出した．その時に，これは悪性のものだといわれた．ところが，昭和36年になって，前に手術したところに，大きな腫瘤ができたので，某国立病院に入院して，5月24日に手術をして，ボール大のもの6個を摘出した．そして精密な検査の結果，黒肉腫と診断され，不治である旨を宣告されたという．

私にも治す自信はない．黒肉腫が治った例は，まだ一度も報告されたことがないほど予後の悪い病気である．しかし，駄目だといって突き離すのも，あまりに無情である．そこでとにかく紫根牡蠣湯の大黄を除いて与えた．すると，ひどく食欲が出て，血色がよくなったので，治るかも知れないといって，どんどん服用をつづけた．

7月中旬になって，親類の老人がたずねてきて，驚きましたという．どうしたとたずねると，先生，治りましたよという．その後左の腋下のリンパ腺が腫れたので，これを切除して，しらべたところ，癌細胞を発見しない．血液をしらべても，癌細胞を発見しない．局所の所見も全治のように

みえる．このままでよくなれば，珍しい例だと，先生はいっている．しかし先生には，漢方の薬をのましていることを話してないので，先生はどうしてよくなったか不思議だと驚いているという．ところが，8月の末に，私が今まで用いていた中国産の上等の紫根が品切れになってしまった．そこで2ヵ月ほど紫根牡蠣湯を用いることができなかった．すると12月になって，また前に手術したところに小さい腫瘤ができたといって来院した．その頃，私の手許に日本産であまりよくない紫根があったので，これを用いて，紫根牡蠣湯をこしらえて与えた．ところがそのまま患者は来院しない．

私はもっとひきつづいてよい紫根を用いて治療していたら，全治したのではなかったかと残念である．

紫根という薬物は面白い作用のあるものらしい．私は目下，白血病の少年の，脾帰湯加紫根という薬方を用いているが，この頃，未熟細胞が消失し，経過が頗る良好であるという．

## 12. 五物大黄湯（ごもつだいおうとう）

この方は吉益東洞の愛用したもので，「指が腫れて熱痛するものを治す．謂うところの瘭疽の指痛である．また痔，脱肛の者は，この湯で洗って効がある．」という．

私に次のような奇効を得た例がある．

患者は18歳の某家のお手伝いさん．数日前から右示指の先端が腫れて痛み，昨夜は眠れないほど痛んだという．診ると，第2節の部分が腫れて，化膿している．手術をするとあとが長びくので，切らないで治してほしいという．

そこで五物大黄湯を与え，これを2日分のんでもよくないようなら外科で手術をしてもらいなさいといって帰した．患部には青木の葉で作った軟膏を塗っておいた．

患者はこれを2回のむと，夕方になって，腹が痛くなって便所に行った．便所ではどっと下った．便所から出て，手を洗いをすると，指に巻いておいた包帯がゆるんでいる．そこで包帯をといてみると，指の腫れがすっか

りなくなっていたという．これは非常に都合よく治った例で，いつでもこんなに簡単に治るわけではない．

高橋道史氏は，『漢方の臨床』第4巻第2号に，五物大黄湯の内服と湿布によって，瘭疽を治した例を，次のように報告している．

「黒○ヨ○，48歳，女性．

いかにも健康らしく肥満の体躯である．4，5日来，左側の拇指に激痛あり，瘭疽と診断されて来院したのである．

病症　拇指の尖端に炎衝性の発赤した小部分がある．表在性のものである．疼痛は動悸性で睡眠は少しもできないという．

発熱37.5度，大便秘結，顔色は焦心の色である．触知するに熱感があって拍動を感じる．投薬するに当たって，先ず服薬中，4，5日間に疼痛に堪え得るや否やを聞き，若し堪えられない時には外科手術う行うことを約して左の処方を調剤した．

内服薬は五物大黄湯，その他蒸剤として同方，この蒸剤の使用の如何によっては，瘭疽には必ずしも手術をしなくとも治するものであることは，度々の経験にて自信を得たので，特に記載する．この蒸剤は内服薬と同方であるが，それよりも更に大剤とする必要がある．この蒸剤を布の袋に入れ，水約2勺を沸騰後10分間煮沸し，この暑い薬袋を以って患部を包むようにして温罨法するのであるが（火傷をおこさない程度のあつさ），それから後は患部を温かいこの薬液に5～6分間浸すのである．1日3回位を以て適度とする．こうして内外両面から治療する時には，3，4日後には疼痛も薄らぎ，炎衝部は限局して化膿し，1週間後には膿が表皮下に集まるから，小刀にて表皮を破れば排膿して全快するのである．

この方も以上の治療にて手術しないで全治したのであるが，化膿させるまでの4～5日間の疼痛を堪えねばならない恨がある．この方法は瘭疽の皮膚性，皮下性，腱周囲の炎衝でも奏効するのである．しかし瘭疽も急性化膿性疾患であるから，現代医学の抗生物質の併用をした方がよりよい成績を得られることであろう．」

## 13. 奇　方
### 1) 露蜂房

　露蜂房というのは，雨露にさらされた蜂の巣のことであるが，すずめばち科のものを用いる．私の経験では土蜂のものより山蜂の巣の方がよくきく．

　私がこれを用いるようになったのは，小島蕉園の『蕉園随筆』の中の次の一文を読んでからである．その概略を紹介する．

　「銀町のある医者の娘が他家に嫁いでいたが病気になり，いろいろ手当をしたが癒らず，最後に小島蕉園が治療をたのまれた．そして幸にもその娘の病気が癒ったので，その医者は，自分には医者になる男の子もないことであるから，先生への御礼のしるしに，一子相伝の秘薬をおつたえしたいということになった．

　それは癰疔の奇方で，露蜂房1味を半分を炒り，半分を生のままで，別々に粉末にしておいて等分ずつ混和し，1日に3匁を酒でのむ．そして患部には，その粉末を醋でねって貼る．これで100日かかる癰も20日で癒るということであった．そこで蕉園もこの伝によって，数十人の癰に試みたところ，いずれも大効を奏し，諸医の手を束ねて困ったものも皆癒った．そこで蕉園も，この奇方を賞讃して，豈に奇方といわざるべけんやといっている．」

　私もこの伝に従って，露蜂房を1日量2.0〜4.0gを癰し癤ばかりでなく，急性リンパ腺炎，乳房炎，皮下膿瘍，歯肉炎などに用いたが，ペニシリンなどの効がなかったものにも著効があり，疼痛のあるものは，服後30分位で疼痛軽減し，軽いものは，1，2服で，そのまま消退し，重いものは炎症が中心部に限局してきて口があき，膿が流れるように出て，肉芽の発生が速く，忽ち治るという好成績を得た．しかし瘰癧には，無効であった．

　この露蜂房は，伯州散とちがって，急性期の初期にも，炎症のはげしい時にも用いることができ，伯州散のような副作用がない．

## 2) あかめがしわ

あかめがしわの葉を材料にした癰疔の奇方がいろいろある．

和田東郭の家方三物湯という処方は，赤梓，忍冬，通草各8分であるが，赤梓というのはあかめがしわで，忍冬はにんどう，通草はあけびである．

東郭の『蕉窓雑話』の四編に，この処方を手に入れるまでのいきさつや，この方の効能などについて，次のように述べている．

「家方三物湯はもと摂州山田の或る俗家の癰薬なり．その近辺，癰を患ふるもの，医に求めずして皆この薬を用ゆ．故にその家，この方をもって大いに富をなす．是を以って甚だその薬方を秘して世に伝へず．必ず子がい立ちよりの家来の最も謹慎なるを撰んで製薬を主らしむ．即ちその家来自ら山に上って薬を採り，極く細製にして布袋に入れ，上を封じて病家に与え，その煎じ汁をもとへかへさしむ．もしまた病家にて開き見ても極く細製ゆへ知れず．その製薬の役をよくつとめしものには田畑を取らせて，妻子かけて4〜5口も安楽に暮らさしむ．その家来の中1人，大病を患ひ，予が兄公の療治にて全快を得て，殊にその恩義を思うあり．これより前，兄公色々してこの癰薬の方を得んことを欲すれども未だこれを得ず．然るに右の病人段々全快したるにつけて何ことにてなりとも活命の恩を謝したき由を云へるによりて，右の薬方を望みしに，この男，謹慎家にて段々右の家法のわけ合ともを云ひ，何分他へ伝へがたく，すでに自身すら主家を退てよりは調合して世にひろむること成らず．これが為に別に田畑をう分て，やすく世を渡ることを得．然るに他に伝へては主家に対し大に道に背き，しからばとて今この恩を蒙りて，これを伝へざるも義において缺ることありとて，その薬方を書きつけてわざと落して拾はせたり．これ即ち今用いる処の三物湯なり．この薬全体，癰に用いるには半紙2つ切にして，その紙に円くなるほどの大剤に調合し，水5合を入れ煎じて2合半とし，1日に2貼ほどづつ用ゆ．もし煎汁多くして呑みかぬるものには，よく煎じつめて用ゆ．初よりこれを用ゆれば，灸或いはやきかねなどせずして始終この薬一方にて大抵はすむなり．これを用ゆれば，暫時にして高く焮腫して蜂窠の如く穴あきて水出るなり．潰爛に至るときには腐肉とろとろとして取れて生肉上るなり．この薬，肉を通じ，血分を通ずると見ゆ．畢意疎

通の剤なるゆへによく内托すると見ゆ．実に霊方なり．その薬の尋常なるを以てこれを軽視すべからず．先ず功用の著しきことは瘰癧などに用て甚だ功あり．また飯たきの女などの指さきの痛むに用ゆれば，わづかに2～3貼も用る中に，ぷっつりと腫上るなり．故に風毒流注の未だ潰ざるものに用れば消すべきは消し，潰ゆべきは潰ゆ．」

なお藤田謙造が『温知医談』第20号に，梓葉湯と題して，あかめがしわの薬効を次のように述べている．

「蘭軒医話に云ふ．先年，大和より出でてよく癰疽を治せし人あり．煎剤ばかり用ひ，膏薬は用ひずして全効を得．然れども甚だその方を秘す．その人遂に漂白して江戸に至る200余金の借財に及べり．1薬舗，購うに200金を以ってして，遂にその方を得たり．また用ひて効あり．即ち，あかめがしわの葉を1味煎服するなり．千金の癰疽門に生楸葉を多く用ひたり．さればこれも拠るところあるなりと．按ずるに和田東郭の家，三物梓葉湯あり．一切の瘡瘍に奇効あり．伝へて神世の遺方と云ふ．その品を検するに梓葉にあらず，楸葉なり．中古，本草家，あかめがしわを楸葉にあてしより遂に謬称せりと見ゆ．楸葉の効あることは時還読我書に云く．5，60年前，芝に痔を療する老婆あり．唯一方を用ひて甚た奇効あり．敢えて人に伝へざりしに，久留米侯，懇望せられしかば，己も高年になり，またその方のほろびんも歎かはしとて，遂に侯に奉りしかば，侯，謝するに20金を以ってし，且つ他人に伝えざることを約せられしが，妙薬の秘し置て，などか益あるべきとて，すみやかに諸人に伝えたまひしとなり．老婆も行程もなく物故せり．その方は先づ楸葉煎湯にて洗ひおはって，楸の軟膏，陰乾して末となしたるをコッパイバルサンにて和し塗る．軽症或いは牡痔などは蒲黄2両，辰砂2匁，龍脳2分，右を煉蜜にて和して塗る．また楸葉を内服もせしめしとぞ．清川玄道の話なり云々．また清川氏にいれきを治する奇方あり．即ち楸葉1味を散となしたるものなりと，その子昌軒の話なり．

按ずるに楸葉を瘡瘍に用ゆることは，始めて千金に出づ．また聖恵方，備預百要方，聖済総録その他諸書に見ゆ．しかして大抵或いは生葉を以って蒸し，或いは搗きて泥となし，或いは熬じて膏となして外用す．内服す

る者なし．東郭家の三物梓葉湯は専ら煎服するなり．本邦老医伝にも煎剤のことを云へり．云く，梓葉，婦人，乳癰未だ口あかざる前，梓葉にて蒸せば，即ち巧神の如し．また一切腫物，煎じて用ゆるも可なり．蒸すもまた可なり．凡よそ煎用するときはその症に従って，処剤中にこれを加ふること3倍にして之を用ゆ．しからざれば梓葉の煎知るを以って剤を煎すべしとあり．これらの諸書によるに，楸葉の固より解毒の効ありて，古人も用ひしを見るべし．」

これらの引用文中に，梓といい，楸というも，すべてあかめがしわのことである．梓も楸も中国の植物であるから，あかめがしわをこれにあてるのが無理である．

次に，同誌にある三物梓葉湯経験と題する藤田謙造の一文を引用してみよう．

「僕郷里，因州鳥取に在ては旧同藩医，戸崎省庵を師とせり．竹中氏の門に遊んで東郭家を信ずる故，この三物梓葉湯もしばしば試用するに，往々験あり．その目的は必ず醸膿を以ってその毒を排せずんば愈ゆべからざる種類の諸瘍にして，膿まさに成らんとして未だ成らざるの間に用て膿潰を得ること甚だ速なり．諸癰疽及び便毒に多く用ゆ．疔の如き迅速の症には間に合はず，また痔疾及び風毒腫その他諸瘡には未だ確験を得ず．また膿己に成り潰えて後，或いは専ら補托の剤を頼むべき者には決して効なし．されども癰疽すでに潰ゆと雖ども，毒勢なお去らず，焮痛だ止まざる者には，托裏消毒飲に楸葉を加えて面白きききめあり．要するに実症の者に行くべくして虚症には効なしと思わる．また僕が母方の祖父に衣笠遊鴎と云ふ者，医を業とし亦楸葉を用て，婦人，娩後，乳房凝結脹大にして乳汁塞て出でず．苦痛する者，或いは出づと雖ども凝りあって痛む者に，葛根湯に楸葉を加へて用ゆるに能く消散す．外よりも楸葉1味を煎じて蒸さしむ．もしその人乳汁乏少にして且つ乳房の凝痛する者には，五味蒲公英湯に楸葉を加えて用ゆるに両全の効あり．」

# 13. 浮　　　腫

1. 分消湯
2. 木防已湯
3. 五苓散・茵蔯五苓散
4. 八味丸・牛車腎気丸
5. 真武湯
6. 茯苓四逆湯
7. 導水茯苓湯
8. 茵蔯蒿湯
9. 桂枝茯苓丸
10. 当帰芍薬散
11. 防已黄耆湯
12. 補中治湿湯
13. 変製心気飲
14. 越婢加朮湯
15. 牡蠣沢瀉散
16. 茯苓杏仁甘草湯

　　三聖丸
　　実脾散
　　四苓散
　　真武湯合理中湯
　　香砂六君子湯
　　壮原湯
　　防已茯苓湯加附子

　　補中益気湯加附子
　　小青竜湯
　　大青竜湯
　　麻黄連軺赤小豆湯
　　麻杏甘石湯
　　厚朴麻黄湯

　浮腫の治療については，和田東郭のような名医ですら，苦心を要したもので，1年間，一切の浮腫の患者の治療を謝絶したほど，自分の技量に自信を失った時代があった．その後，彼は浮腫に実腫と虚腫と虚実間腫のあることを知り，これによって治療の法則をたてて，『導水瑣言』を著した．その後，小松久安も『治水家言』，『水腫加言』などの著述によって，浮腫の治療方針を明らかにした．そこで先ず浮腫に用いる薬をあげる前に，これらの書物を参考にして，一般的な浮腫の治療方針ともいうべき事項を述べておく．

　浮腫の中で実腫は治しやすく，虚実間腫がこれに次ぎ，虚腫は治りにくい．虚腫の中でもひどく極虚になったものは不治である．それではどんな

ものが実腫であるかというに、その浮腫にしまりがあって、硬く、何となく勢があって、指頭で按すと凹むけれども、手をはなすと直にもとの通りになるものである。虚腫は何となく勢がなくて、その浮腫がふわふわと軟く、指頭で按すと凹んだままで、手をはなしても、すぐにもとの通りにならない。これがおよその実腫と虚腫との区別である。ところで虚腫でも石のように硬いものがある。（例えば縦膈洞腫瘍に際して胸部、頸部、顔面などにみられる浮腫）。これは実腫と間違いやすい。また実腫であって、しかもふわふわと軟らかなものがある。そこで虚腫と実腫の判定には、浮腫の状態だけでなく、全身状態を観察し、皮膚の色沢、眼勢、腹部の動悸、舌色、食欲、大小便の状況、脈などを参酌することが必要である。

また浮腫があるのに、肩、腕、背などがやせ細っているものも虚腫で、これらは不治のしるしである。

浮腫の脈は、沈んで力のあるのがよい。これを実とする。沈微または沈小で力のないものは虚であってよくない。浮腫がひどいのに、浮大で力のないのも虚で、予後はよくない。また全身状態がよくないのに、脈が大きくて、ぴんぴんと指をはじくように強く打つものは大虚の状で、死が数日のうちにせまっているものである。

浮腫のあるもので、大便が硬く、便秘しているようであれば実腫である。下痢しているものは虚腫である。下痢はしないけれども、1日に5、6回も少しずつ大便が出るもの、また度々大便を催すものは大虚の兆である。また大便を失禁し、あるいは水を下し、血を下すものも大虚である。しかし実腫で、浮腫が多いために水を下すものがあり、虚腫で大便の秘結するものがあるから、その他の一般症状を参酌して、虚か実かをきめるようにしなければならない。

虚実間腫というものは、虚腫の症状と実腫の症状とがまじっているものである。

## 1. 分消湯（ぶんしょうとう）

この方は実腫に用いる方剤である。和田東郭は、「水腫で心下痞鞕し、小便短小にして、大便秘結し、その腫に勢があって、しっかりと堅く、指で

按せば暫く凹んでも，手をはなせばたちまちもとの如くに肉脹し，その脈が沈実で力のある者は実腫である．分消湯を用いるがよい．」と述べている．

この分消湯は腹水にも用いる．私は肝硬変症で腹水の現れたものに，この方を用いて腹水を消失させたことがある．和田東郭は，「もし水気が多く腹部にあつまって，腹脹のはなはだしいものには，三聖丸（さんせいがん）を兼用するがよい．毎服1銭（約3.7g）を白湯（さゆ）で1日に2回のむ．もしそれでも腹脹の減じがたい者には，3銭から更に増量する．」と述べている．

矢数道明氏は重症のネフローゼに，この方を用いて著効を得た例を報告している．ところで，この例は虚腫に似た実腫であったらしく，浮腫は軟らかくて押せば陥んで，中々もとにもどらなかったとのことである．次にその場合の実状を知るために，少々長文であるがその全文を引用してみよう．

「昨年8月下旬の夕方のことであった．粗末な家並みが袋小路となって，右に左に旋回し，雷雨の後とて下水の氾濫している大田区蒲田海岸近くの裏街，電話で教えられた目標をたよりに，やっとのことで患者の家を捜し当てた．3軒手前の魚屋で尋ねても判らぬといわれたほど混み入った裏街であった．

患者は薗○孝○という4歳の男の児である．蚊やりの煙が室内に立ちこめて，薄暗い電灯が1つ，玄関と居間を照らしていた．耳の遠い患者の祖父と，乳呑み児を抱えた，気立ての良さそうな若い母親とが，病床の側にションボリと座って団扇を動かしている．

導かれた枕元に座って，患者を一と目みて驚いた．顔は水瓜のように丸く腫れあがり，むくみのために両眼は開かず，眼瞼は赤くただれて涙がにじみ，唇は腫れて厚くそり返り，芋虫を2つ並べたようにみえる．そのお腹をみて驚いたことに全く臨月の婦人のように膨満して太鼓のように，腹水が充満し，臍が梅干大に突出している．氷嚢に一杯水を入れてぶらさげたように腫れ切った陰嚢，包皮の先端もふくれ上ってピカピカ光っている．全身くまなき浮腫と腹水はまことに気の毒な姿で，あたかも水死人をみる

166 浮 腫

ようであった.

もの静かに母親の語る患児の既往症はこうである.

昨年1月から6月まで，この児はひどい皮膚病に悩まされた．いろいろの治療をしたがなかなか治らない．また風邪をひき易く，毎月2回ぐらい扁桃腺炎を起こして寝込むことがならわしとなっていた．

ところが，この頑固な皮膚病が急に治ったと思われた昨年8月より全身に浮腫が現れ，急性腎臓炎と診断され，浮腫は一旦よくなったが，風邪をひくたびに繰り返し出現していた．そして今年の5月22日に強く風邪をひいて扁桃腺が腫れ，むくみもひどかったので，品川のある病院に入院させた．

入院後，全身の浮腫はますます加わって，猛烈な頭痛，嘔吐，痙攣が来て，眼が見えなくなってしまった．最も恐るべき尿毒症を起こしたので，病院でもいろいろ治療をしてくれたが好転せず，あと1週間ぐらいしか持つまいといわれたので，在院2週間で意識不明の瀕死の病状のまま自宅に連れ戻った．

すっかりあきらめて，今日か明日かと死を待っていると，次第に浮腫が引いて，視力も意識も回復し，不思議と思われるほど元気が出て，奇跡的にも一見しては治ったように思われた．7月一杯は家の中で起きていられるまでに好転したのであった．

ところが8月初めに再び浮腫が現れて来たので近所の内科医の方に，尿の出がよくなる注射をしてもらった．しかしむくみは増す一方なので，主治医は思いきって強い利尿の注射をしてみようといってこれを試みた．

その前から母親は，毎日注射をしても小便は出ないし，むくみは増す一方であるから，ひとつ漢方薬でものませてみようと思い立ち，近くのある漢方店で容態を話して調剤してもらった．そしてこれをのませたのが，ちょうどその強い注射をしたのと同じ日からであった．漢薬は3日間のませたがやはり尿量は多くならない．それどころか，浮腫はますますひどくなって，この1週間の中に前述のように，見るもあわれな状態となってしまったのである．内科医からはあの注射で小便は出るはずなのに出ないのは，それは漢薬などのませるからだとひどく叱られたので，漢薬も強い注射

それきり中止してしまった．

その時のんだ漢方薬というものを，暗い電灯の光にすかしてみると，木防已湯加減方らしく思われた．

現在の尿量は1回わずか50 ml ぐらい，1日数回で，計300 ml 程度しか出ない．大便は軟らかで少量ずつ4回ぐらいある．咽に痰がからまって喘鳴がきこえ，暑さのためもあろうか自汗がある．

脈は熱がないのに緊，数で陽脈である．しかし浮腫の状態はブワブワと熟し柿のように軟らかで，押せばすぐ陥没し中々正常に戻らない虚腫である．胸部の聴診では「ラ」音はないが，肋膜腔の半ば以上に蓄留液があって，呼吸音は消失し，濁音を呈している．呼吸困難や動悸などは少なく，腹部は太鼓のように丸く膨満し，波動を認め濁音である．しかし心下はそれほど硬くはない．腹囲は68 cm あった．下苔はなく潤って，口渇もそれほどひどくない．木防已湯の証ではないと思われた．

診察を終わって，この患者の予後をどう告げたものかと思案していると，いままで死人のように一言も口をきかずに仰臥していた患者は，細い眼をかすかに開いたと思うと，コロッと起き上って，傍で玩具をもてあそんでいた乳呑児の手に握られたその玩具を奪いとると，泣くような表情でニヤッと笑ったのである．

体力はまだある，脈は陽脈である．浮腫で陽脈を現すものはまだ治療の見込みがある．明朝，薬とりの際，持参した尿を検査してみたら混濁黄褐色で，試薬を1滴加えると，卵の白味を煮たときのように白い凝固となって墜落した．ひどい蛋白である．

胃苓湯，補気健中湯，木防已湯，壮原湯，分消湯などを考えたが，結局実腫と認めて分消湯を与えることにした．

『漢方診療医典』ネフローゼの項に，分消湯の指示として掲げられているのは，「浮腫があり，殊に腹水が著明で，腹部が緊満し，脈が沈んでいて力のあるものにもちいる．」としてある．

《分消湯の方》

茯苓　白朮　蒼朮各2.5，陳皮　厚朴　香附子　猪苓　沢瀉各2.0，大腹皮縮砂　木香　燈心草各1.0，枳実　生姜各0.5，左1日量，水500 ml

を加え250 mlに煎じ滓を去り，毎食前3回に分ち温服．これは大人量であるが，そのまま与えた．

投薬後10日以上になっても何の連絡もないので，もはや絶望であったかと，往診時の患児の姿が時々脳底をかすめ案じられてならなかった．ところが2週間目に，母親が試験管に入れた尿と，服薬後の尿量表とを持って，その後の経過報告に来院した．

それによると薬を服んで3日目から，それまで300 mlであったのが400，600，900と漸次増加し，現在ではあの恐ろしいほどのむくみはほとんどとれてしまったと，非常に喜んでの報告であった．

結局1日量は右の半量宛服用したことになる．9月中旬，服薬1ヵ月目の頃は，痩せて骨と皮ばかり，お腹も舟の底のように陥没しているが，食欲もあり，元気に室内で遊んでいるとのことである．尿中蛋白も減少し透明となっている．2度目の奇跡である．

10月15日　患者は母親に連れられて来院した．その水死人のような子とはどうしても思われない．生まれ変わった別人となって現れた．顔色もよくなりだんだん太って来た．

以後順調で，今年の3月15日，3度目の来院の折には，もはや健康児となんら変わりなく顔色もすっかり赤味を帯び，ネフローゼ特有の水ぶくれの感じはすこしもない．外見では完全治癒といいたいところであるが，検尿の結果は軽度の蛋白が認められる．

昨年10月，浮腫が去ってから腹診してみると，右季肋下部の抵抗圧痛が認められたので，分消湯に小柴胡湯を合方して今日に及んでいる．10日分の薬を20日以上かかって服んでいるが，あれ以来風邪を引かなくなったのは服薬のおかげであると思われる．

本例は近年における重症ネフローゼ患者の中で最も成績のよかったものである．

〔追記〕　あれから5年，もうこの児は元気で小学校に通っている．」

矢数氏の治験例はこれで終わっているが，これを読んで感じたことは，この患者は浮腫のため眼瞼がただれ，外陰部にも浮腫が多く，しかも浮腫は軟らかくて按圧すると陥凹して中々もとにもどらないという状態であっ

たというから，浮腫だけをみると，虚腫であるようにみえる．ところで矢数氏が全身状態ことに脈をみて実腫と断定して，分消湯を用いたことは，流石に老練の名手である．弟の玩具を奪いとって，ニヤッと笑ったという点にまで注目したところなど，氏が如何に真剣に診察されていたかが，うかがわれる．私が治療した腹水の患者も，下肢の浮腫は軟弱であったが，一般状態が元気で，脈も沈実であった．

　虚実の判定はむつかしいが，ことに浮腫の場合の虚実の診断には慎重を要する．

### 2. 木防已湯（もくぼういとう）

　この方は，心下痞堅といって，上腹部が板のように堅く（52. 排尿異常の項参照），浮腫と喘鳴があって，脈が沈緊であるものを目標として用いるのである．ここに1つの口訣がある．それは皮膚が枯燥して潤いがなく，唇や舌なども乾くというのを目あてにする．虚の中に実を挟むものを，この方の証とする．

　木防已湯の証では，息苦しくて横臥することができず，上半身を高くして坐っていると楽である．食欲はあるが，食べると腹がはって苦しいから食べるのをひかえているというものがある．

　この方は心臓弁膜症で代償機能の障害があって，尿の不利と浮腫のあるものに用いる機会がある．

　実例を示そう．

　昭和29年の春，杉並区内のS家に往診した．S家は庭の広い旧家で病人というのは，65歳になるこの家の主人で，長らく心臓病で苦しんでいるという病室に通ると，顔をひげもじゃにした老人が，蒲団にもたれ，よりかかって坐っている．眼は浮腫のために，指先で開けてやらないと，自分ではあけることができないほどである．浮腫は下半身がひどく，ことに腰のまわりにいちじるしい．この浮腫は軟弱無力ではないが，按圧すると陥んで，しばらくもとにもどらない．脈はほとんどふれない．強く圧すと，かすかに，とぎれがちに糸のように小さい脈がうっている．小便は坐ったままでしているが，量が少なく，たらたらと少し出るだけであるという．

食べると苦しいので少ししか食べない．舌には白い苔が少しついて乾いている．肝臓は腫れてみずおち一体が硬い．

この患者は，若い頃から心臓弁膜症があったが，最近までは百姓の仕事もできていたという．ところが約10ヵ月ほど前から，動くと息が切れるようになりだんだんとそれがひどくなり，浮腫が現れた．近所の医師の治療をうけたが，はかばかしくないので，心臓専門の先生を招いて診察をうけたこともあった．しかし病気は悪くなる一方で，何をしても効がないので，ある人のすすめで，漢方の先生に往診をたのんだ．その先生というのは，医師の資格のない人であったが，毎日診にきてくれて，煎じ薬のほかに，1日分3000円もする高貴薬を作ってくれたそうである．私がその先生からもらったという煎じ薬をみると，加味温胆湯（かみうんたんとう）らしかった．加味温胆湯は不眠の場合に用いられる処方で，この患者も不眠に悩んでいたので，これを処方したものと思われる．しかしこの患者の不眠は，呼吸が苦しくて横になれないために眠れないのであるから，加味温胆湯を用いても効のあるはずがない．

私はこれに木防已湯を与えることにしたが，これだけでは何となく不安に思われたので，ジギタリス葉末0.2を1日量として兼用した．ところが，その結果はおどろくべき奇効を奏し，2，3日の服用で尿量は増加し，2週間分を服用し終わった頃は，下肢に少し浮腫が残っている程度で横臥もでき，安眠もできるようになった．そして2ヵ月たった頃には，庭も歩けるようになった．ジギタリス葉末は0.1として連続服用した．その頃は，脈に結滞はあったが，よくわかるようになり，自転車にものれるようになった．

それから5ヵ年になる．この患者はいまも木防已湯にジギタリス葉末0.1をときどき思い出したようにとりにくる．これをのんでおれば，軽い百姓仕事もできるという．

昨年の秋，この患者は，月桂樹の木を持って，私の家をおとずれ，庭にこれを植えた．私はこの木の成長をたのしみにしている．

A氏は某造船会社の課長であるが，原因不明の熱がいつまでもつづき，2ヵ月ほどたってから某病院に入院した．ここでは1ヵ月ほどたって遷延性

心内膜炎という病名がついた．ところで診断がついた時は，もう命があぶない時で，どんな方法でも，したいことをした方がよいと言われたという．

そこで私が招かれた．

患者は仰臥すると息が苦しいので，蒲団を高くして，45度の角度でねて，ぜいぜいとのどを鳴らしている．全身には浮腫があり，下半身の浮腫は，とくにいちじるしい．脈は乱れて沈濇で結滞している．肝臓は肥大して上腹部に広がり，その下縁は，右季肋下5横指あまりに及んでいる．聴診上，肺水腫の徴候があり，背部では水泡音が一面に聞こえる．体温はときどき38度近くまでのぼる．口が渇いて水をのみたがるが，食欲は全くない．それに息苦しくて，ほとんど幾夜も眠らないので，意識がもうろうとしていて，時々つじつまの合わないことを口走る．

心内膜炎から弁膜症となり，すでに代償機能も障害されている現状から，私にも，治せる自信はなかった．しかし漢方の診断では，木防已湯を与えるべきである．

私は患者につき添っている夫人に言った．病気はたいへん重態です．しかし漢方には，こんな時に用いる薬があります．これを用いてみて，効力がなければ，ほかに打つ手はありませんと．

ところが何という幸運であろう．木防已湯をのみ始めて，3日目に，とつぜん吐血があり，それは洗面器に半分もあったという．しかも，それを境にして，病勢はよい方に急変し，呼吸は楽になり，仰臥して安眠できるようになり，肝臓も日ごとに縮小し，3週間後には，退院できるほどに軽快した．この間，ずっと木防已湯をのみつづけた．

それから，もう8年になる．その後この患者は平常通り働いて，何の支障もないからだになっている．

木防已湯は防已，石膏，人参，桂皮の4味からなる方剤で，この場合用いる防已は，一般に漢防已とよばれているオオツヅラフジの根を用いている．木防已湯とよばれているのに，アオツヅラフジ（木防已）よりはオオツヅラフジの方がよいとされている．私もオオツヅラフジを用いている．

矢数道明氏は，『日本東洋医学会誌』に"浮腫腹水患者の治療経過2例"という原著を発表し，その中で，次のように述べている．

172　浮　　腫

「木防已湯が，何故心臓弁膜症の肺水腫状態，肺循環の欝血，欝血肝，欝血腎，浮腫，腹水に有効であるかということの考察をしてみると，『日本薬理学会雑誌』第30巻に，京大の伊藤秀一氏の"オオツヅラフジ総アルカロイドの末梢血管並に胸管リンパ流出に及ぼす作用"についての研究発表がある．オオツヅラフジは末梢血管を拡張し，胸管リンパ流出を増大させるということが明らかとなっている．古人は防已をもって，「膈間の停水を去り，皮膚毛竅の停滞を開く」といっている．その表現が類似していることが知られる．

木防已湯の作用機転が，この末梢血管の拡張と胸管リンパ流出の増大によって起るのではないかという．そしてそれを補助する他の薬剤の総合作用によって，木防已湯の証は構成されるものであるということが，より判然と理解できるように思われるのである．」

なお木防已湯については，18．呼吸困難の項を参照．

### 3.　五苓散（ごれいさん）・茵蔯五苓散（いんちんごれいさん）

五苓散は，2．頭痛の項，23．嘔吐・悪心の項その他で度々述べるように，口渇と尿利の減少を目標として用いる方剤であるから，口渇と尿利の減少のある浮腫にもまた用いられる．

私の経験では，ネフローゼや腎炎の浮腫に用いる機会が多い．あまり口渇がはげしくなくても，尿利の減少があって，脈がやや沈んで力のあるものに用いる．脈が浮大弱のもの，洪大のもの，微弱のもの，沈遅弱のものなどには，用いても効力を期待できない．

私は満2歳の男児のネフローゼに，この方を用いたことがある．この患者は半年ほど前から全身に浮腫があり，腹水もあり，尿は昼夜に200 ml内外で，少し動いても呼吸が促迫する．しかし浮腫は按圧で陥んでも，すぐもとにもどるし，一般状態もよく，元気で，下痢せず，食欲もあった．口渇の有無ははっきりしないが，以上の状態から実腫と診断して五苓散を与えた．ところで，これをのんでも，尿量はあまり増加せず，浮腫も減じないので，小細工的なことであまりほめたこととは思わないが，これに桑白皮と麦門冬を加えてみた．しかしやはり大した変化がみられなかった．

そこでまた五苓散にもどした．これで悪くはならないが，あまりよい方でもなかった．3ヵ月ほどたったある夜，この患者は死ぬのではないかと思われるほどの煩躁を伴う呼吸困難を訴えた．ところが，これを境にして少しずつ尿量が増加し，浮腫も減じた．6ヵ月目には，浮腫の大半がなくなり，時々軽い浮腫がみられる程度になった．尿中の蛋白も，日によって増減はあったが，徐々に減少していった．患者は健康児と変わらないほど元気になり，安静を守らせることはむつかしくなった．しかし2ヵ年後には蛋白も痕跡程度となり，約3ヵ年半，五苓散をのみつづけ，完全に治癒して，小学校に入学できた．

この患者は，この間ネフローゼ以外の病気が起こらなかったので，五苓散一方で押し通して，ついに全治したが，次に述べる患者は，肺結核の回復期にネフローゼとなり，予後不良を心配したが，苦心惨憺，ようやく九分通り回復している．

患者は3歳の時，肺結核にかかり，化学療法のほかに小柴胡湯を併用して，高熱も下り，せきもやみやっと全快し，やれやれと安心したところで浮腫が現れた．この浮腫は数日のうちに眼もあかないほどに高度になり，尿中の蛋白もズルフォ 2，3 滴で泥状にかたまるほどに多い．口渇ははげしいが，尿は 1 昼夜に 300 mℓ から 200 mℓ 位である．初診時の血圧は 134—110 で，脈は沈小数で悪寒があった．腹部は膨満して腹水があり，皮膚は緊張している．下肢の浮腫を按圧してみるに，しばらく陥没しているが，軟弱ではない．舌には白苔があって乾燥している．食欲はあまりなく，水っぽいものばかりほしがる．大便は 1 日 1 行で軟らかい．

こんな状態であるから，予後が心配である．しかしとにかくできるだけの手当をしてみようと考え，五苓散に茵蔯蒿を加えて，茵蔯五苓散として与えた．なぜ茵蔯蒿を加えたかというに，茵蔯蒿には肝臓の機能を盛んにして，尿利を促す効があるので，これを加えてみたのである．ところが 2，3 日たつと，尿が 400 mℓ から 600 mℓ とだんだん多く出るようになった．しかしこの患者は中々安静を守らないので，たびたび失敗して何回もあともどりしながら，しかも次第に浮腫が減じ，5ヵ月たった頃は，腹水と下肢の浮腫を残すのみとなった．ところが，ある夜，突然 39 度の熱

が出た．耳が痛いという．中耳炎である．そこで小柴胡湯加桔梗石膏に転じ，数日で，中耳炎は全快した．そこでまた茵蔯五苓散にもどした．その後も，ときどき，かぜをひいたり，せきをしたり，熱を出したりした．その時は小柴胡湯加茯苓黄連を与え，これらの症状がとれてから，茵蔯五苓散にもどした．このようにして，2年あまりたった頃は，浮腫はほとんどなくなり，何かの拍子に時々僅かに浮腫の現れる程度になった．

そこで4月から小学校に通学するようになり，今では普通の子供のように元気であるが，顔色はまだ冴えないし，ズルフォで尿中に蛋白の痕跡を認める．

最近，私は18歳の女性のネフローゼによる高度の浮腫を五苓散で速治できた．この患者は昨年の秋からネフローゼにかかり，某大学病院に入院したが軽快しないので，ある特殊治療をする病院に入院して，ここで2回にわたって断食療法をうけた．すると，浮腫はますますひどく，腹囲は90 cm に達した．

そこで退院して，私に治を乞うた．私の初診時は，全身に浮腫があり，腹水はことにひどく，脈は沈小で，尿量は1日200—300 m$l$ で，ひとりで寝返りすることが困難である．口渇はひどくはないがある．大便1日に1行．食欲はない．

こんな状態であるから，五苓散を煎剤として与えるとともに，一切の食事をやめて，赤小豆だけを調味料なしで煮て2，3日つづけてたべるように指示した．すると翌日から急に尿量が増加し，700，900，1200 m$l$ という調子で，どんどん排尿量が多くなり，それにつれて浮腫も日を追うて減退し，食欲も増加した．3週間の服薬を終った頃は，腹部に僅かに浮腫があるだけとなり，5週間目に往診したときは，浮腫は全くとれた．

目下服薬中であるが，蛋白はまだ多量にある．しかし，どんなことをしてもとれなかった浮腫が五苓散と赤小豆でとれたので，両親のよろこびは一通りではない．

浮腫に赤小豆だけを食べさせる治療は，林一烏の発明であると伝えられているが，試みるべき価値がある．

この患者は2日間，赤小豆だけを食べ，あとは，1日1回，朝だけ赤小

豆を食べることにして，2週間つづけた．

## 4. 八味丸（はちみがん）・牛車腎気丸（ごしゃじんきがん）

八味丸については，36. 腰痛の項や52. 排尿異常の項で詳しく述べるので，その方を参照してもらうことにして，ここには『導水瑣言』の虚腫の治方の条を意訳して引用しておく．

「その浮腫に勢少なく，みずおちがつかえて硬く，或いは少し息がはずみ，或いは腹が脹るものは虚腫であるけれども，まだ極虚には至っていない．これには済生の実脾散（じっぴさん）を用いるがよい．この上にたびたび下痢などがあって，枳檳榔，草菓の類を用い難い場合には，四苓散（しれいさん）に附子，橘皮などを加えて用いるか，または真武湯を用いる場合がある．真武湯に理中湯を合して用いるのもよい．しかし心下の腹候に口伝がある．

その浮腫の状が実脾散と同じで，ただみずおちを按して力がなければ香砂六君子湯（こうしゃりっくんしとう）を用いる．もしつかえ苦しくて，息苦しいようであれば，犀角と麦芽を加え，腹がひどく脹っているならば厚朴を加え下痢をするならば附子を加える．しかしこの診察，加減の法は，説明がむつかしいので，自分でよくよく心を用いて推察するがよい．

その浮腫が軟らかくて力がなく，按してもその跡が急にもとにもどりにくく，或いは腹から下に浮腫があって，臂，肩，胸，背はやせ細り，脈が微細或いは浮虚で，みずおちがひどくつかえて，飲食がまずいならば，それは虚腫であって，実脾散の証よりも更に一層，虚脱になったものである．これには壮原湯（そうげんとう）を用いる．

その浮腫の状や脈状が大体前のようで，腰脚がだるくて力が少ないか或いは臍下に力のないものは八味丸料を用いるがよい．

浮腫が硬くて，これをさすってみるに，潤いがなく，革の袋に水を入れてその口をしばったものをさすっているような感じで，かさかさとして硬いのは，陽気の脱したしるしである．或いは水気が十分にあるのに，その腫れが，皮膚にまで達せず，皮膚に皺のあるものは，多くは不治である．やむを得なければ，防已茯苓加附子湯を用いるがよい．或いは附子を去っ

て本方ばかり用いる証もある．また補中益気湯に附子を加えるか，または五苓散を合して用いることもある．」

以上によって，八味丸を用いる浮腫が虚腫であることがわかる．私は八味丸を中年以後の人で，午後になると足が腫れて，朝は足に浮腫がないという程度のものに用いて効を得ている．また八味丸に牛膝（ごしつ）と車前子（しゃぜんし）を加えた牛車腎気丸料（ごしゃじんきがんりょう）を用いてよいことがある．

腎炎やネフローゼなどの浮腫，ことにやや慢性になったものには，この八味丸，または牛車腎気丸を用いる場合が多い．百々漢陰は，「腎の機能が悪くなって，尿利が減少し，腰から下が腫れるものに用いる．また産後の水腫に用いる．虚弱な婦人の産前からの水気が産後日がたっても，腰から下に浮腫が残り月を越し，年を経ても治らないものに，加味腎気丸を用いる．」という．また壮原湯と腎気丸（八味丸）との別についても，次のように述べている．「壮原湯も，腎の機能が衰えた場合の浮腫に用いる．おもに下半身に腫があって，尿利が減少し，その浮腫が上の方にも及んで，上気して喘息の状のあるものに用いる．下半身を目標とする点では，腎気丸に似ているが，上気，喘息があれば壮原湯を用いる．」

## 5. 真武湯（しんぶどう）

この方も虚腫に用いる．私の経験では，大病後の浮腫や下痢の治ったあとの浮腫によくきく．慢性の下痢にこの方を用いると，下痢がやんでから，一旦浮腫のくることがある．この場合は浮腫におどろかず，つづけて真武湯を服用しておれば自然に浮腫は消失する．また慢性の下痢で浮腫のあるものにも，この方を用いてよい．

またこの方を産後の浮腫にも用いる．八味丸などの地黄剤をのむと，食欲が減じたり，下痢をしたりするものによい．『鳩峯先生病候記』に「産後の水腫は，多くは産前の水腫が治らないで産後に及んだもので虚証で，治りにくい．これには真武湯がよい．」とある．

小松久安の『水腫加言』には「真武湯は水腫を治する効がある．脈は微弱で，舌に白苔があって，その表面が滑沢で，小便の色が澄んで水のよう

な場合の浮腫に用いる．もし下痢していてもよいが，下痢のはげしい時は芍薬を去って用いる．この方は虚腫を治する第一の処方である．」とある．

### 6. 茯苓四逆湯（ぶくりょうしぎゃくとう）

この方は病気が重症で一般状態が悪く，予後のあぶない患者で，浮腫があり，手足がひどく冷え，流れるように冷汗が出て，脈が微弱または浮大弱遅のものに用いる．この方を用いると，これで一旦浮腫の消失することがある．急性の諸病ではこれで一時の急を救って回復にむくことがあるが，慢性諸病では，その効が一時に終わる場合が多い．

### 7. 導水茯苓湯（どうすいぶくりょうとう）

浮腫を治するの剤として有名であるが，私はまだ著効を示した例をもっていない．今まで用いたものが，皆虚腫であったためかも知れない．その後，『梧竹楼方函口訣』や『勿誤薬室方函口訣』を読んで，この方も実腫の治方であることを知った．

『梧竹楼方函口訣』には「此は一切の水腫を治する良剤である．おおざっぱな云いようだが，およそ病の表裏虚実を論ぜず，一通りは此薬が至ってよくきくものである．この方の主治に，諸薬を用いて効のないものに用いるとよく治ると書いてあるのはもっともなことである．色々と病気の原因をせんぎたてして，利水の方を施しても効のない者に，何かなしに此方を用いて効を得ることが多い．しかし腎気丸や実脾散を用いなければならないような虚腫には用いても無駄である．また水腫には塩を断つがよい．塩はしめるものだから，どうしても小便の通じがわるくなる．なお赤小豆1合に商陸20銭を1升の水で煮て赤小豆がふくれて水のつきるのを度として火をとめ，商陸を去り，赤小豆ばかりをとり，それに砂糖を入れたものを，煎剤をのむときに食べるとよい．この導水茯苓湯は薬の量も水の量も普通よりは多くして，濃煎した方がよい．」とある．

『勿誤薬室方函口訣』は「この方を用いる目標は，全身がただれて瓜のようで，手で按すと凹むけれども，手を放すとすぐもち上ってくるというところにある．もしただれた瓜のようで，手で按すと，凹んだままで，す

ぐあとにもどらないものや，毛孔から水があふれてもれるような者は，虚候で，死期が近いものである．この方は虚実間腫に用いる方であるから，この点を合点して，水腫が日を経て治らず，ただれた瓜のようになったものに用いると効がある．」とある．

### 8. 茵蔯蒿湯（いんちんこうとう）

口渇と尿利の減少と便秘と胸内苦煩を目標にして用いる方剤であるから，これらの症状があって，浮腫のあるものに用いる．茵蔯蒿湯証の患者は，胸がつまったような，ふさがったような何とも名状できないような不快感を訴えるものである．

次にネフローゼに茵蔯蒿湯を用いた例を示そう．

昭和14年の5月に，私は8歳になる男子のネフローゼを治療したことがある．その当時の主訴は浮腫と貧血とであって，尿量は少なく，尿中に多量の蛋白を証明した．私はこれに五苓散を与えたが，患者は2日分ぐらいのんで，のみにくいからいやだといってやめてしまった．それから2年たった．私はその患者のことを忘れていた．

ところが，昭和16年の5月18日に，この患者が，とつぜん往診をたのんできた．患者の祖母のいうことには，あれから近くの病院に入院していろいろ手当をうけたが，いまも治らない．この状態では，いつ治るかの見当もつかない．薬が変わると，4，5日は尿量が増して，浮腫も減退するが，また間もなくもとのように尿利は減じ，浮腫が増してくる．こんなことをいつまでもくり返しているという．

そこでこんどは必ず薬をのませるし，本人ものむ気になっているから，ぜひお骨折りを乞うというのである．

私が往診した日の浮腫は，そんなに高度ではなく，顔面と腹部とに主として水気があった．その日の朝まで，洋薬の利尿剤をのんでいたというこの患者を，いくらくわしく診察してみても，ほんとうの証をつかむことはむつかしいと考えた私は，簡単に診察をすませて帰ってきた．そして3日分の分消湯を与え，この患者を紹介して下さった方に，電話で，次のように通じておいた．

「今日，Sさんを診まして薬をあげましたが，いままでのんでいた強い利尿剤を今日かぎりやめさせましたので，2，3日中に，うんとむくみが増して，小便が出なくなると思います．その時，あなたの方へ文句がくるかも知れませんが，そんなことで薬をやめるような了見では，あのような難症は決して治りませんから，どうぞそのおつもりでいてください．」

果たせるかな．3日目の早朝，患家から電話があり，「昨日から尿利が減少して，一昼夜の尿量が200mlに足らず，全身がだるまのようにむくみ，そのため胸が苦しくて昨夜は少しも眠れませんでした．至急おいでください」と．

この日の午後になって，私は患家をたずねたが，二階への梯子段を上りかけると，苦しい，苦しいという患者のうなり声が聞こえる．泣いているのである．浮腫のために僅かに開いている眼裂から涙が頬につたって流れている．腹部はひどく膨満して，みずおちの部には，数条の青すじがみえる．口渇は強いが尿は出ない．それに，3日間便秘している．浮腫は緊張が強くて，はり切っていて，強くおさないと凹まない．脈も沈んでいるが，力がある．こんな状態から考えると，この患者の浮腫は実腫であり，茵蔯蒿湯証のように思われた．

茵蔯蒿湯は，一般に黄疸を治する処方のように考えられているが，この方は"瘀熱が裏にある"と古人がいった場合に用いる方剤で，口渇，尿利の減少と尿の赤褐色，便秘，胸内苦悶，腹部膨満などを目標にして用いる．必ずしも黄疸の存在を必要としない．8．出血の項で述べたように，中神琴溪は，頑固な子宮出血で，いろいろの手当でも治らなかったものを，裏に瘀熱があるからとて，この方を用いて治し，村井琴山は，脚気で，ほていのように腫満したものに，この方を与えて速治している．

いまこの患者をみるに，浮腫はひどいけれども，茯苓や朮のような利尿剤を用いる証とも思われない．また麻黄剤の適応症のようにもみえない．この患者は，浮腫のほかに，心胸部の苦煩（むな苦しい），口渇，尿利の減少，便秘，腹満を訴えている．しかし患者の主訴は，心胸の苦煩である．そのため眠れないのである．これは正しく山梔子剤の証にみられる心中懊悩して眠るを得ざるの証ではないか（5．不眠の項を参照）．茵蔯蒿湯の証

に，「心胸安からず」とあるのは，この状態をいったものである．また茵蔯蒿は，裏の瘀熱を去って口渇を治し，尿量を増す効がある．茵蔯蒿湯は，この2つの薬物に大黄を加えたものである．

このような考案によって，茵蔯蒿湯を与えたところ，驚くべき奇効がたちまち現れ，その翌日は尿量1500 mlに達し，心胸はくつろぎ，食は進み，20日ばかりにして，腹部に浮腫を残すだけになり，自覚的には，ほとんど苦痛を訴えない状態となった．心下部の青すじと腹水はやや減少したが，全く去るというまでにはならない．その頃になって，尿量はまた少し減じ，700から800 mlになった．これは気分がよいために，安静を守らないからではないかと考えた．ところが投薬を始めて26日目の夜半の2時頃より猛烈な腹痛を訴えるようになり，盲腸炎らしいから至急往診を乞うという電話があった．不思議に思いながら，いそいで馳けつけてみると，患者は眉間に皺をよせて，涙を流している．顔は蒼白である，脈をみると，浮にしてやや数（さく）である．疼痛は回盲部より右腎の部位にひろがり，圧に対して過敏である．ちょっと右足を動かしても，寝返りをしても腹痛はひどくなる．しかも，腹部にはまだ浮腫が相当あるので，深部の状態を十分にさぐることがむつかしい．体温は39度6分である．

私は両親を別室によんでいった．こんどの腹痛はおそらく虫垂炎のためであろうと思う．しかしネフローゼに併発した虫垂炎を治療した経験は私にない．したがって，先の見透しはつかない．治療をしてみなければ，治るとも治らないとも断言できない．私は一生懸命に手当をしてみるつもりでいるが，虫垂炎は手術しなければならないというのが一般の風潮であるから，あなた方が手術をする覚悟であるなら，私はこれを拒まない．ただ手術の結果がネフローゼによい影響を与えると，私は考えないから，その点を御熟考の上，態度をきめられたいといって帰ってきた．

すると1時間もたたないのに薬をとりにきた．そして言った．「一切を先生におまかせします．たとえ死ぬようなことがあっても，決してうらみません．私たちは覚悟をきめました．」と．そこで私は大黄牡丹皮湯（だいおうぼたんぴとう）を与え，午後3時頃，電話をかけて症状をたずねた．体温は37度8分となり，腹痛も楽のようだというのが，その返事であっ

た．

　私はいくらか安心して，往診の途中，午後7時頃，患家に立ち寄った．その時，患者は眠っていたが，脈も静になり，腹部には圧痛はあるが，自発痛は八分通り去った様子である．その翌朝早く，私はまた患家をたずねた．そして驚いたことには，いままで膨満して青すじのあった腹がぐっと小さくなり，青すじもなくなっている．尿は昨朝から1500 ml 以上も出たという．ほとんど飲食物をとっていないのに，いままでにない多量の尿が出たことは，予想外であった．その日はまだ腹部に圧痛が残り，足を動かすと疼痛は増激するようであった．しかし体温は平温になった．それからひきつづき6日間，大黄牡丹皮湯を与えたところ，虫垂炎の症状はすっかりとれ，尿は毎日 1500 ml から 2000 ml もあり，尿中の蛋白もほとんど出なくなった．

　この患者には，前から腹部に青すじがあったから，はじめから，瘀血の証として，駆瘀血剤（くおけつざい）を与えるべきであったかも知れない．ところが，たまたま虫垂炎が起こって，駆瘀血の作用のある大黄牡丹皮湯を用いたので，これがネフローゼにも好影響を与えて，青すじもとれ，蛋白も去り，尿量も増して，治癒を速める結果になったかも知れない．青すじは瘀血の1つの徴候であるのに，これを軽視したことを反省させられた．この患者は，いまは大学を卒業してりっぱな青年紳士になっている．

　以上の例のほかにも，茵蔯蒿湯を浮腫に用いたが，効のあったものは，いずれも，腹部の浮腫が他の部よりいちじるしく，便秘の傾向があった．

### 9. 桂枝茯苓丸（けいしぶくりょうがん）

　茵蔯蒿湯のところで述べたように，駆瘀血の作用のある大黄牡丹皮湯で尿利がまして，浮腫がとれたように，桂枝茯苓丸で浮腫のよくなるものがある．

　有持桂里は，産後に悪露\*の出が悪くて，そのために起こった水腫には，

---

＊　漢方では出産の時に悪露が十分に出ないと，それが瘀血となって，種々の病
　気の原因になると考えた．

大抵は桂枝茯苓丸で，瘀血を下せば，水腫も自然に消失するといい，浅田宗伯は桂枝茯苓丸に車前子（しゃぜんし）と茅根（ぼうこん）を加えて，血分腫および産後の水気を治すといっている．血分腫というのは，瘀血からきた水腫を指している．

　私は産褥下肢血栓症にこの方を用いて著効を得た．1人の患者は27歳の女性で，2ヵ月前に流産し，その後，掻爬術をうけたという．ところが数日を経て，左下肢に浮腫を生じ，漸次増大し，平素の2倍ほどになり，緊満感が甚だしく，起坐が困難の状態になった．産婦人科医は産褥下肢血栓症と診断して，手当をしてくれたが，何の効もないという．大小便および食欲に異常はない．私は瘀血によるものと診断して桂枝茯苓丸料を与えたが，数日の服薬で腫脹がどんどん消散，20日で全治した．あまりの速効に患者は驚いていた．他の1人は25歳の女性，お産のあとで左下肢が大きくなった．それに左の足は重くて，長く坐っておれない．もう半年以上になるが，少しもよくならないとう．これにも桂枝茯苓丸料を与えた．この患者の場合は腫脹がすっかりとれるまでに半年あまりもかかったが，それと同時に，顔のニキビもきれいによくなった．

　次に20歳の女性，平素から軽い心臓弁膜症があったが，ほとんど自覚症状はなかった．ところが1ヵ月ほど前から，急に全身に浮腫が現れ，呼吸が苦しくなったという．私はこの患者の父親の病気を往診し，ついでにこの患者を診察した．医者は心臓が悪いからだという診断で，ジギタリス剤を用いているらしかった．ところが，これをのんでも効がないばかりか，食欲がなくなったという．脈をみると，沈濇（ちんしょく）で，臍上で動悸が亢進し，下腹部が膨隆して抵抗がある．月経が6ヵ月もとまっているという．そこで，瘀血による血分腫と診断して，桂枝茯苓丸料を与えたところ，服薬5日目に月経があり，2週間で，浮腫の大半がとれ，2ヵ月ほど服用した．その後，この患者は結婚し，3年ほどになるが，妊娠しないということで来院した．しかし浮腫はその後現れないということであった．

## 10．当帰芍薬散（とうきしゃくやくさん）

　この方は高度の浮腫に用いて効を得たことはないが，妊娠中の浮腫や慢

性腎炎の浮腫に用いたことがある．この方の応用上の目標については，24．腹痛の項を参照．

## *11．* 防已黄耆湯（ぼういおうぎとう）

下半身に浮腫が多く，足が重いというものに用いることがある．応用上の目標については，35．上下肢痛・項部および肩の疼痛の項を参照．

## *12．* 補中治湿湯（ほちゅうぢしつとう）

この方を虚腫に用いて効をとることがある．患者は36歳の女性で，1年ほど前から全身倦怠と疲労がひどくなり，その後，2，3ヵ月を経て，浮腫がめだつようになり，その浮腫は次第に増加し，最近では腹水がたまり，数回にわたって穿刺によって腹水を排除したが，たちまちまた元の通りにたまってしまう．最近は全身の浮腫と衰弱のために，ひとりでは寝返りも困難である．

私はこれに補中治湿湯を3日分与えた．すると急に尿量が増してきた．そこで5日分あて6回，10日分あて2回，合計53日分を3ヵ月近くかかってのみ，浮腫は全く消失し，尿蛋白も痕跡程度となり，170内外の血圧も130位にまで下ってしまったので，一旦服薬を中止した．その後2年近く経ってから，この患者からの紹介の患者が来たが，その手紙の中に，この頃はすっかりよくなったと書いてあった．

## *13．* 変製心気飲（へんせいしんきいん）

心臓性浮腫で，木防已湯を用いて効のないものに，この方の効くことがある．またこの方を用いて効なく，木防已湯の効くことがある．

## *14．* 越婢加朮湯（えっぴかじゅつとう）

これは実腫に用いる方剤である．私は浮腫性の脚気によく用いたが，この頃はこんな患者はなくなった．かつて妊娠9ヵ月の女性で，下半身の浮腫がひどくて，坐れないというものに，この方を用いたところ，2，3日で浮腫がとれるとともに，分娩が始まった．麻黄剤を妊婦の浮腫に用い

ると流産することがあると古人も述べている．

『導水瑣言』には「およそ浮腫の状況や脈状はほぼ分消湯のようで，喘咳が甚だしく呼吸が促迫するものによい．」としている．

およそ，小青竜湯（しょうせいりゅうとう），大青竜湯（だいせいりゅうとう），麻黄連軺赤小豆湯（まおうれんしょうしゃくしょうずとう），続命湯（ぞくめいとう）などの麻黄剤を用いる浮腫は実腫で，喘鳴，咳嗽を伴うものによい．

『証治摘要』には，「咳喘いえず，小便次第に少なくなり，ついに腫満をなすものには，代償の青竜湯，麻杏甘石湯（まきょうかんせきとう），厚朴麻黄湯（こうぼくまおうとう）などを与えるがよい」といい，『餐英館療治雑話』には，「水腫で，咳嗽のはげしいものに小青竜加石膏湯を用いてみるに，越婢湯よりもよく効く．」と述べている．木村長久氏は，感冒後，腎炎となって浮腫をきたしたものに，小青竜湯を与えて著効を得た例を報告している．浅田宗伯は，全身に強度の浮腫があって，脈が浮大で大小便ともに不利し，からだが硬くなって起臥することのできないものに大青竜湯を与えて浮腫を消失せしめた例を報告している．

### 15. 牡蠣沢瀉散（ぼれいたくしゃさん）

この方は，大病が治ったあとで，腰から下に水気のあるものを治する方であるが，必ずしも腰以下にかぎらず，呼吸促迫，咳喘，食不振，心下痞鞕などの胸にかかる症状のないものを目標として用いる．

### 16. 茯苓杏仁甘草湯（ぶくりょうきょうにんかんぞうとう）

浮腫，喘咳，呼吸促迫，小便不利，口渇などを訴え，麻黄剤を与えて効なく，種々手当を施しても治らない虚実間腫のものに，茯苓杏仁甘草湯を与えて意外に効を奏することがある．

# 循環器症候

## 14. 心悸亢進（動悸）

1. 炙甘草湯
2. 柴胡加竜骨牡蠣湯
3. 半夏厚朴湯
4. 桂枝甘草竜骨牡蠣湯
   ・桂枝甘草湯
5. 苓桂甘棗湯
6. 苓桂朮甘湯・鍼砂湯
7. 茯苓甘草湯・五苓散
8. 柴胡姜桂湯
9. 抑肝散加陳皮半夏
10. 連珠飲
11. 桂枝去芍薬加蜀漆
    竜骨牡蠣救逆湯
12. 黄連解毒湯
13. 小建中湯

桃核承気湯　　　　　　桂枝加桂湯
奔豚湯　　　　　　　　滋陰降火湯

心悸亢進は，心臓に器質的変化があって起こる場合のほかに，神経性のものがあり，バセドウ病，貧血，発熱などの際にもみられる．

### 1. 炙甘草湯（しゃかんぞうとう）

『傷寒論』では，「チフスの回復期に，脈が結代（けったい）して，動悸がするのは炙甘草湯の主治だ．」といい，『金匱要略』には，『千金翼方』を引用して，「この方は1つに復脈湯ともいい，身体が疲労して体力が不足し，汗が出て，胸苦しく，脈が時々とまって，心臓で動悸を感ずるのを治する．このような患者は行動は平常のようでも，百日にもならないうちに危篤に陥ることがあり，急な場合は11日位で死ぬこともある．」と述べている．

この方を用いる目標は，脈の結滞と心悸亢進であるが，結滞がなくても，心悸亢進があれば用いてよい．私はこれをバセドウ病や心臓病などで，心悸亢進と脈の結滞のあるものに用いる．

38歳の女性，2，3年前より動悸を訴え，医師より脚気と診断され，脚

気の手当をうけていたがよくならず，最近になって，甲状腺の肥大に気がつき，某大学病院の診察によりバセドウ病と診断された．主訴の動悸のほかに頭痛，発汗過多，便秘があり，手術をすすめられたが，手術をしたくないというので，私に治を乞うた．

患者は背が高く，やせ，顔をみただけで，バセドウ病とわかるほど，眼球が突出して光っている．脈は1分間106，時々結滞するが，弦を帯びている．皮膚は油をぬったように，湿って光り，臍部で動悸が亢進している．口が渇いてよくお茶をのむという．食欲はある．私はこれに炙甘草湯を与えた．これを10日ほどのむと，胸の動悸があまり気にならなくなり，便通が毎日あるようになった．

炙甘草湯には，麻子仁や地黄が入っているため，これで通じのつくことがある．その代わりに下痢している人に用いると，便が出すぎることがある．この患者はこれでちょうど便通があり，時々心悸亢進が起こるけれども，疲れなくなり，気分がよいという．しかし甲状腺はやや縮小した程度である．

次に炙甘草湯に八味丸を兼用した例をあげる．

患者は49歳の男性で，かねてから心臓弁膜症があったが，10ヵ月ほど前から浮腫が現れ，耳鳴とめまいを訴えるようになり，最近は心臓が肥大し，動悸，息切れがひどくなった．それに疲れやすく，手足に煩熱の状があり，ときどき嘈囃もある．口は渇くが，食欲はない．下腹がはり気味で，大便は1日1行ある．脈は大にして，結滞する．

炙甘草湯に八味丸を兼用する．これをのみ始めて24日目から，浮腫も耳鳴も，めまいもなくなり，肝臓も縮小し，動悸，息切れも楽になったが，その頃，右の坐骨神経痛が起こった．しかしひきつづき前方を与え，通計79日で，自覚的の苦痛がなくなったので服薬を中止した．

この患者には浮腫と肝肥大と口乾とを目標にして，木防已湯を用いることも考えたが，脈の結滞するものに木防已湯を与えて失敗したことがあるので敬遠した．浮腫，手足の煩熱，疲労，口乾などは八味丸証のようである．動悸と脈の結滞は炙甘草湯証のようにもみえる．とにかく地黄を用いる証があるにちがいないと考えた．そこでずるい方法で，正統派のやるこ

とではないが，古人のひそみにならって，炙甘草湯に八味丸を兼用することにした．ところが，これでよくなったのである．途中で坐骨神経痛が起きたが，八味丸証の腰痛の変形とみて，処方を変えなかった．

次に高熱があって，脈が結滞するものに用いた例をあげる．

東京のある産婦人科の病院に入院している患者から往診をたのまれた．私は医師の徳義上，その病院の院長の許可を得てのちでなければ往診はしないと拒絶した．ところが，その翌日，院長の了解を得たから来てくれという．その患者は38歳の女性で，12日前にこの病院でお産をしたが，経過が思わしくなく，全身に高度の浮腫が現れ，息苦しく，昨夜は一睡もできなかったという．それに体温は39度を超し，口渇があって，水を少しずつのみつづけている．脈は結滞し臍上ではげしく動悸がしている．大便は浣腸によって出している．患者は言葉を出すのも苦しいようだし，浮腫のため眼も開かない．舌は乳頭がとれて真赤になって乾燥している．こんな状態が4，5日もつづき，次第に病状はよくないという．

私は脈の結滞と動悸と舌の状態を考えて炙甘草湯を与えた．地黄を用いる証に，このような舌を呈するものがよくあるからである．この場合ちょっと気がかりになったのは，体温が39度もあるという点であった．『康平傷寒論』によると，「傷寒解して後，脈結代，心動悸するは炙甘草湯之を主る．」とあって，傷寒の熱が下ってのちに，脈の結滞と動悸とがある場合に，この方を用いることになっているからである．

ところが，これをのむと，その夕方から気分がよくなり，その夜はひどい発汗とともに，熱が下りよく眠れた．胸の苦しみも楽になった．3日目に私が往診した時は，浮腫も大部分去り，眼を開けることができるようになって，たいへん気分がよいという．しかし体温はまだ37度5分あった．この日，院長にあった．「ジギタリスがききましてね，たいへんよくなりました」というのが院長のあいさつであった．

片倉鶴陵は，『静倹堂治験』の中で，動悸がひどくて，声がかれてものを言うことのできないものに，炙甘草湯で著効のあった例をあげている．

湯本求真先生は，『皇漢医学』の中で，「余曰く，脈結代心動悸する者には陰陽虚実の別あり，故に陽虚証なるを確認するにあらざれば本方を妄用

すべからず，余は屡々桃核承気湯を用いて此の症を治せり．注意すべし．」
と言われている．

ここで陽虚証とあるは，陽が虚したという意味ではなく，陽証で虚証のものということである．陽証で実証であれば桃核承気湯を用いる．私も慢性湿疹の患者で，便秘症があり，夜間，突然はげしい心悸亢進を起こす女性に，桃核承気湯を用いて著効を得たことがある．詳細は，5．搔痒・発疹・変色のある皮膚の項を参照．

## 2. 柴胡加竜骨牡蠣湯（さいこかりゅうこつぼれいとう）

この方を用いる目標は胸満，煩驚である．そこで上腹部から胸部にかけて膨満し，物に驚きやすく神経が過敏になり，臍部で動悸が亢進し，大便は秘結し，心悸亢進のあるものに用いる．この方は神経性の心悸亢進に用いるばかりでなく，バセドウ病，高血圧症，更年期障害などの患者で，以上述べたような徴候のあるものに用いる．

例をあげよう．

患者は34歳の肥満した女性で，主訴はめまいと発作性の心悸亢進で，そのほかに肩こり，頭重，胸内苦悶，上腹部の膨満感，小便不利などを訴える．この病気は2年前の分娩後から起こり，いろいろ手当をしたがよくならないという．顔色は少しく潮紅を呈し，脈はやや浮にして力がある．みずおちの部で振水音を証明するが，軟弱ではない．大便は毎日1行あるが，思うように快通しない．月経がおくれがちである．

以上のような症状であるから，柴胡加竜骨牡蠣湯を与えたところ，大便が快通し，すべての症状が軽快した．ところが2ヵ月ほどたって，食欲がなくなり，嘔吐が起こった．しばらくすると，それが妊娠悪阻であることがわかった．そのためしばらく服薬を中止していたが，半年ほどたってまた来院した．患者の語るところによると，5ヵ月目に流産したが，その後で，めまいが起きて，ふらふらして歩くのに困るという．こんどは肩こりと頭重はないが，胸のふさがる感じがある．それに便秘もなく，上腹部の膨満はあるが，前のように抵抗がなく，軟らかい．そこでこんどは半夏厚朴湯を与えたところ，3週間の服薬ですっかりよくなった．39．めまいの

項を参照.

### 3. 半夏厚朴湯（はんげこうぼくとう）

発作性にくる神経性心悸亢進症によく用いる．この際，患者には不安感があり，死ぬのではないかという恐怖感におそわれることもある．またまめまいを伴うこともある．心悸亢進の発作とともに，多尿が起こり，5分間10分間おきに多量の排尿のあることがある．またのどに球のようなものがひっかかっているようだと訴えるものもある．

実例をあげてみよう．

昭和13年2月12日，血色，栄養ともによい一見病人らしくない女性が，その夫とともに来院した．

半夏厚朴湯証の患者は，不安のために，1人で道を歩けないとか，家にいる時でも，誰か，そばに人がいないと動悸がして気分が悪くなるとか，あるいは1人で外出する時は，住所と姓名を名記した札を帯の間に入れておく．これは途中で，もし人事不省になるとか，死ぬとかいう時に，すぐさま自宅に知らせてもらうための用意である．この用意周到さが半夏厚朴湯を用いる1つの目標である．また一体に，半夏厚朴湯証の患者は容態を話すに，形容詞を多く用いて，こまごまと述べたてる．中には手帳にすっかり症状を箇条書にしたためてきて，それを見ながら述べるものもある．

からだに手をふれなくても，こんな患者にぶつかれば，まず半夏厚朴湯の適応症ではないかと疑ってよい．

さて，この女性の語るところによると，昨年12月の下旬から，時々めまいがしていたが1月12日に，新宿駅のプラットホームで急に胸が苦しくなり，動悸がひどくなり，息が苦しくて歩行ができない状態となり，駅員の世話になり，自宅から迎えがきて，ようやく帰宅した．それからは自宅にいても，急に心悸亢進を起こして，医者をよぶようになったが，医者がくるとよくなってしまう．その他の症状としては頭が重い，手足が冷える．食欲がない．熟睡ができない．小便は近くて量も多い．ことに心悸亢進の発作時には，10分おきぐらいに尿意をもよおす．月経は正調であるが，始まる前に，特に気分が悪い．帯下は少しある．発作のない時に診察

したが，脈は沈んでいて弱い．舌にはうすい白苔があって，湿っている．腹診をしてみると，腹部は一体に軟弱で胃部で振水音を証明する．（半夏厚朴湯の腹証は，必ずしも，腹部は軟弱ではない．むしろみずおちが膨隆して，抵抗のあるものもある．またひどく軟弱無力のものに用いて，かえって，気分が悪いと訴えたものもあり，あまり虚証になったものには用いないがよい．）

右のような症状であるから，付添いを必要とするほどの重病人ではないのに，主人が随伴したのであり，これがまた半夏厚朴湯を用いる特徴ともなっている．

さてこの女性は前々から胃アトニー症があり，その上に気を使うような心配ごとがあって，こんどの病気になったのである．そこでこの患者には半夏厚朴湯を用いるとよいのであるが，私はこの処方に茯苓飲（ぶくりょういん）という処方を加えて与えた．（今の私なら半夏厚朴湯だけを用いたであろう．茯苓飲は胃部にガスが停滞して，食欲のない時に用いる処方であるが，この女性のような場合には，半夏厚朴湯だけで十分である．）

7日分を服薬した患者は，夫とともに来院し，大へん気分が軽く，明るくなったという．更に7日分をのみ終わった時，その女性は1人で来院した．その後，3週間の服薬で，めまいも心悸亢進も去り，食欲も出てきた．

次の患者は理髪店の主人だという35歳の男性が，その弟につれられて来院した．この患者は半年ほど前から仕事が手につかなくてブラブラしている．医者は神経衰弱症だと診断した．主訴は発作性の心悸亢進で，1日に数回も医者をよんで注射をすることもあるという．そのほかには，頭重とめまいがある．のどに何かつまっているような感じがたえずある．栄養も血色もよい．腹部は一体に緊張していて，振水音は証明しない．この患者には半夏厚朴湯を与えたが，1週間分の服用で1人で来院できるようになり，3週間の服用で仕事ができるようになった．

## 4. 桂枝甘草竜骨牡蠣湯（けいしかんぞうりゅうこつぼれいとう）・桂枝甘草湯（けいしかんぞうとう）

前者は桂枝甘草湯に竜骨牡蠣を加えた処方である．桂枝甘草湯は桂皮と

甘草の2味からなり，心悸亢進を治する効がある．『傷寒論』には，発汗が多すぎて，動悸のするものに桂枝甘草湯を用いている．そこで桂枝甘草湯に2，3の薬方を加味した苓桂甘棗湯（りょうけいかんそうとう）・苓桂朮甘湯（りょうけいじゅつかんとう）・茯苓甘草湯など皆心悸亢進を治する効がある．

さて，この桂枝甘草湯または桂枝甘草竜骨牡蠣湯は，心悸亢進の甚だしい時に，頓服として用いるに適する．

またこの方を半夏厚朴湯に合して用いることがある．バセドウ病患者は動悸，息切れを訴え，脈拍数も多くなる．神経過敏になって不安感が伴い臍部の動悸がひどく亢進し，手をあてるまでもなく，波のようにうつ動悸が見える．バセドウ病患者にも，いくつかの型がある．1つは前記の炙甘草湯の証である．この証では特に動悸がひどく，からだが揺れるようだという者がある．食欲は旺盛で口渇があり，多尿，多汗があり熱感を訴え，ことに手足に煩熱のあるものが多い．これに炙甘草湯を与えると，動悸ばかりでなく，以上の症状も消散し，甲状腺の肥大も奇妙に縮小するものがある．

他の1つの型は動悸のほかに，不安の念が強く足が冷え，食欲進まず，やせて顔色も蒼い（炙甘草湯証では顔色の浅黒いものが多い）．これには半夏厚朴湯と桂枝甘草竜骨牡蠣湯の合方を用いる．著効は期待できないが，病苦の大半を忘れることができる．

他の1つは極めて初期で体力が旺盛で肥満している人に見られるもので，前記の柴胡加竜骨牡蠣湯の証がある．

## 5. 苓桂甘棗湯（りょうけいかんそうとう）

漢方に奔豚という病気がある．この病気は心悸亢進を主訴とするもので，ヒステリー性の心悸亢進，心臓神経症などにくるはげしい動悸がこれにふくまれている．『金匱要略』に，「奔豚の病は小腹より起こって咽喉に上衝し，発作して死せんと欲し復に還り止む．皆驚より之を得．」とあるのが，これである．小腹は下腹のことである．これによっても，この動悸は下腹から起こって咽喉にまでつき上がって来て，呼吸がとまりそうになるほど

激しいものであることがわかる．そして発作時には丸い球が胸につき上がってくると訴えるものがある．発作のはげしい時は人事不省に陥るものもある．この際，腹全体で動悸がし，ことに臍下が強く，みずおちは塞がったようで，気が胸につき上がり，発作の時は呼吸も促迫して四肢を痙攣させるものもある．

この奔豚に用いるものに奔豚湯（ほんとんとう），苓桂甘棗湯，桂枝加桂湯（けいしかけいとう）などがある．

桂枝加桂湯や苓桂甘棗湯の動悸は，臍下でとくとくとして根があるような感じであるが，柴胡姜桂湯の動悸は，のつのつとして根がない．これは『百疢一貫』の説であるが，参考になる．

『橘窓書影』に，奔豚病を苓桂甘棗湯で治した例が出ている．

「淀侯の臣，塩田伝一郎の妹，20余歳は，臍下で動悸を覚え，任脈通り（腹の正中線の通り）が，突っぱり，時々みずおちにつき上がってきて，その発作時には，背がそり返って人事不省になり，四肢が厥冷し，呼吸も絶えるかと思われるほどである．数人の医者が治療したが効がない．

余は診して云った．奔豚であると．そして苓桂甘棗湯を与えた．これを数10日のむと，病は10の7を減じ，ただ腹中がいつも突っぱり，手足がひきつれる．そこで当帰建中湯を兼用したところ，数ヵ月で全治した．」

この患者はヒステリーであったと思われる．

## 6. 苓桂朮甘湯（りょうけいじゅつかんとう）・鍼砂湯（しんしゃとう）

苓桂朮甘湯については，39．めまいの項で詳しく述べるが，「心下逆満，気上って胸を衝く」ということを目標にして，心悸亢進に用いる．苓桂甘棗湯の大棗の代わりに朮の入ったものがこの方であるから，動悸は苓桂甘棗湯証ほどはげしくはないが，尿利減少，めまい，心下部の振水音などがみられる．この方に牡蠣，人参，鍼砂を加えたものが鍼砂湯で，創方者の原南陽は，この方を心悸亢進があって，貧血の状のあるものに用いている．浅田宗伯は，この方について「黄胖或いは奔豚の症で，動悸がひどくて，めまいがして，呼吸促迫するものを治する．また下血後の動悸にも用いる．

此方と聯珠飲とは証が似ているが，鍼砂は胸の動を主とし，地黄は水分の動（臍上の動悸）を主とするものである．」と述べている．

鍼砂は鉄粉である．私も鍼砂湯を心臓弁膜症などで動悸，息切れのするものに用いたことがあるが，これを用いると，食欲を害するものが多いので，この頃はほとんど用いない．

次に浅田宗伯の苓桂朮甘湯の治験をあげる．

「下総国，小見川西雲寺は臍下に動悸があって，時々みずおちに迫り，めまいがして頭が重く，卒倒しそうになり，いつも頭に大きな石をいただいているようで，上半身が重く，下半身が軽くて，ふらふらして歩きにくい．国中の医者が手をつくしたが効がないという．そこで余に治を乞うた．余はこれに苓桂朮甘湯を与え，妙香散を兼用したが，これを数十日のんで，多年の痼疾がすっかりよくなった．」

次に高村真甫『和漢医林新誌』第11号の治験をあげる．

「福島県，若松新横町松下利平の母，77歳，かつて健康で40年来，薬をのんだことがない．ところが先月の25日に，突然にひどい動悸を訴えるようになった．その後，この動悸は昼の間はやんでいて，夜間になると必ず起こる．そのため数日眠ることができない．洋医の某々等は心臓変性病と診断して，ジキタリスチンキに，健胃薬を配合したものを与えたが，5，6日たっても，寸効がない．そこで本月5日の午後7時頃，予に往診を乞うた．これを診てみるに，脈が沈細で時々結代している．そこで自分が思うに，これは水気が逆行して心を衝き，そのために動悸がするものだと，某等に相談して，苓桂朮甘湯を与えたところ，小便が数行快利した．翌6日の午後10時に再診するに，症状の大半は去っていた．そこで前方を2週間用いて平復した．」

## 7. 茯苓甘草湯（ぶくりょうかんぞうとう）・五苓散（ごれいさん）

茯苓甘草湯は桂枝甘草湯に茯苓と生姜を加えた方で，次のような場合に用いる．

昭和8年のことである．いまはなき学友矢数有道氏が腸チフスにかかり，

君の恩師○○教授の病院に入院している時のことであった．

ある日，重態の知らせで，市谷，台町の○○病院に君を見舞った．ドアを押して入るや否や，君の前額から，頬から，鼻の上から，流れるように汗の出ているのを私はみた．君は悲痛な面持ちで，いよいよ附子の証らしいですという．脈をみると腸チフス患者に不釣合いなほど数が多い．1分間に120に達している．体温は39度あまり．しかし口渇はない．

今朝から心悸亢進がひどいので，1時間ほど前に，ブドウ糖とリンゲルを皮下に注射してもらったが，全然吸収しないという．なるほど大腿の内側は，こんもりと盛り上ったままである．リンゲルが吸収されないのをみると，いよいよ心臓が弱ったなあと思ったとたんに，全身から汗が流れ始めたという．汗は胸からも腹からも，手からも，足からも，珠になって流れている．尿はときくと，今朝から1回もないという．

私は言った．「附子の証ではありませんね．まだ四逆湯を用いる場ではありません．『傷寒論』に「傷寒，汗出でて渇する者は五苓散之をつかさどる．渇せざる者は茯苓甘草湯之をつかさどる．」とあり，また「傷寒，厥して心下悸する者は宜しくまず水を治すべし．当に茯苓甘草湯を服すべし．」とあるによって，心悸亢進と多汗と尿利の減少を目標にして茯苓甘草湯がよいと思います．」と．

そこで大急ぎで，これを煎じて1服のむと，30分ほどで汗がやみ，ふくれ上がっていた注射の部位がたちまちの間に吸収されてしまった．そして夕方から夜にかけて，多量の排尿があり，気分がすこぶる爽快になった．

このようにして，かなりの重症と診断せられたにかかわらず，漢方薬をのんだために，同病の患者の中で，いちばん早く治った．ところが，それから10年ほどたって，君は軍医として出征し，中国の奥地で，再び腸チフスにかかり，ついに死去された．

この際もし口渇がひどくて，尿利の減少があって，心悸亢進があれば，五苓散の証である．五苓散と茯苓甘草湯との差は，口渇があるかないかの点にある．

『金匱要略』には，「たとえば，やせた人が臍下で動悸がして，涎沫を吐いて，めがまわって，倒れるのは，水のせいである．これは五苓散の主

治である．」とある． そこで『腹証奇覧翼』には，「水を見て発作を起こす癲癇には，五苓散がよい．」とある．

## 8. 柴胡姜桂湯（さいこきょうけいとう）

　柴胡加竜骨牡蠣湯を用いるような場合で，患者の体力が衰えて，虚証になっているものに用いる．患者は貧血し，動悸，息切れを訴え，胸脇苦満は軽微かまたはほとんど証明できない程度で腹力は弱く，臍上で動悸が亢進しているようなものに用いる．また口が渇いて，少しずつ水っぽいものを口に入れることを好むものがある．便秘せず，むしろ軟便である．そこで，肺結核の患者で動悸を訴えるもの，心臓弁膜症で浮腫のないものなどに用いる機会がある．もし動悸がはげしい時は，これに呉茱萸2.0，茯苓3.0を加えて用いるとよい．

　肺結核で動悸や息切れを訴え，臍上で動悸の亢進しているものに，柴胡姜桂湯を用いて，これらの症状が軽快するものが多い．この証に似て，動悸がことにはげしく胸が揺ぐようだなどというものに炙甘草湯の証がある．肺結核で脈拍が1分間に120以上もある場合でも動悸を自覚しない場合は，うっかり炙甘草湯は用いられない．細野史郎氏も炙甘草湯ではこの動悸を感ずるということが大切だといっている．

　臍部が石のように硬くて動悸のはげしいものには予後のよくないものがある．臍部で動悸が亢進し，これを指頭で按圧してみるに硬い塊がぐんぐんとつき上がってくる感じがあり，強く押すと痛みに堪えがたいという．このような患者は慢性病で衰弱している場合に見られるもので，漢方では脾虚の証だといっている．肺結核患者でこんな症状が現れると死期が近いと思わねばならない．こんな患者で下痢でも添えば尚更のことである．またこんな患者が数日間，便秘していることがあるが，下剤をうっかり用いると下痢がとまらなくなって，死期を早めることがある．

　しかし痩せた高齢者で，臍部がにぎりこぶしのように硬くて，この部で動悸のしているものがあり，ほかに苦しむところがなければ，これは危篤の症ではない．八味丸，滋陰降火湯などの地黄剤の適応証である．

　動悸を目標にして用いる薬物に地黄，黄連，茯苓，竜骨牡蠣，桂枝甘草

などがある．

　心悸亢進のある患者には，これらの薬物の配合された方剤が多く用いられる．

　この項は大分脱線したが最後に，浅田宗伯の治験をあげる．

　「郡山侯の留守居の滝内蔵之進の妻は，年が40歳あまりであるが，臍傍に塊状のものがあって時々みずおちにつきあげてきて，動悸がして歩くことができない．腰から下には浮腫があり，顔色は貧血して萎黄状となり，月経が不調である．多数の医者がこれを治療したが寸効なしということである．そこで余はこれを診察して，云った．原因は水塊にある．そこで先ずその水をめぐらし，併せて血のめぐりをよくすればよいと．柴胡姜桂湯加呉茱萸茯苓を与え，鉄砂丸（てつしゃがん）を兼用した．これを数日服用すると，小便が夜中に5，6行も快利し，臍傍の塊も次第に減じ，数旬ののちにすべての症状がとれて全快した．」

## 9. 抑肝散加陳皮半夏（よくかんさんかちんぴはんげ）

　この方は北山人の経験で，図のように臍の左側から，みずおちにかけて動悸が亢進し，気分が鬱ぎがちのものに用いる．

　患者は31歳の女性で，3年前から胃炎，胃アトニー症，神経衰弱症などの診断でいろいろ手をつくしたがよくならず，この頃ではもう半ばあきらめていたが，隣人にすすめられて，最後の手段として漢薬をのむことにして来院したという．

　患者は蒼ざめた陰鬱な顔をした，痩せた女性で，付添いの女性が手を引いて診察室に入ってきた．ところが病状を訴える段になると，綿々としてつきない．主訴は，はなはだしい倦怠感，食欲不振，呑酸嘈囃であるが，いちばん気になるのは腹の動悸で，臍の左側に棒のようになって動悸のするものがあって，これが胸にせめあげてくる．そのためか，気分がいらいらしておちつかないという．大便は秘結の傾向があり，月経は規則正しくくる．脈は浮小で

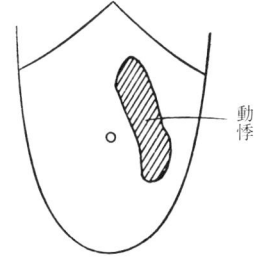

弱い．舌には変化はない．聴打診上では，左側背部に肋膜の肥厚を証明する．

患者にきくと，3カ月ほど前に肋膜炎にかかったことがあるという．腹診するに，右の季肋下で肝臓の下縁をふれ，臍の左側から，みずおちにかけて胡瓜のような形をした動悸をふれる．それに腹は全般的に軟らかくて陥没している．正しく抑肝散加陳皮半夏の腹証である．

ところが今まで，この処方を用いた経験がないので，何となく不安で，用いなれた柴胡姜桂湯加呉茱萸茯苓を与えておいた方がいちばん無難であるようにも考えた．しかしこの好機を逸すれば，いつまたこのような腹証の患者がくるかわからない．そこで食欲が全くないのに，川芎のような薬が入っているのが気になるから，黄連を少し加えて，失敗をおそれながら，抑肝散加陳皮半夏黄連を10日分与えた．患者が帰ったあとでも何となく気にかかって，カルテをにらんで考えるという調子で自信がもてなかった．

10日すぎた．患者は晴々しい顔で，さっさと診察室に入ってきた．その顔つきや態度で私は安心した．人間が変わったようである．10日前の陰鬱な顔はどこかへ消えて明るい．食がすすんで夜もよく眠れるという．腹診すると，先日の腹の動悸は全く消え，腹には弾力がついて，臍にも力がある．動悸がとれましたねというと，患者は動悸がやんで気分が落ちついたという．しかしまだ便秘がなおらないから，薬を加減してくれという．患者というものはこんなによくなったのに，まだ加減を請求するほど欲の深いものである．こんな時に，患者に逆らう必要もないので，加減しましたから，そのうちに自然便がありますといって，前方を与えた．この患者はその後，多少の一進一退はあったが，薬を休んだりのんだりしながら，約1年通院した．近来はすっかり元気になっている．

それにしても，この処方がこんなに早く効こうとは思わなかった．腹部の動悸には，竜骨，牡蠣，桂枝甘草などが必要のように思われる．しかしこれらの配剤されていない処方で，こんなに早く動悸が消散したのには驚かされた．

この抑肝散加陳皮半夏の証と柴胡姜桂湯の証とはよく似ている．また矢数道明氏は抑肝散加陳皮半夏の証と柴胡加竜骨牡蠣湯の証とが似ていて間

違う場合のあることについて，次のように述べている．

「神経症，血の道などはとかく腹部大動脈の亢進を伴うことが多いものである．柴胡加竜骨牡蠣湯のときは心下部が比較的堅く張っていて，いわゆる胸脇苦満という心下部に抵抗圧痛があり，臍傍あるいは臍上に比較的限局性の動悸をふれることが多い．この証が長びいて虚証に移行し，腹筋がすっかり軟弱となり，胸脇苦満という症状はみとめられずに，心下より左臍傍まで，大きい長い動悸がつかめるように触れるものには抑肝散加陳皮半夏がよいと私は思っている．ところが中間型や移行型があって，類症鑑別を要することしばしばである．

私は現在も柴胡加竜骨牡蠣湯を随分多くの場合に使っているが，この薬をのんでひどい反応を起こしたことが一度ならずあった．仙台の方の人であったが，血圧も高く慢性腎炎があり，神経質の人で，柴胡加竜骨牡蠣湯の正証と思って，鉛丹，大黄を去って与えた．帰宅後（大塚いう．矢数氏は直接病人を診察したのではなく，病状で患者の代理の者に薬を与え，その代理のものが帰宅してのちという意味である．）服薬を始めると，食欲が全く衰え，嘔吐下痢が起こった．しかしこれは一時的の反応と思って3日間我慢してのんだが，すっかり病人になって寝込んでしまったとのことである．速達で問い合わせがあったので，1週間服薬を中止して，それらの症状が去ってから再び服用して結果をしらせてくれるように返信した．薬をやめて1週間，やっと普通になったので，1日分を煎じてのんでみたら，同じように嘔吐と下痢が起こったので中止してしまったということである．これはどうしてもいわゆる瞑眩（めんげん）現象とは思えないのである．」

矢数氏はこんなに考えて，この患者に抑肝散加陳皮半夏を与えたところ初めて著効を得たという．

### 10. 連珠飲（れんじゅいん）

貧血が甚だしく，動悸，めまい，耳鳴などのあるものに用いる．6.貧血の項参照．

### 11. 桂枝去芍薬加蜀漆竜骨牡蠣救逆湯（けいしきょしゃくやくかしょくしつりゅうこつぼれいきゅうぎゃくとう）

ストーブに酔って動悸がしたり，風呂に長く入って動悸がしたり，お灸にあてられて動悸がしたり，とかく火熱を加えたために心悸亢進の起こった場合に用いる．

『方輿輗』（ほうよげい）に，「一男子が室屋（むろ）に入って休んでいる中に，そのままにねむり，少したって眼がさめたところ，汗が流れるように出て，ひどく動悸がするようになったという．そこで桂枝去芍薬加蜀漆竜骨牡蠣救逆湯を与えたところ，2, 3貼でおさまった．」とある．

### 12. 黄連解毒湯（おうれんげどくとう）

酒に酔って，ひどく動悸のするもの，火傷をうけて興奮状態になって，動悸のするものに用いる．また高血圧症や更年期障害の患者にくる心悸亢進に用いることがある．

からだ中で動悸がして，夜もよく眠れないという53歳の女性が診を乞うた．痔核があって某医院で注射をしてから，そうなったのだという．ことに肛門から外陰部で動悸がするという．よく訊ねると，全身に熱感があって，あちらこちらで脈がうつのを感ずるという．心臓に故障はなく，心下部の動悸は亢進していない．私はこれを更年期障害と診断して，黄連解毒湯を与えたところたちまちよくなった．

### 13. 小建中湯（しょうけんちゅうとう）

からだの弱い人がかぜをひいたり，ちょっと熱が出たりした時，しきりに動悸を訴えることがある．あるいは胸が苦しいと訴えることもある．このような症状があれば，葛根湯や麻黄湯のような発汗剤で汗を出すようなことをしてはならない．悪寒，頭痛などの表証があっても，片方では裏虚の状があるから，先ず裏の虚を補い，中気を建立する意味で小建中湯を用いるがよい．これで動悸が静まるとともに熱の下るものが多い．

『傷寒論』に「傷寒2, 3日，心中悸して煩する者は小建中湯之をつ

かさどる.」とあるのがこれである.

　また少しの体動で口が乾き，息が切れ，動悸がするというものに小建中湯の証がある.

　何病によらず動悸のはげしいものは大抵は虚証であるから，強い発汗剤，下剤などで攻めてはならない．バセドウ病や肺結核で心悸亢進を訴えるものに，レントゲンをかけたり，灸をすえたりすると，かえって動悸がひどくなったり，発熱したり，喀血したりして不安状態となり，安眠できなくなるものがある．漢方では火熱による刺激によって病勢の増悪するのを火逆とよんでいる．火逆による心悸亢進には前掲の桂枝去芍薬加蜀漆竜骨牡蠣救逆湯や桂枝甘草竜骨牡蠣湯を用いる．

## 15. 高血圧症

1. 大柴胡湯
2. 黄連解毒湯
3. 柴胡加竜骨牡蠣湯
4. 七物降下湯
5. 釣藤散
6. 半夏白朮天麻湯
7. 八味丸
8. 防風通聖散

　漢方医学の高血圧症の治療は，血圧を下げるのを目標とするばかりでなく，患者の愁訴の消散を大切な目標とする．愁訴がとれたことによって，患者は病気の軽快を自覚し，これによって，血圧もまた安定することが多い．漢方医学では，急速に短時間に，血圧を下げるような薬は用いない．次にあげる処方も気長く長期にわたって服用することによって，血圧を安定させ，動脈を強化し，脳，心臓，腎臓の負担を軽減して，生命の危機を予防する効がある．

### 1. 大柴胡湯（だいさいことう）

　この処方を用いることのできるような高血圧症は，予後のよい軽症のものが多い．その目標とするところは，腹証にある．すなわち腹部が膨満，充実し，ことにみずおちから肋骨弓下にかけて抵抗が強く，胸脇苦満が著明である．また患者の多くは肥満体質で便秘を訴える．中には1日に，2，3回も便通があるに拘らず，快通しないというものがある．この種の患者は，肩こりを訴えたり，頭が重いというものがある．

　このような患者に大柴胡湯を与え，便通が毎日，快通するようになれば，1，2ヵ月の中に，腹部の充実感が去り，胸脇苦満も軽快し，肩こり，頭重なども去る．この種の患者は，最高血圧は高くても，最低の高くないものが多いので，比較的早く，血圧が安定する．しかし，このような体質の人には，美食家が多く，牛，豚などを好むものがあるから，食養の指導が大切である．

次にあげる例は，大柴胡湯証の患者にしては最低が高くて予後が気にかかるので，大柴胡湯加釣藤 3.0，魚腥草 5.0 として用いて，著効を得たので，その経過を述べてみよう．

患者は 49 歳の会社員で，昭和 33 年 2 月 28 日の初診である．主訴は頭痛で，高血圧だという．初診の日は 168—102 であったが，その前は 168—108 であったという．最低が高いのが気になる．大便は軟便であるが，1 回量が少なく，1 日 2 回は排便があるが，それでも快通しないという．尿中に蛋白も糖も証明しない．胸脇苦満がある．

私はこれに大柴胡湯加釣藤魚腥草とし，大黄を 1 g 用いた．10 日毎の測定 148—102，142—88，150—95，166—98，150—92，158—94．

こんな風で多少の消長はあったが，だんだん血圧は落ちつき，それから 3 年あまりになる．この患者はその後，重役となって忙しい生活をおくっているが，最近は最高 150 を超すことは少なく，最低も 90 でとまっている．薬はずっと同じものをのんでいる．

次の患者は 66 歳の某会社の社長である．肥満した血色のよい体格で，10 数年前より糖尿病がある．主訴は足がだるいのとインポテンツで，毎日インスリンの注射をしているという．腹診してみると，みずおちは膨隆して硬く，肋骨弓下も緊張して抵抗がある．すなわち強度の胸脇苦満である．血圧を測ったところ，右 182—100，左 148—86 という結果が出た．私は左右差のひどいのに驚き，動脈瘤の存在を疑った．患者の言によれば，平素は 150 内外で，180 になったことはないという．私はこのような腹証の糖尿病患者には，大柴胡湯加地黄を用いるが，血圧が高いので，更にそれに魚腥草を加えた．しかし大便は快通するというので大黄を去った．この患者は，糖尿病にはウイスキーがよいということをきいたので，毎日角瓶を 1 本のんでいる．米飯は一切たべないということであった．私はウイスキーの 1 本は量が多いのでやめるようにすすめ，野菜と魚肉と海藻をとるように指示した．

1 週間後に来院した時，血圧は右 164—94，左 164—90 であった．患者の言うところによると，先日は，あの足ですぐ会社に行って，診療所の医師に血圧を測ってもらったところ，やはり右は 180 を超し，左は 140 あま

りで，その差は40もあった．ところが夕方帰宅して近所の医師に測ってもらったら右左とも大差なく150—90内外であったという．次に3週間たって来院したとき，右132—70，左130—64であった．患者が言うのに，あれから数日後，血圧が220—120という日があったので，驚いて，いよいよウイスキーをやめたという．その後，患者はやや便秘するというので，大黄1.0を加えた．その頃から，胸脇苦満は著しく減少し，腹部がやや小さくなった．血圧も140—80内外を上下している．

## 2. 黄連解毒湯（おうれんげどくとう）

のぼせ，顔面潮紅，不眠，気分の不安定などの愁訴のある高血圧症患者に用いる．女性の更年期障害に伴う高血圧症には，本方を用いる証が多い．もし便秘するようであれば，これに大黄を加える．黄連解毒湯証患者の腹部には，胸脇苦満や腹部膨満などがなく，心下がつかえるという程度の特徴しかないものが多い．

K夫人はある会社の重役夫人で，年は46歳．1年前より月経が不調となり，その頃よりのぼせ，背部の灼熱感，動悸，多汗などの更年期症状を訴えていたが，最近，会社のストライキがもつれ，労働組合員がKさんの宅にも押しかけてきて，いやがらせをするようになり，そのため，不眠，めまいなども訴えるようになり，血圧も最高180台から最低100となった．脈は浮でやや数，血色はよく赤味を帯びている．腹部は臍上で僅かに動悸が亢進しているだけで，特別の所見はない．大便は毎日1行ある．

私は，のぼせ，不眠，めまい，背部の灼熱感などを目標にして黄連解毒湯を与えた．これをのむと，気分が落ちつき，睡眠薬を用いなくても眠れるようになり，10日後の来院で血圧は最高166，最低94となり，その後10日毎の測定で，多少の上下はあったが，次第に血圧は安定し，3ヵ月たった頃は，最高150を超すことなく，最低も90内外となった．しかもその頃になって，ストライキも解決したので，一般症状は更に軽快した．

52歳の男性，会社の健康診断の際，血圧が高いから注意を要すと言われてから，血圧のことが気になって仕方がなかったという．ある日，突然衄血が出はじめ，それが中々とまらず，そのため不安と動悸がはげしくな

り，往診を乞われた．脈は浮大数で，その時の血圧は最高168で最低は86であった．私はこれに黄連解毒湯を与えるとともに，蓮根のしぼり汁をコップに一杯のむように指示した．すると10分もたたないうちに，衄血がやみ，その夜はよく眠ったので，蓮根は翌日のんだという．翌日の血圧140—84，私は患者に一般の養生と食事の注意を与え，これで必ず血圧が安定する旨を伝え，黄連解毒湯を与えた．その後，時々の血圧の測定で，最高は150を超すことはなく，最低は90を超すことはなかったが，翌年の4月，会社の健康診断では，また血圧が高く最高180，最低98であった．そこで不安になった患者は，夕方帰宅後，近所の医師のところで血圧を測ってもらった．すると，148—86という結果が出た．患者は会社の医師が測定を誤ったにちがいないと思うようになった．その頃になって，私はこの黄連解毒湯に釣藤鈎と魚腥草を入れてみた．これがよかったか，あるいはその他の条件がよかったのか，6月になると最高は130台，最低は80台を記録するようになり，8月になると，時々120台もあった．秋から冬になると140，時に150になることもあったが，その冬も無事にすんだ．そして翌年の4月の健康診断では，また169—100という結果が出た．しかし患者は驚かなかった．会社で測れば高い．あれは医者が若くて，ぞんざいに測るから，あてにならないといっている．「私ばかりではありません．みんな高いとのことです」と患者はいう．こんなふうで患者は安心して養生しているので，血圧も140—80内外でまれに150台になったり90台になったりしている．

　私は黄連解毒湯加釣藤，魚腥草または黄連解毒湯加釣藤，黄耆，魚腥草という処方を用いる．何故こんな加味をするようになったかはあとで述べる．

## 3. 柴胡加竜骨牡蠣湯（さいこかりゅうこつぼれいとう）

　大柴胡湯の証に似ていて，心悸亢進，息切，胸内苦悶感などを訴え，また神経症状が強いような場合に用いる．腹証上では上腹部の膨満と胸脇苦満がある．便秘のない場合は大黄を去ってよい．私はこれに釣藤鈎3.0，芍薬3.0を加え，さらに黄連を加えて用いることもある．

次に実例をあげよう.

患者は52歳の男性,公務員,2年前から高血圧症のため,休暇をとって安静療養中である.初診 昭和28年9月12日.

患者は物うげに右眼に掌をあてて,診察室に入ってきた.血色はよくない.中肉,中背であるが,肉のしまりが悪い.一見した印象では,予後が心配だなあという感じであった.主訴は,胸が苦しく息が切れやすく,すぐ動悸がするという.また眼が疲れて,長くあけていると眼がいたくなる.両方の肩がこる.脈は浮大である.大便は1日1行.腹診するとみずおちが少しはり気味で硬く,右側に胸脇苦満がある.この日の血圧は150—108で,最低の高いのが気になった.

柴胡加竜骨牡蠣湯加釣藤去大黄を与える.9月22日再来.この日血圧150—100,9月30日,感冒,38度の発熱.3日で下熱.10月13日,160—98,10月25日,168—98,11月3日,160—98ということで血圧は最低が少し下っただけで,大した変化はなかったが,息切れが減じ,疲れが少なくなった.29年の1月から2月頃は最高150内外最低100内外であったが,気分がよいからとて,半日だけ役所に出ることにした.4月からは,普通の勤務にした.顔色がよくなり,眼を手でおさえることがなくなった.それから,次第に元気になり,汽車旅行もできるようになり,山登りもしたが息切れがなかった.それから8年になる.患者は好きな煙草をやめたため一時肥満してきたので,食事をやかましく注意して主食を減じ,野菜と海藻を多くとるようにしたので,この頃は60 kg内外となっている.血圧はこの頃も,最高160,時には170となる.最低も90から100を超すこともある.しかし時には徹夜をしなければならないような仕事をしながら,元気でいる.血圧は初診時よりは,下ったとは言えないが,この患者は私を深く信じて,血圧降下剤ものまず,他の医師にもかからない.この治験は血圧を下げるという意味では決して成功したとは言えないが,患者の自覚的苦痛がまったく去って,普通の日常生活を営むことができるようになった.

この患者のような場合に,血圧降下剤を用いることは,かえってよくないのではないかと,私は考えている.

この患者に似た例で,やはり柴胡加竜骨牡蠣湯を用いていた某氏は,血圧をひどく気にして,あちこちの医師にかかって,血圧を下げることに努力したが,結果はかえって悪く,血圧が下ったり,上ったりしているうちに,とうとう床についてしまった.便所に行くにも息が切れるというのである.

### 4. 七物降下湯（しちもつこうかとう）

この処方を創作したのは私で,七物降下湯と命名したのは馬場辰二先生である.この処方を私がなぜ作ったかということを話すには,私自身の病歴を語ることが必要である.

私は幼少の頃から蒲柳の体質であったが,死ぬような大病はあまりしなかった.18歳の時,肥厚性鼻炎の手術をした時,中耳炎になったことがあり,その時は,死ぬかも知れないと気づかわれるほど重かった.41歳の時,腎石の疝痛で10日ほど床について,石が出て治った.

血圧は測ったことがなく,高いとは思わなかった.しかし30歳位の時から,朝,眼がさめると,ひどい頭痛がして起き上がれないことが時々あった.それが何の原因か自分でもわからなかった.ところが,それは夕食をたべすぎたり,夕食のあとで,果実や菓子を食べると,その頭痛が起こるということがわかったので,それをつつしむようになって,その頭痛はなくなった.それ以後,私は朝食に重点をおき,夕食は軽くすますようにしている.私は酒も煙草ものまない.砂糖の入ったものは嫌いである.塩せんべいや塩からいものが好きである.ところで,戦災をうけていろいろの無理がたたったのか,51歳の夏頃から,時々めまいがしたり,午後になると吐息が出たり,のぼせて頭痛がするようになった.秋になると腰が痛くなって,寝返りが困難となり,朝起きて靴下をはくのにも苦しむほどになった.その頃,よほど血圧が高かったであろうが,疲れだから,そのうちに治るだろうと,相変わらず診察をつづけていた.翌年の3月22日の雨の日だった.どうもよく眼が見えない.おかしいなあと思ったが,曇っているからだろうと,まだ呑気にかまえていた.3月31日の朝であった.寝床で,額の字を見ようとしたところ,どうも変だ.右眼をつむって

みると，ほとんど見えない．これはおかしいぞと思ったが，まだ眼底出血だとは気付かない．しかし気になるので，近所の眼科で診てもらったところ，ひどい眼底出血だとのことであった．しかも出血は相当前々からつづいていたらしく，一部は結合織化しているということであった．すべては手おくれで，視力は回復すべくもなく加速度で悪化し，2ヵ月のちには明暗すら弁ずることができない状態となった．その頃の血圧の記録をみると，4月5日までは書いてない．4月5日147—90，4月10日175—105，4月15日158—90という調子で，5月25日は170—104となり，4月10日とこの日がもっとも高かった．最低の高いのが気になった．その間，私ののんだ処方は，八味丸，黄連解毒湯，抑肝散，炙甘草湯，柴胡加竜骨牡蠣湯，解労散などであったが，病勢を少しもゆるめることはできなかった．そこで色々と考えた末に，私の作った処方が四物湯に釣藤鈎，黄耆，黄柏を加えたものであった．これを用い始めたのが，5月30日であった．この日の血圧は140—90であった．すると6月3日には126—86，6月4日には136—86，同5日には114—80，同6日には120—80ということで，最高は120内外最低は80内外となった．そのことを馬場辰二先生に話したところ，その処方に七物降下湯という名をつけてくださった．

　釣藤鈎には脳血管の痙攣を予防する効があるらしいし，黄耆には，毛細血管を拡大する効があるらしいので，これを用いることによって，血圧が下るのではないかというのが私の考えであった．四物湯を用いたのは止血の意味であり，黄柏を入れたのは，地黄が胃にもたれるのを予防するつもりで，まことにお粗末な恥しいような浅見で組合わせて作ったのである．

　ところが6月の末に，税務署員が見舞いにきた．私はおどろいた．「先生が御病気だということを聞いてお見舞いに参りました．今年は所得税を免税にしますから，どうぞ落ち付いて十分に御養生してください」という．私は妙な複雑な心理状態になった．私はいよいよ駄目だなあと，ため息が出た．税務署には，私の右眼もやがて失明して，盲目になるということが伝えられていたが，私にはほんとうのことが語られていなかったのであった．7月の暑い日であった．どっと衂血が出はじめ，それが，口からも鼻からも，ほとばしる．物を言うこともできないほどである．黄連解毒湯を

のんだが，ますます出血はひどくなる．とうとう耳鼻科の先生にタンポンをしてもらって，やっと止血した．2，3日たつと，右の足がしびれてきた．いよいよ脳出血の前兆かと思うと感慨無量である．私は悩んだ．しかしその頃の血圧は最高120内外で最低は80内外であった．私は自分で一番よいと信ずる養生をしてみよう．それで悪くなれば，運命とあきらめるよりほかにない．そう決心すると心が軽くなった．

それからやがて十年になる．私の右眼は失明をまぬがれ，脳出血にもならなかった．その間に，共著のものなど合して，7種の漢方の単行本を診療の余暇に書いた．これは私の健康がよかったためである．

さて私自身の物語が長くなった．

私は自分の経験から，七物降下湯を用いるコツを覚えた．そして疲れやすくて，最低血圧の高いもの，尿中に蛋白を証明し，腎硬化症の疑いのあるもの，腎炎のための高血圧症などに用いてみた．

先ず最初に用いたS氏は57歳の男性，頭が重く，血圧は168—100であり，尿中にズルフオで蛋白（＋）であったが，これを用いて1ヵ月後には，150内外—90内外と下り2ヵ月後には蛋白は陰性となり，血圧も140内外—80内外となった．この患者は最近友人をつれて来院したが，その後血圧はずっと安定していて高くならないという．

## 5. 釣藤散（ちょうとうさん）

2. 頭痛・顔面痛の項で述べたように，脳動脈の硬化があって，早朝に頭痛を訴えるものによくきく．この方は『本事方』という書物に，その主治を論じて「肝厥の頭暈を治し，頭目を清くす．」とあり，また『勿誤薬室方函口訣』には「此方は俗にいうところの癇症の人，気逆甚しく，頭痛，眩暈或いは肩背強急して，眼目赤く，心気欝塞する者を治す．」とあり，この方は神経質で，のぼせが強く，頭痛がして，めまいのするもの，または肩や背がこって，眼が充血し，気分のふさぐものを治する効がある．これらの症状から考えて，私は高血圧症の患者で，頭痛，めまいを主訴とするものにこの方を用いている．この際，あとで述べる半夏白朮天麻湯との鑑別が必要である．釣藤散の治験例は，2．頭痛・顔面痛の項を参照．

### 6. 半夏白朮天麻湯（はんげびゃくじゅつてんまとう）

血色のよくない冷え症の患者で，頭痛，めまいなどを訴える高血圧症のものに用いる．詳細は2．頭痛・顔面痛の項を参照していただくとして，ここには『纂方規範』の中から，この方の口訣を引用するにとどめる．

「黒田曰く，此方は癇症（神経症）で虚に属するものによい．沈香天麻湯や柴胡加竜骨牡蠣湯の類を用い難いものに用いて効がある．腹部は虚軟で，みずおちがつかえ，上盛下虚して，とかく上ずりになり，足が冷えるとめまいがするというものを目標として用いる．頭痛があれば尚更よい．男女とも，とかく癇症ともきめがたく，時に頭痛がしたり，めまいがしたりして，みずおちがつかえ，気が鬱してふさぎこみ，またはよく怒り，上ずりになってのぼせたりする証は，中々多いものである．皆この方がよい．足の冷えるのを目標とするがよい．」

高血圧症の患者でも，以上のような症状を訴えるものがあれば，この方を用いる．

### 7. 八味丸（はちみがん）

腎臓炎があって，血圧の高いもの，また高血圧症で，すでに腎硬化症を起こしているものに用いる．36．腰痛の項，52．排尿異常の項を参照．

### 8. 防風通聖散（ぼうふうつうしょうさん）

この方は肥満体質の患者で腹部が膨満，充実し，便秘の傾向があり，脈にも腹にも力のあるものを目標として用いる．大柴胡湯証に似ているが防風通聖散証では，胸脇苦満は著明でなく，臍部を中心にして膨満している．

次に矢数有道氏の治験を引用する．

「患者は66歳の女性，3年前に血圧が非常に高く最も高い時は240であったが，その後の治療により210に下ったという．然し自覚症状は去らない．すなわち左足がしびれ，歩行する時つまずく様な気がして勢いよく歩けないという．肥満してはいないが実証の人で筋肉のしまりがあり，便秘している．脈は弦，腹は大きくはないが（大塚曰く，膨満はしていなく

ても充実した腹であることが条件である.）臍から心下にかけて甚だしき動悸をふれる．初診の日，血圧を測ると220あった．腎臓も少し悪く，或いは腎臓からきた高血圧とも思われる．蛋白は痕跡，小便は夜3，4回あり，萎縮腎の徴候である．その他は別に記載すべき所見は無く，頭痛，肩こりもない．

　薬方として防風通聖散に半夏，陳皮，茯苓，牛膝，枳殻，桂枝を加えた．これを服用すると患者は快便があり非常に気分もよくなってきて，五日目に来院した時は自覚的には気持よく，次に来院した時は歩行も非常に楽になり，血圧は200であった．約1ヵ月の服用にて回復し，家事に従事し，使い歩きもできるようになったので廃薬したが，その後，2，3ヵ月して外出の途中，眩暈がして倒れたので，近所の医者の診察をうけたところ，脳貧血といわれ，何か洋薬を貰ったが服むと気持が悪くなるとて往診を乞われ，診るとこの時は防風通聖散の証ではないので，半夏白朮天麻湯を10日分与え，これにて回復し以来頗る健在である．」

　「患者は69歳の女性，腎臓からきた高血圧である．曾て尿毒症様の発作を起こしたとき紫円で救った患者である．患者は防風通聖散の条件を備えた症状で慢性萎縮腎に因る高血圧である．

　尿の出の悪い事，肩のこる事，脚の右側がつるということを訴える．これに防風通聖散に六味丸（大塚曰く，八味丸の桂枝と附子とを去ったもの）を兼用した．六味丸の兼用は夜寝ると咽喉がカラカラに乾き，これは萎縮腎の特徴であるが，その場合には六味丸が効くので腎を補う意味にて兼用したのである．以後引続き2年間，服薬をつづけているが，非常に調子よく回復し，血圧は200から150に下り，1日も寝ないですんだという．しかし昨年11月頃，親族に病人続出し手伝いに行き一手に引受けて看病したため無理がつづき，なお服薬も怠っていたので，本年3月になって，眩暈を催し，嘔き気もあって倒れそうになった．近所の医師の診察をうけると血圧は220あり，瀉血をして下ったが，再び来院したので，前方を与えた．これは過労のためで，服薬すると血圧も下り，まったく苦痛もなく，確かに漢方の効いた事がみとめられる．」

　以上の例は，腎臓から起こった高血圧症に用いた例であるが，本態性の

高血圧症にも効く．七物降下湯や八味丸も腎性高血圧症に用いるが，これには便秘の徴候がなく，腹力も弱いので，区別できる．

# 16. 胸　　痛

1. 梔子鼓湯・梔子甘草鼓湯
2. 柴胡疎肝散
3. 柴陥湯・小陥胸湯・薏苡附子散
4. 栝楼薤白白酒湯
5. 栝楼薤白半夏湯
6. 枳実薤白桂枝湯
7. 人参湯
8. 烏頭赤石脂丸
9. 桂枝生姜枳実湯
10. 桔梗白散
11. 清湿化痰湯
12. 栝楼枳実湯
13. 当帰湯
14. 枳縮二陳湯
15. 柴胡姜桂湯
16. 十棗湯

　　柴胡疏肝湯　　　　　　　　　柴梗半夏湯
　　柴胡枳桔湯　　　　　　　　　千金陥胸湯

　漢方医学の古典に，『金匱要略』という本があり，その中に"胸痺，心痛，短気病の脈証と治"と題する項目があり，ここで胸痛の治療が述べられている．短気というのは呼吸促迫である．

　ここで胸痺というのは，胸の痛みが背にまでぬけて，胸が塞がったようで，呼吸促迫，呼吸困難などを伴う病気である．そこで古人が胸痺とよんだ病気の中には，心臓や大動脈などに障害があって起こる胸痛が包括されていたと考えられる．また心痛は，心臓部の疼痛という意味ではなく胸の疼痛をいったものである．

　ところで，胸痛は，肋膜炎，肝癌，肺癌，肺壊疽，気胸，狭心症，心臓弁膜症，縦隔洞腫瘍，肋骨カリエス，肋間神経痛，肝，胆，胃，膵などの病気にもみられるから，胸痺とか心痛とかよばれたものの中にこれらの病気もまた含まれているとみるべきであろう．

### *1*. 梔子鼓湯（しししとう）・梔子甘草鼓湯（ししかんぞうしとう）

梔子鼓湯は山梔子と香鼓の2味からできた方剤であるが，香鼓を入れないで，山梔子だけで，食道ポリープや食道炎を治した例がある．また山梔子を主薬にした利膈湯は食道癌による嚥下困難に有効である．

『傷寒論』では，梔子鼓湯を"心中懊憹するもの"に用い，"胸中塞さがるもの"に用い，"心中結痛するもの"に用いている．

心中憹懊とは，胸の中が何とも形容できないように，もやもやとして気持悪くさっぱりしない状で，胸中塞さがるとは，胸のつまること，心中結痛はむすぼれ痛むということで，山梔子はつかむように痛むという所へも用いる．これらによって，山梔子が好んで胸部に働く作用のあることを知る．

山梔子には，消炎，鎮静，止血の効もあるので，以上を考慮して，胸部の疼痛に用いる．

あとで述べる柴胡疎肝散，栝楼枳実湯などにも山梔子があるので，以上の諸説を参酌して用いるのがよい．

私は梔子甘連湯という処方を作って，胃潰瘍で，はげしい胸腹痛を訴えるものに用いている．これについてはあとで述べる．

梔子甘草鼓湯という処方は，梔子鼓湯に甘草を加えたもので，急性肺炎の時に起こった呼吸浅表を伴う胸痛に著効を得たことがある．

『長沙腹診考』という書物に，次の治験がある．

「私が先年，故郷にいた処，常州の小栗というところで，21歳ばかりの女性を治療したことがある．その時の症状は，急にはげしく胸が痛み言葉を発することができず，堪えられないほどである．そこで胸痛のある時に用いるいくつかの処方を用いたが効をみず，梔子鼓湯を用いたところ，1服で痛みがやんだ．」

およそ配剤の簡単な1味または2, 3味の処方は，急激にきたはげしい症状によくきく．この梔子鼓湯などもこの例である．

## 2. 柴胡疎肝散（さいこそかんさん）

ここにあげた柴胡疎肝散は張氏医通の方で，医学統旨の柴胡疎肝湯に山梔子と乾姜を加えたもので山梔子が配合されているので，便宜上，ここにあげる．

『勿誤薬室方函』には医学統旨の柴胡疎肝湯をあげ，その口訣の条で，次のように述べている．

「この方は四逆散（柴胡，芍薬，枳実，甘草）に加味したものだから，脇痛に用いるばかりでなく，四逆散の証で，肝臓の機能が悪くなって，胸脇が欝塞して痛みを覚え或いは衝逆して頭痛がしたり，肩や背が強ばりひきつれる者を治する効がある．医通の方の処方は，瘀血があって痛むものによい．」

そこで四逆散の証とは，どんなものか，先ず，この方から説明する．四逆散は，大柴胡湯の大黄，黄芩，半夏，生姜，大棗を去って，甘草を加えたもので，腹証上では，季肋下に緊張，抵抗があって，腹直筋を季肋下から臍傍にかけて硬くふれる．

そこで柴胡疎肝湯も，このような腹証のあるものに用いるわけである．また四逆散証には，気分が欝滞して何となくひきたたない傾向がある．なお医通の柴胡疎肝散は瘀血による胸痛に用いることになっているので，私は先年，肺癌によるはげしい胸痛に，この方を用いて著効を得た．

患者は48歳の男性で，昭和28年12月20日に，とつぜん喀血をし，H医師の診察によって肺結核と診断されたが，T医師は肺癌と診断した．そこで翌年の3月，上京して某大学病院で診察をうけたところ，肺癌と診断された．その頃から，左胸部の疼痛がはげしくなり，呼吸が苦しくなってきた．せきは，たまにしか出ないが，胸や背にひびいて苦しい．3月下旬から，横臥すると息苦しくて眠ることができなくなり，ほとんど徹夜で机にもたれてうたたねをする程度だという．そこで4月3日に当院に治を乞うた．この日，患者が持参したレントゲン写真をみると，左肺上葉一面に癌が広がっている．腹診すると，胸脇苦満は軽微であるが，腹直筋は突っぱって，腹壁は一体に緊張している．そこで，最後のつなと私をたよって

きた患者を，むげにことわりかねて柴胡疎肝散を与えた．ところが，この処方がおどろくほど奇効を奏し，5日後には，胸の苦しいのが大へん楽になり，安臥できるようになった．食欲も出た．10日目には，ほとんど苦痛は去った．患者は治るという自信をもつようになり，私も手柄をしたような気分になった．1ヵ月ほどたつと，患者は川や海に釣に出かけるほど元気になった．ところが5ヵ月あまりたったある日，何となく胸が苦しいという．そしてレントゲンで診てみると，癌はずっと広がっている．自覚的には，大へん楽になっていたが，癌はよくなっていたわけではなかった．そして，その次の年を待たずに患者は死んだ．それにしても数ヵ月間，ほとんど苦痛を忘れることのできたのは，柴胡疎肝散のおかげであった．

ところが，最近，私は肺癌と診断されて，はげしい胸背痛を訴え，一睡もできないほど苦しんでいた患者に，この方を与えて著効を得た．

患者は65歳の女性で，今年の1月下旬，帯を結ぶあたりの腰の部分が痛んで起居が困難になり，近くの医師の治療をうけたが軽快せず当院に治を乞うたので，補陰湯を与えたところ，15日分の服薬で全治した．それから2ヵ月ほどたって，息が苦しくなってきた．そのためよく眠れない．腹がすくと，よけいに息が苦しいという．そこで加味温胆湯（かみうんたんとう）を与えた．その後，これが効いたのか，効かなかったのか，しばらく来院せず，4月中旬，肺癌と診断されたから，何とかなるまいかという相談をうけた．患者は左胸背にかけてはげしい疼痛を訴え，咳嗽，喀痰があり，時々血性の痰が出る．胸部X線で左肺に癌とおぼしい陰影がある．体温の上昇はない．

腹筋は一体に板のように硬く，寝返りをするにも痛みがはげしく，便所にも行けない．そこで前の患者のことを思い出して，柴胡疎肝散を用いてみた．すると，おどろいたことに，これをのみはじめて4日目から，胸背痛が急激に軽快し，7日間の服薬で，自覚的の苦痛はまったくなくなった．そこでこれをひきつづき与え3週間ほどたってから，X線でしらべてみると，陰影が小さくなっていた．そして6月25日の検査では，陰影はまったく消失していた．

この患者は肺癌ではなくて，無熱性肺炎であったかも知れない．それに

しても柴胡疎肝散はよく効いた．

百々漢陰は『梧竹楼方函口訣』で，「柴胡疎肝湯は，肝積持の時ともすると寒熱往来し，脇痛し，吐血する者を治する効があり，吐血が強ければ牡丹皮を加えるがよい．」といっている．

### 3. 柴陥湯（さいかんとう）・小陥胸湯（しょうかんきょうとう）・薏苡附子散（よくいぶしさん）

柴陥湯は小柴胡湯と小陥胸湯との合方で，肋膜炎，気管支炎，肺炎などで，胸痛を訴えるものに用いる．これらの病気の場合，小柴胡湯だけでも一応ことが足りることが多いが，小陥胸湯をこれに合することによって，消炎鎮痛の作用が更に強化される．

この方を用いる目標は，胸脇部に充満圧迫感があって，咳嗽時または深呼吸時に胸痛を訴えるという点にある．また体温上昇，食欲不振などがみられることもある．

感冒後に気管支炎となり，痰が切れにくく，強いせきをすると，胸から腹にひきつれて痛むという場合にも，この方を用いる．

『勿誤薬室方函口訣』の柴胡枳桔湯（さいこききつとう）の条では「此方は結胸の類症で，胸脇が痛み，咳嗽，短気（呼吸促迫），寒熱（悪寒と熱とが交互にくる）のある者を治する．ところで，このような場合に，次の3つの区別がある．胸から心下（みずおち）まで痛むが柴陥湯の証で，胸がつまったように痛み，或いは肺癰（肺壊疽）になろうとしている者は柴胡枳桔湯の証である．また両脇まで刺すように痛んで，咳嗽の甚だしいものは柴梗半夏湯（さいきょうはんげとう）の証である．」と述べている．

さて小柴胡湯に合方した小陥胸湯という薬方は，半夏，栝楼実，黄連の3味からなっているが，この栝楼実には，胸痛を治する特能があって，これから述べる栝楼薤白白酒湯，栝楼薤白半夏湯，枳実薤白桂枝湯，千金陥胸湯，栝楼枳実湯などみな栝楼実が配剤になっている．

『椿庭夜話』に次の治験がある．

「本郷6丁目の瀬戸物屋の妻が病気になって高田立眠に治を乞うた．その病状は，胸脇の部が硬満して痛み，手足が冷たい．高田はこれを陰証と

診断して附子剤を用いたが,苦痛はますますひどくなった.そこで高田は治に窮し,余(山田椿庭)が招かれた.これを診てみるに,胸脇が硬満して痛みが甚だしく,手足は冷たいけれども,脈ははやく,舌は乾き,むしむしと熱がある.そこで,この証は結胸の類で,附子の証ではないと診断して,大量の小陥胸湯を与えたところ,数貼で苦痛は洗うように消え,間もなく全治した.」

その治験にあるように,小陥胸湯は,熱のある場合に用い,消炎,鎮痛,鎮静の効を発揮する.結胸については,『傷寒論』に「病が陽に発して,しかも反って之を下すと熱が入って結胸になる.」と述べているところをみても,古人が結胸とよんだものの中には,肋膜炎,肝炎,胆囊炎,横膈膜下膿瘍などがふくまれていたものと思う.私の経験では,小陥胸湯は,胸からみずおちにかけて痛むものによい.

さて,ここで高田立眠が用いたという附子剤は何であろう.それはおそらく薏苡附子散ではなかっただろうか.薏苡附子散(よくいぶしさん)は,『金匱要略』の胸痺心痛短気病のところに出てくる薬方で「胸痺,緩急の者は,薏苡附子散之を主る.」とある.緩急は一旦緩急あれば の緩急で,胸痺で,その症の激甚なものを指している.

薏苡附子散について,有持桂里は,次のように述べている.

「是は胸痺の急なものに用いる.凡そ胸痺は先ず痛が必ずあるものである.しかし痛がないからといって,胸痺でないとは云えない.まれに痛のないものもある.枳実薤白桂枝湯の証で痛が甚だしく,手足の厥冷するものには薏苡附子散がよい.手足が冷えなくても痛のはげしいものには,この方を用いる.もし散がない時は湯剤として用いてもよいが,散の方がよくきく.」

ところで,この薏苡附子散を散薬にして飲むと,附子のための中毒症状が強く現れる傾向がある.そこで煎じて含む方が安心である.

### 4. 栝楼薤白白酒湯(かろうがいはくはくしゅとう)

『金匱要略』では,喘息で,せきと痰が出て,胸と背が痛んで,呼吸の促迫するものに,この方を用いている.この条文から,この方を心臓性喘

息や狭心症に用いる機会のあることが考えられる.

『梧竹楼方函口訣』には,栝楼薤白白酒湯を,胸痺類の最初にあげて,次のように述べている.「白酒は醋のことである.胸背が痛んで呼吸が困難な者に用いる.薤白は君薬である.この方を用いて中(あた)るとよくきくものである.大概胸痛の甚だしいものは治るものである.栝楼薤白半夏湯(かろうがいはくはんげとう)はこの湯よりも一段と痛みが強く背へぬけるものによい.病が一等重いものである.」

さて,ここで白酒を醋にあてているが,元来,白酒は中国古代のもので,今何をあててよいか,疑問である.一説には,濁酒だといい,一説にはうすい酒だともいう.私は白酒を醋で代用して用いたことがあるが,何しろ大へんのみにくいものらしい.

山田椿庭も,次に述べるように,白酒は醋でよいとしている.

## 5. 栝楼薤白半夏湯(かろうがいはくはんげとう)

古人が真心痛といったものは狭心症およびこれに類する病気で,栝楼薤白半夏湯がよくきく.この痛は,剣状突起のあたりの真中で起こり,それが背に徹するもので,その痛みの様子は,口に言い難く,どことなく凄惨にして危篤にみえるものである.真心痛のはげしいものは,朝に起こって夕をまたずして死ぬるものであるが,椿庭はこのような病人を十人ほどみたが,どれもみな栝楼薤白半夏湯を多量にのんで治したという.そのうちの1人だけは,この方で効なく,附子理中湯で著効を得,他の1人はいろいろ用いたが効なく頓死したという.

このような患者は,触診を嫌い,脈は沈伏(わかりにくいほどに沈む)で顔色がひどく悪く,煩躁するわけではなく,陰々と痛み,横臥できないのが特徴である.この薬方に入れる白酒は醋でよい.先ず水 250 ml ほどで,180 ml 位に煎じ,煎じあがる少し前に,猪口に一杯くらい醋を入れてからのむ.のみにくい薬だが,病気のはげしい時は,のみにくいとは感じない.

220 胸　　痛

### 6. 枳実薤白桂枝湯 (きじつがいはくけいしとう)

　この方は，以上の2方とちがって，季肋下や心下から胸にかけてさし込んで痛むものに用いる．『金匱要略』には「胸痺，心中痞し，気結んで胸に在り，脇下より心を逆槍するは枳実薤白桂枝湯之を主る．人参湯もまた之を主る．」とあって，胸に向かって，心下よりさし込むのが，この方を用いる目標であり，このような場合に人参湯を用いなければならないこともある．

　福井楓亭の『方読弁解』には「この方は元来心気を労し或いは憤怒によって胸が塞がって痛むものに用いる．この症は痰飲（水）があって，痞塞し，気が鬱滞して，胸下から逆して心胸に衝き，気を労することがあると胸につまって痛みが甚だしくなるものによい．この方と人参湯とは交互に用いる．ただ甘味を好む者は人参湯，苦味を好む者はこの方を用いるとよい．俗に積気と呼ぶ者に，ままこの症がある．」とある．

### 7. 人参湯 (にんじんとう)

　有持桂里は，胸痺で腹から胸にさし込んで痛む者に，枳実薤白桂枝湯はよく効くが，この人参湯では効を得たことがないと述べている．私の経験では，人参湯の効く胸痛は，心臓や呼吸器の故障によるものではなく，消化器の障害からくるものである．

　胸痛のある患者で，近所の医師から肋膜炎と診断されたが，人参湯で簡単に治った例がある．

　患者は36歳の女性で，約10日前から，食べたものを吐くようになり，口が渇いて熱いお茶を好み，それをのむとすぐ吐く．少し動いても，めまいがあり，夜はよく眠れない．胸は板でもはめられているように苦しく，ふさがったように痛む．平素からやせた体質で，前に肋膜炎を病んだことがある．医師はこんども肋膜炎と診断したという．しかし体温は平常で，脈は弦細である．腹診してみると，腹壁はうすくて，皮下脂肪が極端に少なく，腹直筋を板のようにふれる．口渇はあるが，舌は湿っている．

　そこで胸痺の一種と診断して人参湯を用いたところ，1回で嘔吐がやみ，

胸痛が緩解し，10日分をのみ終わらないうちに，すっかりよくなった．

岑少翁に，次のような治験がある．

「相州，津久井県の町谷村の紺屋という人，歳は60歳あまりで，数年前から胸痛を患い，ひどい時はその痛みが背に徹るほどである．前医は半夏瀉心湯，括呂薤白半夏湯の類を長期にわたって与えたけれども，一向に効験がなかった．鶴（少翁の門人の名）は，その時，たまたま相州に遊び，これの治療を乞われた．そこでこれを診察してみたところ，腹候の上では，これというほどの申し分をみない．そこで，毒が腹の底について，そのために胸が痛むのであろうと考え，大承気湯を百日あまり用いたが，ついに効をみない．いたし方がないので，患者をつれて，先生をたずね治療をお願いした．先生は先ず患者を仰臥せしめて腹診をしたが，これという所見がない．そこで病人を坐らせて，心下を按圧してみると，薄い板のようである．先生は，鶴に向かって云われるのに，是れは心下痞鞕（ひこう）であると．よって人参湯を与えること，5，60貼ほどで全快した．」

私の治験でも，この治験でも，腹証上心下痞鞕の状があって，腹が板のようであった．人参湯の腹証には，このような腹証のほかに，腹部が軟弱無力のものもある．しかし人参湯を胸痺に用いる場合には，腹壁がうすくて，板のように硬いというところを目標にする．人参湯や大建中湯で嘔吐のある時は，腹よりもむしろ心下部へつきあげてきて痛むものである．

## 8. 烏頭赤石脂丸（うずしゃくせきしがん）

人参湯は古人が裏寒とよんだ場合に用いる方剤で，沈衰した新陳代謝を振興させる作用がある．そこで胸痛に用いる場合でも，裏寒の症状として，尿の稀薄，舌の湿潤，腹および手足の厥冷感，などがみられるが，烏頭赤石脂丸は，この人参湯よりも更に新陳代謝が衰えている場合に用いる．『金匱要略』には，「心痛，背に徹し，背痛心に徹する．」ものに，この烏頭赤石脂丸を用いている．

私に，次の治験がある．

患者は体格の小さい血色のすぐれない41歳の女性で，煙草を多飲する．この女性は1年中カイロを背に入れている．冬になると，腹にいま1つ加

222　胸　痛

えて、腹背から温めるのを常としている．少し冷えると、みずおちから胸、背にかけて痛んで堪えられないが、カイロを入れるとしのぎやすいという．こんな風だから、夏はさだめし身体の調子がよいだろうと考えられるが、そうではなく、かえって全身が疲れて何も仕事ができない．就寝時には、汗を流しながら蒲団をかけている．食欲は普通で、大便は1日1行、小便は安静にしていると、よく出るが、少し動くと出が悪くなる．ときどき下肢に浮腫がくる．また頭が重くなる．脈は弦である．弦という脈は弓のつるをひっぱった状態で、ピンと張り切った脈で、この脈は裏寒の時によくみられる．

　以上の症状から、附子の配剤された薬方が必要であることは、だれでも考えるであろう．私も先ず桂枝加附子湯、附子粳米湯、附子理中湯（人参湯加附子）などを与えたが、大した効がないので、安中散に転方した．患者は、この薬を持参して、温泉に行った．ところが4、5日いるうちに、胸背のいたみが堪えられないほどはげしくなったので、急いで帰宅して診を乞うた．

　その症状は、『金匱要略』の烏頭赤石脂丸の条文の通り、胸から背にぬけるはげしいものである．

　そこで私は烏頭赤石脂丸を試用することを決心し、患者を応接室に待たせておいて、丸薬を作った．私は先ずあお桐の実の大きさにした丸薬を1つのませた．すると、およそ20分ほどたつと、胸背の疼痛のある部分だけに限局して灼熱感をおぼえ、あたかも背と胸とで火が燃えているような気持になり、それと同時にはげしかった疼痛は忘れたように消えてしまった．その後は、少しでも疼痛が起こると、この丸薬を1つのむだけで胸背痛をとめることができた．このようにして烏頭赤石脂丸をのむこと合計50粒にして、数年の持病が全快した．

### 9.　桂枝生姜枳実湯（けいししょうきょうきじつとう）

　この方は枳実薤白桂枝湯に似て、胸へさし込んで痛むものに用いる．およそ桂皮と枳実とを組合せた薬方は、胸の痞塞（つかえふさがる）をおし開いて、気をひき下げる効があるものである．

『金匱要略』には「心中痞,諸逆,心懸痛,桂枝生姜枳実湯之を主る.」とあり,心中痞というのは,胸につかえる気分があるのをいい,諸逆は種々の衝逆をいい,何かが胸につき上がってくるのを言ったものである.

和久田寅は,胸中がたえられないほどに痛み,それが発作性にたびたび起こり,数日治らなかったものに,胸中痞満,衝逆の状をみて,この方を与えて1服で全快せしめた.

懸痛について,有持桂里は,「懸は物懸りて上に在るなり.故に上み心胸に在るの痛を懸痛と云ひたるなり.然れども此方は必ずしも痛みに拘はらずして,唯其心胸痞塞する者にも之を用ゆべし.凡そ心胸きうくつに覚ゆると云ふ症,これを服すれば忽ち寛鬆(くつろぎ)を得」といい,私は気管支喘息の一少女に,この方を用いて,はげしい発作を緩解させたことがある.

その少女は色が浅黒くて痩せ,麻黄の入った小青竜湯,麻杏甘石湯などを用いると,これを吐き出し,かえって気分が悪いという.蘇子降気湯,人参湯なども用いたが,更に効がない.腹部は一般に軟弱で,心下部にも力がない.患者がいうのに,何かが突き上がってきてただ胸がふさがって苦しいという.そこでこの方を頻服として用いたところ,胸のふさがりがとれて,数日間,何にも食べられなかったのに,粥を食べるようになった.そして,追々と元気になった.

この例では胸痛はなかったが,胸痛のある場合にも用いてよく,清水祥助という医者は,積気痛には大概,この方を用いたといい,北尾春甫は,死ぬのではないかと思うほどの胸痛に,この方を用いている.

この方の痛は,諸逆,心懸痛というところが目標である.

### 10. 桔梗白散(ききょうはくさん)

肺壊疽の初期,胸痛のあるときに用いることがある.実例をあげておく.

患者は25歳の女性で,その愛人とアパートに住んでいたが,数日前から胸が痛むようになった.一医は肋間神経痛だと言い,他医は肋膜炎だと言ったという.私が招かれて行った時は,体温が38度近くにのぼり,せきをしていたので,痰をよくみたところ,肺壊疽特有の臭い痰であった.

病巣は右肺上葉にある．この部には自発痛があり，右肩がこる．脈は大きくて力がある．私はこれに桔梗白散を与えようと考え，桔梗と貝母をそれぞれ1.0に，巴豆0.5を混和し，これを2等分し，その1包を温湯でのませた．2，3分たつと嘔吐が始まり，5分ぐらいたった頃，くるみの実の大きさの膿塊がせきとともにとび出てきた．2，30分たつと，下痢が始まった．白い粘液がたくさん出る．しかし患者は，胸がすっとなって，気持がよいという．翌日は平熱となり，胸の痛みもなくなった．そこで柴胡桔梗湯を1ヵ月ほどのませ，それですっかり全快した．

次の例は50歳の男性で，右肺下葉に肺浸潤があると診断されたというが，病室に入ると，肺壊疽らしい悪臭があり，喀痰をみると，まちがいもなく肺壊疽である．患者は体力もあり，脈にも力があるので，これにも桔梗白散を頓服させた．すると，10分もたたないうちに，胸がやけるようだといい，食物を吐いてしまった．そのあとで鶏卵大の肉の塊を吐いた．それから30分ほどたつと下痢が始まった．そこで，かねて準備しておいた冷たい粥を1杯のませたところ，20分ぐらいで下痢もやんだ．この患者は，桔梗白散をのます前には，40度近い熱があったが，肉塊を吐いたとたんに解熱し始め，その夜のうちに平熱となった．そこで柴胡桔梗湯加茸蘼を2ヵ月ほど与え，そのまま全快した．このように桔梗白散は，頓挫的に著効を示し，病的な組織と健康な組織を分離する効力があるが，これには，劇薬巴豆が配合されているから，用法に注意しなければならない．虚弱者，高齢者，幼児には用いない方がよい．

## 11. 清湿化痰湯（せいしつけたんとう）

肋間神経痛およびこれに類する胸背部の疼痛に用いる．この方は元来，湿（水）が原因で，からだ中のあちこちの痛むものに用いられたもので，胸部の痛みに用いるのも，これの応用である．

また咳嗽して脇下に引きつり痛むものにも用いる．痰が胸につかえているというのが目的である．栝楼枳実湯も，このような場合に用いることがあり，『方読弁解』にも「痰，胸膈に結んで痛みのある者で，栝楼枳実湯を用いるような症に，清湿化痰湯の行くところがある．」とあって，この

二方は区別しなければならない.『寿世保元』には「背が一点氷のように冷えて,脈が滑(指先で玉をころがすようになめらかに動く脈)のもの」を目標にして,清湿化痰湯を用いることになっているが,必ずしも背が冷たいということに拘らないでよい.清湿化痰湯では,疼痛が移動する傾向があり,とかく冷えがちである.

### 12. 栝楼枳実湯(かろうきじつとう)

前の清湿化痰湯とくらべてみると,この方には,消炎,解熱の効のある薬物が多く配合されており,とかく熱しがちである.

『療治経験筆記』には「喘息,胸痛,咳嗽して息を止む,小便赤く,脈実数(じつさくとよむ.実は充実して力のあること,数は頻数の数で速いこと),右の5症は此方を用いる目標である.此の5の中,喘息,胸痛があって,呼吸の間に,息を引とめる意があれば,脈と小便の色を問題にせずに用いてもよい.」とある.小便が赤いということと,脈が実数であるということは,熱を意味しているのである.

そこで,肺炎,気管支炎などで,呼吸が苦しくて胸痛を訴えるものに,この方を用いてよい場合のあることが考えられる.ことに中年以降の方で,煙草を好み,からだの肉づきがしまった人で,咳嗽時に胸痛を訴え,痰の切れにくい時によく効く.

『梧竹楼方函口訣』には「胸がべったりとして肋骨の間が痛み,或いは悪寒のあとで熱が出て,痰がのどに塞がって中々に出ず,或いは飲食物がつまって下りにくい者,或いは首筋から肩へかけてひどくこるものによい.結局,肺と胃に潜在性の炎症があって,痰がねばって,このような症状を呈するものである.」とある.

17. 咳嗽・嗄声の項を参照.

### 13. 当帰湯(とうきとう)

この方は真正の狭心症ではなく,仮性狭心症ともいうべき胸背痛に用いる.『千金方』の主治には「心腹,絞痛,諸虚,冷気,満痛を治す.」とあり,原南陽は「真心痛(狭心症や心筋梗塞症にあたる)ではないかと思は

るるようで日々痛みなやむものは当帰湯がよい．赤石脂丸を兼用することもある．」とあり，津田玄仙も赤石脂丸の兼用を推奨して，「その効，神の如し．」といっている．また浅田宗伯は「この方は腹中に拘急があって痛み，それより肩背へ徹して強痛するものによい．」と述べている．

私の経験では，血色のすぐれない冷え症の患者で，腹部にガスが充満し，ことに上腹部に甚だしく，そのために胸部が圧迫される傾向のものによく効く．肋間神経痛といわれ，あるいは狭心症といわれ，はっきりした病名もつかず，胸背の痛みが慢性化したものに，この方を用いて著効を得ることがある．

一男性38歳，元軍曹で，こんどの戦争で大いに活躍したが，戦争中の無理がたたったか，内地に帰還後健康すぐれず，1年ほどたってから，頑固な胸痛を訴えるようになった．骨格は中々頑丈で，肉づきもわるい方ではなく，外見は病人らしくないが，非常な冷え症で，ズボンを重ね着し，靴下は2枚も厚いものをはいている．脈は大きいが力がなく，上腹部が突っぱったように硬い．下腹は力がぬけた感じである．大便は便秘気味で快通しない．医者は肋間神経痛といい，胃潰瘍といい，神経症といい，診断はまちまちである．こんな状態が長くつづいて，灸もやり温泉にも行ったがよくならないので，私に治を乞うた．

私はこれを疝の一種と診断した．疝という病気は，現代医学にはない．しかし私は疝という病気を1つ作っておいた方が便利だと思う．なお疝については，24. 腹痛の項で詳しく述べるつもりである．

さて，私はこの患者に，先ず当帰四逆加呉茱萸生姜湯（とうきしぎゃくかごしゅゆしょうきょうとう）を与え，次に桂姜棗草黄辛附湯（けいきょうそうそうおうしんぶとう）を用いたが効なく，いろいろ考えて当帰湯にしたところ，胸痛が軽快し，気分が明るくなり，大便が快通するようになった．それでも足の冷えるのが，よくならず1年あまりこれを連用した．

高橋道史氏は，この当帰湯について，次のように述べている．

「心窩部の疼痛には色々の証があるが，心腹から背脊に徹する疼痛は本方の特徴である．私は胃痙攣で繰り返し疼痛するとか，或いは胃潰瘍で少しく経過したもので，このような疼痛をよく見ることがあるが，こんな時

には効を得ている．このような患者は一般に体質は虚弱で元気がなく，顔色に血気がなく，疲労しやすく，皮膚も稍々貧血勝で艶がない．食欲も芳しくない．脈は多くの場合弱く或いは微細である．心腹は通常膨満というほどでもないが稍々弛緩し抵抗がなく，また圧痛もそれ程ではない．しかし一たび疼痛が起れば胃部は拘急して胸部に放散し，更に肩背に徹し，人によっては冷汗淋漓，顔面蒼白，激痛にて苦悶に堪えられない時もある．腹部は柴桂湯に見られるような腹中堅満でもなく，さりとて四逆散の証のように直腹筋の緊張もそれ程ではない．ただ胃部の拘急は注目すべき証である．この疼痛のはげしい時は，解急蜀椒湯を髣髴するが，この方は脈証は浮にして緊であるのに，本方は細微である．二便は多くは自可で秘結することはない．この方の目的は虚証であること，疲労感があって皮膚に艶がない．心窩部の疼痛は肩背に徹す．しばしば起こる．以上を眼目として投薬すれば期待の効果を得られる．津田玄仙は，このように疼痛が胸部より肩背に徹するものには，枳縮二陳湯が効があると，『方函口訣』および『橘窓書影』に見られるが，この事について，浅田翁は委しく論じてあるが，私がこの薬方を用いる場合は心窩に必ず痞鞕か抵抗があり，疼痛は心窩部よりは，むしろ胸部に甚だしい時に奏効がある．」

この高橋氏の説くように，当帰湯の疼痛は上腹部ことにみずおちのあたりから起こって，それが胸や背に放散するものによい．

また次に述べる枳縮二陳湯との鑑別点は大いに参考になる．

### 14. 枳縮二陳湯（きしゅくにちんとう）

この方は嘔吐がひどくて，胸から腹へかけて痛み，また背へ連なり腰へかけて痛みが甚だしく種々の処方を用いても効のない者に与えて奇効がある．すべてみずおちの痛みがひどくて嘔吐するものには，先ずこの方を用いてみるがよい．この方の目当は，とかく疼痛が腰，背に連なるというところにある．それ故茴香や延胡索を用いたのである．病因は疝に痰飲（水毒）をかねたものである．

以上は『梧竹楼方函口訣』に述べられているところであるが，私の経験でも，胃下垂症などの慢性の胃疾患があって，腰，背，胸などに疼痛が放

散,移動するものに用いて効く.

### 15. 柴胡姜桂湯(さいこきょうけいとう)

この方は柴胡桂枝乾姜湯として『傷寒論』に出ているが,略称として柴胡姜桂湯とよばれ,また単に姜桂ともよばれた.このことは,この薬方が広く愛用された証拠にもなる.およそ柴胡を主薬とした薬方は,胸脇部の異常を目標に用いられる場合が多く,この薬方も大柴胡湯,小柴胡湯とともに,胸痛に用いられることがある.大柴胡湯については,24. 腹痛の項で述べるので,ここでは省略する.また小柴胡湯は,柴陥湯の項にあるように,肺炎,肋膜炎などからくる胸痛によく用いられる.ここにあげる柴胡姜桂湯も,肋膜炎,肺結核,肺炎などによく用いられるが,小柴胡湯の場合よりも,熱性症状が軽くて,更に一段と体力の衰えているものを目標とする.そこで血色,栄養ともにすぐれず,生気に乏しいものに用いる.

山田業精に,次の治験がある.

「本郷元町2丁目の消防夫,鈴木鉄五郎という者,歳は62歳であるが,かつて屋根から落ちて,大いに左脇部を打撲し,ひどく痛むようになった.そこで雞玉白(卵の白味)を貼ったところ,そのうちに痛は軽くなったが,起臥するたびに,ひきつれるように痛み,吸気のたびに強く痛み,さかんに咳が出るようになり,左脇下が膨隆してきた.脈をみるに沈遅で緊を帯び,舌には苔なく,食欲には変わりがない.左脇下は痞鞕して,動悸があり,気分が重くて外出がいやである.毎夜盗汗が出る.大小便は平素と変わらないが,尿がやや赤い.そこで柴胡姜桂湯加芍薬を与えたところ,3日の服用で大効があった.」

この患者は打撲後に肋膜炎を併発していたものであろう.芍薬を加えたのは,ひきつれる痛みを緩解するためのものと思われる.

### 16. 十棗湯(じっそうとう)

作用のはげしい薬だから長期の連用には適さない.頓服として用いて,一時の急に備えるものである.これを飲むとたちまち水様のはげしい下痢を起こすので,体力の弱い人は,便所で腰がぬけて立てなくなることがあ

る．しかしまた奇効を奏することも事実である．

『医療手引草』の痰飲の条に，次の治験がある．

「一武官，富貴で，養生のよい人で，70歳に近い．いつもは，味の濃いものを喜び，酒はのまない．菓子，餅などの甘味を好む．持薬には，益気湯，八味丸などを用いている．この人，持病に頭痛と脱肛があり，魚や鳥の類を過食すると，きまって頭痛がし或いは脱肛が起こる．こんな時はいつも香砂六君子湯または消化剤を用いる．すると黄色の水または無色の水を吐いて治る．ところがある日，ふと大きい咳が出たとたんに脇下がひきつれ痛むようになり，身体を動かして歩くこともむつかしいので，大小便の時には両方から人がささえて，やっとすますという調子である．しかし飲食はいつもと変わらず，気力もあり，脈は弦である．医者を3，4人かえて治療したが治らない．こんな状態が70日にも及んだ．これは懸飲内痛と古人がよんだものである．そこで古方家（当時古方家と呼ばれた人たちは，十棗湯のようなはげしい薬を好んで用いたが，『医療手引草』の著者の加藤謙斎は後世家であったから，十棗湯を用いたことがなかったものと思われる）を招いて治せしめんとしたが，患家の人たちは古方家をおそれて決断がつかなかった．謙斎は自分では治せないのを知り，無理に古方家を招いて治を托した．すると，その医者は十棗湯の粉末5分（約1.6g）を作り，翌朝これを与え，しばらくして粥をのませたところ，たちまち腹がゴロゴロ鳴って下痢し，米のとぎ汁のようなものを2升近くも下した．そのあとで鮎の料理で飯を2杯たべたが，味はいつもと変わらなかった．それから午後にかけて，3，4行も同じような下痢があり，その時は，ひとりで起って便所に行くことができた．その後，5，6日して，平日通り，出勤できるようになった．」

この治験によってもわかるように，栄養をとりすぎて，肥満しているものに，この薬方を用いる場合がある．

私にも，次の治験がある．

体格のがっちりした一男性，久しい間，右の胸痛を訴え種々手当をしたが治らないという．腹診してみると，心下部が硬満し，季肋下は右側が特に痞鞕して抵抗圧痛がある．すなわち胸脇苦満である．また第10肋骨と

第9肋骨間のあたりで，側胸の部に，ちょっと指をふれてもびくりとして痛む．脈は沈んで力があり，便秘する．これならば大柴胡湯で効があろうと考え，2ヵ月近くも投与したが効なく，少しよいという程度である．そこで十棗湯を与えることにした．すると数回，水瀉様の下痢があり，胸痛はきれいに去った．

# 呼吸器症候

# 17. 咳嗽・嗄声

1. 麻黄湯
2. 麻杏甘石湯・華蓋散
3. 小青竜湯
4. 麻黄附子細辛湯・桂姜棗草黄辛附湯
5. 射干麻黄湯
6. 頓嗽湯
7. 桂枝加厚朴杏子湯
8. 麦門冬湯
9. 響声破笛丸
10. 竹葉石膏湯
11. 竹筎温胆湯
12. 小柴胡湯
13. 柴胡姜桂湯
14. 大柴胡湯
15. 括呂枳実湯
16. 滋陰降火湯
17. 滋陰至宝湯
18. 清肺湯
19. 麦門冬飲子
20. 八味丸
21. 苓桂五味甘草湯
22. 分心気飲
23. 橘皮半夏湯

五虎湯
小建中湯
柴胡桂枝湯
参蘇飲
当帰散
味麦益気湯
柴陥湯

柴胡疎肝散
苓甘姜味辛夏仁湯
真武湯
芍薬甘草湯
半夏厚朴湯
香蘇散

　咳嗽を訴えるものの中には，呼吸困難を伴うものや胸痛を訴えるもの，発熱を伴うものなどがあるから，これらの項も一応参照することが必要である．

## 1. 麻黄湯（まおうとう）

　麻黄を主薬とする麻黄湯，麻杏甘石湯，小青竜湯，大青竜湯，神秘湯などはいずれも咳嗽のある場合に用いられるが，これらの咳嗽には喘鳴を伴

うことが多い．

　麻黄湯は感冒の初期などで，表証があって咳嗽のあるものに用いる．表証とは裏証にたいする言葉で，身体の表面に現れる悪寒，熱，頭痛，身体痛などをいい，これらの症状があって脈が浮で力があり，自汗がなければ麻黄湯を用いる．一般に表証に伴う咳は軽く，患者は咳よりも頭痛とか関節痛とか鼻がつまるというような症状に苦しむことが多い．咳は多くは乾咳で時に喘鳴を伴うことがある．このような場合には麻黄湯を用いて発汗して，表邪を消散させると，咳もまた自然に治癒するものである．

　乳幼児が，かぜをひいたり，気管支炎を起こしたりなどして，咳の出るときには，麻黄を主薬とする処方の効く場合が多い．ことにその咳がぜいぜいという喘鳴を伴っているような時は，まことによく効く．服薬を始めたその夜から咳がやんでよろこばれることが多い．このような患者に私が常用する処方は，麻黄湯，麻杏甘石湯，華蓋散（かがいさん）の3方で，時に小青竜湯を用いる．

　さむけがしたり，熱が出たりするような場合には麻黄湯を用いることが多い．しかし虚弱な児童や貧血しているような患者には，用いないがよい．このような患者には桂枝加厚朴杏子湯や小建中湯などを用いる．

　麻黄湯をのんでから，尿の量が多くなったり，軽く汗ばむようなら，この処方がきいた証拠である．もし麻黄湯をのんだために，流れるほど汗が出て，患児がぐったりと脱力して，元気がないようなら，そのあとをつづけて麻黄湯をのましてはならない．このようなときには桂枝加黄耆湯をのますとよい．

　乳幼児にかぎらず大人でも，感冒で，咳の出る場合に，麻黄湯の証がある．なお1．熱と悪寒の項を参照．

## 2． 麻杏甘石湯(まきょうかんせきとう)・華蓋散(かがいさん)

　喘息性気管支炎は乳幼児によくみられるが，これには麻杏甘石湯がよくきく．熱がなくて喘鳴があり，呼吸が苦しいというのを目標にして用いる．またこの処方に桑白皮を加えて五虎湯（ごことう）としてのませてもよい．麻黄湯と麻杏甘石湯との主な区別は次の点にある．麻黄湯では，汗が自然

に出ることなく，さむけや熱があり，喘鳴はひどくない．麻杏甘石湯では，呼吸が苦しく汗が出る．さむけや熱はない．喘鳴がひどい．

胃腸が弱くて，食が進まず，体力の衰えているものには，麻黄湯や麻杏甘石湯を用いると，かえって体力が衰え，食が進まなくなるおそれがある．このような時には華蓋散（かがいさん）がよい．この処方を与えても，それでも食が進まず元気が衰えるようなら，小建中湯や桂枝加厚朴杏子湯などを用いる．

一体に麻黄を主薬とする処方は喘を伴う咳によく効くが，麻黄に杏仁を配した処方は喘を治する効が特に顕著である．ただ麻黄に杏仁を配した処方を長い間のませていると，食欲のへる患者があるから，注意しなければならない．

私の患者で，麻黄の入った処方は一服のんでも，すぐ気持が悪いという少年がある．この少年は，先生，麻黄は駄目ですよと，向こうから注意してくれる．ところがこの少年は，じつによくかぜをひく．しかも近代医学の化学薬品では副作用ばかり現れて，ちっともよくならないので，近年はかぜをひくと，漢方薬ばかりのんでいる．この少年に，私はいつも柴胡桂枝湯か小柴胡湯を与えることにしている．これで頑固な微熱がよくとれ，咳もとまる．

### 3. 小青竜湯（しょうせいりゅうとう）

18. 呼吸困難の項で述べるように，喘息にはこの方を用いることが多いが，呼吸困難がなくて，しきりに咳の出るものにも用いる．

咳をして，泡沫様の痰を吐くもの，せきこんで顔に軽い浮腫のみられるものなど，この方を用いる目標となる．また感冒で頭痛，発熱，悪寒の表証があると同時に，腹痛，下痢の裏証があって，咳をするものに小青竜湯の証がある．これを用いて，表邪を散ずるとともに裏の水をさばくから治るのである．

この方は肺炎，気管支炎，肺気腫，百日咳などに用いる機会がある．なお 18. 呼吸困難の項を参照．

## 4. 麻黄附子細辛湯（まおうぶしさいしんとう）・桂姜棗草黄辛附湯（けいきょうそうそうおうしんぶとう）

麻黄附子細辛湯は小青竜湯を用いるような患者で，脈沈のものに用いる．発熱のある場合でも，脈が浮とならず沈んで小さい．高齢者の気管支炎などにこの証がある．またこの方に桂枝去芍薬湯を合した処方が桂姜棗草黄辛附湯で，これも高齢者，虚人の咳嗽に用いることがある．

患者は70歳の女性で，昭和28年5月11日の往診である．この女性は，ふだんからよくかぜをひきやすいが，27年の12月にかぜをひき，28年の3月まで床についていた．そして一時軽快して床を払ったが，4月にまたかぜをひき，それからずっと床についている．

主訴はかぜで，痰も多い．痰は切れやすく泡沫状のものが出る．体温は38度内外で，ときどき悪寒がする．食欲はあるが，寝ているので粥食を食べているという．大便は下痢の傾向があり，その際軽い腹痛を訴える．舌に苔はなく，顔色は蒼白で，脈をみると沈細弱である．聴診上乾性のラッセルがある．腹部は一体に軟弱である．

以上の所見によって，私は桂姜棗草黄辛附湯を与えた．この際，附子は1日量0.5を用いた．それをのむと，その晩，少し汗が出て，からだが軽くなった．翌朝は体温が36度にまで下がった．4，5日たつと痰が減少し，咳も軽くなった．10日目から床を払って起きた．するとまた37度に体温がのぼった．そこで床につくようにして，ひきつづき前方を与え，通計35日で全治した．

## 5. 射干麻黄湯（やかんまおうとう）

私はかつて，この方を気管支喘息に用いたが効なく，しばらく使用しなかった．後になって，山田業広が，この方は百日咳に用いて大効があると述べているので，小青竜湯，麻杏甘石湯などを用いて効のない百日咳に用いてみたところ，果たして効があり，痙攣性の咳嗽がやんだ．『椿庭夜話』には，次のように述べている．「小児の百日咳は古人，頓嗽と名づけたり．治方は金匱の射干麻黄湯の類方が千金方にありて小児の咳嗽を治すること

を云へり．因って射干麻黄湯を用ふるに大効あり．」

### 6. 頓嗽湯（とんそうとう）

この方はその名の通り百日咳に効がある．私は先年，細野史郎氏よりその伝をうけたが，細野氏はその師新妻米村氏より伝をうけたという．また百日咳でなくても，小児の百日咳様の咳に用いて効がある．

### 7. 桂枝加厚朴杏子湯（けいしかこうぼくきょうしとう）

この方は桂枝湯に厚朴杏子を加えた方であって，『傷寒論』には「咳家には桂枝湯を作り，厚朴杏子を加ふるを佳とす．」とあり，杏子は杏仁のことである．湯本先生は，これを説明して，「咳家とは本来咳症ある患者を云ふ．故に本条の意は元来喘症ある人，もし桂枝湯証を現わすときは之に厚朴杏子を加用すれば佳なりと云ふなり．」とある．私は虚弱な人で，かぜをひくとすぐ喘鳴を訴え麻黄剤を使用しにくい場合に，この方を用いる．

『百疢一貫』に「桂枝加厚朴杏子湯は，後世の参蘇飲（じんそいん）を用ふる処に効あり．軽邪にて喘するものに用ゆ．然れども小青竜の如く水気あるものにあらず，持病に喘息ある人，初発に用ゆ．かぜを引て起らんとするものに用ゆ．」とある．

### 8. 麦門冬湯（ばくもんどうとう）

痰がのどのおくにへばりついたようで，発作性に強くせき込むものに用いる．いろいろの咳の止まる薬をのんだが，効がないといって来る患者に，この型がある．肺結核の患者にも，気管支炎の患者にもみられる．咳の出ない時は半時間も1時間も全く出ないが，出はじめるとあとからあとからひっきりなしに出て顔が赤くなるほどせき込み，へどが出そうになる．場合によっては吐く．そして痰らしいものは出ない．このような咳が長くつづいて声の枯れていることもある．これには麦門冬湯を与える．『金匱要略』に「大逆上気，咽喉不利，麦門冬湯之を主る．」とあるのがこれである．もしこれで効がなければ地黄の入った麦門冬飲子（ばくもんどういんし）や炙甘草湯（しゃかんぞうとう）を用いた方がよい場合もある．肺に

大きな空洞があって，痰のしきりに出るものあるいは気管支拡張症などのため痰の喀出の多い者に，麦門冬湯を与えると，かえって咳がひどくなり，痰の量も多くなり，夜も眠れないほど苦しむことがある．だから痰の多いものには，麦門冬湯はよろしくない．麦門冬には滋潤強壮の効があって，からだに潤いをつける効があり，これに人参と粳米が協力してこの作用を強化し，半夏は痰をとかして気ののぼるのを下す作用があるから，咽喉に潤いをつけて痰をとかすことによって，咳嗽をしずめる．更に大棗と甘草は緩和剤で急迫をゆるめて咳嗽発作を止める力がある．

『古訓医伝』には「麦門冬湯の証は咳もなく涎沫も吐せず，下に力なくて逆上の強きにより，咽喉口舌，倶に乾燥して滋潤なく，口中より咽喉の辺まで粘液のあるように思われて，咽喉の心持あしき証なり．」とあり，ただのどが乾いて，何となく気持が悪く，湿りを欲するような場合にも用いる．この方は乳幼児よりも高齢の人に用いる機会が多い．

妊娠咳には麦門冬湯の証が多く，これで強い頑固な妊娠咳を治したことが数例ある．有持桂里は，妊娠咳に当帰散を効ありと述べているが，私の経験では麦門冬湯の証が多いように思う．もし麦門冬湯で効がなければ当帰散を用いてみるとよい．また妊娠中に，咳をするたびに尿のもれるものに八味丸の証がある．有持桂里はこのようなものを膀胱咳と名づけて，やはり当帰散を用いている．

患者は27歳の女性，昨年，流産ののち，膀胱炎を起こし，竜胆瀉肝湯で治ったことがある．こんどは，目下，妊娠4ヵ月であるが，咳がひどく出て，お腹にひびくから，また流産しても困るといって来院した．その咳は，こみあげてくるような強い咳で，それがあとからあとから頻発する．痰はほとんど出ない．のどのおくが乾いている感じだという．私はこれに麦門冬湯を与えたが，10日分の服薬で軽快し，20日分ですっかりよくなり，無事に分娩した．

先年，古い肺結核のある女性が妊娠して，しきりに咳をしていたので，麦門冬湯を与えたところ，咳が大いに軽快し，無事に安産したことがある．

浅田宗伯は，百日咳には，麦門冬湯加石膏を用いて妙験があると述べている．

また麦門冬湯は,感冒後の嗄声によくきく.咳が長くつづき,声がかれてよく出ないというものによい.咽頭炎で嗄声を訴えるものにもよい.私は,刺激性の化学薬品を使用する仕事に多年従事していたという高齢者が嗄声を主訴として来院したので,この方を与え,これを2週間のんで軽快しなければ,専門医について詳細の検査をうけるよう申し渡した.ところがこれをのみ始めて,7,8日目頃から,声に湿りがついて,2ヵ月ほどで平常の発声になった.また咽頭癌の疑いをもたれた私の旧友は,これの服用によって,嗄声が治った.

### 9. 響声破笛丸 (きょうせいはてきがん)

この方は『万病回春』の方で「謳歌によって音を失するを治す.」とあり,浪花節かたり,声楽家,政治家の演説などで,声のかれたものによくきくばかりでなく,平素のどが弱くて,すぐ声のかれる傾向のあるものが用いてもきく.口内で噛み砕いて,少しずつのみ込むようにした方がよい.この方には大黄が入っているが,私は大黄を除いて,丸としたものを作って用いている.まことに重宝なもので,感冒でのどの気持の悪い時にのんでもよい.

### 10. 竹葉石膏湯 (ちくようせっこうとう)

この方は麦門冬湯の大棗の代わりに竹葉と石膏を入れたものであるから,麦門冬湯の証に似て,咳嗽は軽く,熱性症状のあるものに用いる.

麻疹,肺炎,肺結核などに用いる機会がある.

『橘窓書影』に次の治験がある.

「幕府の鍼医,吉田秀貞の妻は,年は30歳であるが,傷寒にかかって,数日間,熱が下らない.脈は力がなくて速く,舌には黄苔がつき,食欲がない.その上咳嗽がひどくて,痰が多い.姫路の加藤善庵はこれを治療したがよくならない.そこで私はこれに竹葉石膏湯を与えた.すると2,3日で熱がやや下り,舌にしめりがついた.小便の赤い色も減じた.そこで竹筎温胆湯(ちくじょうんたんとう)を与えたところ,痰がへり,咳も楽になり,食がすすむようになり,やがて全快した.それからのちは,外邪

におかされると，必ず咳が出るようになった．そのときは，先ず小青竜湯で汗をとり，その後で，竹筎温胆湯をのまなければ咳嗽が止まらないようになった．」

### 11. 竹筎温胆湯（ちくじょうんたんとう）

肺炎，流感などで，高熱は一応下がったが，まださっぱりせず，咳嗽がはげしくて眠れないものに用いる．5.不眠の項参照．

また小柴胡湯などを用いて熱は下がったが，何となくさっぱりせず，元気が出ず，ただぼんやりしているものに用いてよいことがある．

『橘窓書影』に次の治験がある．

「東台明王院寓，自静院は歳が80に近い．ある時，外邪におかされたのち，咳嗽がひどくて昼も夜も眠ることができない．そのため飲食も減じ，医者はこれを数日，治療したが治らないという．私はこれを診察して云った．胸に邪気が停滞しているから，舌苔も厚く，冷たい物を好んでのむ．脈は沈数で，小便が赤く，量も少ない．これでは尋常の去痰薬で効のないのは当然であると．そこで竹筎温胆湯を与えたところ，4，5日で咳嗽が減じ，夜間眠れるようになった．その後味麦益気湯（みばくえっきとう）を与えて全治した．

胸膈に欝熱があって，咳嗽が数日止まない者に竹筎温胆湯を用いて効を得ることは，田安の外臣，藤沢元誠の経験である．これにならって用いて，しばしば効を得た．」

### 12. 小柴胡湯（しょうさいことう）

感冒，気管支炎，流感，肋膜炎，肺結核などで，みずおちがつかえて食欲が減少し，舌がねばり，あるいは白苔がつき，あるいは口が苦く，胸が重苦しく，咳嗽するものに用いる．感冒で，麻黄湯，葛根湯などを用いて表証がとれたのち，この方を用いる場合がある．また咳をするときはげしい胸痛があれば柴陥湯または柴胡疎肝散として用いる．16.胸痛の項を参照．

小柴胡湯に限らず柴胡剤は，咳嗽のあるものによく用いられる．その中

でも，大柴胡湯，小柴胡湯，柴胡桂枝湯，柴胡姜桂湯は日常多く用いられる．この中で大柴胡湯は最も実証のものに用い，柴胡姜桂湯は最も虚証のものに用い，小柴胡湯はその中間に位置する．そして柴胡桂枝湯は小柴胡湯の証にして，表証がまだ少し残っている場合に用いる．

　実証と虚証は，漢方医学の大切な概念で，どのような病気の場合でも，この虚，実を判断することが治療法をきめるための必須条件である．実というのは，病気に抵抗してそれに打ち勝とうとする力の旺盛な状態をいい，虚とは病気に抵抗していく力の減弱している状態をいうのであるから，実といい，虚というも，それは比較して何々は何々よりも実だとか虚だとかというのである．だから虚実には段階がある．そして実のものは攻める（瀉ともいう），虚のものは補うというのが，治療の根本法則になっている．

　大柴胡湯の証はみずおちがつまった感じで，抵抗も強く，圧痛があり，肋骨弓下の抵抗感も著明で，脈もしっかりした力のあるもので，沈の傾向にある．大便は便秘の気味で体格はしっかりしている．これに反して柴胡姜桂湯の証はみずおちから肋骨弓下にかけての抵抗も弱く，腹部は全体に弾力に乏しく臍傍の動悸が亢進している．脈も弱く，血色もよくない．小柴胡湯の証はこの中間にある．そこで肺結核の病勢の進んだものや肋膜炎には大柴胡湯の証はまれで，小柴胡湯や柴胡姜桂湯の証が多いということになる．

### *13*. 柴胡姜桂湯（さいこきょうけいとう）

　小柴胡湯のところで述べたように，体力衰え，腹力もなく，冷え症で，貧血の傾向があり，動悸がしやすく，歩くと息が切れたり，また盗汗が出たりするような場合で，咳の出るものに用いる．咳はあまり強く，はげしいものではない．14．心悸亢進の項で述べたように，この方は肺結核に用いられる場合が多い．ところで，注意しなければならないのは，この処方の中の栝楼根は，本来，キカラスウリの球根であるのに，カラスウリの球根を栝楼根として販売している場合があるということである．もしカラスウリの球根（これは土瓜根とよんでいる）を栝楼根の代わりに用いると，嘔吐，食欲減退などの症状を起こすことがあるから注意してほしい．栝楼

根には少し甘味があって，いやな苦味はないが，土瓜根にはいやな苦味がある．

## 14. 大柴胡湯 （だいさいことう）

大柴胡湯や大承気湯を用いないと，とまらない咳嗽がままある．これは腹部が充実，膨満して，胸がつまったように苦しくて，咳をするものに用いる．腹が楽になると，咳も楽になる．

52歳の女性，肥満体質で，ことに腹部が膨満し，便秘し，胸脇苦満が著しい．この女性は冬になると，はげしい強い咳が，こみあげてくる．痰はほとんど出ない．この咳は，どんな薬をのんでもとまらないが，気候があたたかくなると，自然に治るという．私はこの患者には，腹証によって，大柴胡湯合小承気湯（これは大柴胡湯に厚朴を加えた処方になる）を与えたところ，5日ほどのむと，咳が楽になり，3週間ほどのむと，ほとんど咳が出なくなった．

## 15. 栝楼枳実湯 （かろうきじつとう）

この処方の応用目標について，木村長久氏は次のように述べている．

「4，50歳で従来多量に喫煙を嗜む者．

皮膚は汚穢暗色で血色に乏しく，やや弛緩して，枯燥の気味がある．

脈は硬く触れ脈管硬化を察する．

腹筋は枯燥拘急し，ことに心下部には腹直筋の攣急を触れる．

以上の目標にて，此方を慢性咳嗽に用うれば適中せざることほとんどまれである．また嗜煙家でなくとも，此証があれば応用目標となる．栝楼枳実湯の咳嗽には気急と云い喘咳と云うのが特長となるから注意を要する．以上によって，本方を慢性気管支炎，肋膜炎，肺炎，肺気腫，肺結核等に応用していたが，今度は前記の目標を以て咳嗽以外に運用してみようと考えた．そこで第一に試みたのが，食後1，2時間或いは空心時に胃痛を訴える溜飲症ないし胃酸過多症である．喫煙家で溜飲症の胃痛を訴え，前記の証を具えた者に応用したところ果して奏効した．そこで私は栝楼枳実湯は慢性ニコチン中毒症と関係があることを考え，喫煙家に多い病症に

次々と応用した所何れも良結果を得た．今まで経験したものは，動脈硬化症で身体疲れやすく，諸神経痛，肩こり，能力低下を覚ゆる者，慢性ニコチン中毒による心臓衰弱症にて，動悸息切れを覚え，時々狭心症類似の発作を現わす者および狭心症である．」

また木村氏は，この方と柴陥湯とは，咳嗽があって，胸痛を訴え，痰が粘稠で切れにくいという点では同じで区別しにくいが，柴陥湯には，気急という症状がないと述べている．

私も栝楼枳実湯を慢性の咳嗽に用いるが，木村氏のあげた目標は大いに参考になる．また『衆方規矩』には早朝の咳嗽には，この方を用いるとあり，たしかに，朝起きたとき，しばらく，咳込むものに，この方を用いる証がある．しかしこれに拘る必要はない．またこの方は，咳をして息苦しいというものが目標で，高齢者の喘息様の咳嗽に，この方を用いる証があるが，ただ痰が粘稠で切れにくいというだけで，息苦しさを訴えないものもある．

この方は，腹部が軟弱無力というような虚証や疲労倦怠感の甚だしいものや食欲不振，下痢などの証のあるものには用いない．あとで述べる滋陰至宝湯（じいんしほうとう）や味麦益気湯（みばくえっきとう）よりは，はるかに実証で，体力のある場合に用いる．

私は，陳旧性肺結核があって喫煙家で，酒飲家で喘息様の咳嗽を訴えるものに，この方を用いて著効を得たことがある．また午前中だけ咳嗽があり，その他の時には何のこともないというものに，この方を与え，半年以上つづいた慢性咳嗽を治したことがある．

### 16. 滋陰降火湯（じいんこうかとう）

この方を用いる目標について，矢数有道氏は，次のように述べている．

「滋陰降火湯は経験によると，気管支炎（急性，慢性），肺結核，肋膜炎，腺病質，腎盂炎，早老期の生殖器障害，腎臓膀胱結核の初期などに偉効があるが，処方するに際しては，次の条件を不可欠とするようだ．

本方証の適応証
1. 皮膚　浅黒きこと．

2. 大便　便秘すること．硬きこと．服薬して下痢せぬこと．
3. 呼吸音　乾性ラ音たるべきこと．

以上の如くである．皮膚は必ずしも浅黒くなくとも効めのあることもあるが，浅黒ければ申分ない．服薬して下痢するか，しないかは本方の適応か不適応かを決定してもよい位で，不適応の者は1服で下痢するから服薬を中止させるし，下痢せぬ者は安心して継続してよろしい．肋膜炎の場合は乾性肋膜炎に限るようである．

本方の禁忌
1. 皮膚　青白きこと．
2. 大便　下痢するもの，軟らかきもの，服薬して下痢するもの．
3. 呼吸音　湿性ラ音のもの．
この禁忌は絶対的なるものの如し．」

次に有道氏の治験の中から，1，2を引用する．

「17歳の男性，最近母と妹が肺結核で死亡している．発病は3ヵ月前に遡る．職工であるので工場医の治療をうけていたが，咳嗽がどうしても除れぬ．皮膚の色ドス黒きが特長として目立つ．時々血痰が出る．微熱，食欲可，脈はやや緊数，腹筋少しく拘攣，大便は硬い，両肺全面に乾性ラ音（ギーメン）を聴く．これに始め四物解毒湯加桃仁牡丹皮陳皮半夏茯苓五味子麦門冬桑白皮を与えた．1週間の容態は比較的良好，更に前方を続けてみる，その後はよくない，だんだん悪くなる，母も死んでいるので，これも駄目かと僕の方が先きに悲観したくなって来た．この時僕の脳裡をかすめたのが滋陰降火湯である．こんな者に与えたらどうか，冒険的にやって見る．意想外の反応で，嘘のように具合がよくなる．滋陰降火湯をのみ出してから約1年風邪ひとつひかない．1日も臥床することなく，本年4月再び工場に勤めるようになった．その代わり薬は感心する程よく服み，1年間1日も休まず服んだことを付記する．この体験によって，同様の病状を呈する肺結核患者が来ると，皆本方を用い，いずれも所期の効果を得ることができた．

患者17歳，女性．平常健康な娘であったが最近咳が出るようになり，胸も少し痛むが大して気にもしないでいたと云う．然し身体がだるいので静

養のつもりで綱島温泉へ行き却って具合がわるいと云って来院す．

　診ると肥った女性で，色は黒いが血色はよくニコニコしていて一寸病人には見えない．ところが脈をみると130—140あり，手は熱くないが脇の下は熱い．そこで体温を測ってみると39度4分ある．自分では寒気はするが熱感はないと云う．聴診すると聴診器の当て具合でラッセルが聴こえたり聴こえなかったりする．便秘していて背にヘルペスあり．私は肺炎と診断して小柴胡湯を与えた．然し翌日みると薬効はない．咳は多くなり，胸苦しく脈を診ると強い滑脈の性を帯びて来た．呼吸困難が激しくなってきたので柴陥湯を与えた．その翌日は熱は38度4分が最高で呼吸はやや楽になったが咳はますます激しい．聴診すると呼気延長が強くなり，気管支音を思わせるような荒い呼吸音が聴こえる．更に柴陥湯を続けると翌日熱は少し下がったが，脈は140で熱の割に数(さく)して悪い徴候であしる．依然として呼吸困難にも変化がないので竹葉石膏湯に代えてみる．2日続けると今度は舌が黒くなり，脈は120位になり，全体の様子は悪化してきた．そこで私はこれは唯の肺炎ではなく，結核性のものだと思うようになり，結核の肺炎型と見て直ちに滋陰降火湯を与えた．これにて翌日はあれほど劇しかった咳が嘘のようにほとんど止まった．2日経って診ると脈は100になり，その他の病状も順調によくなり本方を続けて12日目には起きられるようになった．患者は調子がよくなったので，田舎へ帰ると云ったが病気の性質上尚3ヵ月は服薬を要する事を告げて差当たり1週間分の薬を持たせ帰った．併しそれきり服薬を怠ってしまった．後で聞いた話であるが，約1ヵ月程してまた悪くなり，田舎の医者にかかっている中に結核性脳膜炎を併発して1ヵ月位で死んだと云う．滋陰降火湯で順調に回復したが充分の服薬を怠った為に遂に不幸な転帰をとった例である．」

　私の経験では，この方を用いる患者の咳嗽は力があって強く，痰は少ない．喀血の傾向があり，口が渇く．『衆方規矩』には，午後になって咳嗽の出るものによいとしているが，必ずしもこれに拘わる必要はない．しかし本方証の患者には，夜，床についてから，ひどく咳の出るものがある．

## 17. 滋陰至宝湯（じいんしほうとう）

この方は逍遙散に，陳皮，知母，麦門冬，地骨皮，貝母，香附子を加えたもので，男性よりも女性に多く用いられる．しかし香月牛山が述べているように，男女とも，衰弱して，やせている患者で，慢性の咳が出て，熱が出たり，盗汗が出たりするものによい．私は，肺結核が長びき，熱はさほどなく，咳がいつまでもとまらず，息が苦しく，食が進まず，貧血して血色のすぐれないものに用いている．

43歳の女性，20年前より肺結核にかかり，いまだに全治しない．主訴は頑固な咳嗽で，時に喘鳴を伴うこともある．体温は，あまり高くならないが，疲れるので，ほとんど床についている．食欲もあまりなく，軟便で，下痢しやすい．月経は不順で，年に3，4回あるという．皮膚はガサガサして枯燥の状があり，血色もよくない．脈は沈小で力がないが，あまり速くない．腹をみると，一体に弾力に乏しく，臍上で動悸をふれる．

私はこれに滋陰至宝湯を与えたが，これをのむと何となく気分がよいという．私の経験では，すぐに著効はなくても気分がよいという時は，この薬が効いている証拠である．そこでこれを2ヵ月ほどのむと，体重が2kgほど増し，咳嗽も減じ，食が進むようになった．しかし時々憂鬱な気分になることがあるから，気分をひきたてる薬がほしいという．私は，薬を加減しておくと嘘を言って，この方をつづけた．すると，半年ほどたつと，仕事がしてみたいというようになり，電車で来院した．私は人がちがうのではないかと思った．血色もよくなり，生々としている．咳はまだ朝少し出るが，ほとんど気にならないという．この患者は，まだ服薬中であるが，初診時よりも体重は5kgを増し，腹力もついてきた．

この滋陰至宝湯に似た処方に味麦益気湯がある．味麦益気湯は，補中益気湯に，五味子と麦門冬を加えたものである．

補中益気湯については，3．疲労倦怠の項を参照．

## 18. 清肺湯（せいはいとう）

気管支拡張症などで，痰が多くて，咳の長びくものに用いる．

36歳の男性，数年前より，咳嗽があり，この咳嗽は午前中，ことに起床後，1時間ほどがはなはだしく，痰も多く，たちまち痰壺に一杯になるという．また1年に，2，3回，春秋の候に必ず喀血するという．患者は色浅黒く，栄養状態は上等ではないが，長期療養者としては，悪い方ではない．食欲も普通で，大便も1日1行ある．ただ1日起きていると疲れるので，半日だけ起きているという．聴診上左背下部にラ音があり，患者の言によればこのラ音は日によって，消失したり，強く現れたりするという．

　腹部を診てみると，中等度に弾力があり，軟弱無力というほどではない．

　私はこれに清肺湯を与えた．あまり変化はないが，力がついてくる感じだと患者はいう．3ヵ月ほどたつと，痰が半減したという．ひきつづいてのんでいる中に，1日急に高熱が出た．しかしいつもは，こんな熱は大抵，数日は下らないのに，翌日は平熱になり，いままでほどあとが疲れないという．体重も少し増した．服薬を始めて10ヵ月，その間，1回の喀血もなく，痰も，朝少し出るだけで治ったようだという．そこで服薬11ヵ月目から勤務することになった．

　この患者は，医師から気管支拡張症と診断されていたものである．

### 19．麦門冬飲子（ばくもんどういんし）

　高齢者で夜になると咳が出て眠れないというものがある．寒くなるとコタツを入れる．コタツにあたると咳がひどくなる．「のどが渇くでしょう」ときくと，「一眠りして眼がさめると口が渇いて唾液がなくなっていることがある」という．そんな時ひどくせく．痰は濃いねばったものが出る．皮膚は枯燥してガサガサしているものが多い．このような患者は夜間小便はよく出るが，大便は下痢せず，むしろ便秘の気味である．このような時，私は麦門冬飲子を用いているが，実によくきく．高齢者の糖尿病で肺結核を併発しているものに用いたのが最初で，これで用法をおぼえて用いるようになった．麦門冬飲子でなくても，滋陰降火湯も，このような咳にきくと思う．地黄は一種の滋潤剤であり，これに麦門冬，人参，知母，栝楼根のような滋潤剤が配合された麦門冬飲子の目標は，皮膚に光沢がなく，潤

いがなく，がさがさしていること，口舌が乾涸していることである．乾涸というのは，口乾とは別で，必ずしも水を呑むことを欲しなくてもよい．俗に口がはしゃぐというのがこれである．このような患者に鎮咳の目的で麻薬の配剤された処方を用いたり，小青竜湯のような湿を燥かす方剤を与えると，かえって咽喉の乾燥がひどくなって，咳が強くなる．

もし麦門冬飲子の証に似ていて，動悸，息切れを訴えるものには炙甘草湯を与える．

### 20. 八味丸（はちみがん）

咳をするたびに小便がもれるものがある．高齢の女性および妊婦にみられることがある．熱もなく気分も大して悪くはないが，咳をすると少しずつ小便がもれて困る．これには苓甘姜味辛夏仁湯の証が多い．口渇があって，尿量の多いものには八味丸の証がある．足が冷え，顔色のすぐれないもので，脈の弱いものには真武湯の証がある．また咳をする時に大便のもれるものには，芍薬甘草湯の証がある．まれではあるが，これも高齢者にみられる．

### 21. 苓桂五味甘草湯（りょうけいごみかんぞうとう）

麦門冬湯を用いる際の咳に似て，咳をするたびに上気して顔を赤くするのが，この方を用いる目標の1つであるが，麦門冬湯の証とちがうところは，手足が冷え，脈が沈んでふれにくいことと，みずおちで振水音を証明すること，動悸や息切れのあることである．かぜのあとで，熱が下ってから，咳のつづく時に，この方を用いてよいことがある．

『医療手引草』には，「感冒ののち，咳止まず甚だせき入り顔赤く上気し，痰出でざるものは苓桂五味甘草湯を用いてよし．」とある．

### 22. 分心気飲（ぶんしんきいん）

半夏厚朴湯，香蘇散，分心気飲などは，気欝からくる咳に用いられる．咳のひどい者には，分心気飲を用いて効をとることが多いと香月牛山も述べている．この方は気が欝して咳をするものによいから，気欝の症を診断

して，この方を用いる．


## 23. 橘皮半夏湯（きっぴはんげとう）

感冒，気管支炎などで，小柴胡湯を用いて解熱し，ただ咳だけが残って，やまないものに用いる．

# 18. 呼吸困難

1. 小青竜湯
2. 大柴胡湯合半夏厚朴湯
3. 小柴胡湯合半夏厚朴湯
4. 神秘湯
5. 麻杏甘石湯
6. 甘草麻黄湯
7. 麻黄附子細辛湯
8. 続命湯
9. 越婢加半夏湯
10. 苓甘姜味辛夏仁湯
11. 蘇子降気湯
12. 柴胡別甲湯
13. 木防已湯・増損木防已湯
14. 変製心気飲
15. 栝楼薤白白酒湯
16. 茯苓杏仁甘草湯・橘皮枳実生姜湯
17. 喘四君子湯

六君子湯
麻杏甘石湯合半夏厚朴湯
増損木防已湯
栝楼薤白半夏湯
喘理中湯
柴胡疎肝散
桔梗白散
十棗湯

炙甘草湯
柴胡姜桂湯
麦門冬湯
竹葉石膏湯
桂枝加厚朴杏仁湯
栝楼枳実湯
滋陰降火湯
八味丸
甘草乾姜湯

　呼吸困難を起こす病気は多く，心臓，肺，肋膜，気管支などの胸部疾患のほかに，腹部の膨満による呼吸困難や，腎疾患による呼吸困難もある．なお呼吸困難は心悸亢進や咳嗽と一緒に現れることが多いので，これらの項も参照してほしい．

## 1. 小青竜湯（しょうせいりゅうとう）

　この方は気管支喘息，気管支炎，肺気腫などからくる呼吸困難に用いる．

この方は気管支喘息に用いる時は,発作時ばかりでなく,発作のおさまっている時にも長く服薬をつづけていると発作を防ぎ全治に至らしめることができる.気管支喘息には小青竜湯の応ずるものが多いが,痩せて貧血し,腹部は軟弱無力で胃部に振水音を証明し,食欲不振を訴え,手足が冷え,脈が微弱であれば,小青竜湯,麻杏甘石湯などの麻黄剤を用いない方がよい.もし誤ってこれを与えると,全身の疲労感がはなはだしくなり,呼吸困難がかえってひどくなることがある.

ところで,『傷寒論』に「心下水気あり,咳して微喘云々」を小青竜湯の証としているので,心下水気という症状を胃内停水と考えて,小青竜湯の腹証に胃の振水音をもってくるけれども,気管支喘息で小青竜湯の効く場合には,胃部の振水音を証明できないことが多い.喘息の持病のある人には,胸腹部の筋肉の発達している者が多く,腹直筋などは上半分がことに強く発達して拘攣し,振水音の証明は不可能である.この際の腹証は図のようになっていることが多いので胸脇苦満との弁別がむつかしい.なお小柴胡湯合半夏厚朴湯の項を参照.もし長年喘息に苦しみながら,しかも腹部が軟弱無力で振水音の証明が可能であればかなりの虚証であるから,うかうかと小青竜湯を用いてはならない.このようなものには,六君子湯(りっくんしとう),喘四君子湯(ぜんしくんしとう)などを用いる.私は心下水気ありという語を次のように解釈している.すなわち発作の起こらんとする前に水様性の鼻汁を流して,しきりにくしゃみをするもの,頻々尿意を催すもの,喀痰がからまって喘鳴のあるものなどは皆心下水気の現れであるとする.

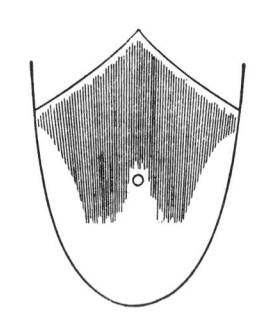

次に体格が強壮で胸脇苦満が著明であれば大柴胡湯合半夏厚朴湯(だいさいことうごうはんげこうぼくとう)を用いる.ところで胸脇苦満があまり著明でないものには,小柴胡湯合半夏厚朴湯を用いるが,この際には小青竜湯の証との区別がむつかしいことがある.

実例をあげる.

昭和14年8月に，私は，葉山に住む61歳の退役海軍将校で毎年10月から3月頃まで間断なく喘息発作に苦しむという方を診察した．この患者は筋肉のしまりのよい痩せた方で，腹直筋が肋骨弓下で硬く突っぱっていた．発作のない時でも，水ばなが流れて困ると患者はいう．それが発作の前にはひどくなる．また皮膚に粟粒大のかゆみのある発疹ができたり，消えたりする．このような症状は小青竜湯を用いる1つの目標となる．

　そこで私は小青竜湯を与えた．するとその冬は1回も発作を起こさなかった．ところが，次の年の12月に，仕事のことで伊香保の旅館にとまったところ，その旅館が新築であったので木材の匂いがした．これはいけないと思うと急に呼吸が苦しくなり，別の旅館に移って事なきを得たということであった．この患者は昭和18年まで私の薬をのみつづけたが，その間に1回，別府の旅館で大酒をのんだあと，ひどい発作を起こしたことがあった．

　昭和22年に，私は15歳の少年の気管支喘息に小青竜湯を与えた．この少年は中肉，中背で，腹部に胸脇苦満はなく，また腹直筋もさほど緊張していなかったが，発作の前には，かぜをひいたような状態になって，くしゃみと水ばなが出る．そして間もなく呼吸が苦しくなる．そうなると，4，5日は学校を休まねばならなかった．そんなことが気候の変わり目によく起こった．一番悪いのは9月下旬から10月にかけて台風のくる頃である．また3月から4月にかけてもよく発作が起こった．

　私はこれに小青竜湯を与えた．これをのむと気持がよく，発作が起こらないというので，2年ほどのみつづけた．それから10年あまりになるが，いまだに発作は起こらない．その間，発作が起こりそうになって，1，2回，薬をとりにきたことがあったが，とにかく全治したと考えてよいほどによくなった．

　またこれと前後して，横浜に住む8歳の少年が気管支喘息だといって来院した．この少年は体格はよく筋肉もよく発育しているが，母親のいうところによると，年中かぜのひき通しで，学校に行く間がない．かぜをひくとひどい咳と呼吸困難で，それに時によると蕁麻疹もいっしょに出ることがあるという．また発作時には，口渇がひどいという．

私はこれに小青竜加石膏湯を与えたが，病勢に消長があって，一進一退をつづけて，なかなか全治しなかった．しかし患者は辛抱強く服薬をつづけた．その間，私は越婢加半夏湯（えっぴかはんげとう）に転方したり，葛根湯加石膏に転方したりした．そしていつともなしに発作が起こらなくなり，蕁麻疹も出なくなった．服薬期間は約3年であったが，発作も蕁麻疹も出なくなって，10年ほどになる．

　ところで気管支喘息に小青竜湯を与えてかえって，病勢が増悪して，咳がひどく出るようになった患者がある．1例は30歳位の男性で，1人は30歳位の女性であったが，2例とも刺激性のはげしい咳と，発作性の呼吸困難を起こしていた．私はこれに小青竜湯を与えたが，1，2日の服用で，咳がひどくて夜も眠れなくなったといって服薬を中止した．考えてみるに，これらの患者には地黄や麦門冬などの滋潤剤の配剤された処方を用いなければならなかったのに，逆に小青竜湯で水を去って乾燥させたから，かえって咳がひどくなったものであろう．小青竜湯は"心下水あり"というものを目標にしているが，これを単に胃内停水とせまく考えてはならないと痛切に感じた．

　この小青竜湯を用いて，瞑眩（めんげん）を起こして，喘息の治ることがある．細野史郎氏はこれを用いて，子宮出血があり，それとともに喘息がすっかりよくなった例を経験したという．私はこれを用いて，ひどく下痢をして喘息の治った例をもっている．

　その患者は17歳の男子で，幼少の頃から喘息の持病があり，春秋の気候の変わり目と梅雨の時には，特にひどい発作がある．発作の時は，先ず水様の鼻汁が出て，くしゃみが出る，それにひきつづいて呼吸が苦しくなって横になれない．腹診すると腹壁は一体に緊張し，ことに左右の腹直筋が肋骨弓下で突っぱっている．そこで小青竜湯を与えた．すると毎日つづけて下痢をし，食欲は減じたが，喘息は軽くなった．そこで下痢にかまわずこれをつづけたところ，7日目頃から下痢がやみ，喘息の発作も起こらなくなった．17．咳嗽・嗄声の項を参照．

## *2.* 大柴胡湯合半夏厚朴湯（だいさいことうごうはんげこうぼくとう）

　気管支喘息の患者で上腹部が膨満して，胸脇苦満が顕著で，便秘の傾向があれば，大柴胡湯合半夏厚朴湯を用いる．また患者が筋骨質のがっちりした体格で，みずおちがつまったようで抵抗圧痛があり，胸脇苦満があれば，脈は大抵は沈んで力がある．このようなものには大柴胡湯合半夏厚朴湯の応ずるものが多い．大黄の量は，大便が快通する程度に加減する．発作時も発作のない時もこれを用いてよいが，呼吸困難に堪えがたい時は，麻杏甘石湯（まきょうかんせきとう）または麻黄甘草湯（まおうかんぞうとう）を頓服として兼用する．発作のない時も，これを長く服用していると，胸脇苦満も消褪し，喘息も起こらなくなる．

　患者は52歳の女性で，一見したところ背が高くて，中肉で，大柴胡湯証の患者にみえない．この女性にはかねて気管支喘息があり，いろいろ手当をしたけれどもよくならないので，漢方薬をのんでみようと思い，近くの漢薬店に行って，喘息の薬を買ってきてのんだ．これをのむと，呼吸は楽になり，痰もよく切れるが，頭痛がするので，2日とつづけてのむことができない．1日のんでは1日は休むという調子である．そこで知人にすすめられて，私の診察をうけにきた．

　脈をみると，やや沈んで硬い．ピンピンした感じである．血圧が高いなと思って測ってみると，186―100である．舌は乾燥して白苔がある．腹はあまり膨満はしていないが，胸脇苦満が左右にある．便秘というほどではなかったが，漢方薬をのみ始めて，便秘になったという．肩がひどくこる．薬局でもらったという薬をみると，小青竜湯加杏仁である．これではよくないはずである．

　私はこれに大柴胡湯合半夏厚朴湯を与え，大黄を1日量1.0とした．これをのむと大便は快通し，胸がすっきりし，呼吸も楽になったという．頭痛も来ない．2週間後に血圧を測ってみると，152―94であった．ところが，1ヵ月ほどたった頃，半年ほどとまっていた月経が襲来して患者をおどろかせた．その頃から，喘息の発作は急激に遠のき，3ヵ月で休薬してしまった．

これに似た患者で、大柴胡湯だけで、喘息のおさまった患者があった。

患者は64歳の女性で、数年前から気管支喘息に苦しんでいるという。体格のがっちりした血色のよい女性で、脈は沈実、みずおちから肋骨弓下にかけて抵抗圧痛がある。胸脇苦満である。肩がひどくこり、のどが渇く。喘息の発作は夜間に起こることが多く、坂道をのぼっても、息が切れるという。痰は切れにくい。大便は1日1行ある。大柴胡湯を与える。大黄を1日量1.0とする。これをのむと大便が快通し、からだが軽くなり、肩のこりもとれ、発作が減じ、16週間の服用で、ほとんど発作をみなくなり、服薬を中止した。その後1年ほどたって、また軽い発作が起こり、大柴胡湯でおさまった。その後も、年に1、2回発作が起こりかけたが、そのつど大柴胡湯でおさまった。

この後も42歳の男性の喘息に大柴胡湯を用いて著効を得た例があり、これから考えると、必ずしも半夏厚朴湯を合して用いる必要はないかも知れないと思う。

さて大柴胡湯証よりもやや虚して腹力の弱いものに小柴胡湯合半夏厚朴湯の証がある。

### 3. 小柴胡湯合半夏厚朴湯（しょうさいことうごうはんげこうぼくとう）

大柴胡湯を用いる患者よりも、やや体格が劣勢で、胸脇苦満も軽く、便秘の傾向のないものによい。

ある夜、私は喘息発作で苦しんでいる32歳の女性を診察した。その際、腹診をしようとしたが、息が苦しくて仰臥できないので、坐って前かがみになっているままで腹をさすってみた。胸脇苦満はないようである。

この患者は少女時代から喘息があったが、最近次第にひどくなり、呼吸困難ばかりでなく、咳が頻発する。脈は小さく沈んでふれにくい。私は処方の選定にまよった。そしてとにかく小青竜湯を与えてみた。ところが2ヵ月ほどこれをのんだが、あまり効果がなく、相変わらず、咳と呼吸困難の発作がくるという。

そこで1日、発作のおさまっている時に、診察してみた。ところが腹診

すると，左右に著明ではないが胸脇苦満がある．この程度の胸脇苦満は坐位で診察すると証明できない場合が多い．さきに坐ったままの恰好で診察した時に，胸脇苦満をみおとしたのは，このためである．腹直筋はあまり緊張していない．そこで私はこれに小柴胡湯合半夏厚朴湯を与えた．すると，これをのみ始めて，喘息発作は全く起こらなくなった．かぜをひいてひどい咳を出した時も，呼吸困難は来なかった．そこで約3年，患者はこれをのみつづけた．その間1回の発作もなく，体重も4kg増加した．そして休薬してから約2年になるが発作は起こらない．

### 4. 神秘湯（しんぴとう）

この方は『外台秘要』の方で，浅田宗伯はこれに厚朴，甘草を加えて，気管支喘息に用いている．

『橘窓書影』にある宗伯の治験をあげる．

「鶴牧侯（水野肥前守）は数年哮喘（喘息）を患い，毎月必ず数回の発作があり，発作の時は呼吸が苦しくて横になることができず，冷汗が流れ，2，3日は何も食べることができない．清川玄道の父子が多年これの治療にあたっているが，よくならない．余はこれを診して云った．腹中に癥癖（かたまり）がなく，心下に淡飲（水毒）もない．ただ肺の機能が弱いから，その時の気によって閉塞して呼吸が苦しくなるだけのことだと．そこで神秘湯加厚朴杏仁を与え，発作のひどい時は，別に麻黄甘草湯*を服用せしめた．ところがその後は，喘息が大いに減じ，発作は1ヵ月に1回となり，2，3ヵ月に1回となり，発作の時も飲食を廃するようなことはなくなった．その後，戊辰の兵乱ののち，ますます軽快して服薬をやめた．」

ところで，細野史郎氏は，この方を気管支喘息の患者に与えたところ，呼吸困難がますますひどく，ついに呼吸がとまり，人工呼吸を施して，やっと蘇生させたといい，武藤敏文氏も，これを用いて，かえって，咳嗽が甚だしくなり，呼吸の苦しくなった2例を報告している．

適応証を誤ったがためといえば，それまでのことであるが，このような例があるので，私も警戒しているが，私はまだこのような例には会わない．

山田光胤氏は，小児の感冒で咳が出て，喘鳴のあるものに，著効があるといっている．

次に神秘湯で著効を得たという高橋道史氏の治験を引用する．

「某高校一年生，17歳，男．割合体躯の整った体格ではあるが，幼少の頃から喘息に苦しめられてか顔色が映えず神経質になっている．本人は勿論家族も1日として安んずる日がないと連れ添うて来た母親の悲痛の言葉であった．

初診は昭和29年2月15日．家族的には遺伝的疾患はないが，実兄は現在紫斑病にて某病院に入院加療中と云う．これまで市内の病院は勿論，東北大学病院の治療をも受け最後の手段として自律神経の手術をしたが，その後1年位は喘息の発作がなかったと云う．しかし時を経るに随って再発し目下某病院にて毎日注射療法をしているが，発作は未だ1日2回は必ず起こり，しかも1回は必ず夜間忽然として来襲し呼吸急迫呀声気絶えんとして坐臥するを得ず，或いは母親の肩にすがり或いは蒲団を積み重ねて逼迫し，或いは柱によりかかりてその苦を逃がれんとす．かくするうちに咳嗽と少量の喀痰を排出して発作が止む．しかし胸膈清からずして咿軋音が残るがだんだん回復するという．

所見　胸部を診するに気管支音である笛声，咿軋音著明，呼吸やや困難である．腹部を診んとして仰臥させようとするに呼吸切迫して診断上最も肝腎の腹部を診ることができなかった．食事は稍々不振で膏粱肉食を好む．

先ず肉食を極力節制させ，主として野菜を食するようすすめ，さもなければ漢方薬の効は半減するであろうと注意する．

処方　神秘湯加厚朴甘草の薬味の分量は，麻黄6，蘇葉2，柴胡2，杏仁4，橘皮3，厚朴3，甘草4　以上7味で，甘草は比較的大量を用いた事を大書せねばならない．なぜなら若し甘草を少量にすれば神秘湯としての効果が半減するからである．（中略）他に頓服薬として麻黄甘草湯を冷却して発作ある毎に少量ずつ徐々に嚥下させた．

経過　服薬後，立ちどころに効果が現れ，2日を過ぐるに，笛聴，咿軋

---

＊　甘草麻黄湯に同じ．

音も減少し,呼吸困難あるも,服薬前のような苦しみがなくなったと云う.2ヵ月にしてほとんど全治することができたが,再発の憂をなくするにはなお2ヵ月服薬することを注意しておいた.その間,進級試験も無事終了し,2年生になることができ,家族も初めて愁眉を開いたのであった.しかるに患者無断にして廃薬すること7ヵ月,秋より冬季に入り,寒風漸く身に沁む11月25日ころ顔面蒼白,頬肉落ち恰も別人の如く漂然として来院したのには私も少なからず驚いたのであった.

聞けば其の後再発して某病院に入院加療すること3ヵ月,発作に苦しむこと依然たりと.しかし漢方薬にあらずんば助かるべくもなしと考え,さきの2ヵ月服薬しなかった事は何んとしても残念であり.先生どうか従前の薬を賜りたいと.診するに病状以前のようであった.この時の腹部は二行通りの緊張(腹直筋の緊張)と胸脇苦満の状が喘息の特徴として証明することができた.処方はまた以前の通りで服薬後20日で又々良好な成績を得ることができた.目下休学して静養に努めているから今度こそは全快もそんなに遠くはないだろう.」

さて神秘湯は元来,麻黄,蘇葉,橘皮,柴胡,杏仁の5味よりなるもので高橋道史氏はこれに厚朴甘草を加えて用いられ,しかも甘草を多く用いられている点に注意する要がある.

### 5. 麻杏甘石湯(まきょうかんせきとう)

気管支喘息の発作時に頓服として用い,また喘息性気管支炎の乳幼児の喘鳴によく用いられる.発作時に汗の流れるものによい.また発作の前になると食が進んで禁じがたく,大食すると発作が起こるというものに,麻杏甘石湯加蘇子白芥子を用いる.長期間の服用には適しない.平素から胃腸の弱い人がこの方をのんでいると食欲が減退したり,悪心が来たりするから,注意してほしい.

### 6. 甘草麻黄湯(かんぞうまおうとう)

これもはげしい発作をおさえるための頓服用として用いる.多くは兼用方として用いる.しかし乳児や高齢者,虚弱体質の人などには,用量を加

減して用いる方がよい．有持桂里はこの方を高齢者に用いて，頓死した例を報告している．

### 7. 麻黄附子細辛湯（まおうぶしさいしんとう）

小青竜湯を用いるような喘息で，気力がなく，脈が弱く沈んで小さく，寒がるものによい．友人の小柳賢一氏はかねて喘息の痼疾があり，私はこれに小青竜湯を与えたが効なく，小柳氏は自分で研究して，麻黄細辛附子湯の証と診断して，この方を用いたところ著効があったという．

### 8. 続命湯（ぞくめいとう）

この方は『金匱要略』の中風歴節病篇にある処方で，脳出血，脳軟化症などに用いられるが，この方も主薬が麻黄で，大青竜湯中の生姜を乾姜に代え，大棗の代わりに人参，当帰，川芎が入っていて，気管支喘息や気管支炎に用いてよい場合がある．

私は高血圧症や半身不随の患者で，喘息のあるものに数回用いたことがある．

62歳の女性，かねて気管支喘息があった．いつものどがせまったようで息苦しく，そのため眠れない．腹部はやや膨満し，みずおちがつまったようで苦しい．私はこれに麻杏甘石湯合半夏厚朴湯を与え，更にこれに山梔子を加えた．これをのむと呼吸が楽になった．ところが，めまいと悪心と頭痛が起こったので，血圧を測ったところ，最高が180最低が96あった．そこで黄連解毒湯加釣藤（おうれんげどくとうかちょうとう）を与えたが，これをのんでいると呼吸困難がまたはげしくなった．そこで考えた末に，続命湯にしたところ呼吸が楽になり，2ヵ月後には血圧156—90に下がった．しかしやや便秘するというので，時々小承気湯で便通をつけた．このようにしてこの患者は，いまなお元気である．

### 9. 越婢加半夏湯（えっぴかはんげとう）

この方は『金匱要略』の方で，「咳が出て上気するのは肺脹という病気である．その人が喘して目が脱状のようになり，脈が浮大であれば越婢加

半夏湯の主治するところである.」という．咳が出て，呼吸困難があって，眼が腫れたようになり脈が浮大であるというのが，この方を用いる目標である．有持桂里は「哮喘がいく日も治まらず，痰気がますます多く，目が腫れ，或いは鼻翼を動かして呼吸するのはよい徴候とは見えないが，脈が浮大であれば，これは陽熱の候で，肺脹とよぶものである．越婢加半夏湯を，2，3日も与えると効があるものである.」と述べている．

## 10. 苓甘姜味辛夏仁湯（りょうかんきょうみしんげにんとう）

この方は小青竜湯を用いるような場合で，脈が弱くて，冷え症で，貧血の状があって，麻黄剤を用いることのできないものに用いる．浮腫にも用いるが，ここには喘息と浮腫のあるものに用いた例をあげよう．

和田正系氏が『漢方と漢薬』誌に発表した治験．少々長文であるが，いろいろな問題を提供しているので，繁をいとわずに引用しておく．

「宮○あ○　41歳女性．これは頗る苦心した1例である．患者は喘息の痼疾でこの為7年前より惨憺たる闘病の経験を有しているのである．東京の商人の細君であるが，東京の有名なる病院医院はほとんど片っ端から廻って治療をうけたがどうしても治らぬ．灸でも鍼でも其他加持祈禱，呪占の如きもの迄，人の良いというものは何でもやってみたという．然し百方手を尽しても快方に向わぬので，房州の海岸へ別荘を建築して貰い最早この転地で効かなかったら死んでも仕方が無いとて移住して来たのであった．海岸へ来ても発作は依然頻繁に起こった．今度は土地の医者を片っ端から頼んだが発作は一時静まっても直ぐまた元通りになる．痼疾に苦しめられ通しで，良くまあ之で生きて居られると思う位やつれた悲惨な姿をしている．

年中喘鳴がとれず，発作時は冷汗淋漓と流れ，ほとんど夢中になる位苦しむという．食欲は比較的あるが少し多食すると直ちに発作が起こるので食物は極端に少量にしている．従って栄養は頗る不良である．顔面，下腹部，上腿に軽度の浮腫がある．両便共に不利，四肢端は自覚的に熱感ありて為めに衣服は気候に比して甚だしく薄着をしている．体温は36度位で発熱はない．頗る渇あり．舌苔白色厚く臭気がある．唾液が常に口から

出る．胸部は前後面共に広範囲に大小水泡音を多数に聴取する．左肩強ばり且左側直腹筋攣急あり，臍下及び左右両側下腹部に圧痛ある抵抗物を触れ尚右側の肋骨弓下抵抗強く圧痛あり，心窩部膨満感強く且圧痛を訴える．ほとんど一日中跪坐した儘で横臥することができない．左側臥は少時間できるが右側臥及び仰臥位は苦痛で絶対にできない．苦痛の為睡眠は充分とれず眠いので坐ったまま昼も夜もうとうとしているという実に気の毒な状態である．

尚附記すべきは分娩3回，三児共に健康．月経は正調であったそうであるが，二年前閉止したという．またワッセルマン反応は陰性であった．

さて此の患者を如何に治療すべきであろうか．7年間もあらゆる専門大家の西洋的治療を受けなお且つ軽快しなかった痼疾である．私も固より西洋式治療を以てしては，これを治癒せしむべき成案を有しない．然らば漢方の立場において如何．其証頗る錯雑して果して私の未熟なる腕を以てして能く成果を挙げ得るや否やは予想できない所であるが，必ずしも見捨るべきものではない．そこで即効の現われるや否やを論ぜず必ず1ヵ月間服薬することを約して治療にかかった．患者は勿論死を覚悟して居る事とて快く1ヵ月間無条件で治療を任せることになった．

診察の結果より云えばこの患者には実に数多の証が併存する．先ず喘息の方面から第1に考えるのは麻杏石湯の証である．また腹証の方から大柴胡湯の証もあるし大黄牡丹皮湯或いは桃核承気湯の証もあるように思われる．なお考えれば他にも今直ちに決しかねる疑問が数多存在するが，先ず当面の苦痛から手を着け余はその治療的結果を待つ他は無い．

そこで第1に麻杏甘石湯に大柴胡湯を兼用せしむることにした．（大塚曰く．右側の胸脇苦満と便秘を目標にして，大柴胡湯を用いられたのであろう．）処が喘息の方は非常に成績が良くて今迄にない軽快を感ずると云ってきた．私も大いに乗気になったが，然し尿利便通とも従前とほとんど同様に不利で腹満および下腹部と上腿との浮腫は漸次増加して来るのである．その内に喘息の方は以前に比較すればほとんど全快したと云っても宜しい程だと患者が云う位になったが，浮腫の方は益々悪くなって来た．そこで麻杏甘石湯の方は1時中止にして，木防已加茯苓湯に桃核承気湯を兼

用してみた．然し尿利も便通も依然として些かの変化を見ない．患者は尿利の少ない事よりも便通が無く腹満することの苦痛を頻りに訴えるので腹証から大黄牡丹皮湯も使って見た．然し尿利便通は少しの変化も無く浮腫は増加する一方である．この間喘息の発作は軽度であるが時々起るので，其時は甘草麻黄湯の如きを投ずると短時間に軽快するのであった．患者は此頃では喘息より浮腫の方に苦しんで来た．尿は濃褐色に混濁し蛋白が多量にあり，腹囲は一時95 cmを算するに至った．私の方は往診する毎に患者以上の苦痛を感ずる様になったのである．そこで沈思黙考の末，苓甘姜味辛夏仁湯に大黄を加えて即ち苓甘姜味辛夏仁黄湯（りょうかんきょうみしんげにんおうとう）として投与したのである．之が初診より丁度1ヵ月の頃であった．結果如何と待兼ねていると2日目に使が来て今度の薬は大変具合が良い様だと伝えた．そこで投薬4日目に往診して見ると患者は欣々然としている．今迄一昼夜2，3回それも極めて少量であった尿が昼間7，8回，夜間少なくとも3回は便所に起きるようになり，然も1回の排泄量が非常に多くなり，浮腫が現象したので身体が軽くなったという．成程計って見ると腹囲は急に78 cmに減少し且仰臥することが出来るようになった．大便の回数及び量は以前と殆んど同様であるが食事が進み以前一椀のものが二椀取れるようになった．舌苔も消失し睡眠もできるようになった．且つ喘息発作の方も起らないという．確かに非常に良いのである．之で私の方もほっと救われた様な気持になった．

そこで尚前方を持続せるに6日後には腹囲71 cmに減じ，臍下及び左側下腹部の圧痛及び抵抗物消失，其れより1週間の後には腹囲更に69 cmに減少し諸症益々消褪しほとんど10の8，9を減ずるに至った．尿中の蛋白も消失した．患者はほとんど全快したる心地だと云ったが腹証には尚病的なるものあり，且喘息の方も未だ全く安堵の域に至ったのではないので，目下根治に向って邁進しつつある．」

この治験によってもわかるように，この患者はひどく衰弱して虚証になっていたので，麻黄剤の適応症ではなかったのである．また大柴胡湯にも，桃核承気湯にも，大黄牡丹皮湯にも大黄が入っているのに，これらの強い瀉下作用のある方剤で効がなく，虚証に用いる苓甘姜味辛夏仁湯に大黄を

加えて用いて著効があったというのは、虚実の診断が如何に大切であるかを如実に示している.

次に矢数道明氏の治験を引用する.

「愛○正○という48歳の男性であるが、18歳の時、肋膜炎を病んだ. やせ衰えて麻痺胸型の一見して結核患者を思わせる体型である. 顔色は蒼黒く、対座して病歴を聞いていると喘息のような呼吸困難が著明に聞えてくる. 本病はすでに20年来の気管支喘息で肺気腫を起こしているといわれた. 本患者は毎月1回必ずはげしい発作症状を起こし、特有の経過をとるものである. すなわち発作の起こる前には必ずくしゃみを盛んに発し、頭がしびれるように感じてくる. 2, 3日すると腹が張って来て、同時に呼吸困難が起こり、3日間ぐらい、体温は38度から、39度に達する. 咳嗽、喀痰、喘鳴が1週から10日間続くのである. この間はいつも床についてまったく絶食することにしているとのことである. 腹が張って食べられないし、食事をすると呼吸が苦しい. 発作が緩解してくるとひどい発汗を伴い寝巻を取り換えるほどである. 発作が終わると非常に食欲が亢進してくる. 20年来こうした発作を毎月1回必ず繰り返してきた. 太る暇がないのも尤もな話である. 夏でも冬でも変わりがない. 喘息発作の病像はさまざまな形を示すものである. 3年前に迷走神経の手術を受けたが全然効果がなかった. その他色々な治療をうけた、種々の強健法も試みたがこの発作は依然として続いた.

脈は沈んで細く力がない. 時々結滞する. 腹は力なく腹直筋が薄く緊張していて、胃内停水が認められる. 喀痰は黄色で量はそれほど多くはない. 肺野全面に軽いギーメンを聴き、心濁音界消失して鼓音を呈している. 肺気腫を起こしていることが判る. 舌は苔なく潤いがあり、口渇もない. 非常に冷え症で発作の時には特に冷え、足は氷のように冷たく感じるという.

私は初め気上衝による"足冷と喘"を目標として蘇子降気湯を与えたが10日間服用して大した効果が認められない. よって皮膚枯燥と痰が切れにくいのを目標に麦門冬湯にしたが好転の兆はない. 6月11日より軽い発作があって3日間休養した. しかしこの時は高熱とはならず、3日間で勤務できたのは漢薬の効果であろうと長期服薬を決心して6月27日来院

した.

　本患者の初発にくしゃみを頻発し,鼻汁が多く緩解時に脱汗があり,胃内停水を認めるなど痰飲が内にあるの候で,しかも水飲下降して非常な冷え症となるのである.

　A 型や B 型（矢数氏は苓甘姜味辛夏仁湯証を A, B, C　3 つの型に分けている.）と異なって浮腫状や多痰や咳き込みはないが寒飲の症として苓甘姜味辛夏仁湯を与えることにした.ところが本方がよく適中し,10日後には呼吸困難がほとんど消失し,初めて薬が効いたという感じがあるという.本方を服用すること 20 日間,いわゆる喘息,肺気腫の症状は大半治癒した.7 月の発作は鼻汁が出て微熱があったが 1 日も勤めを休むことがなくてすんだ.」

## 11. 蘇子降気湯（そしこうきとう）

　この方は『和剤局方』や『万病回春』などで,その効能を推奨している有名な処方で,津田玄仙はその著『療治経験筆記』の中で「蘇子降気湯.足冷,喘急の 2 つは此方を用ゆる目的なり.もし諸病の中に足冷と喘息との 2 つがあらば此方を用ゆべし.効あらずと云ふことなし.若し足冷の証なくば十分の効はあるべからず.此方を用て効ある病.第 1 に喘急,第 2 に耳鳴,第 3 に鼻衂,第 4 に歯の揺,第 5 に吐血,第 6 に口中腐爛,第 7 に水腫脹満,喘気最もつよきもの,第 8 に痰喘つよく咳嗽の証,右の 8 証,足冷るの証あらば必ず此方を用ゆべし,10 に 8, 9 効をとるべし.」と述べている.

　そこで矢数道明氏も前期の治験に,"足冷と喘"を目標に,蘇子降気湯を用いられたのである.ところが効なく,苓甘姜味辛夏仁湯で著効を得たのである.私も足冷と喘鳴,呼吸促迫を目標にして,気管支喘息にこの方を用いたが,効を得たことがない.かつて私は神経症の患者で,のぼせ,足冷の甚だしいものにこの方を用いて著効を得たが,その患者は体力があり,腹にも脈にも十分に力があった.これを思うと,蘇子降気湯を用いる患者は,矢数氏が用いた例よりも,ずっと実証のものに用いるべきであろうかと考えていた.ところが,その後,私は高橋道史氏の紫蘇子杏桑湯と

いう所説を読んで，蘇子降気湯は真の気管支喘息に用いるものではなかろうと思うようになった．

　紫蘇子杏桑湯と蘇子降気湯との差は，蘇子降気湯の前胡の代わりに柴胡を，大棗の代わりに桑白皮を用いただけで，しかも私たちは蘇子降気湯の際にも柴胡を用いたので，その差は大棗1味であり，その主治はほとんど同じだと考えてよいだろう．

　さて，それでは高橋氏の所説をきくことにする．

　「紫蘇子湯は浅田方函では"脚気，上気を治す"と薬味は蘇子，厚朴，半夏，柴胡，甘草，当帰，橘皮，桂皮の8味で，杏仁，桑白皮の2味を加え咳逆を治すとして喘息に用いている．紫蘇子杏桑湯はすなわちこれである．その口訣には"上気は今の喘息のことにて虚気亢ぶりて喘鳴する者に効あり，故に後世にて足冷喘息を目的として用う"と，この症から見ると此の薬方は現代医学の気管支喘息と一致するが，これは先に述べた喘鳴咳嗽の症であって，後述する神秘湯の症の"久咳，奔喘，坐臥するを得ず"の症ではないのであって，真の気管支喘息ではなく，慢性の気管支カタルの症なのである．一般に喘息患者の腹証は2行通りすなわち直腹筋が拘急し胸脇苦満のあるのが常であるが，この紫蘇子杏桑湯の腹証はその胸脇苦満が柴胡別甲湯の症の一歩手前にあるもののようである．今仮りにこの紫蘇子杏桑湯の症に麻黄剤を投与しても効を得ることが難しく，藤平先生の言をかりて言えば正鵠を射抜くことができないのである．これは私の経験によるものである．因にこの紫蘇子杏桑湯はその薬味は橘皮半夏湯に非常に類似しているが，この橘皮半夏湯は桂麻（桂枝湯，麻黄湯の類）にて発汗後，表症を解するも咳嗽独り止まざるを治するので，亜急性気管支炎に用うべき薬方である．

　神秘湯の症は久咳，奔喘，坐臥するを得ず，併せて喉裏呀声気絶えんとするの症で，呼吸困難の状察するに余りあるものである．薬味は麻黄，蘇葉，柴胡，杏仁，橘皮，以上5味であるが浅田流では之に厚朴甘草を加味して神秘湯加厚朴甘草として用いている．

　次に治験を述べることにする．

　60歳の女性．3年前感冒が原因で喘息併発し咳嗽，喀痰に苦しめられ医

師の治療を受け内服薬，注射などにて一時は全快したかと思われたが，其の後再発したので主治医のすすめでストマイを注射したが病状却って悪化し昨今では日中と云わず夜間と云わず喘鳴咳嗽して安眠もできずいつも不安な日を送っていると云う．初診は昭和29年4月15日であった．

　所見　診察中にも咳嗽頻数でまことに同情に堪えない．60歳としては余りに老体に見え体質から見て60歳を遙かに過ぎた体躯である．皮下脂肪が貧弱で痩せた方ではあるが，非常に話の好きな人で，咳嗽しながらも隣人と話をしているのを見ると元気らしく，もしこの咳嗽がなかったならば，若い人には決しておとらない位潑溂としているだろう．

　胸部を診するに，両側全面に亙りて気管支音を聴取し，笛声，捻髪音，更に水泡音も証明された．所見では，或いは結核性のものかと疑われる症状である．さきの医師のストマイの注射もこうした所見からやったのだろうと察せられた．肺結核は往々にしてこのような咳嗽喘鳴が現れるものがある．喘息としばしば診断されたもの3，4人診ている．長らく喘息を経過したものは一度はＸ線の診断をうける必要があると思う．

　腹部は仰臥位にて少しく呼吸の苦しい状が身受けられたが，診察を終わるまで堪えることができた．診するに腹直筋が拘急し四逆散の症を思わしめ，或いは外台の柴胡別甲湯の症かとよく念を入れて診たが痃癖（けんぺき）を触知することができなかったが，胸脇苦満が認められる．腰部は冷感を覚えかつて蜂窩織炎を患ったために，歩行が思わしくないと云う．食事は普通で2便，自可．血圧160―120である．

　処方　紫蘇子杏桑湯の薬味及び分量は，柴胡3，橘皮3，半夏3，厚朴3，杏仁3，桑白皮3，桂枝3，当帰3，蘇子2，甘草2以上10味で，10日間服用せしめた結果，喘鳴，咳嗽，半減し，気爽やかになり，睡眠もできるようになった．さきの不安も全くなくなり喜んで来院したのであった．尚服薬すること20日間で喘鳴咳嗽も治し気管支音は拭うが如く消失し，ほとんど全治することができた．かくして2ヵ月後には元気潑溂として廃薬する旨わざわざ来院したのであった．」

　この治験によってもわかるように，蘇子降気湯は，慢性気管支炎で喘息様の呼吸促迫を伴うものに用いる機会があり，気管支喘息には用いること

が少ないと思われる．私が喘息に用いて著効を得なかったのも当然である．

## 12. 柴胡別甲湯（さいこべっこうとう）

この方は鎌田硯庵の口伝を得て，浅田宗伯が痃癖からくる喘息を治するために用いたものである．痃癖については，34．肩こりの項の延年半夏湯のところで，詳しく述べるので，参照していただくことにしてここでは，肋骨弓下に硬塊状のものをふれて，そのために肩のこるものとしておく．このような腹証があって，喘息を起こすものに用いる．

『橘窓書影』に次の治験がある．

「箕輪大関横街，百姓喜右衛門，前の年にいろいろ心配事があって気をつかい，そのため胸がふさがり，みずおちが塊のように硬くなった．そのためか今年になってからは，その時の気候に感じて，喘息が起こり，発作時には昼も夜も物によりかかったままで横になることができない．その上に冷汗も流れて，飲食もすすまない．医者は哮喘（喘息）と診断して治療したが効がないという．そこで自分は，この病人を診察して云った．これは痃癖が上に迫って，呼吸をさまたげて喘を起こしたのであると．よって外台の柴胡別甲湯を与え，上迫の甚だしい時は麻黄甘草湯を兼用した．すると数日のんだだけで喘気が徐々におさまり数ヵ月の苦悩が全く去った．」

## 13. 木防已湯（もくぼういとう）・増損木防已湯（ぞうそんもくぼういとう）

『金匱要略』に「膈間支飲，其人喘満，心下痞堅，面色黧黒（れいこく），其脈沈緊，之を得て数十日，医之を吐下して愈えざるは木防已湯之を主る．」とある．膈間とは胸膈をいう．支飲とは，『金匱要略』に「咳逆倚息，短期臥すを得ず其形腫の如し之を支飲と謂う．」とあり，倚息は，物によりかかって息をすることで，短気は呼吸促迫であるから，咳が出て，息が苦しく横臥できないし，浮腫もあるという状態をいう．そこでこの文の意味は，以上のような支飲の状があって，胸がつまったようで喘咳があり，みずおちがつかえて硬く，顔色はつやがなくて黄色を帯びた貧血様の黒さ

を呈し，脈が沈緊であるという症状が数十日もつづき，医者はこれに吐剤を用いて吐かしたり，下剤で下したりしても治らないものは木防已湯の主治であるというのである．

そこで私たちは，代償障害を起こした心臓弁膜症や心臓性喘息にこの方を用いる．

治験例をあげよう．

患者は65歳の男性．初診は昭和29年8月1日．この男性はかねて高血圧の傾向があったが，この年の1月より喘息様の呼吸困難が起こるようになった．初めの間は15日から20日おきぐらいに発作があったが，この頃はほとんど毎夜起こるようになった．医師は心臓からくる喘息だと診断して手当をしてくれているが，次第に増悪するばかりであるという．発作は昼間はほとんど起こらず，いつも夜中で，痰が出るまで苦しむという．脈をみると弦大浮で，血圧は，162—74．腹診すると肝臓は肥大し，その下縁は肋骨弓下5横指径ほどのところに達している．そのため上腹部は一体に板のように硬くふれる．大便は秘結し，夜間，2，3回の排尿がある．尿中には蛋白を証明し，ウロビリノーゲン陽性．発作時には口渇が甚だしい．下肢に浮腫がある．

私はこれに増損木防已湯（ぞうそんもくぼういとう）を与えたが，7日分をのむ間，最初の1日だけ，発作があり，その次の日から，発作がまったくやんだ．ただ夕方になると，みずおちがはって，球のようなものが，のどにつき上がってくるという．下肢の浮腫はとれた．更に7日分を与える．この1週間も，発作は全くなかった．そこで更に1週間分を与えた．こんどは発作が起こりそうになったが，この薬を1服のむと，胸がグーッと下がってよくなり，とうとう発作は起こらなかった．そこでまた前方を与えた．それから20日ほど来院しなかったが，また発作が起こるからといって診察を乞うた．肝臓はまだ肥大しているがみずおちは前より軟らかくなっている．また前方を与える．その後休んだり，のんだりして3ヵ月ほどたった．たまに朝5時頃，胸が苦しくなるが，食事をとるとよくなった．肝臓の下縁は，2横指径ぐらいのところまで縮小していた．

その後，12月下旬，かぜをひき，近所の医師にかかったので，しばら

く休薬する旨の連絡があったきり，その後の消息不明．この患者は，ただの木防已湯でもよかったのではないかと考える．

13. 浮腫の木防已湯の項を参照．

### *14*. 変製心気飲（へんせいしんきいん）

この方も心臓性の呼吸困難に用い，木防已湯と交互に用いてよい．木防已湯を用いている中に効がなくなった時に，これを用いてよいことがあり，これを用いて効のないものに木防已湯のよいことがある．

48歳の女性，1年半ほど前から，呼吸困難があって，階段を上ることができず，蒲団をあげることもできなくなったという．顔色は蒼く，脈は沈んで結滞し，下半身に浮腫がある．みずおちは苦しいというが，他覚的には，肝の肥大を認めるだけで，全体に緊張はなく軟らかい．心臓は肥大しているが，心音に雑音はない．

私はこれに変製心気飲を用いた．患者はこれをのむと尿量が増加し，呼吸が楽になり，3週間服用すると，半年ほど止まっていた月経があった．1ヵ月ほどたつと患者は電車で来院するようになり，3ヵ月ほどたつと，夕方になっても，下肢に浮腫がくるようなこともなくなり，脈の結滞も少なくなった．それから4年になる．この患者は，年に3，4回来院して，その時15日分の薬を持参する．具合の悪い時，これを，3，4日のむと楽になるということである．

### *15*. 栝楼薤白白酒湯（かろうがいはくはくしゅとう）

16. 胸痛の項で述べたように，心臓性喘息や狭心症などで，呼吸が苦しく，胸から背にかけて痛むものに用いる．

『腹証奇覧』には「栝楼薤白白酒湯．多年喘息を患うものにこの証が多い．或いは労咳と云われて百薬の効のないもの，例えば，大小の青竜湯または麻黄甘草湯或いは葛根湯などの証に似て，これらを用いて効のないものにこの証が多い．この証に似て，茯苓杏仁甘草湯の証がままある．診察をあやまらないようにしなければならない．もしみずおちの部で動悸がひどくて，小便不利の状があれば茯苓杏仁甘草湯の正証である．みずおちの

動悸の有無で，この2つの方を区別するがよい.」と述べている.

また栝楼薤白半夏湯（かろうがいはくはんげとう）は，栝楼薤白白酒湯に，半夏を加えたもので，この方は前方証よりも，さらにその症状のはげしいものに用いる．16．胸痛の項を参照．

## 16．茯苓杏仁甘草湯（ぶくりょうきょうにんかんぞうとう）・橘皮枳実生姜湯（きっぴきじつしょうきょうとう）

茯苓杏仁甘草湯は，味が淡白でのみやすく，たよりないような処方であるが，はげしい呼吸促迫に用いて意外に効を奏するものである．『金匱要略』には，「胸痺，胸中気塞，短気するは茯苓杏仁甘草湯之を主る．橘枳姜湯もまた之を主る．」とあり，これについて湯本求真先生は，次のように述べている．「胸痺とは金匱に，胸痺の病は喘息咳唾，胸背痛，短気し云々と説けるによりて，この病の胸膈内に位するは推測に難からざれども，尚ほ未だ分明ならざりしが幾多の苦心と経験とにより心臓病の謂に外ならざるを知得せり．すなわち喘息咳唾は心臓性喘息，胸背痛は絞心症，短気（呼吸促迫）は心臓性呼吸困難にして気塞とは胸内を填塞せらるるが如く呼吸を抑制せらるるが如き自覚症なれば是れまた一種の心臓性呼吸困難なり．然れどもこの2方証にありては栝楼薤白白酒湯等と異なり喘息咳唾，胸背痛は其の客症たるに過ぎずして気塞短気が主症なれば特に此の四字を胸痺の下に加へて之を明にせしなり．而して師が茯苓杏仁甘草湯之を主る．橘枳姜湯また之を主ると曰へる真意は，胸痺，気塞短気を主治する作用の相似たるを示さんが為にして全く相等しと曰うにあらざらん．何となれば，余の経験によれば2方共に気塞短気を主治すと雖も，茯苓杏仁甘草湯にありては短気主症にして気塞客症なるに，橘枳姜湯に於ては気塞主症にして短気客症なればなり．」

浅田宗伯は，茯苓杏仁甘草湯について，「此方は短気を主とす．故に胸痺のみならず，支飲，喘息の類，短気甚だしき者に用ひて意外に効を奏す．また打撲にて体痛して，歩行すれば気急して息苦しかるものは未だ瘀血の尽きざるなり．下剤にて下らざるに此方を用ひて効あり．此方を橘皮枳実生姜湯と並列するものは，一は辛開を主とし，一は淡滲を主とし，各々宜

しき処あればなり.」と述べている.

　私は, かつて腎炎の患者で浮腫があって, 呼吸困難のはげしいものに, 茯苓杏仁甘草湯を与えて, 一時の急を救い, そのあとで五苓散を用いて, これを全治させたことがある.

　また気管支喘息の少女で, 発作時にはまったく食欲なく, 飲食物を口に入れるとすべて吐き, 呼吸困難とともに, みずおちの気持が堪えがたいほどに苦しいというものに, 橘枳姜湯を与えて, 発作をしずめたことがある.

## 17. 喘四君子湯（ぜんしくんしとう）

　肺結核で病勢進行し, 体力衰え, 喘咳と呼吸困難がひどくて苦しむものに用いる. これで一時楽になることがある.

　私は, 一女性が喘息に肺結核を併発して, 両肺の全面に浸潤がひろがり, 日夜呼吸困難に苦しみ, 手の施しようもないというものにこれを用い, 1年ほどの間生きのび, これで自覚的痛苦を軽快せしめたことがある. この方は蘇子降気湯を用いるような場合で一段と虚証になったものに用いる.

　喘四君子湯に似た処方に喘理中湯（ぜんりちゅうとう）というものがある. 私はこの方を用いた経験はないが, 百々漢陰はこの方について, 次のように述べている.「これは前の喘四君子湯の今一等虚冷甚だしく, 手足も微冷し, 脈も沈細に或いは大便微利し食少なき等の症に用ゆ.」とある. 微利は, 少し下痢するの意.

　以上のほかにも 16. 胸痛の項で述べた柴胡疎肝散, 桔梗白散, 十棗湯や, 14. 心悸亢進の項で述べた炙甘草湯, 17. 咳嗽・嗄声の項で述べた柴胡姜桂湯, 麦門冬湯, 竹葉石膏湯, 桂枝加厚朴杏仁湯, 栝楼枳実湯, 滋陰降火湯なども呼吸困難のあるものに用いるので, これらの項を参照してほしい. また原南陽はその著『医事小言』の中で, 52. 排尿異常の項で述べる八味丸や甘草乾姜湯で呼吸困難を治した例をあげている.

消化器症候

# 19. 唾液が口にたまる・流涎

1. 人参湯
2. 甘草乾姜湯
3. 八味丸
4. 理中安蛔湯
5. 黄連解毒湯
6. 瀉胃湯
7. 大柴胡湯
8. 五苓散

茯苓飲
烏梅丸
大建中湯

甘草粉蜜湯
椒梅瀉心湯

ここでは口に唾液が沢山たまって,それがわずらわしいような場合をとりあげる.

## 1. 人参湯 (にんじんとう)

『傷寒論』に「大病差えて後,喜唾(たびたび唾を吐くこと),久しく了々たらざる者は,胃上寒あり,当に丸薬を以って之を温むべし,理中丸に宜し.」という章がある.この意味は大病があらかた治った後で,口に唾液がたまって,たびたび唾を吐き,それが久しくつづいて,さっぱりしないのは,胃が寒えて,新陳代謝が衰えているから,理中丸のような丸薬で,胃を温めるがよいというのである.理中丸は人参湯を丸にしたものである.

ここに大病が治ったあとというのは,体力の衰えたことをいったもので,大病のあとでなくても,このような症状はよくみられる.胃アトニー症,胃下垂症の患者で,うすくて,のみ込むと気持が悪くて,のみ込めないような唾液が口にたまるものがある.また妊娠悪阻でこんな症状になるものもある.こんな患者で尿量も多く,冷え症で,脈が沈遅であれば,人参湯または理中丸がよく効く.

「患者は42歳の女性で,背が高くやせている.血色もあまりよくない.

平素から胃腸が弱いが，下痢することはない．食欲はあるが，少し食べると，すぐ胸がいっぱいになる．甘味のものが好きで，胃下垂症があると云われたことがある．冷え症で，疲れやすく，冷えると，尿が近くなる．舌を診ると，舌苔はなく，湿っている．唾液が口にたまるし，風呂に入って温まると，必ず味のない水が涌くように胃の方から上がってくる．それに帯下があり，この帯下は水の様である．脈は沈んで遅い．腹には力がなく，振水音を証明する．私はこれに人参湯を与えた．これを呑むとからだがひきしまるように感じて気持がよく，4，5日たつと，唾液が口にたまらなくなり，食欲が出てきた．ところが全身に浮腫が現れたので，患者は驚いて，5日後に来院した．私は患者に云った．「これは薬が効いた証拠ですから心配ありません．そのうちに自然に，このむくみはとれます」と．そしてひきつづき人参湯を与えたところ，5日後には浮腫が去り，1ヵ月後には，帯下もなくなり，血色もよくなり，筋肉に弾力がついてきた．」

この患者のように，人参湯で浮腫のくる患者があるが，胃腸虚弱の患者に，この徴候が現れたら，予後のよいしるしであるから，長期にわたって，人参湯をのんでおれば，体質の改造になる．ところで，私に次のような失敗例がある．

それは62歳の男性で，痩せて，血色がすぐれず，胃がよくないので，人参湯を与えたところ，ひどい浮腫がきた．しかし，この浮腫はよい徴候であるから，心配はないといって，人参湯をつづけたところ，浮腫はますますひどくなるのである．そこで検尿したところ，蛋白があり，慢性の腎炎のあることがわかった．初診の時に，もっと詳しくしらべておけばよかったと後悔した．

## 2. 甘草乾姜湯（かんぞうかんきょうとう）

宇津木昆台は，夜間眠っている間に，よだれが沢山流れ，昼間は，せきが出ないのに，痰のような，つばのようなものが沢山出るという13歳の少女に，この方を与えて，全治せしめた例を『古訓医伝』の中に書いている．昆台がこれを用いた根拠は，『金匱要略』に「肺痿，涎沫を吐して咳せざる者は，その人渇せず，必ず遺尿し，小便数（小便頻数）なり．此を

肺中冷となす，必ず眩し，涎唾多し，甘草乾姜湯を作って，之を温めよ．」
とあるによったのである．

人参湯は，この甘草乾姜湯に，朮と人参を加えたものであるから，人参湯にも，この甘草乾姜湯の方意がふくまれているのである．ところで，有持桂里は「平人，唾を吐いて止まない者は，10中の8，9は理中湯（人参湯）で治るものである．先年，一男子に，この症があったので，この方を与えたが効がなく，甘草乾姜湯を与えて治ったことがある．また1人は茯苓飲で治った者がある．」と述べており，理中湯で効のないものに，甘草乾姜湯や茯苓飲（ぶくりょういん）の効のある点を指摘している．

私も先年，夜床につくと水が胃から出てきて安眠を得ないという者に，茯苓飲を与えて，効を得たことがある．これは『金匱要略』に「茯苓飲は，心胸中に停痰宿水（胃内停水）あり，自ら水を吐出して後，心胸間に虚気満ち（ガスがたまって）食する能はざるを治す．」とあるによったのである．

## 3. 八味丸 (はちみがん)

唾液が出てやまないものに八味丸（腎気丸）がよいという説がある．私にはまだ経験がないが，荻野台州は『病候記』の中で「吐唾止まず，安蛔の薬（回虫による症状を治する理中安蛔湯のようなもの）を用いて効のない者は，素問に謂うところの腎液にぞくするものであるから，腎気丸がよい．」と述べている．五行配当によると唾液は腎の液になるというのである．

『和漢医林新誌』第57号に，甲斐救済堂治験として，八味丸で，唾液を吐いてやまないものを治した例が出ている．

「本県の西八代郡栄村44番地，村野半左衛門，51歳は，昨年の冬のはじめに，感冒にかかり，それが治ったあとで，唾を吐いて止まず，何人もの医師にかかったが治らないので，今年の1月2日にわが救済堂に来て治を乞うた．顔色はさんたんとして暗く，皮膚は光沢を失ってガサガサし，動作がいかにも大儀そうである．しかし食欲も大小便も平素とかわらない．先生がこれを診察して云うのに，唾は素問にいうところの腎液である．すなわち病は腎にあるのだと診断して，八味丸料（八味丸の煎剤，丸や散を煎剤として用いる時は，料の字をつける）をさずけ，これを2週間ほどの

むと，すっかり治ってしまった.」

### 4. 理中安蛔湯（りちゅうあんかいとう）

回虫のために，唾液が口にたまるものには，理中安蛔湯，烏梅丸（うばいがん），大建中湯，椒梅瀉心湯，甘草粉蜜湯（かんぞうふんみつとう）などを用いる.

### 5. 黄連解毒湯（おうれんげどくとう）

口に唾液のたまるものに，人参湯や甘草乾姜湯のような裏を温める作用のある処方を用いてよいものと，黄連解毒湯や瀉胃湯のように，裏を冷却せしめる作用のある処方を用いてよいものとある．黄連解毒湯や瀉胃湯の場合は，患者に寒性の症状がなく，顔色も赤味を帯び，唾液も粘稠で，しばしば口臭を覚え，脈も浮数（浮かんで速い）の傾向がある．口内炎のため粘液の分泌が増加して，よだれの出るというような時にこれらの処方を用いる機会がある．

### 6. 瀉胃湯（しゃいとう）

この方も，熱性のよだれに用いる.

百々漢陰は「此方は眠っている間に，口によだれを流すと云うのが目的である．一婦人があった．眠るごとによだれを流してやまない．数人の医者に治を乞うたが治らないという．診察してみるに，便秘して，唇が乾燥して裂けている．そこで胃熱によるものと診断して，この方を用いたところ忽ち治った．」という．

### 7. 大柴胡湯（だいさいことう）

『先哲医話』の北山友松の条に，「熱病のあとで，唾を吐いて，長い間，さっぱりしないものに，一老医が大柴胡湯を与えて速効があった．これもまた鬱にぞくする者だ．」とある．これは『傷寒論』大柴胡湯の条に「嘔止まず，心下急，鬱々微煩．」とあるによったものである．

## 8. 五苓散（ごれいさん）

寺師睦斎氏は，3歳の男子のひどいよだれをこれで治した．その患者は1日に50枚ほどのよだれかけをとり替えなければならなかったほどのよだれを流していたが，口渇と尿利の少ないのに眼をつけて，五苓散を与えたところ，10日の服薬で，1日20枚のよだれかけで間に合うようになり，1ヵ月で全治したという．

# 20. 吃　　逆

*1*．呉茱萸湯
*2*．橘皮竹筎湯
*3*．柿蔕湯
*4*．小承気湯・調胃承気湯
*5*．四逆湯

　　橘皮湯　　　　　　平胃散
　　丁香柿蔕湯　　　　四逆加人参湯

　吃逆は横隔膜の間代性痙攣で，重篤な疾患に併発して起こるものと，特別の原因を発見できないような場合に，突如として起こることもある．

### *1*．呉茱萸湯（ごしゅゆとう）

　最近私は親子2人が頑固な吃逆に苦しめられているのを，この方で速治せしめた．

　父親は60歳，8日前から突然，吃逆が始まり，色々の手当をしたが，どうしても治らない．この上は手術するしかないと言われたが，柿のヘタが吃逆にきくというが，どうだろうという電話があった．柿のヘタのきく吃逆もあるが，きかないこともある．診察してみなければわからないと答えたところ，往診をしてくれという．来院できないかというと，食事もほとんどとらず，色々の注射をしたので疲れてやっと歩いているという．行ってみると，患者は憔悴して蒼い顔をしている．脈は沈遅で1分間54至である．手足が寒くて仕方がないという．7月だというのに足袋をはいている．診察している間も，キュッ，キュッと吃逆が出る．つづけてキュッ，キュッがくると，しばらく息がとまるという．腹を診ると，食事をしないわりに，みずおちがはっている．しかし弾力には乏しい．ガスがたまっているという感じである．大便は少しずつ毎日あるという．口渇はない．私は裏寒による吃逆と診断して，呉茱萸湯を与えた．そして，この1日分で

もし治らなかったら，知らせてほしいと告げておいた．

　私の考えでは，証が合えば，この1日分で治るはずである．もしこれで治らなければ処方を考え直してみるつもりであった．ところで，この患者は1回呉茱萸湯をのんだだけで，ピタリと吃逆がやんだのにおどろき，お宅にはすばらしい家伝の秘薬がありますねえと，電話をかけてきた．この患者は予防のため，あと3日分，この方をのんだ．

　それから10日ほどたって，この患者の三男の17歳の少年が同じように吃逆が出てとまらないので，先日と同じものがほしいという．診察してみると，脈は沈遅弱で，足が冷え，胸がつかえて食欲がないという．そこでまた呉茱萸湯を与えたところ，たちまちよくなった．

　呉茱萸湯については，2．頭痛・顔面痛の項で詳しく述べておいたので参照してほしい．

## 2. 橘皮竹筎湯（きっぴちくじょとう）

　『金匱要略』に「噦逆（吃逆のこと）は，橘皮竹筎湯之を主る．」といい，また「乾嘔噦，もし手足厥する者は橘皮湯之を主る．」とある．この2つの処方は，ともに吃逆に用いるが，橘皮湯の方は症状がはげしくて，手足が厥冷状になっているものを目標とする．私の経験では，橘皮は苦味の強いものがよく，橘皮の代わりに陳皮を用いたのでは，効がない．

　有持桂里は，次のように述べている．

　「橘皮竹筎湯，噦にもいろいろありてその因る処一ならざる者なれども，その病因を問はずして，ひらおしに噦にひろく用る方あり．即ち此方そのものなり．是はたとへば，病因を問はずして小半夏湯を用ると同じ．是は痰飲（水毒）による噦に用るとは云へども，虫ともなく，積聚ともなく，その因定むべからざるものは，多は此方を用ひてよきものなり．凡て噦逆家の総司とも云ふべき薬なり．此方噦ならば，脈と腹の様子を問はずして先づ最初に用る薬なり．橘皮湯はこれの一段とつよきものなり．橘皮湯は危篤の場にても用るなり．軽きは橘皮竹筎湯にてすむなり．橘皮湯は薬味少くして，反って重き処によきなり．霍乱（急性吐瀉病）などの末になり，嘔と噦といっしょになり，薬も通らず，医者の手をはなれたるときに，此

にて効を得ることあり.」

### 3. 柿蔕湯（していとう）

柿のへただけを水で煎じてのんでもよいが, 厳氏の柿蔕湯には丁香と生姜を配合してある. この方は, 橘皮竹筎湯などを用いて効のないときに用いる.

有持桂里は次のように述べている.

「是方の目標に, 胸満とあれども, 胸満に限らず, また病因に拘らずして用いるなり. その内, この主治にも止まずとあるが, なるほど此方は通例の薬を用いても治せぬときに用るなり. またここに柿蔕, 丁香とくみ合せてあれども, 今これを用うるに, 柿蔕ばかりにして丁香なしにしてもよくきくものなり. また俗方に柿蔕と氷糖とをいっしょに煎じて用る方あり. 是もよきものなり. 噦に甘きもののよきことあるものなり. この方橘皮竹筎湯などにてきかぬものに用ゆ. あるいは呉茱萸湯, 四逆湯などを用いる処に, この方を兼用することあり.」

この柿蔕湯とは別に,『万病回春』に, 丁香柿蔕湯という処方があり,「胃口, 虚寒, 手足冷, 脈沈細, 是れ寒呃なり, 此方之を主る.」とあり, 私は先年, 78歳の高齢者で, 胆石から胆嚢炎となり, 黄疸を起こし, 数日間, 吃逆がやまないものに, 橘皮竹筎湯, 柿蔕湯などを用いて効なく, この丁香柿蔕湯で吃逆をとめたことがある. この場合の吃逆は, 呉茱萸湯の際のような, はげしいものではなかったが, 食欲は全くなく, 脈は沈細, 手足は厥冷という状態であった.

### 4. 小承気湯（しょうじょうきとう）・調胃承気湯（ちょういじょうきとう）

『金匱要略』に「噦して腹満すれば, その前後を視て, 何れの部が利せざるかを知って, 之を利すれば即ち愈ゆ.」という条文がある. 噦は音エツで吃逆のことである. 前後は, 大小便のことで, 大便が出ないか, 小便が出ないか, そのどちらであるかを診断して, そのつまっている方を出してやれば治るという意味である. この小承気湯は, 大便が出ずに, 腹満し

て，吃逆を発するものを治する剤である．『金匱要略』には，「千金翼の小承気湯は大便通ぜず，噦し，数々譫語する者を治す．」とあり，これは熱病の経過中に，吃逆を起こした時の処置であるから，たびたびうわ言をいう者となっているが，一般雑病の際には，うわ言は目標にとる必要はない．ただここで注意しなければならないのは，便秘，腹満があっても，脈の微弱のものには用いない．

たとえば，腹膜炎や腹水があって，腹満，便秘のあるような患者が，吃逆を起こしたからといって，軽卒に小承気湯を用いてはならない．小承気湯は実証に用いる方剤であるから，腹満も弾力のある充実した状態であり，脈にも力がなければならない．

有持桂里は，小承気湯を吃逆に用いる場合について，次のように述べている．

「是は不大便が目的なり．主治に譫語を云ってあれども，それには拘らざるなり．およそ噦あるもの，是を診するに，腹微満して不大便する者ならば，此方を用るなり．この金匱の主治は正しけれども，今是を活用して胃中に欝熱あると思う者に用ゆ．その処に此方を用いて効を得ること多し．そのときは譫語や舌苔に拘らずして，ただ腹候と不大便とにて用ゆべし．余もと此方を拡充して用ひしは噦の奇方に平胃散（小承気湯と同じく厚朴が入っている．この厚朴は筋肉の痙攣や緊張を緩解せしめる効がある．）を用ひありて珍重するあり．京師の大家の医におごそかに此方を用る人などあり．なるほどこれをみるに，いかにも効験あり．因て謂ふに，噦に胃中の欝塞より来るものあることを．しからば，とてものことならば，平胃散より承気湯を用るがその効速かなるべしと按じて，のちこの症に会ひて，承気湯を試みしに，果して即効あり．理中湯，四逆湯，呉茱萸湯の反対とみえたり．さて平胃散，効あるの方といへども，ただこれを噦の妙剤と覚えたるもの笑ふべし．」

次に調胃承気湯を用いて，吃逆を治した岡田昌春『和漢医林新誌』第2号発表の治験をあげよう．

「一男子，歳73，一朝，噦逆連発す．西洋医家に請ひ水薬を用ふると雖も自若なり．加ふるに啖餌（食事のこと）嘔逆し，飢て食すること能は

ず．脈は沈微なれども結代ならず．蓋しこの症，水穀留滞して噦逆を発するものと診断し，木香調気散加半夏を用ふること17日，噦逆なほ自若なり．病発来10日ばかり大便秘して通せず．腹満は無と雖も，調胃承気湯を間服せしめ兼旬（20日）にして噦逆治することを得たり．古方の後進をたぶらかさざること此の如し．木香調気散を用ふること曾て辻元崧翁の口授せられしことあり．今用ひて応効あり．」

調胃承気湯は，大黄，芒硝があって，便通をつける効があるが，大承気湯や小承気湯のように腹満のないものに用いる．

さきに呉茱萸湯を用いて著効のあった患者の店員が，また吃逆を発してやまず薬を乞うたので，呉茱萸湯を与えたが，全く効をみない．そこで診察してみるに，体格強壮，腹満，便秘の状があり，しかも，その吃逆の状が欠伸をするような状で，さきの呉茱萸湯の際のものとやや異なる．そこで小承気湯を用いたところ1日分で全快した．

### 5．四逆湯（しぎゃくとう）

重症の赤痢で，吃逆を発するものがある．もちろん予後は警戒を要する．このような場合に，この方を用いて，効をとることがある．

有持桂里は「大病中の噦逆に四逆湯症多し．痢疾，噦を発し，蛔を吐する者は四逆湯によろし．」と述べている．

また加藤謙斎の『医療手引草』には「産後の吃逆は悪候なり．気門に灸し四逆加人参湯を服するによろし．」と述べている．

# 21. 食不振

1. 半夏瀉心湯
2. 生姜瀉心湯・旋覆花代赭石湯
3. 人参湯
4. 四君子湯・六君子湯・香砂六君子湯
5. 茯苓飲
6. 小柴胡湯
7. 抑肝扶脾散
8. 茵蔯蒿湯・茵蔯五苓散
9. 清暑益気湯
10. 補中益気湯

延年半夏湯
半夏厚朴湯

分心気飲

食不振は各種の胃病,肝疾患,結核性疾患,熱性病,神経性食欲欠乏症(不食病),神経症,ヒステリー,腎疾患などにみられ,胃の緊張収縮の不調,胃液の分泌異常,消化吸収の不良,神経性の原因などによって起こる.

## 1. 半夏瀉心湯（はんげしゃしんとう）

胃がつかえて食欲のない時に用い,みずおちがはり気味で,この部に抵抗のあるものを目標とする.腹証上では,小柴胡湯や大柴胡湯の証にまぎらわしい.柴胡剤は胸脇苦満を目標にし瀉心湯類は心下痞鞕を目標にするといえば,その区別ははっきりしているように思えるが,実際に患者を診てみると,どちらともきめかねる場合が出てくる.胸脇苦満は季肋下に充満感があって,この部に抵抗と圧痛を訴えるのに,心下痞鞕は心下部すなわち,みずおちの部がつかえてここに膨満と抵抗を証明するのであるから,簡単に弁別ができそうに思うが,大柴胡湯証では多くは,季肋下ばかりでなく,みずおちまで充満して抵抗を訴える.小柴胡湯証でも,みずおちの硬いことがある.また半夏瀉心湯の心下痞鞕が甚だしい場合は,その余波が季肋下にまで及んでいることもある.山田業広のような名医ですら半夏瀉心湯証と大柴胡湯証とを間違えたということであるから,十分に注意し

なければならない．

　半夏瀉心湯を用いる目標に腹中雷鳴があるが，これは下痢をしている場合にはみられるが，下痢がなくて食欲不振だけを訴える時には現れてないことが多い．

## 2. 生姜瀉心湯（しょうきょうしゃしんとう）・旋覆花代赭石湯（せんぷくかたいしゃせきとう）

　生姜瀉心湯の腹証は半夏瀉心湯と同じであるが，噯気が多い場合に用いる．ことに食臭のある噯気が出て胃部が膨満して食欲のない時に用いる．この際，旋覆花代赭石湯の証と区別する必要がある．生姜瀉心湯証と旋覆花代赭石湯証との別は，前者は下痢またはその傾向のあるものを目標とし，後者は便秘の傾向にあるものを目標にして用いるというのが一般の通説になっているが，事実はこれとは無関係で，この反対のことすらある．この2方の差は虚実の差で生姜瀉心湯よりも患者が一段と体力の衰えている時に，旋覆花代赭石湯を用いる．

　そこで急性胃炎や胃酸過多症などには生姜瀉心湯を用いる機会が多く，胃癌や開腹術後には旋覆花代赭石湯を用いることが多い．また生姜瀉心湯を用いて噯気が依然として治らない時には旋覆花代赭石湯を用いる．

## 3. 人参湯（にんじんとう）

　食が細くて少し食べると胃が一杯になって食べられない．腹をみると一体に軟弱無力で振水音をきく．口に水が上がってきたり，うすい唾液がたまる傾向がある．血色もすぐれず冷え症である．疲れやすい，軟便であったり下痢気味のこともある．

　このような場合に人参湯を用いると，食も進むようになり腹に弾力がついてくる．ところで人参湯の腹証にもう1つちがった型がある．腹壁が一体にうすいベニヤ板をはったように硬くなっているものがこれである．このような腹証は小建中湯のそれと区別がむつかしい．またよく腹がすいて食べたく，食べてみると，いくらも食べられないものがある．古人はこれをチエガツエとよんだ．これにも人参湯がよい．

## 4. 四君子湯（しくんしとう）・六君子湯（りっくんしとう）・香砂六君子湯（こうしゃりっくんしとう）

四君子湯は人参湯に茯苓大棗を加え，乾姜を生姜に変えたものであるが，その用いる目標はほぼ同じである．食欲がない，食べると胃にもたれる，腹にも脈にも力がない，血色もすぐれない，手足が冷え，言語にも力がはいらない，吐いたり下痢したりすることもある．こんな場合には四君子湯を用いる．

乳幼児で食欲のないものには，この方のきくものが多い．

患者は15歳の少女で，平素から身体が弱く顔色も悪い．痩せている．発病は1ヵ月前で，時々嘔吐があり，食が進まず，疲れて元気がない．脈は微弱で，手足が冷える．心下部に振水音を証明する．大便は1日1行．

以上の所見から人参湯を与えることにした．2，3日のむと嘔吐がやみ，食が進むようになった．ところが5日目頃から全身に浮腫が現れ，眠れなくなった．そこで人参湯中の乾姜を生姜に代えこれに茯苓を加えた．すなわち四君子湯の意である．これを数日のむと，1日10数回の排尿があり，浮腫が去り，以上の症状はすっかり消え去った．

人参湯を与えて浮腫のくることがある．慢性の胃腸虚弱の患者に，服薬数日にして，このような浮腫が現れるのは佳兆である．浮腫のための特別の手当をしなくても，自然に体力の回復とともに浮腫は消失する．もし至急に治したいなら，五苓散を与えると，たいてい2，3日で奏効する．

患者は生後3ヵ月あまりの男児，2週間ほど前から乳をのまなくなり，だんだん痩せてくるという．小児科の先生はどこも悪いところはないというが，このままでは心配だからといって診を乞うた．

腹診すると，乳児の腹にしては小さく，ことに臍下は陥没して力がない．下痢も嘔吐もないが，私はこれに四君子湯を与えた．これをさじにすくって，少しずつのますことにしたがよろこんでのむという．2，3日たつと食欲が出たのか，乳をぐんぐんのむようになった．

四君子湯に陳皮，半夏を加えたものを六君子湯という．この方は胃部の停水が著明で，胃に食べものがもたれ，食欲のないものに用いる．

六君子湯に香附子，藿香，縮砂を加えたのを香砂六君子湯という．この方は六君子湯の証に似て，みずおちのつかえがひどく，気鬱の症状のあるものに用いる．

## 5. 茯苓飲（ぶくりょういん）

食欲がないというよりも，胃部にガスが充満して食べられない場合に用いる．ひどい時は，胸がいっぱいになって仰臥できないことすらある．四君子湯や六君子湯の証よりも腹力があって膨満している．噯気が出る．水が口に逆上してくる．このような場合にこの方を用いる．

## 6. 小柴胡湯（しょうさいことう）

感冒，流感，結核性疾患その他の熱のある病気で，口が苦く，舌に白苔があって乾燥し，食を欲せず，あるいは悪心または嘔吐のあるものに用いる（1．熱と悪寒の項参照）．

また熱がなくても，胸脇苦満があって食欲のないものに用いる．肝炎，胃腸炎などに用いる機会がある．

神経性の不食病に，この方を用いたことがある．

患者は22歳の女性で，5年ほど前に虫垂炎の手術をし，その後次第に痩せてきた．ところが約1年半ほど前から米飯は一粒も食べられなくなった．何か食べるとみずおちに石のようなものが入っているように感じ，苦しくてたまらない．食事はリンゴとパンを1片ぐらい食べるだけである．便通は4，5日から10日もないことがある．月経は1月前から閉止している．体重は30kgになってしまった．足が冷え，肩がこる．脈は沈遅弱である．血圧は最高が90．腹診するに，腹部は一体に痩せて弾力がないのに，右の季肋下に抵抗と圧痛がある．明らかに胸脇苦満である．それに正中線から少し左によって臍上に膨隆した部分があって，やや抵抗がある．この患者は古人が不食病とよんだもので，香川修庵は癇の一種であるとした．この不食病は神仙労ともよばれたもので，妙齢の女性に多く，数年間，米飯を食せず，果実，小豆，菓子などを少量食べて，別に苦痛を訴えないものが多い．これの治療に，古人は延年半夏湯（えんねんはんげとう）を

用いたり，抑肝扶脾散（よくかんふひさん）を用いたり，四君子湯を用いたり，気のめぐりをよくする順気剤（半夏厚朴湯，分心気飲など）を用いたり，駆瘀血剤（くおけつざい）を用いたりしている．

ところで，この不食病の患者は，脈状からみると附子剤を用いる証のように思える．私はかつて，この少女に似た不食病の患者に附子理中湯や真武湯を用いて失敗した経験をもっている．そこでこんどは附子剤を警戒して，腹証によって小柴胡湯を用いることにした．

この少女は東京の某大学病院で，神経性のものだと診断されて治療をうけていたが，最近では衰弱のため歩行が困難だからと往診をたのまれたのであった．

さてこの患者は，小柴胡湯を1回のむと，強い腹痛を起こして下痢し，七転八倒したが，しばらくすると，その痛みがおさまり，3日目から米飯を三椀食べても平然としていた．

小柴胡湯で，腹痛，下痢を起こしたのは，古人が瞑眩とよんだよい反応であった．

### 7. 抑肝扶脾散（よくかんふひさん）

小柴胡湯の項で述べたように，不食病とよばれた神経性の食欲欠乏症によく用いられる．この方は気分がふさぎがちで，飲食がすすまず次第に痩せてくるものに用いて，食を進め，元気をます効がある．

患者は15歳の少女で，一昨年まではよく肥えていたが痩せたいと考え，1年4ヵ月前から減食をはじめたところ，それから次第に食が減じ，どんどん痩せて，今は32 kg位になったという．

患者は少量の食物をとっても，満腹に苦しむ．米飯はもちろんのこと，果実も，牛肉も全く食べない．ただ少量のあんパンを食べるだけである．大便は秘結し，月経は13ヵ月間とまっている．現在では某胃腸病院で下垂体ホルモンの注射をしているが無効だという．この病院で下垂体ホルモンの注射をしたのは，この患者をシモンズ病と診断したのであろう．シモンズ病も食欲がなくなって，ひどく痩せ，貧血を起こしてくる点では不食病に似ているが，シモンズ病は脳下垂体の前葉の機能が衰えたために起こ

る病気で予後はよくない．しかし私は精神性食欲欠乏症と診断した．

　脈をみると沈小で，みずおちで振水音を証明する．私は気をめぐらすつもりで，半夏厚朴湯を7日分与えたが効がない．そこで抑肝扶脾散にしたところ，たちまち食欲が出て，時々食べすぎるほどになった．4週間目には大便が毎日あるようになり，2ヵ月後には，牛肉でも，すしでも食べられるようになり，体重は45kgとなった．

　不食病は脈をみると，附子剤の証のようにみえ，便秘をみると下剤の適応症のようにみえ，月経の閉止をみると駆瘀血剤の適応症のようにもみえる．ところで，不食病には柴胡の入った方剤のきく場合が多いようである．この抑肝扶脾散は江戸時代の名医が不食病によいとしているが，これにも柴胡が入っている．

　百々漢陰は，18歳の少女，3年間，不食で，僅かに大豆の炒ったものと餅を少し食べ，闇室にひきこもり，人に逢うことを嫌い，多くの医者の手こずったものに分心気飲（ぶんしんきいん）を用いたが，これで全治したという．

　『燈下医談』という書物に，木の実ばかり食べて他のものを食べず，骨と皮ばかりになっていた娘に，腹証によって瘀血があると診断して下瘀血湯（げおけつとう）を用いて全治せしめた例が出ている．

## 8. 茵蔯蒿湯(いんちんこうとう)・茵蔯五苓散(いんちんごれいさん)

　いままで食欲のあった人が，突然食べたくなくなり，胸がつまったようで，吐き気があり，魚や牛肉を焼く匂いをかいでも，吐きそうな気分になる時は，急性肝炎の疑いがある．この際便秘し，口渇を訴え，尿利も減少し，心下部がつまったように膨満しているならば，茵蔯蒿湯を用いる．これで大小便が快通し口渇も悪心もとれる．熱のある場合にも用いてよく，また黄疸の有無にかかわらず，これを用いてよい．

　口が渇き，水っぽいものばかり欲しく，吐き気があり，尿量の少ない場合にも急性肝炎がある．この際，便秘せずに下痢しているか，便通が快通しているならば茵蔯五苓散を用いる．

### 9. 清暑益気湯 (せいしょえっきとう)

これは俗にいうなつ病みの薬として知られ,盛夏の候になると,食欲が減じ,水のようなものばかり欲しくなり,からだがだるく,気力の乏しくなったものに用いる.またこの方は肝炎にも用いる機会があり,とかく盛夏の候の肝炎にしばしば用いて効を得たことがある.

### 10. 補中益気湯 (ほちゅうえっきとう)

補中益気という名の示す通り,消化吸収をよくして元気を増す効があり,虚弱体質の人,陳旧性の肺結核などがあって,体力が衰えたものに用いる.津田玄仙は,この処方を用いる目標として,次の8ヵ条の口訣を示している.(1)手足がだるい (2)言語に力がない (3)眼に勢がない (4)口中に白い泡沫ができる (5)食事に味がない (6)熱い飲食物を好む (7)臍部で動悸がする (8)脈がぱっとしてしまりがない.

これらの症状が皆揃わなくても,その中に2,3があればこれを用いる.

補中益気湯は別名を医王湯ともいい,種々の慢性病で胃腸脆弱のために回復のおくれるものに用いる.

## 22. 嚥下困難

1. 桔梗湯
2. 半夏苦酒湯
3. 利膈湯合甘草乾姜湯
4. 七気湯
5. 当帰養血湯
6. 橘皮枳実生姜湯
7. 半夏厚朴湯

　　梔子甘草豉湯　　　　　橘皮枳実生姜湯
　　生津補血湯　　　　　　合茯苓杏仁甘草湯
　　麦門冬湯

　嚥下困難は食道の狭窄や痙攣から起こり，また食道麻痺によっても起こるが，食道に近接している他の臓器の圧迫によっても起こる．

### 1. 桔梗湯 (ききょうとう)

　扁桃炎，扁桃周囲炎などで，のどが腫れて嚥下の困難を訴えるものに用いる．

　かつて23歳の男性，扁桃周囲炎を起こして，口が僅かにあく程度で，飲食ができない．私はこれに桔梗湯を与え，徐々に少しずつ嚥下させた．1時間近くもかかって1回分をやっとのみ終わろうとした時，急に悪心が起こり，吐こうとしたとたんに，化膿した部分が破れて，どっと膿が出た．それと同時に，嚥下ができるようになった．

　桔梗には排膿作用とともに催吐の作用があるので，このような結果になったものと思う．私は漢方の勉強をはじめた頃，喉頭結核の患者に，桔梗湯を与えて，はげしい喀血を誘発させたことがあった．

### 2. 半夏苦酒湯 (はんげくしゅとう)

　咽喉の潰瘍のため嚥下痛があって，嚥下に困難を訴えるものに用いる．私は咽喉結核の患者で，食事がのどを通らないというものにこの方を用い

て，疼痛を軽減させたことがあった．しかしその効力は一時的のものにすぎなかった．この頃は，種々の有効な抗生物質ができたので，この方を咽喉結核に用いる必要はなくなった．

## *3.* 利膈湯合甘草乾姜湯（りかくとうごうかんぞうかんきょうとう）

食道癌からくる嚥下困難に用いる．ひどく衰弱している末期の患者でなければ，一旦はこれで通過障害が軽快することが多い．これを服用させると，1，2日の中に，多量の粘液を喀出し，そのあとで通過がよくなる．しかし，1，2ヵ月ののちにまただんだん嚥下困難があらわれる．古人は，膈噎に用いて百発百中の効があるといっているが，その効は一時的なものである．しかし癌に似ていて，真の癌でないものには著効がある．

浅田宗伯に，次の治験がある．

「布田駅の医師，白鳥昌純という者は，歳が60あまりで，前々から澼飲（胃下垂症，胃アトニー症などにあたる）があり，その上に飲食物がのどにつまって，ちょうど膈（胃癌）のような症状を呈し，からだはやせほそり，脈は沈細で，みずおちに時々たえがたいような刺痛があると云う．自分はこれを診察して云った．これはおそらく頑痰が胸膈を妨害し（粘稠な粘液が胸につまって，通過障害を起こしている），そのために飲食が下ることができない者で，ほんとうに，膏盲に入った病（不治の病）ではないと．利膈湯加呉茱萸を与え，安中散を兼用した．これをのむとみずおちの痛が去り，飲食がだんだん下るようになって，数十日で全治した．」

梔子豉湯（しししとう）の条文に「発汗，若しくは之を下してのち，煩熱し，胸中窒（ふさがる）ものは，梔子豉湯之を主る．」とあり，これにヒントを得て，私は食道炎で嚥下困難を起こしている者に，梔子甘草豉湯（ししかんぞうしとう）を用いて著効を得たことがあり，また櫟本氏は食道ポリープで，やっと牛乳が少しずつしか通らず，手術をすることになっていたものに，庭先きのくちなしの実（山梔子）をとってきて煎じてのんだところ，ポリープが消えてしまって，何でも食べられるようになって，手術をせずにすんだという．

ポリープが山梔子の内服で,消失したというのは,まことに興味がある.
利膈湯も, この梔子鼓湯の応用である.

## 4. 七気湯 (しちきとう)

七気湯は気欝を開くために設けられた薬方であるから, 半夏厚朴湯のように, 気欝を開く効がある. ところで, これを気欝からくる嚥下困難に用いることがある. 百々漢陰は,『梧竹楼方函口訣』の中で, 次のように述べている.

「飲食が膈気をなすというものに用いて効がある. その症は膈のように飲食物が時々胸につまって,背をたたかないと下りないというものである. しかし膈のように是非とも吐くという程ではないが, とかく飲食が下りにくく, 食事するたびに苦しみ, いろいろ処方を用いても治らないというものに, この方を用いると効がある.

文化年中に, 若州の藩士の宮田源右衛門という人が, 公用でいろいろと気をつかったため, 時々飲食物が胸につまって,たたかないと下りなくなり, いろいろの処方を用いたが効がないという. そこで自分がこの方を与えたところ, 20日あまりで治った.」

## 5. 当帰養血湯 (とうきようけつとう)

この方と生津補血湯 (せいしんほけつとう) とは, 皮膚と粘膜が枯燥して潤沢を失い, 飲食が下らないものに用いる. この方の治験を, 23. 嘔吐・悪心の項に出しておいたので参照あれ. 福井楓亭は, 当帰養血湯を用いるところに麦門冬湯を用いて効があると述べている.

## 6. 橘皮枳実生姜湯 (きっぴきじつしょうきょうとう)

『金匱要略』に「胸痺は胸中気塞短気す, 茯苓杏仁甘草湯之を主る. 橘皮枳実生姜湯之を主る.」とある. 短気は呼吸促迫である. そこで山脇家では, この2方を合方にして, 胸のつまるものを治している.

## 7. 半夏厚朴湯（はんげこうぼくとう）

この方は咽中に異物感のあるものを治する方剤であるが，原南陽はこの方を用いて，嚥下困難を治している．面白い例であるから意訳して引用する．

「ある武士の婦人で，急に積（下腹から上にさし込んでくる状をいったものである）を患い，飲食物が口に入らなくなったので，夜中に，自分の門人に往診を乞うてきた．診てみるに，脈は平穏で変わったことはないが，水が1滴でものどに下ると，悶え苦しんで，死ぬのではないかという状を呈する．腹は膨満している．そんな状態であるから，薬をすすめることもできない．

門人は帰ってきて，自分に，どうしたらよいかとたずねた．自分は喉痺（扁桃周囲炎）ではないかとたずねたところ，そうではありません．のどに痛はありませんという．看病人にきいてみるに，昨日，草餅を食べてから発病したので，初め一医官に治を乞うたが，却って悪くなってしまったということであった．門人は，きっと食べすぎでしょうから中正湯をやっておきます．明日どうぞご診察をお願いいたしますという．

そこで翌日，往診してみるに，一医官の薬はのどに下りかねて，吐こうとしたが出ず，うんと汗をかいて苦しんだが，御門弟の方の薬は，それほど苦しくはなく，やや苦痛がうすらいだという．しかしたった1滴で，のどを潤しただけだという．湯でも水でも1滴のんでも腹からみずおちにつきあげてきて苦しいので，ただ何もしないでじっとしているだけですという．診てみるに異常を発見しない．そこで試みに水を与えたところ，のどを下ると，むせるようである．鼻孔へ出るかと問うに，いちどもそんなことはない．しばらく苦しんでいるうちに下るという．病人にきいてみると痛はない．何かのどにある心地がするという．看病人は3，4人集まって，みずおちを撫でたり，背をさすったりして，汗を流している．それらの人が云うのに，みずおちへ何か逆上してくる物があり，その勢で腹がはるので，とにかく喉中に病気があるらしいと．しかし，喉部には変わったところがない．こんな風で，処方に困って，半夏厚朴湯を与えたところ，やや軽快し，また与えたところ，3，4日で治ってしまった．」

# 23. 嘔吐・悪心

1. 小半夏加茯苓湯
2. 五苓散
3. 茯苓沢瀉湯
4. 猪苓散
5. 半夏瀉心湯
6. 黄連湯
7. 小柴胡湯
8. 大柴胡湯
9. 呉茱萸湯
10. 人参湯
11. 甘草乾姜湯
12. 四逆湯
13. 利膈湯
14. 旋覆花代赭石湯
15. 葛根黄連黄芩湯
16. 乾姜黄連黄芩人参湯
17. 苓桂甘棗湯
18. 大黄甘草湯
19. 調胃承気湯・小承気湯
20. 丁香茯苓湯
21. 乾姜半夏人参丸・烏梅丸
22. 順気和中湯
23. 生津補血湯
24. 奇 方
    1) 葉蘭
    2) 鼠尾草
    3) 連翹
    4) 酢

　　生姜瀉心湯　　　　　当帰養血湯
　　茯苓四逆湯

　悪心（おしん）はむかむかして吐きそうな気分をいう．嘔吐の起こる前には，よく悪心を伴う．しかし悪心がなくて嘔吐が起こることもある．脳膜炎などの場合にくる嘔吐では，悪心を伴わないことが多い．

　古人は嘔と吐とを区別した．声があって物の出ないのを嘔とし，声がなくて物で出るものを吐とし，声と物とが同時にあるものを嘔吐とした．また乾嘔という語がある．俗にからえずきとよんでいる．これは嘔吐せんとして物の出ない場合をいうので，古人の嘔にあたる．今日では，嘔と吐とを区別せずに嘔吐とよんでいる．

　悪心，嘔吐の中枢は延髄にあって，この部の迷走神経の刺激によって起こるとされている．嘔吐は，次のような病気の時にみられる．

1) 急性伝染病の初期

種々の急性伝染病の初期に嘔吐がみられる．この種の嘔吐は特に幼児に多い．例えば小児麻痺(ポリオ)，疫痢，麻疹，インフルエンザ，肺炎，猩紅熱，急性伝染性肝炎，ワイル病，流行性脳炎，髄膜炎などにみられる．

『傷寒論』に「嘔して発熱するものは柴胡の証備はる．」の句があり，嘔吐にひきつづいて発熱するものには柴胡剤を用いる場合の多いことを述べている．ことに幼児には，これらの病気の初期に小柴胡湯を用いる機会が多い．

2) 急性および慢性の消化器病

急性および慢性胃炎，ことに酒客にみられるアルコール性胃炎の嘔吐は，早朝空腹時によくみられる．胃拡張では，朝食を夕方になって吐いたり，夕食を翌日吐いたりする．『金匱要略』に「朝に食して暮に吐し，暮に食して朝に吐き，宿穀化せざる者を胃反と曰ふ．」とあり，後世になって，胃反を反胃とよぶようになった．この胃反とよばれた病気の中に，胃拡張もふくまれている．また癖囊(へきのう)とよばれた病気は，4，5日も前に食べたものを吐き，胃反では，腹痛を伴わないで，たやすく吐くのに，癖囊では腹痛を伴うものだと，その区別が述べられているが，この癖囊にも胃拡張がふくまれている．これらの病気には，茯苓沢瀉湯，丁香茯苓湯，生姜瀉心湯などが用いられることが多い．

幽門痙攣による狭窄でも吐く．これは乳幼児によくみられ，生後，2，3週間目から起こり，頑固につづく．この嘔吐は漢方でいう水逆性の嘔吐で五苓散がよくきく．

急性食道炎，食道痙攣，食道狭窄，食道癌などでも嘔吐がくる．これらには山梔子の配合された処方，例えば利膈湯のようなものがよく用いられる．

肝臓や胆囊の疾患でも嘔吐が起こる．例えば肝炎，胆囊炎，肝硬変症，胆石症などにも，嘔吐がみられ，この際には柴胡を主薬として大柴胡湯，小柴胡湯などが用いられる．

胃潰瘍，十二指腸潰瘍，胃癌にも嘔吐がくる．この際には血液を混ずることが多い．その他腸重積症，腸閉塞，腸捻転などにも嘔吐がくる．虫垂炎でも初期の症状として，しばしば嘔吐がくる．

また膵臓炎，膵臓壊死などにも嘔吐がくる．

その他，腹膜の疾患，腎臓の疾患，内分泌疾患，神経系の疾患，産婦人科の疾患などからも嘔吐がくる．

嘔吐のある際に用いる薬方には，次の如きものがある．

## 1. 小半夏加茯苓湯（しょうはんげかぶくりょうとう）

悪心，嘔吐を主訴とするものに用いる．悪阻の嘔吐や種々の薬物による胃障害からくる嘔吐に用いる．『金匱要略』には「卒然として嘔吐し，心下部が痞え，めまいと動悸のあるものは小半夏加茯苓湯の主治である．」とある．

私に，次のような経験がある．

一女性が肋膜炎にかかり，滲出液が多量にたまったので，主治医が利尿の目的で酷酸カリウム液を与えたところ，悪心，嘔吐が始まって食欲がなくなり，胃に何かつかえたようで苦しくなった．

私はこれに小半夏加茯苓湯を与えたが，これを1日分のむと，嘔吐がやみ，その夜から急激に尿利が増加して，肋膜の水もとれてしまった．

この患者は色の白い筋肉の軟弱な女性で，発熱，悪寒などがなかったので，この方を用いたが，もし発熱，胸内苦悶，咳嗽，食欲不振などがあれば，小柴胡湯を用いるがよい．

小半夏加茯苓湯に黄土8.0を加えたものを茯苓肝煎といい，悪阻の治療によく用いる．これらの薬方は，1回に多量をのむと吐くことがあるので，冷たくしてから少量宛数回に分けてのんだ方がよい．

小半夏加茯苓湯は悪阻の悪心，嘔吐に効くが，これで作った錠剤で，私は多くの女性の悪阻を治してよろこばれた．

一女性，いつも，つわりがひどくて，母体がもたないので，3ヵ月か4ヵ月で掻爬していたが，この方の錠剤で嘔吐がやみ，無事に分娩した．

小半夏加茯苓湯証の嘔吐と五苓散証の嘔吐とは区別しなければならない．

小半夏加茯苓湯証でも，口渇のあることがあるが，その程度は到底五苓散の比ではない．また五苓散証では多量の水を1回にパッと吐くが，小半

夏加茯苓湯証では，何回にも少しずつ吐くし，悪心の状が吐いたあとにも残る．

こんな点で区別できる．もし小半夏加茯苓湯を用いて，かえって吐くようであれば，五苓散の証ではないかと反省してみるがよい．

### 2. 五苓散（ごれいさん）

はげしい口渇と尿利の減少とがあって，嘔吐する時に用いる．この嘔吐は水逆と呼ばれるもので，乳幼児に多くみられる．

水逆の嘔吐では，口渇がはげしく水をほしがる．しばらくすると，のんだ水よりも多いと思うほどの多量の水を一時にどっと吐く．盆を傾けるようだという形容があるが，まさにその通りである．するとまた水をほしがる．するとまた吐く．これを繰返し，煩躁が甚だしい．尿量は減少し，熱がある場合でも，決して発汗しない．

このような場合に，五苓散を用いると，1服のんだだけで，嘔吐がやみ，口渇もやみ，尿量も増加する．熱のある場合は多量の発汗があって解熱する．

またこのような嘔吐とともに，下痢を伴ったり，腹痛を訴えたりすることもあるが，これらの症状も，五苓散によって消失する．乳幼児では感冒，食傷，疫痢の時にも，この水逆性の嘔吐がみられる．また酒をのみすぎて，嘔吐，口渇を訴えるもの，また二日酔で，頭痛がし口渇，嘔吐を訴えるものにも用いる．

3歳の男児，朝から元気なく，昼食も食べずに，うつらうつら眠っていた．時々蒲団から転がり出して，手足をばたばたさせている．煩躁である．体温を測ると38度8分ある．そこで，食欲のないのと，発熱と，煩躁を目標にして小柴胡湯を与えた．すると間もなく，これを吐き，水をほしがる．やがてまた吐く．吐くとまたしきりに水をのむ．尿の方は午前中に1回出たきりだという．そこで五苓散を与えたところ，1服で嘔吐はやみ30分ほどたつと発汗があり，煩躁がやみ，1時間あまりで排尿があった．翌朝は体温も37度5分となり，食欲も出たが，ひきつづき五苓散を与え，3日間で全快した．

6歳の女児，感冒ののち，嘔吐がやまず，薬をのんでも，水をのんでも吐き，こんな日が4日間もつづき，ついに某病院に入院した．ここでも嘔吐はやまず，栄養剤の注入と注射で，僅かに栄養を補給しているという．私は患家の切望でこの患者を往診した．脈を診ると沈小で，舌には白苔があって乾燥し，腹部はやや膨満し，臍上で動悸が亢進し，しきりに水をほしがる．看護婦は，これを拒んで与えようとしない．のめばすぐに吐くからである．尿は前日の午後から1回もない．

　私は自宅から用意してきた五苓散の粉末を水とともにのませた．母親と看護婦は今にも吐くだろうと不安顔である．患者は何となく落ち着いた様子であったが，とうとう吐かなかった．そしてそれきり口渇も嘔吐もやみ数日を出でずして退院した．

　五苓散を水逆の嘔吐に用いるときは，煎じてのませるよりも，粉末にして重湯でのませるのが一番よい．

　『積山遺言』にも，ある病人が食物は吐かずに水ばかり吐くものに，五苓散を煎じてのませたところ，かえってひどく吐くようになり，五苓散の粉末を与えたところ，たちまちよくなった例が出ている．

　五苓散証で熱のある場合は，脈が浮数になるが，熱のないときは沈小のものがある．また舌に白苔のつくこともある．そのため小柴胡湯の証と誤ることがある．また臍部で動悸の亢進していることもある．

　津田玄仙は嘔吐のある場合でも，臍部の動悸の甚だしい場合には，先ず動悸を鎮めることが先であると，次のような例をあげている．

　ある患者が嘔吐を訴え，水も薬も納まらない．医者は，これを水逆の症と診断して五苓散を与えたが効がない．そこで玄仙に治を乞うた．玄仙がこれを診てみると水分の動（臍上の悸）がひどく亢進していた．そこで，これは先ず動悸を鎮めてのちに，嘔吐を止めるのが順序であると考え，先ず四君子湯加炒姜呉茱萸を与えたところ，吐を治せずして吐はやんだ．（炒姜は生姜の炒ったもの）

　さて，この治験では四君子湯に呉茱萸を加えたところに意味があると思う．あとで述べる呉茱萸湯証の嘔吐の項を参照．五苓散の証にも臍上の動悸がみられることがあるから，四君子湯加炒姜呉茱萸証との区別は中々微

妙である.

　五苓散はまた船酔い,車酔いなどで吐くものに用いることがある.

### 3. 茯苓沢瀉湯（ぶくりょうたくしゃとう）

　この薬方は五苓散中の猪苓の代わりに甘草と生姜が入ったもので,『金匱要略』には「胃反,吐して渇し,水を飲まんと欲する者」に用いている.嘔吐のあとで口渇を訴える点では,この薬方の証と五苓散証とはよく似ている.五苓散の水逆とよばれる嘔吐は,水をのむと数分のうちに吐く.茯苓沢瀉湯の嘔吐は,「胃反,吐して渇し云々」とあるように,水をのんですぐ吐くのではなく,朝食べたものを午後吐いたり,夕方食べたものを朝吐いたりする.その吐物の量は多い.私はかつて幽門狭窄からきた胃拡張に,この方を与えて頑固な嘔吐を止めたことがある.

　藤田謙造は『温知医談』に次の治験をのせている.

　「24,5歳の女性が嘔吐を患い,3,4日あるいは4,5日に1回吐く.吐くときは必ず心下部が痛む.このような症状が2,3ヵ月つづき,のちには毎日,2,3回宛吐くようになり,ひどい時はがたがたふるえ,吐いてからあとで熱が出るようになった.この間何人もの医者が治療したが治らない.そこで自分が招かれて診てみると,のどが渇いて,しきりに湯水を好む.そこで茯苓沢瀉湯を与え,少量宛たびたびに服用せしめた.するとその夜から病勢が衰え,20日あまりですっかりよくなった.ただ腰から下に浮腫があったので,牡蠣沢瀉散料（ぼれいたくしゃさんりょう）を与えたところ,浮腫もまた去った.」

### 4. 猪苓散（ちょれいさん）

　味も匂いも淡白なもので,悪阻からくる嘔吐に効く.悪阻は大抵,小半夏加茯苓湯または茯竜肝煎を用いるが,これで効のないもので,口渇があればこの方を用いる.有持桂里は悪阻の治方は多いが,猪苓散ほど効くものはないといっている.

## 5. 半夏瀉心湯（はんげしゃしんとう）

この方は心下痞鞕（みずおちがつかえて抵抗がある），腹中雷鳴，嘔吐，下痢を目標にして用いるが，これらの症状の中で，心下痞鞕が一番大切な症状である．心下痞鞕があって嘔吐する場合は，腹中雷鳴や下痢がなくてもこの方を用いる．急性または慢性胃炎による嘔吐にこの方を用いる機会が多い．また胃癌で嘔吐の止まないものに用いて効を得たことがある．

半夏瀉心湯中の乾姜を半量にして，その代わりに生姜を入れたものが生姜瀉心湯である．この方も，心下痞鞕のある患者で噯気（げっぷ）が多くて嘔吐するものに用いる．

一女性，多年胃病を病み，食進まず，たまたま食が進むと嘔吐するくせがある．甘味のあるものを食べると，むねやけし，とかく噯気が多い．腹診するに心下痞鞕し，振水音を証明する．そこで生姜瀉心湯を与えたところ，3日目の夕方突然はげしい嘔吐があって，大きな洗面器に一杯の水を吐いた．この患者は，それきり多年の胃病を忘れた．

この際の嘔吐は瞑眩（めんげん）と呼ばれるもので，病気の全快するよい反応である．

## 6. 黄連湯（おうれんとう）

この方は半夏瀉心湯の黄芩の代わりに桂皮を入れたもので，腹証は半夏瀉心湯と同じく心下痞があり，腹痛，嘔吐を目標として用いる．そこで胃炎，胃潰瘍などに用いる機会がある．舌には厚い白苔の現れることが多い．

## 7. 小柴胡湯（しょうさいことう）

肝炎，胆嚢炎，流感，猩紅熱，腎炎などの初期にみられる嘔吐に，この方がよく用いられる．腹証としては，胸脇苦満，心下痞鞕が認められ，舌にはうすい白苔のつくことが多い（1．熱と悪寒の項参照）．

## 8. 大柴胡湯（だいさいことう）

小柴胡湯を用いても嘔吐が止まず，便秘，口渇があり，舌が乾いて，褐

色の苔のつくものに用いる（1. 熱と悪寒の項参照）．

　小柴胡湯や大柴胡湯は熱のない場合でも柴胡剤を用いる腹証（胸脇苦満）があれば用いる．乳児が乳を吐いてやまないものに，小半夏湯，呉茱萸湯などを用いたが効なく，胸脇膨脹を目標にして，小柴胡湯を与えて著効のあった例を，有持桂里は報告している．またこのような乳児で便秘して腹のやや膨満しているものに，大柴胡湯を用いて即効のあったことを述べている．

### 9. 呉茱萸湯（ごしゅゆとう）

　2. 頭痛・顔面痛の項で詳しく述べたように，この方は片頭痛によく用いられ，嘔吐を伴うはげしい頭痛によく効く．

　この方を嘔吐に用いる目標は，『金匱要略』にあるように，「嘔して胸満する」ものである．多くの場合に，嘔吐すれば，胸がすいて胸満が減ずるのを常とするが，もし，吐いても胸満が減せず，ますます胸が膨満するのは，呉茱萸湯を用いる目標である．ここに胸満というのは，俗にいうみずおちの部の膨満である．そこで腹証だけをみると，柴胡剤や半夏瀉心湯のそれとよく似ている．

　呉茱萸湯の嘔吐は，多くは，はげしい頭痛を伴うものであるが，頭痛がなくて，急激な嘔吐を訴えるものがある．この方の嘔吐は強い悪心を伴うのが特徴で，吐物の量は少ない．これは五苓散の水逆と異なる点である．何をのんでもすぐ下からつきあげてきて胃に納まらないことがある．口に入れるとすぐ吐く．このようなときには呉茱萸湯を唾液をのむように1口ずつのむとよく納まり嘔吐もまたやむことがある（2. 頭痛・顔面痛の項参照）．

### 10. 人参湯（にんじんとう）

　『傷寒論』に「霍乱で頭痛，発熱し，からだが痛み，熱が多くて水を飲みたがる者は五苓散の主治であり，寒が多くて水を飲みたがらない者は理中丸の主治である．」という条文がある．霍乱とは嘔吐下痢のはげしい病気であり，理中丸は人参湯（別名理中湯）を丸としたものである．この条

文によってもわかるように，五苓散も人参湯も嘔吐と下痢を訴える急性の吐瀉病に用いられることがわかる．ところで，この2つの薬方の区別は，五苓散では熱があって水をのみたがり，人参湯では寒があって水をのみたがらない点にある．水をのみたがらないばかりでなく，尿も稀薄で，五苓散証のような尿利の減少もない．むしろ尿量の多いものがある．

また五苓散が嘔吐だけで下痢を伴わないものに用いるように，人参湯でも嘔吐だけで下痢のないものにも用いる．

また『傷寒論』に「大病が治ったあとで，たびたび唾液が口にたまって，長い間，さっぱりした気分にならないのは，胃に寒があるからである．これは理中丸のようなもので温めるがよい．」とある．この条文によって，稀薄な唾液がしばしば口に出てくるのも，人参湯を用いる目標であることがわかる．

これらの条文によって，人参湯は"寒"を目標にして用いる薬方であることがわかる．ここに"寒"というのは，新陳代謝の沈衰した状態で，患者の血色はすぐれず，冷え症で，舌は湿濡し，唾液は稀薄で，尿もまた多く，大便も下痢しやすく，疲れやすく，脈もまた沈遅となる．

人参湯に限らず甘草乾姜湯，苓姜朮甘湯，四逆湯なども，"寒"を目標にして用いる．これらの薬方には，いずれも甘草乾姜の2味が配剤されている点に注意してほしい．

### 11. 甘草乾姜湯（かんぞうかんきょうとう）

手足が厥冷して，煩躁吐逆するものに用いる薬方であるが，煩躁がなくても用いてよい．瀉心湯や呉茱萸湯のような苦味の薬を与えてかえって嘔吐がはげしくなるようなものによい．なお，52．排尿異常の項を参照．

### 12. 四逆湯（しぎゃくとう）

この方は甘草乾姜湯に附子を加えたもので，はげしい下痢に嘔吐を伴い手足の厥冷するものに用いる．急性吐瀉病で，一般状態が悪く，脈も弱く，予後の気づかわれるようなものに用いる．

『傷寒論』に「上には吐き，下には下痢し，冷汗が流れ，発熱，悪寒も

あり，四肢がひきつれ，手足が厥冷する者は四逆湯の主治である．」とあって，この方は"寒"を去って，新陳代謝を旺盛にする方剤であるが，発熱のあるものに用いることもある．これは古人が真寒仮熱とよんだもので，熱はあるが，真の熱ではないと考えた（1．熱と悪寒の項参照）．

呉茱萸湯の嘔吐と区別する必要があるが，四逆湯証は下痢を主とし，呉茱萸湯症では下痢を伴うことがあっても，嘔吐が主である．

四逆湯に人参と茯苓を加えたものを茯苓四逆湯といい，四逆湯証にして，冷汗流れて煩燥の甚だしいものに用いる．

### 13．利膈湯（りかくとう）

食道炎，食道狭窄，食道癌などで，飲食物がのどにつまって下らず，嘔吐するものに用いる．食道癌で嚥下困難のあるものに用いると粘液を吐出して，そのあとで通過がよくなる．しかし，1，2ヵ月後にはまた増悪してくるので，その効果は一時的である．

私はこの利膈湯に甘草乾姜湯を合して用いることにしている（22．嚥下困難の項参照）．

### 14．旋覆花代赭石湯（せんぷくかたいしゃせきとう）

生姜瀉心湯の証に似て，体力やや衰え，噯気があり，便秘して嘔吐するものに用いる．胃癌の嘔吐や胃の手術後，食物がおちつかず嘔吐するものに用いることがある．

『橘窓書影』に，次の治験がある．

「生実侯の臣，内海某の妻，歳26，7は反胃（飲食物を吐出して納まらない病気で，今日の食道狭窄，胃癌，胃拡張などがこれに含まれている）を患い，数10日愈らない．そのため，やせ衰えて骨ばかりになった．その間，何人もの医者が色々と手当を加えたが，よくならない．その上，薬の匂を嗅いだだけで吐いて飲むことができないという．

そこで，余が考えてみるに，これは胃中の不和が原因で反胃となったもので，心下に水が停滞し，その水が物の入るのを拒んでいるにちがいない．胃の機能を高めて，心下の水を下に押しさげてやればよかろうと，旋覆花

代赭石湯を作り，再煎して徐々に嚥下せしめた．すると2，3日で悪心が全くなくなり，嘔吐がとまった．そこでそばを与えたところ，納まり，数日たつと，次第によいので，おかゆを少しばかり交えて与え，ますます前方を連用せしめたところ，すっかりよくなった.」

ここに再煎して用いたところに注意してほしい．再煎とは1回煎じて滓をこしてから，その薬汁だけを更に煮つめるのをいう．このようにすると薬の味が非常におだやかになるし，1回にのむ分量も少なくてすむわけである．『傷寒論』を読むと，再煎してのむ薬方と，再煎しないでのむ薬方とを区別している．旋覆花代赭石湯，半夏瀉心湯の類，大小柴胡湯などは皆，再煎するのが本式である．

『方輿輗』にも，次のようにある．

「旋覆花代赭石湯は，生姜瀉心湯を与えても噫気（おくび）のやまないものに用いる．この方は反胃や俗にいう痰膈というものに用いる．痰膈というのは，留飲で食事がむせたり，のどにつまったりする病気で，水がわざをしている．その症に用いて効がある．まま小児の吐乳のやまないものにも効がある.」

能条保庵の『医聖方格』に，旋覆花代赭石湯の腹証は，大建中湯のそれに似て，蠕動不穏の状を呈することがあると述べてあり，私もたびたびこのような腹証のものに，この方を与えて効を得た．

矢数道明氏は，胃癌で「午後になると腹中にあってムクムクと動くのが甚だしく嘔吐を発するようになった．右臍傍のあたりより動き出し心下部にかけて張り込み，小児頭大の膨隆が出現，腹中で鼠でも暴れるような感じがして，朝食と昼食とを吐き，時に大量の酸水を吐くもの.」にこの方を与えて，一時的ではあったが，著効を奏した例を報告している．

### 15. 葛根黄連黄芩湯（かっこんおうれんおうごんとう）

二日酔で，嘔吐するものには，五苓散や順気和中湯がよく効くが，嘔吐，下痢があり，また心下部の痛むものには，この方のよく効く場合がある．

### 16. 乾姜黄連黄芩人参湯（かんきょうおうれんおうごんにんじんとう）

怪我のあとや手術のあとで，悪心，嘔吐があって，薬も食事ものどを通らないものには乾姜黄連黄芩人参湯を与えると，嘔吐がやむものである．

### 17. 苓桂甘棗湯（りょうけいかんそうとう）

胃下垂症や胃拡張などの患者で心下に痛みがあり，水を吐くものにこの方の効くものがある．臍のあたりに動悸があって，それが突き上げてくる気味があり，痛むところで，動悸がするというのが目あてになる．なお，24. 腹痛の項，14. 心悸亢進（動悸）の項を参照．

『橘窓書影』に，次の治験がある．

「田無村の戸長，下田半兵衛の妻，30歳あまりは，下腹部に塊状のものがあって，それが時々心下につきあげてくる．顔色は青ざめ，からだに少し浮腫があり，いつも腰が冷え，前陰から汚水が下る．衆医がこれを治療したが，薬が口に入るとすぐ吐く．

余はこれを診察して言った．病が難治だというのではない．薬力が達しないからである．薬がおさまれば必ず治ると．患者は大いによろこんだ．そこで苓桂甘棗湯加紅花を与えた．これは味が淡泊で，はじめて胃におさまったので，数日間，連服したところ，下からのつきあげがやみ，浮腫も去った．その後，龍硫丸を兼用して，汚水が減じ，下腹の塊もまた落ちついた．」

### 18. 大黄甘草湯（だいおうかんぞうとう）

「食しおわって吐する者は，大黄甘草湯之を主る．」と『金匱要略』にあり，常習便秘の人が，食事をするとすぐに吐く場合に用いる．

『積山遺言』に次の例が出ている．

「近来，一種の吐く病があって，膈噎反胃（胃癌）に似て，日々食べたものを吐き長い年月の間，治らない．しかし元気がよく，動作は平常とちっとも変わらない．この間種々の治療をしたが効なく，便秘に眼をつけて

大黄甘草湯を粉末にして長期間用いたところ自然に治った.」

### 19. 調胃承気湯（ちょういじょうきとう）・小承気湯（しょうじょうきとう）

これらの方は，ともに便秘して嘔吐するものに用いることがあるが，いずれも実証であることをたしかめて用いなければならない．便秘して嘔吐するものでも，腹膜炎，腸捻転などの際は，多くは虚証で，これらを用いることはほとんどないといってよい．

三承気湯の中で，大小の承気湯は，通例腹満がある．しかし調胃承気湯は，腹皮貼背といって腹の皮が背にくっついているような場合を目標とする．

調胃承気湯は，大黄甘草湯に芒硝を入れたもので，潤燥調和の意味がある．

『梧竹楼方函口訣』に，小石元俊がこれで面白い経験をしたことを伝えている．

「小石元俊１人を治す．北野辺の種木屋の老人，毎朝水を吐すること累月，水を吐して後，昨日食するところの物を吐く．百方治すれども効なし．此方を用いて大便快通して治したり．按ずるに此は金匱の大黄甘草湯より出たる案なり．余もまたその後,かようの症にしばしば用て効を得たり．」

小承気湯もまた次のような嘔吐に用いる．同じく『梧竹楼方函口訣』を引用する．

「丸田町堀川西，俵屋伝右衛門，寡婦，歳50余，７月中旬，霍乱を患ふ．略愈て後，但嘔吐止まず，連綿30数日，百方をつくして効なし．時に残暑灼くが如く，多日不飲する者故に，羸痩甚だしく手足微冷,脈沈微.凡そ食物或いは湯薬，辛酸甘苦の類，皆受けず．如何ともすることなし．篤とその腹を診するに，右脇肋骨の際，鳩尾（みずおち）を去ること２寸ばかりに当て，積塊手に応ずる者あり．予思えらく，大腸中の燥屎（そうし．硬くなった大便）なり．下道の塞る故気通せずして，上へ還り嘔するとして，強て嘔を忍て小承気３貼を服せしむ．はじめ甚苦渋入り難けれども強て服せしむ．或いは嘔し或いは収まり，遂に燥屎数塊を下す．朝に服

して夕に嘔頓に止み,靡粥調理,数日にして安し.

大腸の回り,解剖をして見れば,上右脇の下に回りてあり.余若かりしとき,解体をして実物を歴験せしより,この案もつきたるなり.蘭方も多く笑ふべからず.たまには用に立つなり.」

『傷寒論』に「嘔の多いものは,陽明の証（腹満,便秘など）があっても下してはいけない.」とあるが,大便がつまって,嘔吐の止まない場合に,以上のように,承気湯類を用いることがある.

## 20. 丁香茯苓湯（ちょうこうぶくりょうとう）

嘔吐が1日2,3回あって長期間つづき,吐物は変敗して悪臭を放ち,患者は貧血,衰弱し,腹力弱く,振水音を証明し,茯苓沢瀉湯の証に似て,口渇のないものに用いる.

『橘窓書影』に,次の治験がある.

「下谷,池の端,谷口佐兵衛は数年来,吐水の証を患い,衆医の治を経て愈らないという.今これを診てみるに,脈は沈微で,腹中に雷鳴があり,飲食物がよく消化せず,夜間はげしい切るような腹痛の発作とともに,たちまち青い水をどっさり吐く.顔色は青ざめ,からだはやせ,皮膚は潤沢を失って枯燥し,両脚に少し浮腫がある.

そこでまず,米飯及び飲料を減じ,そばを少しばかり食せしめ,丁香茯苓湯を与えたところ吐水がやっと止んだ.しかし腹痛がやまないので安中散を与えたところ痛もまたなくなった.ただ腹中の雷鳴がやまず,はげしい時は心下につきあげてきて,吐きそうになる.そこで苓桂甘棗湯を与えた.これをのむと腹がおだやかになって雷鳴も止み,飲食物が次第に消化せられ,漸々に回復した.」

## 21. 乾姜半夏人参丸（かんきょうはんげにんじんがん）・烏梅丸（うばいがん）

頑固な嘔吐に乾姜半夏人参丸に烏梅丸を併用して著効を得ることがある.烏梅丸は回虫による嘔吐に用いるばかりでなく,百方手をつくして治らないものによい.

『橘窓書影』の治験をあげる．

「安井仲平の娶，歳20ばかりは，産のあと胃の消化がわるく，時々飲食を吐きひどく痩せ，ついに大嘔吐を発し，薬も食事も一切口に入れることができなくなった．脈をみると，微細で，四肢は微冷し，口は乾燥して冷水をほしがる．医はただ手を束ねてどうすることもできない．

余はこれを診察して，半夏乾姜人参丸料（乾姜半夏人参丸の煎剤）を作り煎じて冷たくした液を，時々蛤の殻に1杯位ずつ飲ましめ，また冷水で烏梅丸をのましめた．そこで始めて薬が咽を下り，嘔吐が止み，2，3日を経て，うすい粥をすするようになり，やっと胃の機能が回復した．

そこで1ヵ月あまり前方をつづけると，肉づきよく肥満して，健康体となった．

旧幕府市尹，池田播磨守は，今戸に隠栖して万籟という．その妾40歳あまりが，かねてから吐水のくせがあったが，炎暑のため病勢つのり，食欲は全くなくなり，やせて骨ばかりとなった．それに胸が痛むようにやけて冷水を好む．西洋医者，5，6輩，これを治療したが，更に効がない．

余は半夏乾姜人参丸料を与え，烏梅丸を兼服せしめた．するとたちまち嘔吐が止み，胸が痛むようにやけるのも，日々に減じ，飲食も日毎に進むようになった．

万籟が感謝して言うのに，余は年来，洋医にたぶらかされ，まだ漢方の治療がこんなに速効があるとは知らなかった．まことに慚愧に堪えないと．」

藤田謙造は，『温知堂雑著』で，この方の用法を次のように述べている．

「乾姜人参半夏丸を嘔吐に用いるにも，本条に言う通り，嘔止まずと云うを目的にして用いる．これは他薬を用いて効なく，悪阻久しく止まず胃中虚寒を帯ぶるところに用いる．それ故に始からこの方を与えても効がない．余は3味を等分にして，普通の煎剤の1貼の量に調合して，水1合3勺を入れ，6勺に煮つめ，これを10回に分けて，極少量をたびたびのますようにしている．

この方の応ずる嘔吐の模様は，飲食すると直ちに吐出して，諸薬を呑んでも受けつけないものによい．

なおこの方の適する者は，1，2貼，服する間に，必ず気持がよくなるものである．2，3貼を服しても，なお少しも効を見ない者は，この方の応じないものである．」

## 22. 順気和中湯（じゅんきわちゅうとう）

酒客の慢性胃炎で，嘔吐，胸やけ，吐水，噯気などのあるものに用いる．またこのような症状があって，胃の痛むものにもよい．

『積山遺言』に，次の例が出ている．

「一農夫が5，6ヵ月も嘔吐がやまず，その上大便は漆のようであった．（大塚考えるに，かなり出血があったであろう）患者がいうのに，いつも胸やけがあったが，この頃は特にひどくなったと．そこで順気和中湯を与えて，10のうち7，8は治った．しかし酒客であるので，大酒を呑んでまた嘔吐するようになった．そこで再び前方を与えて治った．ところが翌年また大酒を呑んで嘔吐が始まり，こんどは前方を与えたが効なくして死んだ．」

この方は，次の目標によって用いると百発百中であると，積山は述べている．

嘈雑（むねやけ），胸煩（むねいきれ），吐水のうちの1つがあって，飲食を吐する症があるならば，必ずしも酒客でなくてもきく．

## 23. 生津補血湯（せいしんほけつとう）

漢方医学で嘔吐のある場合に用いる方剤には湿を乾かす薬，例えば茯苓，朮，半夏，沢瀉などが多く用いられ，湿を与える地黄，当帰などを用いることは少ない．ところで，食道，胃などの組織が枯燥して，通過が滑らかにいかないために嘔吐することがある．高齢者などで体液が少なくなって，組織の枯燥している時などにみられる現象である．

生津補血湯に似たものに当帰養血湯（とうきようけつとう）があり，ともに，皮膚，粘膜が枯燥して飲食物の下らない場合に用いる．

次に生津補血湯を用いて著効を得た1例を述べる．

患者は48歳の男性で，背高く，色浅黒く，痩せた体質である．この患

者は事業に失敗し，2ヵ月前に自殺の目的で大量の蓚酸をのんだ．ところが死に切れず，救われて，医師の手当をうけ，最もひどく浸蝕された胃の一部を切除して生命はとりとめた．しかし8月の上旬から嘔吐が始まって，水，茶などは納まるが，米飯，パンなどの形のあるものは，食後1時間ほどたって吐くようになり，その嘔吐は中々止まらない．

9月になって，私が診察した．患者は2ヵ月あまり，十分に栄養がとれないで，皮膚がガサガサして枯燥し，舌には白苔が少しあってひどく乾燥し，口渇もかなりある．大便は硬いコロコロしたものが，3日に1行位あり，尿は時々頻数になることがある．食欲はあるが，吐くのがおそろしいので食べない．その他に不眠がある．脈をみると幅がひろく非常に緊張が弱く，しかも遅脈である．腹診すると左季肋下に斜に手術のあとがみられ，それより右側で心下部にわたって，軽い膨満と抵抗とがあって，圧痛を訴える．患者は自覚的にもこの部に痞満感がある．蓚酸を嚥下したことを告げずに，医師の診察を乞えば，だれでも胃癌を先ず疑うであろう．

私はこの患者の口渇，舌乾，便秘，皮膚の枯燥にはどうしても地黄，当帰の配合された薬方が必要であると考えた．そこで『衆方規矩』の膈噎門をみると，私の希望通りの薬方が2つ当帰養血湯と生津補血湯が出ている．私は生津補血湯を用いた．但し竹瀝は入れなかった．その代わり山梔子を加えた．山梔子は不眠にも効くし，また利膈湯にも山梔子が配合されているからである．

患者はこれを1回のむと，嘔吐がやみ，それきり吐かない．口渇も減じ，舌も湿ってきた．

## 24. 奇　方

1) 葉蘭（はらん）

津田玄仙は，はらんが多年にわたる吐水の症および水腫に神効があるとして，次のように述べている．

「先年，備中の吉備津から道甫という医者が来て，余の門人になった．この人は京師の大医，三角良察先生の門人であったという．その頃，河内の国の豪家に吐水の症を病んで7，8年も色々と治療したが治らない病

人があって，良察の高名を聞いて，河内の国にむかえて治療を乞うた．良策は葉蘭1味を水で煎じて100服ばかり呑ましめて，この難治の症をさっぱりと治した．その時の御礼として50両を得たという．この話を矢那村の玄真に話したところ，玄真は水腫の症を治する薬とき，水腫の症にこの1味を煎剤にして用いて，難治の水腫を20服ばかりでさっぱりと治した．」という．

2) **鼠尾草**（みそはぎ）

津田玄仙の経験で，この方1銭（約3.7g）を水煎して服し，飲食，湯葉ともに嘔吐しておさまらないものを治すという．

3) **連翹**（れんぎょう）

香月牛山の経験で，嘔吐に著効があるという．乳児の吐乳で，色々しても嘔吐の止まないものに，主方にこれを加えて用いる．例えば牛山は二陳湯に連翹を加えて用い，有持桂里は小半夏加茯苓湯に連翹を加えて用いた．

4) **酢**（す）

これは食用にする酢でよい．赤痢などで，病気の重い時は，吐いて薬をうけつけないことがある．このようなときには酢を温めて，病人に，その匂いをかがせてから，すぐあとで薬をのませると，よく納まるものである．これは北尾春甫の経験である．

また何を与えても吐いて薬もうけつけない時は，何でもよいから，その人が平素好きなものを食べさせて，そのすぐあとで薬をのませるとよく納まるものである．

## 24. 腹　　痛

1. 桂枝加芍薬湯
2. 小建中湯
3. 桂枝加附子湯
4. 当帰四逆加呉茱萸生姜湯
5. 当帰四逆湯
6. 当帰建中湯
7. 桂枝茯苓丸
8. 桃核承気湯
9. 折衝飲
10. 大黄牡丹皮湯
11. 当帰芍薬散
12. 大建中湯
13. 附子粳米湯
14. 大黄附子湯
15. 芍薬甘草湯
16. 甘草湯
17. 甘草粉蜜湯
18. 人参湯
19. 五苓散
20. 大柴胡湯
21. 四逆散
22. 柴胡桂枝湯
23. 黄連湯
24. 苓桂甘棗湯
25. 烏梅丸
26. 安中散
27. 清熱解欝湯
28. 指迷七気湯

　　桂枝加芍薬大黄湯　　　　桂枝加桂湯
　　芍薬甘草附子湯　　　　　奔豚湯
　　芍甘黄辛附湯　　　　　　椒梅瀉心湯
　　曼倩湯　　　　　　　　　梔子甘連湯
　　解労散　　　　　　　　　正気天香湯
　　良枳湯

　腹痛を訴える病気は非常に多く，また腹痛のある際に用いられる薬方も多い．しかし急性腹症とよばれるはげしい腹痛を訴える病気の中には，漢方治療の適応症でなく，外科的処置を必要とするものがある．例えば胃潰瘍の穿孔，子宮外妊娠の破裂などは，この適例であり，また急性腹症ではないが，虫垂炎でも外科的に処置した方が安全な場合がある．

　『金匱要略』では，胸痺，心痛，短気病脈証治の次に，「腹満，寒疝，宿

食病脈証治」の篇があり，この篇で腹痛の治療を述べている．ここで寒疝とよんだ病気は，腹が冷えて痛む病気を指したものであるが，後世になると，「疝」という病名を設け，これをまた種々に分類して非常に複雑なものになっている．けれども概していえば，疝の患者は，冷え症であり，冷えることによって病状が増悪する．疼痛が移動する．痛む場所を掌などで按圧していると楽である．症状に消長があり，発作性に起こる傾向がある．慢性に経過するが，死の転帰をとることが少ない．

現代医学で疝痛とよぶのは，空洞性臓器の壁の痙攣によって起こるもので，発作性に消長があり，癒着性の腸管狭窄，腸閉塞症，胆石，腎石，胃腸炎，回虫などの際にみられる．

疝痛のほかに伸展痛とよばれるものがあり，この際は，内容物が停滞してガスが発生し，持続的ににぶい痛みを広く感ずる．同時に膨満感がある．胃腸炎，腸内異常醗酵，胃癌，幽門狭窄，消化不良，胆石，虫垂炎などの際によくみられる．

また炎症性変化がある程度以上にはげしくなったとき，疼痛の場所が固定してくる．そしてこの部に圧痛を証明する．そしてこの部の筋は緊張して板のようになる．腹膜炎，胆囊炎，虫垂炎などの際にみられる．

また疝痛に似た疼痛に血管痛があり，鉛中毒，腹部血管硬化症，腸間膜血管梗塞などのような血管の塞がる病気の際にみられる．

その他神経性の腹痛がある．

### 1. 桂枝加芍薬湯 (けいしかしゃくやくとう)

この方は桂枝湯中の芍薬の量を増したもので，『傷寒論』では，腹部が膨満して時々腹痛を訴えるものに用いている．ところでこの方を用いる腹満は大承気湯などを用いる腹満と異なり，腹直筋が緊張して腹部の表面を硬くふれるが，腹全体は弾力に乏しく内部に充実した感がない．

『腹証奇覧翼』では「桂枝湯の腹状で，一等張りが強く，三指で按ずるに，筋ばり引つるものがある．この証は腹満とあるけれども実の腹満ではない．腹皮が拘攣して張り満つるものである．それ故按じても底にこたえるものがない．」とこの方の腹証を説明している．

胃下垂症などがあって，腹部で振水音を証明し，ガスが充満していて，腹満はあるが，腹部に充実感のないものを目標とする．このような場合多くは，腹直筋を緊張して触れる．そしてこの場合には脈にも力がない．

次に実例を示してみよう．

昭和25年1月25日初診．患者は43歳の女性．いままで大病にかかったことはない．1月21日の夕刻，とつぜん，はげしい腹痛を訴えたので，近くの胃腸病専門の医師をまねいて注射をしてもらった．医師は軽い虫垂炎だから盲腸の部を冷罨法をするように指示した．ところが，この夜また腹痛に堪えられなく医師をよんで注射をしてもらった．その翌日も2回，その次の日は3回も鎮痛剤の注射をうけた．そして駆虫剤をのまされた．

その頃から腹部の膨満が甚だしく，背も腰もいたくなり，口渇が出てきた．この日，浣腸をしたが，薬が逆流してくるだけで，大便らしいものは出なかった．その次の日も，腹痛が甚だしく，医師を何回もよんで注射をしてもらった．この日，医師は薄荷で腹部を湿布するよう命じ，また浣腸したが薬が出ただけであった．

その次の日，発病5日目に，私に往診を依頼してきた．初診時の症状は次のようであった．患者は腹痛のため，苦悶の状態であるが，4日間ほとんど眠らず，飲食物もほとんどとっていないのに，あまり衰弱していない．顔色も比較的よい．脈は大きくて緩である．体温は37度，悪寒も発汗もない．足は冷たくはないが，湯たんぽを入れている．唾液がないため言葉が出にくい．腹部は膨満していて，どこを圧しても痛む．特に回盲部の圧痛が強いわけでもない．

虫垂炎という診断はおかしい．腸捻転にしては，脈がよすぎるし，一般状態もよすぎる．大した病気でもないものを，誤治によって，こんなことにしてしまったのではないかと考える．

病名の判断はつかなくても，漢方では治療方針がたつ．

この患者には，腹満，腹痛，便秘，口乾があるが，便秘は医師がつづけてやった鎮痛剤のために，腸管の運動が制限せられた結果であろうし，口乾もまたロートエキスが内服剤に入っているためであろう．腹満の甚だしいのは，5日間便秘していることも，原因しているであろう．そう考えて

みると，腹満，便秘があっても，うっかり大承気湯のようなもので下すのは危険である．その証拠が脈に現れている．大にして緩という脈は，下剤を用いる脈ではない．ただここで注意しなければならないのは，『金匱要略』に「腹満があって，これを按じて痛むものは実（じつ）であり痛まないものは虚（きょ）である．」という条文があり，この患者は，腹満があって，按圧して痛むから実証ではないかという疑問が生まれる．実証であれば下剤の入ったもので下さなければならない．ところで，私の経験では，結核性腹膜炎などは，腹満もあり，按圧すれば痛みもあるが，実証として下剤を用いてよい場合は，ほとんどない．してみれば，この条文も無条件で参考にしてはならない．

さて，こんなふうに考えて，私はこの患者に桂枝加芍薬湯を与えることにした．この薬方は『傷寒論』の太陰病篇に出ていて，腹満，腹痛があり，嘔吐や下痢のある場合に用いることになっているが，嘔吐や下痢がなくても消化機能が衰えていれば用いてよい．

私はこの患者の大黄の入った下剤で下すような裏実（りじつ）の証ではなく，裏虚（りきょ）の証と診断したから，桂枝加芍薬湯を用いたのである．もし手足が冷たく，脈が弱く，腹満がなければ真武湯を用いていたかもしれないが，この患者は手足は冷えないし，脈は大で緩であったから真武湯を否定した．緩脈は，ゆったりとした落ち付いた脈で，病気が重篤でないことを示している．

患者はこれをのむと3時間ほどで，次から次と放屁が出て，腹痛は大いに軽快した．翌日もひきつづき腹痛はときどき起こったが，非常に軽くなった．その夜，8時頃，黒褐色の軟便がたくさん出た．気持がよくなった．その夜はよく眠れた．

翌日は食欲も出て，毎日自然便があるようになり，腹満も去り，みずおちに少し圧痛が残り，少しつかえる気味だという．そこで半夏瀉心湯に転方した．これを5日分のむと，胃のつかえはよくなったが，便秘するようになり，下腹がはるという．そこでまた桂枝加芍薬湯とし，これを7日間のんで，患者は病気を忘れた．

この治験でもわかるように，桂枝加芍薬湯には，下剤は入っていないが，

腸の運動を調整する効があるので，下痢を止めるばかりでなく，便秘している時に用いて，大便を快通する力もある．

なお26．便秘の項で述べる桂枝加芍薬大黄湯は，この方に大黄を加えたもので，これもまた腹痛に用いることがある．腹全体が膨満し，ことに下腹がふくれて，この部を按圧して痛みの強いものに，桂枝加芍薬大黄湯の証がある．また月経が快通せず，桂枝茯苓丸でもやろうというような証で，疼痛の強いものに，この方を用いることがある．

からだの弱い小児の感冒で頭痛もあり腹痛もあるという場合に，桂枝加芍薬湯を用いてよいことがある．この際，心下部の痛むこともあり，臍傍の痛むこともある．脈は緩で顔には赤味がある．もしこれに動悸が伴うと小建中湯を用いる．

## 2．小建中湯（しょうけんちゅうとう）

この方は桂枝加芍薬湯中の甘草を増量して膠飴を加えたものである．小建中湯というのは大建中湯に対して名づけたもので，ここで中というのは中焦を意味し，古人は中焦で消化が行われると考えたものである．そこで，建中とは中焦の機能の衰微しているのを建立する意味である．そこで，この方を用いてよい患者は，体力の衰えた虚弱な人または平素は頑丈でも無理がつづいて体力の消耗しているような場合である．

小建中湯を用いる場合，腹証は一応参考になる．しかしいつでも，次の腹証がなければ使用できないというのではない．よくみられる腹証は腹直筋を浅く腹表に触れる場合で，古人が二本棒とか火吹竹とかよんだものである．このような腹証のものは，皮下脂肪が少なく，腹壁がうすい．またこれと異なり，腹部全体が軟弱無力で，腸の蠕動を腹壁を透かしてみることのできる場合がある．

慢性腹膜炎，腸狭窄，胃癌，胃潰瘍，胃下垂症などの患者にくる腹痛に，この方を用いることがある．腹膜炎に用いるときは，腹水はなく，腹壁を一体に硬くベニヤ板のようにふれるものを目標とする．腸狭窄の際には，腸の蠕動が亢進し，腹鳴を訴えるものが多い．

脈は弦のものがあり，沈小のものがあり，一定していない．『方読弁解』

には，小建中湯の項で「脈大数にして弦，腹痛，拘攣し，甘を好む者によく応ず．此方は桂枝芍薬を用いて腹中を調和し，脾胃を養い，急迫を緩める．膠飴は虚冷を補い，腹中に入って腹力を生ずる．」とある．

次に実例をあげよう．

患者は50歳の男性で，癌が上腹部一杯に塊になってふれるほどに広がり，それが痛くて痛くてたまらない．こんなに苦しいなら，いっそひと思いに死んだ方がましだと患者はいう．

私はこの患者に小建中湯を与え，5日分のんだところ，痛みがずっと軽くなり，心下部の硬結も小さくなった．3回目には，自分で歩いて来院した．こんなふうで，1ヵ月もたつと映画を見に行ったりして，とても元気になった．家族のものも不思議がっていたが，半年もたつと，だんだん衰弱が加わってついに死亡した．

ところが，次の例は，2，3の権威ある病院で胃癌だと診断された患者が小建中湯で全治した例である．

患者は信州の人で，上諏訪の赤十字病院で胃癌の末期だと診断され，嫁に行っている娘をたよって上京し，東京大学の附属病院で診てもらったが，ここでも癌の末期だから，レントゲンでしらべる必要もないと言われたという．患者はすっかりしょげこんでしまって，漢方にでもたよるほかはないというので，私のところへきた．

患者は60歳を越した男性で，痩せて血色もよくない．腹診してみると，腹壁が一体に板のように硬い．主訴は，はげしい胃痛と嘔吐で，吐物には血液様のものがまじっている．また大便には肉眼でもわかるほど血液がまじっている．私は胃癌よりも胃潰瘍を疑ったが，とにかく腹証によって，人参湯を与えた．ところが少しも効がないので，大建中湯に転方したが，これも駄目．そこで旋覆花代赭石湯をやってみたが，一向に痛みはとまらない．こんなふうだから，患者は東京で有名な某胃腸病院をたずねた．ここではレントゲンの検査もしてくれたが，幽門癌だという診断を下し，入院の必要はないと宣告したという．

そこで，この患者はまた私をおとずれ，いま一度何とかしてほしいという．

私は考えた.『傷寒論』には「嘔家には建中湯を与うべからず.」とあって，嘔吐のあるものには小建中湯を用いてならないことになっている．しかし，もうこうなっては，背水の陣だ．小建中湯を与える以外に方法はないと決心し，これを与えた．すると不思議なことに，胃痛がとまり，嘔吐がやみ，血便もなくなり，2週間後には，あんなに苦しんだ症状がすっかりとれ，1ヵ月ばかりで元気をとりもどして信州に帰った．

　この患者が果たして癌であったか，私は今も疑いをもっている．しかし真の癌が自然治癒をすることもあるというから，小建中湯で治っても不思議はない．

　次の例は，止血鉗子が腹中に置き忘れられていたために，腹痛を訴えていた例である．

　患者は27歳の女性で，初診は昭和25年1月27日である．この女性は昭和22年8月に帝王切開によって分娩も終わり，その子供は元気に育っているが，その後，母親の方は何となく気分がすぐれなかった．そうこうしているうち，昭和24年6月のある日，とつぜん，右下腹部に疼痛を訴えるようになったので，医師を招いたところ虫垂炎だと言われた．しかし軽いから手術の必要はないとのことであった．ところで，この痛みは，なかなかよくならないので，2，3の医師に診てもらった．ある医師は慢性腹膜炎だと言った．身体はだんだん痩せてきた．歩くのに，身体を少し前こごみにしないと歩けなくなった．ときどき悪寒はするが，熱はない．あまり元気がないので胸部をよくしらべてもらった．そこでは肺が結核におかされているということであった．そんなわけで，静かに寝ていたが，いつまでも腹痛は去らないという．

　初診時の症状は，次の通りである．

　患者は痩せて顔色は土のようで光沢がない．脈は沈濇（ちんしょく）で，この傾向は右が特にひどい．悪寒や熱はない．舌苔もなく，口渇もない．食欲は普通である．大便は1日1行で，尿はやや回数が多い．月経は順調である．肩が少しこる．腹直筋は左右とも拘攣している．右下腹部から臍下にかけて圧痛があり，腹部は板のように硬い．肺結核だという診断などを思いあわせると腹膜炎を考えるのは当然である．しかしどうも，はっき

りした診断がつきかねる．駆虫剤は数回のんだという．回虫のせいとも思えない．強いて診断をつけようとすれば，腹部のレントゲン検査は必要だろうし，再度の開腹手術も必要だろう．

だが，漢方の診断によれば，それが何病であろうと小建中湯を与えるだけでよい．腹証や脈証から考えれば，これ以外に用いる処方はない．治っても，治らなくても，とにかくやろう．

そう決心して10日分を与えた．これをのみ終わった患者は，母親につれられて来院したが，腹痛は10中の5，6去ったという．元気が出て，顔色が生々としてきた．更に10日分を与える．これをのみ終わった患者は，右の鼠径部あたりが少し痛むようになったが，腹は痛くないという．腹診してみるに，腹直筋の緊張がゆるみ，腹全体に弾力がついてきた．栄養状態もよくなった．この日，更に10日分を与えたが，患者は，それきり来院しなくなった．

それから幾月かたったある日，その患者の母が新しい患者をつれて来院した．その時の話によると，あれから腹痛がなくなり，元気も出て，よろこんでいたところ，間もなく痔が痛むというので，外科の先生に診てもらった．すると肛門に金属性のものがひっかかっているということで，肛門を少し切開したところ，黒くさびた鋏のようなものが出てきた．これが出てから，患者はすっかり病気を忘れてしまったという．

私が考えるに，これは鋏ではなくて，帝王切開の時に用いた止血鉗子を腹の中に置き忘れていたものが，小建中湯の服用で，筋肉の緊張がゆるんだために出てきたものであろう．それにしても，小建中湯をのんで，腹痛が止んだというのも面白いが，どんな経路で，鉗子が肛門まで下ってきたかを思うと不思議でならない．

### 3. 桂枝加附子湯（けいしかぶしとう）

この方は桂枝湯に附子を加えたもので，『療治茶談』では，疝による腹痛に神効があるとして，この方を推奨している．私もまた冷え症の患者の腹痛に用いて効を得たことがある．『療治茶談』には，「寒疝，心腹疼痛，手足逆冷，身体拘急するを治す．」とあって，次のように述べている．

「この方はもと『傷寒論』に出た方であるが、尚因は寒疝を治する最上の神方だとして、これで神効をとるという。これはこの人の使いおぼえである。自分も尚因の経験にたよって用いてみたが、著効を得たことがたびたびある。但し甘草をこの通りに入れては甘すぎて病人がいやがることが多い。またこの方に呉茱萸を加えると更に効力を増すものである。」

この方を用いる腹痛と当帰四逆加呉茱萸生姜湯を用いる腹痛とは区別のむつかしいほどよく似ている。ともに冷え症で、足が冷えても腹が痛むというものがある。夏でも足袋をはかないと板の間を歩けないというものもある。

次に例をあげておく。

57歳の背の高い中肉の男性、2年前に胃潰瘍の手術をうけたが、その後、下腹部がつれるように腹み、疲れると下痢をするようになった。冬になると下腹部の痛みが強くなり、夜はことにはげしく痛み、そのため安眠ができないという。痛む場所は臍の両側で、腹直筋の外側に沿って、鼠径部に及んでいる。腹直筋は攣急し、臍の上で振水音を証明し、腹部は全般的に軟弱で、按圧すると、あちこちでグル音がする。食欲は普通にあり、大便は1日1行ある。足がよく冷える。脈は遅弱である。私はこれに桂枝加附子湯を与えたが、翌日から腹痛が軽くなり、夜間も安眠できるようになった。しかし休薬するとまた痛むので、3ヵ月ほどつづけてのみ、いつしか痛みを忘れてしまった。ところがその翌年も1月になると、同じような症状で来院した。この時も同じ処方を用い、3週間でよくなった。そのあと下痢の傾向があり、ときどき下痢するので真武湯を与え、これですっかりよくなった。そして次の年の冬は腹痛を訴えなくなった。

## 4. 当帰四逆加呉茱萸生姜湯（とうきしぎゃくかごしゅゆしょうきょうとう）

この方もまた古人が寒疝とよんだ腹痛に用いられたもので、その疼痛は下腹部にはじまり、それより上に攻めあげるのが特徴である。鼠径部のあたりから始まり、あるいは恥骨のあたりから起こり、あるいは腰からくることもあり、それが胸脇にまで攻めのぼりあるいは肩背にまで波及し、あ

るいは頭痛となって現れることがある.

腹証も下腹部で筋のひきつれる状があり,それが臍傍から季肋部にまで及ぶものがある.私の経験では左側よりも右側の下腹で,筋の攣急や自発痛,圧痛などを証明するものが多い.右卵巣のあたりに疼痛を訴え,性交不能を訴える一女性に,この方を与えて著効を得たことがある.また下腹部の触診ができないほどに腹診に際して不快感を訴え,下腹部を按圧すると胸までも苦しく,また項部がひきつれ,つねに頭痛を訴え,3年間にわたって種々の治療をうけても治らなかったものに,この方を用いて,初めて奏効し,ついに多年の持病を治し得たことがある.

また一男性,右腰部より右側腹にかけて,名状しがたい不快感と軽い疼痛を訴え,右項部にも,たえず不快感があり,すでに数年,あらゆる治療をうけたが,少しも奏効せず,神経症として,ついに相手になってくれる医師もないという患者を診察し,その患者がひどい冷え症であることと,症状が上下にわたって現れている点に着目して寒疝と診断し,この方を用いたところ,数年の苦痛が拭うが如くに消失した.

もし原因不明の腹痛があって,しかも患者が冷え症で,多年にわたって病苦を訴えているにかかわらず栄養も衰えず血色もさほど悪くないものがあったら,疝として,この方を用いてみるがよい.意外に著効を奏することがある.病気が下腹にあって,それが上にも現れるというのが目標である.更にむつかしくいえば,肝経,腎経に沿って,病気がのぼっていくというのが特徴である.

なお夜明け近くなると,腹が痛んで下痢するという場合に,当帰四逆加呉茱萸生姜湯の効くものがある.

### 5. 当帰四逆湯(とうきしぎゃくとう)

ここにあげたのは,『宝鑑』の方で,『傷寒論』の方とは内容に異同がある.

この方の効く腹痛は解急蜀椒湯を用いる腹痛に似ている.このことについて,百々漢陰は次のように述べている.

「これは寒疝の薬である.其症を云ってみると,いつも章門(経穴の名

で肋骨弓の先端の下部にある）のあたりが強ばり，内に塊状のものがあって，時々それが左の脇腹から心下に向かってさし込み，呼吸が苦しくなって，臥すこともできず，手足は冷たくなって，悶絶する．これを衝疝とよぶ．このような症に世医は大抵解急蜀椒湯を用いるが，これにはこの方が至ってよくきくものである．解急蜀椒湯の症にも上攻の徴候があるけれども，それは枝葉のことで，腹痛が主である．当帰四逆湯のきく症は，痛はあるが，上攻悶絶が主である．また上攻の症がなくても左脇下に塊があって，下腹から腰に引いて痛む者などにはすべてよくきくものである．

　先年，西陣の織物屋の主人が平素から疝の気味があったが，娘の病気の回復を祈願して毎朝，水をあびていたところ，ある日，突然左の脇下からさし込み悶絶し，夜着を積み重ねたものにもたれかかって，やっと息をしている状態である．何人かの医者が手を尽くしたが治らない．ある医者は，肩のこりがひどいのをみて，ランセットで瀉血をしたが，よくならないので余に治を乞うた．これをみるに衝疝である．そこでこの方を与えたところ，1，2貼で小便が快通して，上攻がようやくおさまり，数貼の服用で全治した．」

　この『宝鑑』の当帰四逆湯には，柴胡と芍薬とが組合わされていて，その腹証は四逆散に似ている．浅田宗伯は「四逆散の変方とみなして，2行通りに拘急あり，腰胯に引いて冷痛するものを治す．」といっている．

　このように，この方は季肋下が中心で，それより上に向かって攻めあげるか，または腰や股の方にひきつれるものである．これに反して，『傷寒論』の方は前述の通り下腹部より上攻する．これが大きな鑑別点である．2行通りとは左右の腹直筋のことである．

## 6．当帰建中湯（とうきけんちゅうとう）

　この方は小建中湯の膠飴の代わりに当帰を入れたもので，『金匱要略』には「婦人，産後，虚羸不足，腹中刺痛やまず，吸々少気，或いは小腹拘急を苦しみ，痛み腰背に引き，食飲すること能ざるを治す．産後1ヵ月，日に4，5剤を服し得て善しとなす．人をして強壮ならしむ．」とあり，これによって，婦人科的疾患による腹痛，産後の腹痛などによく用いられ

る.

　この方を用いる目標は,患者が疲労していること,貧血の傾向があること,腹痛が下腹部を中心として,腰,背などにも波及することである.また止血作用もあるので,痔出血,直腸よりの出血,子宮よりの出血などにも用いられる.

　搔爬後の腹膜炎,骨盤腹膜炎,月経困難症などに,この方を用いて著効を得たことがある.

　月経困難症には,桂枝茯苓丸を用いてよいものが多く,当帰建中湯の証は少ない.そこで例をあげておく.

　男の子が1人ある30歳の経産婦,その子が生まれて3年ほどたってから,月経痛が起こるようになった.その疼痛は非常に強く,2日間は,いっさい飲食をせずに床につくという.しかも月経の量は非常に少ないという.私はこれに桂枝茯苓丸を与え,3ヵ月ほどのんだが少しも効がないので,そのうちに来院しなくなった.ところが,それから3ヵ月ほどして,また来院して,ある大学病院の婦人科で診てもらったところ,子宮が萎縮しているためだと言われ,ホルモン剤の注射をずっとつづけているが,ちっともよくならないから,またお願いしますという.この女性は,その頃まだ授乳をつづけていた.これが原因の1つだと,私は考えた.

　そこで,こんどは当帰建中湯を常用し,月経の始まる2,3日前から,月経がすむまでの間,桃核承気湯をのむようにした.ところが,その月から疼痛がずっと楽になり,3ヵ月の服用で,忘れたように治ってしまった.

　急迫性の強い痛みには,当帰建中湯や桃核承気湯がよいと古人も述べているが,この患者にもよく効いた.

### 7. 桂枝茯苓丸 (けいしぶくりょうがん)

　桂枝茯苓丸,桃核承気湯,大黄牡丹皮湯などのように桃仁や牡丹皮の配剤されている方剤は,駆瘀血剤とよばれている.すなわち瘀血を目標にして用いる方剤である.これらの方剤を用いる際に目標となるものに瘀血の腹証がある.桂枝茯苓丸証では下腹部に充実した感触の抵抗をふれる部があり,この部を按圧すると疼痛を訴える.この抵抗は左下腹にふれること

もあり，右下腹にふれることもあって，場所は一定していない．

　桂枝茯苓丸の応用は広く，種々の病気に用いられるが，腹痛に限定しても月経困難症のほかに，卵管炎，卵巣炎などの子宮付属器炎からくる腹痛，虫垂炎，尿管結石などからくる腹痛に用いられる．この際，前記の腹証が目標となる．

　桂枝茯苓丸の効く月経困難症は，月経の始まる前，または初日に疼痛がくる．前期の当帰建中湯では月経の全期間を通じて痛み，あるいは月経が終わる頃になって痛む傾向がある．この方を用いる患者は，当帰建中湯や当帰芍薬散などを用いる患者よりも，腹力があり，弾力に富んだ腹をしている．私は桂枝茯苓丸を月経困難症に用いる際には，丸とせず煎剤として用いている．これを月経時は勿論，月経のない間ものみつづける．1，2ヵ月のんで全く効がないようなら，この方の適応症ではないと考えてよい．

　左側の尿管に結石があって，時々はげしい腹痛を起こす患者を診察し，左側腸骨窩の内側に抵抗と圧痛のあるのを目標に，この方を用いたところ，2週間ばかりの服用で，赤小豆大の結石が排泄せられて，それきり全治してしまったことがある．

### 8. 桃核承気湯（とうかくじょうきとう）

　この方は桂枝茯苓丸を用いるような場合で，便秘し，急迫の傾向のあるものに用いる．この方を用いる重要な目標に小腹急結とよばれる腹証がある．これについては2.頭痛・顔面痛の項参照．この腹証があって，便秘の傾向があれば，この方を用いる．

　月経困難症でも，小腹急結の状があって，便秘し，疼痛激甚の者には，桂枝茯苓丸よりも，この方がよい．

　産後の腹痛で，悪露の下るたびに，しめつけられるように痛むものに，この方を用いることがある．もし疼痛がいつまでも，じわじわとつづき，痛むところを手で按圧して，かえって気持ちよく感ずるものは虚痛と古人がよんだもので，当帰建中湯の証である．もし按圧してかえって疼痛の強くなるものは，桂枝茯苓丸または桃核承気湯の証である．

　流産のあとで急に心下につき上げてくるように痛み，息もしにくいとい

うようなものには，桃核承気湯を与えるがよい．産後や流産後にはよく桃核承気湯の証が出るものである．

### 9. 折衝飲（せっしょういん）

この方は賀川玄悦の創方で，桂枝茯苓丸と当帰芍薬散を合したものから，茯苓，朮，沢瀉を去って，延胡索，牛膝，紅花を加えたもので，月経困難症や子宮筋腫に用いることがある．

37歳の女性，かつて腹膜炎を病んだことがある．数年前に左卵巣嚢腫を手術したが，その後，癒着が起こった．その頃から毎月の月経時に腹痛を訴えるようになった．その疼痛は月経が終わった直後にひどく，下痢を伴うという．なおその時，血塊が下るという．腹診してみると，左下腹に圧に過敏な部位がある．私はこれに折衝飲を与えたが，服薬15日目から月経が始まったが，こんどはまったく疼痛を訴えず，床につくこともなかったという．

また夫婦関係の際に腹痛を覚え堪えがたいというものに，この方を与え，10日で故障を訴えなくなった．

### 10. 大黄牡丹皮湯（だいおうぼたんぴとう）

この処方は古人が腸癰とよんだ病気を治するために設けた方剤で，虫垂炎に用いる機会がある．ところで，近年の虫垂炎はこの処方で下すような実証のものが少なくなり，桂枝茯苓丸，桂枝加芍薬湯などを用いる機会が多くなった．すでに化膿したものや，脈が頻数になったものなどには，大黄牡丹皮湯は禁忌である．

### 11. 当帰芍薬散（とうきしゃくやくさん）

この方は，『金匱要略』にある方剤で，「婦人の腹中痛は当帰芍薬散之を主る．」「婦人，妊娠，腹中疠痛の者は当帰芍薬散之を主る．」とあって，女性特有の腹痛，妊娠中の腹痛によく用いられる．

この方も桂枝茯苓丸とともに，広く諸病に用いられたもので，筆者の恩師湯本求真翁はすべての慢性病には必ず桂枝茯苓丸か当帰芍薬散を用い

た.例えば,大柴胡湯桂枝茯苓丸(この場合は,桂枝茯苓丸を丸とせず煎剤として大柴胡湯に合して1つの処方とする)とか,小柴胡湯合当帰芍薬散(この場合も,当帰芍薬散を散とせず煎剤として小柴胡湯に合して1つの処方とする)というようにして用いた.先生によれば慢性病はすべて瘀血に関係があるから,これを治するには瘀血を治する方剤を必ず用いなければならないというのであった.桂枝茯苓丸と当帰芍薬散との使用上の区別を,先生は次のように話された.

桂枝茯苓丸は,筋肉のしまりのよい血色のよい人に用い,当帰芍薬散は筋肉が軟弱で,しまりが悪く血色のすぐれない貧血の傾向があるものに用いる.当帰芍薬散は貧血性瘀血を治する効がある.美人には当帰芍薬散の証が多い.

私はこの先生の説に暗示を得て,当帰芍薬散の目標を次のように定めた.

当帰芍薬散の目標は,男女老若を問わず,貧血の傾向があり,腰脚が冷えやすく,頭冒,頭重,小便頻数を訴え,時にめまい,肩こり,耳鳴,動悸のあることがある.筋肉は一体に軟弱で,女性的であり,疲労しやすく,腹痛は下腹部に起こり,腰部あるいは心下に波及することがあるが,腹痛がなくても本方を用いてよい.

当帰芍薬散は元来粉末として酒でのむことになっているが,私は煎剤として用いている.月経困難症に用いる時も,以上を参考にして用いる.

当帰芍薬散は妊娠中の腹痛を治するばかりでなく,妊娠中の諸種の障害を予防し,これを治する効がある.これについては,29.不妊・流産・難産の項を参照.

## 12. 大建中湯 (だいけんちゅうとう)

この方は『金匱要略』の寒疝のところに「心胸中,大寒痛し,嘔して飲食する能はず,腹中の寒,上衝し,皮起り出で現はれ,頭足あって上下し,痛んで触れ近づくべからざるは大建中湯之を主る.」とあり,この方剤には特異の腹証がある.「皮起り出で現はれ,頭足あって上下し」とは,腸の蠕動が亢進し,腹壁を透して,その蠕動を望見することが可能で,その状はちょうど,動物の頭や足のようにみえ,それが上に行ったり下に行っ

たりしているというのである．また「腹中の寒，上衝し」とは，腹が冷えて，それが上につきあげてくるのをいったもので，大建中湯では，腹痛が下から上につきあげてくるのである．そこで腸の逆蠕動がみられるのである．大建中湯証の患者を腹診してみるに，腹部が軟弱無力で，腸の蠕動をふれるものと，腹部全体に空気を入れたようにガスのために張り切っているものとある．大建中湯証を桂枝加芍薬湯証や大柴胡湯証などと誤診するのは後者のような腹証を呈する場合である．

大建中湯証の患者は冷え症で，脈に力がなく，沈弱遅，大遅弱などを呈することが多い．腹痛はいつでも強いとは限らず，軽い時もあるが，発作性に消長があり，はげしく胸に攻めあげてくる時は嘔吐を起こすこともある．

次に実例をあげてみよう．

患者は42歳の女性で，数年来の腹痛を主訴として来院する．脈をみると沈にして弱，舌には淡黄の苔があって，湿り，口渇はない．全身の肉はおちて，痩せ，顔色は蒼く，腹部は一体に軟弱で，下腹部はとくに力がない．腹部の数ヵ所に凸凹があり，これを圧すると，グル音とともに消える．回盲部を指頭で刺激すると，腸の蠕動が亢進し，腹壁を透して腸の運動をみることができる．臍の上でも下でも振水音を証明する．腹痛は発作的に強くなり，その痛みは回盲部付近に起こり，左右上下に移動し，はげしい時は，胸に向かってせめ上げてきて嘔吐を起こすことがある．大便は秘結しがちであるが，下剤をのむと堪えがたいほどの激しい腹痛が起こるので，恐ろしくてのめない．なおこの腹痛は寒冷の候になると増激する．

私はこれに大建中湯を与えた．1日量として山椒3.0，乾姜8.0，人参4.0，膠飴60.0を用いた．これを3日分のむと，すっかり腹痛がとれ，食欲が大いに進み，自便然が1日1行あるようになった．そこでうれしさのあまり，大いに食い大いに飲んだところ，2，3日たって，また腹痛が起こった．そこでこんどは山椒6.0，乾姜12.0，人参8.0，膠飴120.0を1日量として与えたところ，これを4日ほどのむと，水瀉様のはげしい下痢が2回あって，腹痛がかえってひどくなったという電話があった．

私はこれに答えて，それは瞑眩（めんげん）という症状で，病気が根治

する前兆だから，恐れないでつづけておのみなさいといった．そこで更に1回分をのんだところ，たちまち堪えがたいほどの激しい腹痛が起こって，上には吐き，下には下し，苦悶の状をみるにしのびないが，どのようにしたらよいかとまた電話があった．私はまた前言をくりかえした．

その翌朝，私はおそらく全治を確信して，電話でその後の症状をたずねた．すると患家の答えは，その後，吐き下しがますます激しく，ついに全身に痙攣を発し，このまま死ぬのではないかと思われたので，近くの医師を招いて注射をしてもらった．今朝はまったく苦痛が去って，よく眠っているとのことであった．

この患者はこれを最後に，再び腹痛を訴えなくなり，肉づきもよくなり，元気になった．

漢方には瞑眩というものがある．瞑眩は治療によって起こる一種の反応で，予想に反して，かえって一時的に病状が増激したり，また思いがけない症状が現れたりするけれども，結果的にはよい徴候で，これによって頓挫的に軽快に向かうものがある．

この患者の場合の瞑眩は大建中湯の量が多すぎたためで，もっと少なく用いておれば，こんな激しい反応を起こさなくてすんだであろう．しかし回復はもっと長びいたかも知れない．

この治験例は，私が33歳ぐらいの血気にはやっていた頃のもので，いま思うと恐ろしい気がする．

大建中湯は特異な腹証があるため，診断がつきやすい．ところで，腸の蠕動不安を起こして，腸管の動くのが腹壁からみえても，それだけで大建中湯証だとかたづけてはならない．小建中湯にも，人参湯にも，真武湯にも，旋覆花代赭石湯にも，こんな腹証の現れることがある．

また腸の蠕動運動がよくわからないような場合にも，大建中湯を用いてよいことがある．私がかつて腎臓結石にかかって，激しい疝痛に悩んだ時，大建中湯で小豆大の結石2個を排出して治ったことがあるが，この時は腹がパンパンに緊張して蠕動がよくわからなかった．ガスが充満していたのである．

私はかつて虫垂炎から限局性の腹膜炎を起こして，毎日体温は38度あ

まりにのぼり，腹痛のやまないものに，大建中湯を与えたところ，たちまち腹痛がやみ，悪臭のある膿を肛門から多量排泄して，そのまま治ったことがある．星野俊良氏も，ダグラス窩膿瘍に大建中湯を与えたところ，多量の膿を肛門から排泄して治ったという例を報告している．

回虫で腹の痛む者に大建中湯のよくきくことがある．山椒には駆虫の効もある．

有持桂里に，次の治験がある．

「京極の美濃屋三郎兵衛の娘が熱病が治ったあとで腹がたいへん痛むようになった．私はその脇下痞鞕（季肋下がつかえて硬いことで，胸脇苦満によく似ている）をみて，大柴胡湯や柴胡桂枝湯の類を与えたが一向に効がない．そこでよくよく脈を診てみると洪大である．回虫で腹の痛むときは脈が洪大であることに気づき，駆虫剤である鷓鴣菜湯（しゃこさいとう），檳榔（びんろう），鶴虱散（かくしつさん）などを用いたが，更に効がない．そこで大建中湯を与えたところ，1回で効があり，3回呑むと食欲が出て，5回分を呑む頃は痛は消えてしまった．」

荒木性次氏は，医者が腹膜炎と診断したほどに，腹が張って痛むものに，大建中湯を与えて著効のあった例を報告している．

荒木氏は，初め，その患者が，便秘して腹が張っているので，大承気湯を与えたところ，便通があって，一時楽になったが，翌日またもとのように苦しくなったので，これは大承気湯で攻めるべきではなく，大建中湯で温めるべきであることに気づいて，この方を用いたということである．

この例のように，腹満して便秘するものに，実証のものと虚証のものとあり，実証のものは，大黄や芒硝の入った大承気湯のようなもので下してよいが，虚証のものは下してはならない．

大建中湯も，次の附子粳米湯も裏寒の証である．だから，附子，山椒，乾姜などを用いて，これを温めるのである．裏寒というのは，胃腸が寒えて，新陳代謝が衰えていることである．

## 13. 附子粳米湯（ぶしこうべいとう）

この方も「腹中寒気,雷鳴切痛,胸脇逆満,嘔吐,附子粳米湯之を主る.」

とあって，大建中湯の証によく似ている．この方も腹中の寒気が上につき，胸脇部に逆満してくるのである．ここでは雷鳴切痛とあって，腹がゴロゴロ鳴って，切られるように痛む．大建中湯の証では，腸の蠕動亢進があり，これを望見できるのが特徴で，附子粳米湯では雷鳴切痛を特徴とする．ところが，この2方の区別がつきかねることもある．この2方を合した解急蜀椒湯という処方がある．この処方は附子粳米湯に山椒を加えたもので，浅田宗伯は，「此方は大建中と附子粳米湯とを合した方で，その症も2方に近く，寒疝で心腹に迫って切痛する者を主治する．烏頭桂枝湯とその証が似ているが，これとは上下の別がある．その上に烏頭桂枝湯は腹中絞痛して寝返りもできないのを目的とする．」と述べているが，以上の3方の鑑別は必ずしもやさしくない．

百々漢陰は次のように述べている．

「附子粳米湯は寒疝，腹痛，雷鳴，嘔吐，逆満の症に用いる．その中で嘔吐がもっとも甚だしく，腹の左右の別はないが，多くは左から逆満し，始終雷鳴し，痛の甚だしいものである．時たま回虫を吐くものがある．大便は多くは秘結する．世医は一概に寒疝，癇冷などの症に用いるけれども，嘔吐，逆満などの症がなければ正面の症ではない．解急蜀椒湯も大抵は同じようであるが，この方はもっぱら嘔気を目当に用いる．」

豊浦元貞は，流産後，脈が微細数で，嘔吐し手足が冷たくなって，刺すように腹の痛むものに附子粳米湯を与えたところ，1貼で腹痛がやみ胎盤が下りて愈ったという治験を発表している．

## 14. 大黄附子湯（だいおうぶしとう）

この方は冷薬の大黄に，熱薬の附子と細辛を配した方剤で，温めながら下すという方剤である．和田東郭の筆法をかりると，この方は鍋の底にこげついたものをとりのぞく時に，先ず鍋に水を入れてしばらく温めて，こげついたものが浮きあがったところで，そっと静かにとりのぞくようなもので，その温める作用をするものが附子と細辛で，とりのぞくものが大黄である．

『金匱要略』には「脇下偏痛して，発熱があり，其脈が緊弦であるのは，

これは裏に寒があるからである．温薬で下すがよい．これには大黄附子湯がよい．」とある．脇下は左右どちらの脇下（季肋下）が痛む場合に用いてもよいが，右の痛むものに用いることが多い．ここに発熱とあるが，熱のない時にも用いる．熱のないときは，脈は緊弦ではないが，これを用いてよい．ここには便通のことは書いてないが，便秘の傾向がある．

亡友染谷奉道君は，腎盂炎で，悪寒がひどく腰痛の甚だしいものに，この方を用いて著効を得た例を報告している．

私は胆石疝痛の患者で，はげしい腹痛を訴えるものに，この方を用いて著効を得た．その患者は，いつもは大柴胡湯でよくなっていたが，ある日，はげしい発作があって，大柴胡湯を用いたが嘔吐してうけつけず，脈をみていると，強い疼痛がくると，脈が緊弦になる．そこで脇下偏痛，その脈緊弦と『金匱要略』にあるのを思い出して，大黄附子湯を用いたところ，これはよく納まり，服薬後，5，6分で疼痛が軽くなり腹が突っぱっているような感じがとれて，寝返りができるようになった．

大黄附子湯の患者には，腹痛とともに悪寒を伴い，これが大切な目標となることがある．次に例をあげる．

一女性，右上腹部の発作性疼痛を主訴として来院した．この疼痛は数ヵ月前から起こり，毎日のように痛み，その時は背もともに痛み，背に水をそそぎかけられるようだという．一医師は胃痙攣といい，他の医師は胆石疝痛と診断した．食欲は正常で，発作時以外には，これという訴えはない．

腹診してみるに，胸脇苦満はなく，腹部は一体に軟弱でやや陥没し，腹直筋の拘攣はない．大便は秘結して3日に1行あって硬い．脈沈小で，舌苔はない．私はこれに大黄附子湯を与えたところ，2週間の服用で，発作がまったくやんだ．患者は漢方の偉効をたたえ，一家一族をひきつれて来院することになった．

『金匱要略』に脇下とあるのは腰から脇肋までも広く含めた方がよい．

有持桂里は，一男性が右脇下から腰に連ってひどく疼痛し，それが4，50日も治らず，諸種の治療も効のなかったものに，脈の緊弦を目標にしてこの方を与えて著効を得たといっている．細野史郎氏は大黄附子湯に芍薬甘草湯を合した芍甘黄辛附湯を用いて胆嚢の疾患からくる腹痛に用いて著効

を得たという．

## 15. 芍薬甘草湯（しゃくやくかんぞうとう）

　この方は芍薬甘草の2味からなる簡単な処方で，はげしい腹痛発作に頓服として用いる．その目標は腹直筋の拘急にあり，この際，疼痛が手，足にまで及んで，ひきつれることがある．多くは他薬，例えば大柴胡湯，大黄附子湯，桂枝加芍薬大黄湯などに兼用として用いる．

　私に次のような例がある．

　患者は60歳の女性，数年前虫垂炎の手術をうけてから，頑固な便秘を訴えるようになり，医師は手術のあとに癒着が起こったからだと診断して，また手術をした．ところが，その後も便秘が治らず，放置しておけば7日も10日も大便が通せず，苦しいので，下剤をかけると猛烈な腹痛が起こり，そのために痙攣を起こしてひきつけることもある．浣腸をしても，腹痛を起こして苦しむという．下剤をかけると死ぬほど苦しいが，そうかといって，下剤をかけないと，腹がはって苦しく，食事がとれず，これまた苦しいという．

　そこで診察してみると，腹は一体に膨満し，腹直筋が強く攣急している．下腹部には一体に圧痛がある．

　私はこれに桂枝加芍薬大黄湯を与え，大黄の量を1日0.5とし，これで効がなければ，0.2宛増量することにし，もしこれをのんで，ひどい腹痛が起こった時には芍薬甘草湯の頓服を用いるよう指示した．ところが，この患者は大黄0.5で大便があり，便通のあと，日によって，かなり強い腹痛を訴えたが，そのたびに芍薬甘草湯の頓服を用いると，そのままおさまるようになった．そこで患者は安心して，1年あまり，これをのんでいるうちに，大黄は0.5から0.3と減じ，ついに大黄なしで便通がつくようになり，全快してしまった．

　下剤を用いて下したところ，かえって腹痛がひどくなり足が冷え冷汗が出て悪寒を伴うようになるものがある．これは誤って虚証を下したためであるから，芍薬甘草附子湯を用いるがよい．もし悪寒と足冷がなければ芍薬甘草湯でよい．

### 16. 甘草湯（かんぞうとう）

この方は甘草1味からなるもので，『傷寒論』に「少陰病2，3日咽痛の者は甘草湯を与ふべし．」とあって，『傷寒論』では咽痛に用いる例をあげているが，この甘草湯を腹痛に用いて著効を得ることがある．最近甘草湯が胃潰瘍にきくといわれるようになったが，胃潰瘍に限らず，甘草はすべての急迫性の疼痛に用いられる．胃潰瘍で疼痛のはげしい時，甘草だけでも疼痛は緩解するが，これで浮腫が現れたり，血圧が高くなったり，胸やけを訴えるようになるものがある．漢方では胃潰瘍という病名で甘草を用いるのではない．『傷寒論』に特に少陰病とあるのに注目しなければならない．少陰病では，新陳代謝が衰え，手足が冷え，脈が微細で，生気に乏しいという症状がある．甘草湯を用いるにも，このような状態が必要である．甘連梔子湯の項を参照．

### 17. 甘草粉蜜湯（かんぞうふんみつとう）

この方は元来回虫による腹痛を治すために設けられたものであるが，回虫にかぎらず作用のはげしい劇剤を用いて効のない時に，この方を与えて意外に著効を示すことがある．『金匱要略』には，「回虫で起こった病は，よだれのようなものを吐き，発作性に胸に痛がくる．この痛が作用の強い薬で治らない時は甘草粉蜜湯でよくなる．」とある．

和田東郭は，この方を回虫には用いないで，澼嚢（へきのう）に用いている．澼嚢とはどんな病気かというに，有持桂里は次のように述べている．『金匱要略』に，「朝食べたものを夕方に吐き，夕食に食べたものを翌朝吐き，食物がこなれないのを胃反と云う．」とあるが，胃反は朝食を夕方に吐くものである．澼嚢は，4，5日から2，3日して吐くものである．軽いものは10日も15日もたって吐くこともある．またひどい時は，2，3日も吐きつづけることもある．しかし治療の点では胃反も澼嚢も同じである．ただ澼嚢には腹痛があり，胃反には腹痛がない．

この澼嚢の腹痛は，大抵は安中散でよいが，患者がひどく痩せて，痛の強い時には，甘草粉蜜湯がよいと，東郭は述べている．

この方をのんで浮腫のくるものがあるが，これは薬が適中して病気が全治する前兆である．

竹内玄撮という人が，『和漢医林新誌』第197号に，次の治験をのせている．

「神田区東松下町，洋傘師の花岡秋太郎，26歳は，明治24年11月下旬から下腹痛を訴えるようになり，それが日ましにひどくなった．その痛みの模様は，始め右下腹から起こり，臍下一面から脇下にまで及び，発作時には手を近づけることもできないほどである．そこで某医に治を乞うたところ，水薬，散薬，下剤などをくれ，痛みのひどい時は白色の粉末をくれた．これはモルヒネらしく，一時疼痛が緩解した．しかしすぐまたもとの通りに痛み，一昼夜に4，5回も発作があって，ちっとも安眠ができない．母や妻は徹夜をして看護していたが，そのうなり声をきくにしのびないという．こんな風で12月7日になって，余に来診を求めた．

往診してみると，脈は沈んでしぶるような状で，少し緊を帯び，微熱がある．顔には血の色がなく，口舌は乾燥している．食事は小さい茶わんに一杯食べるだけで，腹は軟弱にして，大便は出にくく，小便も少ない．そこで寒疝と診断して解急蜀椒湯を与えたが，更に効がない．よっていろいろと考えた末に，甘草粉蜜湯の項に，心痛，発作時あり，毒薬にてやまずとあるのを思い出し，試みにこの方を1回呑ましめたところ，服後疼痛軽減し，2，3日で全快した.」

### 18. 人参湯（にんじんとう）

一名を理中湯ともいう．中焦を整理するの意である．16．胸痛の項で述べたように，人参湯の腹痛は上腹部から胸部にかけて痛むことが多く，下腹部に疼痛のくることはまれである．

### 19. 五苓散（ごれいさん）

この方は口渇と尿利の減少を目標として，嘔吐または下痢，あるいは頭痛などのあるときに用いることについては，2．頭痛・顔面痛や47．口渇と口乾の項で述べた通りである．ところで口渇と尿利の減少があって，嘔

吐，腹痛を訴えるものにも，この方を用いることがある．

古人が霍乱とよんだ病気は，はげしい嘔吐，下痢，腹痛を訴える病気であるが，これに五苓散を用いる場合と人参湯を用いる場合とのあることについて，『金匱要略』は次のように述べている．「霍乱で，頭痛，発熱，身疼痛の状があって，熱が多くて水を飲みたがるものは五苓散の主治するところで，寒が多くて水を飲みたがらないものは理中丸（人参湯を丸としたもの）主治である．」

私は五苓散に茵蔯蒿を加えた茵蔯五苓散を月経困難の少女に用いて著効を得たことがある．

患者は15歳の少女だが，12，3歳にしか見えない．小柄で血色がよくない．初潮は12歳からで，15歳の2月から毎月のように，月経の初日に，はげしい心下痛が起こって，薬も水も吐いて，いっさいの飲食物をうけつけないという．こんな状態で，いろいろの手当をうけたが，一向に効がないので，昭和30年の8月20日に当院に治を求めた．初診の日は8月の月経が終わったところで，何の苦痛もなく，これといった，つかまえどころがない．そこで9月の月経を待って，その腹痛の状態を診せてもらうことにして，その期間の服薬には当帰芍薬散を一応考えたが，嘔吐を伴う腹痛だし"心腹卒中痛"の点も参酌して柴胡桂枝湯を与えた．

9月14日に月経が始まったので，患者は蒼い元気のない顔で，母親に伴われて診察室に入ってきたが，まだ脈を診ないうちに，持ってきた洗面器に，汚い水を大量に吐いた．吐く前に心下に強いさしこみがある．吐いてしまうとやや心下は楽になる．脈は浮数（ふさく）である．腹診するに，臍上の動悸が強く亢進している．振水音は証明しない．ひどい口渇で水を要求するので，コップ一杯の水を与えた．すると1分間もたたないのに，はげしい心下痛とともに水を吐いた．尿利はひどく減少している．この口渇，嘔吐，尿利減少の三拍子がそろえば，いうまでもなく五苓散の証である．この場合のはげしい心下痛が五苓散でよくなるかどうか，私には不安があった．しかし先人は疝の疼痛にこの方を用いているので，この患者の心下痛も，古人のいうところの疝に属する疼痛と考えて，この方を与える決心をした．この場合，蛇足であったかもしれないが，茵蔯蒿を加えて茵

茵蔯五苓散とした．

　さてこの薬を 3 週間分のんでから，患者はしばらく来院しなかった．やっぱり効がなかったのかなあと，私はひそかに考えた．この 3 週間分をのみ終わった頃が，彼女の 10 月の月経が来潮する頃なのである．10 月もまたあんなに苦しんだのかなあと，私は思わず嘆息をもらした．ところが 11 月 6 日に，彼女は晴れ晴れしい姿で診察室に入ってきた．私は，「どうしたの」とせっかちにきいた．彼女は落ち着き払って「何ともなかったの」と平然としている．「10 月は吐かなかったの，お腹はいたまなかったの」と，私はまだ不安な心持でたずねたが「何ともなかった」と，彼女はあたりまえのような顔をしている．この患者はそれきり月経困難症が全治した．私はこの患者に茵蔯五苓散を用いたが，五苓散でもよかったと思う．

### 20. 大柴胡湯（だいさいことう）

　この方は胸脇苦満（2. 頭痛・顔面痛の項で説明した）があって，便秘し，脈にも腹にも力があるものを目標として用いる．この方の応ずる患者は季肋弓は鈍角を呈しているものが多い．この方を用いる腹痛は，季肋下から心下部が中心でこの部を按圧すれば痛むものである．そこで，胆石疝痛，胆囊炎などに用いる機会が多い．また胃炎にも用いられる．もしも疼痛する部分を按圧してみて疼痛が軽減するようであれば大柴胡湯の証ではない．

　胆石の患者には大柴胡湯の証が非常に多い．胆石にこの方を用いる際には，疝痛の発作のおさまっている間も，つづけてこれをのむ必要がある．私がこの方で救った胆石患者は数え切れないほどである．

### 21. 四逆散（しぎゃくさん）

　この方は柴胡が主薬であることは大柴胡湯と同じであるが，この方には大黄，半夏，黄芩がなくて甘草があるから，大柴胡湯証よりも熱状が少なく虚証になったものに用いる．腹部をみても，胸脇苦満，心下痞鞕の程度が軽く，腹直筋は硬く緊張して，臍傍にまで及んでいる．

　なお藤田謙造の『経験方論』には，次のようにその目標を述べている．

「その証はほぼ柴胡桂枝乾姜湯に似ていて、積気や気病、または心身の過労などから起こる者に多い。それ故に急病でもだえ苦しむものや慢性病でひどく衰弱したものに用いることはまれで、病勢があまりはげしくはないが、いつまでも治らず、医者が治療に困るような者に、戸崎先生はこの方を用いて奇効を得られたことがたびたびあった。その症状は肩背がこわばったり、腰が痛んだり、脇腹が痛んだり、頭が痛んだり、食が進まなかったり、大便は秘結したり、下痢したり、小便の出が悪かったりする。また気持に張りがなく、気分が鬱滞して動作がものうく、万事を苦労にし、或いは物事を憂慮してやまず、ややもすれば悲愁し、夜は夢をみて気持よく眠らず、或いは物毎に好悪があり、また心中がむしゃくしゃとして安定しない。なおからだがだるかったり、筋肉がつれたりする。またいつも季肋部のあたりに重滞感があり、この部の痛むこともある。それにいろいろと工夫をこらしたり考えごとをすると、そのたびに必ず季肋のあたりが、縮まりふさがるように覚え、或いは1，2町も歩くと季肋下から脇下にかけて、はげしい時は呼吸にもさわるから、この部を手でじっとおさえている。以上あげたような症状の他にもなお種々の徴候があって、全部をあげることはむつかしいが、これらの中の2，3の症状があって、前に述べた腹候があれば、四逆散のよく治するところである。」

四逆散は、外来で通院できる程度の慢性病の患者に用いる機会が多い。

なお、四逆散には種々加味方がある。例えば原南陽は四逆散に呉茱萸、牡蠣を加えて曼倩湯（まんせいとう）と名づけて、癖囊を治し、浅田宗伯は四逆散に呉茱萸、茯苓を加えて胃に水飲を蓄えて腹痛嘔吐するものを治し、また茴香を加えて疝痛を治した。また解労散（かいろうさん）は四逆散に土別甲と茯苓を加えた方で、四逆散証で、腹に堅塊のあるものに用いる。私は胆石患者で、体力が衰えて、大柴胡湯を用いることのできないものにこの方を用いている。また胆囊が十二指腸に癒着しているために右脇下にひきつれるような痛みを訴えるものにこの方を用いて疼痛を軽減せしめることに成功した。

## 22. 柴胡桂枝湯（さいこけいしとう）

　この方は小柴胡湯に桂枝湯を合した方剤で、柴胡が主薬であるから、前記の四逆散に腹証は似ている。この場合、胸脇苦満や心下痞鞕の程度は軽く、腹直筋が腹表に浮かんだように硬くふれる。ことに右の季肋下で腹直筋を表面に突っぱったようにふれる。しかし膨満しているのでもなく、脱力しているのでもない。中等度の力がある。

　柴胡桂枝湯を腹痛に用いるのは、『金匱要略』に「心腹、卒中痛」とあるによったもので、心腹は胸腹で、卒は卒然の意であるから、急に胸腹の痛むものに、この方が用いられる。しかし急に腹痛を訴えたものでなければ効がないときめてしまうことは行きすぎである。この方は胃腸炎、胃潰瘍、十二指腸潰瘍、胆石、腹膜炎、肝炎、膵臓炎などに用いられる機会がある。

　矢数道明氏は『柴胡桂枝湯加牡蠣小茴香の運用について』と題する論文の中で、「私は最近3年間に、心下部疼痛を主訴とし、胃潰瘍、慢性肝炎、胃酸過多症、慢性急性胃炎、胃下垂症、胃癌、胃痙攣、十二指腸潰瘍、胆石症、胆囊炎、肝炎等の診断をうけ、一般内科の諸治療にもかかわらず、好転せず、漢方療法を希望した患者に対し、柴胡桂枝湯加牡蠣、小茴香を投薬したものが、概算142名に及んでいる。」といい、更に次のような応用目標を明らかにしている。

　「本方の適応症候として定型的なものは、心下部の自発痛と、胸脇苦満と、心下支結とである。すなわち左右の腹直筋緊張し、特に右側の肋骨弓下部に抵抗圧痛があって、心下部正中線、鳩尾（みずおち）の部位に抵抗と圧痛または苦悶を証明するものによく奏効するようである」。「本方の服用により、胸脇苦満、心下支結、疼痛の症状が緩解し、腹筋の緊張や肝臓部の抵抗圧痛が軽減し、心下部の拘急が除去されるところから観て、本方が胃と肝臓の機能調整に作用するものと推定される。」

　なお矢数氏が柴胡桂枝湯に牡蠣、小茴香を加えたのは、浅田宗伯の経験にもとづいたものである。また有持桂里は次のように述べている。

　「此方はよく痛にきくものである。手足の痛や腰の痛などにも効がある。

大柴胡湯や小柴胡湯の証で身内のどこかに痛のある者には柴胡桂枝湯を用いるとよく効くものである．またこの方を心腹痛に用いることがある．なるほど外台（『外台秘要』という書物）に卒痛とある通り柴桂湯の心腹痛は卒然と発したものでなければ効のないものである．しばしば試みてみるに，心痛でも腹痛でも長く日を引いたものにはきかない．2ヵ月にも，3ヵ月にもなる者には効がない．2, 3日以前から心痛，腹痛して愈えないものに用いると能く効のあるものである．柴桂湯のゆく腹痛は腹候で用いるようにする．柴桂湯加呉茱萸茴香は，痛が腰にかかるものによい．」

### 23. 黄連湯（おうれんとう）

この方は半夏瀉心湯の黄芩の代わりに桂皮の入った方剤である．半夏瀉心湯は心下痞鞕して，食欲不振，嘔吐，下痢などのあるものに用いるが，また軽微の腹痛のある場合にも応用できる（23. 嘔吐・悪心，25. 下痢の項参照）．ところで黄連湯は，『傷寒論』に「傷寒で胸中に熱があり，胃中に邪気があり，腹中痛み，嘔吐せんと浴するものは黄連湯の主治である．」とある．

この方は心下痞鞕よりも腹痛を目標にして用いる．もし心下痞鞕が著明であれば半夏瀉心湯などの瀉心湯の類を用い，それで痛の止まない時にこの方を用いる．この方の腹痛は，みずおちと臍との中間あたりから起こるものによい．嘔吐はなくても用いてよい．また食傷や急性の胃炎などの腹痛に用いることもある．この際に舌は白苔が厚くかかることが多い．

### 24. 苓桂甘棗湯（りょうけいかんそうとう）

この方は古人が奔豚とよんだものに用いる方剤で，臍下の動悸，または臍のあたりの動悸が，胸に向かってつきあげてくるものを目標として用いる．ところが臍下の動悸がはげしく，心下に向かってのぼる時に腹痛を訴えるものがある．この時にもこの方を用いる．そこでヒステリー性の腹痛にこの方の応ずるものがある．

背の高い一女性，数年前から発作性に腹痛を訴え，ある医師は胆嚢症といい，ある医師は十二指腸潰瘍といい，ある医師は回虫のためであろうと

言ったという．その腹痛は棒状のものが下腹から右の脇下に向かって，差し込んでくる時に起こるという．腹診してみるに右にも左にも胸脇苦満はなく，腹直筋の拘急もない．ただ僅かに臍のあたりで動悸しているだけである．そこで奔豚と診断してこの方を用いたところ，服後1回も発作なく，3週間の服用で全治してしまった．

　この苓桂甘棗湯に半夏，良姜，枳実を加えたものが良枳湯（りょうきとう）で，辻元崧庵はこれを癖飲の腹痛に用いている．和田東郭は痛が右にあるものに良姜を用い，左にくるものには呉茱萸を用いるといい，この左右を分かつ説は，元来岡本玄治の発明であるが，これを追試してみるに，これと反対の成績の出ることもあり，必ずしも随うわけにはゆかない．

　苓桂甘棗湯のように胸に差し込んでくるものに桂枝加桂湯（けいしかけいとう）や奔豚湯（ほんとんとう）を用いることがある．

## 25. 烏梅丸（うばいがん）

　回虫からくる腹痛に用いる．およそ回虫の腹痛は発作性にくるものが多く，嘔吐を伴うものである．これを治するに苦味の烏梅丸の効くものと甘草粉蜜湯の効くものとある．もし嘔吐がひどくて薬をうけつけないものには，山椒と烏梅の2味を煎じて与えてよい．また椒梅瀉心湯（しょうばいしゃしんとう）として用いてもよい．烏梅丸の効く場合は痛みが甚だしい時は手足がしびれ，あるいは厥冷して，煩躁がひどくて気絶するほどになるものである．

## 26. 安中散（あんちゅうさん）

　この方は宋の『和剤局方』や『聖済総録』にみられる処方で，もともと粉末として酒または塩湯でのむことになっているが，煎剤としても用いる．矢数道明氏は，この方の主治を意訳して，次のように述べている．

　「年を経た慢性のものでも，発病日尚浅きものでも，胃に疼痛を発し，或いは嘔吐はげしく，酸性液を吐くものがあるが，これは寒冷の邪気が胃内に停滞して胃内停水となり，停滞蓄積して飲食物を消化せず，胸膈張り苦しく，腹胸部を攻めて痛をなし，悪心や嘔吐を起こすのである．病人は

顔色悪しく黄色を呈し，栄養衰え，四肢倦怠を訴える．この方はこのようなものを治すのである．また一面において女性の気欝血滞による神経性の疼痛が下腹より腰に連らなって，牽引性の疼痛を訴える者にもよく奏効することがある．」

なお矢数氏は，これを要約して次のように述べている．「本症は慢性に経過した胃疾患であって，急性炎症のいわゆる実熱の痛みではないということが第1の条件であると思われる．次に酸水を吐すとあるが，多かれ少なかれ，胃酸過多症を起こしていることが，本方の第2の条件である．しかし私は検査の結果，酸欠乏症といわれた潰瘍性の疼痛に用いて効果のあったこともあるから，酸過剰は絶対的条件ではないと思われる．第3の条件は寒邪の気滞滞ということである．たいていの場合胃内停水をみとめ，虚寒の症であって，実熱の疼痛では決してない．面黄肌痩，四肢倦怠の文字は，栄養の虚えた虚証を表現している．

以上が安中散を用いる第1類の3条件であるが，第2類使用の条件というべきものが追記されている．すなわち"女性の血気刺痛"ということである．この場合は必ずしも胃痛とは限定されず，下腹部より腰に連らなって牽引痛を発する場合である．血気刺痛という文字は血滞気滞によるものと解され，腹中の血行障害とそれに伴う神経性疼痛という意味にとってよいと思う．小腹という限定があるが，必ずしも下腹部のみに局限されず，血滞気滞による疼痛ならば，下腹部以外でも差支えないものと思われるのである．また女性に多いが男性でも差しつかえない．」

福井楓亭は，安中散は反胃や癖嚢で甘味を好むものに著効があると述べている．およそ胃下垂症，胃アトニー症などの患者には，甘味を好むものが多い．またこの方は水をひどく吐くものには効かなく，腹痛のある者を目的として用いる．また木村長久氏は「腹で動悸のする部分が痛いというのは，安中散を用いる目標である」と言われたことがある．

次に矢数氏が，胃潰瘍で胃癌を疑われた44歳の男性の治験を発表しておられるので，次に引用する．

「主訴　本患者は3年前にもしばしば胃痙攣を繰り返し毎月1回1週間ぐらい臥床することが半年ほど続いた．右臍傍に拇指頭大の硬結様抵抗を

触れ，家族歴に胃癌や子宮癌が数人出ているので3回エックス線検査も受け，わずかに幽門部の通過障害があり，胃液検査の結果酸欠乏症を起こしているので充分癌腫の疑があるので試験開腹をすすめられていた．当時私は五積散や香砂六君子湯などを与え，服薬3月ほどで痙攣もなくなり，体重が10 kgも減少したのを完全に取り戻し得た．このたびの初診時の訴えは約10日ほど前から再び心下部疼痛が始まったが，以前のように七転八倒する痛みではない．朝起きる頃や，食後1時間ぐらいに痛むという．疼痛は左臍傍に，絞めつけられるように痛み，30分ぐらいじっと耐えて寝ていると解消する．

　診候　体格は普通，栄養はやや衰え，顔色はそれほど悪くはないが元気なく，顔貌苦悶状である．皮膚筋肉弛緩し軟弱，脈は浮かんで大きく弱く，按ずれば消え去る．舌はやや白苔があるが湿潤している．腹は食事を控えているので陥没し，全面に抵抗も緊張もなく軟弱，心下水分の辺りから左臍傍天枢穴の辺りにかけて著明な動悸を触れ，左臍傍において動悸の処を按すと痛む．疼痛もこの場所に起こるという．疼痛が起こると左の背及び腰にも波及する．食欲は悪くはないが，食後の苦しみが予想され，おそろしくてとれない．大便1行で，嘔吐も嘈囃もない．胃内停水を認める．

　経過　脈状や腹候によれば脾胃の虚，停痰の症である．現代病名では慢性胃炎か胃潰瘍であろう．小野寺氏圧痛点は陽性で膝の下まで放散する．前回にならって五積散や加味平胃散，次いで香砂六君子湯などを与えたがさらに効果がない．このような虚証の慢性胃潰瘍の痛みに苓桂甘棗湯の有効だったことを思いだしてこの方に変えたところ，やや好転したが，即効とまではゆかない．そこで安中散加茯苓に転方すると10日の服薬で痛みの大半が消失した．引続き1ヵ月の服薬でほとんど全治廃薬した．以来1年半を経過するが再発もせず，家業に従事しているから癌腫の心配はないものと思われる．本例は酸水を吐いたり嘈囃を訴えるということは少しもなく，むしろ酸欠乏症で，しかも安中散の奏効した例である．」

## 27.　清熱解欝湯（せいねつげうつとう）

この方は『万病回春』に，「心痛がやや久しくなって，胃中に熱がこも

ったものを治す.」とあり,『衆方規矩』には,「心痛はすなわち胃脘痛のことである. 気が多く欝し, それが長い間につもりつもって熱となり, 痛をなす者は治す.」とあり, 前記の安中散が寒邪による痛を治するのに反し, この方を熱邪による腹痛を治するのである. だから梔子, 黄連などの消炎, 鎮静, 止血の効のある薬物が配合せられている.

私は次のような目標のあるものに, この方を用いている. その時はこれに更に香附子を加えるようにしている.

腹痛は上腹部に起こり, 慢性の経過をたどる. 精神の過労が原因とみられ, 気を使うことによって, 病勢が増悪する. 舌は乾燥の傾向にあり, 往々乾燥した苔がみられる. 下痢することは少なく, 便秘することがある. 腹部は中等度に弾力があって, 軟弱無力ではない.

慢性の経過をとる胃潰瘍, 胃炎などにこの方の適するものがある.

次に実例をあげよう.

患者は50歳の男性, 3年前から胃潰瘍をくりかえしている. 主訴は, 食後3時間ぐらいたってから起こる胃痛とむねやけである. 舌には白苔があり, 大便は1日1行. タバコと酒を好む. 腹診するに, 胃部はやや膨満し, 正中線よりやや左によった部位に, 圧痛がある. 胃潰瘍の腹痛には, 梔子甘連湯の効く場合が多いが, むねやけのある患者にこれを用いて, 胃痛は去ったが, ひどいむねやけが起こったので, 清熱解欝湯に転方して治ったことがあった. そこで, この患者には, 始めから清熱解欝湯を与えた. これはたいへんよく効いて, 7日分をのみ終わらないうちに, 胃痛も, むねやけもすっかりなくなった. しかし再発をおそれて, あと1ヵ月分を与え, タバコと酒をやめるよう指示した. 最近この治験を書くにあたって, その後の症状を照会したが, あれから胃痛もむねやけもなく, 元気であるという.

### 28. 指迷七気湯 (しめいしちきとう)

この方は別名を大七気湯ともいい, 腹に積聚(積も聚もかたまりの意で, 本来は積は位置が移動しないもの, 聚は動きまわるものをいうが, ここでは単にかたまったものの意に解してよい)があり, それが気分の動揺によ

って上下に動き，大小便ともに快通せず，腹がはって痛むものを治する効がある．百々漢陰は，この方を解説して次のように述べている．

「この方は気滞がもとで，腹に積聚を生じ，気に従って上下すると云う処を目的にして用いる薬である．この症は女子婦人などに多くあるもので，とかく心を労し，或いは思うことをしとげることができず，積もり積もって，ついにこの症となるものである．この症が起こるときは，発熱，脈数の状があって，心下へ上衝して痛むこと甚だしく，ことの外悶乱するものである．しばらくして気が下降すれば少しおさまり，なにか気にさわることがあるとたちまち発作が起こる．一昼夜に数十度にも及び気につれて痛がさし引をすると云うのが，この方のきく目当である．たいてい，常々も痛はあるけれども，気につれて痛に軽重のあるは，皆この方のきく症である．その他一切気滞にぞくして痛む症は，塊物の有無に拘らず皆この方がよろしい．婦人の気病で腹から胸へかけて痛み，或いは腹がはり，或いは大小便が不利し，大便が快通したら，気持がよくなりそうだと思うような症で，軽いものは正気天香湯（しょうきてんこうとう）がよく，重ければこの方を用いる．この症は大柴胡湯などで下したら治りそうに見えるけれども，大黄を用いると，反って腹痛がひどくなって悪い．元来，この症は気が自然と塞がるによって起こる痛だから，大黄はよくない．またこの方は気痛に回虫をかねた腹痛にもよい．回虫もよく下る．すべて男女に拘らず，よくきくけれども，婦人には特別にこの症が多い．」

まことに要領よくまとめた口訣である．

次に実例をあげよう．

50歳の中肉中背の女性で，若い時から片頭痛のくせがあった．それに数年前から，時々はげしい腹痛発作を訴えるようになり，医師は胆石による疝痛発作であると診断したという．またよくかぜをひきやすく，乗物に酔うくせがある．便秘して，通じが毎日ない．

腹診してみると，右に胸脇苦満があり，左腹下部に圧痛を訴え，臍上で少し動悸をふれる．臍下は脱力してまったく力がない．私は一応大柴胡湯を考えたが，何となく腹力が弱いので，柴胡桂枝湯を与えて，経過をみることにした．ところが，これをのむと大便は毎日あるようになったが，左

の下腹部が便通のあるたびに痛んでどうも気持がよくないという．それに腹痛は臍上から，みずおちに向かって，さし込むように痛むというので，試みに指迷七気湯を与えてみた．これを7日分のむと，気分がとてもよく，毎日気持のよい通じがあり，腹はまったく痛まないという．しかも患者をおどろかしたことは，多年治らなかった帯下がほとんど下りなくなったことである．患者は初診の時，私に帯下の下りることを言うのを忘れていたという．この女性は婦人科の先生からトリコモナスによる帯下だと診断され，しばらく婦人科に通ったが，よくならなかったという．

　この患者のほかに3例，合計4名の指迷七気湯証の患者について言えることは，症状に消長がはげしく，朝夕に症状の差がはなはだしい．気分によって，たちまち病状が一転する．また長期間にわたって，愁訴に悩みながら，床につききりになることは少なく，危篤状態になったり，死んだりしない．絶えず胃腸障害を訴えているのに，比較的栄養も衰えない．冷え症である点は共通している．胸脇苦満を目標に，柴胡剤を用いて効のないもの，下腹部の抵抗を目標に，駆瘀血剤を用いて効のないものなどには，指迷七気湯を用いてみる必要がある．腹痛が下腹から胸につき上げてくると患者が訴えるから，大建中湯証にまぎれやすい．下痢したり，便秘したりするが，下剤を用いるとよくない．

# 25. 下　　痢

1. 甘草瀉心湯・半夏瀉心湯・生姜瀉心湯
2. 真武湯
3. 人参湯・附子理中湯
4. 桂枝人参湯
5. 四逆湯・茯苓四逆湯
6. 葛根湯
7. 葛根黄連黄芩湯
8. 桂枝加芍薬湯
9. 大柴胡湯
10. 芍薬湯
11. 五苓散
12. 啓脾湯・参苓白朮散
13. 胃風湯
14. 白頭翁湯・白頭翁加甘草阿膠湯
15. 大承気湯
16. 大黄牡丹皮湯
17. 桃花湯
18. 乾姜黄連黄芩人参湯
19. 八味丸
20. 奇　方
    1) 牛遍丸
    2) 黄柏

逆挽湯　　　　　　　黄芩湯
通脈四逆湯

　下痢は腸の蠕動運動が亢進して，腸の内容が十分に消化吸収されないうちに排泄されるために起こる．

　小腸性の下痢は水分が多くて，便の量は多いが，回数は1日1，2回から3，4回ですむ．半夏瀉心湯や真武湯などを用いることが多い．

　大腸性の下痢は，1回の大便の量はそれほど多くはないが，回数が多く，たびたび便意を催すが，快通せず，俗にいうしぶり腹となる．すなわち裏急後重がある．便には，粘液，膿，血液などがまじる．これには芍薬や大黄の配剤された薬方がよい．

　古い時代には下痢を下利と書き，また単に利ともよんだ．また痢とも書く．『素問』には痢のことを腸澼または帯下とよんでいる．後世になって痢のことを腸澼とよんだり，帯下とよんだりするのは，これにもとづいた

ものである．このように古代では，単に下痢する疾患を単に下痢または利あるいは腸澼または帯下としたが，後世になって下痢する病気を大きく痢疾と泄瀉の2つに分けるようになった．痢疾は粘液または粘血便を下して裏急後重のあるもの，例えば赤痢およびこれに類する直腸炎などを指し，泄瀉は下痢するけれども，裏急後重のないものを指している．また徳川時代に疫痢と呼ばれた病気は，痢疾が流行性に伝染する場合をいったもので，今日いうところの疫痢とはまったく異なる．

下痢は腸そのものに障害があって起こるもの，胃に故障があってくる胃性の下痢，神経性下痢および諸種の病気の随伴症状としての下痢がある．

下痢のある際に用いる方剤には，次の如きものがある．

## *1.* 甘草瀉心湯（かんぞうしゃしんとう）・半夏瀉心湯（はんげしゃしんとう）・生姜瀉心湯（しょうきょうしゃしんとう）

半夏瀉心湯，生姜瀉心湯，甘草瀉心湯はともに，心下痞鞕（心下部がつかえて抵抗のあるをいう），腹中雷鳴の状があって下痢するものに用いるが，その中でも甘草瀉心湯は下痢の回数が多く，はげしいものに用いる．

私は幼少の頃から下痢しやすい傾向があり，油物を多く食べると下痢する．下痢するときは腹がごろごろと鳴り，どっと下る．しぶりばらではない．大抵1日5，6行下る．胃部はつかえて，噯気がよく出る，下痢するとき腹痛を伴うこともある．こんな時，下痢がはげしければ甘草瀉心湯を用い，悪臭のある噯気の多く出る時は，生姜瀉心湯を用い，下痢の回数の少ない時は，半夏瀉心湯を用いている．大抵1，2日で全快する．

これらの瀉心湯証の下痢と人参湯証の下痢とを誤ることがある．人参湯の腹証に2通りあり，腹部一帯が軟弱無力であるような場合には，瀉心湯証と誤ることは少ない．ところが，もう1つの腹証は，腹壁が板のように硬く緊張している．こんな患者で下痢をしている場合には，甘草瀉心湯などと間違う．そこでもし甘草瀉心湯を与えて，かえって下痢が増加するようであれば，人参湯または真武湯，参苓白朮散などに変方した方がよい．

患者は38歳の男性で，数日前より下痢がある．腹痛と裏急後重はない．ごろごろと腹が鳴って，1日数回下痢をする．みずおちがつかえて夜はよ

く夢をみる．甘草瀉心湯を与える．2日分で全快した．この患者は急性の腸炎であったが，慢性のものにも効く．

　20数年来のなじみの古い患者に，甘草瀉心湯でなければ，どうしても下痢の止まらない女性がある．この女性は体格はよく，みずおちにも力があって慢性下痢の患者にしては，体力が衰えていなかったが，1年近くの間，どんな事をしても，1日1，2回の下痢が止まらないという．下痢するときは腹が鳴るという．そこで心下痞鞕，腹中雷鳴，下痢を目標にして甘草瀉心湯を与えたところ，長い間つづいた下痢がやんで，それ以来漢方の礼讃者になった．

## 2. 真武湯（しんぶとう）

　真武湯は元の名を玄武湯といい，北方の守護神である玄武神の名をかりて名づけたものである．中国古代の思想では，北方は陰の象徴であり水にあたる．真武湯が陰の治剤であり，水を治める方剤であることを思うとき，この命名はまことに，巧妙を極めたものである．

　真武湯は，『傷寒論』の太陽病篇と少陰病篇とに出ている方剤で，その応用範囲は広い．附子の配剤された薬方の中で，真武湯は八味丸とともに，筆者のもっとも頻繁に用いるもので，僅かに数日の服用で数年にわたる慢性病が拭うたように消え去ることがある．

　太陽病の中篇には「太陽病を発汗したが，汗が出てもなお熱があり，みずおちの部で動悸がし，めまいがし，筋肉がびくびくと虫の動くように痙攣し，ふらふらと地に倒れそうになる者は真武湯の治するところである．」とあり，少陰病篇には「少陰病にかかって，2，3日で治らず，4，5日目になって腹痛し，小便の出が悪くなり，手足が重くだるく痛み，下痢のあるものは，水気のわざである．このような場合には，せきの出ることがあり，小便の出のよいこともあり，下痢することもあり，吐くこともあるが，いずれも真武湯の治するところである．」とある．

　1つの真武湯が，このようにまったく異なる症状のものに用いられているが，前条は変証で後条は正証である．変証は往々にして，小柴胡湯証に見えたり，白虎湯証と間違えられたり，調胃承気湯証にみえたりする．

## 348　下　　痢

　真武湯の正証として，たびたび現れる症状は下痢である．この下痢は1日2，3回から4，5回位で，10数回に及ぶことはほとんどない．腹痛を伴うこともあるが多くは軽く，劇痛はまれである，裏急後重を呈するものは少なく，まれに失禁するものがある．大便の性質は水様性のもの，泡沫状のもの，粘液や血液を混ずるものなどいろいろである．このような場合，腹部は軟弱で力のないものが多いが，処々に圧痛を訴えることもある．また腹部に振水音を証明できるものが多い．ガスがたまる傾向がある．食欲には異常のないものがあり，逆に亢進するものもあるが，下痢をおそれて制限していることが多い．一体に胃下垂症や胃アトニー症などのある虚弱な貧血性の患者に，真武湯症が多く現れるが，時には75 kgほどの体重があって，一見丈夫そうな患者の下痢に真武湯の効くことがある．このような患者でも，疲労感が強く，足の冷えるのを常とする．脈は沈弱のものが多いが，遅大弱のものもある．舌苔はなくて，湿潤していることが多い．下痢しても口渇はなく，尿量の減少していることが多い．全体に疲れやすくだるい．

　真武湯は以上述べたような下痢に用いるから，急性のものよりも，慢性の下痢に使用することが多い．私は腸結核の下痢には，この真武湯をよく用いた．ストレプトマイシンなどのまだできない時代に，これで全治し，それから十数年後の今日，元気で働いている者もある．この患者は胸部にも異常があり，人工気胸を2，3回つづけてやったところ，折角とまった下痢がまた始まったが，真武湯でわけもなく下痢がやみ，その後，結婚して2人の子の母となってますます健康である．また腸結核で罹患部を切除してストマイなどを使用しても，下痢のやまないものに，真武湯を用い，1ヵ月あまりで下痢のやんだ例もある．

　またある女性は某胃腸病院に1年あまり通院したのに，なお1日，2，3回の下痢がやまないというので，この方を与えたところ，3ヵ月ほどで全快した．これらはいずれも，以上あげたような徴候を備えていた．

　さてまた結核性の腹膜炎のあとで癒着を起こし，腹痛，下痢の止まないものに真武湯を用い，これらの症状の軽快するものがある．この場合には腸の蠕動亢進がみられる．

赤痢，大腸炎などでも，この方を用いることがある．手足が冷え，脈が弱く，大便が失禁し，あるいは尿量が減じて足に浮腫のあるものなどに用いてよいことがある．

古人が五更瀉とか，鶏鳴下痢とか呼んだ夜明頃の常習性の下痢には真武湯の効くものが多い．また食事のあとですぐ下痢をするものにも，この方の効く例が多い．

『橘窓書影』に，9歳の女児が久しく下痢が止まず，飲食が減じ，顔や手足に軽い浮腫があり，脈が沈少で，舌に苔がなくて乾燥するものに，真武湯加人参を与えて，だんだんに治ったという例が出ている．この場合の人参はなくてもよいと思う．

### 3. 人参湯（にんじんとう）・附子理中湯（ぶしりちゅうとう）

下痢の患者に人参湯を用いる場合に，真武湯証との鑑別が問題になる．一言にしていえば，人参湯は胃にかかり，真武湯は腸にかかる．そこで人参湯証では胃からくる症状，例えば食欲不振，嘔吐，噯気などがみられ，また胃痛，胸痛などを伴うことがある．これに反し真武湯証では，胃からくる症状は少なく，下痢が主である．患者が生気に乏しく，血色すぐれず，冷え症で，脈にも腹にも弾力がない点は，人参湯，真武湯ともに共通である．しかし私の経験では，慢性下痢には，人参湯証よりも，真武湯証の方が多いように思う．

次の例は，この2方の鑑別のむつかしさを示すために掲げる．

患者は平素から病弱な25歳の男性，色が蒼白で痩せている．こんどの病気は下痢で，3日前から，1日5，6回から10回ぐらい水瀉性の下痢がある．1回の量は多くない．裏急後重もなければ熱もない．食欲はない方だが，食べないと胃の部分が苦しい．食べると下痢する．そこで重湯を少しずつのんでいるという．悪心も口渇もない．脈は遅弱である．以上の所見から人参湯証と考えて，これを与えた．1日分のむと胃の気持は非常によい．しかし下痢はとまらないという．そこで真武湯に転方する．ところが，これを1回分のむと胃が軽く痛むようになった．2回目をのむと胃が少し強く痛む．夕方になって3回目をのむと胃は猛烈に痛みはじめ，悪

心を伴うようになった．胃はしめつけられるように痛み，そのたびに嘔気をもよおす．しかし下痢の方の回数は減じたという．その夜また往診する．脈はやはり遅弱で熱はない．そこで，その場で甘草乾姜湯を作って，与えたところ，すぐに胃痛がやみ，悪心もおさまった．人参湯は甘草乾姜湯に人参と朮を加えた薬方である．真武湯には甘草も人参もないが，甘草のない点が人参湯との重大な相違である．

　次に人参湯でよくなった下痢の例をあげる．

　患者は4歳の男児，平素は非常に頑健で，飲食ともに旺盛である．ときどき風邪にかかって発熱しても，麻黄湯あるいは小柴胡湯の服用で，2，3日ですぐ全快して，長らく医師にかかるようなことはなかった．この幼児が百日咳にかかってから，その後ときどき下痢を起こしたり，食欲不振を来たすようになったが，床につくようなことはなく元気もよかった．ところが夏の暑い夜，危篤の状態だから，すぐ来てくれとの電話があった．往診してみると，患者の顔は蒼く，全身に軽い浮腫があり，脈は遅弱である．両親の語るところによれば，1週間ほど前から食欲が非常に減退し水ばかりのんでいた．嘔吐はないが，水様性の下痢が，1日2，3回ある．腹部は膨満しているが，軟弱で振水音を証明する．尿は澄明な水のようで多量に出る．熱はない．その前日も元気がなく，1日中，ねころんでゴロゴロしていたが，夕方からすっかり力がぬけたようになり，夕食もせずに，眠ったままなかなか眼がさめないという．手足は温かく，汗は出ていない．診察を終わった私は人参湯にしようか，五苓散にしようかと迷った．尿が多量に出る点や脈が遅弱である点などを考えると，人参湯証のようにみえる．しかし口渇があって，水を多量にのむという症状をみると五苓散のようでもある．そんなことを考えながら，先ず五苓散を1服作って与えた．ところがこれをのんでも，何の変化もなく，よくならない．そこで人参湯を与えた．これをのむと2日後には，有形便が出るようになり，食欲も出てきた．その後，浮腫も減じ，血色もよくなり，元気でいたずらができるようになった．私はこの例で，食欲がなくて水ばかりのんでいるという症状のものに，人参湯を用いてよい場合のあることを知った．ここで注意しなければならないのは，尿が多量に出ているのに，浮腫があるという点で

ある．もし五苓散証で浮腫があれば，当然に尿利の減少があるはずである．

人参湯は別名を理中湯といい，これに附子を加えた薬方に附子理中湯がある．この方は人参湯を用いるような場合で，更に一段と新陳代謝が衰え，悪寒，手足厥冷，冷汗などのあるものに用いる．

### 4. 桂枝人参湯（けいしにんじんとう）

人参湯に桂皮を加えると，この薬方になる．『傷寒論』では，この方を協熱下痢に用いている．協熱下痢とは，体表には熱があり，胃腸には寒があって，下痢しているものをいう．だから人参湯を用いるような患者で，悪寒，発熱があると，この方を用いる．急性大腸炎の発病当初には，この方を用いることがある．発病が水様性の下痢で始まり，腹痛，裏急後重が軽く，悪寒が強く，脈がしまっているものには，この方を用いる．もし悪寒，発熱があって，下痢していても，裏急後重が強ければ葛根湯を用いなければならない．

『治痢攻徹篇』には「痢疾の初め頭痛と悪寒があり，脈が沈遅のもの或いは悪風があって，脈が浮弱で数十行も下痢するものには桂枝人参湯がよい．逆挽湯（ぎゃくばんとう）もまたよい．先ず此方を与えて，表証（悪寒，発熱）を治するとともに裏（胃腸）を温めてやるがよい．」とあり，逆挽湯は桂枝人参湯に茯苓，枳実を加えたものである．

### 5. 四逆湯（しぎゃくとう）・茯苓四逆湯（ぶくりょうしぎゃくとう）

四逆湯，通脈四逆湯，茯苓四逆湯などの一連の四逆湯剤は，いずれも下痢のある場合に用いられる．しかしこれらの方剤は慢性の下痢に用いることは少なく，急性の吐瀉病に用いる機会がある．疫痢，急性胃腸炎などで，下痢がはげしく一般状態が重篤な時に，これらの方剤を用いる．手足は厥冷し，脈は微弱で，顔面は蒼白，大便は下痢し，あるいは失禁するというような時に用いられる．

62歳の男性，突然にはげしい嘔吐と下痢が始まり，下痢は水様で腥臭があり，その量も多く，数回の下痢ののち，たちまち声が枯れて出なくな

り，腓腹筋は痙攣を起こして，時々強く拘攣し，額から冷汗が流れ，脈が微かにふれるほどになった．私はこれに大量の通脈四逆湯を与え，下腹と下肢を温めた．これをのむと1時間もたたないのに，腓腹筋の痙攣がやみ，下痢もやみ，その夜は重湯をのんでも吐かず，翌朝は，発病以来初めて尿利があり，死地を脱することができた．この患者には，初めから熱はなかったが，以上のような症状で熱のあるときにも，これを用いることがある．この際には，脈は浮にして遅となる．

通脈四逆湯は四逆湯よりも，一般状態がもっと重篤なものに用い，茯苓四逆湯は四逆湯を用いる場合よりも煩躁状態のひどいものに用いる．

### 6. 葛根湯（かっこんとう）

赤痢，大腸炎などの発病の当初に用いることがある．その目標は，腹痛と裏急後重を伴う下痢で，悪寒，発熱があり，脈は浮大数である．しばしば腰痛を訴えることがある．

桂枝人参湯証の下痢とは，寒熱虚実の差がある．下痢の治療に際して，その下痢が虚痢であるか実痢であるかを知る必要がある．

下痢というほど便は下らず，ただ裏急後重がひどくて粘液や粘血を下すものは実痢である．大柴胡湯，芍薬湯，大黄牡丹皮湯，大承気湯などは，この実痢に用いる方剤で，桂枝人参湯は虚痢に用いられる．

便所に行くと，ぽっちり一滴だけ粘液または粘血が出ると，それで後重が減ずるのは実痢ではなくて，虚痢である．実痢では，粘液が出ても，いつまでも後重があって，便意が残る．

実痢では，下痢するとかえって気持がよいが，虚痢では下痢しても気持ちがよくならないばかりかかえって疲れる．虚痢に用いる薬方には，人参湯，桂枝人参湯，真武湯，啓脾湯，四逆湯，胃風湯などがあり，甘草瀉心湯は虚実間痢に用いる．

大腸炎や赤痢などで葛根湯を用いるのは，発病当初だけで，これを数日間つづけて用いることは少ない．葛根湯を用いて悪寒が去れば，黄芩湯（おうごんとう），芍薬湯，大柴胡湯などを用いる．

### 7. 葛根黄連黄芩湯（かっこんおうれんおうごんとう）

疫痢で高熱が出て，下痢とともに痙攣を発する場合に用いる．

### 8. 桂枝加芍薬湯（けいしかしゃくやくとう）

軽症の大腸炎で，腹痛，下痢があって，裏急後重を兼ねるものに用いる．裏急が強いときは大黄を加えて，桂枝加芍薬大黄湯を用いる．この2方では腹筋が緊張して膨満の傾向がある．

46歳の男性，8日前より裏急後重を伴う下痢があり，20分ぐらいの間隔で便通があった．白い粘液がたくさん出る．大便をがまんしていると，身ぶるいがくる．腹痛はほとんどない．食欲はあるが，味がよくわからない．口臭はあるが舌苔はない．口渇が少しある．大便のたびごとに尿が出る．脈は左手では浮大，右手では沈小弱である．腹満がある．診断は大腸炎である．右手の脈をみると，真武湯の証のようにみえる．しかし真武湯の証にしては裏急後重が強すぎる．左脈は浮大であるが力がない．いずれにしても大黄は禁忌である．そこで桂枝加芍薬湯を用いることにした．3日分の服用で，大便は1時間半から2時間に1行となり，大いに気分がよいという．更に3日分を与え全治した．この例のように腹痛のない場合にも用いることがある．

### 9. 大柴胡湯（だいさいことう）

この方は裏急後重が強くて下痢を用いる必要があるときに用いる．その目標は，心下部から季肋部にかけての充満痞塞感と悪心，食思不振，舌は乾燥した黄苔または黄褐色の苔で，脈は沈実である．平素から胃腸の丈夫な人が赤痢，大腸炎などにかかった時に，この証を呈することがある．大黄の量は大便が快通する程度に増減する．

### 10. 芍薬湯（しゃくやくとう）

裏急後重が強くて，下剤を必要とするものに用いる．大柴胡湯の時よりも心下部の痞塞感が軽く，腹痛が強い時によい．この方も赤痢，大腸炎に

用いる.

### 11. 五苓散（ごれいさん）

この方は水逆性の嘔吐とともに下痢している時に用いる．人参湯証の下痢の項と五苓散の嘔吐・悪心の項を参照．

### 12. 啓脾湯（けいひとう）・参苓白朮散（じんれいびゃくじゅつさん）

慢性の下痢に用いる．真武湯や胃風湯を用いるような下痢で，これらを用いても効をみない時に用いてみるがよい．裏急後重はなく，腹痛はないか，あっても軽い．泡沫の多い下痢便のことが多い．1日に1，2回位の下痢がつづく．このような時に，私は啓脾湯を用いるが，参苓白朮散を用いてもよい．

患者は映画女優で42歳，平素から胃腸が弱く，下痢するくせがある．こんどは約半ヵ年前から下痢が始まり，なかなか止まらない．そこで腸結核を疑われて，ストレプトマイシンやパスを用いたが，それでも下痢は止まらなかった．患者はやせて脈が弱く，舌には苔がなく，腹部は軟弱で，振水音を著明にきく．月経は規則正しくある．肩がこりやすく手足は冷える．私はこれに真武湯を与え，7日分のんだが変わりなく，1日2，3回の下痢がやまない．そこで啓脾湯に転方したところ，2週間分で，下痢が1日1回となり，1ヵ月あまりで下痢がやんだ．真武湯で止まらない下痢が啓脾湯で止まったり，啓脾湯で止まらない下痢が真武湯で止まったりする．

### 13. 胃風湯（いふうとう）

真武湯を用いるような虚弱な体質の患者の慢性の経過をとる下痢に用いる．真武湯の証と区別のむつかしいこともあるが，この方は炎症が直腸にあって粘血便を下し，裏急後重のあるものに，よく応ずる．ただしその裏急後重は決してはげしいものではない．

一女性，62歳，2年前より下痢し，種々の手当をうけたが一向に効がないという．下痢する時は，しぼるような腹痛があり，1回の排便量は少なく，粘血便である．多い時は1日10回を超えるという．食欲はあるが，流

動食を少しずつ食べている．医者は直腸の潰瘍で，癌になるおそれがあると診断したという．腹診するに，左腸骨窩に索状物をふれ圧痛がある．私はこれに胃風湯を用いたが，日増に下痢が減じ，腹痛も軽快し，半年後には正常便が出るようになった．

　胃風湯を用いる目標について，細野史郎氏は，次のように述べている．

　「胃風湯は，健常人に突発した胃腸炎などに用いられるものでなく，下痢も久しくつづいて，体力の稍々衰弱に傾きかけたものに適応性があり，更にその炎症の様子も，その最盛期を過ぎて，力弱く残存性のもので，而も，小腸のみでなく，腸管の下部，即ち大腸，直腸にも及んでいると思える場合に用いられ，また一見，ただ腸管下部にのみ限局された弱い残存性炎症と思えるものに応用する機会が少なくない．」

　次に胃風湯で著効を認めた細野史郎氏の治験を引用してみよう．

　「昭和27年1月8日．雪本という73歳の女性が私の診療所を訪れた．話すところによると，4，5年前から非常に下痢しやすく，ことに昨年12月25日頃から下痢がつづいて少ない日でも1日に2，3行が普通で，ひどくなると，7，8行から10数行にも及ぶことがある．しかもその下痢は摂取量にまったく平行的で，食事さえ謹めば回数も減るので，近頃は常に食量を制限しているとのことである．下痢はほとんど腸鳴は伴わないが，時々下腹部に軽い痛みがあることがある．また時には，胸悪く感じることもあるが，心窩部の痞え感，膨満感などもなく，嘔吐もまったくない．

　診ると，栄養状態の甚だ悪い，顔色のわるい蒼白な女性で，皮膚には全然艶がない．顔は少しムクミ気味で，栄養失調症を思わせる衰弱ぶりである．舌は全体として，帯褐白色の薄い舌苔に掩われてよく湿潤している．脈は中等大，弦で遅い，脈管壁の触感は軟らかい感じだが，之を按圧すると，まったく抵抗も感じないほどである．胸部では背面の左上部に僅かにギーメンが聴取できる．

　腹部は一般に軟弱で，心窩部で剣状突起下部の所に，腹底に軟らかいつきたての餅のような触感のする抵抗がふれる．しいて云えば是でも心下痞鞕の一徴とも云えようか．

　食欲はない．詳しく云えば，口に食味がまったくないと云った方がよい

とのことである.

　以上の臨床的所見から慢性胃腸カタルで, ことに腸部の障害の強い形と考えたが, 心下痞鞕, 嘔気, 下痢などを目標に生姜瀉心湯と定め, 全身の機能を活発化せしめる意味で四君子湯の方意を加えようと, 茯苓, 白朮を加味して与えた.

　服薬後4日間は余り香ばしい成績ではなく, 下痢は依然として続いたが, 朝の中はなく, 昼過ぎから3, 4回引き続きに行き終わり頃になるとシボリ気味となる. 丁度, 服薬3日目頃, 餅を少々宛喰べてみたが, 反って腹具合がずっと良くなって下腹の鈍痛さえ無くなり, 少しではあるが, 腹力がついたかに思えるし, 下痢悪化の兆もなかった. 診察上, 他覚的には初診時と大差がないので同方を継続した.

　次の1週間では, 非常に好転して, 楽になったし, ひどく元気づいても来た. 下痢もほとんど止まったのである. 勿論舌苔もずっと少なくなって, ただ舌根部に近く薄い帯黄白色の苔を有するに過ぎない. 腹部では例の心下痞鞕の状も消失している調子なので, この方を持長して行けば必ず全快もほど近いと考えさせられた.

　処が次の1週間はまったくの逆転となって現れ, 固形しかけた大便が追々軟化し, ついに無形軟便となり, 日に2, 3回となった. そして朝の中はないが, 夕方になると必ず便意を頻りに催して来て, 下腹部に名状し難い底苦しさを感じるようになった. 加うるに大便にはつよい悪臭があり, 排便の初めに粘液がおり, 排便後には軽い裏急後重がある. 時には下腹部痛が軽く伴うこともあった.

　他覚的所見としては, 脈は依然と弦脈ではあるが, 強く浮き気味で, 弱く渋った遅脈. 舌は中央部から舌根にかけて濃褐色の苔が厚くかかり, 強く湿っている. 腹部には心下痞鞕が強く, 前述の程度でなく, 痞鞕は腹底のものというよりも腹壁の表在部がもっとも強い. さらに新しい所見としては, 左下腹で, 大体S字状結腸に当たって深部に向かって按圧すると可成の圧痛があり硬い索状物があった.

　以上所見から, 胃とS字状結腸部辺に病的変化が強くなったことを意味すると考えた. 先ず常識的に云って, 白頭翁加甘草阿膠湯か真武湯の中

から撰用したい病像ではあるが，(1)容貌や全身から読める程度の衰弱と久しい下痢 (2)脈状が浮にして弦，しかも弱くて遅いこと (3)餅食で反って元気づき腹具合も改善の兆があったことなどから，兼ねて思いを潜めていた粟を入れるあの胃風湯を試すこととして，方後の指示にしたがって木香を加え与えた．ところが1週間の服薬ですばらしい著効を現して，元気は見違えるほどによくなり，皮膚色，顔面とも生気に満ち，頑固な下痢も，裏急後重もほとんど止んで，ただ余す苦痛は，僅かに肛門の脱出感を残すに過ぎなかった．それ以来数週間同方を持続して日を追ってますます元気を回復して何等の自覚的苦悩もなくなり，脈，舌，腹，胸部の所見もまったく異常なく，日々常時以上に仕事にいそしむことさえできるようになった．」

以上は細野氏の治験であるが，私も67歳の女性で20歳の頃から胃腸弱く，少し食べすぎても，疲れても，風邪にかかっても下痢する傾向のあるものに，半夏瀉心湯，六君子湯，真武湯などを用いたが効なく，胃風湯を用いるようになってから，下痢することなく，お粥をやめても平気になった．この患者は，腹力なく左下腹に圧痛があり，下痢する時は，この部が痛むという．

藤田謙造は胃風湯の用法を次のように述べている．参考になるので引用してみよう．

「下痢が豆汁のようで或いは血を交え，急迫様の腹痛を訴え，或いは裏急後重の気味があるが瘀物があるのではなく，小腹の拘攣によるものである．そして腹部肥満し，下痢の際には大便が肛門に激突して音をたててぴちぴちと飛ぶ者があり，或いは便の汁が肛門にあたって沫になって，じわじわと鳴る者がある．是は腹中に風気があって，大便といっしょに出るのである．この時に胃風湯を用いると 5, 6 貼で徐々にその証が減じて必ず奇効がある.」

### 14. 白頭翁湯（はくとうおうとう）・白頭翁加甘草阿膠湯（はくとうおうかかんぞうあきょうとう）

下痢して口渇が甚だしく水をのむことを欲するものには白頭翁湯を用い

る．また肛門に灼熱感があって，裏急後重のあるものにも用いる．

　5歳の男児，突然高熱が出て下痢し，大便は黒い泥のようで，口渇がとてもひどい．脈は細数で，呼吸促迫があり，煩躁する．私はこれに白虎加人参湯を用いたが，まったく効なく，渇は甚だしく水を求めてやまない．そこで，『金匱要略』に，「下痢して水を飲まんと欲する者は熱があるからである．」という条文によって，白頭翁湯を用いたところ，渇やみ，下痢減じ，発汗して熱も下り，3日後にはほとんど全快した．

　『百疢一貫』という書物に「白頭翁は熱痢にも渇を主にして用いるなり．痢疾の渇は難治なり，石膏などにても他薬にても功なきものなり．また痢疾にても渇を治する薬は後世にも無なり．幸に此方のみあり．此方軽き者に功あり云々」とある．

　白頭翁加甘草阿膠湯は，『金匱要略』に「産後，下利，虚極は白頭翁加甘草阿膠湯之を主る．」とあって，産後の下痢にまことによく効くものである．出産直後の下痢は，古来"さわら"とよんで大変おそれられたもので，重篤，危篤に陥る危険がある．

　一女性，35歳，妊娠末期に腸炎にかかり下痢しているうちに分娩が始まり，分娩後，下痢はますますひどく，1日10回にも及ぶ．便は悪臭を放ち，大部分は粘液である．体温は38度内外，腹痛はあまり強くはない．患者はひどく憔悴し，眼はくぼみ，脈浮弱である．私は初め真武湯を用いたが，効なく，白頭翁加甘草阿膠湯を与えたところ，下痢は次第に減じ，数日にして，体温も37度台となり，食欲も出て，1ヵ月後には床をあげることができた．

　『百疢一貫』には，この方は産後の下痢に限らず常の下痢にも用いる．熱利，下重，便膿血を目標にして用いると奇妙にきくとある．熱利は熱性下痢の意，下重は裏急後重の意である．また同書に承気湯の証との区別を述べ，承気湯の証は一段と重くて，口渇がなく，窘迫感が強い．腹痛も強い．白頭翁湯は渇があって腹痛は強くないと述べている．

## 15. 大承気湯（だいじょうきとう）

　熱はあっても，悪寒，悪風などの症状なく，下痢せんとしても，中々に

通ぜず，裏急後重が強くて，頻々と便意を催し，ひどくのどが渇き，舌は乾燥し，時に黒苔を生じ，時に悪心を訴え，あるいは譫語を言ったりするものに用いる．このような時には，速やかに大承気湯で下すべきで，下す時期が遅れると危篤に陥るおそれがある．この際，大黄，芒硝などの量は1日分10ｇ以上を用いて，十分に便通をつけるようにする．これで大便が快通するようになれば，諸症はすべて軽快する．

ところで，大承気湯を用いなければならない患者が四逆湯や附子理中湯の証のようにみえることがある．元来，大承気湯と四逆湯とは正反対の薬方で，前者は攻撃する方剤で，後者は温補する方剤である．そこで一歩誤れば，大事に至る危険がある．

『治痾軌範』に次の治験が出ている．

「1人の男子が突然に高い熱を出し，下痢をして，意識がなくなった．医者はこれに附子理中湯を与えたが，急に痙攣を起こしてひきつけた．そこで家人はおどろいて自分に治を乞うた．これを診てみると，脈は玉をころがすように速やかに動き，臍のそばに動悸があり，心下部は堅く膨満し，手足は冷たい．そこで宿食があると診断して，大承気湯でうんと下したところ，2日前に食べたぐみの実が沢山出て，全快した．」

鶴という門人が書いた岑少翁の治験もこれに似ている．

「山本某が急に熱を出して下痢し，うわ言を云うようになり，これが7，8日もつづき，この間何も食べず，ほとんど死にそうになった．医者はこれに附子理中湯や四逆湯の類をいろいろ用いたが効なく，死を待つばかりであった．先生がこれを診てみるに，手足は氷のように冷たく，眼は上につり上がって直視し，衣物や蒲団を手でなでまわり，危篤の容貌を呈している．それに下痢はつづき，脈はほとんどふれない．また時々吃逆が出る．唇の色は黒くて乾燥し，舌は真赤になって苔がない．こんな状態で，まことに重症である．先生は大量の大承気湯を作り，これの2日分を1日に呑ましめた．その翌日，鶴が先生の命によって往診してみると黒便が下って，吃逆が止み，少し食べられるようになった．そこでまた前方を与えて，その翌日，往って診ると，唇がひどく乾燥し，舌に黒胎がついた．更にまた前方を与えること，4，5日で諸症すべて去って全快した．」

## 16. 大黄牡丹皮湯 (だいおうぼたんぴとう)

魚の臓腑の腐ったような悪臭のある膿血を下し, 裏急後重があって, 下腹部が充実した感じで, この部に圧痛の著明なものに用いる. ことに左下腹部に圧痛の強いものがある. また排尿困難を伴い, 大小便ともに大いに難渋するものに, 本方を用いて奇効を得ることがある. 白頭翁加甘草阿膠湯とは虚実の差があり, 大黄牡丹皮湯には大黄, 芒硝の瀉下剤が入っていて, 瀉下作用があるが, 大黄, 芒硝の量が少ないと効力を期待しがたい.

矢数道明氏は赤痢の重症にこの方を用いて著効を得た. その一節をここに引用する.

「患者は再び昨夜よりさらに猛烈なる腹痛とともに血便を少し出し, 続いて真黒い便を認めた. この時は全く, 四肢厥冷, 心臓が破裂し, いまにも呼吸が止み, 五臓が働きを休止してしまうかと思われたと述懐している. この日の排便回数は12回, 黒便と同時に魚脳のようなものを下した. 脈は沈遅で力は相当にあり, 舌は黄苔厚く, 腹はやや陥没して来たが, 底に拘攣緊張が強く抵抗がある. この日2度往診夕方腹痛はだんだん減少の気味であったが, 左臍傍を按ずると痛み, 拘攣ははなはだしく, 大便時の腹痛よりも, 小便渋痛で, 尿道の逼迫の苦痛が顕著となり, 尿意を催してから排尿の始まるまでに15分から30分もかかり, その間患者はまことに地獄の苦しみで, 全身に冷汗を流し, 咬牙上吊の態である.」

この患者に矢数氏は大黄牡丹皮湯を与え, 大黄, 芒硝 各2.0を用いたが効なく. 大黄, 芒硝 各6.0としたところ, さしものはげしい症状も消散して数日で全快した.

## 17. 桃花湯 (とうかとう)

この方も粘液や血便を下すものに用いるが, 発病後, 日を経て, 炎症は大部分とれて, ただ直腸のしまりがわるく, 長い間下痢のとまらないものに用いる. だから裏急後重はなく熱もなく, 腹部は軟弱である.

百々漢陰は,「血痢で, 熱は大半解し, 下部のしまりがわるく, 中々治らないものによい. 40歳あまりの尼が, 血痢 (血の下る下痢) にかかり,

日を経ても治らず，昼夜 7，8 行も下痢し，腸が虚脱状になったものに用いて奇効を得た.」という.

## *18．* 乾姜黄連黄芩人参湯（かんきょうおうれんおうごんにんじんとう）

下痢して，食欲なく，悪心，嘔吐を訴え，半夏瀉心湯などを用いて効のないものによい.

## *19．* 八味丸（はちみがん）

八味丸のきく下痢はまれである．むしろ八味丸を用いたために下痢を起こすものすらある．ことに悪心，嘔吐，心下痞鞕などの胃の症状を伴う下痢には禁忌である．ところが，糖尿病や腎臓炎などからくる下痢には，八味丸でなければならないものがある．このような代償性の下痢と思われるものには五苓散を用いてよい場合もある．

## *20．* 奇　方

1) 牛遍丸（げんのしょうこがん）

これはげんのしょうこを黒焼にして米糊で丸薬としたものである．

津田玄仙は，「牛遍丸は一切の痢疾を治する甚だ妙なる和方なり．牛遍（げんのしょうこ．一名のがへり），黒霜（黒焼のこと），糊丸とし，毎服 20 丸，白湯を以って送下する.」と『療治経験筆記』で述べている．

げんのしょうこが下痢に効くことは，よく人の知るところであるが，これは裏急後重の気味のあるものによく効き，またこれは大便が快通しないものにもよい．単なる下痢どめではなく，腸の機能を調和する効がある．

2) 黄柏（きはだ）

きはだを粉末にして米糊で丸とし 1 回 4 g ほど，空腹時にのむ．1 日 3 回これは実証の下痢によい．またこれに蒼朮を合して，この 2 味で丸を作って用いてもよい．津田玄仙の経験である．

# 26. 便　　秘

1. 大柴胡湯
2. 小承気湯・大承気湯
3. 調胃承気湯
4. 桃核承気湯
5. 麻子仁丸
6. 潤腸湯
7. 三黄瀉心湯
8. 茵蔯蒿湯
9. 桂枝加芍薬大黄湯
10. 小建中湯
11. 附子理中湯
12. 神効湯
13. 加味逍遙散
14. 旋覆花代赭石湯
15. 備急円
16. 紫円

　　四逆湯　　　　　　　　　十味敗毒湯
　　大柴胡湯

　便通がどの程度のものを便秘とするか，これには個人差がある．通じが1日おきで，ちょうどよく，毎日便通があるとかえって気持の悪い人もあり，また，1日に2，3回便通がないと気持の悪い人もある．また毎日通じがあるが快通せず，残る気味のものもある．

　便秘には，結腸や直腸の悪性腫瘍による腸管の狭窄，腹膜の癒着による腸管狭窄，婦人科疾患による結腸の圧迫，腸閉塞，腸管麻痺，巨大結腸，長結腸によるもの，弛緩性，痙攣性の便秘などがある．

　漢方では，便秘に必ずしも下剤を用いず，下剤を用いる場合でも，下痢しないで，自然便のように通じをつけるのが理想である．あとで述べるように，瀉下剤をいろいろ用いて通じのない時に，四逆湯を用いて，通じのつくことがあり，また頑固な便秘が小建中湯でよくなったり，人参湯でよくなったりすることもある．そこでどのような便秘に何を用いるか，これを検討してみなければならない．

### 1. 大柴胡湯（だいさいことう）

上腹部に抵抗，膨満があり，古人が胸脇苦満，心下痞鞕とよんだ症状があって，便秘している時に用いる．胆嚢炎，胆石症，肝炎などにみられる便秘は大抵この方でよい．また高血圧症，肥満症などの便秘にもよく用いられる．

大黄の量は適宜に加減して，1日に1，2回快通する程度にする．1日量0.5でよい人もあれば5gから10gを必要とする人もあるが，多くは2ないし3gでよい人が多い．もしこれをのんで腹満して下痢し，気持が悪いようであれば，この処方の適応症ではない．

### 2. 小承気湯（しょうじょうきとう）・大承気湯（だいじょうきとう）

これらは腹部が全般的に膨満して弾力があり，脈にも力があって，便秘している時に用いる．しかし腹膜炎や腹水などがあって，膨満がある時は用いてはならない．また腹満はあまり著明でなくて，全身の筋肉が緊張している場合，例えば，パーキンソン病などで起こる便秘には，この方を用いる機会が多い．

私は大柴胡湯加厚朴という処方を用いることがある．これは大柴胡湯と小承気湯の合方で，大柴胡湯を用いる証でしかも腹部の膨満，腹筋の緊張などが著しいときに用いる．

小承気湯に芒硝を加えたものが，大承気湯である．芒硝には大便の堅塊を軟化する作用があり，そのため小承気湯を用いる場合よりもさらに便秘がひどく大便が硬いものに用いる．なお1．熱と悪寒の項の大承気湯（13頁）を参照．急性熱病で便秘している時には，特に1．熱と悪寒の項を読んでから用いるようにしてほしい．

### 3. 調胃承気湯（ちょういじょうきとう）

承気というのは順気の意で，気のめぐりをよくすることである．大小承気湯もこの調胃承気湯もともに，気のめぐりをよくして便通をつける作用

があるが、この3つの中で調胃承気湯は、もっとも作用が緩和である。そこで病後の便秘、高齢者の便秘などで、口や舌が渇いて、腹がはり気味のものに用いる。また熱病で便秘している時に、頓服として用いることがある。けれども、この際には脈が沈実で腹にも、弾力があることが条件となる。

　私に、次のような失敗がある。

　10数年前のことであるが、急性肺炎で高熱があり、数日間便秘している患者に、脈が浮大弱であるのに、便通をつける目的で調胃承気湯の少量を頓服として与えたところ、その夜10数回の下痢があり、翌朝早く往診を乞われて行ってみると、体温はかえって高く40度を超し、脈は乱れて力なく、眼球は上転し、呼吸は促迫し、重篤な様相を呈していた。私はおどろいて、これに真武湯を与えたところ、これで脈が整い、一般状態が好転し一命をとりとめたことがある。

　とかく熱性病の経過中に便秘を呈した時は、特に脈や腹に注意して下剤を用いるようにしなければならない。数日間便秘していても、脈が弱くて力のない場合や、舌が湿って、腹に力のない場合には、よほど慎重に薬方を選ばなければならない。このような場合には、四逆湯などを用いた方が、かえって気持よく通じのつくことが多い。

　なおここで気がついたので、付記しておくが、大柴胡湯、大承気湯などの大黄の入った薬方を用いて通じをつける際には、空腹時に冷たいものをのみ、下痢をとめる目的で人参湯、四逆湯、真武湯などを用いるときは、温かいものをのんだ方がよい。

## 4. 桃核承気湯（とうかくじょうきとう）

　2. 頭痛・顔面痛の項で述べたように、小腹急結の状態があって、便秘するものに用いる。この方は瘀血からくる種々の病状のものに用いるが、これを用いる目標は、腹診によって小腹急結を認め、便秘しているというところにある。

## 5. 麻子仁丸 (ましにんがん)

　高齢者，体力のあまり頑丈でない人，大病後の人などで，尿の回数が多くて量も多く，便秘するものに用いる．作用が緩和でひどく下痢しないで通ずるので，常習便秘の人に長期にわたって用いるのに適する．

　82歳の女性．便秘と夜間の多尿を主訴として来院した．心悸亢進や浮腫はない．食欲は，普通で口渇もない．夜間は4回から5回の排尿があり，そのため落ち着いて眠れないという．私はこれに麻子仁丸を用いたが，これがとてもよく効いて，大便は1日1行あてあり，夜間の排尿も1，2回ですむことになった．しかし薬をやめていると，また便秘するので，ときどき思い出したように来院して，10日分の薬を1ヵ月もかかってのんでいる．

　また1人の患者は74歳の女性で，20年ほど前から便秘のくせがあって，いつも下痢を用いている．便秘のほかに，みずおちが重くて，時々軽く痛むという症状がある．医師は胃下垂症と診断したという．脈は弦大で，血圧は174—92．腹部は一帯に緊張力が弱い．私はこれに麻子仁丸料を与えた．丸剤や散剤を煎剤にして用いるときには，その薬方の下に料の字をつける習慣がある．そこで麻子仁丸料というのは，麻子仁丸を丸剤にせず，麻子仁丸の材料を煎剤として用いることをいう．この場合，私は別に甘草1.5をこれに加えることにしている．なおこの患者には大黄の量を特別に少なくして，1日量0.3を用いた．ところが，これがたいへんよく効いて，毎日，大便が快通するようになり，服薬20日で休薬した．それから1年あまりたった頃，とつぜん，この女性から葉書がきて，患者をひとり紹介するからよろしくとあり，その末尾に，昨年はお薬をいただき，あれきり20年来の便秘が治りましたとあった．

## 6. 潤腸湯 (じゅんちょうとう)

　麻子仁丸によく似た薬方で，これより更に体液が欠乏して，そのために大便の秘結しているものに用いる．

　矢数道明氏は次のように述べている．

「潤腸湯は麻子仁丸の変方で，滋潤の剤である．体液欠乏し，大腸の粘滑性を失ったために起こった弛緩性または痙攣性の常習性便秘に用いてよく奏効する．他の下剤を用いて通利しないという便秘には一応試みるべきであろう．本方の適応症は，高齢者などにことに多く，皮膚枯燥し，腹部は堅く，或いは腹壁は弛緩して大腸内に硬い糞塊が累々と触れることがある．便は堅くコロコロした兎糞ようのものが多い．動脈硬化症，慢性腎炎などに合併して起こった高齢者の常習性便秘で，津液枯燥のあるものによい．これらの便秘に対しても忌むべき副作用や習慣性は起こらないようである．」

### 7. 三黄瀉心湯（さんおうしゃしんとう）

単に瀉心湯ともいい，大黄黄連瀉心湯ともいう．この方は大黄，黄連，黄芩の3味からなり，これらはいずれも，充血を去り，炎症をとめ，興奮を鎮める作用があるので，これを用いる患者は，血色がよく，顔面が潮紅し，のぼせる傾向があり，気分が落ちつかず，不安，不眠などの傾向があって，便秘している．

腹部は膨満せず，胸脇苦満，腹直筋の緊張などを認めず．ただ僅かに上腹部に痞える気味がある．この痞えるところを腹診してみると，底には抵抗があって，軟弱無力ではない．

そこでこの薬方は，高血圧症，脳充血，更年期障害，血の道症，脳出血などに用いる機会がある．なお，8. 出血の項を参照．

### 8. 茵蔯蒿湯（いんちんこうとう）

この方は黄疸の薬として知られているが，その目標は，口渇，大小便の不利，上腹部の膨満である．また悪心を伴うことがある．肝機能障害があって便秘するものには，この方を用いる機会がある．時により大柴胡湯に合して用いる．詳しいことは，7. 黄疸の項を参照．

### 9. 桂枝加芍薬大黄湯（けいしかしゃくやくだいおうとう）

腹がはって大便が快通せず，下剤を用いると，しぶり腹になったり，腹

が痛んだりして快通しないものによい．腹部は膨満し，腹直筋は緊張していることが多いが，腹部は弾力に乏しく，大柴胡湯や大小承気湯のように充実した感じが少ない．脈にも力がない．だから胃下垂症，胃アトニー症，腸管狭窄症などにくる便秘に用いる機会がある．大黄の量も1日量0.3から1.0位で効くことが多い．

　44歳の女性，長い間，便秘に苦しんでいる．下剤をのむと通じはあるが，腹が痛んでとても気持が悪い．下剤をのまないと1週間も通じない．そのためか腹が張ってときどき軽い腹痛があり，腰痛もある．月経は正常である．腹診すると，腹部は一体に膨満し下腹部はことに張っている．腹直筋はやや緊張している．胸脇苦満はない．私はこれに桂枝加芍薬大黄湯を与えた．大黄は1日分0.7を入れた．これをのみ始めて，2日目，自然便のような気持のよい通じがあり，中1日おいて，また気持よい通じがあり，その後は1日おきによい便が出るようになり，腰の痛みもとれ，腹も張らなくなった．しかし薬をやめると便秘するので，3ヵ月ほどの間は，毎日これをのんだ．それから後は薬をのまなくても自然に通じがあるようになった．

　桂枝加芍薬大黄湯は桂枝加芍薬湯に大黄を加えたものであるが，大黄を加えなくても，通じのつくこともある．

## 10. 小建中湯（しょうけんちゅうとう）

　この方は桂枝加芍薬湯に膠飴を入れたもので，大黄は入っていないが，これでよく通じのつくことがある．私は慢性腹膜炎患者にこれを用いて，大便を快通せしめたことがたびたびある．

　小建中湯は体質の弱い人，ことに小児に多く用いられるが，平素丈夫な人でも，無理を重ねたりして疲れているときには，小建中湯の証を現すことがある．だから痩せているとか，血色が悪いとかいうような，外観だけで証をきめてはならない．

　小建中湯証では，腹直筋が2本の棒のように緊張して腹表に現れていることが多いが，また腹が全体に軟弱無力で，腸の蠕動を腹壁を通じて観察できる場合もある．

古矢知白は『病因問答』の中で，次のような治験をあげている．

「北越高田城下の16，7 歳の一女性が診を乞うたので，往ってみると，去る7月突然に1日20回ほどの吐下があり，その後大便が出なくなり，1ヵ月に1回位しか通じないという．その後6ヵ月間，あちらこちらの名医を歴訪していろいろの薬をのんだけれどもちっとも効かないと，患家のものどもは口をそろえて，この病気の難治を訴えた．そこで診察してみると，大変な美人で血色もよく，腹診上特別の所見をみない．小便もいつもと変わりなく，食欲もある．ただ4，50歩行くと四肢が少し紫色になり，少し冷えるのがちがっているだけである．いままで治療した医者は数十人，皆，これに大黄，芒硝の下剤を用いているが，自分の診察では，宿便がある症状ではない．これは胃腸機能の不調和による便秘だから，下剤を必要とせず小建中湯で，陰陽を調和せしめてやればよいと考え，小建中湯を与えた．すると30服ほど呑むと指のような大便がやっと出て，百服足らずで全治した.」

### 11. 附子理中湯（ぶしりちゅうとう）

この方は理中湯（人参湯）附子を加えた薬方で，新陳代謝の衰えている時に，これを盛んにする効があり，25.下痢の項で述べたように，下痢をとめる効もあるが，またこれを用いて便通をつけることもある．

大黄や芒硝の入った下剤で，さんざんに攻めたてて，かえって通じのない時に，これを用いて，すらすらと通じることがある．

次に実例をあげてみよう．

先ず『温知医談』の中の山田業広のものを紹介する．

「一女性，平素から肥満のたちで腹が膨満して，すもうとりのようである．あるとき疫病にかかり，初めはどんな漢方を用いたか，よくわからないが，便秘が，始まったので，医者は大承気湯を用いた．ところが，これを呑んでも，通じがないので，大黄，芒硝を増量して用いたが，それでも便通がなく，十余日も便秘し，だんだん食欲が減じ，全体の様子がよくないので，余を迎えた．診てみると，舌に黄苔があるが乾燥していない．脈は沈微である．腹満はしているが，按圧しても痛まない．腹の張り具合を

きいてみるに，平素よりは少し脹っている位だという．これらの様子から，疫の邪はもう大半去って，ただ胃腸のはたらきが衰えているだけで，結糞がつまっているとも思えない．そこで試みに真武湯を与えたところ，別に支障がないようである．ところが，ある夜，急に手足が冷たくなって，汗が流れるようになったので，これは温補が足りないにちがいないと考え，附子理中湯を作り，人参と附子の量を多くして与えたところ，手足も温まり，少しずつ食も進むようになった．そこでこれを20日あまり用いもはや苦しいところはなくなり，全快も近いと思われたが，大便がなお通じないのである．もし便意を催したら，さだめし大便が硬くて苦悶するだろうと考えていたところ，ある日，なんの苦もなく，すらすらと大便が通じ，全快した．大便のないこと37，8日であった．

先年，自分の藩士に，大便が通じない時に，好んで紫円（しえん）を用いたものがあった．ある日，例によって，これを用いたが効がないので，増量して1匁を用いたがなお通ぜず，だんだん増して，2匁，3匁，4匁，5匁としたが，便は通ぜず，ついに悶乱して死んだことがある．その証もないのに，紫円のようなはげしい下剤を濫用するのは，おそろしいことである．」

次に塩田修三の治験をあげよう．

「高槻侯の永井弾州は年が五十歳あまりで，癇癖家であった．いつもは治を修三にたのんでいたが，ある時，病気にかかって，修三が薬をやったが，中々治らず数十日もよくならないことがあった．そこで，たまたま侯の小児の病気を診にきていた麹町の柴田氏に診てもらった．柴田氏も，種々と薬を用いたが効なく，その上に便秘するようになった．そこで多紀茝庭先生に治を乞うた．多紀氏は修三等と相談して，六磨湯や承気湯などの大黄，芒硝の入った下剤をいろいろ用いたが効がないばかりか，逆にただの1回も大便が通じない．侯はまた医者を更えてみようと思い，重臣の山藤助之進を使わしてまた修三に治療をたのんだ．修三はこれを固辞して云うのに，「いまの自分の考按は衆医の考えとはまったく反対で意見は一致しないし，却って疑惑を生むことになろう」と．そこで翌日，侍医の瀬川淳庵を通じて懇請して修三に治をたのんだ．修三が云うのに，「衆医の処方

は皆寒下の方剤で不可ではないが，ただその用量が多すぎたために，却って胃腸が疲労して機化運転がわるくなっただけである．先ず人参，附子のような温める方剤を用いて胃腸を鼓舞したら，前に呑んでおいた薬のはたらきが急に効を奏するようになるだろう」と．すると侍医たちは果たしてとまどったが，修三は意を決して附子理中湯をすすめた．するとまだ1日分を呑み終わらないのに，5，6行の下痢があって，気宇が爽快になって諸証がそれにつれて減じ数日で全快した．」

### 12. 神効湯（しんこうとう）

古人が㾦気からくる便秘とよんだものに用いる．大黄などの瀉下剤のきかない頑固な便秘に奏効し，快便が出てよろこばれることがある．

腹膜炎の治ったあと，癒着が一部にあって腸が狭窄して便秘するもの，胃下垂症，胃アトニー症などがあって，便秘するものなどに用いる機会がある．

その目標は，腹がはってよく腹鳴がする．足が冷える．肩がこったり，背がはったりする．大便が出そうで，出ない．時に軽い腹痛がある．

次に実例をあげる．

患者は21歳の未婚の女性で，数年間にわたって，肋膜炎と診断されたり，リウマチと言われたり，神経痛と言われたり，腹膜炎と診断されたりして，病名一定せず，その上，近代医学的な治療はもとより，鍼灸，マッサージ，指圧，その他いろいろの民間療法をうけたが，ついに軽快せず，最後に小生に治を乞うた．

患者は血色は悪いが，栄養はあまり衰えていない．患者の訴えは次の通りである．

足が冷えてのぼせる．のぼせると顔で火が燃えているようになる．便秘して，そのため腹が張って苦しい．食欲がない．ことに朝食は一口ぐらいしかたべない．肩甲間部がこって苦しく，右側が特にひどい．腰から足がだるく夜もよく眠れない．ときどき右の胸背痛が起こる．痔から出血することがある．月経は不順で，遅れがちである．脈は沈弦で，腹部は自覚的に膨満感を訴えているのに，腹診上では，ひどい膨満はない．ただ臍の左

右から下腹にかけて圧痛がある．この圧痛は右側がやや強い．聴診上，右の肩甲部から腋下にかけて呼吸音が微弱である．

　私は腹膜炎のあとで癒着を起こして便秘していると診断した．そこで，のぼせと便秘を目標にして三黄瀉心湯を与えてみた．これをのむと，のぼせはないが，便通はつかない．大黄を1日量2.0としたが，少し通じがあるだけで腹満はよくならない．そこで大柴胡湯にしてみたが，かえって腹がはって食べられなくなった．そこで桂枝加芍薬大黄湯にしたが，これはよさそうだという．しかし1ヵ月ほどつづけているうちに，どうしても大便が快通せず，のぼせるという．そこで加味逍遙散にしてみた．すると全々通じがとまり，ひどく肩がはり，かえって気分が悪いという．いよいよ困って三和散にしたが，10日もつづけてのんでいると，便秘がひどくなって，苦しくなってくる．こんな日がつづいたある日，私は何気なく，『衆方規矩』を開いて読んでいるうち，疝気門のところに出ている神効湯が眼にとまった．そして，これを用いてみようと決心した．古人が疝気とよんだ病気の中には，癒着による腸の狭窄なども含まれているので，この患者に試用してみることになった．ところが，これはまた驚くほどの効果で，こんどの薬は，いままでのんだどの薬よりもはるかに気分がよく，大便は毎日快通し，食がすすむようになったと喜ぶ．そこで患者も私も，こんどこそは治るという期待にもえて，これを約10ヵ月のみつづけた．その間，十日位服薬を中止すると，便秘することがあったが，この頃は，服薬を中止しても，大便は毎日快通し，まったく別人のような元気になり，何を食べても平気で，腹もはらないし，背もこらず，夜もよく眠れ，血色もよくなった．

## 13. 加味逍遙散（かみしょうようさん）

　女性の患者で，大便が快通せず，大黄を用いると，少量を与えても腹痛を起こして下痢するものがある．このような患者に，この方を用いると腹痛を起こさないで自然便のように大便が快通する．和田東郭は，この方に更に阿膠を加えて用いている．

　『積山遺言』に，次の経験が出ている．

「一医が云うのに，大便が秘結して朝夕快通しない者に，何病を問わず此方を用い，大便が快通すれば，諸症もまたそれについて治ると．自分はこの説を聞いて，数年間は信用しなかったが，その後，一病人を治して，始めてその説がうそでないことを知った．

一女性，微熱があり，種々の雑症を患って4,5年も治らない．そこで，大便秘結の傾向があるのに眼をつけて，この方に阿膠を加えて用いたところ，4,5年の病が忘れるように治った．

また一女性，子を失った悲嘆ののち，腰が痛んだり，脚が痛んだりして歩くことができなくなり，時には何にも食べない日があり，大便は石のように硬くて秘結し，或いは頭痛がしたりめまいがしたり，卒倒したりして一定の病症がない．脈をみると，微数で2年も治らない．そこで大便が石のようだというところを目標にして，この方を用いたところ30貼ばかりで大半治った．」

### 14. 旋覆花代赭石湯（せんぷくかたいしゃせきとう）

胃癌などで衰弱している患者で，便秘しているような場合には，うっかり下剤を用いると，腹が痛んだり，下痢しすぎたりしてかえって，病状が悪化することが多い．このような場合にこの方を用いると，自然便のような気持のよい通じがつき，食欲も出て，元気を回復することがある．腸よりもむしろ胃に申し分があって，便秘する場合に用いられる．

### 15. 備急円（びきゅうえん）

この丸薬は，巴豆を配合した峻下剤で，至急に腹内の宿食，宿便を一掃しなければならない時に，頓服として用いる．体力の弱い人や慢性病の患者などに用いない．

### 16. 紫円（しえん）

この丸剤にも巴豆が配合されているが，前者より，その作用が緩和で，乳幼児にも用いることができる．これも頓服として，至急に排便を必要とするときに用いる．

ヒマシ油よりものみやすく，量も少なくてすむので，便利である．

以上にあげたもののほかに，小柴胡湯，十味敗毒湯なども，下剤は入っていないが，これで大便が快通することがある．

大黄の入った下剤がよく効いていたのに，ふとしたことで同じ処方を用いても，便秘することがある．こんな時にその処方に山椒を2.0ほど入れて気持よく通じることがある．

# 27. 痔のいたみ・かゆみ・脱肛

1. 麻杏甘石湯
2. 甘草湯
3. 乙字湯
4. 大黄牡丹皮湯
5. 大柴胡湯
6. 帰耆建中湯・托裏消毒散
7. 芎帰膠艾湯・当帰芍薬湯
8. 温清飲加魚腥草
9. 秦艽羌活湯
10. 四君子湯
11. 提肛散
12. 奇　方
    1) かたつむり
    2) みみず
    3) 柿
    4) いけま
    5) 昆　布
    6) はすのしべ
    7) 砒霜
13. 備　考

紫雲膏
五物大黄湯
騰竜湯
桃核承気湯
八味丸
桃花湯
桂枝茯苓丸

竜胆瀉肝湯
補中益気湯
大承気湯加乳香
厚朴七物湯
十全大補湯
黄耆建中湯
桂枝加芍薬湯

　ここでは主として痔の疼痛・かゆみの治療について述べる．痔出血の治療については，8. 出血の項で述べておいたので，参照してください．

　痔の漢方治療として，砒石，巴豆などを材料にした軟膏を塗布して，痔核を壊死させる方法や三品一条鎗（さんぴんいちじょうそう）とよばれる線香様のものを痔漏に挿入して，患部を壊死に陥れて治療する方法などがあり，その詳細は『外科正宗』や『痔漏口訣』などに出ている．しかし外科手術の発達した現代,強いてこれらの方法による必要もないと思うので，ここでは内服薬の治療を中心にして執筆する．内科的な治療で癒らない場合は外科的処置をうけた方がよいと思う．

## 1. 麻杏甘石湯（まきょうかんせきとう）

この方は気管支喘息，気管支炎などで喘息のあるものに用いられる薬方であるが，古矢知白は，これが痔にきくと『古家法則』の中で述べており，私も知白の説を追試するつもりで，これを用いたところ，著効を得た．

最初に用いたのは，43歳の女性で，平素から痔核があったが，別に苦痛がなかったので，そのままにしていた．6，7日前に，知人の告別式に行って，寒いところで長く立っていたのが，いけなかったのか，痔が痛くなった．それにかぜも引いたらしく，せきが出るようになり，せきのたびに，痔にひびいて痛むようになった．悪寒も熱もない．食欲はある．ただ拇指頭大の外痔核が紅く張り切れそうに腫れていてちょっと指をふれても痛む．そこで，麻杏甘石湯をのめば，せきにも，痔にもよいのではないかと考え，これを用いたところ，夕方には痔の痛みが軽くなり，3日分で疼痛を忘れた．

この経験によって，知白の説がうそでないことを知った．その後，また酒をのみすぎてから，痔が痛むようになり，歩けないという男性を往診した．診てみると脱肛して，内痔核が翻転して，発赤腫脹し，ちょっと指頭をふれても痛む．

そこで，内服薬として麻杏甘石湯を与え，甘草湯の腰湯を命じた．この際30gから40gの甘草をガーゼの袋に入れて水煎し，その温湯で腰湯をするのである．腰湯の時間は長いほどよいが，疲れるので，10分間位することにした．患者は苦しいので，2日分の麻杏甘石湯を1日でのみ，腰湯をすると気持がよいので，その日から翌朝にかけ30分あまりも行った．すると，夜明け頃から，うつらうつら眠れる程度に疼痛が軽くなったという．中を1日おいて往診してみるに，腫脹が減退し，指頭でふれてもあまり疼痛を訴えないので，紫雲膏をぬりつけておいて，そっと脱肛をおさめた．5日後，患者は自動車で来院したが，痛苦はまったく去った．

この患者には，紫雲膏を用いたが，紫雲膏を用いると，肛門の周囲にかゆみを訴えるものがある．そこで痔の腫痛には，中黄膏を用いるとよい．これらの軟膏は，組織を壊死せしめるものではないから，安心して内服薬

に併用できる．

### 2． 甘草湯（かんぞうとう）

麻杏甘石湯のところで述べたように，この温湿布によって，急迫性のはげしい疼痛を緩解させることができる．腰湯をしてもよい．また内服してもよい．ただし疼痛のあまり強くない場合の温湿布は五物大黄湯（ごもつだいおうとう）でよい．

### 3． 乙字湯（おつじとう）

原南陽の創製で，痔の薬として有名で，『叢桂亭医事小言』には「痔疾，脱肛痛楚（脱肛して痛む），或いは下血腸風（腸や肛門よりの出血），或いは前陰痒痛する者を治す．諸瘡疥誤って枯薬にて洗傅し（外用薬で洗ったり，これをつけたりして）頓に癒え，後，上逆，欝冒（頭に物をかぶった重苦しい感じ），気癖（神経症）の如く，繊憂細慮，或いは心気定まらざる者，並せてこれを治す．」とあり，浅田宗伯はこの方の大棗を当帰に代え，升麻は犀角の代用で止血の効があるといい，またこの方は甘草の量を多くしないと効がないと述べている．しかし乍ら痔出血には出血のところで述べたように，三黄瀉心湯，芎帰膠艾湯，温清飲などを用いた方がよい．

私はこの方を痔核に用いる時には，大黄を除いて，桃仁，牡丹皮，魚腥草（ぎょせいそう）を加える．便秘のひどい時は大黄を入れるが，そうでなければ入れない．桃仁，牡丹皮を入れるのは，痔核を瘀血とみて，瘀血を治する作用のあるこの2味を加えるのである．桂枝茯苓丸や大黄牡丹皮湯の意である．また魚腥草には緩下の作用と止血の作用があるので，加えることにしている．魚腥草には俗にいうドクダミのことである．

### 4． 大黄牡丹皮湯（だいおうぼたんぴとう）

痔核，肛門周囲炎などで，実証のものには，この方，またはこの方に蒼朮，薏苡仁，甘草を加えた騰竜湯を用いる．便秘が強くて腹部に抵抗，膨満の傾向のあるものによい．もし小腹急結の状があれば桃核承気湯を用いる．これらはいずれも大黄，芒硝が入っていて，瀉下の作用があるから，

適宜これを加減して大便が快通する程度に用いる．これらを用いて，腹痛を訴え，裏急後重の状を示すものは，虚証であって，これらの処方の適応症ではない．帰耆建中湯，芎帰膠艾湯などを用いる．

畑金鶏は『金鶏医談』の中で，次のように述べている．

「痔漏の治法は，専ら腹証にあり，余近歳数人を診して頗る発明することあり，此病10の8，9は必ず右の臍下に動あり，而して拘攣無きを得ざるなり，之に就いて治方を施すに非ざれば，則ち千丸万湯，奇と称し妙と呼ばるるものも断じて寸効なし．その方たるや他無し．桃核承気湯によろしき者あり．大黄牡丹皮湯によろしき者あり．八味丸によろしき者あり，桃花湯によろしき者あり．その証を詳にして治すれば即ち治せざる者なきなり．然りと雖も，蔬食菜羹にして，酒と色とを断つ可し，しからざれば則ち治せず．」

さて，ここに痔漏とあるは，必ずしも今日の痔瘻をさしたものでなく，この中に，痔核もふくまれているものと考える．桃核承気湯，大黄牡丹皮湯などは，痔瘻に用いる機会よりも痔核に用いることが多い．なお大黄牡丹皮湯を痔瘻に用いた例を，52．排尿異常の項に出しておいたので参照してほしい．

桃核承気湯や大黄牡丹皮湯を用いたいような患者で，便秘の傾向がなければ，桂枝茯苓丸を用いる．この際は丸より煎剤として用いた方がよい．

### 5．大柴胡湯（だいさいことう）

胸脇苦満と便秘のあるもので，痔核があれば，大柴胡湯を用いてよいはずだが，私の恩師湯本求真先生は，こんな場合に，大柴胡湯合桂枝茯苓丸加薏苡仁，または大柴胡湯合大黄牡丹皮湯加薏苡仁を用いられた．山田業広は「痔は先ず実証にては，大柴胡湯或いは同方去将（将は将軍の略で，大黄のこと．去将は大黄を去ること），竜瀉（竜胆瀉肝湯の略）多く功あり，虚証にて下血するなどは，補益（補中益気湯など）よろし．」と述べている．また浅田宗伯は『勿誤薬室方函口訣』で，大承気湯加乳香が痔痛にきくと述べており，荒木性次氏は厚朴七物湯で痔疾を治したという．

## 6. 帰耆建中湯（きぎけんちゅうとう）・托裏消毒散（たくりしょうどくさん）

先の項で述べた薬方は実証に用いるものであるが，虚証のものには，黄耆建中湯，帰耆建中湯，補中益気湯，十全大補湯，托裏消毒散などを用いる．華岡青洲の『瘍科方筌』には，黄耆建中湯，桂枝加芍薬湯には痔疾を治する効があるとあり，これらは虚証の患者の痔の痛みによくきく．これらの用法は癰，癤などの化膿性腫物の場合に準じて用いるとよい．

私はかつて幼児の痔瘻を帰耆建中湯に伯州散を兼用し，患部に紫雲膏を塗布して，1年ほどかかって全治させたことがある．この幼児も今では大学を卒業し，近く結婚するという．

この患者の父は，この患者が生まれると間もなく，肺結核で死亡し，母親の手によって育てられたが，体質が虚弱で，色が白く，腺病質である．3歳にまだならない頃，肛門の近くに腫物ができ，それはあまり痛まないようであったが，自潰して膿が出るようになった．医師は痔瘻と診断したが，今は手術ができないので，物心ついてから手術をしたらよいだろうと言われたそうである．母親は，死んだ父親のように肺結核になっても困るので，からだを丈夫にして痔瘻を治したいと来院した．みると，肛門の近くに大豆大の硬結があり，その先端に胡麻が入る位の孔があって，うすい膿が出ている．

私は，これに1/4量の帰耆建中湯を本方とし，伯州散0.6を1日として兼用し，朝夕2回，患部に紫雲膏を貼布することにした．すると10日ほどたつと，患部が赤く腫れて痛むようになった．しかし，これは悪いものが出るためだからと母親は自己判断で，服薬をつづけた．ところが，疼痛は次第に強くなり，患児は夜もよく眠らなくなった．そして15日目に，大豆の先端位の孔があいて，膿が多量に出た．それと同時に疼痛はなくなった．それでずっと前方をつづけていると，患部の肉芽の色がよくなり，だんだん瘡面が浅くなり，6ヵ月目には，ほぼ全治したかにみえた．しかし何かの調子で，時々患部が発赤したり，硬くなったりするので，1年あまりこれを連用した．すると，血色もよくなり，家中で一番元気な子供とな

り，その後病気らしい病気もせず今日に至っている．

その後，これに似た5歳の男子の痔瘻を帰耆建中湯と紫雲膏とで全治させた．

托裏消毒散もまた肛門周囲炎に用いられる．この方を用いて，手術しなければ絶対に治らないと言われた患者を治した例がある．

ある日，やせて顔の蒼白い28歳の青年が痔が悪いといって来院した．脈をみると，沈んで小さくて弱い．腹をみると，腹壁がうすくて，腹直筋が突っぱっている．肛門のすぐそばに，すでに化膿して白く膿のみえる部分がある．肛門周囲炎であるが，疼痛は少ない．圧痛も軽い．この患者はかつて肋膜炎を病んだことがあり，手術しないで治したいという．私は試みに，これに托裏消毒散を与えたところ，1週間の服薬で，大半の膿が消失し，3週間の服薬で，そのまま治ってしまった．

その後，疼痛のはげしい肛門周囲炎に，この方を用いてみたが，この時は効がなかった．

## 7. 芎帰膠艾湯（きゅうききょうがいとう）・当帰芍薬散（とうきしゃくやくさん）

芎帰膠艾湯と当帰芍薬散は，ともに当帰，川芎，芍薬があり，前者には地黄，甘草，艾葉，阿膠があり，後者には，茯苓，朮，沢瀉がある．だから前者は，多く血に働き，後者は多く水に働く．

尾台榕堂は，『類聚方広義』の中で，芎帰膠艾湯の条で，「腸痔，下血，綿々として止まず，身体萎黄，起れば則ち眩暈し，四支力なく，小腹刺痛する者を治す．」といい，当帰芍薬散の条では，「脱肛，腫痛，水を出して止まざる者に奇効あり．」と述べている．萎黄は貧血のこと．

『百疢一貫』には，「一男子，常に脱肛を患ふ．或いは時々糸の如く血出て下る．後，卒倒す．その後つづきて腹痛す．先生当帰芍薬散を投ず．追々に愈ゆ．当帰芍薬散の用ひ場は，当帰建中湯の腹の如くにて大腹へかからず，小腹に拘攣の気味あり．痛は真の拘攣より反って甚だしきなり．此痛は全く瘀血の腹痛とみえたり．此方を用ふれば，塊などゆるむなり．」とある．大腹は上腹部のこと．

芎帰膠艾湯は，8．出血の項で述べたように，痔出血によく用いられるが，出血に疼痛を兼ねたもの，手術後，または注射，軟膏などで，腐蝕させたのち，患部の瘡面癒合せず，疼痛，出血などのあるものに用いる．

一男性，40歳，2年前，痔核の手術をしたが，その後，手術のあとが俗にいう切れ痔となって，出血して治らないので，翌年の5月に再手術をした．しかし依然として，疼痛と出血がやまないので，9月にまた手術した．しかし疼痛も出血もやまない．大便が少し硬いとすぐに，出血が始まり，痛むので，いつも水酸化マグネシウムをのんでいるという．それでもなお時々出血するし，一度出血が始まると中々とまらないという．

患者は色が浅黒く栄養も悪くない．腹診上特別の所見はない．私は芎帰膠艾湯を与えて，治りますよと，安請け合いをした．ところが，これをのみ始めて6日たつと，今までよりも排便時と排便後に，肛門がいたむようになった．大便が硬いためかと考え，これに大黄0.5を加えてみた．これを3日ほどのむと，疼痛は軽くなり，5，6日たつと疼痛を忘れた．しかし，何かの調子で，時々疼痛がくる．そこで患部に紫雲膏をぬり，黄連解毒湯合大黄甘草湯にし，大黄0.7を用いた．ところで，意外にも，これより前の薬がよいというので，また芎帰膠艾湯加大黄にして，大黄を0.7にした．すると出血も疼痛も10日に1回位起こる程度になった．しかし，どうしても完全に治らず，1週間から10日に1回位は疼痛と出血があり，肛門専門の医師は，いま一度手術した方がよいと診断したとのことである．けれども患者の方は，いくら長くかかってもよいから，漢方で根治するまで服薬をつづけたいという．そこで服薬を始めて，3ヵ月目に，次のような変則な処方を作って用いた．すなわち芎帰膠艾湯加大黄桃仁牡丹皮麻黄梔子魚腥草である．ところでこれがすばらしくよく効いて，これを服用し始めてから6ヵ月間に，初めの頃に，1，2回少し出血があったきりで，その後は，疼痛も出血もまったくない．これでどうやら治ったようである．

次の患者は56歳の男性で，かつて痔瘻の手術をしたことがある．その後，動脈硬化症があると言われて，漢方の薬をのんだこともある．この患者は脱肛のくせがあり，7日前から痔出血があるという．大便は1日1行あるが，時々硬いことがある．そこで芎帰膠艾加大黄1.0にして用いた

ところ，1週間ほどで出血がやみ，とても気分がよいというので，服薬をつづけたところ，10ヵ月ほどたつと，脱肛の方も軽快し，よほど無理を重ねないかぎり，脱肛することはなくなった．

## 8. 温清飲加魚腥草（うんせいいんかぎょせいそう）

8. 出血の項で述べたように，痔の出血にも用いられる．

患者は41歳の男性で，5年前に痔出血があり，一旦治っていたが，その翌年内痔核からの出血が長くつづいて，めまいが起こり，貧血がひどいため入院して輸血をしたこともある．その後，耳鳴とめまいがあって，メニエール病と言われたこともあった．血圧は110—70位で，疲れやすい．ひどく神経質で，手術は絶対にいやだという．大便1日1行あり，胸脇苦満が著明にある．そこで先ず大柴胡湯去大黄を用いたところ，上腹部の膨満感はなくなったが，また痔出血が始まった．そこで温清飲加荊芥魚腥草を用いたところ，7日分をのみ終わる頃には出血が止んだ．その後，ひきつづきこれを服用すること6ヵ月，その間出血は1回もなく，いらいらした気分もなくなった．

この患者も芎帰膠艾湯でよいかとも考えたが，上腹部の抵抗といらいらした不安感があったので，四物湯に黄連解毒湯を合した温清飲にし，これに荊芥と魚腥草を加えた．荊芥にも魚腥草にも止血の効があり，魚腥草は塊花と同じく痔によくきくので，これを加えた．塊花にはルチンがあり，近年になって魚腥草にもルチンに非常に近い構造式をもった成分のあることが明らかにされた．

32歳の女性で，5年前に痔出血があったが，それきり出血はなかった．ただ脱肛があって，歩く時にも出てくる状態で，便秘の傾向があり，いつも下剤をのんでいた．昨日から，急に痔出血が始まったという．患部を診ないで薬をくれという．私はこれに温清飲加大黄魚腥草を与えた．すると翌日から出血がやみ，脱肛の方も軽快し，排便の時は脱肛するが，歩行時に脱肛することはなくなった．

### 9. 秦艽羌活湯 (しんぎょうきょうかつとう)

『衆方規矩』の痔漏門に,「秦艽羌活湯は,痔漏塊をなしさがりたれて,その痔に堪えざるを治す.」とあり,私はこれを,痔核,痔瘻などで,かゆみのあるものに用いる.

38歳の男性,かつて肺結核にかかったことがあるが,目下は全治している.ところで,昨年4月に外痔核の手術をしたあと,かゆみが始まった.医師の診断をうけたところ,手術のあとが痔瘻になっていて,少しずつ膿が出ていると言われた.みると,針頭大の孔があって,少しずつ分泌物が出ている.そこで秦艽羌活湯を用いたところ,1週間後には,かゆみがなくなった.3週間後には,分泌物が減じた.2ヵ月後には孔が塞がった.しかし腫痛,疼痛はなく,全治のようにみられるので,服薬を中止した.

### 10. 四君子湯 (しくんしとう)

8. 出血の項で述べたように,痔出血に用いる.8. 出血の項を参照してほしい.

『積山遺言』には,四君子湯痔血経験として,「方孝に曰く,年高く気弱く,痔血止まざる者此方之を主る.誤って痔を攻めるの薬を服し,血大いに下って虚脱する者もまた之を主る.」とある.

### 11. 提肛散 (ていこうさん)

これは脱肛の薬で,補中益気湯に,黄芩,黄連,白芷を加味したものである.

『梧竹楼方函口訣』には,次のように,その用法を述べている.

「此は老人,虚人の脱肛をおさめる薬である.すべて脱肛に2種ある.大便が秘結して起こる実証のものは大黄剤がよい.提肛散を用いる場合は,大便は通じながら,元気が,下にぬけて脱肛しておさまらないもので,補中益気湯などで,ひきあげるのと同じ手段である.その内,脱肛は虚実に拘わらず大腸に熱をもつものであるから,黄芩,黄連の2味の寒涼剤で清熱するこころがあって,面白い組方の方で,至ってよくきくものである.

また老人,小児などで結糞が肛門につまって,出ようとしても出ない時など,大抵は元気の衰えたためであるから,この方に大黄または猪胆汁を加えて用いるがよい.気持よく通ずるものである.」

## 12. 奇　方

1) かたつむり

痔が腫れ痛むものに,かたつむりを陰乾にして粉末としたものをつけるとすぐ治る.また香油の中に,かたつむりを1ヵ月あまりつけておき,その油をつけても効がある.

これは有持桂里の推奨する方であり,私も10数年前に,胡麻油の中に,かたつむりを浸しておいたが,悪臭に堪えずして,捨ててしまったことがある.臭気の点で考慮を要する.

2) みみず

痔核を治するに,みみずの土を去ってから,泥状にねり,朱砂をこれに加えて,更にねり,これをつけると大効がある.馬油も用いるけれどもこの方ほどにきかない.この方は瘭疽にも用いる.瘭疽の薬もいろいろあるが,これにまさるものはない.

これも有持桂里の経験である.朱砂は辰砂のこと.天然の赤色硫化水銀である.

3) 柿

痔血の奇薬.柿の黒焼を塩湯でのむ.

4) いけま

同じく痔血の奇薬.牛皮消(いけま)を末となし,蠟あるいは麻油にとき,之をつける.

5) 昆　布

痔漏奇方.昆布1味を水煎し,布に包み,たびたび痛処を温める.これは道三の家の秘法である.

6) はすのしべ

痔漏奇方.蓮のしべ,朝顔の種子(黒いもの),各15銭,当帰5銭,以上3味を粉末とし,1回に2銭ずつ温酒でのむ.これは痔瘻が3年も治ら

### 7) 砒霜石

いぼ痔奇方．砒石を焼いて粉末にしたものをはりつける．食事には鰻魚がよい．

以上5方は，津田玄仙が『積山遺言』の中で推奨している．道三（どうさん）とあるのは，曲直瀬道三のことであろう．蓮のしべの処方については，備考の部にも引用しておいた．銭は匁であるから，1銭は3.7g位でよい．砒石で軟膏を作って，腐蝕させる方法のあることは，冒頭で述べた通りである．

### 備　考

(1)『方輿輗』（『校正方輿輗』として流布しているものとは別本）に，忍冬当帰湯（忍冬2大当帰中大黄小反鼻（はんぴ）中甘草小右5味水にて煎じ服す．或いは黒丑大を加ふ．），という処方をあげ，次のように述べている．大，中，小は分量比である．

「此湯，起痔湯（苦参，大黄，芒硝，甘草，梔子よりなる）よりは呑みやすくして効まさるなり．此方あれば起痔湯はいらぬなり．此方諸痔に用ゆ．よく効あるなり．もし其人大便通じ難く，便通するとき痔しこりて痛むと云ふ時には黒丑（丑は朝顔の種子のこと，牽牛子（げんごし）に同じ）を加ふる也．只通例に痔の痛むと云には黒丑を加るに及ばざる也．便するにつき，痔しこり，痛もはげしきは加ふる也．牽牛もまた痔の聖薬也．忍冬当帰湯は和方なり，余此の忍冬当帰湯を内痔に用る也．内痔は肛門しまりて大便するとき肛門痛む者也．且つ血も出るものなり．脈は尺部には見へぬもの也．而して外に，いぼなどは出でざるもの，これを内痔の候とす．また此方のゆく処に魚腥加反鼻（魚腥はドクダミ，反鼻はマムシ）にてもよき也．或いは魚腥，反鼻，牽牛子にてゆくこともあり．魚腥はよく痔にきくもの也．松岡の食養正要にも魚腥の条下に，痔に効あることをあげてあり，さて内痔などもやはり，油つよき魚類は禁すべし．また内痔の方いろいろあれとも忍当当帰湯にしくものなし．また内痔の当坐防ぎには，此方のみにてよけれども，根治せんとするには，蓮蕋（はすのしべ），当帰，

牽牛子3味末となして兼用するなり，蓮蕋なきときは2味のみ末にして兼用するなり．」

(2)『積山遺言』に，五痔蒸薬方がある．その方は「荷葉（はすの葉），蕺薬（どくだみ）花の未だ開かざる時，甘草，右3味麄末（粗くきざむ）にし，分量はその時に随う．先ず嚢に入れ焼耐に浸し，3，5沸の後，病者をして安坐せしめ，肛門に右の薬を敷き，厚く被を覆い頭上に及び（頭から夜着のようなものをかぶる）よろしく汗を取るべし．若し薬冷る時は，則ち薬末を少しばかり添え，別に焼耐を2，3沸すること煎法の如くし，蒸すこと一昼夜に3，4度，最も風寒を忌む．かくの如くすること，5，6日の間，煎湯には秦芁防風湯加蒼耳子（能く炒りたるもの，大），毎日服すること，2，3度」とある．

# 婦人科症候

## 28. 月経異常

1. 桂枝茯苓丸
2. 桃核承気湯・抵当湯
3. 大黄牡丹皮湯
4. 大承気湯
5. 附子理中湯
6. 正気天香湯・半夏厚朴湯
7. 防已黄耆湯
8. 半夏瀉心湯・柴胡桂枝湯

　　琥珀散　　　　　　　当帰芍薬散
　　加味逍遙散　　　　　温経湯

　ここでは稀発月経，過少月経，無月経，月経困難，過多月経などの治療について述べるはずであるが，月経困難に用いる薬方については，すでに，24. 腹痛の項で詳しく述べたし，過多月経の治療も，8. 出血の項を参照すればよいので，ここでは，これらを省略する．

### 1. 桂枝茯苓丸（けいしぶくりょうがん）

　この方を月経困難症に用いることについては，24. 腹痛の項で述べたが，また稀発月経，過少月経，無月経などにも用いる．
　次に私の経験を述べる．
　19歳の未婚の女性，3年前より黄色を帯びた帯下があり，最近は下腹部に疼痛を訴えるようになった．その上，月経が不順になり，3ヵ月も4ヵ月も月経をみないことがある．婦人科では子宮発育不全と診断したという．
　その他，肩こり，頭痛があり，腰や足が冷える．大便は硬い．初診は昭和27年12月4日．
　腹診すると，左下腹部で腸骨窩の付近に，抵抗と圧痛を証明する．私はこれに桂枝茯苓丸を与えたが，これを7日のむと，月経が始まり，腹痛も軽快し，頭痛，肩こりもよくなった．しかし帯下には変化がない．しかし気分がよいので，あと1週間の服薬で，休薬してしまった．すると翌月は

月経があったが，翌々月からまた月経がとまった．そこでまた前方を与えた．こんどは2週間ほどのむと，月経が始まった．しかしひきつづき7ヵ月のんだ．すると毎月，月経があるようになり，帯下もほとんど下りなくなった．

次の患者は，肥満した29歳の女性で，月経が5ヵ月とまっている．ホルモン注射を2ヵ月もつづけているが，効がないという．

自覚症状としては，肩のこりと頭重があるだけで，他に訴えはない．腹をみると右下腹に抵抗と圧痛があり，腹部は全般に緊張に乏しい．

私はこれに桂枝茯苓丸を与えたが，7日のんだ時，月経が始まった．

これはあまりに，その効果の速いのにおどろいた例であるが，次は3ヵ月目にやっと月経が通じた例である．

患者は北欧系の少女で17歳，体格は大型でよく肥満している．この少女は1年に1回ぐらい，少し月経らしいものがあるだけで，それをひどく気にしているが医師に診てもらうのが，いやだという．それでも漢方の先生になら診てもらってもよいということになって，腹診してみた．

腹部は全体に緊張し，ことに下腹は緊満していて，この部を強く按圧すると痛むという．

私はこれに桂枝茯苓丸を与えたが，なかなか月経が来潮しない．しかしこの少女は注射がきらいであったから，辛抱強くのみつづけ，3ヵ月目にやっと，しるしぐらいの月経があり，5ヵ月目から規則正しく月経があるようになり，たいへんよろこんだ．

これらの場合，桂枝茯苓丸は料として煎じて用いた．

## 2. 桃核承気湯（とうかくじょうきとう）・抵当湯（ていとうとう）

この方は桂枝茯苓丸の牡丹皮，茯苓，芍薬の代わりに大黄，芒硝，甘草が入っているので症状に急迫の傾向があって，便秘の徴候があり，小腹急結の腹証があることについては，たびたび述べた通りである．

この方もまた稀発月経や過少月経に用いる．

私に次のような経験がある．

患者は30歳の女性，約10ヵ月前に流産したが，その後，月経がとまっ

ている．それから間もなく，外陰部に湿疹ができた．頭が重く，肩がこり，手足がだるく，足のうらがほてるという．大便は1日1回あるが，快通しない．

腹診すると，右側季肋下に抵抗と圧痛が著明で，胸脇苦満を証明する．また左下腹で腸骨窩の部に表在性の索状物をふれ，軽く按圧しても疼痛を訴える．これは『傷寒論』にいう小腹急結で，瘀血の腹証である．

そこで胸脇苦満と小腹急結を目標にして，大柴胡湯合桃核承気湯を与えた．これを3ヵ月ほどのむと，胸脇苦満が減じ，たった1日だけ僅かに月経があった．その次の月も1日だけあった．そしてその次の月は3日ほどあった．その頃から小腹急結も減じ，湿疹もだんだん軽快した．こんな状態で1年あまりも前方をつづけ，月経が正規にくるようになり，湿疹も治り，それから間もなく妊娠した．そして無事に分娩した．

有持桂里は，『方輿輗』の経閉の項で，桂枝茯苓丸と桃核承気湯，抵当湯の三方は経閉をすぶる3道だといい，桃核承気湯の条で次のように述べている．

「此方は抵当湯とはり合せ用い分けるがよい．その証の別は桃核承気湯は血が下るもの，抵当湯は血の下らないもので，腹は急結しても，桃核承気の方は柔らかで，抵当の方は硬い．しかしこれはおよそのことである．抵当の腹でも血の下る者なら桃核承気を用いねばならないことがある．桃核の腹でも血の下らないものは抵当を用いねばならないことがある．腹よりは血の方をおもに目的にしなければならない．また桃核は動くもの，抵当は動かないものである．軽重で云えば，抵当は重く桃核承気は軽い様だが，数年の経閉で重い様なものに桃核の証があり，1年やそこらの軽くみえるものに抵当の証があるから，2方の別は新久では云えないものである．

この桃核承気の血下ると云うに治験がある．月毎に月経はあるが，その量が至って少なくてしぶるものに桃核承気は効がある．また月経不調で1日あって1日はないというようなものによい．月経が一向にない月も不調と考えてこれを用いる．月経があっても少ないと云うものは，腹から腰へかけて痛むものである．その甚だしい場合は腰腹の痛むためにうわごとを云うものがある．

毎月の月経のたびに、腰腹がちぎれるように痛み、今月の月経が終われば来月の月経のことを心配し、その下る血も僅かばかりで紫黒色の血を下して月々悩ますものがある。このような状態が長くつづいて難儀しているものが、世間にままあるものである。これには桃核承気湯を2，3貼用いると痛みも、うわごともやむものである。大抵は2貼用いると血が下らなくても痛みはゆるむものである。そろそろ腰腹が痛みかけて、月経の通じかけてきたならこの方を用いるがよい。4，5貼をのまないうちに、必ず効がある。また来月の月経の時もこのようにする。その間、月経が終わって、次の月経までの間は、本事方の琥珀散をのみ、月経が始まったら桃核承気湯にする。このようにすれば、軽いものは半年、重いものは1年ほどの間に、必ず効がある。」

　ここに抵当湯と桃核承気湯との別を、血の下るか、下らないかによって区別すると述べているが、桃核承気湯を無月経に用いることもあるので、強いてこだわらないがよい。抵当湯を用いる場は少なく、私もこれを用いた例は数回にすぎない。いろいろの薬で効がなく頑固で、しかも実証で便秘するものに用いることがある。また月経と月経の間は、桃核承気湯をやすんで琥珀散を用いることがあるが、これも必ずしも、そうせず、ずっと桃核承気湯で押し通してよい。また琥珀散の代わりに、桂枝茯苓丸を用いてもよい。

## 3. 大黄牡丹皮湯（だいおうぼたんぴとう）

　この方もまた桂枝茯苓丸や桃核承気湯に似て、駆瘀血作用のある桃仁、牡丹皮が入っているので、その作用はよく似ている。

　尾台榕堂は『方伎雑誌』に、次の治験をのせている。

　「溝口鮎右衛門妻、経水来らざること3，4ヵ月、一医以て妊娠とす。5ヵ月に至り、産婆も妊なりとて、鎮帯を施せり。自己も度々産せし故、妊のぐはひも知り、妊と思へり。然るに11月に至りても、産の気ざしなし。ここにおいて余に診を乞ふ。余熟診するに腹状妊の様なれども、妊娠に非ず。因て経閉なることを、告げ聞かせぬ。夫婦大に驚き、頻に薬を乞ふ。乃大黄牡丹皮湯を与ふ。日々4服づつを用ゆ。服すること4，5日、紫

血, 衃血をまじへ, 下すことおびただし. 20日ばかりにして血止み, 腹状常の如し. 翌月月信（月経）来り, 其月より妊娠し, 翌年夏一子を挙ぐ. これは瘀血を残りなく取り尽したる故なり.」

この治験によってもわかるように, 大黄牡丹皮湯を用いる無月経は瘀血のため妊娠に間違うほど下腹が膨満しているものである.

なお加味逍遙散, 当帰芍薬散, 温経湯なども月経不順に用いるが, これらについては, 24. 腹痛, 8. 出血, 30. 帯下などの項を参照して運用してほしい.

### 4. 大承気湯（だいじょうきとう）

承気は順気の意で, 気のめぐりをよくする効があり, これで無月経が治ることがある.

ある日, 52歳の体格のよい女性が耳朶がかゆくて困るといって来院した. 耳鼻科へも通ったが, どうしてもかゆみがよくならないという.

脈を診ると沈んで力があり, しかも遅である. 腹部は膨満していて底力があり, 頑固な便秘がある. 月経は半年ほど前からとまっているという.

私はこの脈と腹とを目標にして, 大承気湯を与えたところ, 5日目になって, 外出もできないほどの多量の月経があり, その月経が始まった時から, 耳のかゆみがなくなってしまった. 大承気湯で, 気のめぐりがよくなったので, とどこおっていた月経が下り, それと同時に, 耳のかゆみも去ったのであろう.

またこんなような例もある.

月経の量が少なくて, だらだらと2週間もつづくので, 4, 5日であがるようにしてくれという女性が来院した. こんな場合は, 桃核承気湯や桂枝茯苓丸を用いるのが常識であるが, この女性は肥満し, しかも充実して, しっかりしているし, 脈も沈実であったから, 大承気湯を与えたところ, 流産の時のように, 多量の血が下って, 3日目に, ぴたりととまった.

『継興医報』に, 次のような貉丘岑先生治験と題する一文がのっている.

「本所相生町歌妓, 歳20ばかり, 1日轎に乗じて治を乞ふ. 曰く, 経絶てすでに15ヵ月, はじめ2, 3ヵ月は妊娠と思ひしに, 或医妊に非ず,

血塊なりとて破血の剤を飲しむ．今に寸効なし．因って治を先生に願ふと．先生之を診するに，腹大満，堅硬，青筋ふとく見れ，肩背強急甚しく，いきたわし，先生門生に謂て曰く，今日は家に帰るべし．明日門人を遣して治療を施さしめんと．鶴，命を受て其家に到り．左右の尺沢を刺す．血出ること1升ばかり，3日過ぎて，鶴また診するに肩背強急大に緩めり．また左右の委中を刺す．血出る崩漏の如きこと凡そ3日，腹満大に減ず．すべて大承気湯を用いること200余貼まったく愈ゆ．その後月信例の如し．」

### 5. 附子理中湯（ぶしりちゅうとう）

月経の閉止には，駆瘀血剤と言われている桂枝茯苓丸，桃核承気湯，大黄牡丹皮湯，抵当湯などが用いられ，また順気剤である大承気湯，半夏厚朴湯，正気天香湯などで月経の通ずるものがある．ところで，いくらこれらを用いても効のないことがある．やはり証に随って用いることが必要である．

23歳の女性，色が白く，痩せて，背も低く，一見して13, 4歳位にみえる．1年あまり月経がとまっているという．私はこれに当帰芍薬散を用いたが効なく，結局，全身の栄養をよくしてみようと考え，1年ほど附子理中湯を用いたところ，全身の発育がよくなるとともに，月経が通じるようになった．このように附子剤で月経の通じるものもある．

## 6. 正気天香湯（しょうきてんこうとう）・半夏厚朴湯（はんげこうぼくとう）

正気天香湯は気鬱からくる無月経に用いる．同じく和田東郭は気鬱からくる無月経に半夏厚朴湯を用いている．ともに気をめぐらす効があるからである．ただ先にあげた大承気湯ほどの腹満，便秘のないものに用いる．

山脇東海がこの正気天香湯を用いて無月経を治した話を，百々鳩窓が『温知医談』34号に，病因気鬱説と題して，次のように述べている．

「内経に曰く，百病は皆気より生ずと．乱世の人は知らず，大平の民を治するには，此の一語誠に宝典と云ふべし．一切諸病を療してみるに，免角皆気の鬱滞より生ずることにて，気流暢になれば存外なる病も，夫につ

れて癒るなり．況んや，痃癖，積聚の類，皆この気滞より生ずるなり．この一語療治をする者は事に臨んで念々忘るべからず．

後藤艮山の万病は一気の留滞に生ずと唱へしは，この経語をやき直したるまでのことなり．世人創闢の見のように思ふは陋なり．

ここに山脇東海翁の家婢，歳18,9のころまで経行なし，東海翁これを診し，正気天香湯を処す．服する暫くにして，経大いに利し，その後はまた滞ることなし．予童時，その婢の容貌を記す．随分壮実そうに見ゆる者にて血の不足する筈のなき婦人と覚ゆ．まったく気の欝滞より経行不利をなしたるなり．東海翁はそこへ目をつけられ，血分の療治をせずして気分の方から掛られたる至極高按と云ふべし，また伊良子氏の先代より遣したる規則に，婦人の乳癰，初起寒熱腫脹疼痛の者に推し切って藿香天正散を用ゆることあり．至極面白き運用の仕方なり．」

## 7. 防已黄耆湯 (ぼういおうぎとう)

この方は色白く，肥満し，俗に水ぶとりというようで筋肉にしまりなく，疲れやすいものを目標にし，このような状態で，稀少月経または過少月経に用いる．

横浜市の素封家の女性で，よく肥満し，色白く，夏は発汗多く，肩がこり，月経は1ヵ月に1回はあるが，ほんのしるしという程度であるという．私はこれにこの方を与えたが，中々効なく，10ヵ月もたってから，ようやく月経らしい状態になった．

『腹証奇覧翼』には，次のように述べている．

「防已黄耆湯，男女老少を問ずといへども，多くは室女（未婚婦），許嫁（既婚婦）の年齢より以上，20歳前後までに，卒に肥満をなして，衝逆つよく，両瞼紅にして，経水短少，心気欝して開かざるものこの証あり．これその肥満を成すもの成長の時にあたりて可なるに似たりといへども，その実は表虚にぞくし，以って佳候とすべからず．医もしその経行不利なるをみて，誤って通経破血の剤を投ぜば，徒らに効を奏せざるのみならず，反って禍端を啓くことあらん．」

## 8. 半夏瀉心湯（はんげしゃしんとう）・柴胡桂枝湯（さいこけいしとう）

何病に限らず，胸脇苦満を目標にして，柴胡剤を用い，心下痞鞕を目標にして，瀉心湯を用いて，それぞれ効を奏することがあり，無月経に柴胡桂枝湯を用いたり，半夏瀉心湯を用いたりすることもある．

『温知医談』第28号には椿庭遺稿と題して山田業広の治験が出ている．

「旧藩，渡辺義之助の妻，腹満，経閉数月，心下痞鞕，気宇欝すること甚し．診するに経閉は急に通ずまじ．先づ心下痞鞕を写せんと思ひ，半夏瀉心湯を用いること 7, 8 日, 経水大いに利し, 気力快然まったく愈ゆ.」

## 29. 不妊・流産・難産

1. 当帰芍薬散
2. 桂枝茯苓丸
3. 温経湯
4. 芎帰膠艾湯
5. 抑肝散加芍薬
6. 芎帰湯
7. 五積散
8. 麻黄湯
9. 桃核承気湯

　　加味逍遙散　　　　大柴胡湯
　　当帰散　　　　　　越婢加朮湯
　　安中散　　　　　　平胃散加芒硝

ここでは，不妊を主訴とするもの，流産癖のものなどの治療について述べる．

### 1. 当帰芍薬散（とうきしゃくやくさん）

近代医学的な診断で，不妊の原因がはっきりしない場合や，子宮の発育不全などといわれて，種々の治療も効のない場合などに，この方を内服させて，やすやすと妊娠するものがある．この方を用いて，1，2ヵ月で妊娠するものが多く，10ヵ月間，連用しても妊娠しない場合は，妊娠の見込みが非常にうすいとみるべきである．この際，温経湯，加味逍遙散，折衝飲などに変方してみるのもよい．

私は，結婚後6年間妊娠しない女性に，頭痛，肩こりを目標にして加味逍遙散を用いたところ3ヵ月で妊娠し，それから連続して3人の子供が生まれ，もういらないと苦情をいわれたことがある．

次に当帰芍薬散で妊娠した例をあげよう．

患者は28歳の女性．14歳の時，虫垂炎の手術をした．21歳の時，胆嚢の手術をしたところ，そのあとが癒着をして，癒着をはがした．4年前に結婚したが，妊娠しない．足が冷え肩がこる．月経はおくれがちで，少し

腰が痛む．下痢しやすく豆類をたべると下痢する．色は白く，中肉である．

　私はこれに当帰芍薬散を与えたが，その月から月経時の腰痛が減じ，4ヵ月目から月経がとまり，妊娠した．しかも悪阻の状がまったくなく，妊娠中もずっと当帰芍薬散を服用した．出産の少し前に，舌が荒れて，下痢するというので，当帰芍薬散加黄芩としたところ，下痢がやみ，舌もよくなった．

　産後，乳汁の分泌が少ないというので，私の家の家伝薬の醸乳丸を与えた．これを10日ほどのむと乳汁もよく出るようになり，大いによろこばれた．

　当帰芍薬散を用いる目標は，冷え症で，血色がすぐれず，疲れやすいという点にある．月経は必ずしも不順であるを要せず，また量の多少も問題にしなくてよい．

　矢数道明氏も，結婚4年たっても妊娠しない女性に，冷え症で疲れやすいというので当帰芍薬散を与えたところ，1ヵ月ほどで妊娠した例を報告している．

　また当帰芍薬散は，流産や早期破水などを予防する効もあるので，これらの傾向のある患者には，妊娠中，これを服用させるとよい．

　私は『漢方診療三十年』に，当帰芍薬散の覚え書と題して，次のように書きつけた．

　「当帰芍薬散は，妊娠中の腹痛，婦人科的疾患の腹痛に用いるばかりでなく，冷え症で，血色がすぐれず，頭重，めまい，動悸，肩こり，などを訴えるものにも用いる．男女ともに用いてよい．

　妊娠中の諸種の障害を予防する意味で，この方を内服せしめる場合がある．いつも早期破水で胎児が死亡してそだたない女性に，妊娠3ヵ月頃よりこの方を内服せしめたところ，予定日よりおくれて丈夫な男児を無事に分娩した．妊娠するたびに腎臓炎を起こす患者に，妊娠と判明すると同時に，この方を内服せしめて腎臓炎を予防して分娩を終わった例もある．この方は粉末にして酒でのむことになっているが，水で煎じてのんでよい．胃の弱い人は煎じた方が，胃にもたれなくてよい．」

　矢数道明氏は，流産癖のものに当帰芍薬散を用いて，無事に分娩した例

を次のように報告している.

「K夫人は岐阜県の小学校の先生で35歳になる.昭和31年8月が初診であった.主訴はたび重なる流産癖で,すでに3回,6ヵ月と7ヵ月で自然流産してしまった.婦人科で黄体ホルモンの注射もしたがだめであったという.その都度体力衰え,心痛のため疲労困憊という姿であった.甚だしく衰えた栄養,全身筋肉の弛緩,胃下垂などで,なるほどこの身体ではとても臨月まで保たすことは無理と思われる.御主人も本人も何とか1人だけでもよいから子供が欲しいというのである.恰度この月の予定日は過ぎたが,未だないから妊娠と思われるというのである.そこで当帰芍薬散を与えて,生まれるまで続けるように約束した.毎月患者と御主人からも熱心な手紙の報告があった.時々腹痛,下腹部の張りなどを訴え,前の流産のときの前兆と同じだなどと心配の手紙を寄せてきた.しかし従来の厄月であった5ヵ月も,6ヵ月も,7ヵ月も無事に過ぎ,昭和32年5月にめでたく男児を分娩した.

安産後この夫人は非常に丈夫になった.今年の10月になって,また妊娠したというので再び当帰芍薬散料を服用している.この人達の喜びは大きく,同職の同じような流産癖のY夫人とH夫人を紹介して来た.

Y夫人はまだ26歳である.昭和32年3月が初診,昭和30年に結婚して,間もなく妊娠したが,悪阻がひどいので,3ヵ月目に人工的に流産した.そころがそれが癖のようになってしまったのか,その年の8月には3ヵ月目で自然流産し,翌年の5月にも3ヵ月で自然流産し,32年3月には4ヵ月で流れてしまった.この夫人は第1例の夫人ほど弱ってはいない.この人も同じく当帰芍薬散を続いて服用してもらった.初診後間もなく妊娠し,こんどは無事に育って昭和33年5月に大きい男児を安産した.この人は次に程なく妊娠少し早すぎたが人工的流産を嫌い,また暫く当帰芍薬散を服用して今年の10月に2番目の子供が生まれた.

H夫人も初診のとき(昭和33年11月)は26歳であった.4年前に結婚し,昭和32年12月には4ヵ月で,昭和33年にも矢張り5ヵ月で自然流産しててしまったという.痩せ型の色白の冷え症の女性で,処方は同じく当帰芍薬散を与えた.今年1月に妊娠したが,こんどは順調に保って,10

月に無事に出産した.」

　私も30歳の医師の夫人で，いままで3回，早期破水のため，1人の子供も育たないというのに，当帰芍薬散を与えたところ，月満ちて無事に健康な男児を生んだ．この女性は当帰芍薬散を用いるには，血色もよすぎたし，筋肉のしまりもよかったが，他に用いる処方もなかったので，これを妊娠とわかってから生まれるまでのんでもらった．

　当帰芍薬散に似た処方に，当帰散があり，『金匱要略』には，「夫人，妊娠常に当帰散を服するに宜し．産を易くし，胎，疾に苦しむ無し．産後百病悉く之を主る．」とある．この方は当帰芍薬散の茯苓，朮，沢瀉の代わりに黄芩を入れたものである．

　『方輿輗』には，当帰散の条に，次のように述べている．

　「常に服するによろしとあるが，妊娠でも病のあるものは常に服してよいが，病のない者は常に服するにはおよばない．妊娠は病でないからである．さて病にもいろいろあり，これを用いる証は，胎のいずまいがわるかったり，腹が痛んだりするものに用いる．この薬は5日や6日のんだからとてきくものではない．それ故，常に服すべしと云ったものである．

　この方は安胎の効があるものである．

　伏見に一婦人があり，30歳ばかり，この人はいつも難産で苦しむくせがあり，ある年，妊娠した時，余に治を乞うた．余はこれに3月目から当帰散を与えたところ，月が満ちて安産した．

　およそ毎度，堕落するくせのものに従来は芎帰膠艾湯を妊娠中常に用いることにしていたが，当帰散の方が手軽でよい．芎帰膠艾湯はちと手重い処方である．しかし出血などのある時は，必ず芎帰膠艾湯を用いたがよい．止血とともに，安胎の効があるものである．

　妊娠中に咳嗽が出て，色々しても治らないものに，当帰散を用いてしばしば効を得た．

　妊娠中に，せきをするたびに小便のもれるものがある．これも安胎が必要で，当帰散がよい.」

## 2. 桂枝茯苓丸（けいしぶくりょうがん）

当帰芍薬散を用いる女性が，虚弱で，疲れやすく，色が白く，筋肉のしまりが悪いのに反し，桂枝茯苓丸を用いる女性は，筋肉がしまり，血色もよい．このような女性の不妊症に，この方のきく場合がある．

28歳の女性，結婚して，5年になるが妊娠しないという．色は浅黒く筋肉の発育もよく，頑丈な体質である．月経はほぼ順調であるが，月経の初日に腹痛がある．

婦人科で診察をうけたところ，子宮の発育がよくないといわれた．

私はこれに桂枝茯苓丸を与えたが，2ヵ月目から月経時の腰痛がなくなり，8ヵ月目に妊娠し，男子を無事に分娩した．

矢数道明氏は，次のような例を報告している．

「戦後間もない昭和23年の頃であった．当時，私の東京出張所へ，山梨県から不妊症の患者が引き続き3人来て3人とも成功したことがあった．これらの人々は結婚後4年から8年間，1度も妊娠しないというもので，みなガッチリした太った体格で，一見女丈夫型である．顔色もよく，下腹部，臍傍に抵抗と圧痛があり，かつて内膜炎や卵管炎などの既往症があって，瘀血充満と認められるものばかりであった．3人とも桂枝茯苓丸料を1，2ヵ月間服用しているうちに妊娠し，そのうち悪阻が起こってきたというぐあいに，それこそ面白いようにお目出度となった．」

## 3. 温経湯（うんけいとう）

『金匱要略』には，この方について，「また婦人少腹寒え，久しく胎を受けざるを主る．かねて崩中去血（子宮出血），或いは月水（月経）来ること過多及び期に至って来らざるを治す．」とあり．これによって，この方を不妊に用いる．ところで私はまだこの方を用いて，うまく妊娠した例を知らない．しかし浅田流ではこの方を不妊に用いているので，方と証とが適中すれば，妊娠も可能であろうと思う．

私はかつて，16年間も妊娠しない女性に，不妊を目的とせず，腹痛を治する目的で安中散を用いたところ，腹痛が治るとともに妊娠した例をも

っているが，このような隅中もある．また和田東郭は「一婦人，久しく孕を受けざりしをその脈腹を詳にして大柴胡湯を用ひたるに，やがてこの中に妊娠したることあり．」と述べている．

### 4. 芎帰膠艾湯（きゅうききょうがいとう）

この方については，8. 出血の項で詳しく述べたので，ここでは繰り返さない．この方は妊娠中，少しずつ子宮出血があって，流産のおそれのあるときに用いる．『勿誤薬室方函口訣』にも「此方は止血の主薬であるから，子宮出血に用いるばかりでなく，千金方や外台秘要には，妊娠中に転倒したり，流産したり，打撲損傷をうけたりした場合その他種々の出血に用いている．」と述べている．

この方と桂枝茯苓丸との区別については，8. 出血の項で述べた．

『百疢一貫』には，芎帰膠艾湯の治験として，次のように述べている．

「懐妊して 6，7 月もして堕胎し，あるいはたまたま 10 月に満ちて生まれても，生まれてすぐに死亡し，5 人，6 人とはらんでも，育たないものがある．その場合は，妊娠とわかった月から 10 ヵ月まで用いるがよい．育つものである．先生の経験である．芎帰膠艾湯は酒を入れて煎じないと功力がうすい．しかし酒をはじめから入れては，のみにくいので，煎じあがってあとから酒を入れてのませるがよい．また打撲ですざましく血の出るものに効がある．」

『百疢一貫』の著者は和田東郭と言われているが，その内容を詳細に検討するに，東郭のものではない．その内容は有持桂里の『方輿輗』によく似ている．それの引用かも知れない．

『方輿輗』には，芎帰膠艾湯と当帰芍薬散との別について，次のように述べている．

「芎帰膠艾湯は妊娠中に下血して腹中痛む者に用いる方なり．また下血せずして但腹痛するばかりにも用いることあり．また妊娠中に怪我をして胎動（今日の胎動と内容が異なり，胎が動いて流産せんとするのをいったもの）することあり．ここえもっとも効ある薬なり．怪我をして腰や腹痛み出して甚だしきは下りものなどありて堕胎せんとするに用てよくとりと

めるもの也．また一治験あり．毎産5，6月に堕胎する者に，これを服すれば堕胎を免るるなり．

胎動に当帰芍薬散や当帰散などを用るは軽き場なり．軽き内は右の2方などにてよし．これにても，いえざるときは芎帰膠艾湯を用てよし．

当帰芍薬散の痛は劇しくとも，腹にのみありて腰にかからぬなり．膠艾湯の痛は小腹にありて腰にかかるなり．故に膠艾湯には腰腹痛とあるなり．当帰芍薬散の場にても，腰にかかる者は早く膠艾湯を用ゆべし．腰痛は堕胎せんとするのきざしなり．早く救ふべし．胎動して腰にかかるに至る者は必ず血を見る者なり，軽き者はその時血の下るを知らずしてゐる者なり．よくよく意をそそいで審にすべし．」

### 5．抑肝散加芍薬（よくかんさんかしゃくやく）

漢方に催生剤と称するものがある．これは出産時に用いて，分娩をたすける作用があると考えられているものである．

催生剤として有名なものに，芎帰湯，五積散などがあるが，これらの催生剤を用いても効のない難産に，抑肝散加芍薬を用いて著効を得た例がある．

『和漢医林新誌』第48号に，土井道忠は抑肝散効用と題して，次のように述べている．

「難産が3，4日に及んで分娩せず，産婦の号叫が四隣を動かし，日夜ねむらず，衆医が種々の催生剤を与えても効がないばかりか，却って苦楚を増し，諸医，手をつかねてなすところを知らないというものに，抑肝散加芍薬を用いて大効を奏することがしばしばある．

先年，このような難産の一産婦があって，往診した．診てみると，胎児は上腹にあるけれどもまだ心を衝くという状態ではない．そこで産婦が，産をおそれ，死を悲しんで，そのため，諸気が上逆して，ついにこのようになったものであろうと診断し，抑肝散加芍薬を与えたところ，1服のんでしばらくたつと眠り，眠りからさめると陣痛が起こって分娩し，母子ともに安泰であった．それからいよいよ抑肝散の方意を得て，このような症に逢うたびにこの方を用い或いは淋疾，痢疾などでひどく恐怖して，その

ため諸気上逆して，前症のようになったものに，予はたびたびこれを用いて著効を得た.」

### 6. 芎帰湯（きゅうきとう）

川芎と当帰の2味よりなり，あまりよく効くというので，別名を仏手散ともいう．これは俗にいうはやめ薬で，産にのぞんで，分娩の困難なものに頓服として用いる．

### 7. 五積散（ごしゃくさん）

『和剤局方』に，「女性の難産には，この方に酢1合ほどを入れて煎じて服用せしめるとよい．」とあり，陣痛微弱または破水後，分娩の長びくものに頓服として用いる．

### 8. 麻黄湯（まおうとう）

私はかつて，妊娠末期に浮腫がひどくて坐ることもできないという女性に，越婢加朮湯を用いたところ，2，3日で浮腫が去るとともに，分娩が始まり無事に女子が生まれた例をもっている．

浅田宗伯は，『橘窓書影』で，麻黄湯加附子で難産を治した例を発表している．

「室街美篤屋正八妻臨産破漿後，振寒，腰痛折るるが如く分娩すること能はず，前医破血剤を与ふ．余診して曰く．脈浮数，肌熱，恐らくは外感ならんと，麻黄湯加附子を与えて温覆して発汗せしむ．須臾にして腰痛稍寛にして陣疼を発す．余おもえらく産期すでに至ると．坐草せしむ．忽ち1女子を産す．」

さきの五積散も，越婢加朮湯も，麻黄湯にも麻黄が入っており，麻黄にエフェドリンの含有せられていることを思うとき，これらが催生の効を発揮する所以もうなずける．

### 9. 桃核承気湯（とうかくじょうきとう）

この方および大黄牡丹皮湯，桂枝茯苓丸などは，死胎や胎盤の娩出に用

知人の妻，32歳．妊娠8ヵ月で流産し，そのあと子宮出血が数日つづくので，産婦人科の診察をうけたところ．胎盤がまだ残っているので，至急掻爬手術をしなければならないと言われた．この女性は，非常に小心で，手術ときくだけでも脳貧血を起こしそうだという．

漢方で，手術をせずに，胎盤を出す方法はあるまいかといわれ，尾台榕堂が，桃核承気湯を用いて，死んだ胎児を分娩せしめた例にヒントを得て，この方を用いたところ，3日の服薬で胎盤を排出した．そのあと桂枝茯苓丸を2週間服用して，出血も帯下もとまり，そのまま治ってしまった．

尾台榕堂の治験を『方伎雑誌』から引用してみよう．

「一婦人診を乞ふ．家人云ふ．妊娠すでに6ヵ月なり．先月首より瘀血下り，衆治効なく，30日ばかりにて産せしに，温熱故か，子胎糜爛し，逆産にて，首よりちぎれ，体ばかり出でたり．その後種々すれども，首は出でず．洵に難儀千万也，何とぞ出し玉はれと申すにぞ．之を診るに，其人身体血色なく，柴痩して，唇口乾燥，脈微弱なり．腹を按撫するに，首がごろごろと遊移遷転して，恰も水中に西瓜を浮したるが如し．余家人に謂て曰く，強て出さんとて，余り腹部を按撫せば，血暈を発すまじともいわれぬ故，薬にて下す可しと云ひ．其夜1宿して，桃核承気湯3貼用ひければ，翌朝快利して，首は忽ち出でぬ．病者も家人も，再生の思ひをなしぬ．余も此の如き症を始て視たり．古方の妙なること誠に感戴に堪ず．此余が13歳より70まで，ひたすら古方を信仰して，他念を起さざりし，しるしならんと思へり．」

有持桂里も「桃核承気湯は胞衣不下（胎盤残留）に用て効あり．親しく試みたる方なり．薩州吉村偏宜は平胃散加芒硝を胞衣不下に用ゆ．これも効あり．しかしそれよりは桃核承気湯よきなり．また胞衣不下に大黄牡丹皮湯は心竟無理なる者なり．桃核承気湯は胞衣不下者には証を問はずして用るなり．」と述べている．

## 30. 帯　　　下

1. 竜胆瀉肝湯
2. 当帰芍薬散
3. 加味逍遙散
4. 八味帯下方
5. 腸癰湯
6. 栝楼根湯・柴胡姜桂湯
7. 薏苡附子敗醬散
8. 柴胡加竜骨牡蠣湯
9. 八味丸
10. 十全大補湯
11. 清心蓮子飲
12. 人参湯・六君子湯
13. 解毒剤
14. 羽沢散
15. 温経湯

　　大黄牡丹皮湯　　　　　芎帰膠艾湯
　　桃核承気湯　　　　　　当帰建中湯
　　桂枝加竜骨牡蠣湯　　　黄土湯

　帯下の本来の意味は，今日一般によばれている"こしけ"または"おりもの"を指したものではないが，近代医学では，女性の性器よりの分泌物が生理的以上に多い場合を帯下とよんでいるので，ここではこれに従うこととする．

### 1. 竜胆瀉肝湯（りゅうたんしゃかんとう）

　この方は淋毒性の尿道炎，膀胱炎，バルトリン腺炎，子宮内膜炎などがあって，帯下のあるものに用いる機会が多い．

　『漢方診療の実際』の竜胆瀉肝湯の項には，「本方は膀胱炎及び尿道に於ける炎症に用いるもので実証に属し，急性或いは亜急性の淋毒性尿道炎，バルトリン腺炎或いは膀胱カタル等で，小便渋痛，帯下，膿尿，陰部腫痛，鼠径腺の腫脹するものに用いる．一般に体力未だ衰えず，脈も腹も相当力のあるものである．

　車前子，木通，沢瀉は利尿作用があって，尿道膀胱の炎症を去る．当帰，

地黄は血行を盛んにし，且つ渋痛を緩和し，竜胆，山梔子，黄芩は消炎および解毒の効がある．

以上の目標に従って此方は急性或いは亜急性淋疾，尿道炎，膀胱カタル，帯下，陰部痒痛，バルトリン腺炎，子宮内膜炎，下疳，横痃，睾丸炎，陰部湿疹等に応用される．」とある．

私に次のような治験がある．

41歳の色の浅黒い筋肉のしまりのよい女性．2ヵ月前から帯下が多くなり，その頃から腰痛と下腹痛があり，先月は月経が長びき，排便時に，痔からも出血するようになった．それに時々頭痛があり，悪心もある．また排尿後に，しみるような疼痛がある．

腹診してみるに，臍部の右側に動悸をふれ，この部に圧痛がある．また左右の頸部のリンパ腺も腫れている．

私はこれに竜胆瀉肝湯を与えたところ，20日間で帯下は減じ，排尿痛，痔出血ともになくなった．しかし，大便が快通せず，下腹が膨満するという．そこでこれに大黄1.0を加えたところ大便も快通し，2ヵ月足らずで諸症状がすべて消失して元気になった．

19歳の女性，昨年来，帯下があり，陰部がかゆい．医師はトリコモナスによるものだと診断したという．患者は色の白い方であるが，体格はがっちりしている．月経は正常で，大便も1日1行ある．

私はこれに竜胆瀉肝湯を与え，帯下に臭気が強いというので，これに土茯苓（山帰来）と金銀花を加えた．これを服用1ヵ月で帯下は減じ，臭気もなくなり，5ヵ月の服用でほぼ全快した．

一女性が子宮筋腫の診断をうけ，手術を要すると言われ，2，3の病院を歴訪したが，どこでも鶏卵大のものがあると言われた．

自覚的には帯下があり，疲れたり，仕事がすぎたりすると，尿道に異常感が起こって，気持がわるいという．

子宮筋腫には普通桂枝茯苓丸を用いるが，以上の症状を目標にして，竜胆瀉肝湯を与え，3ヵ月ほどたって，帯下もなくなり，尿道の異常感もなくなったので，前記の病院で診察をうけたところ，筋腫はすっかりよくなっているということであった．

そこで漢方薬をのんだことを話したところ，その病院の医師は，内服薬で筋腫が消失するはずはないから，前の診断がまちがっていたのだろうと言ったという．

## 2. 当帰芍薬散（とうきしゃくやくさん）

竜胆瀉肝湯証の患者よりも，虚証で，冷え症で，貧血の傾向のあるものによい．

患者は30歳の女性で，半年ほど前に左乳房が硬くなり，乳腺症と診断され，癌になるかも知れないと言われた．3回ほどエックス線をかけたがよくならない．最近になって，左腕が痛み，左肩がこる．月経は不順である．そこで近くの薬局で漢方薬をもらってのんだら，足がだるくなったのでやめた．私はこれに十六味流気飲加青皮を与えた．すると3ヵ月ほどたつと，妊娠した．ところが妊娠5ヵ月になると，帯下がひどく下りて，外陰部がただれるようになった．

そこで当帰芍薬散にしたところ，1ヵ月もたたないうちに，帯下が少なくなり，ただれもよくなった．出産後，乳腺炎となり，十味敗毒湯を与え，手術せずに全快した．

次は59歳の女性で，帯下を主訴として来院した．医師は子宮内膜炎と診断したという．腹診すると腹部は一帯に緊張に乏しく，右下腹に突っぱるような感じがあり，これが腰にひびいて痛む．大便は下痢しやすく，足が冷える脈は弱い．

私はこれに当帰芍薬散を与えたが，2ヵ月たらずで，帯下を忘れた．

## 3. 加味逍遙散（かみしょうようさん）

当帰芍薬散で帯下が減少するが，今一歩というところで，全治しないものに，この方の応ずるものがある．

『日本東洋医学会誌』第12巻第1号に，山田光胤は，次のような例をあげている．

「梨○○子，28歳，主婦，初診　34．8．3　主訴　帯下

病歴　約6ヵ月前から，黄色帯下をみるようになった．以前から月経時

に下腹痛のあることが時々ある．特に大病にかかったことはない．

現症　体格は小柄で，肉付きは痩せ型．体質は冷え症．顔色蒼白でさえない．

帯下は染色鏡検により雑菌だけしかみとめられない．理学的診断上，胸，腹部に著変をみとめない（顕微鏡検査は治療中数回行ったが常に結果は同様であった）．

漢方的には，脈小にしてやや弦．腹部は肉付少なく，心下部に振水音をみとめ，両側腹直筋攣急（特に右側が強い）し，左臍傍の動が亢進し下腹が他覚的にも冷たい．

性格　淡泊で，ものごとにこだわらない．病気についての訴えも少ない．

治療及び経過　1) 腹直筋の攣急と月経痛を目標に，当帰建中湯合桂枝茯苓丸を3週間投与したが，無効．　2) 当帰建中湯のみを2週間投与し，9月10日足の冷えが好転したという．　3) 下腹の冷を目標に，当帰芍薬散に転方し，3週間投与，10月1日帯下がややうすくなったという．　4) そこで加味逍遙散に転方したところ，帯下は急速に減少し，1週間後の10月15日には，帯下がほとんど消失したという．その後は，時々帯下をみることもあったが，12月17日には"帯下をみることはほとんどない，足は温かくなった"といい，心下部の振水音は明らかに減弱し，下腹が他覚的にも温かくなった．この日の2週間分の投与を最後として全治，廃薬した．」

香月牛山は，『牛山活套』の中で，「帯下白き者には加味逍遙散に白鶏冠花（しろけいとう）を加て用よ．帯下赤き者には加味逍遙散に赤鶏冠花を加えて用よ．共に神効あり．」と述べている．

## 4. 八味帯下方 （はちみたいげほう）

この方について，浅田宗伯は「婦人，帯下，黴毒を兼ねるものに用いて効あり．もし陰中糜爛疼痛甚だしく，臭気鼻を掩うものは甘汞丸を兼用すべし．本朝経験の方にして帯下には欠くべからざる方なり．」とあって，甘汞丸というのは水銀の丸剤である．

ところで，これは梅毒性のものでない帯下にもよくきく．安西安周氏は

『漢方の臨床と処方』の中で,「淋毒性子宮内膜炎からくる白帯下には,一般的に八味帯下というものを使用します.」と述べている.

私に次のような治験がある.

患者は32歳の女性で,かつて肺結核にかかったことがあるが,今は全快している.

血色もよいし,栄養もよいが,7年前より黄色の帯下が多いので,色々治療したが,どうしても治らないという.月経は不順で,おくれがちである.大便は3日に1行で硬い.

腹診上,腹力は中等度にあり,右下腹部は強く按圧すると鈍痛がある.

私はこれに八味丸帯下方を用いたが,これを服用すると,大便が快通し,1ヵ月後には,帯下も半減した.そこでしばらく休薬していたら,またもとの通り悪くなったという.そこでまた服薬を始め,2ヵ月たつと,帯下がほとんど出なくなったばかりか,前々からあった蓄膿症までも軽快した.

この患者は,淋毒を病んだことがあったと,あとで話した.

## 5. 腸癰湯(ちょうようとう)

『千金方』の腸癰湯は,薏苡仁,桃仁,牡丹皮,栝楼仁の4味からできているが,これで帯下の治ることがある.これを用いる目標は,大黄牡丹皮湯の腹証と同じく,下腹部に抵抗圧痛を証明し,あるいはこの部に腫状のものをふれる場合で,便秘の傾向のないものである.もしも便秘の状があるなら,大黄牡丹皮湯加薏苡仁とする.

また帯下があって,便秘し,小腹急結の状があるならば,桃核承気湯でよい.『病因考備考』では,「帯下40以内の婦人,その赤白をえらばず,皆桃核承気湯を用い.その効神の如し.もし虚弱の人は,芎帰膠艾湯,鹿茸散,桃核円を機に応じ,之を用ひ,一としていえざるなし.」と述べている.40歳以上には子宮癌があって,治らないもののあることをいったものであろう.本間棗軒の『瘍科秘録』では,帯下の1項を設けて,子宮癌の症状を詳しく述べ,乳癌と同じ類の病気で必死であると述べている.

## 6. 栝楼根湯（かろうこんとう）・柴胡姜桂湯（さいこきょうけいとう）

栝楼根湯は有持桂里が，帯下を治する方としてあげたもので，柴胡剤を用いるような腹証の患者で，のぼせる傾向があって，下半身が冷えて，帯下のあるものに用いる．その証は，温経湯や柴胡姜桂湯によく似ている．『方輿輗』では，その別を次のように述べている．

「この方の目的は，左臍傍に塊がありそれより胸脇などへかかって苦満もあり，或いは往来寒熱し，或いは心下痞し，大抵は柴胡の証と同じくして，腹痛するものもあり，腰が冷えたり，頭にふけを生じたり，頭がかゆかったり，口が粘ったり，肩背が強ばったり，背にひきつり痛むなどに用いる．帯下を見る場合は勿論，帯下のないものにも用いる．必意これも上熱下寒で，温経湯のゆく処に近い．しかし温経湯は効のぬるいものである．この方はよく効のあるものである．胸脇へかからなくても，肩へこるか，ふけなどもあるか，いずれ上に申し分ある証ならば，此方でよい．その証は柴胡姜桂湯の証と少し異にして，腹候は大小柴胡と同じく脇下鞕満などがある．帯下があっても，胸脇満微結して動悸があれば，柴胡姜桂湯をやらねばならない．また栝楼根湯の証でも動悸が強ければ柴胡姜桂湯をやるのである．しかしその動悸も詳しく云えばそれぞれ別がある．柴胡姜桂湯の動悸は，ハアハアとして浮散するようで力のないものである．もしその動悸がトクトクと力があるものは姜桂湯では治らない．このときは，その動悸だけに眼をつけずに証に随って治するのである．栝楼根湯の証があれば栝楼根湯を用いる．また栝楼根湯の証で，唇口の粘る者はあるけれども，唇口の乾燥はないものである．唇口の乾燥するものは温経湯のゆく処である．これもまた栝楼根湯と温経湯との別である．もし柴胡の腹候があっても，唇口の乾燥する者は，腹候をすてて温経湯を用いるか，または柴胡の証候がすべて備っているならば，先ず胸脇を柴胡でさばいておいて，温経湯で唇口の乾燥を治するのである．」

## 7. 薏苡附子敗醬散（よくいぶしはいしょうさん）

この方は『金匱要略』にあって，腸癰を治するために設けられた方で，これを帯下の治療に応用する．

『方輿輗』にも，「薏苡附子敗醬散は白沃（白帯下）やまず，脈沈緊なる者を治す．これもと腸癰薬なり，余帯下に運用してまま効験を得たり．」といっている．

腸癰湯にも，この方にも薏苡仁が入っている．湯本求真先生は，帯下の患者には，いつも薏苡仁を入れられた．例えば，大柴胡湯合桂枝茯苓丸加薏苡仁とか，小柴胡湯合当帰芍薬散加薏苡仁とかいうようである．

薏苡附子敗醬散を用いる患者は，虚証で陰証であるから，腹部も軟弱で，抵抗がなく，腰や足が冷え，こしけの色がうすいのを特徴とする．

こしけといっても証に随って治すというのが原則で，柴胡加竜骨牡蠣湯，人参湯，十全大補湯，清心蓮子飲，八味丸なども用いられる．

## 8. 柴胡加竜骨牡蠣湯（さいこかりゅうこつぼれいとう）

唐代の孫氏の『千金方』には帯下を治する方として竜骨1味を用いており，有持桂里は，帯下には牡蠣がよいと述べている．私は偶然のことで，竜骨牡蠣の入っている柴胡加竜骨牡蠣湯で帯下を治したことがある．そこで，これにヒントを得て，桂枝加竜骨牡蠣湯や，柴胡姜桂湯を帯下に用いるようになった．

先ず『方輿輗』からの引用を読んでいただきたい．

「芎帰膠艾湯，此方は漏下（子宮出血）に用いる薬で，かたわら赤白沃（赤白帯下）にも用いる．この方は止める薬である．また赤白帯下の下りすぎて止まない者には，牡蠣，烏賊骨の2味を等分にした方を用いる．この方は散服する．長期にわたってのますがよい．ここでは本方は芎帰膠艾湯或いは当帰建中湯などを用い，それに右の散を兼用する．また柴胡姜桂湯や当帰芍薬散の類に右の散を兼用することもあり，黄土湯に兼用することもある．また赤白帯下の止まないものに，柴胡姜桂湯を用いてよいことがあり，牡蠣のよいこともある．桂枝加竜骨牡蠣湯のゆくこともある．」

次に私の治験をあげよう．

あまり血色のよくない肥満した女性が，胃が悪いといって来院した．

主訴は，いつも胃が重く，むねがつかえているというのであるが，そのほかに胸やけ，肩のこり，めまいもあるいとう．大便は便秘の傾向がある．

腹診するに，腹部は全般的に膨満し，とくに心下部がはっている．大柴胡湯にしようかとも考えたが，柴胡加竜骨牡蠣湯にした．

これを2週間ほどのんだ時，患者はいった．

「先生，あの薬はこしけにも効きますか，こしけがとまりました．」

患者は，初診の時に，私に，帯下のおりることを話さなかったが，よほどうれしかったらしい．

その後，気をつけていると，この処方で帯下がよくなったものが，2，3人あった．この患者の他の症状も，この処方で軽快したことはもちろんである．

柴胡加竜骨牡蠣湯よりも一段と虚証になり，冷え症で，貧血の傾向のある場合には，さきに述べた柴胡姜桂湯のよいことがある．

### 9. 八味丸（はちみがん）

『類聚方広義』の八味丸条で，尾台榕堂は，「婦人白沃甚だしき者もまた此方によろし．」とあって，八味丸が白帯下に効のあることを述べている．

私も竜胆瀉肝湯を用いて効がなく，八味丸で奏効した例をもっている．

知人の妻君で，年は29歳，妊娠の経験はない．色は浅黒く，一見丈夫そうにみえる．

約1ヵ月前より排尿時に尿道より下腹に放散する疼痛を訴え，下腹部より右足にかけて疼痛がある．下腹部には圧痛もあり，帯下が多い．月経時には腹痛があり，月経の量が多い．下腹部には膨満感があるが，軟弱である．腰脚は冷えやすく，肩こりがあり，大便はときどき秘結する．

以上の症状によって，子宮内膜炎に膀胱炎を兼ねるものと診断して，竜胆瀉肝湯を与えたが，10日間のんでも，排尿時の疼痛が去らないばかりか，かえってはげしくなる．そこで八味丸に転方したところ，だんだん軽

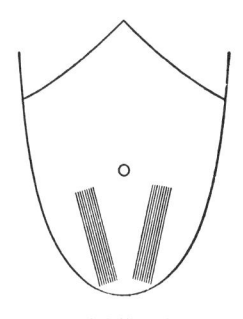

快し，48日間の服用で，自覚的な苦悩がとれたので，一旦服薬を中止した．しかし完全に治っていたのではなかったので，その後，2回ほど再発し，その時も八味丸でよくなった．

色の浅黒いこと，帯下のあることなどを目標にして，竜胆瀉肝湯を用いたが効なく，八味丸のきいた例である．ところが逆に，八味丸が応ぜず，竜胆瀉肝湯のきくこともある．このあたりの鑑別はむつかしいが，この患者のように下腹部が軟らかくて，ふくれているものには八味丸証がよくある．

『老医口訣』には，八味丸の腹証を次のように述べている．

「八味丸は小腹不仁を目的とする．その状は左右臍傍の直筋拘攣して，臍下虚張し，これを按ずるに力弱く，静血脈見はれ，或いは臍下任脈のあたり陥りたるが如く．或いは腹陥て背につき，或いは腹に宿水あり，或いは小腹和せず羸痩する者あり.」

腹直筋緊張

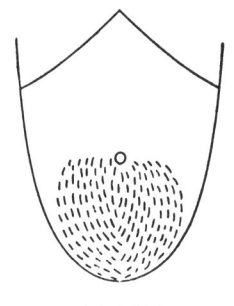

力なく膨満

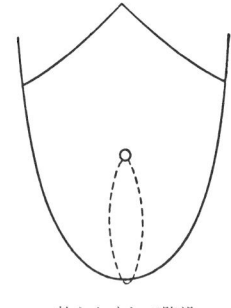

軟らかくして陥没

## 10. 十全大補湯（じゅうぜんたいほとう）

産後，流産後などで体力，気力ともに衰えたものの帯下に用いられる．

『和漢医林新誌』第19号に，羽前の佐藤元悦は帯下と題して，次の治験を発表している．

「本縣，西田川郡林崎村，農，安部半治郎の妻，歳38は昨年の10月，出産後の悪露（産後の下りもの）からひきつづき帯疾（婦人病）となり，ある医者がこれを治療したが治らないの

で，余に治を乞うた．

　往診してみるに，貧血がひどく，脈は沈微で舌に黄苔があり，呼吸は促迫し，少しずつ熱のさしひきがある．腹診してみるに腹のすじはひきつれ，下腹に小塊があり，時々ひきつれるように痛む．飲食はともにすすまず，大小便は不利である．余が帯下の多少をたずねたところ，一昼夜に5，6行の帯下で，その量は6，7勺から1合3，4勺あり，色は黒色のこともあり，桃花色のこともあり少し臭気があると云う．

　そこで余が思うのに，これは胃，膀胱及び子宮の衰弱から血行がわるくなったためであろうと，十全大補湯を与え，これを6月初旬から8中旬までのんだところおよそ70日ばかりで全治した．

　同県東田川郡黒川村，農，斎藤佐左衛門妻歳39は，一昨年4月流産ののち，外邪にかかり，それから急に血が下って止まず，ついに帯下の症に変じた．これも某医が治療して治らないので，余に診を乞うた．

　余が診するに，顔色は灰のようで，脈は沈細数，舌には白苔があって乾燥し，口渇を訴え，食欲はすすまず，呼吸は促迫し，心下はつかえ，下腹は硬くて膨満し，小便の出は少なく，大便は軟らかく，腰が痛む．帯下は一昼夜に1，2行で，色が黒く，1合から1合6，7勺ほどであるという．

　そこでまた十全大補湯を与えたところ，40日あまりで全治した．」

### 11.　清心蓮子飲（せいしんれんしいん）

『積山遺言』に「赤白帯下，口乾，五心煩熱の者は清心蓮子飲によろし．」とあり，この方は八味丸を用いたいような患者で，平素から胃腸が虚弱で，地黄剤をのむと，食欲不振，悪心，下痢などを起こすようなものによい（52．排尿異常の項参照）．

### 12.　人参湯（にんじんとう）・六君子湯（りっくんしとう）

　人参湯は裏に寒があると古人が言ったような冷え症の患者の帯下に用いる．

　37歳の女性，冷え症で困る．冷えると小便が近くなり，帯下も非常に

多くなる．その帯下は水のようにさらさらしていて冷たい．よくめまいや頭重があり，冷えると腹痛が起こり，腹がはる．大便は軟らかくして1日1行．胃部には振水音があり，脈は遅弱である．

以上の症状から，裏に寒があると診断して，これを温める方針で，人参湯を与えた．

これをのむと，からだ中が温まって気分がよい．そればかりか，僅かに4，5日の服用で，帯下がほとんどなくなったのには，患者も驚いたらしいが，私もその速効におどろいた．この患者は1ヵ月の服薬で，別人のように健康になった．

この患者ほどの冷え症ではないが，胃腸の弱い婦人の帯下に，六君子湯を用いて効を得たことがある．

患者は31歳で，一昨年の8月と12月に，2回流産した．その後，かぜをひきやすくなり，昨年の3月頃より食後に悪心があり，夜間，胸が苦しくなり，その時はひどく手足が冷える．

某医大で胃酸が少ないと診断されたという．脈は沈弱で，舌にうすい白苔がある．眼が疲れ，後頭部が重くなることがある．いままで，たびたび膀胱炎にかかったことがあり，いまでも尿の残る気味があるという．月経の量は少なく，帯下が多い．大便は1日1行．

腹診してみると，左脇下に圧による鈍痛があり，腹部は一体に緊張力が弱い．私はこれに六君子湯を与えたが，7日の服用で，気分爽快となり，3週間の服用で帯下も減じたが，7日間休薬したところ，食が進まなくなり，心下がつかえるようになった．そこでまた服薬をはじめると，たちまちよくなるが，休薬していると，調子がよくない．しかし帯下の方はよくなった．

### 13. 解毒剤 (げどくざい)

ここにあげた解毒剤は香川修庵の家方であって，他の解毒剤と区別するため，香川解毒剤ともよんでいる．

この方は梅毒の治剤で，『勿誤薬室方函口訣』には，「此方は香川氏江州の民間より伝えたりと云ふ．捜風解毒湯とは方意を異にして運用もっとも

416 帯　　下

広しとす．その他諸家の解毒剤数方あれども効用此方にしかず．」とある．

私に，次のような治験がある．

32歳の家庭の主婦，3年前に梅毒に感染していることを知った．その後，今日までずっと医師にかかっているが，まだ血液検査は陰性とならず，次のような症状がある．

初診は昭和26年6月16日．

肩こり，頭痛，眼の底が痛む．腰痛，足冷，右下腹部の疼痛，帯下，尿意頻数，月経は正常，外痔核があって，まれに痛む．

脈は沈濇で，腹診上，左下腹で腸骨窩の部分に圧に対して敏感な索状物をふれる．すなわち小腹急結である．

私はこれに解毒剤合桂枝茯苓丸を与えた．患者は辛抱強く，3年近く服薬した．これによって，肩こり，眼痛，頭痛，帯下，腰痛は皆よくなり，痔核は赤小豆ぐらいの小さいものが1つ残り，苦痛はなくなった．その間，血液検査は2回ともに陰性であった．

### 14．羽沢散（うたくさん）

この方は腟に挿入する坐薬で，内服薬に兼用する．帯下の多いもの，陰部の冷えるもの，陰部にかゆみのあるものなどによい．

### 15．温経湯（うんけいとう）

帯下不治の証といわれたものを，これで治した例が『橘窓書影』に出ている．

「郡山，北条弥一右衛門，妻，歳60は，月経様の出血がやまず，時に汚い水のようなものを下し，腰は氷か鉄の帯をしているように冷たい．医者は皆，帯下（ここでは今日の子宮癌の意）不治とした．余はこれを診察して，悪寒も熱もなく，脈も虚数（力がなくて速い）ではない．また陰部に痛むところがなく，下り物に悪臭がない．或いは治るかも知れないと，温経湯を与え，硫黄と竜骨の2味で丸薬を作って兼用せしめた．これを服用すること10日あまり腰に温かみをおぼえ，汚水の下ることも減じ，数ヵ月ののち，子宮出血もとまり，尋常の老婦人となることができた．」

# 31. 性欲減退・遺精

1. 桂枝加竜骨牡蠣湯・
   柴胡加竜骨牡蠣湯
2. 八味丸・桂枝加附子湯
3. 大柴胡湯・四逆散

抑肝散

ここでは性欲の減退，遺精などの治療について述べる．

## 1. 桂枝加竜骨牡蠣湯（けいしかりゅうこつぼれいとう）・柴胡加竜骨牡蠣湯（さいこかりゅうこつぼれいとう）

桂枝加竜骨牡蠣湯は，遺精，早漏，性欲減退などによく用いられる．『金匱要略』には，「夫れ，失精家は小腹弦急し，陰頭寒え，目眩めき，髪落つ．脈極めて虚し，芤遅なれば清穀亡血となす．失精の脈はこれを芤動微緊に得る．男子は失精，女子は夢交とす．桂枝加竜骨牡蠣湯之を主る．」とある．

失精家は，夢精，遺精のある人の意．小腹弦急は下腹の腹直筋のつっぱっていること．陰頭は陰茎の尖端．芤の脈は大きく幅のある脈で外側が硬く，内がうつろの感じの脈で，古人は葱の切口に指をあてた感じの脈だと述べている．

八味丸も精力減退の者に用いられるが，これで効がなくて，桂枝加竜骨牡蠣湯で著効を得ることがある．

患者は血色のすぐれない，背の高いやや痩せ気味の男子．ちかごろ疲労が甚だしく精力が減退し，ほとんど性欲がないという．

腹診してみると，腹部は一体に緊張に乏しい．下腹部は下になるほど削ったように厚味がなくなっている．

こんな症状であったから，私は八味丸を与えた．ところが1ヵ月近く，これをのんだが，何の効もないという．そこでくわしく腹診してみると，

臍の上部に約2cm位の鉛筆の芯のような硬いものを皮下にふれた．葛根湯を用いる証には，この芯のようなものに圧痛があるが，この患者はそれにはまったく圧痛を欠いている．こんな腹証は，桂枝加竜骨牡蠣湯の証にみられることがある．

そこで桂枝加竜骨牡蠣湯にしたところ，10日目ぐらいより，めきめきと元気が出て，疲労をおぼえなくなり，2ヵ月ほどたつと，血色もよくなり，肉づきもよくなった．

その後，48歳のやや痩せ気味の色の白い男性が，2，3年前より精力が衰え，疲れやすく，まったく性欲がなくなったといって来院した．

この患者は腹直筋がやや緊張し，臍部で動悸が少し亢進している．

私はこれに桂枝加竜骨牡蠣湯を用いたが，これをのむと，僅かに10日で，性欲が亢進してきた．ところが困ったことに，下痢をするという．そこでこれを休んで，半夏瀉心湯にしてみた．すると，下痢はとまるが，性欲の方は，さっぱり駄目だという．そこで桂枝加竜骨牡蠣湯にしたところ，これで性欲はつくがまた下痢するという．仕方がないので，半夏瀉心湯と桂枝加竜骨牡蠣湯を交互にのむことにして，2ヵ月ほどでよくなった．

西山英雄氏は，"「鬼交」「夢交」の診療例"を『漢方の臨床』誌第4巻第4号に発表し，38歳の未亡人で，強度の疲労を主訴とするものにこの方を用いて著効を得た例を報告している．その中で，患者は「実は先生，時々熟睡中に，相手は誰か判らないが，交接していて，オルガスムスに達して，驚いて目を覚します．そんな時は両手を胸に置いて，固く誰れかを抱きしめているような感じです．隣に寝ている男の子供をみて，差しいやら，○○やら，何ともいえない感じです．その翌日は，店に立って居れない位，疲れるのです．何んとか，これが起こらないように，治してほしい」と述べている．

西山氏は，これに桂枝加竜骨牡蠣湯を与えたところ，10日目に来た患者は，「おかげ様で，随分よくなりました」とうれしそうに重ね重ねお礼を言ってなお服薬している，とのことである．

柴胡加竜骨牡蠣湯は，桂枝加竜骨牡蠣湯を用いるような患者で，今少し実証で，腹力があり，便秘するものに用いる．

## 2. 八味丸（はちみがん）・桂枝加附子湯（けいしかぶしとう）

有名な強精剤として知られているものに八味丸がある．この方は高齢者の保健の意味で長服するに適する．詳細は，36．腰痛，52．排尿異常その他の項を参照してほしい．

桂枝加附子湯は，38．麻痺・痙攣・異常運動の項で述べるように，これで性欲の亢進するものがある．

## 3. 大柴胡湯（だいさいことう）・四逆散（しぎゃくさん）

森択園は若い頃，陰萎になり，大柴胡湯をのんで治ったと述懐しており，『老医口訣』にも，次のように述べている．「和田氏曰く心下痞鞕甚だしき者，遺精することあり，心下痞を開かしむれば遺精自ら止むと云ふ．肝積によるもの，左の脇拘攣あるべし．左右ともに拘攣また痞塊ある病人は四逆散にて遺精自ら止むことあり．」

このような場合に，大柴胡湯，抑肝散なども用いられる．

## 32. 冷え

1. 当帰四逆加呉茱萸生姜湯・呉茱萸湯
2. 当帰芍薬散
3. 苓姜朮甘湯
4. 桂枝加附子湯・烏頭桂枝湯
5. 真武湯・附子湯
6. 理中湯・附子理中湯・大建中湯
7. 四逆湯・甘草乾姜湯
8. 白虎湯
9. 五積散

　手足が冷える．腰，足が冷えると訴える患者は多い．またのぼせて足が冷えるというものもある．

　寒冷を訴える患者に用いる処方は非常に多い．いまこれらについて，いちいち詳しい解説を加えることはさけるが，以下あげる処方の大部分は，他の項目のところに，何回か出てきたものであるから，その項目のところを参照すれば，用法もまた明らかになると思う．

### 1. 当帰四逆加呉茱萸生姜湯（とうきしぎゃくかごしゅゆしょうきょうとう）・呉茱萸湯（ごしゅゆとう）

　『傷寒論』の厥陰病篇に「凡そ厥する者は，陰用の気，相順接せず，便ち厥をなす，厥は手足厥冷の者是れなり．」とあり，『傷寒論』でいう厥陰病は，上熱下冷で，上半身が熱して下半身が冷える病気である．

　ここにあげた当帰四逆加呉茱萸生姜湯も，厥陰病篇にある薬方で，次のようにその指示を明らかにしている．

　「手足厥寒，脈細にして絶せんと欲する者は，当帰四逆湯之を主る．若しその人内に久寒ある者は，当帰四逆加呉茱萸生姜湯によろし．」

　ここに内とあるは体内のことで，久寒は，前々から寒冷が宿っている場

合をいうのである．そこで手足が冷えて脈が小さくて，絶えるのではないかと思われるようなものには，当帰四逆湯を用い，前々から腹が冷えているものには当帰四逆加呉茱萸生姜湯を用いるのである．この方を腹痛に用いたり，凍傷に用いたりするのも，この指示によるのである．

古人が疝とよんだ病気に，この方はよく用いられるが，疝とよばれた病気に下半身が冷えるという症状がある．

呉茱萸湯も，2. 頭痛・顔面痛の項で述べたように，手足の冷えるという症状がある．

### 2. 当帰芍薬散（とうきしゃくやくさん）

24. 腹痛の項でも述べたように，この方は元来，女性の腹痛および妊婦の腹痛のために設けられた薬方であるが，冷え症の貧血性のものを目標として用いる．女性に限らず男性にも用いてよい．

### 3. 苓姜朮甘湯（りょうきょうじゅつかんとう）

腰から足にかけて，ひどく冷えて，尿が多量に出るというのが目標．『金匱要略』に，「腎著の病は，その人身体重く，腰中冷え，水中に坐するが如く，形水状の如くにて，反って渇せず，小便自利し，飲食故の如し．病下焦に属す，身労し汗出で，衣裏冷湿，久々にして之を得，腰以下冷痛し，腰重きこと五千銭を帯ぶるが如し，苓姜朮甘湯を主る．」とある．飲食故の如しは，飲食物は平生の通りに摂取するという意で，消化器には故障のないことを示している．下焦は臍より以下を指している．衣裏冷湿は，衣服のうらが冷たい汗で，じめじめと湿ること．

そこでこの方の証は上半身には異常なく，下半身が冷えて，尿が多量に出る．冷えのために腰や足に疼痛を訴えることもある．35. 上下肢の疼痛・項部および肩の疼痛の項を参照．

### 4. 桂枝加附子湯（けいしかぶしとう）・烏頭桂枝湯（うずけいしとう）

附子や烏頭の入っている薬方には寒冷を目標にしているものが多い．

422　冷　　え

　桂枝加附子湯も，冷え症で，夏でも足袋をはかないと板の間を歩けないとか，足が冷えると腹がはって痛むなどというものに用いる．津田玄仙は，疝による腹痛には，この方の応ずるものが多いとしている．

　烏頭桂枝湯は，『金匱要略』に，「寒疝，腹中痛，逆冷，手足不仁，若し身疼痛灸刺，諸薬治する能はざるは，烏頭桂枝湯之を主る．」とあるによって，手足がひどく冷え，あるいは麻痺して，腹が痛んだりからだに疼痛を訴えたりするものを治すのである．

　この2方はその証が大同小異で，烏頭桂枝湯の方が症状がはげしい．

### 5.　真武湯（しんぶとう）・附子湯（ぶしとう）

　この2方にも附子が入っている．真武湯については，25．下痢の項，1．熱と悪寒の項，47．口渇と口乾の項などで述べたので参照してほしい．附子湯は真武湯の生姜の代わりに人参の入った薬方で，『傷寒論』に「少陰病，身体痛み，手足寒え，骨節痛み，脈沈の者は附子湯之を主る．」とあり，これによって，神経痛，リウマチなどで手足の寒えるものに用いることがある．

　附子は熱薬で，新陳代謝を盛んにする効があるので，寒冷を訴えるものには附子の入った方剤が多く用いられる．

### 6.　理中湯（りちゅうとう）・附子理中湯（ぶしりちゅうとう）・大建中湯（だいけんちゅうとう）

　理中湯は人参湯に同じ，これに附子を加えたものが附子理中湯である．理中湯はさきにあげた苓姜朮甘湯の茯苓の代わりに人参の入った方剤である．理中の中は中焦，すなわち消化器をさしたものである．建中の中も同じである．理中は中を調理する意で，建中は中を建立する意である．ともに，消化器に障害があって冷えるものに用いる．詳細は，16．胸痛や24．腹痛の項を参照してほしい．

### 7.　四逆湯（しぎゃくとう）・甘草乾姜湯（かんぞうかんきょうとう）

　甘草乾姜湯は，甘草と乾姜の2味からなる薬方で，多睡，多尿などがあ

って，寒冷を訴えるものに用いる．これに茯苓と朮を加えたものが，さきにあげた苓姜朮甘湯であり，またこれに人参と朮を加えたものが理中湯である．これによって，苓姜朮甘湯にも，理中湯にも多尿のあることが推測される．

この甘草乾姜湯に附子を加えたものが四逆湯であり，『傷寒湯』には「大いに汗し若しくは大いに下利して厥冷する者は，四逆湯之を主る．」といい，また「吐利，汗出で，発熱，悪寒，四肢拘急，手足厥冷のものは四逆湯之を主る．」とあり，『康平傷寒論』では四逆湯が回逆湯となっている．厥逆を回復せしめる湯という意味であろう．

そこで急性の吐瀉病で手足の厥冷するものには，四逆湯を用いる機会がある．

### 8. 白虎湯（びゃっことう）

『傷寒論』の厥冷病篇に「傷寒，脈滑にして厥する者は，裏に熱あるなり，白虎湯之を主る．」とあって，熱が裏にこもって，体表の冷える場合に，この白虎湯が用いられる．これを熱厥とよんでいる．この場合には，脈が滑であるということが重大な意味をもつ．滑脈は指先で玉を転がすように滑らかに速く拍つ脈である．これは脈細にして絶せんとする当帰四逆湯の場合と相反する．

### 9. 五積散（ごしゃくさん）

神田玄仙が，『療治経験筆記』に「此の方を用うる目的は　1）腰冷痛　2）腰股攣急　3）上熱下冷　4）小腹痛，この4症を目的に用ゆる也．」と述べているように，これもまた冷え症に用いる．

# 33. 乳汁分泌不足

*1*. 葛根湯
*2*. 蒲公英湯
*3*. 醸乳丸

## *1*. 葛根湯（かっこんとう）

乳汁の分泌を促す効がある．乳房のはりはよく，乳汁が出そうで出ないという女性に，脈が浮いて力があるのと，肩がこるのを目標として，これを用いて，乳汁がよく出るようになった．また乳汁が欝滞して，悪寒のするものにもよい．

## *2*. 蒲公英湯（ほこうえいとう）

産科の大家奥劣斎の家方で，乳汁分泌を促す効がある．

## *3*. 醸乳丸（じょうにゅうがん）

私の家の家伝薬で，産後百日以内にのむことになっている．私は『民間薬療法と薬草の知識』の中で，次のように書いた．

「わたしの家に家伝の秘薬"乳の出る薬"がある．この薬は白彊蚕を材料にしたものである．白彊蚕は蚕が一種の菌のために死んで，白くなって強直したもので，俗におじゃり，またはこしゃりとよんでいる．

わたしの家は曾祖父の代から産婦人科専門医であったから，いくつかの相伝の秘薬があった．この乳の出る薬は，白彊蚕を粉末にして，寒梅粉で丸薬にしたものである．この丸薬を1回に1匁ずつ，朝夕2回，酒でのむことになっている．子供のころ，わたしはこの丸薬を作る手伝いをして，小遣銭を貰った．わたしの家の多年の経験では，この秘薬は，産後百日以内にのむことが必要であり，効果は10日分のむうちに現れる．もし10日分のみ終わって少しも乳の出が増さないなら，いくらつづけても無駄である．その効果は7％ぐらいである．」

# 整形外科症候

## 34. 肩こり

1. 葛根湯
2. 大柴胡湯
3. 柴胡加竜骨牡蠣湯
4. 小柴胡湯
5. 柴胡姜桂湯
6. 延年半夏湯
7. 加味逍遙散
8. 桃核承気湯
9. 呉茱萸湯
10. 半夏白朮天麻湯
11. 半夏瀉心湯
12. 六君子湯
13. 防已黄耆湯
14. 清湿化痰湯
15. 烏薬順気散

桂枝加葛根湯
柴陥湯
柴胡桂枝湯
釣藤散
五苓散
当帰芍薬散
当帰四逆加呉茱萸生姜湯
柴胡疏肝湯

四逆散
柴芍六君子湯
桂枝加黄耆湯
回首散
治肩背拘急方
香蘇散
半夏厚朴湯
千金独活湯

ここでは肩こりの治療を述べるとともに，くび（項部）のこり，肩甲間部のこりについても述べる．

### 1. 葛根湯（かっこんとう）

葛根湯は肩こりによく用いられる．『傷寒論』に「太陽病で，項背が強ばり，汗が出ずに悪風する者は，葛根湯の主治である．」とあって，くびから背にかけてのこりは，葛根湯を用いる目標である．ところで，桂枝加葛根湯も「太陽病で，項背が強ばって，汗が出て，悪風する者は，桂枝加葛根湯の主治である．」とあって，この方も，くびから背にかけてのこり

に用いる．ただ前者には汗がなく，後者は汗が出るという点が異なっているだけである．

　この汗が出るとか出ないとかを論ずるのは，熱のある場合のことで，熱のない一般雑病では，汗の有無によって，この2つの処分を区別することはむつかしい．そこで脈によって区別することになる．脈が浮で力のある時は葛根湯を用い，脈が浮で力の弱い時は桂枝加葛根湯を用いる．葛根湯よりも桂枝加葛根湯は虚証になったものに用いる．それは麻黄湯と桂枝湯との関係のようなものである．

　『傷寒論』に，「太陽病で，頭痛，発熱，汗出で悪風の者は桂枝湯の主治である.」「太陽病で，頭痛，発熱，身疼腰痛，骨節疼痛，悪風，汗なくして喘する者は麻黄湯の主治である．」とあって，桂枝湯では汗あるものを目標とし，麻黄湯では汗のないものを目標としている．そして汗のある場合に用いる桂枝湯証は脈浮弱で，汗のない場合に用いる麻黄湯の証では脈浮緊である．要するに，これらの薬方の差は麻黄があるかないかにかかっている．麻黄の入っている方が実証で，麻黄の入っていない方が虚証である．

　そこで葛根湯も，桂枝加葛根湯も，ともに肩こりに用いるが，前者は筋肉の緊張がよく，脈にも力のあるものに用い，後者はそれよりも緊張が弱く，脈にも力のないものに用いる．しかし一般には，葛根湯を用いる場合が多く，桂枝加葛根湯を用いる例は少ない．

　なお『傷寒論』に「太陽の病は，脈が浮で，頭痛がし，項が強ばり，悪寒のするものである．」とあり，およそ太陽病とよばれる病気には，多かれ少なかれ項部に緊張感を訴えるものである．また更に脊柱の両側にも緊張感の波及することがある．

　太陽病に用いる処方には，さきにあげた葛根湯，桂枝加葛根湯，麻黄湯，桂枝湯などがあり，これらはいずれも，肩こりに用いてよい．しかしこれらの中でも，葛根湯が主として用いられる．

　葛根湯を用いる肩こりは，項部から肩甲間部にかけてこるものによいが，また項部から肩甲関節に向かって，こるものにも用いる．しかし，このような肩こりを訴える場合でも，胸脇苦満があれば，柴胡剤を用いるし，心

下痢鞕があれば瀉心湯類を用いる．また腹部が軟弱でこの部で振水音を証明するようであれば，真武湯を用いる．葛根湯を用いる患者の腹は，腹筋の緊張がよいことが条件で，軟弱無力であってはいけない．ことに食欲不振，悪心，嘔吐などのある場合には用いないがよい．

鼻炎，結膜炎，中耳炎などの患者で，肩こりを訴えるものがあり，このような場合には，葛根湯のきくものが多い．

こんなことがあった．先年，伊東市に住む人が私をたずねてきた．その人が言うのに，自分の妻は，一昨年来中風にかかり，いまだに右半身の運動が十分ではない．しかし自分の身のまわりのことは，何とか自分でやれる程度に回復した．ところで，右の肩がひどくこって，そのため安眠もできないほどである．いろいろ手当てをしたが，どうしてもよくならない．ある日，この人が散歩のついでに街の古本屋によったところ，昭和14年頃の『漢方と漢薬』という古雑誌があったので，それを買ってきて読んでいる中に，葛根湯が肩こりにきくとあるのを発見した．そこで漢薬店で葛根湯を作ってもらって，夫人にのませたところ，すばらしい効顕があり，肩こりを忘れてしまった．

「おどろきましたよ」とその人は漢方の偉効をたたえ，自分も診察してもらうために来院したということであった．

## 2. 大柴胡湯（だいさいことう）

頑固な肩こりに大柴胡湯の証がある．この方を用いる肩こりは，按摩，指圧などで一旦は軽快しても，またすぐもとの通りになる傾向が強い．この方を用いる目標は，便秘と胸脇苦満で，患者は一体に肥満の傾向にあり，筋肉はよくしまっている．このような患者に，この方を与えて便通をつけると，胸脇苦満の減少と同時に肩こりを訴えなくなる．

52歳の女性，5，6年前より次第に肥満し，それと同時に肩こりと頭重を訴えるようになった．最近血圧も最高が160内外で最低が90以上あるという．脈はやや沈で力がある．大便は毎日あるが，量が少なくて快通しない．腹診してみると，胸脇苦満が強く心下部も膨満している．そこで大柴胡湯を与えたところ，大便快通し，気分が軽く，肩もこらなくなっ

た．10日後の血圧は146—88であった．2ヵ月のちには，いままでの洋服が大きく，だぶだぶになってしまうほど，胴から腹が小さくなった．

大柴胡湯は，肥満症，高血圧症，胆石症，常習便秘症などにみられる肩こりに用いる機会がある．便秘の項その他種々の症状のところにたびたび出る処方だから，その方も参照するとよい．

### 3. 柴胡加竜骨牡蠣湯（さいこかりゅうこつぼれいとう）

大柴胡湯の場合のように，腹証上では胸脇苦満があり，上腹部は膨満している．心悸亢進，不眠，めまいなどを訴えることが多い．神経過敏で興奮しやすい．便秘する．このような症状があって，肩こりを訴えるなら，この方を用いる．神経症，心臓病，高血圧症などで肩こりのあるものに用いる機会がある．

### 4. 小柴胡湯（しょうさいことう）

この方も柴胡が主薬であるから，腹証上では胸脇苦満がある．しかし大柴胡湯証のように，肥満した頑丈な体格ではなく，胸脇苦満も強度ではない．『傷寒論』には「傷寒にかかって4，5日たって，身熱と悪風があって，頸項が強ばり，脇下が満ち，手先が温かくて口渇のある者は小柴胡湯の主治である．」とあって，小柴胡湯を用いる目標に頸項を強ばるという症状がある．ところで，頸項強ばるという症状は，葛根湯の項背強ばるというその強ばる部位がちがってくる．項背強ばるについては，葛根湯のところで述べたように，項部から脊柱に沿って縦に強ばるのをいう．頸項強ばるとは耳朶の後を下に下って，鎖骨上窩または肩峰突起に向かって筋肉の強ばるのをいう．およそ柴胡剤を用いる肩こりは，小柴胡湯に限らず，大柴胡湯その他の柴胡湯の場合でも，同じく，この頸項部の緊張が主となる．それと同時に季肋下に膨満，抵抗を証明する．だからもし季肋下に膨満抵抗があって（胸脇苦満），頸項強ばるの状があれば，柴胡剤を用いる肩こりであると考えるがよい．この場合，呉茱萸湯証との鑑別が大切になる（2．頭痛・顔面痛の項で，詳しく述べてあるので参照）．

肋膜炎，肺結核，肝炎，腺病体質，頸部リンパ節肥大などにみられる肩

こりに，小柴胡湯を用いる機会がある．

　小柴胡湯と桂枝湯との合方である柴胡桂枝湯や小柴胡湯と小陥胸湯との合方である柴陥湯もまた肩こりに用いる．柴胡桂枝湯については，24. 腹痛の項で詳しく述べたのでここでは繰り返さないが，腹証を参酌して，肩こりに用いる．柴陥湯は，16. 胸痛の項を参照．

## 5. 柴胡姜桂湯（さいこきょうけいとう）

　この方は柴胡桂枝乾姜湯ともよばれ，柴胡剤中で最も虚証になったものに用いる方剤である．この方を用いる患者は，血色が悪く，筋肉の緊張も弱く，腹部は一体に弾力に乏しい．また胸脇苦満も軽く，それとわからない程度である．臍部で動悸の亢進していることがある．便秘することはなく，ややもすると下痢に傾く．脈にも力がない．口が渇くと訴えるものがある．一口に言えば，柴胡加竜骨牡蠣湯証の虚証である．このような症状があって，肩こりのあるものによい．肺結核，心臓病，血の道症などに用いる機会がある．また癒着性の腹膜炎があったり，胃アトニー症などがあって，肩や背のこるものにもよい．ここで注意しなければならないのは，この処方の中の栝楼根の品質である．栝楼根というのはキカラスウリの球根であるが，往々にしてカラスウリの球根（これは土瓜根という）を栝楼根だといつわって売るものがある．土瓜根にはいろな苦味があり，これを柴胡姜桂湯に入れると，悪心，嘔吐を起こすことがある．

## 6. 延年半夏湯（えんねんはんげとう）

　私がこの方を肩こりに用いるようになったのは，昭和34年3月の日本東洋医学会誌に，細野史郎氏が"延年半夏湯について"という貴重な研究を発表され，それを読んでからである．この方を細野氏の指示に従って用いてみるに，顕著に奏効する例が多い．そこで詳細は同誌を読んでいただくとして，ここにその要点を述べる．

　延年半夏湯は左側の脇肋にある可視または不可視の塊りがもとで，腹内の硬急や項肩背に筋肉の攣急があり，胸背痛み，気満して食することが出来ない者を主治すると考えられると，細野氏は『外台秘要』の延年半夏湯の

主治を現代風に訳してから,これを用いる目標を次のように要約している.

「臨床的観察から,延年半夏湯の奏効者の呈する症状をその頻度の順に列記すると,次の如くなる.

1) 胃症状が自他覚的のいずれかに必ず証明される.自覚的に胃症状を欠く場合でも,立位における心窩部圧痛,左側背痛を必ず証明すること.

2) 左肩こり　自他覚的いずれかに証明される.

3) 足冷

4) 左季肋部乃至左乳房下部の疼痛または疼痛に近い感じ(たとえば張ったような感じ)

などが最も重要な症状であって,その他便秘の傾向や,左側に強く現われる傾向の腹筋緊張,さらに脈,舌,腹力などより推定して体力的にやや消衰状態にあることなどが参考症状たりうる.

これを外台秘要に本方の主治症としている「腹内左肋痃癖硬急」「気満食する能はず」「胸背痛む」の諸点と比較すると,外台に云う如く症状が左側優位に現われ,それがたとえ自覚されぬ場合でも他覚的には証明されることを立証し得た.

「胸背痛」は我々の観察では,季肋部,乳房下部および背部に証明され,これも左側に多く証明される.

「腹内左肋痃癖硬急」を肋の次に"下"を挿入して考えれば,腹の内で左側肋弓下にある痃癖や硬急ととれる.この痃癖を積聚又は癥瘕とみて,幽門癌の疼痛,不食,嘔吐のある患者に用いてみたが,一貼にして諸症悪化した一例があり,その他の著効例のすべてに腫瘍のあるものは見られなかった.文献上の考察でのべた如く痃癖をカタマリとかコリとみると,肩背の筋緊張いわゆるコリが相当高率に見られた.また腹裏拘急とみると,腹直筋緊張は全例の 43.7% に見られるが,著効例に却って腹壁軟弱のものも少なくない.然し左側腹直筋が右側より緊張している場合が多く,またたとえ軟弱でも左側の腹筋が敏感であり,立位をとらしめると表在性に緊張(内実性の乏しい)を起こす例があり,前述の如く三叉神経や横隔膜神経の走行に圧痛を見出すことなどより,左半身に神経の過敏状態があると考えられる.左側性については胃よりの反射ことに噴門よりに変化の多

いこと，左側大腸ガスなどが関係を有するものと考えられる．

「気満食する能わず」について考えると，我々の臨床例では食欲の悪いという者は余り見出されない．堀氏は食不振を目標にして奏効した例を報告しているが，我々の経験からはこの条項は本方証として重要なものとは思えない．

以上の他に，これらと同様な重要な症状として立位時の心窩部圧痛と足冷について考察せねばならない．

立位時における心窩部の圧痛は 100% に証明される．これが仰臥時には 32 例中 25 例で 78% にあるに過ぎず，かつその強度は立位時が遙かに強い．この現象は胃下垂症に多くみられるという松永氏の挙揚現象と相似るものであるが，我々のレントゲン検査の結果は必ずしも一致しない．しかし種々の点からは胃アトニー，下垂症に近い状態にあるものと考えられる．本方により一般状態が改善されると共にこの立位時の心窩圧痛の程度も減少し遂には消失する．我々の症例には胃潰瘍があったが，その場合に胃のアトニーや下垂を伴う者が多くみられた．*Wolff* によれば，胃潰瘍患者では一般に知覚敏感があり，それは精神神経性要素から生れてくると述べている．事実胃潰瘍患者には一種特有の性格が見られ，手足が冷える，根気がない，眠れない，神経質である，機嫌が変り易いなど神経症に傾く素因を有する者が多い．

大場氏は *Wolff* の報告を追試して，*Hardy* の痛覚計で諸種の患者の皮膚知覚をしらべたところ，バセドウ病，術後性腹部神経症などと共に，胃潰瘍患者に知覚過敏性を見出し，この事実より胃潰瘍の診断に用いる種々の圧痛点は別に反射性，理学的に特別のものと考える必要はなく，正常でも相当に鋭敏なこれらの部位が一段と過敏性を増大したと考えればよいと言っている．

ことに立位の如き不安定な体位にあっては，人間の感受性は高まるものであるから，腹皮が伸展緊張することと共に立位における心窩部圧痛の発現に関与するものと考えられる．

次に足冷は，胃潰瘍，胃アトニー，胃下垂などの場合ことに自立神経不安定症状の場合に見られることは衆知の事実である．本方の奏効する患者

の大部分に"足が冷たい"ということが見られることは,胃症状があって,神経過敏状態の存在を裏書きするものと思える.」

細野氏は,以上のように述べるとともに,胃潰瘍,十二指腸潰瘍,胃下垂症,胃炎などに,この方を用いた症例をあげている.

私はこれらの記述によって,左の肩がこる患者で,仰臥位または立位で心下部に圧痛を訴え,足が冷えるというものに,この方を用いることにしているが,これの服用によって頑固が肩こりが消散することをしばしば経験する.

### 7. 加味逍遙散(かみしょうようさん)

血の道症で,いつも申分が絶えず,のぼせ,頭痛,肩こり,めまい,足冷などのあるものに用いる.また月経不順,帯下などの婦人病の症状があって,肩こりを訴えるものに用いる.なお,26.便秘の項参照.

### 8. 桃核承気湯(とうかくじょうきとう)

瘀血上衝して,頭痛,肩こりを訴えるものに用いる.小腹急結とよばれるこの方独自の腹証に眼をつけること.なお詳しいことは,2.頭痛・顔面痛の項参照.

### 9. 呉茱萸湯(ごしゅゆとう)

この方の肩こりは発作性に消長があり,肩こりと同時に,はげしい頭痛を訴える.詳しいことは,2.頭痛・顔面痛の項参照.

### 10. 半夏白朮天麻湯(はんげびゃくじゅつてんまとう)

この方も,めまい,肩こり,頭痛,嘔吐などのあるものに用いる.詳細は,2.頭痛・顔面痛の項参照.

以上のほかに,2.頭痛・顔面痛の項にあげた釣藤散,五苓散,当帰芍薬散,当帰四逆加呉茱萸生姜湯なども肩こりに用いる.なお,29.胸痛の項にあげた柴胡疎肝湯も,肩こりに用いることがある.およそ柴胡を主薬とする方剤,例えば四逆散のようなものも,肩こりに用いる場合が多い.

### 11. 半夏瀉心湯（はんげしゃしんとう）

　後頭部から項部にかけて不快感を訴え，重いような，もんでもらいたいような感じを訴える患者があったら，心下部を注意してみるがよい．多くは心下痞鞕を証明する．このような場合には半夏瀉心湯を与えるとともに，食を減じ，腹7分にして，間食をやめるようにすると速やかに，この項部の不快感が去る．

### 12. 六君子湯（りっくんしとう）

　平素から胃腸の弱い患者で，少し多めの食事をすると胃部にもたれて苦しく，食後はだるくして，眠いというような患者で，肩こりを訴えるものには，この方がよい．腹診すると腹部には弾力がなく，振水音を証明する場合が多く，脈もまた弱い．このような患者で季肋下部に少し抵抗があるようであれば，柴芍六君子湯として用いるがよい．

### 13. 防已黄耆湯（ぼういおうぎとう）

　黄耆は体表の水を去るといわれているが，この方ばかりでなく，桂枝加黄耆湯，半夏白朮天麻湯などのように黄耆に入っている方剤には肩こりを治する効がある．これらの方剤を用いる目標は筋肉が軟らかくて，ぶくぶくしている．俗に水ぶとりの傾向があって，すぐに疲れるものである．なお，35．上下肢の疼痛・項部および肩の疼痛の項参照．

### 14. 清湿化痰湯（せいしつけたんとう）

　この方も，色が白くて水ぶとりの人にみられる肩のこり，腕の痛みなどに用いる．首すじなどに梅干大のこりこりのあるようなものによい．なお，16．胸痛や35．上下肢の疼痛・項部および肩の疼痛の項参照．

### 15. 烏薬順気散（うやくじゅんきさん）

　気鬱からくる肩こりに用いる．『万病回春』では，これに木瓜を加えて回首散と名づけて，首のまわりにくいものに用いている（35．上下肢の疼

痛・項部および肩の疼痛の項参照).

矢数道明氏は，気鬱からくる頑固な肩こりに『勿誤薬室方函』にある治肩背拘急方（じけんぱいこうきゅうほう）を用いて著効を得たという．また木村長久氏は気鬱からくる肩こりに香蘇散や半夏厚朴湯を用いている．これらはいずれも気のめぐりをよくして，気の鬱滞を散ずる効がある．

矢数氏の治験を1つ引用してみよう．

「患者は47歳の男性で，やや肥満した皮膚の浅黒い，一見しては如何にも健康そうな体格の持主である．この患者の主訴は既に10年来頭が重い，両肩がこることは言語に絶する程で，不眠，腰痛，陰痿等を訴え，左の下肢足関節部に不快な疼痛がある．医師からは神経衰弱の診断を受けていた．ミグレニンを離したことがないという．この患者は面白いことに甘いものが苦く感ずるという．また小便が近くて夜3回位ある．

患者の語るところによれば嘗て明治大正年間，豪毅を以って有名だった漢方医中川昌義翁に胃腸病を治して貰って以来，大の崇拝家で，その後も漢方薬には親しんでいたが，中川翁の様な効果はないといっている．腹は膨満して臍傍に拘攣するものがあり圧痛を覚え，脈は沈んで全く微かである．

私はこの神経症状と陰痿腰痛等を目当として柴胡加竜骨牡蠣湯に八味丸を兼用したが，便通不快で諸症旧態の如くであるという．依て防風通聖散に八味丸を兼用して与えたが，奏効極めて不確実であって頻りに中川先生礼讃を聞かされた．そしてどうにも肩のこりが堪らないという．斯くして1ヵ月，患者は第5回目に来院の時，フト診察台上にて，この肩こりは往年事業に失敗して煩悶に日を重ねたとき初めて覚え，心配でもした翌日は必ず増悪するとつぶやいた．脈は沈んで伏脈とも云べき程である．気鬱の脈は沈を以って最大目標となすとは目黒道琢先生の強調せられたところで，余はこの時窮余の思案の末前述肩背拘急方の口訣たる気鬱の肩こりに即効ありを想起し，全く試みに此方を調剤したのである．即ち余が本方を投薬した最初である．服薬すること1週間にして来院して云うのにあの頑固な10年来の不快な肩こりが全く忘れた様になったと．便通がもう少しあってくれればというので，この方2貼に大黄牡丹皮丸を1貼ということ

にして継続していると益々良好で1ヵ月ばかりで肩こりは拭うた様に治って終った.」

　浅田宗伯は,治肩背拘急方について,「此方は旧同僚中山摂州の伝にて,気鬱より肩背に拘急する者には即効あり,若し胸肋に痃癖ありて迫るものは延年半夏湯に宜し.唯肩背のみ張る者は葛根加芎黄か千金独活湯（葛根湯加芎黄独活）を用ゆべし.」と述べている.

# 35. 上下肢の疼痛・項部および肩の疼痛

1. 麻黄加朮湯
2. 葛根湯
3. 麻杏薏甘湯
4. 越婢加朮湯
5. 防已黄耆湯
6. 薏苡仁湯
7. 疎経活血湯
8. 桂枝芍薬知母湯
9. 大防風湯
10. 甘草附子湯・桂枝附子湯
11. 烏頭湯
12. 烏頭桂枝湯
13. 桂枝加附子湯
14. 附子湯
15. 芍薬甘草湯・芍薬甘草附子湯
16. 桂姜棗草黄辛附湯
17. 当帰四逆加呉茱萸生姜湯
18. 桂枝茯苓丸
19. 大黄附子湯・芍甘黄辛附湯
20. 大承気湯
21. 大柴胡湯
22. 当帰拈痛湯
23. 烏薬順気散
24. 抑肝散加芍薬
25. 八味丸
26. 奇　方
    1) 接骨木

清湿化痰湯
麻黄左経湯
白虎加桂枝湯

続命湯
桃核承気湯

　ここでは，いわゆる五十肩（肩甲関節周囲炎），リウマチ性関節炎，神経痛，間欠性跛行症，閉塞性血栓血管炎，変形性関節炎，痛風，特発性脱疽，レイノー病などによる疼痛を対象として，その治療法を述べる．

　ここで注意しておきたいのは，古書に痛風とあるのは，リウマチ性の関節炎を指していて，今日の痛風とは別のものであるということである．

## 1.　麻黄加朮湯（まおうかじゅつとう）

　この方は麻黄湯に朮を加えたものである．麻黄湯は感冒や流感などの初

期に，悪寒や熱があって，脈にも力があり，からだのあちこちの関節や腰の痛むものに用いる．これに朮を加えた麻黄加朮湯は，『金匱要略』に「湿家で，からだが気持ちわるく痛むようであれば，麻黄加朮湯を与えるがよい．」とあり，これによって，リウマチ性の疼痛にこの方を用いる．私は急性リウマチの初期で，悪寒，発熱などがあって，感冒のようにみえて，四肢の関節や腰などの痛むものに用いる．疼痛のはげしい場合ではない．

33歳の男性，平素は頑丈であったが，思想問題でとらえられて留置場で数日を過し，帰宅後，膝関節，足関節に疼痛を訴えるようになった．軽い悪寒と体温の上昇もあり，自分では感冒の気分だという．局所の関節は腫れているかいないかわからない程度であるが，屈伸時に痛みがある．私は留置場にいる中に，湿にあてられたものと診断して，麻黄加朮湯を与えたところ，数日で疼痛を忘れた．

福井楓亭は，この症は脈が浮緩である．証にのぞんで，杏仁，桂皮を去って，附子，石膏，大棗を加え，麻黄加朮附湯（まおうかじゅつぶとう）と名づけて用いるという．

## 2. 葛根湯（かっこんとう）

五十肩の初期に用いる．しかし脈の弱いものや，腹部の軟弱なもの，胃腸が弱くて，食の進まないものなどには与えないがよい．もしこれを用いて，かえって疼痛がはげしくなったり，食欲がなくなったりするようであれば，証が合っていないから転方したほうがよい．

63歳の中肉中背の男性が左の五十肩で診断乞うた．私はこれに葛根湯を与えたところ，便秘して大便が快通しないようになり，気分がよくないというので，清湿化痰湯（せいしつけたんとう）にしたところ，大便も快通するようになり，疼痛も軽快した．清湿化痰湯については，16．胸痛の項を参照してほしい．

関節リウマチの軽症に葛根湯を用いることがあり，また上肢の神経痛に葛根加朮附湯を用いることがある．

18歳の男性．2週間前から朝起きたとき，背が痛み，手足の関節が痛むが，仕事を始めると痛みは軽くなるという．患部はめだつほど腫れていな

い．食欲は普通で，ときどき悪寒があり，体温は37度7分位までのぼる．いちばん痛むところは項部と背とである．そこで葛根湯を3日分ずつ3回与えたところすっかりよくなった．その後2ヵ月ほどたって，再び前症が再発したが，葛根湯3日分でよくなった．この患者は項背部の痛みがいちばん強かったので，葛根湯を用いた．

### 3. 麻杏薏甘湯（まきょうよくかんとう）

この方は麻黄湯の桂皮の代わりに薏苡仁の入ったもので，筋肉リウマチ，その他の筋の痛むものに用いる．

福井楓亭は「この症は湿気が皮膚にあって，関節には変化がなく，熱が出て，からだの痛むものに用いる．この方を用いて強く発汗して病状が軽くなっても，処方はすぐに変更せず，この方をつづけて用いる．もしこの方で発汗してのちも病気が治らず，関節が痛むようになれば海藻独活湯（かいそうどっかつとう）を用い，熱のある場合は当帰拈痛湯（とうきねんつうとう）を用いるがよい．」という．

次に麻杏薏甘湯を用いた例をあげよう．

64歳の男性．今度の病気は過労と飲酒のためだと，本人はいっているが，昨夕から突然に右の下腹部が痛くなり，頻々と嘔吐を訴えるようになった．虫垂炎らしい症状である．脈をみると，遅弱で，口渇も舌苔もなく，舌は湿潤し，体温の上昇もない．疼痛は回盲部に限局し，少し抵抗があり，圧痛もある．昨夕からほとんど食事をとっていないのに，腹部は比較的膨満している．

私はこれに桂枝加芍薬湯を与えたが，2日分をのんでも，腹痛も嘔吐もやまず，少しも眠れないという．再び往診．脈は沈遅で幅が減じ，腹証は依然として同じである．そこで解急蜀椒湯にしたところ，1服で腹痛も嘔吐もやみ，3日目には腹部にほとんど異常を訴えなくなった．ところが，こんどは頸が回らなくなったから薬をくれという．診察をせずに項背の強急であろうと考えて葛根湯を与えたが，2日分をのんだが，効がないから往診をしてくれという．

脈を診ると，浮にして力があり，項部は全く動かせない．起臥にも，人

手をかりる始末である．腹診上では，胸脇苦満も，心下痞鞕もない．これなら葛根湯でよいはずである．ところが，これで効がないのは，何かわけがあるにちがいない．私はこの患者が1週間近くも，熱がないのに氷枕に氷を入れて後頭部を冷やしていたことを思い出した．そこで『金匱要略』に「病人が，からだ中いたみ，熱が出て，それが夕方になってはげしくなるのは，風湿という病気で，この病気は汗をかいたあとで風にあたったり，長い間，冷たい目にあったりして起こる，これには麻杏薏甘湯がよい．」とあるのを思い出し，この方を与えたところ，2日分で半ば治し，4日分で全治した．

### 4. 越婢加朮湯（えっぴかじゅつとう）

体力が充分にあって，脈にも腹にも力があり，一体に熱状のある関節炎に用いる．次に述べる防已黄耆湯と虚実の差がある．すなわち防已黄耆湯の証は筋肉が軟らかくて，しまりのないものを目標にし，この方は筋肉のしまりがよくて，充実したものを目標とする．

43歳の女性，左側膝関節の疼痛を主訴として来院した．患者は，硬く肥満し，1回も妊娠したことがない．月経は異常なく，大便は1日1行．尿はやや頻数，舌には白苔がある．膝の痛みは，歩行時はもちろん，5分間以上すわっていると，痛みにたえられなくなるという．医師は神経痛といい，按摩師は脂肪塊が神経を圧迫するためだと言ったという．しかしなかなか治らないという．患部を触診するに，母指頭大の脂肪塊状のものがあって，これを圧すると痛む．私はこれに越婢加朮湯を与えたが，15日分の服用で，塊状物が消失して，疼痛も拭ったようになくなった．

私はこの治験に気をよくして，結核性の膝関節炎にこの方を用い，かえって疼痛が増し，食欲も減少して面目を失ったことがある．越婢加朮湯は高齢者や虚弱者には注意してほしい．

### 5. 防已黄耆湯（ぼういおうぎとう）

変形性関節炎に著効があり，これで治した患者はどれほどあるかわからない．膝関節に水のたまっている時でも，これの内服で簡単にとれる．ま

たリウマチ性の関節炎に用いることもある．時によりこれに麻黄を加えることがある．麻黄と黄耆とを組合わせると関節の疼痛を緩解する力が強くなる．また附子を加えることもある．また桂皮を加えて五十肩に用いることもある．

一体に防已黄耆湯は，肥満の傾向にある人，特に俗に水ぶとりと言われているような体質の人を目標にして用いるが，必ずしも肥満が目標ではない．私の義母は79歳であるが，3年前右の膝が腫れて，やっと足をひいて歩く状態で，色々手当てしても治らないというので，土佐から東京によんで診察してみた．からだは中肉中背で，がっちりしている．膝は腫れてこの部を手で押さえても痛み，朝起きたばかりは，ほとんど歩けない．そこで防已黄耆湯を与えたが，その翌朝も疼痛がひどい．次の日は，これに麻黄を加えてみた．すると急速に疼痛が軽快し，2週間，東京に滞在しているうちに疼痛を忘れた．その後，3ヵ月ほど，これをのみつづけ，今では健康人とまったく変わりなく，今年もひとりで土佐から出てきている．

和久田寅は，防已黄耆湯について，次のように述べている．

「防已黄耆湯は，水気が皮膚にあって，腫れたようなもの，またほんとうに腫れているものを治するものである．この方は防已が君薬で黄耆と朮が臣薬であるけれども，黄耆が入っているところに意味がある．この黄耆は正気のめぐりをよくして，浮かびあがっている水気をめぐらして下す効がある．その他に気血の欝滞を和解するの意味はない．病人の肌膚が肥白で，これをつまんでみると，その肉が軟虚でしまりがなく，ぐさぐさとするものは，正気が体表にめぐらず，浮水があふれたものである．浮腫とはいいにくいが，表虚の水気とする．この証は男女老若を問わずあるけれども，女性で，20歳前後に急に肥満して，のぼせが強く，頬に紅がさして，月経が少なくなり，気分が欝々としてふさぐものに，この証がある．このように肥満するのはよいようにみえるが，その実は表の虚で，よい徴候ではない．医者がもしその月経の不利をみて，誤って通経破血の剤を投ずると，奏効しないばかりか，反って害を招くことがある．かつて一男性，数年間，冷え症にかかり，夏でも衣類を重ね足袋をはくという状態で，あらゆる温熱の薬剤をのんだが効がないので，京師に来て，名医の診を請うた

がどれも効をみなかった．ところが一医が熟慮ののち，この方を1ヵ月ほど与えたところ全治してしまった．」

### 6. 薏苡仁湯（よくいにんとう）

この方は麻黄加朮湯の杏仁の代わりに，当帰，薏苡仁，芍薬を加えたもので，浅田宗伯は，この方を麻黄加朮湯，麻杏薏甘湯の証で，これより一等重いものに用い，また桂枝芍薬知母湯の証で附子の応じがたいものに用いるとあるが，私は外来患者として通院できる程度の関節リウマチに用いて著効を得たことがあり，はげしい疼痛のものに用いた経験はない．

### 7. 疎経活血湯（そけいかっけつとう）

この方を坐骨神経痛の激症に用いて著効を得たことがある．

その患者は平素から酒客であるが，数日前，夜を徹して飲んだところ，その翌日から左の腰から足にかけてひどく痛むようになり，その痛みは堪えがたいほどで，夜間は特にひどく痛み，麻薬の注射によってやっと眠るが，注射がさめると唸るほどに痛むという．こんな日が4，5日つづき，患者は私に往診を乞うてきた．脈を診ると浮大して力があり，腹にもかなり力がある．疼痛は左の坐骨神経痛に沿って起こり，腰から足のさきまでも痛む．

私は『衆方規矩』の疎経活血湯の条を思い出した．そこには，「痛がからだ中を走って刺すように痛むが，左の足が特にひどく痛む者を治すといい，左の疼痛は瘀血に属するもので，酒色によって損じ傷られて起こる．その疼痛は昼は軽く夜は重いものである云々」とある．私はこの条文によって，疎経活血湯を用いることを決意した．患者はこれをのんだ晩から麻薬を必要としなくなった．そしてたった5日分の内服で，立って歩けるようになり，2週間の服用で，患部の末端に知覚鈍麻を残すだけで疼痛は全く去った．

疎経活血湯については，矢数道明氏は「私は主として遍身走痛，すなわち全身筋痛に多くその効を見た．山田氏は腰，脚の攣痛に運用したものが多い．また右の数例によって見ると，遍身走痛を起こす患者は慢性腎臓炎

の罹病者に多く，それでなくとも多く浮腫をみとめることがしばしばである．」と述べている．

　次に矢数氏の治験を1つあげてみよう．この例では右足に疼痛があり，必ずしも左足の疼痛に限らないことがわかる．

　昭和11年2月初旬，患者は65歳の女性，2ヵ月来全身に筋肉痛を訴え，起居全く自由を失し，床の中に不動の姿勢をとり何も食べられない．右足の関節痛が最もひどいという．顔面は蒼白でやせおとろえ，熱はなく，便秘し，小水は異常がない．そこで疎経活血湯加木通，薏苡仁を与えた．これをのむと1週間で疼痛はその7，8割を減じ，続服することを2週間で，顔色は一変し，体力も充実し，自由に起きて歩けるようになり瀕死を伝えられて重態だったが，1ヵ月あまりで病前に優る体力を得，家事一切をきりまわすようなからだになった．

### 8. 桂枝芍薬知母湯（けいししゃくやくちもとう）

　慢性関節リウマチに用いる．これで全治しなくても，疼痛が軽減し，患部の腫脹が減少する場合がかなりある．この方を用いる目標は，関節の腫脹，疼痛と皮膚が枯燥してガサガサしている点にある．

　次の例は昭和11年8月14日の初診である．

　患者は62歳の男性で，やせて皮膚がガサガサしてつやがなく枯燥の状態である．発病はこの年の4月で，全身の関節が次々と痛み，ついには屈伸が不能となって，人手をかりなければ寝返りもできないほどになった．四肢の関節は腫脹しているが，木のこぶのようなひどい腫れ方ではない．脈は微弱で，手足は冷えやすい．こんな症状であったから，桂枝芍薬知母湯を与えたところ，徐々に手足の屈伸が自由になって，その年の暮には歩行ができるようになった．

### 9. 大防風湯（だいぼうふうとう）

　この方も慢性関節リウマチに用いる．この方は桂枝芍薬知母湯よりも，更に一段と衰弱が加わり，気血両虚というところが目当てである．桂枝芍薬知母湯に四物湯を合方して用いたいというようなところに用いる．この

方も附子が入っているから熱状のあるものには用いない．

いま私の治療している女性の患者で，3年あまり大防風湯をのみつづけているリウマチの患者がいる．初診の頃は歩くのも骨が折れたが，この頃は家庭内の起居動作はできるようになっている．

百々漢陰は次のように述べている．

「大防風湯は鶴膝風（関節リウマチ）の主方である．しかし初期には用いないがい．発病初期で熱性症状のあるときは，麻気左経湯（まおうさけいとう）を用いて発汗せしめるがよい．この方は熱が去り腫脹，疼痛だけが残って，筋肉がやせ細り歩行が困難となり，年を経ても治らないものによい．つまり気血の両虚を補う手段を兼ねたものである．その他一切の脚，膝の痛み，あるいは拘攣などがあって，夜分にだるく痛み，日に日にやせ細り，寒冷に逢うと痛がひどくなり，すべての容体が気血の両方が虚しているというところを目あてにして用いてよい．」

麻黄左経湯は百々漢陰が関節リウマチの初期に好んで用いたもので，羌活，防風，麻黄，桂皮，朮，茯苓，乾姜，細辛，防已，甘草の10味からできているが，私には経験がない．

## 10. 甘草附子湯（かんぞうぶしとう）・桂枝附子湯（けいしぶしとう）

関節リウマチで疼痛のはげしいものに用いる．『傷寒論』には，その状を次のように述べている．

「風湿，相い搏ち，骨節疼煩，掣痛，屈伸を得ず，之に近づけば則ち痛み劇しく，汗出でて短気，小便利せず，悪風衣を去るを欲せず，或いは身微腫する者は甘草附子湯之を主る．」

和久田寅は，次のようにこれに註解を加えている．

「湿はしめること，水と言わないで湿といったのは，水のように腫れても，之を圧して，そのあとが凹まない．ただ皮肉のしまりはなく，ぐさぐさとした状態が皮肉を湿らしたようにみえるから湿と名づけたものである．俗によんで，わるぶとりというの類は，皆湿証である．これは正気のはりが弱いから，水気がこれに乗ずるのである．気が虚して湿証となるか

ら，これを気虚の候とするのである．さて風湿相あつまるというのは，其人のしたぢに湿気のあるところへ，風邪を感冒して，風邪と湿気と相たたかうによって，名づけたのである．骨節疼煩は，ふしぶしがうずきいたんで，いきれもやつくのをいう．掣はひくこと，後から引きとめるように痛む，びっくりする痛を掣痛という．屈伸するのを得ずの句は，骨節疼煩に応じたもので，之に近づくは，手をいたむ処に近づけることをいう．汗出ずは，風湿が相うつからである．短気は呼吸がみじかく促迫するをいう．小便不利は，気が衝逆して下降しないためである．悪風が尋常より重いことを示すために衣を去るを欲せずの一句を添えたものである．微腫は何となくはれたようなものをいう．すなわち湿気の候である．」

　私はかつて，17歳の少女の急性多発性関節リウマチにこの方を用いたことがある．

　その患者は，扁桃炎からひきつづいて高熱が下らず四肢に疼痛を訴えたが，熱が高いための疼痛であろうと考えていた．ところが，2，3日たつと，膝関節や足関節が腫れてひどく痛むようになり，立つこともできなくなった．枕元を歩いても，足が痛むという．呼吸は促迫し，尿利も減少し，汗は流れるほどに出るのに，熱も下らず，悪寒もある．脈は浮にして大である．

　この際，汗が出ていなければ，私は麻黄加朮湯，または越婢加朮湯などを用いていたかも知れない．私は先ず白虎加桂枝湯を考えた．高熱と脈の浮大と関節痛と多汗とを目標にしたのである．ところが白虎加桂枝湯証には悪寒はないはずである．そこで舌を診たところ，苔もなく，湿っている．石膏剤を用いる証とも考えられない．いろいろと考えてから甘草附子湯にした．附子は陰証に用いるもので，熱のあるときには用いないと考えられがちであるが，1．熱と悪寒の項でも述べたように，真武湯や四逆湯のような附子剤を高熱の時に用いることがあるのである．

　この患者は体温は39度近くものぼるけれども，食事の味は平素と変わらないので，あとで述べる有持桂里の口訣などを思い出し，また脈が浮大であるのに，何となく力がないように感ずるのと，舌証なども併せ考え，甘草附子湯にした．附子は初め1日量0.5とした．3日目には1.0とした．

その頃から汗の出ることが減じ,熱も37度台となり,疼痛も軽くなった.もっとも腫脹疼痛のはなはだしいところは,左の足関節で,足を伸ばすこともできず,着物や蒲団がふれても痛んだが,その頃から,ひとりで少しずつ動かせるようになった.このようにして,3週間たった頃には,便所に立てるようになり,2ヵ月足らずで全快した.終始,甘草附子湯で押し通した.

甘草附子湯に似た処方に,桂枝附子湯があるが,この方は甘草附子湯証に似て,身体疼煩して,自ら転側することのできないものに用いている.

有持桂里は,桂枝附子湯と甘草附子湯について,次のように述べている.

「桂枝附子湯よりも痛風(関節リウマチのこと)には,甘草附子湯を用いることが多い.最初から甘草附子湯をやってよい.大抵痛風で附子の証があれば甘草附子湯ですむものである.この症でよくよく表証でも強ければ桂枝附子湯を用いる.ここに秘訣がある.およそ舌に苔があり,あるいは潮熱などのあるときは附子はやりにくいものである.わけても痛風には舌に黒苔のつくものもある.それでも煙草の味もかわらず,醬油,味噌の類の味もかわらない者は,桂枝附子湯や甘草附子湯の証があれば遠慮なく附子をやってよい.百発百中である.これは諸病とも,附子剤を用いる目標となる者であるが,わけても痛風には,この秘訣が役だつものである.また痛風で,脈が浮数または洪数で,食事に味がなく,平素嗜む煙草が臭くて吸えないというものには続命湯や越婢加朮湯などを選んで用いるがよい.いずれにしても石膏の剤を用いるのである.」

### 11. 烏頭湯(うずとう)

この方は関節がはげしく痛んで屈伸のできないものに用いる.浅田宗伯は『勿誤薬室方函口訣』の中で,次のように述べている.

「この方は歴節(関節が次々と痛む病気)の劇症に用いて速効がある.また白虎風(関節の腫れて痛む病気)の痛みの甚だしいものにも用いる.白虎風のことは聖済総録に詳しく出ている.この方の目標は,屈伸すべからずである.一女性が臀の痛みを訴え,昼夜泣きわめくほどはげしく,屈伸することができないというものに,烏頭湯を与えたところ,たちまちよ

くなった.」「また天野柳庵は年は60歳あまりであるが，腰痛を患い，両脚がそのために屈伸ができず，仰臥したきりで起きることができない．衆医は疝として治療したが効がないという．そこで烏頭湯を与えたところ，数日で痛が全くとれた．ところで両脚の筋肉が萎縮して屈伸することがむつかしい．よって大防風湯に化毒丸を兼用したところ徐々によくなった.」

烏頭湯は関節の疼痛ばかりでなく，寒疝で腹が絞られるように痛み，寝返りができないほどにひきつれるものにも用いることになっているが，私はまだこのような腹痛に用いたことはない．

私は最近関節リウマチで疼痛がはげしく，夜間眠れないというものに，種々の治療を施したが効なく，ついに，意を決して烏頭湯を与えたところ，初めて著効があって，疼痛が軽減した．ところが，これを用いると関節の疼痛は軽くなる反面，はげしい頭痛と悪心が起こって，続服できかねるという．これは烏頭の中毒症状であると考えたので，初めの1日分1.2の烏頭を，1.0に減じ，0.8に減じたが，依然として頭痛が去らない．

そこでこれはあぶないと考えて，甘草附子湯とした．この際，附子は0.8としたが，頭痛は起こらず，関節の疼痛もやや軽快したという．

さて，烏頭は附子の母根で，附子はこの母根に付着した子であるが，当時一般に漢薬店で売っている白川附子と称するものは，すべて烏頭であった．そこで，私が烏頭湯のときに用いた烏頭も，甘草附子湯のときに用いた附子も，同じ白川附子であった．そこで烏頭湯を用いた際のはげしい頭痛と悪心は，烏頭のせいだけではなかったらしい．烏頭や附子の中毒については，烏頭桂枝湯の方後に「その知る者は酔状の如し．吐を得る者は病にあたるとなす.」といい，これを和久田寅は次のように説明している．

「烏頭の量は少なくとも悪寒がしたり，からだがしびれたり，口に山椒をかむようなシビレがきて，吐きそうになり，起きあがろうとするとめまいがくる．多量をのんだ時は，からだが冷え，冷汗が流れ，吐いたり下したりして，脈は沈んでふれなくなり死んだようになる．その軽い場合は1，2時間，重い時は半日ばかりでさめる．この薬は瞑眩を起こすから慎重に扱わなければならない．万一瞑眩を起こした時は，おどろいて妄りに他の薬を与えてはいけない．またあわてて火であたためてもいけない.

静かにしてさめるをまつがよい．さめてあとで吐くものもあり，瞑眩のさいに嘔吐と下痢が同時にくることもある．たださめてのちに渇してのみたがるなら，冷水を与えて，様子をみるがよい．もし誤って烏頭，附子の毒にあたるものは，みそ汁を服むか，黒豆甘草湯（大黒豆と甘草の煎汁）をのむか，または乾姜甘草湯をのむがよい．」

以上は烏頭，附子の中毒症状とその手当を述べたものであるが，これの中毒で痙攣を起こし，次に呼吸麻痺を来して死ぬものもあるから，これらの薬物の使用は慎重でなければならない．しかし附子は効験の顕著に現れる良薬であるから，これをおそれて用いないようでは，起死回生の偉効を失する場合も起こり得るのである．だから古人も，附子と大黄を上手に用いるようになれば名医の仲間入りができたようなものだといっている．

## 12. 烏頭桂枝湯 (うずけいしとう)

この方は烏頭煎と桂枝湯との合方で，『金匱要略』には，「寒疝で腹が痛み，からだ中が冷え込み，手足が麻痺し，またはからだが痛み，灸をしたり，針をいたり，いろいろの薬を用いたりしても，治すことのできないものは，烏頭桂枝湯の主治である．」とその治療の目標を示している．

『用方経験』では，この方の用法を次のように述べている．

「わが子乾先生は，しばしばこの方を用いて，瘈瘲で癈人になったものや，腰脚がひきつれていたみ，屈伸したり，寝返りしたりすることのできないもの，または脚の心が割れるように痛み，筋脈が断折してたえられないように痛むものなど，いろいろの薬で効のないもの及びいざり(いざり)で疼痛のあるものを治した．しかし大腿部から下にかけて筋肉が萎縮しているものは治らない．この薬はみだりに与えてはいけない．瞑眩を起こして死にそうになる．少し誤まれば必ず死期を促すことになる．死んでからでは，針灸も薬も救うことはできない．」

烏頭桂枝湯の煎じ方は，初め烏頭だけを蜂蜜で煎じ，かすをこしてから，桂枝湯の煎汁を混合してからのむことになっているが，烏頭湯の場合のように，烏頭その他の薬を全部一度に水で煎じてかすをこし，次に蜂蜜を入れてとかしてからのんでもよい．蜂蜜を入れることを忘れると，中毒症状

が起こりやすいから、おろそかにしてはいけない。有持桂里は、「脈の緊または沈のものに、烏頭湯を用いれば百発百中であるが、洪数のものには効がない。効がないばかりか反って悪くなることがある。洪数は続命湯を用いる脈である。」と述べている。

### 13. 桂枝加附子湯（けいしかぶしとう）

　この方は桂枝湯に附子を加えたもので、烏頭桂枝湯とその組成はよく似ている。ただ附子の量が少なく、蜂蜜が入らない。この方が冷え症の腹痛に用いられることについては、24. 腹痛の項で述べたが、また四肢の疼痛にも用いられる。その疼痛は、烏頭湯や烏頭桂枝湯の場合のようにはげしくない。またこの方に朮を加えて、桂枝加朮附湯としても用いる。

　この方を四肢の疼痛に用いるのは、『傷寒論』に「太陽病を発汗したところ、それからひきつづいて汗がもれやすく、悪風を訴え、小便が出にくく、四肢が少しつれて屈伸するのに骨の折れるのは、桂枝加附子湯の主治である。」というところにヒントを得たのである。

　『豊浦遺珠』の中から治験を引用してみよう。

　「一男性、41歳、4、5年前から、膝が少し痛んだ。しかし年中痛むのではなく、時々起こる程度であった。ところが今年になって、両方の膝が痛むようになった。右は軽くて左はひどい。膝の痛むときは、胸の方も冷えて痛む。また左の肩背がこって、シビレ感があり、腹筋は拘攣し、右胸下に痞鞕があり、左臍傍に停水があって鳴る。頭汗があり、呼吸促迫の気味もあり、脈は弦数である。先生はこれを診察して、千金方の半夏湯の証に似ているが、これはきっと桂枝加附子湯の証であろうと、これを与えたところ、数服のんだだけで全治した。」

### 14. 附子湯（ぶしとう）

　この方は真武湯の生姜の代わりに人参の入ったもので、『傷寒論』には「少陰病で、身体が痛み、手足が冷え、関節が痛み、脈が沈の者」用いている。

　百々漢陰は「腰から大腿にかけけ痛み、夜間特に甚だしく、脈が沈細で、

寒気をおそれることの甚だしいものは附子湯がよい．大防風湯などを用いて効なく，次第に大腿がやせ，疼痛のいよいよ甚だしいものに用いて効がある．」と述べている．

### 15. 芍薬甘草湯（しゃくやくかんぞうとう）・芍薬甘草附子湯（しゃくやくかんぞうぶしとう）

芍薬甘草湯は腹直筋の攣急を目標にして，急迫性のはげしい腹痛に用いる．その際，疼痛が手足にまで及ぶことがあると，24. 腹痛の項で述べたが，腹痛を訴えずに，手または足だけ疼痛のくることがある．この際も通例は，腹筋の攣急がみられるが，時には腹筋には攣急がなくて，痛む手，足の筋肉だけが攣急していることがある．

次に堀越兆淳が『温知医談』第32号に発表した例をあげよう．

「ある人力車夫が空腹をこらえて，強いて遠隔地まで走り，家に帰ると同時に倒れて，それきり歩けなくなり，脚が痙攣を起こしてその苦しみは堪えられないという．そこで友人の藪井修庵が芍薬甘草湯を与えたところ，即効を得た．

また大野庄右衛門と云う人があった．46，7歳の頃，左の足の拇指に激痛を訴え，その痛はちょうど刀か椎で刺すようで，患者の泣き叫ぶ声はあたりをゆるがすほどであった．しかし何人もの医者が，あらゆる手をつくして治療にあたったが，効をみないので，私に診を乞うた．そこで先ず腹を診たところ，腹筋が強く攣急していたので，芍薬甘草湯を与えた．すると1服のんだだけで雪に湯をそそいだように疼痛が消えて，それきり治ってしまった．」

芍薬甘草湯に附子を加えたものが，芍薬甘草附子湯で，『内科秘録』には，次のような脚気に用いている．「初め湿脚気（浮腫のある脚気）にかかり，薬をのんで水気がとれてのち，乾湿気となり，両脚が萎縮して力を入れることができず，膝がひきつれて伸ばすことができなくなり，諸薬を用いて効のない者には芍薬甘草附子湯を与えて，日光に浴せしむるときは必ず治るものである．」

また『百疢一貫』には「鶴膝風（膝関節の腫れていたむ病気）で手足を

綿で包むほどに冷えるものがある．これには芍薬甘草附子湯に伯州散を兼用するとよい．」とある．

## 16. 桂姜棗草黄辛附湯（けいきょうそうそうおうしんぶとう）

この方は桂枝去芍薬湯に麻黄細辛附子湯を合したもので，種々のこじれた難症によく用いられる．仙台の工藤球郷という医者は，この方を，乳癌，舌癌などの悪性の腫物に用いて効を得たといい，この方は陰の気と陽の気とが離ればなれになっていのるを調和する効があり，これによって諸種の難症を治するものである．次に『勿誤薬室方函口訣』の文を原文のまま引用してみよう．

「仙台工藤球郷曰く，凡そ大気の一転は万病を治する極意なるに，別して血症の治に専要とせり．昔年一婦人労咳を患ふ．喀血，気急，肌熱手を烙く如く，肌膚削脱し脈細数なり．余視て死症とす．一医見て治すべしとし，桂姜棗草黄辛附湯を用ひて全く癒ゆるを得たり．余大に敬服して，これにならって，大気一転の理を発明し，乳岩，舌疽及び諸翻花瘡等数10人を治し得たり．翻花瘡（癌）に黄辛附湯を用ひたる意は，陰陽相隔りて気の統制なき故，血肉その交を失って漸々頑固し，出血にも至るなりとして，金匱の陰陽相得ればその気乃ち行き，大気一転その気乃ち散ずと云ふに本づきてこの湯を擬したるなり．一婦人，乳岩結核，処々糜爛し，少しく翻花のきざしあり，時々出血す．戊牛初春に至りて疼痛甚だしく，結核増長して初めて臥床にあり．正月28日黄辛附湯を与え，4，5日疼痛退き結核（いまの結核菌による結核の意味ではなく，核を結ぶの意で，リンパ節の肥大，塊などを指す）減じ，床を起きて事を視ること平日の如し．すべて陰陽相得ずして労咳をなし，喀血，吐血，顔色脱してなすべからざるに，この湯を与へて起死回生を得しことありと．」

次に脱疽と思われる病気に，この方を用いた例をあげよう．『和漢医林新誌』第147号に井田懐は，次のように述べている．

「鳥取県士族の平岡邦直，60歳は，かつて愛知県に寄留していたが，今から5，6年前，左足の小指が突然いたくなり，医者にかかって30日ばかりで治った．ところが明治22年9月に帰郷するにあたって，再発し，帰

宅後，鳥取病院にかかって治療を加えたが，2ヵ月ばかりの間に，疼痛は次第にはげしさを加え，小指の先端が糜爛してきた．そこで11月15日に入院し，12月17日に切断した．しかし侵蝕はますます増劇し，疼痛は堪えがたく，眠ることも，食べることもできない状態となった．そこで本年の2月28日に予に治療を乞うた．これを診るに，身体に血色なく，肉は落ちて骨だけとなり，精神は恍惚としており，舌には灰白の苔があり，脈は微細で，1日に僅かにうすい粥を一杯たらず食べるだけである．局所をみるに炎症が膝の上にまでひろがって，紫暗色となり，腐肉の凸凹している状は，くさった魚の腹わたのようで，脛骨は露出して膝までみえる．

そこで予は診断して"毒はもうつきている．腐蝕がますます甚だしいのは石炭酸を注射するからである．疼痛がひどくて眠れないから，たびたび麻酔薬を服用せしめるから，意識がもうろうとしているのである．また食欲のないのは，キナ塩を長期間服用しているからである"と．自分が思うに，古諺に薬を服せざれば中医を得となるが，これはこのような場合を言ったものであろうと．そこで衰弱がひどいから，難治であることを告げたところ，患者の言うのに，院長にまた股から切断しなければなるまいと云われたが，自分はもうここまで悪くなってしまっては，今更ら手術をしても何の益があろう．自分は死を覚悟しているが手術をすれば死期を早めるだけのことである．できることなら，疼痛が少なくなって，少しでも楽になればそれで満足ですと．

そこで患者を入院せしめて，内服には桂姜棗草黄辛附湯加人参を与え，外用には左突膏に雞子白をまぜて用いた．これが3月2日のことである．すると2，3日で疼痛が軽くなり，6，7日たつと腐肉と健康な肉との分界が現れ，食が少しすすみ，30日ばかりで腐肉が脱落し，食気が大いに出て，追々に快方に向かい，瘡口も癒着し，5月26日には帰宅した．ただ露出した骨はまだ脱離しない．惜しいことをしたものである．初めから石炭酸を用いないで，清潔な水を用いていたら不具者にはならなかったであろうに．」

## 17. 当帰四逆加呉茱萸生姜湯（とうきしぎゃくかごしゅゆしょうきょうとう）

24. 腹痛の項で述べたように，この方は疝気による腹痛のほかに腰，足などの疼痛にも用いる．

63歳の男性，平素より健康すぐれず，冷え症で，陰嚢ヘルニアがあり，時々腹痛を訴えていたが，友人の葬式に参列して雨にぬれてから，左の足に疼痛を訴えるようになり，それが日毎に増劇して夜も安眠ができなくなった．脈は沈小でやや弦，腹部は一体に筋肉が弾力を欠き，腹直筋が臍下で少し突っぱっている．足は寒冷を覚え，いくら温めても冷たいという．私はこれに当帰四逆加呉茱萸生姜湯に更に附子0.5を加えて用いたが，急速には軽快せず，3週目頃より安眠ができるようになり，2ヵ月後には平素の通り仕事もできるようになったが，足のしびれが完全にとれるには5ヵ月ほどかかった．

## 18. 桂枝茯苓丸（けいしぶくりょうがん）

24. 腹痛の項で述べたように，瘀血による疼痛を治す効があり，上肢または下肢の打撲後の疼痛，瘀血による疼痛などに用いられる．

48歳の女性，約1年ほど前から月経が閉止している．その頃から左の腰から足にかけて痛む．医師は坐骨神経痛と診断して，注射をしてくれたが，よくならない．便秘がちである．腹診すると，左下腹の筋肉が緊張し，左腸骨窩付近に圧痛を証明する．よって桂枝茯苓丸料加大黄1.0（桂枝茯苓丸のような丸剤，当帰芍薬散のような散剤などを丸または散として用いず，煎剤として用いるときには料の字をつける）を与えたところ，10日分の服用で著しく軽快し，20日分ものみ終わらないうちに全治した．

坐骨神経痛でも瘀血によるものや打撲後のものには，桂枝茯苓丸や桃核承気湯でよくなるものがかなりある．この2つの薬方は，打身薬として打撲に原因する諸種の疾患に用いる．

### 19. 大黄附子湯（だいおうぶしとう）・芍甘黄辛附湯（しゃっかんおうしんぶとう）

大黄附子湯については，24. 腹痛の項で詳しく述べたので，ここでは省略して，治験を1つあげておく．

患者は58歳の男性で，左側の坐骨神経痛に苦しむこと数ヵ月，病勢は一進一退でなかなか治らないという．患者はやや肥満した体格で便秘がひどいので，いつも下剤を用いているという．脈は沈んで力がある．私はこれに大黄附子湯（大黄は1日量5.0を用いた）を与えたが，1日4〜5行の下痢があって，疼痛が大いに減じ，3週間の服薬で全治した．

大黄附子湯は温下の方剤で，脇下の偏痛に用いることになっているが，この脇下を広く足にまで延長して，坐骨神経痛に応用したのである．およそ大黄や石膏のような寒薬と附子のような熱薬とを同時に配合した処方は，頑固で動きにくい病気を揺り動かす力をもっている．病気が寒熱にまたがって，治りにくいものに，しばしば用いられる．

また大黄附子湯に芍薬甘草湯を合したものを芍甘黄辛附湯（しゃっかんおうしんぶとう）といい，坐骨神経痛や胆石の疝痛に用いる．坐骨神経痛に用いる場合には，足のすじがつっぱるように痛み，大便の通じがあると楽になるというのを目標にする．浅田宗伯は，腰から腹にかけてひどく痛み，両足が攣急して起きることもできず，夜や昼もうなり通していた者に芍甘黄辛附湯を与えて，2，3日で全治せしめたという．

### 20. 大承気湯（だいじょうきとう）

この方は腹部が充実膨満して，脈にも力があって，便秘するものを目標とする．大柴胡湯証では胸脇苦満があるが，この方は臍を中心として膨満している．このような状態の患者で膝関節や足関節の痛むものに，この方を用いる．

患者はある会社の社長で50歳．肥満したがっちりした精力旺盛という体格である．主訴は腹部の膨満感で，そのため睡眠がよくとれないことがあるという．肩もこり，左右の膝関節には疼痛があり，坐っておれないと

いう．小便は頻数で量も多いが，大便は秘結していて，下剤をのまないと通じがない．腹部は全般的に膨満して抵抗があり，脈は沈実である．尿中には蛋白を証明し，血圧は180—100である．そこで大承気湯を与えたところ，毎日便通があり，身体が軽くなり，肩こりも，膝の痛みもなくなった．血圧には変化がない．通計100日ほど服薬して海外旅行し，服薬を中止した．旅行に出る数日前に，血圧を測ると162—92であった．この患者は脈も腹も定型的な大承気湯証である．大承気湯証の患者には，尿の頻数と多尿を訴えるものがあり，また膝関節や足関節の疼痛を訴えるものがある．

## 21. 大柴胡湯 (だいさいことう)

この方も大承気湯と同じように，腹満，便秘するものにみられる足痛に用いるが，ただその腹満の状がちがっている．この場合には上腹部の膨満と胸脇苦満がある．

43歳の男性，1年ほど前に，腹痛が起こり，それが治ったあとで足，腰が痛み，この頃は肩もいたむという．栄養，体格ともに中等度．いちばん苦しいところは腰痛と左肩甲関節より上腕にかけての痛みで，左右の膝関節も痛み，歩くと肩がこる．夜は痛みのためによく眠れない．食欲はあるが，胸がやける．舌が乾く．甘い物を好み，小便は近い．大便1日1行．脈は沈で力があり，腹部は膨満の傾向があり，胸脇苦満が顕著で，左右の腹直筋も硬く突っぱっている．左右の大転子あたりに，圧に過敏な部位がある．大柴胡湯を与える．1週間の服用で胸脇苦満が軽くなり，自覚症状もうすらぎ，5週間の服用で疼痛は全くなくなった．この患者は腹証が明らかに大柴胡湯証を呈していたので，他の訴えには眼をくれずに，大柴胡湯を用いて著効をみた例である．

## 22. 当帰拈痛湯 (とうきねんつうとう)

最近私は病名も原因もよくわからない関節の疼痛にこの方を用いて，著効を得たので，ここにその概要を述べる．

患者は22歳の男性で，約2年前から突発的に関節に発赤，腫脹が現れ，

この部に熱感と，かなりはげしい疼痛を訴えた．その間今日まで，種々の病名がつけられ，あらゆる手当が加えられたが治らないという．この疼痛の場所は一定の箇所ときまらず，発作毎に部位が移動する．しかもその発赤腫脹の部位は関節というよりも関節付近の筋肉で，関節炎ではない．発作は多く3日位で，一旦は治まるが，またすぐ他の場所が腫れて痛む．そのとき悪寒と軽度の発熱を伴うことがある．ある医師はリウマチといい，ある医師はアレルギー性のものといい，ある医師は丹毒といい，ある医師は滑液嚢炎だといったという．

患者は一見したところ，健康のように見える．脈は浮大で，右膝関節部位に近く発赤があり，ここに熱感がある．しかし腫脹というほどのものではない．圧痛はあるが，皮膚をつまんでは痛まない．両便は普通，舌には少し黄苔があり，食は進まない．腹診上，腹筋の緊張は中等度で，臍上で少し動悸の亢進がある．これに対して，前医が葛根湯を与えたが，効がないので，私に治を求めた．私はこれに防已黄耆湯加麻黄を与え，1ヵ月ほど連用したが効がない．その間，疼痛は，手腕関節の付近に来たり，足関節の付近に来たりして，移動した．そこで十味敗毒湯にしたが，これも効がないので，当帰拈痛湯にしたら，初めて著効があり，これを服用し始めてから，約4ヵ月間，全く発作を忘れている．

この患者の病気は，関節炎ではなく，手，足の関節の付近の疼痛で，それが発作性に起こり，しかも発赤と軽い腫脹があるというのが特徴である．そこで当帰拈痛湯について，古人の口訣をしらべてみた．

百々漢陰はいう．

「これは至って良方で，世には，この方の証が多くあるものである．ここに脚気といってあるが，この脚気というのは，千金方や外台（げだい）などで云う脚気とは別のもので，元明以降，次のような症に名づけたものである．

それは足にでき物が出来て赤く腫れるものである．これは元来湿熱よりくるもので，膏梁家（美食家）で，脾胃の湿熱の盛んな人に多くあるものである．不案内な外科医は赤く腫れているのを見て，口を開けたがるものである．余程，病のすじを知らないと，口をあけたらよかろうかと考える

のは無理がない．

　しかしよくみると，常の腫物とはちがって，根脚がはっきりしていない．境界がはっきりせずに自然と山の形になったもので，口をあけると，きっとわるいものである．一旦口をあけると，口がふさがらず，この方を用いてると治るには治るがひまどるものである．そこでこの症をみたら，別に局所をいじることをせず，この方を用いると自然に消散してよくなるものである．主治に膿水断たずとあるが，これは自然と日を経て口のあいたものを云ったものである．このことは，世の医者がとんと知らないので，治を誤るものである．

　ただ伊良子死の家は先代よりよくつかい覚えて，相伝えられたものである．

　前年，一男性がこの症を患った．右の足の拇指と次指の二本が赤く腫れて熱をもって痛みが堪えがたく，その腫が次第に足の甲の方にまで波及し，痛が膝にまで及んで，膝から下が少し腫れるようになった．諸医は手をつくしたが効なく，或いは脱疽の症だといって治療したが少しも効なく，ただ昼夜，炬燵のヤグラにもたれかかって，うなりやめない．そこで伊良子将監に治を乞うたところ，これは湿熱脚気とよぶ一種のもので，決して脱疽ではない．脱疽と云うものは，外科正宗にある痛り，烏々黒々といって，黒くなるものである．このように赤く腫れるものではないと云って，この方を与えたところ，僅かに数貼でその痛は忘れたように治ってしまった．

　自分もそれ以来，度々このような症に遇って，この方を用いて奇効を得た．とかく以上のような症を見たら，此方のゆく症ではないかと擬してみるがよい．これは秘訣である．つつしんで他人に漏らしてはいけない．」

　浅田宗伯の『橘窓書影』には，次に治験が出ている．

　「土州侯の臣，吉岡茂之亟は，両方の足の指の甲が腫れてその痛は堪えがたい．夜になると熱が高くなって，疼痛はますますひどくなり，脚を抱いて泣く．藩の医者が，4，5人いろいろと治を尽くしたが寸効もないという．自分がこれを診るに，風毒でもない，脱疽でもない一奇証である．そこでその発病の初起の状をきいたところ，その人は道中で，疥癬にかかり，搔痒がひどいので，薬湯に浴したところ，疥癬はたちまち治って，ほ

どなくこの証になったという．自分は湿熱の流注と診断して，当帰拈痛湯を作り大黄を加えて与えたところ，2日分で，その痛は半減し，10日もたたないうちに全治した．

自分は従来多味の方を好まない．平生使用のものは大抵十味にすぎない．ただ温経湯，楽苓建中湯，大防風湯，拈痛湯のようなものは多味の中に多くの深意を寓するものである．近日，自分は拈痛湯で，風毒，歴節風，脚気の類で，桂，麻，石膏，犀角などの方剤が更に効なく，附子，烏頭を用いて，反って激動し，流注して，だらだらといつまでも治らないものを治して，たびたび効験を得ている．」

なお浅田宗伯は，関節炎の初期は，越婢湯，大青竜湯，続名湯で発汗せしめ，慢性になって，疼痛のひどいもの，または関節だけが大きく腫れて，他のところがやせて細くなったものには，烏頭湯，桂枝芍薬知母湯を用い，熱毒のはげしいものには千金の犀角湯，当帰拈痛湯を用いている．そして瘀血によるものには，桂枝茯苓丸加附子，桃核承気湯加附子などを用いている．私は打撲の後遺症として，手，足に神経痛様の疼痛を訴えるものに，桂枝茯苓丸や桃核承気湯を用いる．

### 23. 烏薬順気散（うやくじゅんきさん）

この方は気のめぐりをよくする方剤で，気のめぐりの悪いために起こる四肢のしびれ，痛みなどによい．そこで俗にいうギックリ疝気や足のくじきに用いる．足を踏みはずしたり，足をくじいたり，重い荷物を持ちあげた拍子に，腰の筋をちがえたりして痛む場合によい．また寝違えて首のまわらないもの，また赤ん坊に手枕をしたために，肘が冷えて痛むものなどにもよい．また『万病回春』ではこの方に木瓜を加えて回首散と名づけて，肩がつまって，首のまがらないものに用いている．また脳出血で，手足がしびれたり，痛んだりするものにも用いる．

### 24. 抑肝散加芍薬（よくかんさんかしゃくやく）

12歳の少女，足が痛むという．あちこちの病院で診断をうけたが，病名も原因も不明である．私が診たときも，ただ足が痛むというだけで，痛

む所すらはっきりしない．勿論圧痛もない．

　母親がいうのに，この児は，疳が強くて，腹がたち，気分がむらで困るという．腹直筋は左側が強直している．そこでこの足の痛みも疳による神経性のものと断じ，抑肝散加芍薬を用いたところ，数日の服薬で全治した．

　『積山遺言』に，次の治験がある．

　「一女性，50余歳，手の指が麻痺し，足の指が時々痛む．その人は悩みが多く，この症状は積気によるものである．そこで抑肝散加芍薬で，甘草を倍加して用いたところ癒った．」

### 25．八味丸（はちみがん）

36．腰痛のところで述べたので詳細は省略するが，坐骨神経痛に用いられる．ことに糖尿病からくるものによい．八味丸に牛膝と車前子とを加えて，牛車腎気丸として用いてよいこともある．

### 26．奇　方
1）接骨木（にわとこ）

　津田玄仙は，『療治経験筆記』の中で，三才図会を引用して，折傷，筋骨の疼痛，むし歯などに浴湯にして用い，また小さく削って作ったきねのさきで腹の積聚や疝塊を按圧してやるとよいと述べ，筋骨のうずきて痛むを治して妙効ありという．

　そこで，これを種々の処方に加えて，神経痛や外傷性の疼痛に用いる．

　玄仙は，梅毒で両手の痛むものに，接骨木，山帰来，大黄の3味を水で煎じてのませて，10服ばかりで治ったといい，また膝関節の腫れ痛むものに，敗毒散加大黄接骨木を用い，40服ばかりで治したという．また歯の根から膿が出て，歯がゆるんで落ちそうになったものに，百中飲加接骨木を用い，100服ばかりで治ったといい，その他痛風，積聚の類にも用いて効をとりしこと度々なりとある．

## 36. 腰　　痛

1. 八味丸
2. 当帰四逆湯
3. 当帰建中湯
4. 当帰芍薬散
5. 桃核承気湯
6. 桂枝茯苓丸
7. 大黄附子湯・芍甘黄辛附湯
8. 苓姜朮甘湯
9. 葛根湯
10. 補陰湯
11. 大柴胡湯
12. 五積散
13. 十全大補湯

当帰四逆加呉茱萸生姜湯　　　耆帰建中湯

　腰痛には腰部の軟部組織（筋，筋膜，靱帯，神経）の病変によって起こるもの，骨関節（脊髄，骨盤，股関節など）の異常によって起こるもの，骨盤腔内の臓器（子宮卵管など）の病変によるものおよび高血圧症，糖尿病，腎疾患，胆嚢疾患，胃腸疾患などの際にもみられる．
　漢方では，次のように治療をする．

### 1.　八味丸（はちみがん）

　この方は糖尿病，腎疾患，高血圧症などからくる腰痛や，いわゆる老人性腰痛などによく用いられる．この方は一名を腎気丸ともよばれ，『金匱要略』には，「虚労，腰痛，小腹拘急，小便不利の者は腎気丸之を主る．」とあって，無理を重ねて疲れて起こった腰痛には，とくによく効く．この際，下腹部で腹直筋が突っぱっていることが多い．小便は不利することもあり，淋瀝することもあり，また出すぎる場合もあって，一定しない．またこの方は老人性亀背にみられる腰痛にも用いられる．この病気は高齢の女性に特に多く，背が円く曲がって，腹をみると，臍部で上下に腹が折れるようになり，腹直筋が棒のように突っ張っている．このような患者も八

味丸をのんでいると起居振舞が楽になること奇妙である．腰が痛むばかりでなく，何となく足に力がないというもの，足がしびれるというようなものにもよい．

こんな例がある．患者は某家の67歳のお手伝いさんである．その家の主人がかぜをひき，私に往診をたのんできたので，いつものように奥に通ると，平素はまめまめしく働いているお手伝いさんが，火鉢のそばに坐ったまま動かない．「どうした？」とたずねると，5，6日前から腰がいたくて，便所へ行くにも這って行く始末だという．仰臥させて，腹をみると，左右の腹直筋が棒のように突っぱっている．伸ばそうとしても腰が伸びない．痛む部位は，俗に細腰といっている部位で，じっとしておれば痛まないが，立とうとしたり，ねがえりをしようとすると，びっくりするほど痛むという．脊椎には圧痛はない．私はこれに八味丸を与えたが，7日分で歩行ができるようになり，3週間の服用で全快した．

次の患者は59歳の女性で，数年前胆石症の疝痛発作に悩み，大柴胡湯を与えたことがある．その時はそら豆大の石が出てよくなった．こんどは約2ヵ月前より腰が痛み，最近は歩くことも困難で，やっと便所に行く程度である．寝返りするにも痛く，夜間もよく眠れない．食欲は少なく，口が乾燥する．大便は1日1行，小便は少ない．いままでに，注射やぬり薬をしたがよくならないという．私はこれに八味丸を与えたが，5日分で疼痛が緩解し，通計40日で全治した．

次の患者は58歳の女性で，子宮脱があり，腰痛を訴えていた．私はこの女性に先ず桂枝茯苓丸を与えたところ，1ヵ月もたたないのに子宮脱が治ってしまった．ところで子宮脱のための腰痛ではなかったらしく，腰痛はよくならない．そこで患者が某大学で診てもらったところ，椎間板ヘルニアと診断されて，コルセットをつけることになった．コルセットをつけていると楽であるが，やめると元のように痛むという．そこで八味丸を与えた．これを3週間ほどのむと，腰が楽だという．ところがこの女性は職業が美容師で，少しよいと1日中立って仕事をするので，また元の通りになる．そこで仕事を休んで2ヵ月ほどつづけて八味丸をのんだところ，コルセットをつけなくても，腰が痛むようなことはなくなった．子宮脱の方

も，その後，再発しないでいる．子宮脱に桂枝茯苓丸を用いたのは，西山英雄氏の経験に教えられたからである．なお八味丸については，52．排尿異常の項を参照．

## 2． 当帰四逆湯（とうきしぎゃくとう）

当帰四逆湯と当帰四逆加呉茱萸生姜湯が疝による腹痛に用いられることは，24．腹痛の項で述べたが，この方はまた腰痛にも用いられる．下腹痛もあり，腰痛もあるというような場合に用いる．ここには実例をあげておくので，24．腹痛の項を参照して用法を研究してほしい．

患者は色の白い痩せた女性で，昭和26年11月25日，下腹部の膨満感と腹痛を主訴として来院した．脈をみると沈小で，下腹部が軽く膨満し，臍の右側から右鼠径部にかけて，ひきつれるような痛みがある．この部は接圧しても痛む．それに腰も痛むという．大便は1日1行あり，尿は近い．冷え症で，冷えると以上の症状は増悪する．月経は不順で，遅れたり，早かったりする．それに半月も月経がとまらないこともある．なおよくたずねると，子宮脱があり，朝はよいが，午後になると，子宮が下って，腟口にまで出てくるという．私はこれに当帰四逆湯を与えたが，これをのむと，腹部の膨満感がとれ，腹痛も腰痛も軽減した．しかも12月19日に来院したときは，子宮脱の方もよくなり，夕方疲れた時でも，腟口にまで下がってくることはなくなった．翌年4月には小学校に通っている3女の修学旅行のお供をして，長途の旅をして疲れたが，何ともなかった．ところが6月になって，妊娠していることがわかって，搔爬手術をうけたとのこと．

その後また右下腹が痛むようになり，帯下がおりるようになった．しかし，この時も，前方をのんでいるうちによくなり，それからはしばらく来院しなかった．その後，約1年ほどたった昭和28年5月25日に，再び来院し，また妊娠したので，7日前に搔爬手術をうけたところ，右下腹痛と腰痛とが起こり，便秘するようになったので，また薬をくれという．そこでまた前方を15日分与えたところ，腹痛も腰痛もよくなった．

『傷寒論』には，当帰四逆湯は手足が冷え，脈が小さくて，ほとんどふれにくいほどのものに用いることになっているが，宇津木昆台がこの方で

子宮脱を治したことを『古訓医伝』の中で述べているので，これにヒントを得て，この患者に用いたのである．

この方に呉茱萸生姜を加えたものが，当帰四逆加呉茱萸生姜湯であって，当帰四逆湯の証にして，「内に久寒のある」者を目標に用いる．内は体内のことであり，久寒は陳旧性の寒冷が病気の原因であることを意味している．

さて前の例は子宮脱に桂枝茯苓丸を用い，この例では当帰四逆湯を用いたが，その理由について述べておかねばならない．桂枝茯苓丸の患者は，色の浅黒い筋肉のしまりのよい体格で，下腹部に抵抗，圧痛があった．当帰四逆湯の患者は，色の白い筋肉の緊張の悪い女性で，腹部も弾力に乏しく，冷え症であった．これがこの2例の用法上の相違であった．

### 3. 当帰建中湯（とうきけんちゅうとう）

この方も 24. 腹痛の項で述べた通り，下腹痛に用いられ，ことに婦人科的疾患に原因するものに多く適応症があり，下腹痛ばかりでなく，腰にまで疼痛の波及するものによい．

原因不明の慢性の腰痛が当帰建中湯でよくなった例がある．

患者は若い女性で，1年あまり腰痛があり，身体を前屈はできるが，後屈が困難で，種々の治療も無効で，原因もまた不明であるという．色は白く栄養は中等度で，腹診してみると，腹直筋の拘急があり，それが下腹部で著明にみられる．大小便とも異常がない．こんな状態であるから，当帰建中湯を与えたところ，徐々ではあるが，後屈ができるようになり，3ヵ月ほどで完全に治った．

当帰建中湯に黄耆を加えたものが帰耆建中湯で，腰椎カリエス，股関節結核などに用いられ，疼痛を緩解する効がある．

### 4. 当帰芍薬散（とうきしゃくやくさん）

24. 腹痛の項で述べたように，この方は女性の腹痛に用いられるが，妊娠中の腰痛や産後の腰痛にも用いられる．おそらく子宮の位置異常や鬱血による腰痛などを治する効があるのであろう．私はこれを慢性腎炎のある

女性で，腰痛のある者に用いて著効を得たことがある．なお，24. 腹痛の項を参照．

### 5. 桃核承気湯 (とうかくじょうきとう)

この方も腹痛や頭痛に用いるばかりでなく，瘀血による腰痛に用いることがある．この方には小腹急結と呼ばれる特殊の腹証があり，この腹証を目標にして種々の病気に用いるのであるが，この小腹急結の変形ともみられる一種の徴候が腰部に現れることがある．その例をあげてみよう．

患者は42歳の女性で，色のやや浅黒い肉のしまりのよい体格である．主訴は腰痛で，発病以来約2年を経過して，あらゆる手当をうけたが治らないばかりか，この頃では足をひいてやっと歩いているという．それに仰臥しても，左側を下にして寝ても，腰が痛むので，いつも右側を下にして寝ているという．腹診してみるに，腹部の筋肉は一体に緊張しているが，特に胸脇苦満はなく，小腹急結も証明できない．大便は便秘して快通せず，月経は近年になって量が減少し，月経の前に特に腰痛が甚だしいという．腰痛をみると，腰椎の左側が掌をあてた位の広さにわたって，隆起しており，この部を按圧すると痛むという．この部位はちょうど小腹急結の現れる左腸骨窩の裏側にあたる．そこでこれを桃核承気湯の腹証である小腹急結の変形と考えて，桃核承気湯を与えたところ，大便は快通し，月経もまた量が多くなり，1ヵ月後には仰臥できるようになり，3ヵ月後には腰部の隆起もなくなり，起居動作が楽にできるようになった．

この桃核承気湯は打撲後の疼痛を治する効があり，打撲後の腰痛にも用いられる．

### 6. 桂枝茯苓丸 (けいしぶくりょうがん)

この方は桃核承気湯の大黄，芒硝，甘草の代わりに茯苓，芍薬，牡丹皮を入れたもので，瘀血に原因する疼痛を治する効があり，腰痛にも用いる．この方を用いる患者は，便秘の状がなく，疼痛に急迫症状がない．したがって，堪えがたいような腰痛には用いない．打撲による腰痛，産後の腰痛などにも用いる．また腎石，卵巣炎，卵管炎などがあって腹痛とともに腰

痛を訴える場合にも用いる．また坐骨神経痛に，この方に附子を加えて用いることもある．

### 7. 大黄附子湯（だいおうぶしとう）・芍甘黄辛附湯（しゃっかんおうしんぶとう）

24. 腹痛の項で詳しく説明したのでここでは省略するが，この方またはこの方に芍薬甘草湯を合した芍甘黄辛附湯を坐骨神経痛に用いる．

患者は58歳の男性で，左側の腰から足にかけて痛むこと数ヵ月，病勢は一進一退でなかなか治らない．診察してみると，坐骨神経痛である．患者はやや肥満した体格で，便秘がひどいので，いつも下剤を用いているという．脈は沈んで力がある．私はこれに大黄附子湯（大黄1日量5.0）を与えたが，1日4，5行の下痢があって，疼痛は大いに減じ，3週間の服薬で全治した．

大黄附子湯は，脇下の偏痛に用いる処方であるが，この脇下を広く腰から足にまで延長して，坐骨神経痛に応用したのである．

およそ大黄や石膏のような寒薬と附子のような熱薬とを同時に配した処方は，頑固で動きにくい病気を揺り動かす力をもっている．病気が寒，熱にまたがって，頑固で治りにくいものに，しばしば用いられる．

### 8. 苓姜朮甘湯（りょうきょうじゅつかんとう）

腰から足にかけて，水の中に入っているように冷たく感じ，尿が近くして多量に出るというのが，この方を用いる目標である．ところでこれを腰痛に用いてよい場合がある．

患者は36歳の男性．主訴は左側の腰から下肢にかけての疼痛で，約2ヵ月前より発病し，いろいろ治療を試みたが効がないばかりか，気候が寒くなるにつれて，だんだん疼痛がひどくなった．患者は色が白くて，痩せていて，冷え症で，手足がひどく冷えるという．小便は近くて，1日に10回以上，1回の量も多い．冷えると回数が増し，温まると減ずる．大便は1日1行で，軟便である．食欲は普通で口渇がある．脈は弱く，腹はやや陥没して軟らかい．胃部には振水音を証明する．舌には苔がなく，湿っている．

私は坐骨神経痛と診断して苓姜朮甘湯を与えた．小便自利と腰以下の冷痛に眼をつけたのである．ただ問題になるのは口渇で，『金匱要略』の条文には「反って渇せず云々」とある．しかし他に適当な処方も見当らないので，この方を与えたところ，3週間の服薬で疼痛がまったく去り，一旦は服薬を中止していたが，翌年また少し痛むといって来院したので，これを与え，3ヵ月ほど連用して全治した．この方については，『金匱要略』に「その人身体重く，腰中冷え，水中に坐するが如く」といい，「小便自利し，飲食故（飲食は平素の通り）の如し」といい，「腰以下冷痛し，腰重きこと五千銭を帯ぶるが如し」といい，これらが苓姜朮甘湯を用いる目標となっている．

### 9. 葛根湯（かっこんとう）

感冒，流感その他の熱のある病気の初期に腰痛を訴えることがある．このようなときには，葛根湯や麻黄湯を用いて発汗させるとよい．熱のないときでも，急に腰の痛むときは，リウマチ，神経痛，腰筋痛症の如何を問わず，脈が浮いていて力があれば葛根湯を用いる．また急性のものでなくても葛根湯の効くものがある．

患者は頑強な体格の38歳の男性で，数ヵ月前から腰痛を訴え，注射その他の手当をうけたが，なかなか軽快しないという．脈を診ると浮にして力があり，全身の筋肉が緊張している．腰痛は圧によって増激することはないが，屈伸時は突っぱるように痛む．脊椎には異常がない．『傷寒論』では，項背の強ばるものに葛根湯を用いているが，腰も背の一部であるから，この腰痛も項背強ばるの一症とみなして葛根湯を与えたところ，数日後には疼痛がまったくとれ，患者からは非常に感謝された．

### 10. 補陰湯（ほいんとう）

この方は『衆方規矩』に「常々腰痛むを治す．此れ腎虚なり．」とあって，この方と八味丸との鑑別はむつかしい．私は八味丸の証と考えて効のないものに補陰湯を用い，補陰湯を用いて効のないものに八味丸を用いることにしている．次の例は補陰湯で効のあった例である．

体格のよい肥満した46歳の男性. 3年前に急性肺炎にかかり, それが治ってから, 腰痛を訴えるようになった. しばらく医師の手当をうけていたがよくならないので, 指圧師にかかったところ, かえってひどく痛むようになった. そこで某整形外科で診てもらったところ, 腰椎がずれているからだといわれ, 目下ギプスをかけているという. しかし腰痛は依然として治らず, 左の大腿から膝に至る間にしびれ感があり, 何ともいえない不快な気持であるという.

　脈をみると, やや沈, 腹部はふっくらとした弾力のある腹で, 胸脇苦満も, 腹直筋の攣急もない. 腰椎の4番と5番に圧痛があるが, 運動制限はない. 大便1日に2行, 快通する. 私はギプスをはずすように命じ, これに補陰湯を与えたが, 10日分をのみ終わって来院した時は, 腰痛が軽快し, しびれも減少したようだという. 患者は初めて効力のある治療法にぶつかったといってよろこび, 8ヵ月近く1日も休まず服薬し, 完全に治癒して, ゴルフを楽しむこともできるようになった.

## 11. 大柴胡湯 (だいさいことう)

　腰痛の患者も, 胸脇苦満を目標にして大柴胡湯を用いて著効をとることがある.

　半年以上もつづいた頑固な腰痛が大柴胡湯5日分でわけもなくよくなった2例がある. 1人は70歳の男性で注射や針の治療をうけたが, 中々治らないという. 診察するに, 腹部全体が膨満し, 腹直筋は左右ともに拘攣し, 胸脇苦満も著明である. 大便は2, 3日に1行で硬くて出が悪いという. この患者は, 2, 3年前に咳が長くとまらず麦門冬飲子 (ばくもんどういんし) を与えて, その夜から咳の止まったことのある患者で, 漢方の偉効は知っていたが, 腰が痛むので, 診察をうけに行くことができず, 近所で治療をうけていたという. 大柴胡湯にして大黄1.0を与える. 5日分の服用で腰が伸びるようになった.

　次の例は53歳の女性で半年ほど前から腰が痛むという. 腰は右寄りが痛み, 足の方へ少しひびく. 胸脇苦満が著明で舌に淡い黄苔があり, 下剤をのんで便通をつけている. 左下腹に圧に過敏な部がある. すなわち小腹

急結である．脈は沈実である．2，3日前から排尿が頻数で残尿感があり，時に血尿が出るという．大柴胡湯にして大黄2.0を入れる．5日分服用すると，食が進み，からだが軽くなって腰の痛みも楽になったので，久しぶりで映画を見に行った．ところが寒い日であったので，冷えたためもあろう，血尿がひどくなり，排尿痛を訴えるようになった．そこで桃核承気湯として大黄2.0を入れる．これを5日分のむと血尿もやみ，排尿痛も減ったが尿が近いという．そこで八味丸を与えて全治した．

### 12. 五積散（ごしゃくさん）

津田玄仙は，この方を用いる目標を次のように述べている．

その1は腹が冷えて痛む．冷えるというところに眼をつける．その2は腰から股にかけて筋がはる．その3は上熱下冷といって，上半身が熱し下半身が冷える．しかし足冷を重くみる．上熱はなくてもよい．その4は下腹の痛むということ．以上の4証が五積散を用いる正面の目標である．

なお，頭痛，肘痛，腹痛，脚気，痛風などで熱があって，足の冷えるものにはこの方を用いてよいとある．18. 呼吸困難の項を参照．

### 13. 十全大補湯（じゅうぜんたいほとう）

この方は大病後に体力が回復しないものに用いて，栄養をよくして元気をつける効があり，大病後の腰痛，骨または関節のカリエスに用いられる．そこで腰椎カリエス，股関節結核などにも応用する．

# 精神・神経症候

## 37. 精神症状

1. 半夏厚朴湯
2. 三黄瀉心湯
3. 桃核承気湯・抵当丸・抵当湯
4. 加味逍遙散
5. 帰脾湯
6. 柴胡加竜骨牡蠣湯
7. 大柴胡湯
8. 柴胡桂枝湯
9. 抑肝散・抑肝散加半夏陳皮
10. 桂枝加竜骨牡蠣湯・桂枝去芍薬加蜀漆竜骨牡蠣湯・小建中湯
11. 大承気湯
12. 甘麦大棗湯
13. 当帰四逆加呉茱萸生姜湯
14. 奔豚湯
15. 烏梅丸
16. 反鼻交感丹料
17. 温胆湯
18. 黄耆建中湯

　　茯苓杏仁甘草湯　　　　　附子理中湯
　　小柴胡湯　　　　　　　　白虎湯
　　柴胡姜桂湯　　　　　　　風引湯
　　黄連解毒湯　　　　　　　小陷胸湯
　　沈香降気湯

ここでは，不安，興奮，狂躁，健忘，幻覚，気分の異常などの治療について述べる．不眠は別に一項を設け，癲癇で痙攣発作のあるものは，38. 麻痺・痙攣・異常運動の項で述べるので，省略する．

### 1. 半夏厚朴湯（はんげこうぼくとう）

　漢方に気剤というものがある．気が鬱積して起こる病気に用いて，気のめぐりをよくする薬である．半夏厚朴湯は，この気剤の代表的なものである．『金匱要略』をみると「婦人，咽中炙臠（しゃらん）あるが如きは，半夏厚朴湯これを主る．」とあり，『千金方』には「胸満，心下堅，咽中帖帖

として炙臠あるが如く，これを吐けども出でず，之を呑めども下らず，半夏厚朴湯を主る.」とある．炙臠というのは，あぶった肉片のことである．このように，のどに何かが付着しているように感ずるのを，梅核気ともよんだ．近代医学でいうヒステリー球に相当する．このような症状は女性に多くみられるので特に婦人といったので，男女を区別せずに用いてよい．

　この半夏厚朴湯は，神経症で，梅核気のほかに，めまい，発作性の心悸亢進，不安感，とり越し苦労などを訴えるものなどに用いるので，39. めまいや 14. 心悸亢進（動悸）の項も参照してほしい．

　次に実例をあげる．

　48歳の男性，色が黒く，中肉，中背，栄養佳良，一見病人らしくない病人である．この人は，ハワイで成功して，彼の地で広く商売をしていたのであるが，半年ほど前から，のどに何物かができて，つまっているように感じ，ハワイの医師に，2，3 診てもらったが，病名不明，治療法もないというので，食道癌の初期にちがいないと自己診断を下して，2ヵ月ほど前に日本に帰ってきた．日本では，東京の大病院はもちろんのこと，九州まで行って診断を仰いだが，病名不明，治療法なしというので，患者はいよいよ癌にまちがいないときめて，ひどく落胆した．癌だから病名をかくして言ってくれないにちがいない．癌だから薬をくれないのだと，勝手にきめているのである．

　私の初診は昭和11年10月1日である．当時の症状というのは，のどというよりは，胸に近いあたりが，せまくなっているように感ずる．しかし飲食物が下らないとか，吐くとかいう症状はない．その他の症状としては，めまいがある．ことに，人ごみに出かけると，めまいがひどくなる．したがって，外出には，必ず杖を持って行くことを忘れない．この用意周到さが半夏厚朴湯を用いる1つの目標となる．10月下旬だというのに，足が冷えて困る．冷えると，小便が近くなって，1時間に1回ぐらいの割合で，多量に出る．大便は1日1行ある．食欲はある．安眠ができる．脈はしまって力がある．舌には薄い白苔がある．みずおちの部は，やや膨満して硬く，この部で振水音を証明することはできない．臍の上で，動悸が少し亢進している．

このような症状であったから，私は半夏厚朴湯で治ると確信し，「癌であっても治ればよいだろう」というと，彼氏は「もちろんです」という。「それなら，これをのみ給え」といって半夏厚朴湯をあたえたが，日毎に，めまいや胸のつまる感じがとれ，不安感もなくなり，同年の12月21日，横浜出帆の汽船でハワイに帰ることになった．

次の患者は38歳の男性．栄養血色ともに佳良で，病人らしいところはない．今度の病気は，約1年ほど前からで，いろいろと手当をしているが，まったく効がないという．その症状は次のとおりである．

頭が重く，手が頭髪にふれると頭の皮膚が痛む．時々胸が苦しくなる．歩いている時は何でもなく，起立しているとめまいを起こす．したがって，風呂場で，からだを拭く時でも立って拭くことができない．また心臓部を外からハンカチをまるめて押さえつけられているように感じ，それが気になってたまらない．時々動悸がしてくる．頭髪が非常にぬける．食欲が佳良で，口渇がある．小便は近くて多い．大便は1日に2行あるが，たくさん出た時の方が気分がよい．脈は幅は広いが，強く圧すと力がない．みずおちは少し膨満して抵抗がある．このような症状であったから，初めに柴胡加竜骨牡蠣湯を与えたが効なく，考えなおして，半夏厚朴湯にしたところ，たちまちよくなってしまった．

次は滝松柏が，『和漢医林新誌』第62号に，梅核気と題する治験を発表しているので，意訳してみよう．

「府下京橋区高代町8番地の三浦清十郎の妻花は年が21である．本年4月分娩後，児枕痛（後陣痛）を患うこと30余日にして治った．ところが，その後，肩背部に浮腫が現れ，心下悸，胸脇苦満があり，手の甲がしびれ，めまいを訴え，食事に味がないという．また時々のどにとげがあるような感じで，これを吐いても出ず，呑んでも下らない．全身からはじめじめと汗が出て，面色は，酒に酔ったようで，毎日1回煩悶して息がとまるのではないかというような発作が起こる．

そこで八町堀の北島町の洋医橋瓜某を招いて治を乞うたが，20日たっても寸効がない．よって更に，次々と医者を変えてみたが，どれも効がないので，余に治を請うた．

これを診察してみるに，脈は微細であるが，舌も，大小便も異常がない．そこで余は梅核気の一症と診断して，すぐに半夏厚朴湯を作って与えた．するとたった3日で病勢が軽快し，1ヵ月ほどの連用で，全治した．」

## 2. 三黄瀉心湯（さんおうしゃしんとう）

　三黄瀉心湯は，『金匱要略』では単に瀉心湯とよび，『康平傷寒論』では大黄黄連瀉心湯となっている．黄連，黄芩，大黄の3味からできているので，他の半夏厚朴湯などと区別するために，三黄瀉心湯とよんでいる．

　『金匱要略』には「心気不足，吐血，衄血するは瀉心湯之を主る．」とあり，『千金方』をみると，心気不足が心気不定となっている．足の字と定の字とが似ているので，誤ったものであろうが，どちらが正しいかという点については，古来議論がある．

　私たちが臨床上の経験から得たところでは，どちらでも，意味は通ずるようである．8. 出血の項でも述べたように，興奮したり，気分がいらいらしたり，落ちつきを失ったり，狂躁という状態が，よくみられる．また幻覚を訴えるものもある．

　『長沙腹診考』の心煩の条に，「この証を患ふるもの，常に眼光鋭く，惑気とりとまりなく，また安眠なり難く，心いそがわしく，或いは好んで物を忘れ，或いは物を案じすごし，或いは怒り悲しみ，或いは狂乱の如くなり，或いは時として死をも顧みずの類にて，胸中結毒のためなり．」と前置きして，次の治験をあげている．

　「予昔年，日光に遊びし時，船主村と云ふに，斎藤某と云ふもの，年24, 5ばかり，口どもりて語ること能はず．また時として夜中目覚めて，自ら身体の大なることをほこることあり．来りて治を乞ふ．診するに心煩甚しく，心下痞す．瀉心湯を与ふ．数月ならずして諸症悉く治し，言語意の如し．その母，また腹候を乞ふ．診するに，心中煩して安眠なりがたし．心下痞す．同じく瀉心湯を与えて治す．その母，時ありて身軽きこと鴻毛の如し．空を走るかと覚ゆと云へり．ともに心煩のなす所にして外症異なり．」

　また心気不定の条に，次の治験をのせている．

「野州,天明にて一男子,年18,飲食常に3倍して大便月に漸く,1,2処なり.予診するに心中煩悸して眠りがたし.瀉心湯を与えて治す.

東海道,蒲原駅,木屋某なるもの,時として心気惑乱,或いは人を罵り,或いは物に感じて啼泣し,或いは坐しながら地中へ引入らるる如く思ふ.物に驚きても正気を失ふ.京師に上り又東都に趣き,百方治するもなほ起り,難儀す.予に診を乞ふ.診するに心中煩悸して心下痞す.則ち瀉心湯を与え示し,曰く,長服すれば病毒を除くべしと云ひおきぬ.それより処々遊歴して帰りに尋ねけれども,その後は絶て起ることなしとて悦びぬ.その外瀉心湯にて奇効を得ること少なからず.不定は煩悸の謂なりと心得るときは方用広く,心煩となすときは方用狭し.学者知らざるべからず.」

次に幻覚を治した面白い例が,『温知医談』第78号に出ている.筆者は浅田宗伯である.

「尾藩の士,某,その君の東行に従ひて旅立ちけるが,その日の夕方,旅館にて厠に登りしに,きんかくしの版の先に3尺ばかりの青色の鬼ふとあらはれたり.大いに驚き,脇差にて切りつけたりしに,忽ち消え失せたり.大いにあやしみ,居たりしに,その夜,膳に臨む時に,かの青鬼また膳の先に出でたり.ただうづくまり居て,外に害もなさず.その人驚き,傍人に,是を見るやと問ふに,他人は見ることなし.そのまま食し終りたるに鬼もまた消え失せたり.

翌朝,厠に登りしに,また鬼の出ること前の如し.その後は1日の中に,2,3度づつ必ずこの鬼あらはれ,目に遮りて,ただ是のみ心に障りて安からざりしかば,道中,3,4日にして引き返し,名古屋に帰り,医師に談じけるに,是は心火の病なりとて,三黄湯(三黄瀉心湯)を多く服せしに,鬼の出ること,その数,日々に減じ,1月ばかりして鬼も見へず全愈したり.

これらのこと世の中に間々ありて,急に妻の顔色が牛の如くに見へ,或いは婢の顔が馬の如くになり,或いはわが子の形,鬼の如くに見え,その人大いに驚き,抜打ちなどにして,狂妄の名を取ることあり.これ皆心気不定の所為にして,その人鎮心省思せば,薬を服せずとも,自治すべし.蓋し三黄湯を用ふるは至極のことなり.」

百々漢陰も,『梧竹楼方函口訣』で, 瀉心湯について次のように述べている.

「主症多くあり. 先ず狂, 次に吐血, 衄血, 次に喘息, 次に血痢, 次に心下卒然として痛み, 尋常の腹痛の諸薬を用ひて効なき者などに用ひて効あり. 喘息は至って強く来る者によし. よく気急を開かす者なり. すべてこの方を大病人に用ふるは麻沸湯（沸騰している湯）にてふり出すべし.

一女子, 年17歳, 麻疹を患ひ, 余熱解せず, ついに狂症を発す. その脈弦数, 夜間, 怔忡（せいちゅう, 怔はおそれる. 忡は憂うることであるが, 怔忡で, 神経性の心悸亢進）, 驚悸, ねむらず. 一医抑肝散を与ふ. 治せず. 漸くにして頸筋に癰を発し, 好んで暗室に坐す. 隣家の木履（ぼくり）の声を聞くもまた驚く. 因って遂に隣家に乞うて木履を禁ずるに至る. その後, 山脇道策（東海と号す）を乞て診せしむ. 道策云ふ, 火熱のなす所と. 此方を処して愈ゆ. 癰もまた続て潰て愈たり.」

また三黄瀉心湯は女性の血の道症にも用いられる.『証治摘要』にも,「瀉心湯は家君, 血暈及び俗に血の道の薬と称するものにこの方を用ふ.」とある.

私に次のような例がある.

57歳の女性が来院した. この患者は, 7, 8年前, ちょうど月経の閉止する頃に, 腎盂炎にかかり, それが治ってのち, 腎盂炎の時に経験したような悪寒が, 1日の中に数回背を通り, そのあとで背が燃えるように熱し, その熱感は下から起こって上に通りすぎる. その時, 体温を測っても, 平温であるという. その他, 絶えず, 気分がいらいらして落ちつかず, 耳鳴りがあり, 大便は秘結する. こんな症状が7, 8年の間, 毎日つづき, 医師の診察をうけても, 神経だとて相手にしてくれないという.

昔からこのような症状を, 血の道とよんでいる. 一種の神経症である. この気のいらつく感じ, 背が燃える感じ, 便秘という症状は, 三黄瀉心湯を用いる目標である.

そこで10日分の三黄瀉心湯を与えた. これで症状はたいへん軽快したが, 患者は6ヵ月間ひきつづきこの薬をのみ, ついに全治した.

三黄瀉心湯の腹証について,『腹証奇覧』では, 次のような意味のこと

を述べている．

「三黄瀉心湯は，心気不定，心下痞するものを治する．不定は心中が何となく落ちつかないで，どかどかし，胸がふさがりおどるようにおぼえ，ここを按じてみると却って，思ったほどにはおどらないものである．また血気に熱を帯びているというのが目標で，吐血，衂血，痔疾，下血，便血，狂乱等の証がある．これは心気不定によるのである．要するに，心下痞，心中煩悸して不定なものが，腹証の準拠である．」

### *3.* 桃核承気湯（とうかくじょうきとう）・抵当丸（ていとうがん）・抵当湯（ていとうとう）

桃核承気湯と抵当丸，抵当湯とは瘀血が原因で精神異常を呈するものに用いられる．『傷寒論』では，桃核承気湯と抵当丸の条に「狂の如し」とあり，抵当湯の条に「狂を発す」とあり，その腹証について，桃核承気湯では，「小腹急結」といい，抵当丸では「小腹満」といい，抵当湯では「小腹鞕満とある．小腹急結については，頭痛・顔面痛の項の桃核承気湯の条下，その他で述べた通りである．小腹鞕満の鞕は硬で，下腹が硬く膨満しているということである．そこで，これらの薬方を用いる時は，腹部特に下腹の状態に注意しなければならない．

『方輿輗』には，これらの別を，次のように述べている．

「桃核承気湯は，瘀血の発狂に用いる．普通の癇ではない．その狂が瘀血によるものかどうかを探すには，ここに云う小腹急結などの腹候を考えて，婦人であれば，月経をたずねる．男子ならば，血毒或いは打撲などから，内に血を蓄えて，たまたま狂をなす者がある．これの重いものは抵当湯で，抵当湯の軽いものが抵当丸である．

また本方に柴胡剤を用い，兼用に，破血の丸剤，例えば抵当丸などを用いることもある．これはもちろん柴胡剤の証がある場合の手段である．またこの発狂に吐血などを兼ねることがある．そのときは腹に瘀血の証があっても，三黄瀉心湯を用いなければならない．

桃核承気湯と抵当湯との症は，狂癇にままある．男女ともにあるものである．この方のゆくべき狂症は，前の将軍湯*などとは大いにちがってい

るので，弁別しなければならない．桃核承気湯と抵当湯とは，健忘にも用いるけれども，発狂にはもっとも多く用いる．腹候によって新旧を弁じて，この2方を区別して用いる．桃核承気湯と抵当湯との別は軽重である．抵当湯は小腹鞕満で，桃核承気湯は鞕満にはならないものである．」

桃核承気湯は月経時に，気が荒くなって，いらいらしたり，怒ったりするものにも用いる．また月経時に気が狂ったのではないかと思うほど乱暴するものにもよい．また全く意識の混濁しているような場合にも用いる．

私に次のような治験例がある．

患者は亡友鮎川静氏の親戚にあたる医師某氏の妻君で，年齢は26歳である．

初診は，昭和12年8月15日で，患者はそれより4日前に某病院で分娩したが，その後，脳膜炎らしい病気を起こして，医師より絶望の宣告をうけたというのである．

病院への往診は，医師の徳義上おもしろくないので，いったんは謝絶したが，病人は，その病院に，前に勤務していた医師の妻君でもあり，鮎川氏より電報もあったので，強いて拒絶することもできず，とにかく往診することにした．

さて病室に通されたが，患者は全く意識が混濁していて，いっさいの問診は不可能である．脈をみることもできないほど手に力を入れて乱暴する．腹診を試みても，しきりに腹に手のふれるのをいやがって，落ち着いて診察もできないが，下腹部には圧痛があるらしく，左下腹部の腸骨窩のところは，軽く指頭でこすっても，顔をしかめて，私の手をはねのけようとする．項部の強直はない．

体温は38度から39度の間を往来している．大便は分娩後1回もない．小便はカテーテルで導尿している．水や重湯は少しずつのむ．

なるほど意識は混濁しているが，脳膜炎らしいところはない．私は瘀血

---

\* 大黄1味を水煎して用いる．その主治に，精神守らず，言語錯乱，妄見，妄言，少しく臥し，狂走常ならざるを治すとあり，この方はもと江州の民間で，気ちがいの妙薬として売っていたもので，この方を中山三柳が病家要覧にのせた．将軍は大黄の別名である．

の上衝によるものと考え，おそらく治るであろうことを告げて，桃核承気湯を与えた．

これを2回のむと，4，5回の下痢があり，体温が39度8分にのぼった．驚いたのは付添の看護婦である．産後の下痢はおそろしいものだと聞かされているのに，あの漢方医の野郎は，そんなことはおかまいなく下剤を使用した．けしからん奴だと考えたのであろう．のみ残したあとの1回分は看護婦がどこかへかくしてしまったという電話である．ところが，その翌日は，体温が37度に下って，意識が明瞭になった．これには周囲のものもおどろいたらしい．いま一度診てくれという．

そこで再び往診したが，患者の意識は常態に復し，小便も自然に出るようになり，食欲も出てきた．まだ体温は37度5分ある．そこで更に1剤の桃核承気湯を投じて，十分に瀉下させたところ，体温も平常になった．

25日には，使いの者が来て，ほとんどよくなったという．そこで桂枝茯苓丸を2日分与える．

それから2，3日たって，膀胱炎を起こして排尿時に不快感があって，尿の出が悪いから，薬をくれという．診察はしなかったが，意識が混濁していた間，カテーテルで導尿したために起こったのであろうと考え，八味丸を与えたところ，数日でよくなった．

次に『和漢医林新誌』第131号に，阿部桂が瘀血と題して，桃核承気湯の治験を掲げているので，これを意訳してみよう．

「旧淀藩の河島文三の妻，28歳は，淋を患い，排尿後疼痛がひどく，時に血尿を出し，大便は秘結し，からだはやせ，熱の出入りがあり，せきが出て，盗汗もあり，脈は細数で，肺結核のような病状になった．ある医者がこれを数10日治療したが効なく，ある日，突然，めまいがして倒れた．そこでまた別の医者に治を乞うたが，病状は日に日にわるく，命もあぶないという常態になったので，余を招いて治を乞うた．

診察してみると，患者は罵詈すること甚しく，或いは激怒し，或いは笑い．或いは泣き，親疎を弁ぜず，まったく狂人と同じである．

そこで甘味大棗湯を与えたところ，諸症状がますますはげしくなったので，これはきっと瘀血のせいであろうと考え，桃核承気湯を与えたとこ

ろ, 3日ほどのむと, 大便が2, 3行あり, 狂状が急に衰えた. そこでなお前方を2日与えたら, るいるいとして豆粒のような瘀血がたくさん下り, なまぐさくて, 汚なくて, 近よれないほどである. 次いで桂枝茯苓丸を与え, 諸症漸く去り, のち調理すること数旬にして全治した.」

湯本求真先生は,『臨床応用漢方医学解説』の桂枝加苓朮附湯の条に, 次のような治験をあげている.

「60余歳の男性, 高所より墜落して頭部を打撲し, 失神したる事ありしに, 後外傷性神経症に罹り, 頭痛, 眩暈, 耳鳴, 健忘, 精神欝憂, 震戦, 脚弱等の症を発し, ために神身無能, 数年薬を廃すと云ふ. 診するに脈沈弱にして, 閉目直立せしむれば震戦著しく, 動もすれば顚倒せんとす. 腹診するに腹直筋は両側共に攣急すと雖も, 左側強く, 臍の周囲及び臍下に瘀血塊あり, 按ずるに痛み, 腹壁は一般に軟弱にして冷感あり. 下肢冷却, 尿頻数, 大便秘結す. 拠て本方中の附子を3倍して桂枝茯苓丸（3倍）に合方し, 抵当丸（5.0宛1日3回）を兼用とし, 1週間分処せしに, 久しく来院せざりしが, 後家族の病者を伴い来りて曰く, 服薬するや尿量増加し, 黒便を下す事多量にして薬の末だまったく尽きざるに全癒したりと.」

この治験から, 外傷性神経症には, 瘀血が原因になっているものがあることが考えられる.

### 4. 加味逍遙散（かみしょうようさん）

逍遙散は女性の血の道の薬として用いられ,『疎註要験』には,「女子, 物ごと心にかなわず, 思ふこと, とげず, 役にもたたぬことを気づかい, 後には乱気にもなるべきかと見る者, この方を用ひてよし.」とあり, この方に山梔子, 牡丹皮を加えたものが加味逍遙散である.

こんな例がある.

患者は27歳の女性. 10ヵ月ほど前に, 死胎を分娩し, その後, 頭痛, めまい, 動悸, 不眠, 肩こり, 便秘を訴えるようになった. 月経は不順である.

体格は中等度で, 栄養も, 血色も悪くない. 私はこれに加味逍遙散15日分を与えた. これをのむと, 気分が軽くなり, 頭痛も, めまいも忘れた.

便通も毎日つくようになり，治ったように思った．

　そこでしばらく休薬していたが，また頭痛がするようになったからといって，1ヵ月分の調剤を乞うた．こんなことを2，3回くりかえして，すっかり全快した．

　加味逍遙散は，年中，肩がこるとか，頭が重いとか，めまいがするとか，足が冷えるとか，のぼせるとか，とかく訴えのたえない者に用いる．これには別に下剤は入っていないのに，これで気持のよい通じのつくことがあり，大黄の入った薬方で通じをつけると，腹の痛むような便秘にも用いる．

　山田光胤は，神経症の東洋医学的研究（血の道の治験と考察）の中で，次のような治験を発表している．

　「ヒステリー　○川○子　37歳　主婦　挙子3人　初診35.3.3

　主な訴え．上逆，不安，心悸亢進，意識障害．

　病歴　11年前人工妊娠中絶のため搔爬術を2回うけたところ，その後，上衝，眩暈などが起きた．しかしこれらの症状は間もなく治った．ついで10年前，卵管結紮の手術をうけたところ，その2年後（8年前）から月経過少となり，結婚前には1週間ぐらいあった月経が1日しかみられなくなった．更にその1年後（7年前）から上衝や身体のふるえ，眩暈，腰痛，不眠，手のしびれ感などが起こり，肩背が甚だしくこり，疲れ易く，しばしば不安になって，気が狂いそうな気持になった．女性ホルモンの注射をうけると，生きかえったように楽になったが，最近はそれも効果がなくなった．また月経の際は殊に症状がはげしく，しばしば興奮状態になり，正常な意識がなくなって，異常なことをくちぎたなく口ばしるという．

　現症　体格中等．肉附はやや肥満型であるが，筋肉は軟弱．体質は風邪をひきやすく，のぼせ性で疲れやすい．

　理学的診断上著変をみとめない．

　漢方的には，脈沈にして右やや弦．腹部は心下部に抵抗圧痛（心下痞鞕）があり，下腹が他覚的に冷い．

　性格　温和だが，小心，敏感，ものごとを気にしやすく，心配性である．

　治療及び経過　薬方は加味逍遙散を投与したところ，1ヵ月後には全般的に非常に好転し，月経時に興奮状態を呈することはなくなった．

しかるに，6月7日悪心，食思不振，腹痛を訴え，某病院に受診し，急性肝炎と診断された．この際は大塚医師（著者の父）の茵蔯蒿湯の投与を約20日間うけて全治した．

　また以前は，7，8年来，月経は少ないのに，その際コーヒーかす様の固形の下り物があったが，6月ごろには月経血は正常になり，2，3日間あるようになったという．

　9月上旬　大体調子は良いが，時に具合が悪くなり，手がしびれ，身体が固くなり，夜中や早朝，目がさめて，その気分が悪いという．

　12月下旬　疲れが少なくはなったが，月経時に違和感があると訴えた．その後も時々服薬をつづけているが，日常生活は順調に行われている．

　考察　本例は，人工妊娠中絶を機に発病したことは，ほぼ疑いない．且つ卵管結紮により，内分泌調節に変動が起こったことも充分考えられてよい．しかしてこれがため月経に著明な変化を生じた．これに対して，比較的作用の緩和なる駆瘀血剤である加味逍遙散を用いて，これらの身体的変化に対して著効を得た．このことはこれらの身体変化が漢方で瘀血という病態に相当することをものがたっており，逆にいえば，瘀血という病態は，内分泌調節と密接な関係があるということが推定されるものと考えられた．」

　『橘窓書影』に，次の治験が出ている．

　「故白河城守阿部侯の祖母聴徳院老女，歌崎，年50あまりは，侯家がつぶれたのをうれい患い，心思欝々として楽まず，飲食に味がなく，からだはやせ，息切れがし，動くのが大儀で，脈は沈弱である．侍医は虚労であるから，難治だと診断した．余はこれを診察して云った．悪寒も熱もなく，脈はまだ数（サクとよむ．頻数の意）ではない．息切れがしても，幸に，せきも痰も出ない．あるいは救うことができるであろうと，逍遙散加地黄香附子を与えた．

　これを数10日服用すると，飲食が次第に進むようになり，気力もまたついてきた．ただ，胸で動悸を感じ，安眠ができない．そこで帰脾湯加地黄煉を服用せしめ，数ヵ月で常態に回復した．」

　『積山遺言』にも，「婦人は嫉妬の心が深く，或いは怒をかくし，或い

は妄りにおもんばかり，これがために肝気が欝滞して癲狂になりやすい．この症は脈が必ず弦濇である．これがその目標である．逍遙散加生地黄，桃仁，紅花，蘇木，遠志，辰砂を加えて，これを治するがよい．」とあり，『衆方規矩』にも「婦人，癲疾（きちがい）を患い，歌唱すること時なく，垣をこえ，屋にのぼるものには，逍遙散加桃仁，遠志，紅花，蘇木，生地黄を用いる．」とあり，次のような治験が出ている．

「18歳の婦人，初産，27夜をすぎてのち，顔があかく，からだに熱があり，胸がおどり，食欲がなく，しばらく眠ったかと思うと，にわかにおどろき，声をふるわせ，両方の手をさしあげてぶるぶるとふるわせる．このようなことが毎夜14，5度もある．医者は手を束ねて治することができない．そこで逍遙散に地骨皮，陳皮，黄連，酸棗仁を加えてあたえたところよくなった．」

### 5．帰脾湯（きひとう）

この方の主治に，健忘，怔忡，驚悸，不寝などを治すとあるが，その目標とするところは虚証で，気力，体力ともに弱いものである．三黄瀉心湯や柴胡加竜骨牡蠣湯などを用いるような実証とは，また別のものである．

『方輿輗』には，この方の用法を次のように述べている．

「この方のゆく健忘は，瘀血にもよらず，また柴胡剤，瀉心剤，石膏剤などの症でもない．老人が中風の下地をなす時多く健忘となる．（大塚曰ふ，脳動脈の硬化をいったものか）このところに，この方が効がある．老境の健忘にはよく効のある方である．たとえば，自分のそばにある火盆をここへもって来いと人に命ぜんとして，その火盆の名を忘れ，或いは親戚，朋友の姓名を忘れるなどすることは，老境に多くあるものである．壮年の人の健忘には桃核承気湯などのゆくこともあるが，老人には逐血剤（駆瘀血剤）のゆくことは少ない．しかしまた壮年にも帰脾湯のゆく処がある．帰脾湯のゆく処は，多くは面などつやつやし，或いは半身不遂などもあるものである．しかしこのような症を帰脾湯の主症というのではない．この場は世人，多くは中風とみるものである．帰脾湯は老壮を論ぜず，健忘の症があっても，攻撃剤を用いることのできない処に用いる．世医，帰脾湯

の処へ，瀉心剤などを与え効がないと，難治などと云って，すてておく者がある．

健忘は癇にぞくするものもあり，瘀血によるものもある．瘀血によるものには，茯苓杏仁甘草湯が効がある．」

帰脾湯はまことによく効く方であるけれども，ちょっと証を間違えて実証のものなどに用いると，ひどく悪くなることがある．

『椿庭夜話』に，この方を与えて，発狂して自殺した例が出ている．

「今俗に云ふ癇証で，しきりに物事を苦にして種々の容体を言うて，自ら大病となし，或いは自刃せんとし，或いは悲傷する者がある．しかし時によっては，起居，飲食とも変りなく，診察してみると，多くは脈が沈細で，人参や附子を用いたようである．しかしこのような証はひどい虚証のようにみえても，うっかり人参や附子の入った方剤はやれないものである．先ず疏肝剤（柴胡剤などを指している）がよい．

一婦人があり，肝*証だといって，治を請うた．そしていうのに，私の病気は肝証だけれども，帰脾湯を用いないでくださいと．そこで余がそのわけを詰問すると，婦人がいうのに，先年，私の夫が肝証にかかって，ある医者に治を乞うたところ，その医者が虚証と診断して帰脾湯を与えた．するとたちまち上逆，発狂して自殺してしまったと．余はこれを信じることができず，疑問に思っていた．ところが，その後，また1人の婦人が肝証で治を乞うたが，虚証のようにみえるので帰脾湯を用いたところ，たちまち発狂して，井戸に入って死んだ．そこではじめて，前の婦人の云ったことが，こじつけでないことを知り感服した．その後，また1人の男子の肝証を診察し，よほどの虚証であったから，帰脾湯を用いたところ，1年ばかりで全治した．

帰脾湯は，証に適中すれば，その効は神の如くすばらしいが，一度誤まるときは，人を殺すこともすみやかである．よくよくつつしみ，虚実を弁別して用いなければならない．」

山田光胤氏は，抑うつ気分，不安，不眠などのある患者に帰脾湯加香附

---

＊　神経症

子，黄連を用いて，著効を得た例を報告している．

「○村○○助　62歳　男性　妻と子供2人のある銀行員　初診34. 6.6.
　主なる愁訴　抑うつ気分，不安，不眠等．

　現病歴　約3月前（3月12日）10歳になる末の息子を急病で亡くした．その直後は気付かなかったが，日が経つにつれ，"かわいそうなことをしてしまった" と始終考えているようになった．1ヵ月後には食欲は全くなく，痩せが目立ち，気分は常に悲しく憂うつで，何事も手につかなくなり，ぼんやりして考えがまとまらず，仕事も出来ないので勤めを休むようになった．夜はまったく眠れなかった．最近は大分気持が落ちついたので勤めに出るようになったが，身体や足がだるく，疲れ易く，時々心臓が止まりそうな感じが起り，不安になる．希望や物事に対する興感が少しも湧かない．酒を飲んだ時だけは元気になるが，その後では反って具合が悪くなるという訴えであった．

　性格　温和，小心，丁寧，正直，几帳面で，以前は身体的には自信があり，病気をしたこともないと云う．

　現症　発病当初，抑うつ状態が中心であったのに対し，初診時の状態は，心気的訴えと，不安が著明であり，集中困難，興感喪失，無感心，不眠などを伴っていた．

　身体的には，顔色やや蒼白で潤いがなく，さえない．身長は大で，肉附きは中等，筋肉も適度に緊張している．脈は沈細でやや遅，腹部は肉附きもよく，弾力もあって，腹証には特徴がない．腰部の志室に圧痛が著明である．身体症状としては，盗汗の他に特記すべきことはない．

　治療および経過　身体的に証を決めることが出来ないので，思慮多くして脾を傷った例と考え，帰脾湯加香附子，黄連を投与した．黄連は，不安，不眠等に対して鎮静させる目的であった．

　1週後：気分爽快になり，食欲が出て，次第に眠れるようになった．その間，一度不安発作をみた．

　2週後：気分はすっかり安定し，食欲もすすみ，体重も回復したと言って，すっかり元気になった．

　1ヵ月後：上腕痛と，時に気分が沈む日があると言う．しかし3週以後

は休薬していた.

2ヵ月後：時に発汗が多い.酒を飲むと下痢し易くなったと云う.

其後,1ヵ月に1度ぐらい胃腸障害を訴えて来院し,4,5日分の薬を投薬する程度で初診時のような精神症状はまったくみられない.」

## 6. 柴胡加竜骨牡蠣湯（さいこかりゅうこつぼれいとう）

この方は大柴胡湯を用いるような腹証の患者で,臍上で動悸が亢進し,神経過敏で,驚きやすく,興奮しやすいものに用いられる.

『方輿輗』では,小柴胡湯,大柴胡湯,柴胡姜桂湯,柴胡加竜骨牡蠣湯をあげて,次のように述べている.

「癲狂,驚悸,不寝,好忘の症でも,胸脇にかかる者は,右の4方を症に随ってえらんで用いるがよい.この外に,これらを例として,柴胡別甲湯の類,或いは後世家ならば逍遙散,抑肝散などの類を広く用いる.後世家は,柴胡姜桂湯の処へ逍遙散を用い,大小柴胡湯の処はおおかた抑肝散を用いる.以上の4方の内で,動悸をよく治する者は柴胡加竜骨牡蠣湯である.柴胡姜桂湯を用いるような動悸で,この方を用いても効のない時は格別に,胸満,煩驚がなくても,柴胡加竜骨牡蠣湯を用いて,よく動悸のおさまるものである.また柴胡加竜骨牡蠣湯を用いて効のある程の動悸には必ず多少の胸満,煩驚の症がそうものである.

柴胡姜桂湯と柴胡加竜骨牡蠣湯とはよく似ていて,動悸が主である.胸満,煩驚の証は姜桂湯にもあるけれども,姜桂湯の方は虚証で,竜骨牡蠣湯の方は実証である.」

また『餐英館療治雑話』の柴胡加竜骨牡蠣湯の条下には,次のように述べている.

「この方を癇症や癲狂に用いてしばしば効を得た.前に云う通りとかく当今の病人は,気鬱と肝鬱の病人が10中の7,8である.肝鬱が募ると癇症となる.婦人はわけても肝鬱と癇症が多い.この場を会得すれば当今の雑病の治療も困難ではない.『傷寒論』では,胸満,煩驚,小便不利の者に用いてある.この数症の中で,胸満が主症で,煩驚,小便不利が客症である.ひっきょう胸満するから自然と胸中が煩する.煩するから精神が

不安で事にふれて驚くようになる．気が胸に上って結ばれるからそこに欝積してめぐらない．それで小便の不利が起る．それ故にこの方を用いる標準は胸満である．もちろん大小便が通じわるく，煩驚があれば正面の証である．さて癇症は色々の証をあらわす病で，夜床につくと，眼に色々のものが見えたり，また水気が臍の下からせめ上って呼吸が促迫して，脚気衝心のようになったり，発作のたびに手足がひきつれ，ひどい時は痙病のように，そりかえる．夜間たまたま眠ると種々の夢を見，種々の症状を現わす．このような場合に，胸満，煩驚，小便不利があれば，必ずこの方を用いるがよい．」

福富元璘は，『和漢医林新誌』第76号に，次のような治験をよせている．

「府下大久保余下町の鈴木由喜は年が40歳あまり，ある日突然眼をみはって，まばたきをせず，わけのわからないことを口走り，屋根にのぼったり，垣根をとび越えたりして走りさわぐようになった．またひどい大食で，鰯魚のなますを大きな盆に1杯入れてあったものを半分もたべて，まだ飽き足らないもののようである．その上，からだや四肢を団子大のものが走りまわるようになった．そこで人々は狐つきだとして，神に禱ったり，仏にお願をかけたり，針をしたり，灸をしたり，刺絡をして血をとったり，薫法をして煙を嗅がせたり，ありとあらゆることをした．こんな風で百日ほどたったが，依然として治らない．ところがたまたま団子大のものが3つも4つも左のあごのところに集まって，るいれきのようになり，ひどく歯が痛むようになった．すると，いままでの狂騒状態がぴたとやみ，ただわけのわからないことをいうだけとなった．そこで余に往診を乞うた．

余はこれを癇症と診断して，柴胡加竜骨牡蠣湯を与えたところ，歯痛がおさまり，るいれきのようなものも，だんだん消え，妄語もまたやんで10日あまりで全治した．その後は感冒のような軽い病気にかかっても，他の薬剤よりも，柴胡加竜骨牡蠣湯の効く場合が多くなった．」

矢数道明氏も，『漢方百話』の中に，次の治験をのせている．

「16歳，男，精神分裂症．

体格強壮，隆々たる筋骨の運動選手で，勉学と運動選手の責任との矛盾に悩んで神経衰弱となり，快々として楽しまなかったが，病状悪化して太

息をもらし，独語するようになった．ついに狂躁状を呈して室外に飛び出し，屋根に登り，塀を走って高声放歌するようになった．初診の前日まで2週間ほど騒擾を繰り返していたが，診察の日は欝状で，不眠，頭痛，食欲不振，鼻閉塞を訴え，応答はすこぶる不活溌である．

脈は沈遅，腹部は右季肋下反応陽性で臍上で動悸をみとめる．事志と異なり，計画と実行の矛盾に悩むときに起る精神的葛藤はやがて肝胆の気欝となる．すなわち柴胡加竜骨牡蠣湯去鉛丹大黄を与えたところ翌日から睡眠可能となり，以来狂躁状態はほとんどなくなった．

以来快方の一途をたどり，服薬4ヵ月におよんで廃薬し，就学可能となった．本症は他に灸治も併用して順調に快復した1例であるが，分裂症の多くは診察服薬を拒否するものが多く，私の治験の見るべきものは，その他に数年前別の1例しかない．」

私もかつて分裂症の青年に，1年あまり柴胡加竜骨牡蠣湯を服用せしめ，ついに無効に終わった例がある．私の経験では神経症にはこの方の適応症が多い．

次の例は，山田光胤氏が，『日本東洋医学会誌』第12巻第1号に発表した例である．

「不安神経症（更年期障害）　○原○子　49歳　主婦　挙子3人　初診36．2．8．

病歴　7，8年前から，頭痛（頭頂痛）が常にあって，動悸がして不安が起こり，乗物には恐ろしくて乗れず，音に敏感になって驚きやすく，疲れやすく，あくびが多く，おっくうで仕事をする気にならず，入浴するのもめんどうでならない．今年に入ってから特にひどく，顔ばかりのぼせて足が冷え，足裏に氷をつけているように感じる．時々立ちぐらみや不眠がある．以前は，ホルモン注射をすると一時楽になったが，このごろは効果がないという．

現症　体格中等．肉附きやや肥満型．体質は冷え症でのぼせ性．耐暑型で夏は肥って調子がよいという．

精神症状の主なものは，不安，心気的訴え，不眠，精神作業能の減退などであり，また知覚異常その他より，自律神経症状も推定された．

身体的には，血圧 164—90 mg/Hg でやや亢進しているほかには，理学的診断上著変をみとめない．

漢方的には，便秘，食欲不振，胸やけ，舌白苔，月経やや不順（遅れぎみ）などがみられ，脈は沈にしてやや弦，腹部は筋肉の緊張がよく，左側胸部に自発痛及び圧痛があり，且左季肋下に軽度の抵抗をみとめ，心下部に抵抗，圧痛（心下痞鞕）をみとめた．

性格　温和，正直，小心，敏感，ものごとを気にしすぎる傾向がある．

治療及び経過　本患者は柴胡加竜骨牡蠣湯の正証とみて，同湯（大黄1.5）を投与した．

1週間後：明らかに気分がよくなって，頭が軽くなったという．左側胸部の疼痛は，自他覚的に消失した．このさい血圧 144—86．

2週間後：気分はよいが月経のさい頭痛が起こる．しかし以前ほど強くないという．血圧 128—74．

5週間後：手がむくまなくなった．墓参に行ってきたが不安が起きなかった．動悸は時に起こることもあるが，大して気にしない．血圧に対しては不安がなくなったという．血圧 136—84．

約1ヵ月半後：結婚式に参列して疲れたらふるえが出たと訴えた．血圧 128—40．

約2ヵ月服薬をつづけ，患者は非常に気が楽になり，仕事も出来るようになったといって廃薬した．」

### 7. 大柴胡湯（だいさいことう）

『傷寒論』の大柴胡湯の条下に，「心下急，欝々微煩」という語があり，これによって，大柴胡湯もまた精神症状のあるものに用いることがある．この場合は胸脇苦満，心下急という腹症を目標にするけれども，柴胡加竜骨牡蠣湯症との区別がつきかねることもある．

20数年前に診た患者で，詳しいことは忘れたが，体格のよい中年の土工風の男性が私に診を乞うた．その主訴が変わっていたので，今も忘れないでいる．

主訴というのは，いつもうつむいて下を見ていると気持がよいが，少し

顔を上に向けると気分が悪くて苦しいという．そのため道を歩くにも，まっ直ぐに前方を見て歩くということができないという．

患者はこの主訴をもって，数年間，あちこちの病院を歩いたが，どこでも相手にしてくれないという．

私はその腹をみて，大柴胡湯を与えた．その腹は，みずおちのところが，ぐっとつまったように硬く左右の季肋下も，板のように硬い．心下急，欝々微煩とは正にこの通りだと，私は思った．患者は私が心下部に手をやると，そこが苦しいので，顔が上がらないのだという．このことは，どこの病院でも話したが，まったく相手にしてくれなかったという．

ところが，この患者は大柴胡湯をのみはじめて，1ヵ月後には心下部の緊張がとれるとともに，気分も明るくなり，空を仰いで星をみることも出来るようになった．

## 8. 柴胡桂枝湯（さいこけいしとう）

この方を神経症や，血の道症に用いることがあり，尾台榕堂は，『類聚方広義』で，女性がこれといった原因もないのに，さむけを訴えたり，熱感をおぼえたり，頭痛がしたり，めまいがしたり，みずおちがつっぱるように感じたり，嘔吐や悪心があったり，からだをだるがったり，またしびれ感を訴えたり，欝々として人に接するを嫌い，あるいは頻々として欠伸をする者は，これを血の道というが，この方がよいと述べている．私もこれを神経症によく用いる．

次に私の治験例をあげよう．

患者は50歳の女性で，10数年前に肺結核を病んだことがある．こんどの病気は5，6年前からで，時々カッカッと灼熱感をおぼえるようになり，更年期障害だろうといわれた．ところがその後，非常に気分が沈んで，ひどい時は食事もできないほどであった．しかし，こんな強い気分の悪さは3ヵ月毎に周期的に繰り返され，その間は起きていることすらできない．その間，整体療法をやった時に，1年半ほど発作がなく元気であった．しかしまた再発したので，玄米食，野菜を主にした食療法をやったり，断食道場に入って断食をやったりした．そのためか，1年間は無事であった．

昭和36年7月に父の死に逢った時も何ともなかった．ところで10月の中旬より，またまた気分が沈んで何をする気もしないので，断食をやってみたが，こんどは効がなく，気分は沈む一方である．しかし安眠はできる．患者は少し右に傾いて歩く傾向がある．

初診は昭和36年12月15日．栄養，血色ともに悪くない．脈は沈小である．腹診すると右に軽微の胸脇苦満があり，臍上で動悸が亢進している．大便1日1行．月経は47歳で閉止している．

私はこれに柴胡桂枝湯を与えたが，これをのみ始めてから，かえって気分が沈み，心配になったが，12月26日になって，急に気分が明るくなった．歩くとき右に傾かない．ただ少し便秘する．1月8日には大便も快通し，気分もよい．1月17日．とても気分がよいが，顔に軽い浮腫がある．背が強ばる．1月27日．とてもよい．その後，流感にもかかったがますます元気．4月5日．近来になく仕事が出来る．その後まったく再発のきざしはない．

次の患者は52歳の男性で，食品加工会社を経営して多忙な生活を送っていたが，1年半ほど前から神経症となり，不安，とりこし苦労を主訴として，次第に体力を消耗し，某大学病院に入院中である．

血色すぐれず，脈浮数，舌に白苔があり，便秘の傾向がある．酒はやめているが，煙草は20本位のんでいる．初診時の血圧は170—120．腹診してみるに，左右に胸脇苦満があり，臍の左側から臍上にかけて動悸が亢進している．

初診は昭和36年12月27日で，柴胡桂枝湯を2週間分投与．患者はこの薬を持って郷里に帰省．翌1月10日再来．人間が変わったかと思うほど明るい表情で血色もよい．気分もよく，元気が出て，仕事をする気力が出たとよろこぶ．この日血圧は164—100．この日20日分投与．その後，数人の患者を紹介してきたが，ますます元気で，血圧も最高150内外最低90内外だという．

次の患者は20歳の未婚の女性で，6歳の時に小児麻痺にかかり，その後，右脚に軽度の運動障害が残っている．一昨年，腎炎にかかったがこれは治った．

この患者には幼少の頃から癲癇があるが，それがいつ発病したか，はっきりしたことは不明である．小学校に通う頃には，時々意識消失を伴う痙攣発作があり，小学5年生の時，食事中に，茶碗を落とすことがたびたびあった．しかし3年間の服薬で一旦は痙攣発作がやみ，10ヵ月後に再発した．最近は大発作はないが，朝起きる前に，時々寝床に尿を失禁することがあり，気分がむらでいらいらしたり，あせったり，猫が私に乗り移っているといってみたり，そわそわしたり，考え込んだりして，家事のことは何一つとしてしないという．

　初診は昭和37年2月11日．体格も小柄で，血色は普通である．脈は浮大数である．腹部は左右の腹直筋が緊張し，ことに臍の左右の部分が硬い．心下に圧痛はあるが胸脇苦満はない．臍上で動悸が亢進している．しかも振水音も証明できる．大便はやや秘結がちである．月経は順調であるが，月経前になると腹をたてて困るという．

　私はこれに柴胡桂枝湯を与えたが，2月19日再来の時，母親のいうのに，この頃は気分が落ちつき，朝は起こされなくても，ひとりで起きて，掃除をするようになり，考えこむことがなくなった．それに昨日はひとりで風呂に行く気になった．これは全く珍しいことであるという．2月25日．ほとんど常人と変わらなくなった．性格が変わって，別人のようになったと，母親が喜んで，何遍も礼をいった．

　柴胡桂枝湯についての臨床的経験を，『日本東洋医学会誌』第13巻2号に発表しておいたので，詳細は同誌を参照してほしい．

## 9. 抑肝散（よくかんさん）・抑肝散加半夏陳皮（よくかんさんかはんげちんぴ）

　この方を抑肝と名づけたのは，肝気がたかぶって，多怒，不眠，性急などの症を現したものを抑制するの意である．この方は元来，小児のひきつけに用いられたものであるが，男女老若を問わず肝気のたかぶったために起こる諸症を治する．

　この方を用いる患者は，よく怒る．子供などではわけもないのに，ワアワアと泣く，よく喧嘩をする，せっかちで落ちつかないなどの症状がある．

この方の腹症について,『勿誤薬室方函口訣』には次のように述べている.

「この方は四逆散の変方にて,すべて肝部に属し,筋脈強急(筋肉が緊張していること)する者を治す.四逆散は腹中任脈通り(正中線の通り)拘急(つっぱること)し,胸脇の下に衝く者を主とす.此方は左腹拘急よりして四肢筋脈に痙急する者を主とす.此方を大人の半身不遂に用いるは東郭の経験なり.半身不遂ならびに不寝の症に此方を用ゆるは,心下より任脈通り,痙急,動悸あり,心下に気あつまりて痞する気味あり.医手を以て按せばさのみ見えねども,病人に問へば必ずつかえると言う.逍遙散と此方とは2味を異にして其効用同じからず,ここに着眼して用ゆべし.」

山田業精は,この方の脈は弦になることが多いといい,その腹も全体は軟弱で,両脇下がつっぱったり,少し膨満していることがあるといい,私の経験でも,腹直筋は必ずしも緊張しているとは限らない.

抑肝散加半夏陳皮については,浅井南溟の『腹舌診秘書』に,右のような腹診図とともに「左の臍の辺より心下までも動悸盛なるは肝木の虚火甚しき症,北山人常に抑肝散に陳皮半夏を加えて験を取ること数百人に及ぶ.1子に非ざれば伝ふること勿れ.」とあり,矢数道明氏は『漢方と漢薬誌』第1巻第1号と第2号に,「抑肝散陳皮半夏の運用」と題して,この方の治験を発表した.私もこの方を一種の神経症に用いて,著効を得ている.

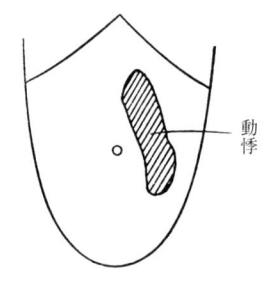

次に矢数氏の治験の一部を引用する.矢数氏のあげた4例は4例ともに,梅毒の既往症をもったものであった.このことは,抑肝散加陳皮半夏の証を決定する上に,重大な意味をもつものである.

「森田夫人45歳は,すでに5年以上も全身倦怠感や,頭重,上衝,眩暈,それに頭項強急の症があった.また常に胸さわぎがし,ともすれば強迫観念に襲われ,数年来欝々として楽しまなかった.以上の諸症は経行時,特に著明で,時々月経の異常があり,下血の長びくことがある.ここ3年

来は，両眼渋く痛んで常に涙をたたえ，時に両眼朦朧として字を読むことができなくなる．夜半睡眠中，突然両足を引かれる思いがして，驚き眼覚めると，明らかな心中動悸を自覚して，ゆえなき恐怖に襲われることが再々あるという．

体格はやや痩せ型で，若い時肺尖加答児を経過している．同夫人の腹状があたかも前に掲げた抑肝散の腹症であるのに思い到った．すなわち臍下より左臍傍を経て，心下に及ぶ．蜒々蛇のくねり動くような大動気を認める．腹壁は軟弱で特有の触感があって，例えば搗き立ての餅を真綿に薄く包み，その上を按ずるような感じである．この触感は慢性の胃腸病患者に多く見るところで，いわゆる脾胃の虚の肌ざわりで，私の経験で抑肝散運用上大いに参考となるものである．両腹直筋は萎削して按ずればただ左側の大動気のみが手に応じる．同夫人はすでに加味逍遙散，十全大補湯，補中益気湯加四物湯，桃核承気湯の類を交々与えたが，自覚症状は一進一退で，腹症は依然として旧態のままであった．

鈴本氏の治験後，初めて抑肝散加陳皮半夏の正証としてこれを与えたのである．同夫人にも梅毒の既往症があり，便秘がちであったから加味瀉肝丸（方中に軽粉，大黄を含む）を兼用した．同方を服用すること15日，経過はたいへんよいからしばらく休薬してもよいかとの通信があった．私は切に服薬後の腹状を診たかったが，患者の住居が遠隔地であるため，心ならずも休薬を許した．1ヵ月ほど経て子女が流行性感冒にかかり，数日ほとんど睡眠もせず看病したところ，再び気分が悪くなったからとて前同様の処方を注文してきたので，私は服薬後必ず来院するようにという約束をして10日分ほど送薬した．

患者は服薬完了後来院した．すると顔の色つや，頬の肉つき，表情が以前と変ってはつらつとしているのにまず驚いた．患者のいうところによると，この薬服用後は諸自覚症状はほとんど無くなり，身体中に脈々として力が湧き，いままで働くことを恐れ，働くと堪え難い疲労を覚えたのが，近頃は自発的に働きたくなり，一挙手，一投足に興味と感謝の念が起るようになったというのである．腹診すると，腹力はフンワリと肉づき，彼の大動気の鎮静したのは鈴木氏と同様である．森田夫人の脈はやや弦に近く，

舌は常に薄い白苔がかかっている．この2ヵ月ほど経血尋常で，近頃では気持ちが若返り，子らとラジオ体操をやって皆を不思議がらせているということである．」

なお私にも抑肝散加陳皮半夏を用いて著効を得た例があり，これは14. 心悸亢進（動悸）の項へ書いておいたので参照してほしい．

なおこんな例があった．

患者は36歳の男性で，園芸家である．初診は，昭和35年8月12日．

患者の骨格は大きいが，色が蒼ざめたようで黒い．この頃やせたという．約6ヵ月ほど前から右脇下が重苦しく，それに相応した背部が重くいたむ．ひどく疲れて，だるく気分が重く，仕事が手につかない．大便は軟らかい．初診の時には言わなかったが，再診の時に，性欲が全くなくなったと訴えた．

腹診してみると，右に胸脇苦満があり，左にも少しばかりある．臍の左側で動悸をふれるが，あまりひどい方ではない．臍下で正中線に沿って，鉛筆のしんのような硬い棒をふれる．この胸脇苦満は臥位で診察するよりも坐位で診た方が，著明に証明できる．

私は初め肋膜炎を疑ったが，それらしい点もない．そこで柴胡桂枝湯を先ず与えた．これをのむと，下痢をしばらくしていたが，また便の硬い日もある．背の疼痛はややよいようだという．

1ヵ月ほどこれをつづけたが，日によってよかったり悪かったりする．そこで真武湯にしてみた．すると，動悸がひどく気になるようになり，からだが熱っぽくてのめないという．

いろいろ考えて，桂枝加竜骨牡蠣湯にしてみた．これをのむと気分が明るくなり，大便も硬くなり，胸脇苦満が減じ，背の痛みも減った．性欲も出てきて，これでよくなるらしいと患者もよろこび，私も安心して，1ヵ月あまりつづけ，そのまま休薬した．

3ヵ月ほどたつと，また患者は蒼い顔をして入ってきた．

こんどは，夜，腹の動悸で，眼がさめる．性欲がまったくない．みずおちがつかえ，右の脇下から背にかけて痛む．臍の左側から，みずおちに向かって，動悸が亢進している．そこで，抑肝散加陳皮半夏を用いたところ，

わけもなくよくなり，20日の服薬で全治した．
　山田業精は，こんなことを述べている．
　「陰痿の一症もまた概して腎虚となすべからず．まま抑肝散を用いて殊効を奏することあり．古人，之に大柴胡湯，四逆散，小建中湯等を投ずるもまた1轍なり．陰部は宗筋の集る所なれば，肝部に関係すること知るべきのみ．」

## 10. 桂枝加竜骨牡蠣湯（けいしかりゅうこつぼれいとう）・桂枝去芍薬加蜀漆竜骨牡蠣湯（けいしきょしゃくやくかしょくしつりゅうこつぼれいとう）・小建中湯（しょうけんちゅうとう）

　桂枝加竜骨牡蠣湯の証は，柴胡加竜骨牡蠣湯の証に似て，便秘せず，腹部膨満，胸脇苦満のないものである．そこでこの方は体力のあまり強壮でない，疲れやすい人の神経症に用いる機会がある．
　『方読弁解』には，「健忘，狂癇，不眠，いずれも腹中拘急，動悸たかぶるものに，桂枝加竜骨牡蠣湯を用ゆべし．」といい，『長沙腹診考』には「一書生，年20ばかり，気鬱閉，短気（呼吸促迫）ことに甚し．診するに上逆して胸腹動あり，桂枝加竜骨牡蠣湯を与えて治す．」とある．
　「方輿輗』には，次のように，小建中湯とこの方との別を述べている．
　「桂枝加竜骨牡蠣湯は，およそ小建中湯の証で動悸のたかぶるものに用いる．この動悸は胸から腹にあるものである．この症には遺精がありがちであるが，癇にこの方を用いる時は，遺精を目的にせずに，動悸を目標にしてやるものである．しかしみずおちがふさがるから多くは遺精がある．この方の証は虚証の癇症である．富貴，安佚の人に多くあるものである．さて心中煩悸という症状は小建中湯にもあるけれども，この方の心中煩悸のところへ，小建中湯を用いてみるに，わるくはないが効はない．この証には，不眠，往来寒熱，夜夢みることが多いという症状などもある．

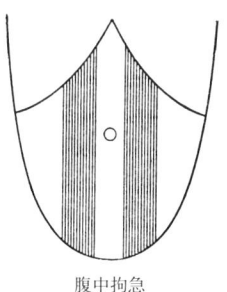

腹中拘急

桂枝加竜骨牡蠣湯は，今云う癇症に多くあるもので，健忘でも狂癇でも不眠でも，腹中が拘急して動悸のたかぶるものに用いる．いずれ小建中湯の証で動悸のたかぶる処にゆくものと心得てよい．動悸がさほどないものには小建中湯がよい．

小建中湯も今云うところの癇に多く用いられるものである．これは軽重といってよいものか，ただ心中煩悸の症があれば小建中湯でよいが，これを按じて胸腹に動悸が強ければ桂枝加竜骨牡蠣湯の証である．また動悸のあるところに小建中湯などを用いてみても，効がないから，小建中湯に茯苓を加えて茯苓建中湯として用いてみるに，それでもおさまらないものである．いずれこれは竜骨牡蠣でなければならないとみえる．

後世に怔忡と名づけたのは，煩悸のことである．動悸が強いと怔忡がそうものである．また動悸が強くても怔忡のそわないものもある．怔忡のことを心怯ともいう．動悸も怔忡も治法は1つで，小建中湯や茯苓甘草湯のゆくことがある．」

桂枝去芍薬加蜀漆竜骨牡蠣湯は，桂枝加竜骨牡蠣湯の証に似ていて，急迫症状のはなだしいものに用いる．

『校正方輿輗』には「桂枝去芍薬加蜀漆竜骨牡蠣湯，不寝の人，徹夜，一と目も眠ることを得ざること，5，6夜に及ぶときは，必ず狂を発す．恐るべきことなり．速にこの方を服すべし．」とあり，『方彙続貂』にも「徹夜眠らず，久しければ必ず狂を発するものを治す．」とある．

杉原周作は『継興医報』第32号に，心気病似脳漏治験と題して，次のような一文を発表している．

「滋賀県近江国蒲生郡日野大窪町米商，伴忠助という者が，ある日，予が門を叩き，泣きながら云う．私の妻は病気になって半年，床について数十日，多くの医者の治療も効なく，もういつ死ぬかわからないほどです．どうぞ活かす方法がありましたら，どんなことでもしてくださいと．

そこでいそいで往診してみるに，患者の名は多可といい，年は38，脈は細数微で，やせて，食欲はなく，悪寒がしたり熱が出たりする．それに頭痛とめまいがあり，精神が安定を欠き，頸項が強ばり，眉間が痛み，1日中，ねばねばした唾液を吐きつづけ，その吐くものはひどく臭い．そこ

で自分で脳漏（蓄膿症）ときめ，必死であると考えているようである．

ところが，余の診察では，吐物に臭気はなく，また脳漏の徴候もない．そこでそのことを患家に告げたが，患者も家人も余の言を信用しないようであるから，袖を払って帰ってきた．しかしその日の夕方，また忠助が来て，是非薬をくれという．そこで，この病はきっと治るといって，桂枝去芍薬加蜀漆竜骨牡蠣湯を与えた．

これを10日のむと，悪寒も熱もなくなり，唾を吐くのも半減し，呼吸の臭気も消え，30日後には過半の症状がとれ，50日あまりで全治した．」

## 11． 大承気湯（だいじょうきとう）

この方は，『傷寒論』に，腹満，不大便，潮熱，譫語のものに用いてあり，これにヒントを得て，体力が充実し，腹力があって膨満し，精神錯乱して妄語を発するものにも用いる．

『方伎雑誌』に，次の治験がある．

「本石町，近江屋三左衛門の主管，傷寒（腸チフスまたはこれに類する熱病）にて治を請ふ．之を診するに，病人なにかぶつぶつ言ひながら，立さわぐを，家人抱き止め，やうやう床上に臥さしめたり．其症，腹満，大渇，舌上乾燥，歯齦までも黒色にて，錯語やまず，二便不通，脈沈微なり．因て大承気湯3貼を与へ，下後また来り診すべしと云ひ帰りぬ．間もなく人来り申すは，只今，前医来り診して申すは，かかる病人なれば人参湯にても用ゆべきやと思ふ処へ，大承気湯とは，余りの違ひなりと申し候．病人は，近江産にて，両親兄弟これ有候故，万一の義あり候ては，後日彼是申すやも計り難く候故，うかがひに参れりと申す．余其者に言けるは，左様の病人に人参を用ゆることは，後世の書籍にもあるまじ．しかし此方に遠慮なく，何なり共心得次第に用ゆるが宜しと言ふて帰したりしが，衆議決定して，大承気湯を用しかば，臭穢黒便おびただしく下り，3日目には，精神頗る爽然となりぬ．但夜間恐驚して安眠せず，因て柴胡加竜骨牡蠣湯を用い，30余日にて快復せり．病中のことを尋ねしに，諸国より諸品沢山著船して，いそがはしきこと限りなく，病苦は一向覚えずと申しき．病中度々起きてさわぎしは，夫故也とぞ．箇様の症に，人参などと云ふ医者

ある故，遂には大病に仕立つる也．人参湯を飲まんよりは，天然の白虎湯（水のこと）が増しなるべし．班孟堅が，疾有て治せず，常に中医を得ると云ひしは，尤のこと也．」

次に山田業広は『温知医談』第3号に，次のような治験をのせている．意訳してみる．

「旧幕の頃，駒込の組屋敷に杉本某という人があった．この人はその妻が疫病にかかった時，不眠不休で看護したため，大いに心気を労し，妻の病気が全快したある夜，夜中に，急に起き出して，稲荷様に参詣すると云う．夜更けだからやめるようにと家内のものがとめたけれどもきかない．そこで弟があやしく思って，あとをつけたところ，神社に登って，うずくまって，いろいろとわけのわからないことを大声でしゃべっている．弟はひどく驚いて無理につれ帰ったが，その時は気が狂っていた．次の日，余に往診を乞うてきたので，柴胡加竜骨牡蠣湯を数日間与えたが，一向に効がない．病人は30余歳で，壮実のからだで力があり，2，3間の坐敷を飛ぶのにひどく速い．そこで狐つきの説が起って，小豆飯，あぶらあげなどをたべさせたところ沢山にたべる．どこから入って来たかと問えば，障子の破れた穴から入って来たと云う．これは狂人を難詰すると，いつも云う言葉である．そこでいよいよ狐つきときめて，余の意見をきいた．余は狐つきでないことを弁じたけれども，十余人の親族がみなその説を固守して，余が言をいさぎよしとしないので，閉口して帰った．その後は，煙をあててみたり，呵責してみたり，いろいろやったけれどもよくならないので，10日あまりたってから，一人の親戚のものが来て，どれほど，祈禱をしても，呵責しても，狐が去らないところをみると，やっぱり発狂にちがいないから，いま一度診てもらいたいと云う．そこでよくよく考えてみるに，はげしい発作は一昼夜に数10発であるけれども，発作のない間はやや正気に近い．その発作時は，手を握り，足をふん張り，みずおちへさしこみ苦悶する．項背，手足をみるに，筋肉がひどく硬くなっていて，強く握ると堪え兼ねて声を発するほどである．そのそり返った勢をみると破傷風のようである．そこで大承気湯を5貼ほど与え，大黄，芒硝は多量に入れたので，必ず5，6行の下痢があるだろうと思ったのに，1日に2

行位である．その筋肉の緊張がだんだん緩むにつれて，発作も日に日に減じ，10余日たった頃は，正気のこともあった．そこで前方を1月あまり連用したところ，病の7，8を減じたので，大黄，芒硝をあまり用いるのもどうかと，少し量を減ずると症状がよくない．そこでまた増量し，大承気湯を用いること，7，80日にも及んだ．その間，薬に胃腸がなれたものか，大便が硬くて1行位になった．

この病気が全快したのちも，大便が快通しない時は，いつも大承気湯を用いた．胃腸の実した人は格別のものである．余が50年間に，大黄，芒硝をおびただしく用いたのは，この病人ひとりである．古の聖人の立方(処方の構成)の妙は，実に感ずるにあまりがある．」

いま1つ『積山遺言』から，津田玄仙の治験を引用する．これも意訳してみる．

「後藤氏の癇気の秘方に，大承気湯合三黄瀉心湯に石膏，一角を加えた方がある．余はこの方を得て，これを用いる証を待っていたところ，1狂人を得た．

その症は一朝頓然として発狂し，騒動して止まない．或いは人を投げたり，器物を破壊し，力が強く，4，5人の力を合せたほどで，種々の治療も効がなく，病勢はますますはげしくなった．そこで，からだをしばりあげて動けないようにしたところ，しきりに大声で罵詈雑言を発し，或いは怒り或いは唾をして落つかない．脈は洪数で胸膈は石のように硬く，10日あまりもまったく食事をとらない．そこで余はかの秘方を2，3日与えたが，何の変化もない．しかし強いて，前方をのましたところ，食が少しすすむようになり，脈もまた少し和し，諸症やや緩に，1月ほどで，始めて正気をとりもどした．その後，2，30日ばかりを過ぎて大半愈えた．しかし過食すると狂勢がまたぶり返して前のようになる．それで1ヵ月の中に幾日かを絶食せしめるようにして，前方を与えていたところ，ようやく全快した．

ところが，その後，白痴のようになった．そこで安魂湯，帰脾湯，建中湯加竜骨牡蠣湯などを与えたが寸効なく，1年あまりたってしまった．その後，ある日のこと，某大医が余の家に来た時，この話をしたところ，そ

の大医が云うのに、この症はまったく、俗に云うケロリである。発狂ののちによくある症である。余は前々からこの症に、補剤、妙薬、奇方などを試みたが、何にも効果がなかった。しかし、ただ1つ秘法があるから、それを与えてみるがよいと。余がその法を乞うと、その医は次のように云った。

先ずマムシを醤油につけて焼いてたべる。次にカタツムリを塩焼きにしてたべる。次にナメクジを塩焼にしてたべる。その他柳の虫、イナゴなどその時にあるものを塩焼にしてたべるのもよい。またスッポンを味噌で煮てたべる。或いはウミヘビを醤油で焼いて、これをたべるのもよい。右のものは、生の品のうちに、どうしたら味がよいかと考え、醤油または塩で味をつけ、毎日少しずつたべるとよい。これを半年から1年つづければ治らないことはない。もっとも煎剤の方はその時に臨んで証に随って用いるとよいと。

余はいそいでこの法によって、食餌をせしめたところ、3, 4ヵ月で全治した。」

### 12. 甘麦大棗湯（かんばくたいそうとう）

『金匱要略』に「婦人、蔵躁、しばしば悲傷し、哭せんと欲し、かたち、神霊のなすところの如く、しばしば欠伸す、甘麦大棗湯之を主る。」とある。蔵躁は今日のヒステリーである。

そこでこの方は、ヒステリー、舞踏病などに用いられる。

『方輿輗』には、次のように述べている。

「この方はまれに男子に用いるけれども、もっぱら婦人の痼に用いる。心ほそがって、部屋の隅に這入って泣ているなどと云うものに用いる。そのうちで、この方は甘味を嗜むものによい。甘いものをたべると、腹がゆるむと云うものにことによい。この証では腹がひっぱっているものが多いが、そのひっぱりを目的にはしない。悲傷の症があれば、それを目的に用いる。ある人の伝にこの方を用いるには右の腹がひっぱっているのを目的にすべしとある。（大塚も、右腹直筋のひどく突っぱっているものに用いて著効を得た）しかしこれは一概の論だと思う。またこの方は悲傷がなく

ても，ただ，たびたび欠伸をする者に用いても効がある．これもたびたび効験を得たことである．

　蔵躁で悲傷しても柴胡の腹候があれば，やはり柴胡を用いるがよい．悲傷の症でも柴胡の腹候があれば柴胡を用いて効のあるものである．そのところへ悲傷を目的にして甘麦大棗湯を用いてみても効のないものである．一婦人があった．悲傷の候がある．腹は柴胡の腹候である．しかし悲傷を目的にして甘麦大棗湯を用いたが効がない．そこで腹候によって柴胡加竜骨牡蠣湯を用いたところ，悲傷もついに治った．

　甘麦大棗湯には硝石大円などを兼用することがある．経閉などのある時に兼用する．また婦人でよく笑うものがある．甘麦大棗湯を用いて効があると思うけれども，まだ用いたことがない．儒門事親には，よく笑うものに，黄連解毒湯を用いてある．これはよく効のあるものである．喜笑（たびたびよく笑うこと）で，右の腹のこるものには甘麦大棗湯，心下にせまるものには，黄連解毒湯である．」

　『百疢一貫』には，次のように述べている．

　「小児が夜中にふと起きて家の内を廻りあるき，またふとして寝床に入って眠り，翌日，そのことを知らないことがある．これ等の症は，男女ともに甘麦大棗湯のゆくところである．腹の左右のどちらが，こっていても用いてよい．子供では腹候が備わらないものである．もし心胸につかえているものは，柴胡剤を用いる．とかく甘麦大棗湯は蔵躁悲笑が目的である．」

　『和漢医林新誌』第50号に，下条通春は，蔵躁病と題して，次のような治験をよせている．意訳する．

　「元浜街の伊勢屋啓助の娘，21歳は，昨年7月上旬，夜半，突然，眠りよりさめたところ，胸が苦しくなって悶え始めた．その状は，何か物があって，のどにつきあげてくるようである．それは喘でもなく，噯気でもなく，嘔でもなく，吃逆でもない．実に名状できない状態である．ところで，その苦しみは夜明になるとピタリと止んだ．しかしその後も同じような苦悩の発作がつづいた．そこである医者に治を乞うた．その医者は，肺病と診断して投薬した．しかし，いつまでも治らないばかりか，いろいろ

手をつくせばつくすほど病状はますますはげしくなった．そこで 11 月 25 日に余に治を乞うた．

　余がこれを診するに，脈腹ともに異状なく，飲食大便ともに何の変りもない．ただ月経が時々おくれるという．余はこれは金匱要略に論ずるところの婦人蔵躁の一症であると思った．そこで，これが何で肺病であろうといって，甘麦大棗湯を作って与えた．そしてその翌日往診してみるに，患者は云う．お薬をのんでから，とても病気が軽快したようですと．そこで前方を与え，3，4 日たって往診してみるに，すっかり病気を忘れ，再び発作は起らなかった．」

### *13*．当帰四逆加呉茱萸生姜湯（とうきしぎゃくかごしゅゆしょうきょうとう）

　この方をヒステリー，血の道症などに用いることがある．この方は元来，疝によって起こる疼痛，ことに下腹痛，腰痛，足痛などに用いられるが，これらの疼痛が神経症やヒステリーなどからくるものに，この方を用いる機会がある．

　S 夫人は 5 年もの間，次のような症状に悩まされつづけてきた．その間，漢方治療も 3 年間うけたが，いずれも無効であったという．

　年齢 37 歳．色は黒く，栄養もよい．5 年間も悩みつづけたにしては，病人らしくない．ところが病状を話すのをきいている中に，これはヒステリーだと私は思うようになった．

　この病気は 12 年前の分娩のあとから発病したという．しかしひどくなったのは，5 年前の産後，下痢をし，それをひどく心配してからだという．

　現在の主訴は，排尿後，尿道から下腹にかけて，何ともいえない不快な気持で，疲れると尿がにごって出なくなるという（私は前にも，ヒステリーの女性で，時々尿がとまって出なくなるという患者を診たことがある．膀胱，尿道には全く異常をみとめないのに，長い間，この訴えで，医者を悩ましていた）．また左右の下腹に疼痛があり，図のような部位に軽い触診によっても，うなるほどの激痛を訴える．更にみずおちにも圧痛がある．くびがこるというので，この部に手をやると，ああ，気分が悪いと苦しげ

にうなる．ガスが多くたまり，よく腹が鳴る．
便秘する．冷え症で，頭が重い．食欲は少な
い．月経はおくれがちである．脈は沈でやや
小さいが，弱くはない．夫婦関係をすると，
下腹が痛むのでいやだという．なお患者は，
右下腹がしびれるとか，悪寒がするとか，悪
心がくるとか，乳房が痛むとか，呼吸をする
と息が下腹までおちるとか，右下腹を圧する
と，足の先まで痛むとか，種々の訴えをする．

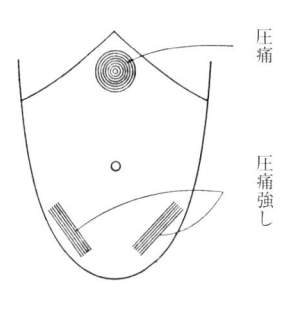

圧痛

圧痛強し

　私はこれを痂と診断して当帰四逆加呉茱萸生姜湯を与えたところ，これ
らの症状が次第に軽快し，半年後にはまったく健康をとりもどした．
　次の患者は27歳の男性，3年前に肺結核にかかったが，これは全快し
ている．
　主訴は，からだのあちこちに移動する疼痛で，多発性神経炎とか，筋肉
リウマチとか筋肉炎とか，種々の病名がつけられたが，すでに1年あまり
治らない．
　現在，痛むところは，右の上腕と右の肩甲間部と右の側腹から腰にかけ
て，ちょうど洋服のバンドの通る部位で，疼痛は右側だけである．夜も疼
痛のためによく眠れず，疼痛のために眼がさめる．腹診すると臍上で振水
音を証明し，全体に軟らかくて膨満感がある．大便は1日1行．
　なお患者はひどく疲れて，元気がなく，気分が悪くてたまらないという．
しかし一見したところ，病人らしいところはない．
　私はこれに次にあげるような処方を用いてみたが，どれを用いても，よ
くならず，悪くもならないという状態で，そのうちに1年がたってしまっ
た．
　次にその時の処方を列記してみる．
　清湿化痰湯．五積散．疎経活血湯．大防風湯．分心気飲．桂枝加竜骨牡
蠣湯合半夏厚朴湯．烏苓通気湯．神効湯．宝鑑の当帰四逆湯．不換金正気
散．柴胡桂枝湯．
　そして最後に，当帰四逆湯加呉茱萸生姜湯を用いたところ，はじめて薬

効が現れ,これをのむようになってから,夜間眠れないような疼痛はなくなり,仕事が忙しい時には,時々前のような症状になるが,病の8分通りはよくなり,目下服薬中である.

次の患者は27歳の女性教員.いかにも不快そうな顔をしている.

患者のいうところによると,約3ヵ月ほど前に胎児が死亡したので,搔爬手術をうけた.その後,めまい,悪心,腰痛が起こり,肩こりがひどく,背もいたみ,いつも頭が重いという.

腹診すると,腹部は一体に軟弱であるが,回盲部のやや内下方の部位に,かなり強い圧痛を証明する.

そこで私は先ず当帰芍薬散を与えたが効がなく,加味逍遙散にしたところ,めまいはとれた.しかし頭痛はますますはげしくなり,時には嘔吐を伴うこともあり,腰痛もとれず,足がとても冷えるという.それにとても気分が悪くて,勤務ができないという.よって当帰四逆湯加呉茱萸生姜湯にしたところ,急速に快方に向かい,1ヵ月ほどで全快した.

これらの経験から,私は呉茱萸が重大なはたらきをしているように思う.浅田宗伯はかつて,難治の気鬱病に,四逆散加呉茱萸茯苓や沈香降気湯加呉茱萸黄連を用いて著効を得た例を報告している.

### 14. 奔豚湯(ほんとんとう)

『金匱要略』の処方で,物に驚いたショックによって,奔豚の発作を起こしたものを治する.奔豚とは一種の神経症状で,『金匱要略』には,次のように述べている.

「先生が云われるのに,奔豚湯は下腹部から起こってのどに向かって何物かが衝き上がってきて,発作の時は,そのまま死ぬのではないかと思うほどであるが,発作がやむと,ケロリとしている.これは皆,おどろいたり,恐れたりしたために起こるものだ.」

この奔豚湯の用法については,津田玄仙は『療治経験筆記』の中で,次のように述べている.

「奔豚の積の模様は,何物かが臍下からおどり出して,ずっとつき上がってきてのどをパッタリと塞いで息をつくこともできないように思われる

が，さて，しずまってみるとなんのこともない．これが奔豚の積の模様である．これを後世では腎積とも云っている．ところで，この奔豚湯を一応の積に用いて効のないのをみて，案外きかない処方だと，この方をなんでもなく思うのは，この方がなんでもないのではなく，用いる人がなんでもないのである．

　この方を用いるには，先ずよく病人に向かって，その病みつきの様子をたずねるがよい．もし金匱に云う通り，物に驚くか，恐ろしいことに逢うかして，それから発病したものには，この方がまことによく効く．

　一男子，歳 13，その症，臍下に何やら一物があって，それが胸につきあがってくると，ブルブルとふるえがきて，死ぬのではないかと思われる．こんな発作が 6，7 ヵ月もつづき，色々したけれども効がない．脈は左右とも弦数である．その病因をたずねてみるに，近村に火事があり，それに驚き，4，5 日たってからこの病気になったという．そこでこの方を用いたところ，7，8 日で全治した．

　一婦人を治したことがある．その症状は下腹のあたりから何かつき上がってきて，のどもとをふさいで，息がとまるかと思うと同時に意識を失い，夢中になって，前後をわきまえなくなる．しかししばらくすると，もとのようになる．こんな発作が 1 月の中に，2，3 度，時には毎日起こることもあり，これが 10 年もつづいて，色々治療したが治らないという．顔色は少し青味を帯びて浮腫があり，脈は発作のない時は沈遅で，発作の時は滑大となる．その病因をたずねたところ，10 年前に，その子の痘瘡がひどく難症で，血を吐き，それに驚いてから，この病気になったという．そこでこの方を用いたところ治った．

　また一婦人を治した．その人は産後，気分がすぐれないので，湯殿山の行者をたのんで祈禱をしてもらったところ，その祈禱の声の高いのにおどろいて，乳のあたりで動悸が強くなり，下腹から何かがさしこみ，たびたび意識を失って夢中になるようになった．脈は浮数である．そこで沈香天麻湯を用いたが効なく，この方を与えたところ，数日もしないのに治った．」

　これらの例は，意識障害が主となっているので，ここに入れるのは適当

ではないが，便宜上，ここに加えた．

奔豚湯はヒステリーに用いる機会がある．

### 15. 烏梅丸（うばいがん）

この方は『傷寒論』の方で，回虫が原因で煩躁するものを治するために設けられた漢方である．そこで山田業広は回虫が原因で精神の錯乱したものをこの方で治した．ところが熊野一雄氏は，あとで述べるように，血の道症をこの方で治したという．

山田業広は『椿庭夜話』の中で，次のように述べている．

「一幕臣の娘，17，8歳が，一日発狂したので，はじめ柴胡加竜骨牡蠣湯を用いた．これで効があるようでもあり，ないようでもあり，数日たつとまた再発する．そこで三黄瀉心湯を用いてだんだんよくなった．その後，1年半ほどたって，突然手足が冷たくなり，脈は微になり，舌は湿めり，熱はないのに，ひどく口渇があり，不語，不食，大便秘結という状態になった．しかし精神は錯乱せず，顔色も虚脱の状がない．とても不思議に思われたけれども，脈数，手足厥冷によって真武湯を与えてみたが，効がない．いよいよおかしいことだと思っている時に，一案を得た．

思うに，これは厥陰篇（けっちんへん）首条の"消渇，気上って心をつき，心中疼熱，飢えて食を欲せず，食すれば則ち蚘（蛔に同じ）を吐す"とある場合であろうと．

そこで烏梅丸を与えたところ，諸症は次第にとれ，よだれのようなものを吐き，7，8日たって大便の通じとともに，回虫が3匹下って，そのまま治ってしまった．」

龍野一雄氏の治験は，『漢方の臨床誌』第8巻第2号に，次のように出ている．長文であるが，龍野氏の考え方を知る重要なものである．

「患者　鈴木某　46歳の女

病歴　5年前から，げっぷ，悪心，不眠，多夢，肩こり，頭が重く何かかぶさっているようだ，めまいもすることがある．寝たきりで全然起きられない．婦人科で手術を受けたが反って悪くなったような気がする．現在はブドウ糖とビタミンの注射をして貰っている．

現症　初診6月11日．かなり痩せていて見るからにピリピリするような神経質でとげとげしさが感じられる．以上の訴えのほかに時々カーッとのぼせる，いらいらする，咽に刺激感を覚える．足は冷たい，動悸，胃部がはる感じ，左手がしびれるなどの自覚症がある．大便は普通だが小便は1日2，3回で時々出にくい感じがする．

望診上では唇が乾燥気味で青味がかかっている．舌は黒っぽい．脈は非常に沈んで弱い．腹診すると腹壁は軟らかく，胸脇苦満や胃部振水音，腹動などはない．

治療と考按　病名は血の道症とつけた．一名更年期様症候群．一名婦人精神身体症である．ノイローゼ，神経質，ヒステリー，卵巣機能障害，自律神経不安定症などと診断され，性ホルモンや精神安定剤を用いられるが，心因性のものがあるのでなかなかさっぱり行かないのが常である．

漢方的にみても厄介で，医者と患者の両方が忍耐と工夫をしなければうまく行かない．

先ず考えられるのは柴胡桂枝乾姜湯で，大体の症状は合っているが，悪心と腹証はぴたりとしない．柴胡桂枝乾姜湯は条文にも嘔せずとあり，実際味が悪いのでよく吐いてしまう人もある位だ．

しびれ，小便難がある点では苓桂味甘湯を考えないわけにはいかないが，げっぷ，胃部膨満感などがあるのでどうもぴったりと来ない．

咽中炙肉感があるからといって半夏厚朴湯の専売ではない．咽に来る経\*を考えたら他にいろいろなものが出てるし，のぼせなども合わない．

残るのは黄連だが，黄連阿膠湯，甘草瀉心湯など一渡りしても脈その他ぴったりするものがない．まだ烏梅丸が残っている．

何しろ症状が複雑多岐で頭が混乱するから整理分類してみよう．この患者は上が熱して中が詰って下が冷えている状態である．厥陰病は寒熱錯綜というが，寒と熱が一緒にごちゃごちゃになっているのではなく，部分的に熱している所とその所とは別の冷えている所とがあるということだ．上が熱しているのは上の陽気が盛んなためで，下が冷えているのは下の陰気

---

\*　経絡のこと．

が盛んなためで，そうなったのは中が支えているので上の陽気が降れず下の陰気が昇れずにいるからである．

のぼせは頭部の充血によるものだが，陽気が盛んになっていると見る．烏梅丸には黄連と桂枝が入っているから適合する．

不眠は外の陽気が盛んなために起こるからこの場合は黄連でよい．黄連が一番多量に入っていることも意味があるようだ．

いらいらするのは心肝の障害で，やはり黄連でよい．

動悸はこの場合心熱と見られるから心の陰気を補う黄連でよろしい．

なお上熱には黄柏も作用するし，のぼせ，動悸，めまい，頭重などを上衝も手伝うものとすれば桂枝が物を言うことになる．

次に中の症状だが，げっぷはこの場合は胃の虚寒のために起こるとしてよいだろう．胃の虚寒は足が冷えることや橘皮竹茹湯の証からも考えられる．乾姜蜀椒が入っている．

胃部の膨満感は胃虚である．人参が入っている．

悪心は嘔せんと欲すと吐せんと欲すでは病理が違ってくる．上に熱があるためなら嘔せんと欲すとし，胃に虚寒があるなら吐せんと欲すとすべきだが，今の場合はどちらの条件もあるからどちらにとっても宜しい．

下の冷えは胃の虚寒とともに腎の陽虚陰盛と解釈すべきであろう．

舌が黒いのは腎陰が盛んなためとする．

小便難は腎の陽虚でもあり，陽気が上にばかり集まっていて下に降りて来ないためとも解釈できる．

以上の症状には桂枝，細辛が腎の陽気を補っている．

手のしびれは表虚で，附子で経を温めるほか血行をよくするために当帰がある．特に左手がしびれるというのは難しい所だが，恐らくは女子は右を逆とし左を従とするものだが，陽は左に従い陰は右に従うという所からみて女子は陰虚なら右に，陽虚なら左に症状が現れることが多いと解釈すれば，この場合しびれは表の陽虚だからそれが左手に起こったとしてよいだろうか．先輩の教えを仰ぎたい．

咽は咽と食道とを指している．咽の異常感はスチグマータとかヒステリー球とかいわれるもので，食道の粘膜の知覚過敏，浮腫，食道筋層の痙攣

などで起こるもので，食道神経症ともいわれている．

漢方的に見れば気痞であり，経絡的に見れば胃，肝，腎などの経路が絡っており，果たしてこの例で何経の作用であるかは明らかにしがたいが，胃経であっても腎経であっても前述のように烏梅丸証の中に含まれるものだから，半夏厚朴湯ならずともよいのである．

経過　以上のごとくにして烏梅丸を考え，烏梅丸の証を割出し，薬能と症状とを引合せてそれにきめ，1日量6.0を用い，9.0〜12.0と漸次増量した．勘定合って銭足らずのこともあるから，結果如何と大いに興味を持っていたが，この患者は遠方で再往診も困難な事情があるため電話で連絡して経過をたずねた．半月すると不眠症，げっぷなどの主訴が著しく軽快し大変感謝されたが，1月後には起きられるようになった．5年間ほとんど寝たきりの病人だったのでその喜びようは並々でなかった．こうなると，こちらが感謝したいような気持になる．」

## 16. 反鼻交感丹料（はんぴこうかんたんりょう）

この方は『勿誤薬室方函口訣』に「健忘甚しき者，或いは発狂後放心して痴鈍になる者，または癇癪して心気快々と楽まざる者を治す．牧野侯，発狂後，心気欝塞，語言する能はず，ほとんど癡人の如し．此方を服する1月余，一夜東台博覧会の煙火を見て，始めて神気爽然平復す．その他数人此方にて治す．反鼻揮発の功称賛すべし．」とある．

私もこの方で脳梅毒で茫然自失のものを治したことがある．

ある日，妻君につれられて来院した38歳の男性．顔色が蒼ざめ，茫然自失の態で，問診しても応答ができない．

妻君の語るところによれば，1年ほど前から，記憶力が減退し，疲労倦怠感と耳鳴を訴えていたが，だんだん病状が悪化するので，某大学病院で受診の結果，脳梅毒と診断され，3ヵ月間入院して治療につとめたが，軽快の様子が見えないので，退院して田舎へ帰るところだが，かつて妻君の弟にあたる人が肋膜炎で私の治療をうけたことがあり，それを思い出して来院したという．

脈を診るために，手をさし出させると，ふるえる，細い弱い脈である．

食欲は普通にあり，大便は1日1行，時にない日がある．よく眠る．

　私はこれに反鼻交感丹を与えた．2週間服用後，元気が出たという手紙がとどき，更に3週間分と，また2週間分を夫々送薬し，5月5日に来院した時は，全く別人のように快活である．頭は重いが，時に新聞でも読む気が出てきたという．それでも疲れやすいから，なるべく頭を使わないことにしているという．それからひきつづき7月下旬まで服薬し，9月より勤務に出れるようになり，ほとんど病前と変わらなくなった．

### *17.* 温胆湯（うんたんとう）

　5. 不眠の項でも述べたが，古人は胆が寒えると，物に驚きやすくなり，夢をみて安眠ができなくなり，気欝の症状が現れるとして，胆を温める温胆湯という薬方を作った．

　この方は，みずおちがはって，つかえ，腹で動悸がし，胸騒ぎがしたり，めまいがしたりして上づりになり，気分が暗くふさぐ気味もあるので，柴胡加竜骨牡蠣湯証に似たところがある．この方の大切な目標は，痰である．痰は今日の喀痰の意味ではなく，病的な水の意味である．一般に水毒といわれている．この痰があって，物事に驚きやすく，夢でうなされたり，不吉な夢をみて眠れなかったり，胸騒ぎがするというようなものを目標にして，この方を用いる．

　『橘窓書影』に次のようにある．

　「横浜本町，肥前屋の下男，万吉というものが，かつて，尾州の米会所で欝証になり，心気欝々として楽まず，或いはだまりこくって，数日間ものを言わないかと思うと，時にはわけのわからないすじみちの通らないことをしゃべり，全く茫然として，癡愚のようである．医者や巫祝の類が，代わりばんこに，これを治したが治らない．

　余はこれを診察して云った．狂癲ではなくて心風であるから治るであろうと．そこで温胆湯に黄連，酸棗仁を加えて与え，朱砂安神丸を兼用した．すると数10日で全治したが，この頃になって再発した．しかし往年に比べると軽い．そこでまた前方を与えたところ，まもなく治った．

　世俗にいうところの癇症は皆この証である．辻元崧翁は，この証に大抵

は温胆湯を用いる．余はこれに黄連，酸棗仁を加えて速効をとる．その他数人，衆医が難治としたものを余皆この方で治した．」

### *18*． 黄耆建中湯（おうぎけんちゅうとう）

　笑いのやまないものに，甘麦大棗湯や黄連解毒湯を用いるのは定石であるが，福富元璘は『和漢医林新誌』第89号に，黄耆建中湯で大笑してやまない者を治した例を発表している．

　「埼玉県，北埼玉郡北新宿村の三井彦周の母，歳70ばかりは，ある日，故なく大笑するようになり，発作は夜となく昼となく起こり，発作が始まると半時間から1時間も大笑してやまない．自分でやめようとしてもやめることができないという．何人も医者をかえ，薬も数百剤を用いたが効がない．

　そこで治を余に乞うた．診察してみると，言語難渋し，手足不遂があり，飲食はすすまず，からだが重く，のぼせがあり，汗が自然に流れ，腹はひどくひきつれている．よって癇症と診断し，黄耆建中湯を与え，滾痰丸（こんたんがん）1匁を兼用した．

　これを服用すること数10日で諸症やや軽快した．そこでますます前方を連用し，なお背に灸したところ，3ヵ月で全快した．」

　黄耆建中湯のほかに小建中湯，附子理中湯なども神経症に用いることがあり，白虎湯，風引湯などを精神異常を呈するものに用いることがある．また子供の気むつかしいものに小陥胸湯の効くこともある．

# 38. 麻痺・痙攣・異常運動

1. 八味丸・六味丸
2. 痿証方
3. 大柴胡湯
4. 抑肝散
5. 柴胡加竜骨牡蠣湯
6. 小柴胡湯・柴胡桂枝湯
7. 風引湯
8. 続命湯
9. 小続命湯
10. 烏薬順気散
11. 八味順気散
12. 帰耆建中湯
13. 十全大補湯,補中益気湯
14. 九味半夏湯
15. 小青竜湯・大青竜湯
16. 桂枝加附子湯
17. 甘麦大棗湯・人参湯
18. 葛根湯
19. 大承気湯・小承気湯・芍薬甘草湯
20. 三黄瀉心湯
21. 苓桂朮甘湯
22. 黄耆桂枝五物湯

    牛車腎気丸
    加味四物湯
    大防風湯
    四逆散加棕梠葉紅花白強蚕
    大続命湯
    桂枝加朮附湯
    香砂六君子湯
    竹皮大丸料

    人参順気散
    小建中湯
    黄耆建中湯
    当帰建中湯
    桂枝加苓朮附湯
    葛根黄連黄芩湯
    熊参湯

 ここでは運動麻痺特に四肢の運動麻痺を中心として,知覚麻痺および痙攣,各種の異常運動を主訴とするものについて述べる.
 そこで脳出血,脳軟化症などからくる中枢性の麻痺,脊髄性の麻痺,末梢性の麻痺,脚気,癲癇,ヒステリー,舞踏病,チック病,パーキンソン症候群などの治療について述べることになる.

## *1.* 八味丸（はちみがん）・六味丸（ろくみがん）

八味丸は下肢に力がなくて歩行に難渋するもの，または下肢が麻痺して歩行不能のもの，または下肢の知覚鈍麻や麻痺のあるものなどによく用いられる．『金匱要略』に「崔氏八味丸は脚気上って小腹に入り，不仁するを治す．」とあり，この脚気は近代医学の脚気を指すばかりでなく，足の麻痺するもの一般をさしている．

昭和23年の秋，埼玉県のある医師の家に往診に行ったところ，隣村から患者をリヤカーに乗せてつれてきて，ぜひ診てくれという．

患者は体格のよい浅黒い顔をした農夫で，約1年ほど前から両下肢が麻痺して歩けないという．医師は脊髄性の疾患だと診断して，ペニシリンを注射しているが，よくならないという．食欲に異常なく，膀胱直腸障害はないが，臍下に力がない．

私はこの患者に八味丸を与えたが，1ヵ月ほどたつと，1人で立てるようになり，5ヵ月目には自転車にのれるようになった．

ある日，この患者は自転車で通行中，前の主治医に出逢った．その医師は，彼の元気な姿におどろいて，どうして治ったかとたずねたので，これこれの医師にかかって，漢方薬をのんだら，こんなによくなったと話したという．そのためか，ある日のこと，この患者を治療していたという若い医師が，私をたずねてきて彼にどんな薬を用いたかをきいた．

その後，何年かたってから，この患者の隣村から，この患者と同じ容態だから，薬をくれといってきたので，八味丸を与えておいた．すると2ヵ月ほどで歩行ができるようになった．

最近またこの患者の紹介で，次のような患者をみた．

患者は18歳の女性，約40日ほど前に，左の項部が痛み，間もなく右の手がしびれた．1人の医師は神経痛といったが，他の医師はリウマチと診断した．そのうちに，右の手足，からだ中がしびれて動かなくなった．そこで医師を替えたところ脊髄の病気といわれ，某病院に入院し，脊髄炎と診断された．そして大小便とも出なくなった．

私が診た時は，体温38度，右半身が麻痺して，動かない．左半身にも

麻痺があるが軽い.

　私はこれに八味丸を与えたが，10日ほどで，尿が自然に出るようになったが，その前に尿が出なかったため，たびたび導尿をしたため膀胱炎の症状が残っていた．しかし2ヵ月足らずで，尿も快通するようになり，しびれもほとんどとれ，歩行もできるようになった．

　武藤敏文氏も，日本東洋医学会第17回関東支部例会で，"八味丸による脊髄炎の一治験例"を発表した．その時の要旨は次の通りである．

「患者　石○実　72歳

　既往症　生来健康にして著患を知らない．

　現症　昭和34年4月から手足にしびれ感があり，それから以後時々物を握ると手が付着して手指が開きにくくなるという現象があったが，四肢の運動には異常がなかった．昭和34年10月下旬に至り，手足の運動が不自由となり，遂に歩行不能になり，排尿困難及び便秘勝ちとなり臥床するに至った．以来1ヵ月医治をうけたが効果がなかった．

　体格良好，栄養やや衰う．脈浮，緊張良好，60，胸部打聴上著変はない．頸部以下知覚鈍麻し，特に右半身は左半身よりも強い．上肢及び下肢は痙攣性麻痺の状態にあり，筋肉は軽度の萎縮を認める．

　二頭膊筋腱反射（艹），三頭膊筋腱反射（艹），腹壁反射（−），提睾筋腱反射（−），膝蓋腱反射（艹），アキレス腱反射（艹），膝搐搦（−），足搐搦（艹），バビンスキー現象（−），オッペンハイム現象（−）

　腹部は胸脇苦満高度にして心下部の充実低抗著明，下腹部はやや軟である．

　四肢の運動麻痺及び膀胱直腸障害により八味丸の投与．10日にして足搐搦消失し，20日にして膀胱障害は消失し，他人の介助により歩行可能となった．患者はこれで服薬を中止してしまった．

　5月後再診する機会を得，脊髄液を検査することができたが，ワ氏及び村田氏反応は（−）であった．四肢の運動は全く健康人と変わりないが，手掌及び足蹠に極度の知覚麻痺を残しており，腹壁反射及び提睾筋反射は依然として陰性であったが，日常生活には何等支障ない状況であった．」

　また太用正隆は，『和漢医林新誌』第173号に，脊椎カリエスによる下

肢の麻痺に牛車腎気丸料（ごしゃじんきがんりょう．八味丸に牛膝，車前子を加えた煎剤）を用いて治した例を発表している．

「府下赤坂区青山北町5丁目46番地小島包太郎の弟の信（明治12年9月4日生）は，東多摩郡中野村の笊屋某方に雇われていたが，明治24年12月になって，突然，背に腫物のようなものができた．もっとも，その前から呼吸が促迫し，歩行に困難を感じていたけれども，別に気にせずにいたが，この頃になって，背が鍵のように曲がって，はじめて亀背であることを知った．しかし時期が年末で忙しかったので，そのままにしておいたところ，肩背が強ばり，胸部から腹部にかけてひきつれ痛み，からだを伸ばして歩くことができなくなり，下肢が麻痺してしまった．翌年の1月になると，病気はだんだん重く，毎晩，盗汗が流れるように出はじめた．そこで19日になって帰省し，その父が渋谷の赤十字社につれて行って治を乞うた．ここでは21日に，撃剣の皮胴のような器械をつけてくれた．それから隔日に，3週間同社に通って治療をうけたが効がない．そこで医員にたずねたところもう手おくれだといって治るとも治らないとも云わない．そこで父兄たち家族のものは皆不治の症として治療をうけず．ただ加持祈禱をするだけであったが，3月3日の午後になって，両足の麻痺がひどくて全く動かなくなり，腰から下は氷のように冷たくなってしまった．こんな風で臀で這いまわるだけである．

4月25日になって，余に治を乞うた．しかしこの時，余は眼の病気にかかって往診ができなかった．そこで，その病状経過を聞いて思うのに，病気は脊椎にあって，もうここまでになったか．しかしこれをみすてるは不仁である．余が力をつくしてみようと，牛車腎気丸料を与えた．6月上旬になって，余の眼がややよくなったので，車で往診したところ，ひきつれて痛むのはすでによくなり，盗汗もやみ，ただ小便が頻数である．そこで前方を3ヵ月ほど連用し，6月20日に，いつものように父に抱かれて便所に行き，片足を草履の上に置いたところふみごたえがあり，次に両脚を置いたがこれもふみごたえがあった．こんな風で麻痺が日に日に去り，下肢は漸々に旧に復し，この頃では数町の処へ歩いて，行けるようになった．これによってますますわが薬方の神効を知った．」

私は脚気で下半身がしびれて、歩行に困難している高齢の女性を1ヵ月足らずで、八味丸で全治させたことがある。20数年前のことである。また30歳の女性が、10ヵ月前にお産をして、その後、脚気となり、ビタミンB剤の注射をつづけているが、全く効がないという。

　症状は下肢と下腹部のしびれ感で、それに脚がだるく、力がぬけたようで歩行が困難である。食欲や大小便には異常はない。多少息切れはあるが、動悸は感じない。

　八味丸を与え、ビタミン剤をやめる。これで次第に足に力がつき、しびれ感も去り、8週間の服薬で全治した。

　また脳出血による歩行困難にも八味丸を用いてよい場合がある。

　初診は昭和12年5月16日、患者は71歳の女性で、数年前、軽い脳出血にかかり、右の足の運びが悪い。そのためときどき転倒する。患者は小便が快通しないことを気にして腎臓が悪くはないかという。食事は多くとると、尿の出が悪くなって、下腹部が脹って苦しいという。大便は1日1行であるが、快通しない。食欲はある。口は渇く。血圧はいつも200から210ぐらいあるという。脈は弦で力がある。

　腹診すると、左右の腹直筋が拘攣し、ことに右の下腹部に圧痛がある。足の運びの悪いこと、尿の出が悪いこと、下腹部が張って腹直筋が拘攣していることを目標にして八味丸を与える。これをのみ始めて、3週間目には、1人で電車に乗ってくるほど足に力がついた。尿も大便も快通するようになった。

　八味丸の桂皮と附子を去った六味丸は、小児の麻痺に用いられる。

　『梧竹楼方函口訣』には、次のように出ている。

　「この方は虚弱児童や解顱（かいろ）の者を治するのがもとで、それを大人の治療にも転用する。これはことによく効く良方で、余はたびたび経験している。

　小児で肝気がたかぶって気が短くなり、何かにつけて泣き出すとやますず、眼に青味が多く、額に青筋があらわれ、顔はいつも蒼白いような者には、この方を半年も1年もつづけてのますと、いつとはなしに気質が落ちついて重厚となり、筋肉の発達もよくなりたいへん達者になるものである。

石束氏の3歳になる児は，ある日，突然頸の筋肉が軟弱になって頭が傾き，手足の筋肉のしまりを失って，いざりのようになって動かなくなった．腹をみると，右側がふくれて気球のようで，これを圧すとぶわぶわして軟らかく，しまりがない．

　石束氏は驚いて，余に診を乞うた．余は言った．これは全く天柱崩倒の症である．腹のふくれたのは腹気が腸を維持することができなくて腸がくずれたと見える．先ず試みに六味丸を与えてみようと言って，これをのましたところ奇効があり，数剤の服用で全治した．」

## 2. 痿証方（いしょうほう）

　方名の通り，足なえに用いる方で，福井楓亭は，『方読弁解』で，この方をあげて，「脚気の痿症に非ずして，只腰より以下の痿にして起たざる者に用ゆ．脚気の痿症愈え易し．脚気に似て脚気に非ず，ただ腰より以下痿して起たざる者難治多し．」と述べており，これによって，この方が脊髄性の麻痺に用いられることを推察できる．

　浅田宗伯は，「この方は福井楓亭の経験にて腰以下痿して起たざる者の初起に効あり．もし津液（体液）竭乏，咳嗽等の症あらば，加味四物湯を与ふべし．但し脚気の痿症にはこの2方よりは済生腎気丸，大防風湯の類によろし．」とある．

　20数年前のこと，神田神保町の洋品店に往診した．この家の主人は40歳あまりで，半年ほど前から歩行が困難になり，二階への階段をのぼるのに困難するという．若い時梅毒にかかったことがあり，医師は脊髄癆だと診断したということであった．

　患者は一見したところ，栄養もよく，血色もよい．八味丸を用いてみることも考えたが，臍下不仁というような状態もなく，腹力も充分にあるので，痿証方に附子を加えて用いた．すると予想外に奏効して，2ヵ月ほどで外出もできるほどに好転した．

　矢数道明氏も，両足しびれて歩行困難を訴え，やっと家の中を這って歩く47歳の女性に，この方を用いて著効を得た例を報告している．

この患者は腹力は十分にあり，心下部左臍傍に抵抗圧痛があり，腹証をみると駆瘀血剤で下したいほど実証にみえたが，この方で奏効したという．なおこの患者は手の握力も消失し，特に左はほとんど握ることができない．茶碗をもつこともできなくて，さじで食べていたという．

この痿証方は，これらの例によってもわかるように，まだ比較的に体力の衰えていないものによいようである．

### 3. 大柴胡湯（だいさいことう）

脳出血または脳軟化症のために，半身不随や言語障害などのあるものに，この方を用いてよい場合がある．この際には，腹部の膨満，胸脇苦満，便秘が目標になる．胸脇苦満がなければ，便秘していても，この方を用いない．

この方を半身不随に用いるようになったのは，わが国の古方家たちの発明で，和田東郭や有持桂里なども，この方を中風に用いる場合のあることを述べている．

『東郭医談』では「この頃の中風または類中風は，腹に積気があって，そのため左右の気のめぐりが不順となり，右または左を塞ぐものである．それ故にていねいに腹を診て薬を用いるがよい．世間の医者は手足の痛みや痿躄などの症に，まんぜんと手足だけ気をつけ腹内を活すことによって，足の病気を治すことを知らない．中風や足の不仁したものに，大柴胡加甘草を用い，のちに抑肝散加芍薬を用いて治することがある．」と述べている．

また『方輿輗』では，次のように述べている．

「中風には大柴胡湯の症が多いものである．その証は胸肋妨脹といって，胸脇下につっぱりこばむ者がある．この証があればいつでも大柴胡湯である．中風には小柴胡湯，柴胡姜桂湯，柴胡加竜骨牡蠣湯などの証はあまりないものである．

この方は腹候で用いる．左の臍傍に塊があり，或いは左の脇下に物があって，中風の状をなし，半身不随の症を呈するものが多くある．これには大柴胡湯で治ったものが多い（大塚言う．右の脇下のつっぱるものでもよ

い．必ずしも左とは限らない）．

　中風や偏枯の症で，左の臍傍に塊があって，それに柄のようなものがついて，脇下に上っているものがある．偏枯もこれが原因とみえる．大柴胡湯のゆくところである．このようなものがないのは難治である．これがある者は8，9は治るから，踏み込んで療治するがよい．」

　『蕉窓雑話』に，次の治験が出ている．

　「薩州の留守居，樺山某という人は，15年前から右足に病があり，騎馬，歩行ともに，10丁も行くと，ひどく足が麻痺して歩けなくなる．6月上旬に余に治を求めた．余はとくと診察して大柴胡湯を用いた．ところが，病人が言うのに，いままで，巴豆，甘遂，大黄などは大量用いたけれども，初めの中は下るが，2，3日すると下らなくなる．大黄などでは下ることはないと．しかし病人の言葉にかかわらず大柴胡湯を用いた．とかく大黄入りの薬は不承知であったが，色々と利害を説明して，強いてこの方を用いる中，同月の中旬になって，風邪で熱があると云ってきた．往診してみるに，熱気は強いけれども，風邪の様子はない．初からこの時まで大柴胡湯で1日1，2行ずつ下痢があったが，2日後に，うんと腹が痛んで，古い雑巾のようなものを沢山下した．それは，ワカメをかためたようで長さは8，9寸もあり，中々切れない．およそ14，5日ばかりもひきつづいて，このような汚物を下し，さっぱりと熱がとれ，痛みもやみ，足の麻痺も忘れてしまった．」

　私はかつて，49歳で脳出血で倒れた男性に，便秘と腹部ことに上腹部の膨満，抵抗を目標にして大柴胡湯を与えたが，数ヵ月で健康人と全く変わらない程度に全快した．それから今日まで20年間，この患者は大柴胡湯をのみつづけているが全く健康で，あとから発病した者が，次々と死んでゆくのに，この人は健康で元気でいる．

　『壺山君茶話』には「偏枯，中風は色々妙薬あれども，本当の治方は大柴胡湯などに薫剤なり．」とある．薫剤は薫法で煙をかがして治す方である．

### *4.* 抑肝散（よくかんさん）

この方は，37. 精神症状の項でも述べたように，肝気のたかぶるものを抑制する効があり，和田東郭や津田玄仙はこれに芍薬を加えて，中風で半身不随の症があるものを治した．

私にもこんな例がある．

ある舞踊の家元の女性が脳出血で左半身が不自由になった．この女性は勝気の人で，いろいろと計画をたてていたのに，それが実行できなくなったために，気がたって，よく怒り，左手を動かすと，その手がしきりにふるえる．足も突っぱった感じで，思うように運ばない．夜もよく眠れない．

この人はやせてはいるが，筋肉のしまりがよく，腹直筋も緊張し，みずおちが硬い．

私はこれに抑肝散を用いたが，これを1ヵ月ほどのむと気分がしずまり，安眠を得るようになり，手足も軽くなって，ひとりで歩けるようになった．

乳幼児で泣いたり，怒ったりしても，すぐひきつけ痙攣を起こすものがある．また熱が出るたびに痙攣を起こすものがある．これは肝気が亢ぶるから，痙攣を起こすと古人は考えた．

このような患者には，平素痙攣を起こさないうちに，この処方を服用させるとよい．これをのんでいると，感情がおだやかになり，泣いたり，怒ったりすることも少なくなり，ひきつけなくなる．

矢数道明氏はこの方を斜頸に用いて著効を得たという．この方は大人の痙攣にも用いる．脳出血，脳炎，脳膜炎などの後遺症で，手足がふるえたり，ひきつれたり，感情がいらいらしたりたかぶったりするものにも用いる．

この処方を用いる目標の1つに，季肋下にみられる腹直筋の緊張がある．しかしこの腹証にかかわる必要はない．しかし腹筋の軟弱，無力のものは少ない．

チック病にも，この方はよくきく．

8歳の少女，約1年ほど前から，しきりに，まばたきをしたり鼻をゆがめたり，クンクンとのどを鳴らしたり，口を歪めたりとても忙しい格好を

するようになった．またときどき外陰部をいろいろの物体にすりつけたり，手でいじったりして困るという．医師はチック病と診断し，薬はないと言ったという．腹診すると，上腹部で，腹筋がやや緊張している以外に，特別な所見はない．

私はこれに抑肝散加厚朴芍薬各2.0を与えた．厚朴と芍薬を加えたのは，厚朴にも芍薬にも，筋肉の緊張を緩解させる効があるからである．

2週間服用した結果は，ややよい．診察中にも，前ほど顔をゆがめない．ひきつづき2週間分を与える．だんだんよい．3ヵ月後には，ほとんど全治したかと思われた．ところがある夜，映画をみたところ，それがおそろしかったとみえ，その後，2，3日は夜中にとび起きて，大声でわめくようになった．そんなことで，全治までに約7ヵ月かかった．

この患者に厚朴芍薬を加えたのは，筋肉の緊張，痙攣をゆるめる目的であった．

次の患者は52歳の女性で，2年ほど前から，まばたきが多くなり，それがだんだんひどくなり，右の視力がひどく悪くなったので，眼科で診てもらったところ，結膜炎と言われた．そこで眼科の治療をうけているうちに，眼瞼が下って，眼が開かなくなった．自分の指先で，そっと眼瞼を押し上げてみると，何ともいえない気分で，とても眼をあけておれない．腹を診ると右下腹に圧痛がある．これは開腹術をやった時の癒着らしい．大便はやや秘結し，月経は5年前よりない．肩がこり，特に右がひどくこる．

こんな状態であったから，和田東郭の口訣によって抑肝散に黄連，芍薬を加えて用いた．これをのむと，大便が快通して，とても気持がよいという．2週間のむと，眼瞼が下ることが減じ，少し眼をあけていられるようになった．3週間のむと，眼をあけていても，まぶしくない．くびのつれるのもよい．しかし，何か仕事を少しして疲れると，眼がしぶくなって，つむりたくなる．しかし全体としては調子がよく，2ヵ月ほどたつと，ひとりで来院するようになった．その頃には季肋下の筋肉の緊張がとれた．ところが，初冬にかぜをひいてひどくせきが出るようになった．この患者は，毎年冬になると，せきの出るくせがあるという．このせきは，床に入ってあたたまるとやみ，朝冷たい風にあたると出るという．それに背が少

し痛むという．

そこで小青竜湯を与えたところ，1週間で軽快し，2週間分で全治したので，また前方にもどした．その後，多少の一進一退はあったが，眼がふさがるようなことはなくなった．

『積山遺言』に，次の治験がある．

「一男子が両足で屈したきりで伸びない．その状は鶴膝風（膝関節炎）のようである．或医者がこれを治療したが効がないという．そこでその腹を診てみると軟弱で背に着くほど陥没しているが，底の方で，つっぱるものがあり，臍の左右を圧してみると痛んで堪えがたい．そこで抑肝散加芍薬を用いたら，1年ほどで治った．

一婦人，年は50歳あまり，手の指が麻痺し，足の指が時々痛む．その人は元来悩みの多い人であったから，これを積気に因るものだと診断して，抑肝散の甘草を倍にして芍薬を加えて用いたところ自然に治った．」

## 5. 柴胡加竜骨牡蠣湯（さいこかりゅうこつぼれいとう）

この方は『傷寒論』に「一身ことごとく重く，転側すべからざるもの．」に用いてあり，脳出血，脳軟化症などからくる半身不随に用いる機会がある．大柴胡湯を用いたいような患者で，神経症状や動悸の強いものに用いる．

浅田宗伯は古人が熱癇癲とよんだものに用いている．

『橘窓書影』から実例を引用してみよう．

「菅沼織部正の老女，千代野70余歳は，ある日，卒倒してから，顔がゆがみ，左の手足が動かなくなり，頭は破れるかと思うほど痛み，顔は赤く，舌は強ばって，物を言うことができなくなった．大便も出ない．診察してみると，腹はひきつれ，みずおちでは動悸をふれる．そこで余は熱癇癲の正証と診断し，先ず風引湯を与え，次いで柴胡竜骨牡蠣湯方中の鉛丹を去り，釣藤，芍薬，甘草，羚羊角を加えて与えたところ，3日後には，諸症軽快し，起き上がって歩くことができるようになった．ただし言葉はもつれて容易に話ができない．そこで前方をつづけたところ，百日あまりたって，やや平生通りに，話をすることができるようになった．

余はいままで中風で，実証の者は，みな『金匱要略』にいうところの熱癇癇に属するものとし，その重い者には風引湯，柴胡竜骨牡蠣湯去鉛丹加釣藤芍薬甘草羚羊角を用い，軽い者には四逆散加棕梠葉，紅花，白強蚕及び抑肝散加芍薬，黄連，羚羊角を用いたが，全治するものが少なくなかった．渡辺甲斐守土屋大膳亮その他数人，みな元気で活躍している．ところで大小の続命湯及び桂枝加朮附湯の証に属する者は，ある程度は治っても全治することはむつかしい．」

　矢数道明氏にも，次の治験がある．

　「横浜の患者で61歳になる頑健そうに見える老紳士が，付添いと共に足をひきずって来院した．本年5月3日が初診である．

　発病は昨年11月13日，選挙運動で疲労困憊していたが，この夜突然，猛烈な頭痛が起こって，その痛みは形容し難いほどはげしく，15分間意識不明におちいっていた．この時血圧は173，先ず脳溢血であろうといわれ，応急処置をしてもらった．

　その後，意識は回復したが，右足が無力になって，ひきずって歩くようになった．東京の有名病院の2，3を歴訪したが，Y病院では脳出血，Z大学病院では脳底の腫瘍であろうとのこと，先ず治療法としては的確なものはないから，安静を守って経過を待つように言われた．

　その他の訴えとしては，首すじの強直感がつよく，首を回すことができない．軽い言語障害があって，ろれつが回らない．また字を書くことが困難で，自分では判ったつもりで書くが他人がみると間違っている．記憶力も減退し，発病後，右眼の視力障害も起こって右側視野が狭くなった．また右の足がだるく自分では階段など上り下りできず，膝が自由に挙らないのでひきずって歩く．2人の肩を借りて来院した．

　発病前は67.5 kgもあったが，半年後52 kgに減少し，諸症は漸次進行状態にある．初診時の血圧は120しかない．

　脈は沈，舌苔なく露出不可能，腹証は心下堅く，胸脇苦満，臍上の動悸をみとめ，右項部堅く緊張し，胸部聴診上ギーメンを聴取し，呼吸困難を訴え，長年喘息の気味がある．膝蓋腱反射両側共に減弱し，足搐搦はない．大小便共に普通．膝蓋腱反射が減弱しているところからすれば中心性麻痺

よりも末梢性麻痺と見られるが, 発病時の猛烈な頭痛, 舌露出不能や言語障害, 書字欠落症状などは中心性麻痺に傾いてくる. はたしてZ大学病院の診断のように脳腫瘍であれば, 内服治療の効果もそれほど期待されないと思う. 折角の希望に対して答え得られるかどうか. すこぶる不安であった.

　腹証は先ず柴胡剤が考えられ, 柴胡加竜骨牡蠣湯の「一身尽く重く転側すべからざるもの」をこの運動麻痺, 不随症状に該当させてこの方を用いた. 鉛丹, 大黄を去る.

　服薬3日目から足の軽くなったのを自覚し, 1週間後, 再度来院の時は, 駅の階段を独りで昇降できた. 前回のことを思うと生まれ変わったようであると非常の喜びようである. 視力も少しはよいし, 喘息気味の方も軽快し, 物忘れも少なくなった. 心下部の抵抗圧痛がとれ, 血圧も120-70に安定した. ただ首を右へ回すと首すじが凝って引っぱられる. 引きつづき服薬中であるが, ますます好調である.」

　昭和16年中に, 私の医院で一番多く用いた処方は柴胡加竜骨牡蠣湯であった. この年は戦争が漸くはげしく, 種々と心を悩ますことが多かったが, しかも患者の体力は戦争の末期や終戦直後の時ほど衰えていなかったので, この証を呈するものが多かったであろう.

　『橘窓書影』にも, 戊申の役の時, 沼田侯が心を悩ますこと多く, 和平ののち, 「忽然として言語蹇渋, 半身不遂, 腹裏拘急, 時々欝冒, 人事を省せず, 精神怏々として楽まず百治効なき者」に, 柴胡加竜骨牡蠣湯去大黄鉛丹加芍薬釣藤羚羊角甘草を加えて与え, 数日で著効を得た例が出ている.

　柴胡加竜骨牡蠣湯はまた癲癇にも用いられ, これで著効を得ることがしばしばある. ただし, 1年も用いて発作のやまないものは, この方の適応証ではない. 私はこれに釣藤鈎3.0, 芍薬3.0, 甘草2.0を加えて用いる. 便秘の傾向がなければ大黄を去って用いる. また原方には鉛丹が入っているが, 私はこれを去って用いる.

　一少年9歳. この少年は, 2歳の頃から時々ひきつけがあり, 6歳になって, 癲癇という診断をつけられた. 痙攣を起こして卒倒するような大発作は少ないが, 1回20秒から50秒位意識の消失する程度の発作が, 多い

日は10数回もあった．そこで某大学で手術をうけたが，やはり意識の消失はやまなかった．

体格は中肉中背で，血色はすぐれない．

私はこれに柴胡加竜骨牡蠣湯去大黄加釣藤芍薬甘草を与えた．これを用いはじめて5ヵ月たつと，全く発作がやみ，その後2年間服薬をつづけた．その間1回も発作がなかった．

次の患者は14歳男子，乳児の頃，中耳炎にかかった．昭和29年に突然，意識を失って卒倒して，はげしい痙攣を起こした．それが毎年少しずつ悪化し昭和34年には，3月，5月，6月，7月，10月に大きな痙攣発作があり，昭和35年には2月と3月に大発作があって，4月に当院に治を乞うた．

腹診すると，臍部で動悸が亢進している．胸脇苦満は右側で極めて軽微に証明されるが，ほとんどわからない程度である．

およそ乳幼児や少年に柴胡剤を用いるときは，胸脇苦満は，あまりはっきり現れないことが多い．腹部もあまり膨満していない．この点は大人の場合とはちがっている．

私はこれに柴胡加竜骨牡蠣湯去大黄加甘草を与えた．これで効がなければ，釣藤鈎，芍薬を加えることを予定していた．

ところが，これを服用しはじめてから昭和35年，36年は1回も発作を起こさず，37年の8月現在まで約2年3ヵ月全く健康である．

## 6. 小柴胡湯（しょうさいことう）・柴胡桂枝湯（さいこけいしとう）

相見三郎氏は癲癇には小柴胡湯で全治するものが多いと論じ，小柴胡湯で治した多くの例を発表している．

氏は癲癇発作の襲来と小柴胡湯証との発現には密接な関連があると論じ，小柴胡湯証が消失したと思って，小建中湯に変方するとたちまち発作が起きてくる．発作の起こる場合には必ず小柴胡湯証が出ているという風で油断がならない．そこで胸脇苦満がなくとも小柴胡湯を続けることとしたと述べ，私は癲癇のすべてが小柴胡湯証体質を基礎とするものなること

を主張せんとするものではないが，少なくともある種の癲癇はこのように小柴胡湯証患者の病態表現の一症状なることを確信するものであると論じている．

ところで相見氏は癲癇に小柴胡湯だけを用いることはまれで，多くは小柴胡湯合桂枝加芍薬湯として用い，これで白痴の知能の低い患者の癲癇を除けば，すべて全治するといっている．ただし服用期間は，3ヵ年，5ヵ年とかかることもあるという．

小柴胡湯合桂枝加芍薬湯は柴胡桂枝湯の芍薬を増量したものであり，その効果はほとんど同じである．私は柴胡桂枝湯を癲癇に用いて次のような著効を得た．

患者は40歳の女性．昭和36年1月頃より，左の下肢に広範囲にわたって発疹ができたが，それほど掻痒感はなかった．ところが2月から，1ヵ月に1回ないし2回の痙攣発作を起こすようになり，そのたび意識が消失した．この発作は夜間が多かったが，まれに昼間に起こることもあった．医師の診断は癲癇であった．

初診は昭和36年5月5日で，主訴は意識消失を伴う痙攣発作で，頭痛と頭重がある．便秘の傾向があるが，胃散をのむと，通じがつくという．

患者は血色のよい肥満した体格で，腹部は著しく膨満し，胸脇苦満が強い．月経は正常である．足が冷えるという．下肢には浮腫がある．私はこれに柴胡加竜骨牡蠣湯去大黄加芍薬，甘草，釣藤鈎，黄連を与えた．

ところが6月1回，7月1回，8月1回，9回1月，10月1回という状態で全く効がみられない．そこで12月2日に，柴胡桂枝湯に転方した．すると12月の月は発作なし．1月も，2月も，3月も，4月も，5月も，ずっと発作がない．

半ヵ年間，柴胡加竜骨牡蠣湯を用いている間，毎月あった発作が柴胡桂枝湯に転方した月からまったく発作がなくなったことは注目すべきことである．

## 7. 風引湯（ふういんとう）

この方は『金匱要略』に，熱癱癇を除くの方として記載され，更に，そ

の主治を「大人の風引，少小の驚癇，瘈瘲日に数10発，医療する能はざるを治す，熱を除くの方」と述べている．

瘈瘲（けいじゅう）とは，筋肉をふるわし，ひきつける状をいう．

そこで私はこれを癲癇に用いて効を得たことがある．

この方の用法を『方輿輗』には次のように述べている．

「この方は冗長で人が試用したことをきかないと用いることのむつかしい処方である．この方をわが国で試みたのは奥村良筑翁である．この方は用いてみると，けしからずよく効く方で，他にこれに代わるものがない．西土でもこの方を互に相唱和して用いたものと見え，『外台秘要』にも，この類方が多くあって，僅かに1，2味がちがうだけの処方が多数ある．奥村翁はすべて治術によくよく意を用いた人で，珍しくて，人の試みない方もよく用い試みた．候氏黒散までも，この人は試みた．

さて，この風引湯にはいろいろの治験があって，沈痾痼疾を治したこともあるが，この方の第1の目標は瘈瘲である．瘈瘲があれば約束通りにきくものである．この方驚風などには手際よくきくもので，他医が参連白虎（参連湯，白虎湯）などを用いている処へ，この方を用いると気持よくきくものである．この方は京師では，田中翁（田中適所）がはじめて用いて効があり，そのため京の医者は，この方の用法の伝受をもとめ，余のところにも他医がたずねてきた．それから京の医者もはじめて，此方の効能を知って，世にもてはやされるようになった．

さて先年，氏秦（ウスマサ）に1病人があり，癇で，四肢がふるい，左手がとくにひどくひきつけ，その脈を診ている中にも，左手がはげしくひきつけるから，その腕を2人してつかまえていなければならないほどで，このようなはげしいひきつけが数年つづいて治らない．三角良察はこれに抑肝散加木瓜を与えて長服せしめたが，効がない．余はこれに風引湯を与えたところ，10日ばかりで，その症が大いにゆるみ，40日ばかりで全く治った．」

## 8. 続命湯（ぞくめいとう）

続命湯という処方は『千金方』に初めてあげられ，しかも同名異方，同

方異名のものがあって，混乱を起こしやすい．本書で続命湯とよぶのは，『金匱要略』に附方として，外台を引き「古今録験続命湯は，中風，痱，身体，自ら収むる能はず，口言う能はず，冒昧にして痛む処を知らず，或いは拘急転側するを得ざるを治す．」とあるもので，ここでは『古今録験』を略して，単に続命湯とよぶことにする．『千金方』には大続命湯とよぶものが3方あり，その1つがこれと同方である．

さて，一般には，『金匱要略』の条文を，中風痱とよんでいるが，私は中風，痱とよぶことにしている．中風および痱である．有持桂里も，痱は中風の古名である．古は痱とよび，後世では中風といったと述べている．

また有持桂里は，続命湯は脈浮数にして舌に苔あるを目的とすると述べているが，私の経験では，脈は必ずしも浮数であることを要しないし，舌苔もあるとは限らない．

『勿誤薬室方函口訣』にも「此方は偏枯の初期に用て効あり．その他産後中風，身体疼痛する者或いは風湿の血分にわたりて疼痛やまざる者または後世，五積散を用ゆる症にて熱勢はげしき者に用ゆ．」とある．ここに偏枯の初期とあるが，藤平健氏も報告されたように，必ずしも脳出血の初期でなく，数ヵ月あるいは1年以上たったものにも効がある．しかし発病後，年月を経ないものに特によいことは，勿論である．

私は最近，有持桂里が述べたように，脈浮大弦にして舌に白苔のある脳軟化症の患者に，この方を用いて著効を得た．

患者は72歳の男性で，色浅黒く筋骨質で，梅毒にかかったことがあり，まだ全快していない．また1年ほど前に，胃潰瘍の手術をうけた．

こんどの病気は，4ヵ月前に発病，右半身の不随，言語障害があり，脳軟化症と診断されて，ずっと治療をつづけているが，ちっともよくならないという．

脈は浮大弦でやや数，舌には白い苔があり，中央が少し剥げている．胸脇苦満は軽微であって，腹筋の緊張はよい．歩行はできるがたどたどしい．のどに痰がからむという．

私は初め香川解毒剤を用いたが，効がないので，続命湯にした．すると1週間の服用で効果がみられ，2週間後には，言語が明瞭となり，足どり

もしっかりしてきた．

　この患者は初診時の血圧148—80で，1ヵ月後には128—70である．舌苔もまったくとれた．

　次の患者は31歳の男性で，肥満している．1ヵ月前，突然に右半身不随を起こした．医師は脳出血らしいということであったが，診断の結果は，脳栓塞であった．

　脈はやや沈で，舌には白苔はなかった．私はこれにも続命湯を与えたが，服薬10日から歩行が可能となり，1ヵ月後には，一見健康人と変わらないほどによくなった．

　この続命湯は顔面神経麻痺にもきく．

　35歳の男性，平素はきわめて頑健であったが，5日前に，とつぜん顔の左半面がひきつれて言葉がうまく出なくなった．中風ではあるまいかといって来院した．

　脈は浮大で，食欲は普通，大小便正常，その他に苦しむところはない．腹部堅満，右に胸脇苦満がある．

　私は顔面神経麻痺と診断して，続命湯を5日分与えた．これをのみ終わって来院したときは見ちがえるほどによくなっていたので，ひきつづき7日分を与えた．それきり来院しないので，どんな風かと案じていたところ，その人の店で働いている職人が来院したので，主人はどんな風かとたずねたところ，あれからすぐによくなって，平生と変わりないということである．

　『橘窓書影』に次の例がある．

　「郡山侯の臣，北条弥一右衛門，70余歳は，ふだんから肩や背がこり，時々臂の痛むことがあった．ある日，ひどく右の肩がこったので，按摩をしてもらっていたところ，急に言葉がもつれ，右半身が動かなくなった．そこで驚いて医者を迎えて薬を4，5日のんだが変化がない．余がこれを診てみるに，腹証にはとりたてて云うところもなく，飲食も普通で，他に苦しいところもない．ただ右の脈が洪盛（大きくて力がある）であるだけである．そこで『金匱要略』の続命湯を与えたところ，4，5日で言葉が滑らかに出るようになり，半身不随も軽快し，脈も左右とも同じになり，

杖をついて歩けるようになった．その後，千金方の小続命湯を与えて全治した．」

『和漢医林新誌』第110号に，山田業精は，痿弱という題で，大続命湯を用いた例をあげている．大続命湯は続命湯と同方のものと人参を黄芩に代えたものと2通りあるが，その目標とするところは，ほとんど変わらない．

「本郷春木町の松本学校の老婦，歳78は昨年より皮膚病にかかり，全身にひろがり，かゆくてこらえられないので，たびたび入浴しては堪えていた．しかし別に障害もなく，だんだんに皮膚病の方は軽快したが，本年2月9日，入浴ののち，突然高い熱が出て時々悪寒と腹痛があり，ひどくのどが渇き，便秘し，食欲がなくなった．そこで余に診を乞うので，診たところ，舌には白苔があり，脈数である．余は風熱の内攻と診断して，荊防敗毒散に四物湯を合して与えたが効がないばかりか，両脚の力がぬけて起つことができなくなった．そこで厲風気下焦脚弱の主治によって，越婢湯を用いたが，これも効がない．考えて大続命湯にしたところ，急に脚の痿弱がよくなったが，こんどはまた前と同じように皮膚病が出た．これはいわゆる上を疏すれば下自ら通ずるの理であろう．古人が痿躄に苓桂朮甘湯或いは香砂六君子湯を用いるのと，表裏中下の差異はあるが，理屈は同じである．」

『温知医談』第8号に岡田昌春は，次のような治験をのせている．

「青山左京大夫の家来上田某は歳60あまりであるが，前々から肝癪筋攣（筋肉の痙攣する病気）の証があり，家丈の治療では大抵抑肝散加芍薬羚羊角を常用していた．ところが一夕昏倒して人事不省となり，意識が回復してのち，半身不随が残り，痰がしきりにのどで鳴るようになった．

そこで私が往診して，これに小続命湯を用いた．しかし少しよいようであるが，あまり変わらない．ところが浅田栗園翁が診察して云うのに，この証は大続命湯の応ずるもので，石膏が多量でなければ効がないと思う．しかしその取捨は薬をもる人の考えにまかす外はないと云って，籃輿（かご）に乗って帰ろうとしているところへ，たまたま私が往診した．そこで栗園翁の説の通りにしたところ，間もなく全快した．もし栗園翁の裁断が

なかったら、おそらく、ぐずぐずと長びいたであろうが、このように奇効を奏したのは石膏の力である．それからのち石膏について、発明するところが少なくないが、それは多端にわたるから略す．

今年の8月3日、麹町区富士見町の長岡仁兵衛と云う人の妻、妊娠5，6ヵ月で、ある日昏倒して意識を失い、ほとんど死人同様である．脈は微にしてあるかないかわからない程度で、嘔逆、悪心がひどい．そこで急に私に往診を依頼してきたが、留守にしていたので、翌日の午後往診した．その時も前と同じ証で言葉を発せず、嘔逆、悪心もひどい．よって、婦人乳、中虚、煩乱、嘔逆の証を思い出し、竹皮大丸料を与えたところ、3日で嘔吐がやみ、意識が回復し、この頃では不随もだんだん治りかけている．石膏を多く用いたことは、あの青山侯の臣上田某と同じであった．」

なお藤平健氏は、『日本東洋医学会誌』第12巻第2号に、"高血圧と続命湯"と題して、6例の治験をあげて、その証を明らかにしているので、その考案の中の一部と、治験の第1例を引用する．

「（前略）さて既述の症例について、その自他覚症状を検討してみると、本方証として条文に挙げられている症候以外にも、いくつかの共通な症状が見出される．

すなわち自覚症状のうちでは、"項背が凝る"という症状が6例中6例に共通していて圧倒的に多い．

他覚症状では、脈は弦緊が4例、弦遅及び弦が各1例で、弦脈を呈することが共通している．

舌候は、全例に乾燥した厚いまたは中等度の、白ないし白黄苔をみている．

腹力は、中等度が3例、それよりも充実しているのが3例で、いずれも実証の腹状を呈している．

心窩部の抵抗並びに圧痛は、全例に中等度に認められている．

胸脇苦満が認められないのは6例中1例のみである．

以上からもわかるように、本方が奏効したこの6症例は、いずれも大柴胡湯証近似の症状を呈しているのである．しかし第1並びに第3症例では、実際に大柴胡湯を長く応用してはかばかしく行かず、本方に転方するに及

んで，急に好転している．他の4症例も，もし本方を応用しはじめる以前であったならば，いずれも一応大柴胡湯を第1または第2候補として用いたに違いないのである．

　本方中には石膏が配剤せられていて，渇のあることが考えられるが，実際に渇のはっきり出ているのは第5例の一例のみで，第6例にも時にはのどが渇く程度の状態はあるが，大体に於て渇症状の存在は顕著ではないようである．（中略）6症例中，第1，第2，第4，第5の4例には，運動麻痺，知覚異常等の条文明示の症候が存在するのではあるが，第3，第6の2例には，それらを認めていない．この2例は，高血圧があって，大柴胡湯証類似の症候を呈し，かつ項背が凝るということのみを目標として本方を応用したのである．それも，従来ならば当然先ず大柴胡湯を投じたであろうところを，本方による数例の治験があったあとであるために，第5例では，いきなり本方を投与することになったわけである．

　なお本方を卒中発作後5日目の脈，腹共に力のない虚証の患者に投じて，20日間様子を観察した1例では，まったく変化をみることができなかった．

　以上から本方の証を補足してみると，次のようになる．すなわち続命湯の証は，卒中後の運動，知覚，または言語障害があって，自覚的には，項背が凝り，他覚的には，大柴胡湯証類似の脈，舌，腹候を呈する場合がある．

　症例　河○大○　♂　62歳　初診35．6．24．昨年10月に卒中発作を起こして倒れた．安静と加療によって，4ヵ月ばかりで，症状の大部分はとれたが，左側の手指と，同側の下肢から足先にかけてのビリビリするしびれ感が残っており，かつその部分の知覚もやや鈍麻している．それに呂律が僅かにもつれ気味で，早口にしゃべる事ができない．現在も高血圧専門と称する某医の内服と注射による治療をうけているが，血圧は常態に復しても，上記の後遺症がとれなくて苦しんでいる．

　自覚症状　既述の症状以外には，多少汗をかき易いという症状がある程度で，他にはこれという症状をみない．大便は1日1回．夜尿はない．

　他覚症状　患者は小柄ではあるが，やや太り気味，短頸，あから顔とい

う定型的な卒中体型を呈している．

脈は弦にしてやや緊．舌は乾燥した厚い黄苔でおおわれている．

腹は僅かに膨満の気味で，腹力は充実し，心窩部右肋骨弓下に中等度の抵抗並びに圧痛，左肋骨弓下には軽度の抵抗と，圧に対する不快感とが認められる．腹直筋は左右とも緊張を呈しており，臍の左斜下2横指附近には，中等度の抵抗と圧痛を証明する．

血圧は134－85．眼底所見K・W第Ⅱ群．

経過　以上の自他覚症状によって，先ず防風通聖散料去大黄をAとし，桂枝加苓朮附湯（附子2.7）をBとして，これを隔日交互に服用させて様子をみることとした．

7月1日　服用後1週間．全く変化がない．そこで瘀血症状を目標に，Aを桂枝茯苓丸料，Bを前として，隔日交互に服用させることにした．

7月8日　これまたほとんど変わりがない．今度は心窩痞鞕，胸脇苦満，弦脈，乾燥した黄色舌苔，腹力実を目標として，Aを大柴胡湯去大黄，Bを前方として様子をみる．

9月2日　いくらか良いような気もするというので前方を持続したが，暑さまけのせいか最近根気がなくなりのども渇く．腹診により，僅かながら臍下不仁が認められるので，Aを前方とし，Bを八味丸料（附子0.7）として与えてみた．

以上のような具合で，症状は良くなるかに見えてよくならず，一進一退して，途中あるいはさらに黄解丸料を試み，或いは四逆散料に転方し，更に再び桂枝茯苓丸料にもどるなどして，四苦八苦したのであるが，一向に改善しない．そればかりか，翌年の3月には血圧が190―110と逆もどりして，再発作の危険すらおきてくるという始末．

そこで，続命湯に知覚障害の指示のあった事を思い出して，これを試みてみることにした．実は，続命湯の発作後まだ日の浅い者のみに有効と考えていたので，このように日数を経てしまった患者には，恐らく応ずることはあるまいが，窮余の一策，ものはためし，といった程度の気持で投じてみたのであった．ところが，これが意外に奏効した．

36年5月12日　2週間分を持参してのみ終えた続命湯がよく効を奏し

て，今度はじめて薬がよくきいたのがわかったという．しびれ感が急激に少なくなった．からだも軽くなって来た．前方を投与．

 5月26日　手のしびれは完全に消失した．まだ足に少し残っている．

 6月16日　益々具合よい．いままで何を投じてもとれなかった舌の厚い黄苔が，漸くとれて，薄い白苔となった．舌のもつれも感じなくなった．血圧140―85．

 10月27日　手にも足にも，まったくしびれを感じなくなった．

 37年1月12日　用心のため前方を続服していたが，引続いて好調なので，これで廃薬することとした．」

### 9.　小続命湯（しょうぞくめいとう）

 ここで小続命湯とよぶのは，『千金要方』に「小続命湯は，卒中風，死せんと欲し，身体緩急，口目正しからず，舌強ばって語ること能わず，奄々忽々，神情悶乱するを治す．諸風これを服して皆験，人をして虚せざらしむ．」とある薬方で，附子が入っている．続命湯には石膏が入っているから，陽証のものに用い，この方は附子が入っているから陰証のものに用いる．

 例をあげよう．

 患者は43歳の男性．昭和24年のある日，強いくしゃみをした時，右の上腕に痛みを訴えた．その後，どうも調子がよくないので，某国立大学の附属病院に入院した．しかしさっぱりしなかった．昭和29年になって，右の示指が動かなくなった．昭和33年4月に高熱が出た．その後，右の足がしびれ，歩行が困難になった．その頃から左の小指も運動が制限されるようになった．そこで6月になって，東京の某大学附属病院に入院したが，病名も不明で，症状は少しもよくならないという．そこで同年の8月24日に当院に治を乞うた．

 以上の症状のほかに，めまいと頭痛がある．脈は沈弦小で，血圧は132―88．膝蓋腱反射が亢進し，右側は特にはなはだしい．腹診上には特に著明な変化はみられない．大小便は快通し，安眠もできる．

 私はこれに小続命湯を2週間分を与えた．これをのみ終わって来院した

ときは，めまいがよくなったが，その他には大した変化はなかった．更に2週間分を与える．これをのみ終わって来院したとき，頭痛，しびれ感もとれ，小指も動くようになり，歩行も前より楽になったという．更に2週間分を与える．これをのむと，足に大分力がついて，階段の上り降りがよほど楽になったという．

先年，72歳の男性で脳軟化症が亢じて，小便を失禁し，意識はもうろうとし，あと数日があぶないと思われたものに，この方を用いて一時の急を救い，また2年あまり生きのびたことがある．続命の名に恥じない薬効である．

### 10. 烏薬順気散（うやくじゅんきさん）

気のめぐりをよくして，気の鬱滞によって起こる四肢の疼痛，麻痺，運動障害などを治する目的で用いる．虚証で脈の微弱なものには用いない．

『餐英舘療治雑話』の烏薬順気散の項には「当今，肩背の痛んで手臂麻痺する証には気に属する者が甚だ多い．肩背がはって麻痺し，或いは心下がつかえて気ののびない証は，皆七情の病で，この方で著効をとる．或いはこれに羌活，防風などの風薬を加えたり，少し附子を加えて用いると更によい．この頃の病人には，気滞と肝鬱に目をつけよというのは，このことである．またはっきり気滞の徴候が見えなくても，難治のものにはこの方を用いてみるとよい．婦人で背から腕にかけてしびれて痛むというものには，なおさらこの方の証が多い．」と述べている．

顔面神経麻痺で，葛根湯を用いて効なく，この方で著効を得たことがある．寒冷にあって口眼喎斜を起こしたというところを目標とした．

『梧竹楼方函口訣』には「烏薬順気散は中風の初起で，頭痛，悪寒，発熱，口眼喎斜，半身不随等の症状があって，一通り中風の初起の表症のある者に用いる主剤である．余が家では中風の常用方である．この方と人参順気散はいずれも表症のあるものに用いる．しかし言語障害があり，意識もぼんやりしているようなものには遠慮するがよい．それよりも一等軽いところに用いる．雑病一切気のめぐりが悪く，四肢がしびれ或いは首がまわりかね，或いは口がゆがみ，或いは歩行する時に，足の工合がわるいも

のなどに用いる．また足をねじり或いは床を踏みはずし，或いは重い荷物を持って腰脚などをぎっくりと筋を違え，それが原因で痛むものなどによくきく．」とある．

### 11. 八味順気散（はちみじゅんきさん）

この方は四君子湯に，烏薬，青皮，陳皮を加えた方であるから，平素から胃腸が弱くて，気欝の傾向があるものを目標とする．そこで以上の素地のある人に現れる麻痺に用いる．

『衆方規矩』には「中風を治するには先ずこの薬を服してその気をめぐらして，次に風を治する薬を用ゆ．」といい，「にわかに倒れて人事を知らず，痰が多くてのどを塞ぎからだがすくんで動かず，しびれ，舌が強ばり，物を言うことのできないものには，この湯を与えて効験がある．」とも言っている．しかし，「すべて気が欝して起った病で気の弱いものに妙である．」という点に注目しなければならない．

三黄瀉心湯を用いるものとは，大いに異なるから，これと区別しなければならない．

顔面神経麻痺に，この方を用いて著効をとることがある．これも気のめぐりが悪く，胃腸が弱いというところが目あてになる．

『医事小言』に，次のような例が出ている．

「1人の士が夏，殺生に出かけたところ，あんまり暑いので，人家に入って酒をのんで涼んでいるうちに，うたたねをした．眼がさめてみると，お供のものたちは，主人の口がゆがんでいるのを見ておどろいた．ところが本人は別に苦しいところはないから，殺生に行こうと云ったが，これを無理にとどめて家に帰り，余に治を乞うた．

診察してみたところ，脈は和して異常なくどこも煩しい所はない．これは中風の一種だと診断して，八味順気散を与えたところ，10日ばかりで口も眼も，もとのようになった．」

### 12. 帰耆建中湯（きぎけんちゅうとう）

小建中湯，当帰建中湯，黄耆建中湯，帰耆建中腸などは腹直筋の拘急が

ひどくて，歩行困難，または歩行不能の者に用いて，時に著効を得ることがある．その際，疼痛のある場合があり，知覚麻痺の伴うこともある．

続建殊録には，脊椎カリエスと推定できる患者に，当帰建中湯を用いて奏効した例をあげている．

「一老婦，脚足疼痛すること10余年，遂に攣急して痿癖となる．身体羸痩，腹中拘攣，胸張りて亀背の如く，仰臥して転側すること能はず．ただ飲食常の如し．故を以って気力衰えず．先生当帰建中湯及び消石丸を与ふ．月をこえて歩行することを得たり．」

私にも，次のような治験がある．

昭和9年の11月のこと，茨城県の山間にある知人の別荘にでかけて，行く秋の風物に詩情を肥やさんと1泊したことがある．

その時，村の者が数人して戸板に乗せた青年を運んできた．聞けば隣村からわざわざ診察をうけにきたのだという．診れば，やせた血色のよくない青年で，1人では寝返りさえできない．病人のいうところによれば，病気になってから，もうかれこれ10年にもなるから，元の身体になることは望まないが，せめて大小便が人手をかりずに，済せるようになれば満足だという．

医師から脊髄が悪いと言われたそうであるが，脊椎の形状から，カリエスではないかと考えた．脈は弦で，しかも弱である．腹直筋は弓のつるを張ったようになって，脊柱はひどく変彎しているので，仰臥することができない．無理に力をいれて背を伸ばそうとすると痛む．大小便と食欲は普通である．

私は虚労と診断し，腹直筋の攣急とやせて血色のよくない点を目標にして，帰耆建中湯を与えたところ，1ヵ月ぐらいで，ひとりで坐れるようになり，3ヵ月たつと，杖をついて歩けるようになり，翌年の夏は健康人と同じく動作ができるようになり，たいへん喜ばれた．

以上あげた建中湯類の腹証では腹直筋の攣急を認める場合が多いが，また場合によっては腹部が軟弱無力のこともある．

### *13*. 十全大補湯（じゅうぜんたいほとう）・補中益気湯（ほちゅうえっきとう）

十全大補湯は慢性病，大病後，虚弱人，老人，幼児などで，気力，体力ともに衰えたものを目標に用いる．そこで私は骨または関節の結核，小児麻痺などで，体力衰脱して元気のないものに用いて効を得た．

私は埼玉県某市で，3歳の男子を診察した．この子は生後1年ぐらいの頃，小児麻痺にかかり，その後，歩行ができなくなり，母親はこの患児を背負って，毎日東京の某大学病院に通って，電気治療やマッサージにかかること約1ヵ月に及んだが，いまだにひとりで立つことすらできないという．手は左右とも自由に動くが，足は左右ともに，やせて力がなく，ことに右側の麻痺がひどい．栄養は衰え，血色は悪く，元気がない．その上に遺尿症がある．

こんな症状であったから，私はこれに十全大補湯を1ヵ月分与えた．約1ヵ月ののちに，母親がつれてきた患児をみると，栄養，血色ともにみちがえるほどによくなり，ひとりで立つようになった．遺尿症もよくなった．3ヵ月目には，障子や窓につかまって歩くようになった．

補中益気湯は，古人が「脾胃の元気の虚」といった場合に用いる．脾は今日の脾を指すのではなく，胃腸の消化を助けるものだとあるから，脾胃の虚は，消化作用の弱い気力のないものを指している．古人の言葉をかりて言えば，十全大補湯は気血の虚を補い，補中益気湯は気の虚を補うものである．

『梧竹楼方函口訣』には，次のよう述べている．

「中風にこの方を用いるのは，薛己の『内科摘要』などがはじまりである．勿論元気悪く脈にも腹にも共に力がなく熱の少ないものに用いる．

飛鳥井大納言雅威卿は年50あまり，春2月のはじめに感冒にかかって，1，2日たった頃，急に半身不随，口眼喎斜を起こし，5，6の医をよんで治療をしたが，少しもよくならない．そこで和田泰冲を召した．泰冲は丸味の羌活湯を用いたところ．1，2日で感冒はよくなった．そこへ余が招され泰冲といっしょになった．診てみると，この人はもとから

脱肛があったが、この時も脱肛しておさまらない。そこで余は補中益気はどうかと泰冲にはかったところ、泰冲も同意したので、補中益気湯加羌活，附子，防風を与えた。すると、2, 3日で脱肛がおさまった。つづいて前方を与えたら、半身不随もまたよくなった。」

### 14. 九味半夏湯（くみはんげとう）

この方は石崎朴庵の『飲病論』に出ている薬方で、津田玄仙もこれを愛用し、『療治経験筆記』に、種々の記録を残している。

「この方は一切の留飲（水分の代謝が悪くて肥満しているものを指している。）を治する方である。すべて世に云う中風，中気の症はこの留飲からおこるものが多い。心をくばって診察することが肝要である。もし留飲にまちがいがなければ、この方に加減して用いて治るものである。

すべて40歳ばかりから、からだが重くなって、わるぶとりに肥えて、少し道を急いで歩く時には、息ぎれがして苦しいという者は、留飲として治療するがよい。主力は九味半夏湯にし、その他の病証があれば、別に対応の処方を兼用する。

麻痺不仁も留飲から発する者が多い。しかし留飲からくる麻痺不仁は、からだが重く、息ぎれがし、わるぶとりに肥える等の症があるものである。このようなものは九味半夏湯を本剤とし、その他に病状があればそれに対応する処方を兼用するがよい。

40歳から50歳の頃、わるぶとりに肥えて、手足が思うようにきかず、肩や腰が痛み、起臥にも人の手をかりないとできかね、数年間廃人同様になることがある。これにも留飲からくるものがある。ある人、60歳ばかり、四肢が萎弱してきかないこと15年あまり、余はこれを飲病と診断して九味半夏湯を用いたが、長くかかって全快した。

すべて世の人、肩や腕などが痛んでしびれると、はや中風，中気でもあろうかと心配し、医者にみせると、医者もまた留飲であることを知らず、これは中風の前兆だといって、烏薬順気散や清湿化痰湯などを用いるのが通例である。しかしそれらの薬で効のないのは世人の知る通りである。これは皆留飲のわざで中風ではない。早く九味半夏湯に赤小豆を用いて、そ

の留飲を去る時は10中の8,9は効がある.不思議がることはない.

　一男子,歳は50あまり,ややふとり加減である.この人,左右の手が少しふるえる心持で,重い物を持つ時はよいが,軽い物を持つときは手がふるえて,どうにもならない.足も力がなく,眼力もとぼしく,顔と手に少し浮腫がある.脈は微弦である.その他には変わったことなく随分達者である.九味半夏湯に腎気丸を兼用したところ3月ばかりで治った.

　また一男子を治す.その人はもっと痩せた体である.歳は50ばかり.この男も両の手がふるえて重い物を持てば,なんのこともないが,軽い物を持つと手がふるえて,持ちかねる.他には変わったことがない.脈は微弦である.これも同じく九味半夏湯で50日ばかりで治った.以上の2条は朴庵の経験である.

　一男子,40歳ばかり,痩せも肥えもせず中肉である.ある日,湯をあびたところ,半身はあつさがわかるけれども,あとの半身はさっぱり湯のあつさがわからない.この人はその他は随分達者で常人と変わらない.これも九味半夏湯を用いたところ20日ばかりで治った.これも中風,中気の前兆と考えて留飲とは思いつかない処で,たいていの医者は烏薬順気散ですますところである.」

## 15．小青竜湯（しょうせいりゅうとう）・大青竜湯（だいせいりゅうとう）

　この2つの処方も,各種の続命湯と同じく麻黄が主薬である.しかもこの2方は『金匱要略』にもある通り,溢飲を治するものである.溢飲とは「飲水流行して四肢に帰し当に汗出ずべくして汗出でず,身体疼重す,これを溢飲と謂う.」とあるによれば,これもまた体内の水分の異常蓄積をいうのであって,前記の留飲と同じである.古人は体内の水のことを飲ともよんだのである.

　そこでこの処方も,続命湯や九味半夏湯を用いるような場合に用いられる.続命湯は大青竜湯の生姜を乾姜に代えて,当帰と人参を加えたものであるから,大青竜湯を用いる患者よりも,体液枯燥の傾向があって,体力の衰えたものである.

『療治経験筆記』には，次のように述べている．

「一男子，50あまり，わるふとりに肥えた人である．1日，人と話しているうちに，ふと舌がもつれると思ううちに，さっぱりと無言になった．余が脈を診てみるに，弦にして数である．余が思うに，これは水飲が心，肺を蒸したためであろうと，小青竜湯を与えたところ，半身不随を起こし，言語も発せず，熱もつよくなり，元気ももうろうとして，反って様子がわるくみえた．そこで大青竜湯を10日ほど用いたら熱も大半は下り，諸症もよくみえた．そのあと九味半夏湯を50日ほど与えて，さっぱりと治った．」

### 16. 桂枝加附子湯（けいしかぶしとう）

この方は『傷寒論』の方で，発汗がすぎて体液が減少し，小便が出しぶり，四肢がひきつれるものに用いてあり，これにヒントを得て，いろいろの歩行困難のものに用いられる．この方は大柴胡湯などを用いるような体格のよい人ではなく，虚弱な，血色のすぐれない冷え症の者に用いる．これに朮を加えたり，茯苓，朮を加えたりして，桂枝加朮附湯または桂枝加苓朮附湯として用いることもある．

『老医口訣』には「産後ならびに諸病後に，脚の立たざる症あり．桂枝加朮附湯或いは大黄附子湯を用い，証に随て紫円を時々用ゆべし．本症はとかく附子剤がよろしきなり．」とあり，『処方筌蹄』にも，「痿躄数種，皆桂枝加朮附湯によろし．紫円を兼用す．」という．

山本鹿州の『橘黄医談』には，小児麻痺と思われるものに，桂枝加苓朮附湯でよくなるもののあることを述べている．

私に次のような例がある．

患者は65歳の痩せた男性で，7ヵ月前に脳出血で倒れ，その後，右半身不随を訴え，目下は杖をついて，どうにか歩ける程度であるが，右手は箸を持つことがむつかしい．手にも足にも，しびれ感があり，冷えて困るという．大便は1日1行．

脈は弦浮大，臍上で動悸が亢進し，腹筋は一体に緊張している．

私はこれに桂枝加朮附湯を与えた．附子は1日量0.5を用いた．

ところが、これをのむと妙なことが起こった．ある日、患者の長男だという40歳くらいの方が、私の診察室をおとずれ、「あの薬はたいへんよく効いて、おかげさまで、父はとても元気になりましたが、母から苦情が出ました」という．その苦情というのは、あの薬をのみ始めて20日ほどたつと、父親が毎晩、母に乗りかかって、そのため母が眠れないので何とかしてほしいというのである．附子に性欲を亢進させる力のあることはきいていたが、その効果に私はおどろいた．

### 17. 甘麦大棗湯（かんばくたいそうとう）・人参湯（にんじんとう）

甘麦大棗湯は舞踏病やヒステリーの痙攣発作にしばしば用いられるが、私はかつて、ジャクソンの癲癇と診断されたものに、この方を用いて著効を得たことがある．

その少女は、運動会で転倒して、頭部を強打し、その後右半身の不随と全身痙攣を伴う意識消失が1日10数回も起こるようになり、言語障害もあった．痙攣発作時には、尿を失禁した．こんな状態が1ヵ年あまりつづき、種々の治療も無効であったという．

診察してみると、右腹直筋が棒のように硬く四肢の筋肉も強く緊張している．診察中にも発作が起こった．発作を終わるとしきりに欠伸をする．

『金匱要略』をみると「婦人にみられる蔵躁という病気は、たびたび悲しみ、泣き、ちょうど、物のけがついたような奇妙な恰好をし、たびたび欠伸をする．これは甘麦大棗湯の主治である．」とある．私はこの条文によって、甘麦大棗湯を用いた．患者は、これをのむと日増に痙攣がやみ、1ヵ年ほどで全治し、常人と変わらなくなった．この蔵躁という病気は、ヒステリーのようにみえるが、この少女はヒステリーとは思えなかった．

その後、一少年のジャクソンの癲癇に、この方を用いたが無効であった．

鎌田碩庵は舞踏病にこの方を用いて著効を得た．その一文が『洛医彙講』の中に集録されていて、眼前に親しく患者を見るように、その発作の模様を描写している．次になるべく原文のまま引用する．

「一婦人歳24，5．かつて瘧（マラリヤ）を患ひ、愈えてのち、一種

の奇疾にかかる．余に請ふて，これを診せしむ．時に7月下旬，暮夜なり．
先づその証を問ふに，婦曰く，妾が病態，言を以ってのべがたし．請ふ君
一霎時をまて．今病，将に発せんとす．幸に視以って之を救へと．予その
の言を怪しみ，脈を診し腹を候ふに，大異あるなし．飲噉，便溲（食欲と
大小便）もまた自ら常の如し．但その月水（月経）或いは時に期に愆ると
云う．是に於て診し畢りてまつこと少頃，病婦自ら告げて曰く，病，今ま
さに発するなりと．頓に枕席につく．則ちその喉内一種の声響あり，喘に
非ず，噦に非ず，噫に非ず，殆んど名状すべからず．甚だ苦悶煩擾の態な
り．之に継ぐに左手の大拇指，自然に廻転旋戻し，恰も木偶戯の機関の如
く然り．漸次遍く5指に及び互に相廻転す．その敏捷軽利なること人の擬
ね及ぶ可き者に非ず．5指の廻転已に終れば則ち腕の廻転もまた猶は指の
如し．腕転じ終れば則ち大いに臂，肩を張り，旋転努力し，将に人をうた
んとする者の状の如し．その勢自ら制すること能はず．その母傍に在て曰
く，之をとむべきかと．婦の曰く，可なりと．母乃ち拇指をもって，痛く
尺沢（肘関節内面の経穴で手の太陰肺経にぞくする）の辺をつめること一
過，旋転頓に絶す．而して手痿軟不随し猶ほ痹を患ふ人の如し．母予に告
げて曰く，請ふ右脚の廻転を視よと．因って之を視るに，右脚の5指相遂
ふて廻転すること猶ほ手指の如し．但之を手に較ぶれば稍敏捷少きのみ．
次は乃ち跗（足のこう）を旋転す．また腕の手におけるが如し．跗転じ終
れば，則ち大いに脚腿を挙げて転戻努力すること臂転と一般なり．然れど
も脚転の間，傍人のために之を扶持してその勢を益助す．予問ふ，何ぞ自
然に任せずして反って之を助くるや，答えて曰く，然り，唯手に在りては
則ち助けずと雖も大なる害なし．脚転の如きは則ち扶持して助けずんば則
ち後甚だ疲憊す．暫くありて母又曰く，之をとむべきかと婦の曰く，可な
りと．母乃ち拇指を以って痛く委中（膝関節内側の経穴）のあたりを爪る
こと一過，旋転頓に絶す．而して脚痿軟不随また猶手の如し．是において
右手を旋転し，左脚を旋転すること皆前状と同じ．四肢の旋転尽く終り，
然るのち，眼球廻旋し，相ついで眉稜動き，皮毛もまた瞤動す．次は則ち
鼻尖旋揺し，次は則ち雙耳旋し，既にして枕を投げうちて，頭茎を振掉す
ること数回，髪鬢これがために鬆々たり．最後は則ち仰きて腰臂を揺すこ

と尤も頻なり．その醜態甚だ厭ふへし．母乃ち曰く，符水を与ふべきかと．婦曰く，請ふ之を速にせよと．因って茶鐘に冷水を盛って莽草葉一片を泛でこれに与ふ．頓に飲み，碗を傾け大息数次，瞑目すること須臾，俄然として起て坐して曰く，妾の病，かの如き者，ここに3年なり．但其始は1月に僅に2，3発，年に漸に，月に加り，今や間日必ず作る．医禱，鍼焫，百術応なし．君，それこれをあわれめよと．予つらつらみて時を移す．疑怪昏惑神志惘然毫も治す可き案略なし．（中略）因って再び心を沈め，息を潜めて，少間あって，忽然として得るところあるが如し．金匱要略に曰く．婦人臓躁，しばしば悲傷哭せんと欲し，かたち神霊のなす所の如く，しばしば欠伸す．甘麦大棗湯之を主ると．ここに於て断然おもへらく，この婦人の患ふところは即ち臓躁，蘭説の子宮癎のみ．蓋し臓は子臓，子臓は子宮なり．仲景氏（張仲景のこと，金匱要略の作者）婦人の2字を掲ぐ，以って見るべし．その謂ふ躁は，躁擾禁乱の義，蘭説に所謂運動の次序なき者是なり．ついに子臓変じて癇痙攣迫の象を見せしむなり．予すでにこの案を得，恰も一鴻宝を獲たるが如く．因って再び婦に問ふて曰く，汝，病発する毎にすなわち悲傷して哭せんと欲するの意あること無きを得んや，婦曰く，実にこれあり，ただに発するに臨んでこれあるのみにあらず，常に事なきと曰ふと雖どもまた善く悲惋（ひわん．悲しみいたむ）涕泣やむこと能はず，忍びて之を絶んと欲するもまた能はざるなり．又問ふて曰く，発するに臨んでしばしば欠伸するや，婦曰く，然り，偶然欠を発し，則ち或いは4，50或いは百余綿迸出して自らやむ能はず，その発するに臨み四肢を旋転するや，人皆見て之を怪しむ．妾は則ち体気舒暢恰も平時快く欠伸をするが如きを覚ゆるのみと，予ここに於て掌を提して曰く，是あるかな．汝の病情，予今尽く之を得．これを仲景の説く所の婦人臓躁に徴するに，符節を合する如し．然れども蘭医は乃ち之を子宮癎と云ふ．夫れ地に東西あり，時に今古ありと雖ども，聖医の公案方策に儼然たり．予汝がために，治を施さん．それ必ず奇中を得んと．すなわち甘麦大棗湯を作りて之を与ふ．後，1日を間して往診す．婦曰く，薬を服して以来，神志条暢，今夕，また発すべきの機なしと．予笑って曰く，病の治するの術，我れすでに籌得す．然りと雖ども3年のひさしき豈に能く一旦にして

速愈を得んや.すべからく日を久しうして久を持して愈ゆるを待つべしと．また間日にして往診す．婦曰く，前宵たまたま一発す．しかれども之を往日にくらぶれば，その勢僅かに10の2，3のみ．霊薬の験また何ぞ疑はん．予黙して去る．その後，間日，往診する者，8，9．その間，8月上浣，たまたま迅雷にあひ，頗る発す．これより截然として復発せず．薬を服すること40日ばかりにして全治す．（中略）予すでにこの説を記す．おもえらく，かくの如き奇疾，蓋し多からず．以って之を人に示すも，恐くは怪誕としてその僥倖を嘲る．また以って憾むべし．後3年，たまたま婦人来りて診を乞う者あり．時に右臂を伸して廻転して自ら烟盤に抵触して恬然として避色あることなし．是また臓躁ならんと．之を熟診するに及び果して前婦の如し．但身体瘡癬ありて数年愈えざるのみ．又前方を与へ，臂転乃ち止み，他証もまた随って愈ゆ．又1年余，予が族家の新婦事に由って，意に悖り，俄に癇瘈を発し，爾後，頻々欠伸をなし，両手10指覚えず，旋転鼉曳し自余多く子宮癇の候あり．また前方を与へて全愈す．」

甘麦大棗湯を，もっとも多く用いたのは，今泉玄祐である．この人の著書に『療治夜話』という精神神経病の治療をしるしたものがあり，ほとんど大部分の患者にこの甘麦大棗湯を用いている．しかしこの人の治療は，移精変気と祝由による精神療法が主で，服薬はむしろ従となっているので，甘麦大棗湯の証と思えないものにも，この方を用いた多くの治験が出ているが，ここには引用を遠慮しておく．

それでは舞踏病やヒステリーにはいつでも甘麦大棗湯がきくかというに，必ずしもそうではない．岑少翁は人参湯で舞踏病を治している．その治験を門人が次のようにしるしている．

「一老嫗奇病あり．時々発す．その症手をまわす．或いは半日或いは1日も止まず．その早きこと風車の如し．先生之を診するに，病人をして仰臥せしめ，強くその心下を接すれば，その手をまわすことを止む．接せざれば又手をまわすこと旧の如し．先生，微笑して曰く，今日，病根を得たり．病療すべしと．乃ち人参湯を作り之を与ふ．服するに随って手をまわすこと追々減ぜり．1月余にして病全く愈ゆ．」

岑少翁は吉益東洞の弟子中で，第1人者といわれた人で，腹診の妙手と

いわれた．この患者に人参湯を用いたのは，心下痞鞕を発見したからであろう．

### 18. 葛根湯（かっこんとう）

この方は『傷寒論』で，項背の強ばるものに用い，『金匱要略』では，口噤して語るを得ず，剛痓をなさんと欲すというものに用いている．ここで剛痓というのは，破傷風を指したもので，牙関緊急して，口を開くことができないものに用いるのである．破傷風にはあとで述べる大承気湯も用いられるが，葛根湯はその初期で口噤語るを得ずという程度のものに用いる．ところで，破傷風でなくても，口を開くことが困難なものに，この方を用いてよい．

私に次のような著効例がある．

36歳の中肉中背の女性が5ヵ月ほど前から口が開かなくなり，いろいろ手当をしたがよくならないといって来院した．無理にあけようとしても，右のあごの関節がこわばっていて，痛くて動かない．指が1本入るくらいがやっとである．そこで『金匱要略』の条文にヒントを得て葛根湯を用いた．葛根湯が筋肉の緊張を緩解する作用のあることは，一般に知られているところで，これで肩こりや腰痛が治り，また破傷風の痙攣を治する効がある．こんなことを考慮に入れて，10日分を投与した．ところが不思議なことに，これをのみ終わって来院した時は八分通り口が開くようになり，1ヵ月あまりで全快した．

その後，また1人の女性で，口が開かないというものに葛根湯を用いて，3週間ほどで全治した．

平原元琳は『温知医談』第21号に，破傷湿治験と題して，次の例を報告している．

「余が上毛，高崎に寓居の頃，旧藩士大滝某2男年14，5は雨天の時，素足で外に出て右足の甲を少し損傷した．しかし小さいきずだから何もつけず，1日ばかりで治ってしまった．ところが2，3日たって少しさむけがして熱が出た．そこで診察を乞うた．

その症は熱と悪寒が少しあり，脈は遅で腹はややひきつれ，足の甲が少

し痛む．その他は大したことはない．主人が破傷風ではないかと問うので，余もそうであろうと答え，投剤しようと急いで帰宅した．すると調剤が終わらないうちに，使者がとんできて，病人がにわかに半身痛を起こしたという．そこで使者に葛根湯加烏頭を与え，再び診察してみるに，諸症は前の通りで，右半身から足にかけてひきつれている．よって，前方をどんどん服用せしめるとともに，足の甲の瘡あとに強い発泡膏をはった．そしてその夜また往診してみるに，夕方発汗してから症状が軽快したと主人がいう．発泡膏の部は水泡となっていたので，皮を切り去り，また発泡をはった．3日たって膏薬を変えた．通計6，7日で全治した．」

平原元琳は葛根湯に烏頭を加えて用いているが，葛根湯だけでもよかったのではないかと思う．

この葛根湯または葛根黄連黄芩湯は疫痢の初期の痙攣にも用いることがある．

### 19. 大承気湯（だいじょうきとう）・小承気湯（しょうじょうきとう）・芍薬甘草湯（しゃくやくかんぞうとう）

この方も『金匱要略』に「痙の病たる胸満口噤し，臥して席につかず，脚攣急し，必ず齘歯す，大承気湯を与ふべし．」とあるように，破傷風およびこれに類する筋肉の剛強に用いられる．葛根湯を用いる場合よりも一段と病勢がすすみ，しかも体力の充実しているものに用いる．

『積山遺言』に次の例が出ている．

「一女子，足に竹のとげをさして出血し，とげをぬいてのちも痛みがひどかった．それから2，3日たって海浜に遊びに行ったところ，その夜，頭痛がし，悪寒がして高い熱がでた．

翌日，これを診察してみるに，脈が大きくて力があり，しかも速い．顔は朱のように赤い．そこで破傷風の前兆であろうと診断して，2，3の薬を用いたが効なく，そのうちに，はげしい痙攣を起こして意識を失い，牙関緊急して反張した．そこで，破傷風と診断して大承気湯を与えたところ，1服で痙攣が軽快し，ひきつづきこの方を用いて大半愈え，その後は特別の手当をしなかったが，そのまま全治した．」

大承気湯の芒硝を去ったものが小承気湯である．私はこれに芍薬甘草湯を合方にして，パーキンソン病を治したことがある．厚朴には筋肉の剛強を治する効があり，芍薬甘草湯には筋肉の緊張をゆるめる効があるから，それにヒントを得て用いた．

私は『日本東洋医学会誌』第8巻第1号に"厚朴，小承気湯，芍薬甘草湯の筋の剛強，振戦，痙攣に対する経験"と題する一文を発表した．次にその2つの症例を引用する．

1957年7月30日初診．

姓名　石○清○郎　57歳　農

病歴　患者は生来著患にかかったことなく，元気であったが，約半年ほど前から，めまい，頭痛，不眠，手足のしびれ，肩のこりが起こり，次第に手が硬くなり，力がはいらなくなったので，某国立大学の附属病院で診察をうけ，神経症との診断をうけた．ところがその後，歩行困難，手のふるえが起こり，字が書けなくなり，靴の紐も結べなくなったので，上京して，某国立大学の附属病院の神経科で，診察をうけ，パーキンソン病と診断されたが，特別の手当はうけなかった．

現症　栄養は中等度で，骨格のよい男子で，息子に助けられて診察室に入ってきたが，その歩行の格好や全身の姿勢から，一見してパーキンソン症候群の印象を与えるほど定型的な外観を呈していた．両手には絶えず振戦があり，手の指は強ばって握ることができない．自分の手でシャツのボタンをはずすことができない．項部の筋肉は強ばって動かしがたい．脈は浮大で血圧130—86．大便は秘結する．

診断　パーキンソン症候群

治療　小承気湯を20日分与える．ただしその分量は，厚朴12.0，枳実3.0，大黄1.5，右1日量．

経過　20日分を服用し終わった時，振戦は著しく減じ，手の指が少し曲がるようになった．そこで，次の20日分は厚朴14.0，枳実3.0，大黄2.5を1日量とした．この20日分を服用し終わったとき，患者は1人で来院したが，その時は靴の紐も，自分で解いたり，結んだりできるし，振戦も左手に少し残っている程度になった．しかし握力は十分に発揮できず，

力一杯に握れない．この日は前方に更に，芍薬 4.0, 甘草 2.0 を加えて，20日分を与える．すなわち小承気湯合芍薬甘草湯である．これをのみ終わって来院した患者は，先日の薬で大変よく眠れるようになり，便通がとても気持よく出るようになったという．しかし左手の振戦としびれがまだすこしある．けれども鎌を握って稲を刈ることができたとよろこぶ．

1957年の3月には振戦は全くなく，ペンで自分の住所姓名を書くことができた．この日の筆跡を発病間もない頃の筆跡とくらべると，それよりもよく書けている．

この患者は通計 140 日の内服で，振戦はなくなったが，手の握力はまだ十分とはいえない．

次はウイルソン病に，芍薬甘草湯加厚朴を用いて，筋の剛強，痙攣，疼痛を緩解させることができた例である．

患者は 10 歳の少年で，1954 年の 8 月に発熱し，医師の診察をうけたところ，脾臓が腫れていると言われた．そのとき肝臓の機能障害もあり，慢性肝炎と診断された．ところが 1955 年の 7 月頃より次第に手足が強直するようになったので，某大学の小児科に入院し，ここでウイルソン病と診断され，同年 12 月に退院した．この間病気は少しずつ増悪し，1956 年の 3 月には歩行は全く不能となり言葉を発することもできなくなった．同年 7 月には，筋の強直痙攣がひどく，両脚が腹にふれるほどにひきつけ身体が円く固まって手足は伸びなくなった．そしてこの状態は現在もつづいている．なお脾臓は依然として肥大し，左右の腹直筋は棒状になって硬い．

患者は少しの刺激でも，強い筋の痙攣を起こし，はげしい疼痛を訴えるので，そのため安眠ができない．そこで1日おきに鎮痛剤の注射をしている．

以上は患者の母親の語るところで，この病状で投薬してくれという．そこで同年 10 月 15 日に，芍薬甘草加厚朴を与える．芍薬 3.0, 甘草 1.5, 厚朴 2.5 を 1 日量とする．これを 15 日分服用した時の症状は，次の通りである．

1) 刺激を与えても，強い筋の痙攣が起こらなくなった．
2) 鎮痛剤の注射が不要になった．

3) 大小便の量が増した.
4) 大変おとなしくなって, よく眠れるようになった.

11月4日　芍薬3.0, 甘草2.0, 厚朴4.0を1日量として, 20日分与える.

11月24日　母親がこの患児を背負って来院した. いままでは, 背負うと疼痛が強くて, 背負うことができなかった. 筋肉の痙攣は, 夜間2回位に減じ, 尿量はますます多くなり, 食がすすみ, よく眠る. この頃から右側につれて, 口外に出すことのできなかった舌を外に出すことができるようになった.

この日, 芍薬5.0, 甘草3.0, 厚朴4.0を1日量として与えた.

ところが, その後, この患者の消息は不明である. しかし芍薬甘草湯加厚朴が何の副作用も伴わずに, 筋の剛強, 痙攣, 疼痛を緩解せしめて, 一般状態を好転せしめるに役立ったと思われる.」

芍薬甘草湯は, 筋肉の痙攣, 特に四肢の筋肉のひきつれるものに用いられる.

一女性, 28歳, はげしい勤労ののち, 左脚がひきつれて歩行が困難になった. 腹診するに腹直筋もつっぱっている. よって芍薬甘草湯を与えたところ, 1服で効があり, 3日分で全治した.

『積山遺言』に, 次の治験が出ている.

「一小児生れて3月ばかり, 左の足が屈したきりでのびない. その母が強いて之を伸ばそうとすると痛むらしく, ひどく泣きわめく. そこでこれに芍薬甘草湯を与えたところ, 4, 5貼で, 足が自由に屈伸するようになった.」

## 20. 三黄瀉心湯 (さんおうしゃしんとう)

子癇の発作が頻々と起こるときに用いる. また熊参湯を用いることもある. これらの薬方は苦味が強くて, 心下につき上がってくるものを押し下げる力がある.

『老医口訣』にも「妊娠の癇症これを子癇と云う. 羚羊角散位にては治せぬものなり. 三黄湯加鉄粉, 大続命湯などのよき症あり, 所謂る有故無

損なれば堕胎を恐れず用ゆべし．古人，妊娠白き物を見て黒きと云ひ，黒き物を見ては白きと云は子癇を発する兆なりと云ふ．相違なきことなり．また婦人急に物に驚くことあり．癇症を発するの兆なり．柴胡加竜骨牡蠣湯の症なり．」とある．

三黄瀉心湯は，37．精神症状，8．出血などの項でも述べたように，のぼせ気味で，血色が赤味を帯び，気分がおちつかないものを目標とする．

脳出血の患者でも，このような症状があれば，この方を用いる．

顔の赤い，がっちりした体格の56歳の男性が，夫人につれられて来院した．この人は3年前に軽い脳出血にかかり，その後，歩行が不自由になり，左手がしびれ，言語が滑らかに出なくなった．その上，腹が立ちやすく，1日中いらいらして怒っているという．脈をみると弦大で，腹部は一体に緊張している．

三黄瀉心湯を与える．

これを2週間分のみ終わる頃より，気分が落ちつき腹が立たなくなり，1ヵ月ほどで歩行がたしかになり，3ヵ月目には，1人で青森まで旅行し，何の故障もなく帰宅した．

## 21. 苓桂朮甘湯（りょうけいじゅつかんとう）

この方で，めまいがひどくて歩けないものを治したことがあるが，めまいがなくても痿躄に用いることがある．

『古法枢要』には「余20年以前，1酒徒腰脚痿弱して数10日起つこと能はざるものを治し，苓桂朮甘湯にて効を得たり．」という．

山田富士左衛門は，『温知医談』第49号に，苓桂朮甘湯治験と題して，次のように発表している．

「南足立郡西新井村に木島安太郎と云う農夫の妻25歳は産後悪露が下らず，下腹から心下に攻めあげてくるように時々痛み，両脚の力がなくなって歩くことができない．手足がだるく，口が乾き，飲食に味がなく，心下に動悸があり，発熱し，脈は洪大で力がない．余は瘀血のせいだと考え，桂枝茯苓丸料を与えたが，これで悪露が少し下った．しかし全身に浮腫が現れ，口渇がひどく，小便が少なくなり，熱もある．そこで巫神湯に転方

したところ，浮腫は去った．その後，心下部がさし込むように痛み，下痢が1日に数行もあるようになったので，真武湯に転じ，下痢はやんだ．そこで十全大補湯を与えて，諸症大いに軽快し，両脚も少し動かすことができるようになったので，つづいて前方を与えておいたが，その後，格別のこともなく，またわるくもならない．そこで山田業精に相談したところ，伯父椿庭翁の医学管錐外集，苓桂朮甘湯治痿の条を示した．これをよみ，これを考えるに，この患婦の症は，もとより虚症で，その上に心下逆満，動悸，眩運などがあるから，苓桂朮甘湯の適応症であろうと，すぐ家に帰り，これを与えた．すると3貼で逆満，動悸，眩運が大いに去り，随ってよく歩くことができるようになった．」

## 22. 黄耆桂枝五物湯（おうぎけいしごもつとう）

　この方は『金匱要略』の方で，血痺という病気に用いているので，私はこれを下肢の知覚鈍麻を主訴とする脚気に用いて著効を得たことがある．

　患者は30歳あまりの色の白い肥満した女性で，1カ月ほど前から下肢がしびれ，着物のすそが足にふれるのが，何ともいやな感じであるという．その他には何の異常もない．医師は脚気と診断して，ビタミン$B_1$を多量に与えたが効がないという．私も脚気であろうと診断したが，色が白くて肥満した素封家の女性であるから，『金匱要略』に，血痺の病は尊栄の人がかかるという点を考慮してこの方を与えたところ，たった5日分の服用で全治した．

　有持桂里は，この方について，「これは中風に似て，からだのしびれるものを目的に用いる．しびれなければ用いない．この方は間ぬけのしたような方であるけれども，しびれのある症に用いると，ことに外奇効がある．古方というものは妙なものである．手足の麻痺或いは身体に及び或いは手足が麻痺して半身不随になっても，この方はよく効くものである．すべて麻痺には，この方がよく効くものである．」

# 耳鼻科的症候

# 39. めまい

1. 苓桂朮甘湯
2. 当帰芍薬散
3. 半夏厚朴湯
4. 半夏白朮天麻湯
5. 真武湯
6. 沢瀉湯
7. 瀉心湯・黄連解毒湯
8. 釣藤散・抑肝散加半夏陳皮
9. 柴胡加竜骨牡蠣湯
10. 白虎湯

十全大補湯
加味逍遙散
女神散
五苓散
黄連解毒湯合四逆散
四君子湯
連珠飲
桂枝加竜骨牡蠣湯
麦門冬湯
炙甘草湯
半夏厚朴湯合桂枝甘草竜
　骨牡蠣湯
呉茱萸湯
白朮附子湯
白虎加人参湯
参連白虎湯
竹葉石膏湯

　めまいを眩暈という．また目眩，頭眩，眩運ともいう．動悸とめまいが同時にある時は眩悸ともいい，頭に何かかぶっているようで重くて，めまいのするのを冒眩という．

　めまいという症状は，平衡感覚の障害であって，真のめまいは迷路小脳系の刺激によって起こり，一定の方向に向かって，回転するものをいうが，俗に立ちくらみといって，一定の方向に回転しないで，ただふらつくものも，一般には，めまいとよんでいる．このような非系統的のめまいは神経症の時や脳の血液循環障害のときにみられる．

　日常頻繁にみられるめまいは，神経症のもの，脳の貧血，脳の充血，胃腸障害などからくるもので，これらのめまいは，漢方治療の適応範囲である．

## 1. 苓桂朮甘湯（りょうけいじゅつかんとう）

俗に立ちくらみといわれているものに用いる．静かに寝ていると，なんともないが，起き上がると，めまいがするというのが目標である．この処方は，漢方入門当時の初心者が愛用するもので，私もこれで手柄をたてたことがある．

患者は27歳の女性で，発病の初期は，時々発作性に頭重とめまいが起こる程度であったが，医師の治療をうけている中に，発作がはげしくなり，からだが揺れるようで歩行ができなくなったという．往診すると，血色のよい健康そうな顔貌で，腹診してみると，胃部に振水音を証明する．

私はこの胃部の振水音と，めまいとが関連するものと考え，苓桂朮甘湯を与えたところ，尿量が増加し，6日目にはめまいがとれ，からだの揺れる感じもなくなって，歩いて来院した．

この治験のすばらしい効果に自信を得た私は，めまいを訴える患者さえみれば，この処方を用いたが，いくらこの処方を与えても，めまいのとれない患者のあることを知った．この処方には，この処方の証があり，その証を確認して用いなければ効のないことを知った．

2．頭痛・顔面痛の項で述べたように，私の亡母が慢性腎炎で，めまいのするくせがあった．朝など急に起き上がるとめまいがするといって，しばらく，寝床に坐ってから，起きるようにしていた．

『傷寒論』の苓桂朮甘湯の条には「心下部が下からつきあげられるように充満感をおぼえ，何かが胸にまで衝きあがる．こんな状態であるから，起きるとたんにめまいがする．」とあり，『金匱要略』の苓桂朮甘湯の条には「心下に停水があり，そのため，胸脇の部が下から支えられているように充満感があって，めまいがする．」とあるが，母には心下部の膨満もないし，胸につき上がってくる感じもない．そこで，『傷寒論』，『金匱要略』の中で，めまいのある場合に用いることになっている処方を探してみた．すると，次の11方をみつけた．

苓桂朮甘湯，真武湯，葵子茯苓散，桂枝芍薬知母湯，桂枝加竜骨牡蠣湯，五苓散，小半夏加茯苓湯，沢瀉湯，近郊方朮附湯，茵蔯蒿湯，甘草乾姜湯．

これらの処方を通覧してみると，朮の配合されたもの6方，茯苓の配合されたもの5方で，この朮と茯苓は，水の代謝に関係があり，漢方で水毒（水証ともいう）とよばれているものに用いる．このようなことから，めまいと水毒との間に密接な関係のあることが想像できる．

そこで，私は茯苓，朮，沢瀉の配合されている当帰芍薬散にも，めまいを治する力があるだろうと考え，これを母にすすめたところ，めまいも頭痛も肩こりもよくなって，よろこばれた．

## 2. 当帰芍薬散（とうきしゃくやくさん）

当帰芍薬散については，2. 頭痛・顔面痛の項で述べたように，頭重や頭冒とともに，めまいのあるものに用いる．

当帰芍薬散証のめまいは，はげしいものではなく，次にあげる半夏厚朴湯のときのような不安感を伴うこともない．

妊娠中のめまいや産後のめまいなどには，この処方を用いる機会が多い．貧血がはなはだしくて，めまいのするものには，十全大補湯の証がある．当帰芍薬散の証については，2. 頭痛・顔面痛の項を参照．

## 3. 半夏厚朴湯（はんげこうぼくとう）

神経症の患者のめまいに用いることが多く，めまいは軽いが不安感の方が強い傾向がある．めまいの他に，発作性に心悸亢進のくることがある．またのどに何かつまっているような感じを訴えることがある．漢方で梅核気とよぶのがこれで，梅のたねがのどにひっかかっているという形容である．

次に実例をあげる．

患者は27歳の女性で，結婚してから5年になるが，妊娠したことはない．今度の病気は，1年ほど前から起こり，2，3の医者の治療をうけたがよくならない．主訴はめまいで，不安感が強くて歩行ができない．人手をかりてやっと立ち上がるという状態である．その他に，のどに何かひっかかっている感じと発作性にくる動悸と，下肢のしびれ感があり，立ち上がろうとすると，足がブルブルとふるえる．脈は沈微で，心下部で振水音

を証明するが，腹は軟弱無力というほどではない．そこで半夏厚朴湯を与えたところ，1ヵ月ほどで，便所にまで歩けるようになり，3ヵ月後には外来患者として，来院できるようになった．

半夏厚朴湯証では，腹にある程度力があり，振水音のある場合でも，軟弱無力ではない．また振水音を証明できないこともある．半夏厚朴湯にかぎらないが，厚朴の配合されている処方を用いるときには，筋肉の緊張度に注意し，筋肉が弛緩して，無力になっている時には，用いないがよい．

数年前，めまいがして外出できないという高齢の女性を診察して，半夏厚朴湯を与えたところ，脱力して食欲がまったくなくなって，文句を言われたことがあった．ことに厚朴と枳実とを配合した処方，例えば，小承気湯，大承気湯などでは，筋肉の緊張がよいということが目標になる．

### 4． 半夏白朮天麻湯（はんげびゃくじゅつてんまとう）

2．頭痛・顔面痛の項で述べたように，胃下垂症や胃アトニー症の患者にみられる頭痛とめまいに，この処方を用いる機会が多い．半夏白朮天麻湯証では，めまいのするときは，多くは頭痛を伴うが，半夏厚朴湯証ではめまいに不安感を伴うことが多い．腹力を比較してみると，半夏白朮天麻湯の方が弾力に乏しい．

実例をあげてみる．

患者は62歳のやせた男性．めまいが主訴である．この患者は，平素血圧は150内外であるが，気温が低くなると190内外となり，冷え症で，胃腸が弱く，いつも軟便である．血色はよくない．脈は浮大弱で，腹部に弾力が乏しく，振水音を証明する．

私はこれに半夏白朮天麻湯を与えたが，10日ほどのむと，めまいが軽くなった．そこで約8ヵ月間，これをのみつづけたところ，めまいがとれたばかりでなく，血色も肉づきもよくなり，翌年の1，2月の寒冷の時期にも血圧は170を超すことはなかった．それから6年後の今も元気である．

## 5. 真武湯（しんぶとう）

最高血圧が90内外というような，低血圧症の患者のめまいに用いる機会がある．しかし血圧が低いというだけで，これを用いるわけではなく，次のような目標によって用いる．

疲れやすく，血色が悪い．脈は遅で弱い．手足が冷える．下痢しやすい．便秘しているような場合でも，時々下痢する．下剤に敏感で，大黄の入った処方を用いると，腹痛を起こし，快通しない．腹部も弾力に乏しく，振水音を証明できる場合が多い．しかし，腹直筋が強直していることもある．

実例をあげよう．

36歳の男性，背が高く，中肉で，血色も悪くないが，めまいがして困るという．風に向かって歩くと，めまいがするし，ひどく疲れる．仕事をする気力がない．脈は弱い．腹部には振水音を証明し，臍部で動悸をふれる．夏は足がだるく，冬は手足が冷える．血圧は最高92最低56．

私は半夏白朮天麻湯にしようか，真武湯にしようかと迷った．もしこの患者が頭痛を訴えたとすれば，半夏白朮天麻湯を与えたであろうが，めまいと疲労感が甚だしいので，真武湯にした．これを1ヵ月ほどのむと，何となく気力が出て，疲れが減じ，めまいもめったにしなくなった．それに，いままで熟睡することができなかったが，この頃は安眠ができて，朝起きるときのだるさがなくなった．

## 6. 沢瀉湯（たくしゃとう）

この処方は，沢瀉と朮の2味からなる簡単なもので，『金匱要略』に「心下に痰飲（水毒）がつかえて，そのために，頭に何かかぶさったようでめまいのするものは沢瀉湯の主治である．」とあるように，これも水毒によるめまいに用いる．この処方は，いままであげた処方を用いる場合のめまいよりも，はげしいものに用いる．起き上がったり，歩いたりする時にめまいがするばかりでなく，寝床で静かにして眼をつぶっていても，眼がまわって，便所にも行けないというほどのものに用いることもある．

私の妻が若い頃，ひどいめまいに苦しんだことがある．寝ていても，天

井がぐるぐるまわるという．寝返りをしても，悪心，嘔吐がくる．終日，何にも食べない．ただ時々茶をのむだけである．尿は前日の午後より出ないという．脈は沈にして遅である．腹部は軟弱無力であるが，振水音は証明できない．くびがこるという．月経は不順で量が少ない．

そこで，当帰芍薬散を与えたところ，匂いをかぐだけでも気持が悪くて，のめないという．私の多年の経験では，薬が病証にぴったり合っている時は，のみにくいと思われている薬でものみやすいものである．またのみやすいと考えられている薬でも，薬が病証に合っていない時は，のみにくいものである．当帰芍薬散で，匂いの強いものは，川芎と当帰である．そこでこの２つの薬の入っていない処方で，めまいに用いるものを探している中に，沢瀉湯を用いてみようと思って，これを与えた．これは気持よくのめた．そして翌日は起き上がって食事をすることができ，２，３日で全治した．

『豊浦遺珠』に，沢瀉湯を用いた面白い治験がある．

「その婦人は流産をしてのち，浮腫が現れ，大小便とも快通しなくなり，頭に何かかぶっているように重く，めまいがするようになった．また時々円いたまのようなものが腰から背骨に沿って上がってきて，くびのあたりで，右のあごに来て，次に左のあごに来て，それから顔に上がって雨のように散って，腹を下に下る．それからまた腰に来て，背を上がる．これを繰り返すという．それが中々治らないので，何人もの医師の治療をうけた．それらの医師は皆，血の道だといって，その方の薬を与えた．こんな風にして４ヵ月たったが，一向によくならない．人々は皆死病だろうと噂した．そこで友人の中根がこれを診察して沢瀉湯を与えた．すると，めまいはますますひどくなった．けれども，これをつづけて30日ほどのむと，尿がよく出るようになり，次第によくなり，その後五苓散を与えて全治した．」

この例は，多くの医師が診断したように，血の道症で，今日の神経症であっただろう．血の道症のときにくるめまいは，加味逍遙散，女神散，当帰芍薬散などでよくなるものが多いが，この例では沢瀉湯が効いたのである．

五苓散も沢瀉を主薬として，これに茯苓，朮，猪苓，桂皮を配合してあ

るので、やはりめまいに用いる場合がある。目標は、口渇と尿利の減少である。

沢瀉、朮、茯苓、猪苓はいずれも、尿利の減少に用いて、尿の通利をよくする効がある。

### 7. 瀉心湯(しゃしんとう)・黄連解毒湯(おうれんげどくとう)

いままであげた処方は、水毒に関係のあるめまいに用いるもので、茯苓、朮、沢瀉などが入っていた。ところで、これらの処方を用いても、治らないめまいがある。

数年前の元旦のことである。親しくしているうちから電話があり、その家の主婦が年末に多忙を極めて、数日間、十分に睡眠をとらなかったためか、大晦の夜からひどいめまいで困っているという。この女性は、平素から頑丈で勝気で、あまり病気をしたことがない。

往って診ると、氷嚢をあてて寝ている。のぼせてたまらない。脳充血らしいという。顔面は紅潮している。脈は浮いていて大きく力がある。血圧は高くない。

こんな状態では、沢瀉や朮の入った処方が効くとは思われない。黄連の入った処方を用いる必要があると考えた。原南陽という大医の著した『叢桂亭医事小言』という書物には、めまいには、黄連や石膏を用いるとあったのを思い出した。そこで私は黄連、黄芩、大黄の3味からできている瀉心湯を、煎じないでふり出しにして飲ました。この処方をふり出しにするには、沸騰している湯の中に、2、3分間、以上の3味を浸して、その汁を飲ませるのである。この際、この患者は便秘の傾向があったので、1回の分量を次のようにした。黄連1.0、黄芩1.0、大黄1.0を熱湯100 mlに浸出させる。

この処方は、他の処方と同じように、煎じて飲ませてもよいが、急激にきた病気に頓服的に用いるには、ふり出しにして用いた方がよくきく。

さて、この患者は、これをのんで30分ほどたつと、気分がよくなったといった。めまいも軽くなったといい、そのうちに眠ってしまったので、家族の者も安心した。

この患者は，瀉心湯をのんで2，3日目で家事を手伝えるほどによくなった．

　その後，その年の秋にまた，この患者は同じような発作を起こした．そのときも瀉心湯でよくなった．

　瀉心湯の大黄の代わりに黄柏と山梔子を入れた処方に黄連解毒湯があり，これも，のぼせたり，興奮したり，脳充血を起こしたりしたときのめまいによく用いる．高血圧症，脳出血などの患者にくるめまいにも用いる機会が多い．

　次に瀉心湯に山梔子を加えて，はげしいめまいを治した例をあげる．

　患者は55歳の女性．初診は昭和33年8月16日．この患者は3年前から右の耳鳴が始まった．今年になってめまいが始まり，3月19日に，はげしいめまいが起こって，医師をよんだ．その時血圧は120-70であった．

　6月になって，夜中にまためまいが起こったが，2時間位でよくなった．ところが一昨日まためまいが起こり，こんどはさっぱりせず，床についたきりである．

　患者には不安感があって，便所へもゆけない．肩こりもあり，便秘している．食欲はある．脈は沈んで力がある．右に胸脇苦満があって，上腹部は全体に緊張している．

　私はこれに瀉心湯加山梔子を与え，大黄1.0を用いた．胸脇苦満があったから大柴胡湯を考えないわけではなかったが，不安感をとるつもりで，瀉心湯にしたのである．ところが，これがたいへんよくきいて，その夜からめまいがなくなり，不安感がとれ，よく眠れた．便通も快通する．そこで前方をつづけ，1ヵ月もたたないうちに，家事ができるようになった．

　ところで，耳鳴だけが依然として残っているので，これを治してほしいという．そこで大柴胡湯にしたところ，この薬はどうもからだにあわないようだから，前の薬にしてくれという．こんなことで瀉心湯加山梔子を1年半ほど飲みつづけ，外出もできるようになった．その後，患者はしばらく休薬していたが，昭和35年7月6日に来院した．その時は，メニエール症候群のめまいと嘔吐と耳鳴とを訴え，項部が何ともいえない不快感で苦しいという．下むいて畳にあるものを拾ったり，頭をふったりすること

ができない．もし強いて，それをやろうとすると，はげしいめまいが起こって，嘔吐が起こるという．胸脇苦満は依然として存在する．この日血圧は112—70であった．ところで黄連解毒湯加大黄合四逆散を与えたところ7月9日に1回発作があったきり，多年にわたる，めまい，耳鳴が消失して完全に健康を回復した．この治験で考えられることは，この患者は瀉心湯加山梔子である程度の効果はあったが，まだ証と方が合致していなかったのである．

## 8. 釣藤散（ちょうとうさん）・抑肝散加半夏陳皮（よくかんさんかはんげちんぴ）

神経症の患者のめまいに，釣藤散のよくきくものがある．

40歳の胃下垂症のある女性，めまい，頭重，不眠，横臥時の動悸，肩から背にかけてのこり，足冷を訴えて来院した．腹診してみると，臍上でやや左によって動悸が強い．

私はこれに半夏白朮天麻湯を与えたところ，10日後にはめまいも治し，安眠できるようになった．その後も気をつかったり，疲れたりするとめまいが起こったがいつでも半夏白朮天麻湯でよくなった．

ところが昨年秋，この患者がめまいと肩こりを主訴として来院したので，いつものように前方を与えたが効がない．そこで，当帰芍薬散にしたり，加味逍遙散にしたり，苓桂朮甘湯にしたりしてみたが，全く効がない．

腹診してみると，やはり臍傍に動悸があり，この部を按圧すると眼にひびくという．血圧は150—82．

さて私は考えた．抑肝散加半夏陳皮にしようか，釣藤散にしようかと．そして釣藤散を与えた．すると10日分をのんで来院した患者は，初めて薬が効きました．とても気分がよく，めまいも軽くなりましたという．ひきつづき10日分をのむとほとんど愁訴を忘れた．

この患者に釣藤散を与えたのは，抑肝散加半夏陳皮を用いて，頑固なめまいを治した直後で，この2つの処方には釣藤鈎が配合されており，しかも，釣藤散も神経症に用いるので，これもまた神経症患者のめまいに効くのではないかと考えたのである．

これよりさき，26歳の女性のめまいに，抑肝散加半夏陳皮を用いて治したことがある．この女性は，めまいと不安感のため，ひとりで外出できないので，母親につき添われて来院した．こんな患者は大抵，半夏厚朴湯でよくなるので，これを与えたが治せず，2，3の処方に転方したが，いずれも効なく，最後に抑肝散加半夏陳皮を用いて，めまいもとれ不安感も去って，ひとりで来院できるようになった．

　この2つの処方は，種々の治療に対抗して治りにくいめまいに用いてみるとよい．なお2．頭痛・顔面痛の項にも，この処方が出ているので参照してほしい．

### 9. 柴胡加竜骨牡蠣湯 （さいこかりゅうこつぼれいとう）

　黄連解毒湯や瀉心湯を高血圧症患者や脳充血患者のめまいに用いる機会のあることは，前に述べた．この処方も，次のような目標さえあれば血圧の高低に拘わらず用いてよいが，血圧の低すぎる時よりも高い場合に用いることが多い．

　この処方を用いる患者は，肥満していて，上腹部が膨満し，胸脇苦満があり，臍部で動悸が亢進し，興奮しやすく，驚きやすく，めまい，動悸，息切れなどを訴える．便秘の傾向がある．

　45歳の肥満した健康そうな男性，数年前から軽いめまいを訴える．眼のせいかも知れないと眼鏡をいろいろ変えてみたがよくならない．原因がわからないから，治療法がないと言われたこともある．

　腹診すると，胸脇苦満があり，大便が快通しないという．詳しくいろいろたずねると，この患者は，外観によらず神経質で，つまらないことを気にするたちで，夜は安眠できないという．血圧は，最高160最低94であった．

　私はこれに柴胡加竜骨牡蠣湯を用いたが，徐々にめまいが遠のき，不安感が去り，安眠できるようになった．

　なお貧血がひどい時にも，めまいがくる．このようなときには，四君子湯，連珠飲などの処方を用いる．詳細は，6．貧血の項をみてください．

　また桂枝加竜骨牡蠣湯，加味逍遙散，女神散，麦門冬湯などもめまいの

ある時に用いるが，これらについては，9. のぼせ（逆上）の項をみてください．

また動悸がはげしくてめまいのする時には，炙甘草湯，半夏厚朴湯合桂枝甘草竜骨牡蠣湯などを用いるが，これも詳細は，14. 心悸亢進（動悸）の項をみてください．

以上のほかに，呉茱萸湯，白朮附子湯などを用いることもある．

### 10. 白虎湯（びゃっことう）

竹葉石膏湯でめまいのとれることがある．また麦門冬湯に石膏を加えて，めまいを治することがある．これは大逆上気といって，気がのぼるのを下げる作用があるためである．釣藤散にも石膏と麦門冬が入っていて，これもめまいを治する効がある．石膏には鎮静の効がある．そこで白虎湯もまためまいに用いる．

『医事小言』には，次のように述べている．

「俄然として，めまいをして倒れる．脈は浮弦で，顔は赤く，手足に麻痺があり，言語も少し渋る．これは全くの中風で，めまいから起こるものである．これには白虎加人参湯または参連白虎湯がよい．すべてめまいは白虎で功をとることがある．三黄瀉心湯や苓桂朮甘湯はもとより用いる適方であるが，白虎は意外に効くものである．」

# 40. 耳　　痛

1. 葛根湯加桔梗石膏
2. 十味敗毒湯
3. 小柴胡湯
4. 内托散

　　柴胡桂枝湯　　　　　　　　大柴胡湯

　耳痛は外耳または中耳の炎症によって起こり，その中で日常多くみられるものは外耳道炎と中耳炎である．ところで，これらの治療は，他の一般の化膿性腫物の場合と同様の用量で行えばよいので，ここには代表的な処方，数方をあげるにとどめるから，癤，癰などの治療に準じて処方を選択してほしい．

## 1. 葛根湯加桔梗石膏（かっこんとうかききょうせっこう）

　外耳道炎でも中耳炎でも，発病の初期，悪寒，発熱があって，くび，肩などが強ばるものを目標として，この方を用いる．これを用いて，2，3日で炎症が去って，疼痛の止むものがあるが，これを与えても，ますます炎症がはげしく，疼痛の止まないものには十味敗毒湯加連翹を用いる．

　『橘窓書影』に次の治験がある．

　「北新堀街の後藤弘二郎の妹，於八百は歳16であるが，幼時から耳だれの持病があり，両方の耳から膿汁が流れ，時にはその膿が臭くて，そばによれないほどである．そのため左の耳が聞えない．嫁にやる年になったので，何人もの医者にかかった．余は，胎毒のためだから，徐々に，その毒を攻めて，毒を尽すべきだと云った．主人は余の言をいれて治を託した．そこで，葛根湯加芎黄（葛根湯に川芎，大黄を加えた方）を与え，五味鼹鼠丸を兼用すること数ヵ月にして，漸次，膿が減じ，臭気も去り，左耳の聴力も回復し，まもなく，地割役所の樽三右衛門に嫁した．」

　五味鼹鼠丸の代わりに，伯州散を用いてもよい．

### 2. 十味敗毒湯（じゅうみはいどくとう）

この方は外耳の癤で，葛根湯加桔梗石膏を用いて，効のないものおよび湿疹などのために炎症が外耳道に広がり，外耳道の内壁が全体的に腫脹しているような時に用いる．炎症がはげしい時は，これに更に石膏を加えるとよい．

### 3. 小柴胡湯（しょうさいことう）

外耳道炎よりも，中耳炎に用いる機会がある．葛根湯などを用いたあと，疼痛は軽減したが，なお熱が残り，口が苦く，食がすすまず，頭が重いような場合に用いる．

また慢性中耳炎が感冒その他の原因によって，炎症症状が強くなって，疼痛を訴えるような場合にも用いる．

小柴胡湯にしても，大柴胡湯にしても，腹証上，胸脇苦満があるものを目標にするのは，一般の定石であるが，幼児では小柴胡湯を用いなければならないような時でも，胸脇苦満を証明できないことが多い．ところで，乳幼児の中耳炎には，小柴胡湯，小柴胡湯加石膏，柴胡桂枝湯などを用いる機会が多いので注意してほしい．

乳幼児で突然原因不明の高熱が出て，夜間など泣いて眠らない時には，先ず急性中耳炎を疑ってみる必要がある．このような場合にはまた乳を吐いたり，飲食物を吐いたりすることも多い．これには小柴胡湯加石膏の証が多い．

### 4. 内托散（ないたくさん）

内托散とよばれているものに，千金内托散と神効内托散とあるが，本書で内托散とあるものはすべて千金内托散である．

この方は慢性中耳炎で排膿がやまず，時々軽い疼痛を訴えるようなものに用いる機会がある．一体に体力が弱く，抵抗力の減弱した虚証のものを目標とする．したがって脈にも腹にも力がない．

こんな例がある．

46歳の女性，かねて慢性の中耳炎があるが，平素は排膿なく，ただ難聴があるだけである．なおこの患者は，数年前からリウマチにかかり，手足の関節が腫れている．

　こんどは約1ヵ月ほど前に熱が出て，それから左の耳が痛み，膿が出るようになった．そこで毎日，耳鼻科に通ってペニシリンの注射をしているが，経過がはかばかしくなく，悪性だから，このままにしておくとあぶないから手術をした方がよいと言われた．

　患者はひどく痩せて，蒼い顔をしてやっと歩いている．耳の方はまだ痛いので，夜もよく眠れないという．脈は弦数で力がない．腹は陥没して硬く，臍部で動悸をふれる．

　私はこれに内托散を与えて様子をみることにした．2週間たつと，膿が減じ，医師は手術をしないでもよいというようになり，痛みもとれ，食欲も出た．1ヵ月ほどたつと，膿も全くやみ，1日中起きていても疲れをおぼえなくなった．しかし約2ヵ月間服薬をつづけた．それから3年になるが再発しない．

　内托散には，膿を排し，肉芽の発生を促し，創口を癒合させる効がある．

## 41. 耳鳴・難聴・耳内閉塞感

1. 防風通聖散
2. 大柴胡湯
3. 瀉心湯
4. 八味丸
5. 葛根湯
6. 苓桂五味甘草湯
7. 小柴胡湯合香蘇散
8. 連珠飲

　　瀉心湯　　　　　　滋腎通耳湯
　　黄連解毒湯　　　　半夏白朮天麻湯
　　小柴胡湯　　　　　蘇子降気湯

　耳鳴とは外界からの音響に関係なく，耳内で種々の雑音を感ずるのをいう．

　神経性耳鳴というのは，迷路性および後迷路性耳鳴のうちで原因のはっきりわからないものである．

　耳鳴は，中耳炎，耳管中耳カタル，頭部外傷，メニエール病，脳動脈硬化症，脳出血，脳軟化症，脳腫瘍，髄膜炎，貧血，逆上，心臓病，腎臓病，更年期障害，ヒステリーなどのときにみられる．

　難聴には，外耳，中耳，迷路窓，耳管などの障害によって起こる中耳性難聴と迷路または後迷路に障害があって起こる内耳性の難聴がある．

　難聴は，外耳道疾患，耳管中耳カタル，中耳炎，耳硬化症，中毒性内耳炎，梅毒，老人性難聴，メニエール病，聴神経腫瘍，アデノイドなどにみられる．

　張景岳という名医は，難聴を火閉，虚閉，竅閉，邪閉，気閉に分けている．

　火閉というのは，逆上（のぼせ）からくる難聴で，脳充血，高血圧症，血の道症などの時にみられ，瀉心湯，黄連解毒湯，防風通聖散などが用いられる．

邪閉というのは，中耳炎などの時にみられる難聴で，葛根湯，小柴胡湯，苓桂五味甘草湯などが用いられる．

竅閉というのは，外耳道が外傷やフルンケルや耳垢などでふさがった場合の難聴である．

虚閉というのは，過労や老衰，病後などにくる難聴で，八味丸，滋腎通耳湯などが用いられる．

気閉というのは気の欝滞からくるものでは，耳管閉塞などによる難聴で小柴胡湯合香蘇散などを用いる．

次に個々の場合について述べる．

## 1. 防風通聖散（ぼうふうつうしょうさん）

耳鳴，難聴ともに用いる．

この方を用いる目標は，患者が肥満して，腹部が膨満し，便秘の傾向があり，のぼせ，肩こり，頭痛，頭重などがあって，耳鳴，難聴のあるものに用いる．

防風通聖散には，下剤が入っていて瀉下の作用があり，いわゆるのぼせをひきさげる効がある．

この方を用いる口訣に「頭痛が強くて，耳鳴があり，首すじがこり，めまいがして，手足が冷え，大便が秘結し，頭部にフルンケルなどが次々とできるものに用いる．これを用いると一時蕁麻疹様のものができることがあるが，これは一時の現象にすぎないから，ひきつづきのんでよい．

このような患者に，手足が冷えて頭痛がするからとて，半夏白朮天麻湯などを用いると，却って肩こりも，頭痛も，耳鳴もひどくなる．」とある．

防風通聖散は体力が充実した頑丈な人に用いる処方で，半夏白朮天麻湯は，虚弱な体質の人に用いる処方で，全く相反する．前者は実証に用いる処方で，後者は虚証に用いる処方であるから，鑑別が必要である．防風通聖散証で足が冷えるのは異例である．半夏白朮天麻湯証では，足が冷えるのが普通である．

半夏白朮天麻湯をメニエール病に用いたことがあるので，この例をあげて防風通聖散との別を示すことにする．

57歳の女性，2年ほど前に膀胱炎にかかり竜胆瀉肝湯を与えて治った．こんどは，半年ほど前から，耳鳴がひどくてよく聞えなくなり，くびがこり，めまいがする．めまいがひどいときは吐く．こんな症状が，1週間から10日間おきに起こって，2，3日は寝なければならない．発作の時は眠い．それに足が冷える．腹をみると，腹筋の緊張が悪くて軟弱で，振水音を証明する．

私はこれに半夏白朮天麻湯を与えたが，だんだん発作が遠のき，2ヵ月ほど服用してから，発作を忘れた．その後10ヵ月ほどたって，下痢ののち，また前のような発作が起こったが，前方を用いてよくなった．

### 2. 大柴胡湯（だいさいことう）

この処方もまた体格が頑丈で，腹力があって，便秘する患者の耳鳴に用いる．防風通聖散との区別は，その腹証によって定まる．防風通聖散の腹証は，腹が全般的に膨満して弾力に富んでいるが，大柴胡湯の腹証は上腹部の膨満で胸脇苦満がある．

軽い脳出血にかかったことのある62歳の男性，数年前から血圧が190内外あり，手がしびれる．そのしびれは左が強い．それに左後頭部に知覚鈍麻を訴え，耳鳴とめまいがある．また大腿部がつれる感じがする．大便は秘結し，肩がこる．脈は大きくて力があり，胸脇苦満がある．これに大柴胡湯を与えたところ，大便快通し，頭重が去り，肩もこらなくなった．耳鳴と手のしびれはなかなかとれず，服薬1年後に，漸く治り，後頭部の知覚鈍麻もいつともなしに消失した．その頃になると血圧も最高140内外最低80台となった．

### 3. 瀉心湯（しゃしんとう）

三黄瀉心湯に同じ．この方は逆上，顔面紅潮，便秘，不眠などとともに，耳鳴を訴えるものに用いるが，腹部の膨満や胸脇苦満はない．この処方も高血圧症，脳充血，更年期障害などのときにみられる耳鳴に用いる機会がある．

かねて高血圧症のある59歳の女性，一昨日より耳鳴とめまいがあり，頭

を少し動かしても，悪心，嘔吐があり，顔は上気して紅潮しているが足は冷たい．大便は2，3日に1行という．腹部は軟弱であるが，心下部を強く圧すと抵抗がある．瀉心湯を与える．これを2週間のむと，以上の症状は消散した．

瀉心湯証では足が温かいと訴えるものが多いが，逆上の甚だしいときは足が冷えるというものがある．

### 4. 八味丸（はちみがん）

老人性難聴や神経性難聴に用い，これで軽快するものがあるが，中々難治である．

高齢者の耳鳴，難聴は，いわゆる腎虚に属する者が多いから，八味丸，滋腎通耳湯（じじんつうじとう）などを用いることが多い．これらを用いても効のないものは，おそらく生涯治らないだろう．

62歳の男性，耳鳴，難聴を主訴として来院した．筋骨質のよい体格で，色が浅黒く，大小便，食欲に異常はないが，夜間，2，3回排尿があるという．この患者には，八味丸を与え，一旦は電話で通話できるほどに回復したが，また元の通りに悪くなった．噂によると，八味丸で性欲が旺盛になり，疎遠になっていた妾の家に，しげしげと通っていたというから，悪化の原因がそんなところにあったかも知れない．そこで腎虚による耳鳴，難聴を治すと『衆方規矩』に出ている滋腎通耳湯に転方し，やや快方に向かうようにみえたが，ついに全治せず今日に至っている．

58歳の女性，1年ほど前に，突然に主人が死亡し，ひどくショックをうけた．そのためか，その夜から耳鳴が始まって，難聴を訴えるようになり，種々の手当も効なく，あきらめているが，何とかなるまいかという．

患者は中肉中背で，大小便，食欲に異常なく，ただ頭が重いという．私はこれに八味丸を与えること約6ヵ月，僅かに，頭が軽く，耳鳴が減じたのみで，ついに難聴を治すことはできなかった．

某医師の神経性難聴に，滋腎通耳湯を与えたことがあったが，これも効をみなかった．

老人性難聴や神経性難聴は，漢方の治療でも難治である．

## 5. 葛根湯（かっこんとう）

感冒のため，鼻がつまり，耳管カタルを併発したものや中耳炎などのために難聴を起こしたものに用いる．この方を用いる目標は悪寒，発熱，脈浮の状があって，頭痛，肩こりなどがある．（34．肩こりの項をみてください）

## 6. 苓桂五味甘草湯（りょうけいごみかんぞうとう）

これを滲出性中耳炎に用いて著効を得た数例がある．これらの患者は，いずれも，熱もなく，耳痛もなく，頭に物がかぶさっているようで重く，中耳に滲出液がたまり，そのために難聴が起こるので，何回も水を注射器でとってもらった．しかしその翌日は，もとのようにたまる．脈は沈微で，足が冷えて，のぼせ，顔がほてるという症状であった．

私はこれに苓桂五味甘草湯を与えたが，数日の服用で全快した．

この方を中耳炎からくる難聴に用いる目標は，葛根湯の場合と異なり，脈が沈微で，足が冷え，のぼせて酒に酔ったような顔になり，尿量が減ずる．この顔のほてりは，食事をしたり，人と話をしたりしているときなどに発作的に強くなる．

この苓桂五味甘草湯を用いる場合のように，足冷，のぼせ，脈沈の状があって，耳鳴を訴えるものに，蘇子降気湯の証がある．この方は中耳炎の場合に用いるのではなく，喘息または喘息様の咳嗽があって，耳鳴を訴えるものによい．

## 7. 小柴胡湯合香蘇散（しょうさいことうごうこうそさん）

感冒が治ったあと耳管カタルを起こして耳が塞がったものに用いてよくきく．

## 8. 連珠飲（れんじゅいん）

貧血による耳鳴によい．

32歳の女性，痔出血が長くつづいてひどく貧血し，耳鳴，息切れを訴

えるものに，この方を用いたところ，1ヵ月ほどたつと貧血も軽快し，耳鳴もよくなった．

# 42. 鼻痛・鼻漏・鼻閉塞

1. 葛根湯・桂姜草棗黄辛附湯・射干麻黄湯
2. 防風通聖散
3. 半夏白朮天麻湯
4. 大柴胡湯・四逆湯
5. 麦門冬湯加石膏・竹葉石膏湯
6. 麗沢通気湯
7. 清上防風湯

　　五物解毒湯　　　　　辛夷清肺飲
　　小青竜湯　　　　　　補中益気湯加麦門冬梔子
　　麻黄湯　　　　　　　竹葉黄芩湯
　　荊芥連翹湯　　　　　苓桂朮甘湯加桔梗
　　半夏瀉心湯

　これらの症状は鼻炎，副鼻腔炎などの際に互いに合併して現れることが多いので，ここでいっしょに述べることにする．

## 1. 葛根湯（かっことんう）・桂姜草棗黄辛附湯（けいきょうそうそうおうしんぶとう）・射干麻黄湯（やかんまおうとう）

　葛根湯は鼻炎，副鼻腔炎などで，鼻閉塞，鼻漏などを訴えるものに広く用いられる．これに川芎と辛夷を加えたり，川芎と大黄を加えたり，石膏を加えたりすることもある．ことに青少年の鼻炎や副鼻腔炎にはこれを用いてよい場合が多い．私は図のように臍の上部で皮下に圧痛を訴えるものを，葛根湯に用いる目標としている．この圧痛は他の薬方の場合にも現れることがあるが，葛根湯の際に，もっともしばしば現れ，症状の軽快とともに，この圧痛が

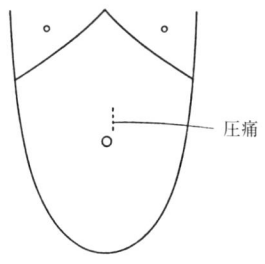

消失する．しかしこの圧痛がないから，葛根湯を用いてならないということにはならない．葛根湯の脈は浮にして力があると言われているけれども，これは感冒などで熱のある場合のことで，鼻炎や副鼻腔炎に用いる時には，必ずしも浮であることを要しない．しかし腹部の筋肉の緊張が弱く，振水音などを証明し，脈もまた沈弱であるような場合には用いないがよい．このような者に与えると，食欲がなくなったり，悪心を訴えたりするからである．

次に葛根湯を用いた例をあげる．

27歳の会社員，1年ほど前から頭が重く，鼻がつまり，のどの方へ鼻汁が流れるようになったので，某大学の病院でみてもらったところ，前額洞蓄膿症だから，手術をしなければ治らないと言われた．その上，10ヵ月ほど前から蕁麻疹も出るようになった．

脈をみると浮大で，腹診上，臍上の皮下に鉛筆の芯のように硬いものをふれ，しかもそれを指頭で圧すと痛む．これは葛根湯を用いる目標である．そこで，葛根湯に辛夷，樸樕（ぼくそく）各3.0を加えて与えた．樸樕を加えたのは，『腹証奇覧翼』に桂枝加土骨皮という処方があり，土骨皮は樸樕のことである．これにヒントを得て，毒を消し，排膿を促し，かねて蕁麻疹を治すというねらいでやった小刀細工である．

さてこれを服用してから，1ヵ月目に，次のような来信があった．

「過日（10月16日）は御診察をいただき，大変ありがとうございました．おかげをもちまして，日ごとに快方に向かい，昨今はすこぶる爽快で，仕事の能率が上がり，感謝いたしております．もうしばらく服用をつづければ，全快することと存じますので，お手数ながらお薬をお送りいただきたくお願い申上げます．

10月20日．服用開始，1日3回．21日．ちょっと下痢する．25日．足首（靴下のゴムの当たる部分）と腹部（革帯の当たる部分）のかゆみがなくなる．27日．口の中へ下りる膿が減ってくる．30日．鼻汁がちょっと多く出る．11月2日．酒を呑んだが従前のように頭が痛くならない．4日．夕方，背中からおしりにかけて一面にジンマシンが，今までにないくらいひどく出る．翌朝はひいていた．5日．前日よりはやや軽いが同じように

ジンマシンが出て,翌朝はひいていた.18日.鼻の外観の変わっているのに気付く.服用前の写真とよくくらべてみると鼻のつけ根から少し下がった部分の腫れがひいているのがよくわかる.

　14日.現状.頭の重いという感じがなくなった.口の中へ下りる膿が非常に少ない.鼻汁が服用前より多く出るようになった.従前はかんで出るより咽へどんどん下りていました.咽喉は若干楽になったようであるが,まだタンがひっかかっているような感じで,声の出にくいときがある.以上のような次第でありますので,先回同様格別の御配慮を賜りたく存じます.」

　そこで1ヵ月分の薬を送ったところ,12月18日に,次のような連絡があった.

　「2回目のお薬をいただいてからの経過は次の通りであります.だんだん咽頭が楽になってきました.風邪気味でありますせいか,頭が痛いのですが,服用前のようにドンと重く,ときどきしびれるというのではありません.睡眠不足の朝のような感じであります.従来は甘い物にはほとんど食気がなく,まれに食べても,胃に異状感を起こすことさえありましたが,最近は甘い物が美味しいと感じるようになりました.それかといって,たくさん食べるようなことは致しません.疲労しなくなりました.従来は毎日何か栄養剤を飲んでおりましても,帰宅すると,ぐったりして元気がありませんでしたが,最近は全然栄養剤を服用しなくても疲労感がありません.ジンマシンはその後,全く出なくなりました.」

　この患者は,その後1ヵ月ほど服用すると,自覚的に全快したように思われたので,手術をしなければいけないと言われた大学病院に行って診察をうけたところ,レントゲン写真でしらべても,すっかり全治していたので,その医師は驚いていたとのことである.

　原南陽は次のように述べている.

　「脳漏と云うのは鼻の病ではない.頭脳中に膿ができ,鼻から下ってくるのである.それでいんいんと頭痛がして,涙にまじって膿が出る.鼻淵と云うのも,これと同じ原因で起こる.鼻淵の人は,他の病気を患っている時は治っているものである.鼻淵と脳漏の差は軽重だけである.元来感

冒などからくることが多く，酒客に多い．軽症のものは，悪臭ばかりで膿気がない．風をひいた時に起こり，その証が去るとよくなる．執筆や勘定などで心神を労する人は，これが大いに障害になる．方は葛根湯，五物解毒湯（ごもつげどくとう）などに辛夷を加えると効がある．」

この説に対して湯本求真先生は「此説雑駁なれども上顎竇蓄膿症に葛根湯を用いるは卓見なり．原氏は加辛夷と称するも余は加桔梗石膏或いは加桔梗薏苡仁を以て優れりとなす．」と述べられた．

私は激痛を訴える副鼻腔炎患者に葛根湯加桔梗薏苡仁石膏を与えて著効を得た例をもっている．

患者は，34歳の女性で，肉づきも血色もよい．数年前から慢性副鼻腔炎があったが，忙しい仕事をしているので，手当らしいこともせずに放置しておいた．ところが，3月末にかぜをひいた．しかし学年末で忙しいので，熱があるのに徹夜をするようなこともあった．ところが3日前から，右の顔が痛くなり，鼻の右側が，腫れてきた．そして昨夜は一睡もできないほど痛んだという．

みると，右の上顎洞とおぼしいあたりが発赤し灼熱感があり，指頭で軽く按じても痛む．悪寒があり，体温は38度2分あり，脈は浮大数である．食事をするため，口を動かしても，ひどく痛むので，今朝，牛乳をのんだだけであるという．右の肩からくびにかけて，ひどくこる．腹診すると，腹筋は左右ともやや緊張していて，臍上の圧痛点をふれる．

この患者はピリンに過敏で，洋薬をおそれてのまず，いつも私に治を乞うのを常としていたので，こんな病状なのに，近くの耳鼻科の医師にも診てもらわずに遠路，私の外来をおとずれたのである．私はこれに葛根湯加桔梗薏苡仁石膏を与えた．桔梗と薏苡仁は排膿を目的とし，石膏は消炎と鎮静を目的にしたのである．すると，たった1日分の服用で，その夜は激しい疼痛もなく，眠れた．3日目の朝，顔を洗っていると，大量の臭気のある膿が鼻汁とともに，どっと出た．そして患部の腫脹も圧痛も軽くなり，7日もたたないうちに，自覚的な苦痛はまったくなくなった．

葛根湯はまたアレルギー性鼻炎にもよくきく．医学博士T氏は多年アレルギー性鼻炎に悩み，毎夜，鼻がつまって眠れないという．私はこれに

葛根湯を与えたところ，その夜から，鼻が気持よく通るようになって，安眠ができるようになったと，大変喜ばれた．また26歳のＳ夫人は，毎朝，鼻がつまって，クシャミがしばらく連発するという．よって，この方を与えたところ，2週間目より効果が現れ，1ヵ月ほどで全快した．

阪本正夫氏は，アレルギー性の急性鼻炎で，毎年，秋から冬にかけて定期的にクシャミと鼻漏が出る女性に，冷え症で，小便が頻数で，心下部が硬く，水様性の鼻汁が出るというのを目標にして小青竜湯を用いて著効を得た例を報告している．

葛根湯も小青竜湯も麻黄が配剤されているが，その他，桂姜草棗黄辛附湯，射干麻黄湯，麻黄湯，麗沢通気湯などの麻黄の配剤された処方もまた，鼻の病気によく用いられる．

桂姜草棗黄辛附湯（けいきょうそうそうおうしんぶとう）については，前田文良が『和漢医林新誌』第21号に，次のようにその効能をたたえている．

「余の同村の医師，故岡村直枝氏はかつて余に，次のような話をした．岡村氏は前に脳漏を病み，数種の方剤をのんだが効なく，近隣及び京都の諸大家にも治を乞うたが治らなかった．こんな風で3年間も苦しんだ末，ある日，『金匱要略』の水気篇の桂姜棗草黄辛附湯の条をよんで，大いに発明するところがあり，脳漏という病気は，太陽経の欝熱が原因である．この方の主治は脳漏ではないけれども，同じく太陽経の病気を治する方剤であるから，効くかも知れないと考え，1服これをのんだところ，鼻梁と額の上のこわばった感じが急にとれ気持がよくなった．2日のんだところ，臭い膿の出るのが減じ，3，4日の服用で奇効を奏した．このようにして，4，5日の連服で病の大半は治し，16，7日で数年の痼疾が洗うように治ってしまった．そこでますます古書の精実さを信じ，このような妙方が自分の机の上にあるのを知らずして，却って遠くの名医の門戸を叩くのははずかしいことではないか，と悟り，その後は，脳漏には必ずこの方を用い，数剤ものまないうちにいつも効があった．脳漏の一病は緩急軽重ともに，この一方で足ると．私はこの話をきいて，数人に試みたが，果して，多服を用いずに奇効を奏した．」

私もかつて，副鼻腔炎に葛根湯を用いて効なく，この方を用いて軽快せしめたことがある．しかし岡村氏の説の如く，すべての副鼻腔炎が，この方だけで治るものでないことはいうまでもない．種々治療を試みて，効のないとき，最後の切札として，私はこの方を用いている．この方は，『金匱要略』にある通り，陰の気と陽の気とがはなればなれになっているのを，一転して調和させる方剤で，古来，種々の難症，慢性病に用いられたものである．

　福井楓亭は，「鼻，香臭をきかず，余症なきものに，射干麻黄湯（やかんまおうとう）を用いて，まま効を得」と述べている．

　また麻黄湯は乳児の鼻閉によくきく．しかし用量に注意しないと，ひどく発汗して，虚脱状態となることがある．

## 2. 防風通聖散（ぼうふうつうしょうさん）

　この方は葛根湯を用いる患者よりも，一段と体力が充実し，腹部膨満，便秘，のぼせ，口渇などの症状のあるものに用いる．脈は多くは沈実で力があり，腹部も充実して弾力がある．このような患者の副鼻腔炎には，この方を用いる．

　有持桂里は，次のように述べている．

　「この方は鼻痔（鼻茸），鼻淵，酒齄鼻等に皆効がある．儒門事親では，鼻の塞る症に此方を用いて汗を取る法をのべている．是もたしかに高按であるけれども，自分はこの方を広く用い，鼻齆，鼻淵，酒齄鼻の三症にみな通じて用いる．この方は鼻には大分よくきく薬である．これは宣明論に出ている方で，冗雑ではあるがよく効く．湯にしても，散にしてもよい．どちらも酒製にした方がよい．その法は，滑石，石膏，芒硝の3味を除いて他薬を調合し，器を火の上におき，それに薬を入れ，それに酒をそそぐ．しばらくして，酒が乾くとまた酒をそそぐ．これを3度繰返して後，さきの石薬を入れてよくまぜ，散にしてもよく，湯にしてもよい．この方はすべて毒が上部にあるものに用いて，思いの外よくきくものである．」

　津田玄仙は「鼻淵は鼻中より濁涕を出してやまず，淵水の流れて断たざるが如し，故に鼻淵と曰ふ，また脳漏と名く．」といい，これには，荊芥

連翹湯（けいがいれんぎょうとう）あるいは防風通聖散に黄連と白芷を加え、薄荷を倍にして用いている．しかしこれらは腹部軟弱，下痢の傾向のあるものには用いない．

### 3. 半夏白朮天麻湯（はんげびゃくじゅつてんまとう）

旧友の小林栄治博士が，かつて前額洞炎に小半夏加茯苓湯を用いて，著効を得たことがあり，私はこの話をきいて，半夏と茯苓と生姜というこの簡単な薬方の奇効におどろいた．私もかつて，湿性肋膜炎の水をこの方で，一夜の中に消失させたことがあり，この方は古人がいう湿痰（病的な水の意）を治する効があり，蓄膿もまた湿痰であるところから，この方がきいたのであろうと考えた．これから述べようとする半夏白朮天麻湯もまた湿痰を治する方剤である．

私はかつて，『日本東洋医学会誌』に"半夏白朮天麻湯による慢性副鼻腔炎の治療"と題する一文を発表した．いまその中から，要点を引用する．

「半夏白朮天麻湯は，平素から胃腸が虚弱で，胃部に振水音を証明するもので，脈が弱く，足が冷え易く，頭痛，頭冒，眩暈があり，時に嘔吐を催し，食後にはねむけを起こし，手足をだるがるものに用いる．ところが慢性副鼻腔炎の患者で，頭痛，頭重を訴えるものには，心下部に振水音を証明する者が多く，これらの患者は，近代医学の鼻の治療では，自覚症状が軽快しないものが多く，また麻黄剤や柴胡剤を用いても，著効を得る場合が少ない．」

そこで著者は昨年から以上の口訣を参考にして副鼻腔炎の患者で，心下部に振水音を証明し，頭痛，頭冒などのあるものに，半夏白朮天麻湯を試用したが，大部分の例において，10日内外の服用で，頭痛が軽くなり，1ヵ月ないし2ヵ月で鼻閉も軽く，また嗅覚も微かながら回復するのを認めた．なおこれらの患者は，そのほとんどが甘い菓子を好み，肉食を好む者が多いので，これを著しく制限して，野菜ことに生野菜，海藻をとるように指導した．なお鼻茸のあるもの，また鼻茸を手術した者には加薏苡仁として与えた．

また慢性副鼻腔炎が急性症状を呈して，右上顎部が腫脹発赤して，著し

第1表

|   | 性別 | 年 | 主訴 | 振水音 | 嗜好食品 | 経過 |
|---|---|---|---|---|---|---|
| 1 | ♀ | 17 | 頭痛, 悪夢, 鼻閉, 鼻汁多量, 嗅覚なし. | + | 甘味 肉, 油 | 10日 頭重軽快<br>1ヵ月 鼻閉軽減<br>2ヵ月 安眠<br>5ヵ月 全治 |
| 2 | ♀ | 15 | 頭痛, 頭冒, 鼻汁のどへ流れる, 肩こり, 嗅覚なし. | + | 甘味 果実 | 14日 頭痛なし, 全快の感じ |
| 3 | ♂ | 15 | 頭痛, 鼻閉, 嗅覚殆んどなし, 面皰. | + | 甘味 肉 | 7日 鼻汁増加<br>14日 頭痛軽し<br>2ヵ月 時々匂を知る |
| 4 | ♂ | 33 | 頭痛, 鼻閉, 記憶力悪し, 食不振, 心下満. | + | 甘味 煙草 | 15日 頭痛軽<br>4ヵ月 時々鼻閉 |
| 5 | ♂ | 50 | 頭重, 眩暈, 夜間の鼻閉, 不安感. | + | 甘味 肉 果実 | 1ヵ月 気分明るし<br>3ヵ月 頭重眩なし |
| 6 | ♀ | 30 | 頭冒, 動悸, 噯気, 嗅覚なし. | + | 甘味 | 10日 頭冒軽減, 動悸を感ぜず |
| 7 | ♂ | 14 | 頭痛, 感冒に罹り易い, 鼻汁多し. | + | 甘味 肉 | 初め葛根湯にて食不振. 本方14日にて鼻汁減. |

第2表

|   | 性別 | 年 | 主訴 | 振水音 | 嗜好食品 | 経過 |
|---|---|---|---|---|---|---|
| 1 | ♂ | 21 | 頭痛, 肩こり, 腰痛, 嗅覚なし. (2年前手術) | − | 甘味 | 四逆散にて効なく, 本方2ヵ月にて頭痛, 肩こり消散 |
| 2 | ♀ | 19 | 頭痛, 鼻閉, 湿疹. | − | 甘味 肉 | 葛根湯, 消風散にて湿疹全治. 本方14日で頭痛なし. |
| 3 | ♂ | 39 | 頭重, 鼻閉, 鼻汁のどへ流れる. (7年前手術) | − | 甘味 | 5週間で頭重なく鼻閉軽 |
| 4 | ♂ | 18 | 頭重, 嗅覚なし, 鼻閉, 肩こり. | − | 甘味 | 葛根湯で鼻内乾燥, 心下痞あり, 本方3週間で自覚症軽し. |

い疼痛を訴えたものにも加薏苡仁として著効を得た.

　この患者は数年前から肺結核があり, 滋陰至宝湯を用い, 最近は咳嗽も

なくなり，体力もつき，疲れも少なくなって，だいぶ元気になっていたが，数日前，かぜをひいたところ，鼻がつまり，上顎部が発赤腫脹して疼痛を訴えるようになった．医師にみてもらったところ，急性の副鼻腔炎を起こしたので，この際思いきって手術をした方がよいとのことであった．しかし虚弱な体質で，胃腸も弱いので，なるべく手術をしないで治したいという．脈は大きいが弱く，腹力がなく，胃部では振水音を証明する．この日体温は37度3分．そこで，半夏白朮天麻湯加薏苡仁として与えたところ，3日間の服用で，腫脹，発赤，疼痛ともに消失した．そこでひきつづき3ヵ月ほど連用して，頭重，鼻閉はなくなった．

前頁に掲げた第1表は，心下部に振水音のあるもので，半夏白朮天麻湯の奏効した例であるが，第2例は振水音を説明しなかったが，甘味を好み，消化障害のあるものに用いて奏効した例である．

脾胃論巻3には「脾胃虚するときは，則ち九竅（きゅうきょう）通ぜざるを論ず．」という一文がある．九竅というのは，眼，耳，鼻が夫々2つずつ孔があり，口と肛門と尿道が夫々1つずつ孔があり，これで九竅である．そこで副鼻腔炎の患者で，振水音を証明できなかった者でも，脾胃の虚と診断したものには半夏白朮天麻湯を用いてみたのである．それがこの第2表である．即ち鼻も九竅の1つであるから，鼻閉もまた脾胃の虚を治する半夏白朮天麻湯によって，治し得るであろうと考えたからである．

第2表の例でもわかるように，四逆散や葛根湯の証と考えたものが，意外に半夏白朮天麻湯で好転している．

半夏白朮天麻湯の証よりも，今少し腹力があり，心下痞鞕の状があって，頭重，不眠などのあるものには，半夏瀉心湯のきくことがある．昭和11年頃，拓殖大学に漢方医学講座のあった時，1人の学生が，胃がよくないというので，診察して，半夏瀉心湯を指示したところ，これをのんで胃もよくなり，蓄膿症もよくなったとよろこばれたことがあり，これにヒントを得て，これを副鼻腔炎に用いるようになった．その後，山田業精の『聞見録』をみると，「脳漏に半夏瀉心湯がよい．」とあり，「これは心下痞鞕を目的とする．また半夏瀉心湯は脹満および月経不調に用いて功がある．ともに心下痞鞕を目的とする．いわゆる上が通ずれば，下は自然に開くと

いう理である.」と述べている.

### 4. 大柴胡湯（だいさいことう）・四逆散（しぎゃくさん）

大柴胡湯，四逆散，小柴胡湯などは，胸脇苦満を目標にして用いる.

58歳の肥満した女性，数年前に鼻茸の手術をしたことがある．その頃から副鼻腔炎があったらしいが，1年ほど前から，頭が重く，鼻がつまるようになった．それにのどが渇き，便秘するという．脈は沈にして力があり，腹診上，右側の季肋下で，胸脇苦満が著明である．血圧は160—92．私はこれに大柴胡湯加川芎を与えた．これをのむと大便が毎日快通し，3日目に鼻汁が流れるようにたくさん出て，そのあと急に頭が軽くなり，鼻の通りもよくなった．2週間後の診察では，胸脇苦満はほとんどとれ，143—90となる．その後また2週間経って診察すると，146—86となり，鼻の方も忘れたようによくなり，それきり自覚的な苦痛を忘れてしまった．

患者は28歳の男性，半年ほど前から副鼻腔炎の治療をつづけているが，よくならないので，1ヵ月ほど前に，鼻中隔彎曲症の手術をうけた．主訴は，7，8年前よりの後頭痛で，鼻汁が多くて，のどの方へも流れる．その鼻汁にときどき血がまじっている．不眠がある．大便は1日1行．腹診すると，左右の季肋下より臍傍にかけて腹直筋が棒のように硬い．私はこれに四逆散加茯苓辛夷薏苡仁を与えた．これをのむと，頭が軽くなり，睡眠がとれるようになった．ひきつづき3ヵ月ほど服用し，かぜでもひかなければ，鼻もつまらず，鼻汁も流れるようなことがなくなり，服薬を中止した．

四逆散は柴胡を主薬とする点では，大柴胡湯や小柴胡湯と同列にならぶものであるが，枳実と芍薬が配剤されているので，大柴胡湯に近く，しかも大黄がないので，大柴胡湯ほどの実証には用いない．しかし腹証上では，みずおちがつまったように硬く，胸脇苦満もあり，腹直筋が突っぱっていることが多い．この点で柴胡桂枝湯にも似ている．

## 5. 麦門冬湯加石膏（ばくもんどうとうかせっこう）・竹葉石膏湯（ちくようせっこうとう）

『外科正宗』に辛夷清肺飲（しんいせいはいいん）という処方があって，鼻茸を治する効があるといい，この方には麦門冬，石膏，山梔子などが入っている．また『古今方彙』をみると，「薛立斎が，補中益気湯加麦門冬，梔子で，一男子，色が白く，鼻から清洟を流し，3年間，香臭をおぼえないものを治した．」とある．私はこれをよんで，麦門冬と鼻の疾患との関係を考え，色の白い頬に赤味をさした一少女で，午後になると，上気して，鼻がつまるというものに，麦門冬湯加石膏を用いて，著効を得たことがある．『金匱要略』には，「大逆，上気，咽喉不利は麦門冬湯之を主る．」とあり，上気して，鼻のつまるのも，のどがつまるのも，のどと鼻のちがいだけと理屈をつけてみた．アレルギー性鼻炎の患者で，くしゃみが出て困るという患者に，葛根湯を与えて効なく，麦門冬湯で著効を得たことがある．これも大逆上気によるくしゃみと考えて，これを用いたのである．そこで考えられることは，麦門冬や石膏の入っている竹葉石膏湯も，鼻の病気に効くにちがいないということである．ところで，有持桂里は，「竹葉石膏湯は，鼻塞って頭痛するを治す．」といって，次のように述べている．

「これは主治にある通り，鼻がふさがって頭痛するものに用いる．鼻が塞がって，香臭を弁ぜない者に竹葉石膏湯のゆくところがある．白虎湯を用いてもよいけれども，大逆上気があるから竹葉石膏湯がよい．『儒門事親』には白虎湯を用いてある．竹葉石膏湯を用いるところは，麦門冬湯などを用いたいような上気して鼻の塞がる処に用いるものである．」

『万病回春』をみると，竹葉黄芩湯という処方があり，「一切の鼻の病，熱に属するもの之を主る．」とあって，炎症のある，一切の鼻病を治すというのである．この処方は竹葉石膏湯に，黄耆，当帰，川芎，黄芩，芍薬，地黄を加えたものである．

## 6. 麗沢通気湯（れいたくつうきとう）

葛根湯をのむと鼻の気持はとてもよいが，何となく胃の気持が悪いという副鼻腔炎の青年に，葛根と麻黄が入っていて，しかも胃にさわらない処

方はいなかと探し，『万病回春』のこの方を得て用い，著効を得たことがある．『積山遺言』にも，「飢飽，労役によって，その脾胃を損ずれば営運の気，上升する能はず，邪，鼻を塞ぎ，香臭を聞かざるなり，麗沢通気湯之を主る．」とあって，食事の不摂生や過労などで，消化機能が衰えて，鼻がつまり，嗅覚の悪くなったものに，この方を用いることになっている．また『積山遺言』では，「この方を用いて効のない時に，補中益気湯加羗活，防風，白豆蔲，または補中益気湯加防風，麦門冬，梔子，沈香，細辛を用いる．」と述べている．

### 7. 清上防風湯（せいじょうぼうふうとう）

これも『万病回春』の方で，頭面の瘡癤，風熱毒に用いる．そこで私は，これを尋常性痤瘡（にきび）に用いるが，また副鼻腔炎を頭面の風熱毒とみたてて，この方を用いる場合がある．私はこの方を用いて，にきびと副鼻腔炎とを同時に治したことがある．

21歳の未婚の女性，いつも後頭部が重く，急に振りむく時などに，めまいを起こす．また黄色の膿様の鼻汁が沢山出る．医師から蓄膿症があると言われた．顔面にはにきびが出ていて，そのにきびが赤味を帯びている．脈は沈んでいて力がある．舌には茶褐色の苔があって，乾燥している．便秘の傾向があるが，下剤を用いると，下痢しすぎる．月経が2ヵ月前より不順になっている．腹は膨満はしていないで，一体に硬い．こんな症状であるから，消炎，解毒，排膿の効ある清上防風湯に薏苡仁を入れて用いた．すると，その翌月は，2回も月経があって，それが長引き，右側の鼻より多量の鼻汁が出た．そしてにきびは減少し，2ヵ月もたたないうちに，ほとんど治ってしまった．鼻はその後も，時々塞がったり，頭が重かったりしたが，ひきつづきこれを用い，6ヵ月あまりで全快した．

〔備考〕『日本東洋医学会誌』第5巻3号に，長浜善夫氏は副鼻腔蓄膿症の東洋医学的治療に関する検索と題する論文を発表し，蓄膿症に賞用される処方の項で，次のように述べている．

「この疾患に関しては，鼻淵，脳漏等として表現せられた往時より多くの治験が記録され，推奨されている薬方は少なくないが，手近かなところ

から主なものを拾ってみると次の通りである．

　葛根湯加減（原南陽その他）
　荊芥連翹湯加減（馬場・藤田氏）
　補中益気湯加減（馬場・藤田氏）
　荊防敗毒散加減（馬場・藤田氏）
　大柴胡湯加減（馬場・藤田氏）
　小柴胡湯（藤田・森氏）
　防風通聖散（藤田氏）

　この中，葛根湯加減は古来最もよく知られているが，また荊防敗毒散加減は曾て馬場和光氏が発表された統計的な治験の中で143例の中135例に用いられた処方である．併し，私は上記以外の薬方である苓桂朮甘湯を主とした処方によって治療に成功した症例を多く経験している．（これに関しては，既に漢方の臨床1巻3号にその一端を発表した）」
と述べて，苓桂朮甘湯加桔梗，小柴胡湯，または大柴胡湯に苓桂朮甘湯加桔梗を合方は，また駆瘀血剤を兼用して奏効した例をあげている．

# 43. くしゃみ

*1．* 葛根湯・小青竜湯　　　　　*2．* 麦門冬湯

くしゃみが出て困るという患者に，次のような治療を施して全快させたことがある．

*1．* **葛根湯**（かっこんとう）・**小青竜湯**（しょうせいりゅうとう）

28歳の女性，数年前から，朝起きると，つづけざまに，しばらく，くしゃみが出つづける．この状態は夏は軽く，秋から冬はひどくなる．医者はアレルギー鼻炎と診断して，薬をくれるが，いつまでも治らないという．

患者は色の白い肉づきのよい長身の女性である．脈はやや浮であるが，速くはない．腹証上では臍上に，圧に過敏な部位がある．私はこれに葛根湯を与えたが，7日分の服用では何の変化もなく，2週間の服用が軽快し，4週間の服用で全治して，再び，くしゃみが頻発することはないという．

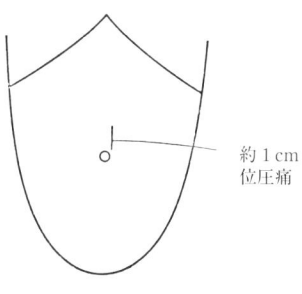

約 1 cm 位圧痛

同じくしゃみをする患者で，水様の鼻汁の流れるものには小青竜湯がよい．

*2．* **麦門冬湯**（ばくもんどうとう）

くしゃみが頻発する場合に，葛根湯で効なく麦門冬湯の応ずるものがある．

29歳の女性，妊娠3ヵ月，しきりにくしゃみが出る．ことに早朝がひどくて，そのため腹の中の胎児にまで悪い影響がありはしないかと心配であるという．

私はこれに葛根湯を与えたが全然効果がみえない．そこで，よくよく，くしゃみの状況を診ていると，下の方から何か上がってくるような，くしゃみである．そこで「大逆上気，咽喉不利」に用いる麦門冬湯を用いてみた．鼻を咽喉に置き代えたのである．すると，2，3日で，くしゃみが軽快し，2週間ですっかりよくなった．

## 44. 咽　頭　痛

1. 甘草湯
2. 桔梗湯
3. 半夏湯
4. 半夏苦酒湯
5. 葛根湯加桔梗石膏
6. 駆風解毒湯
7. 加味四物湯
8. 桔梗解毒湯
9. 柴胡解毒湯

　　加味涼膈散加竹葉　　　　　滋陰降火湯

　咽頭の痛む病気で，日常多くみられるものは，咽頭炎，扁桃炎，扁頭周囲炎である．

### 1．甘草湯（かんぞうとう）

　『傷寒論』に，「少陰病，咽痛の者は甘草湯を与うべし．差（いえ）ざるものは桔梗湯を与ふ．」とあり，この条文から甘草湯が咽痛に用いられる．この甘草湯は急性咽頭炎の初期で，急にのどの痛くなったものによい．疼痛のはげしいものによくきくが，はげしくないものでもよい．咽頭が乾燥気味でいたむものによい．これをしばらく口中に含んでいて，少しずつ嚥下するようにするとよい．

　先年，私の次女が突然，咽痛を訴え，平素はおとなしい性質なのに，まるで錯乱状になって苦しむのである．そこで咽頭をみてみるに，少し発赤しているだけで変わったことがない．私は急いで甘草を煎じてのませたが，これがのどを通ると，咽痛は忘れたようになくなった．

### 2．桔梗湯（ききょうとう）

　『傷寒論』には，甘草湯でよくならない咽痛にこの方を用いることになっているので，急性咽頭炎にも用いるが，扁桃炎や扁桃周囲炎で悪寒や熱

のないものに用いてよい.

　ある日, のどが腫れ塞がって, 口を開けることもできず, 飲食もできないという青年を診察した. 脈は大きいが, 熱も悪寒もない. 歯の間からのぞいてみると, 扁桃周囲炎らしい. そこで桔梗湯を与えたところ, なかなかのめないので, 少しずつ口に入れて, 1口ずつのみ込むことにした. すると1日分を3分の1位のんだ時, 急に嘔逆の状になって, のどに力が入ったとたんに, いちどに, 膿血が口から流れ出て, それきり治ってしまった. 周囲炎の患部が破潰したのである. 桔梗には排膿の作用もあり, 催吐作用もあるから, こんな結果になったのであろう.

　私が漢方を独学で勉強している時, 咽喉結核の患者に, 桔梗湯を与えて, はげしい喀血を誘発させたことがあった. 桔梗を多量に用いると, 食欲を害したり, 悪心を起こすことがあるから注意しなければならない.

### 3.　半夏湯 (はんげとう)

　『傷寒論』には半夏散と半夏湯とあるが, 私は半夏散は用いたことがない. この方は『傷寒論』に,「少陰病, 咽中痛むものは半夏散及び湯之を主る.」とあり, 私はこれを扁桃炎にたびたび用いてみたが, あまり効がなかった. 感冒のはじめ, 少しのどがいたむというものにはよい. 有持桂里は, 次のように述べている.「この方を用いてみるに, 悪うはないが, あまり奇効はない. それ故にこの方には別に治験がない. 冬時, 寒にやぶられて咽喉の腫痛する者には半夏散を湯として用いて効がある. 発熱悪寒があっても, 半夏湯で治するものである. 此の症は多くは冬季にみられる.」これによると扁桃炎にも効くようである.

### 4.　半夏苦酒湯 (はんげくしゅとう)

　この方は『傷寒論』に,「少陰病, 咽中傷ぶれて瘡を生じ, 語言する能はず, 声出でざる者は半夏苦酒湯之を主る.」とあり, 私は咽喉結核で, のどが痛み, 食事のできかねるというものにこの方をよく用いた. これをのんだ直後は, 咽痛が軽くて, 食事ができるので, 食事の前に, これをのませた. しかし, これで結核が治るわけではないので, 一時の手段である.

この頃は，抗生物質が用いられるようになったので，これを用いる機会はなくなった．有持桂里は

「これはのどが腫れたり，のどに物ができたり，またはのどがただれ，ひどい時は声が出ないというようなものに用いる．半夏散よりは大分よくきく方である．この方はたいへん呑みにくい薬で普通の呑みかたでは呑めない．ただ1口，2口ずつすするようにしてのむがよい．それが常の薬の1服，2服にあたるものである．予も往年はこの方を用いる方法を知らず，病人が呑みにくがるのを無理にすすめ，他の薬をのむように多くのまそうとしたが，これは用法をよく知らなかったためである．1口，2口でよくきくものである．この方を呑むときは鼻をつまんでのむがよい．そうしないと酢の気がむせて，気管の方に薬の入ることがある．この薬は病人も大いにいやがるものである．生ぬるいものを用いるとよいが，熱いものはとても呑めない．

往年予もこの方を自ら服して試みたが，呑みにくい薬である．この方なまぬるにて用いてよい．なまぬるなら，それほどでもない．この方の目標は，ただれが主で甘草湯よりは痛がゆるやかである．この方は纏喉風（扁桃炎）などでも，軽症にはよい．常の咽痛にも用いる．常の軽い風邪で咽痛する者に用いてみるによくきく．この方は傷寒論にある本条の主治のような処には効があまりない．反って軽い今の風邪などでのどの痛むものに効がある．傷寒論の本条のような症には熱症なら涼膈散を用いるがよい．もし陰症ならばこの方がよかろう．」

### 5. 葛根湯加桔梗石膏（かっこんとうかききょうせっこう）

扁桃炎，咽頭炎などで，悪寒，発熱，頭痛，肩背の緊張感などがあれば，前記の諸方よりも，この方を用いる場合が多い．

### 6. 駆風解毒湯（くふうげどくとう）

この方は扁桃炎または扁桃周囲炎がこじれて，上記の諸方で効のない時に用いて，よく奏効する．この方に石膏を加えて，冷服させた方がよい．私はこの方をしばらく口に含んでから少量宛のみ込むようにしている．口

中で薬の温まる程度にしてのむとよい．

　この方は和田東郭，津田玄仙などが愛用した方で，浅田宗伯も，次のように述べている．

　「この方はもと時疫の毒による痄腮痛（耳下腺炎）を治する効がある．しかしこの症は大抵は葛根湯加桔梗石膏でよい．もし硬く腫れて久しく消散しない時は，この方に桔梗石膏を加えて用いるがよい．東郭子は纏喉風（扁桃炎）で炎症がひどく，のどが腫れ痛んで，水も薬も下らず，物を言うこともできないものに，この加減の方を水煎し，冷水に浸してうんと冷たくして，嚥下せしめて奇効を得たという．余は咽喉が腫れふさがって，炎症のひどい者には，いつもこの方を極冷にして含ましめ，口中で温まる程にして，うがいをせしめて，しばしば効を得た．もし咽喉がただれて腫れ痛むときは加味涼膈散加竹葉を，こんな風にして含ましめると効がある．」

　津田玄仙も，「咽喉腫痛して，諸薬効なく，腫痛ますます甚だしいものには，駆風解毒湯加石膏を冷服せしめると，その日のうちに痛が止む．百発百中の方である．」と述べている．

### 7.　加味四物湯（かみしもつとう）

　この方は『万病回春』の方で，咽痛の症で，虚症になったものに用いる．百々漢陰は次のように述べている．

　「これは咽喉の虚侯の者に用いる．とかくこの症は，虚証か実証かの見分けにくいものである．そこで先ず一通り咽喉痛の薬を種々用いて，その上でも一向に効がみえず，病症が次第に重くなるようなものに，用いてみるがよい．もし虚証であったら速効がある．万里小路家の奥方が咽喉に腫痛し，湯水が少しも下らず，清咽利膈湯や牛蒡子湯などを，5，6日にわたって用いたが効がないばかりか，反って，のどが塞がって痛むという．そこで余がこの方を投与すると数回の服用で治ってしまった．」

　有持桂里も「発汗したり，下したりしても効がなく，そのくせ熱があって，脈が虚数（力がなくて速い）になった時に，この方を用いる．このような場合には，他に用いる方がなく，附子剤でもなく，甘桔湯などを用い

ても駄目な処に用いる.」といっている.

この加味四物湯は,滋陰降火湯によく似た処方で,浅田宗伯は,加味四物湯を用いるような咽痛には,滋陰降火湯を用いている.

### 8. 桔梗解毒湯（ききょうげどくとう）

この方は梅毒からくる咽痛に用いる.

58歳の女性,腰痛と咽痛を主訴として来院した.この患者には梅毒があるが,その治療のために洋薬を使用すると,副作用がひどくて,とても連用ができないという.のどは乾燥気味で,飲食のたびに痛むという.私はこの方の大黄を去って,地黄と麦門冬を加えて用いたところ,2週間ほどで,疼痛を忘れた.そこで腰痛を治する目的で,養血湯に転方したところ,腰痛は軽くなったが,またのどが痛むという.そこで仕方なく,桔梗解毒湯と養血湯とを交互にのますことにした.続服10ヵ月,自覚症状は去り,暫く休薬.1年ほどして,また来院,またのどが痛むという.そこで前方を与えたところ,1ヵ月ほどで全治した.

### 9. 柴胡解毒湯（さいこげどくとう）

高橋道史氏は『漢方の臨床』第7巻第2号に,喉頭糜爛と題して,次の治験をのせている.

「ある日,仙台駅からタクシーで帰宅したことがあった.この運転手が咽喉不利を訴えて来たのは9月20日である.この方の言うことには,なんでも3ヵ月前から原因は不明だが最初は咽喉が塞がったようで不快で,無理に開こうとして咳をすると痰は出なく,呑もうとすれば下らない.そうかと言って吐こうとしても吐けない.そのうちに喉頭部に痛みを感じてきたので,酒,煙草を止めてみたが良くならない.疼痛はそれほどでもないが,痰を出そうとして,強いて咳をすると,今度はカサブタのようなものが出るので,病院の診察をうけた処,喉頭炎とのことで治療はしているが,職業柄時間の都合にて,加療に行けないので顔見覚えのある先生に治療をお願いに来たというのである.

歳40,顔色は稍々黒色である.元気がない.脈は沈んで緊張している.

腹部は腹直筋が緊張している．舌は白苔で舌根の方は黄色である．咽喉は私にはよく診られない．大便は普通である．症状は大体以上のようであるが，自覚的症状から考えてみると後世の所謂梅核気に酷似している．

即ち喉中梗々肉あり，炙ランの如く，之を呑むに下らず，之を吐すに出でずの症で，これに適合する薬方に半夏厚朴湯がある．しかしこの薬方の証は，この患者では初期の症状で，後には疼痛があり，次でカサブタが出るようになったのであるから，他の薬方の証を考えなくてはならない．それには加減凉膈散という薬方がある．本方は方輿輗（ほうよげい）には，口舌に瘡を生じ，咽喉腫痛，燥渇，便閉するを治すと．

そこで私は咽喉腫痛を目的として，此の薬方に竹葉を加味して投薬したのであるが，10日間服薬せしめて効がなかったのである．実は私はこのような咽喉不利疼痛には多くは本方にて大抵全治しているが，此の度は残念ながら失敗したのである．そこでこのカサブタは喉中に糜爛があって出て来るのであろうとし柴胡解毒湯に転方したのである．（中略）その口訣には，凡そ胸中に蘊熱ありて咽喉に瘡腫糜爛を生ずるものあり，また諸瘡瘍は肝経をねらって柴胡を用うるが常席なりとあって，必ずしも胃腸疾患とは限らず，このような喉頭疾患にも適切であることが明らかである．

この理によって柴胡解毒湯を投与したのである．その後服薬すること15日にして全治したのである．因に咽喉の疾患は昔から結核，梅毒性のものが多いから必ず現代的精密検査が必要である．幸にもこの方は共に陰性であった．」

# 45. 咽頭異物感

1. 半夏厚朴湯
2. 苓桂朮甘湯
3. 甘麦大棗湯
4. 茵蔯蒿湯

　　苓桂甘棗湯　　　　　　利膈湯
　　苓桂五味甘草湯　　　　梔子鼓湯

　『金匱要略』に,「婦人,咽中炙臠（しゃらん）あるが如きは半夏厚朴湯之を主る.」という一章がある.炙臠というのは,あぶった肉片のことで,この章の意は,女性の患者で,のどにあぶった肉のきれがあるように感ずるのは半夏厚朴湯の主治であるというのである.このような症状は,特に女性に多いので,女性といったまでで,男性にも勿論用いてよい.『千金方』には,「半夏厚朴湯は,胸満,心下堅,咽中帖々として炙肉あるが如く,之を吐けども出でず,之を呑めども下らざるを治す.」とあり,このような症状を後世になって,梅核気とよぶようになった.この梅核気という病気は,実際に,のどに何かが付着したり,できたりしているのではなく,患者の自覚症なのである.

### 1. 半夏厚朴湯（はんげこうぼくとう）

　のどに何かかかっているということが,ひどく気にかかるのを目標とする.半夏厚朴湯は神経症の患者で,気鬱,不安感などのあるものによく用いられるので,このような患者にみられる咽頭異物感によくきく.大抵は,数日の服薬で忘れたようによくなる.

　この咽頭の異物感は,胃アトニー症の患者によくみられるが,胃アトニーのない場合でも,この半夏厚朴湯はよくきく.

　ただ注意しなければならないのは,腹部が軟弱無力なものに用いると,かえって気分の悪くなるものがある.『千金方』に,胸満,心下堅とある

のは，この半夏厚朴湯の腹証を述べたもので，これはこの方を用いる上に大いに参考になる．しかし胸満がなくても，この方を用いてよい．心下部もさほど硬くなくてもよい．

24歳の女性，結婚して1年位たっている．どうしたことか，数ヵ月前から，のどに球状のものがつかえて，気持が悪いという．その他には何の異常もない．2，3の医師に診てもらったが，どこも悪いところはないと言われたという．

血色もよく，腹証も，とりたてていうほどの特徴はなく，振水音もない．月経も，大小便も異常がない．神経症らしいところもない．しかし私はこれに半夏厚朴湯を用いた．すると1週間後に来院した時は，ほとんど咽頭の異物感を忘れ，3週間の服用で全治した．

次に梅核気が発作性にはげしく起こるものに，半夏厚朴湯を与えて著効を得た滝松柏『和漢医林新誌』第62号の治験を引用する．

「京橋区高代町の三浦清十郎の妻，花は歳は21であるが，今年の4月に分娩して後，児枕痛（後陣痛）を患い，1ヵ月ほどたって治った．ところが，その後，肩背に浮腫が現れ，みずおちで動悸がし，胸脇が苦満し，手の甲がしびれ，めまいがして，食事に味がなくなった．その上，発作性に時々のどに，とげのようなものがある感じになり，それを吐こうとしても出ず，呑もうとしても下らない状態になり，その時は，全身から汗がにじみ，顔は酒に酔ったようになり，今にも悶絶するのではないかと思われる．このような発作は1日に1回は起こる．そこで八丁堀の北島町の洋医，橋爪某に治を托したが，20日ほどたっても，寸効もないので，更に何人もの医者に診せた．しかしちっともよくならないので，予に治を乞うた．

これを診てみるに，脈は微細で，舌も，大小便も異常がない．そこで予は梅核気の一種と診断して，半夏厚朴湯を与えた．するとたった3日で病情は大いに軽快し，1ヵ月ばかりで全治した．」

## 2. 苓桂朮甘湯（りょうけいじゅつかんとう）

この方で咽頭の異物感を治した例がある．山田業精は，『和漢医林新誌』第111号に次のように発表している．

「荊妻，年32歳，1日忽然，咽中一物あるが如き心地せり．呑めども下らず，吐けども出でず．凡そ10日余を経ていへず．之に加ふるに頭重く，眩暈し，気宇欝閉せり．飲食二便故の如し．（故の如しは平素と変わらないの意）其脈沈緊なり．余以って梅核気となし，半夏厚朴湯を服せしむるに寸効なきのみならず，其症更に甚し．乃ち"気上って咽喉に衝く"の主治にもとづき，急に苓桂朮甘湯を作りて服せしめ，前症悉く去れり．」

この治験は，「傷寒，若しくは吐し，若しくは下して後，心下逆満，気上りて胸を衝き，起れば則ち頭眩し，脈沈緊，汗を発すれば則ち経を動かし，身，振々揺をなす者は苓桂朮甘湯之を主る．」の条文によったものである．

この治験のように，半夏厚朴湯の証と苓桂朮甘湯の証とはよく似ていて，山田業精のような名医ですら誤ることがある．

この治験から考えられることは，苓桂甘棗湯や苓桂五味甘草湯も咽頭の異物感に用いる機会があるものと思う．前者は奔豚（心悸亢進の項参照）に用いられ，後者は，気小腹より上がって胸咽を衝くものに用いられるからである．

### 3. 甘麦大棗湯（かんばくたいそうとう）

甘麦大棗湯はヒステリーによく用いられるが，次の治験は，ヒステリー球がのどに攻め上げてくるものを治した例である．

下条通春『和漢医林新誌』第50号

「元浜街の伊勢屋啓助の女，21歳は，昨年の7月上旬の夜半に，突然，眠りからさめたところ，胸苦しく，何か物がのどに衝き上がってくる感じで，その状は，喘鳴でもなく，吃逆でもなく，嘔吐でもなく，曖気でもなく，実に名状することのできない気持であった．ところが夜明け近くなると，忽然として，その感じが消え去って，平素と変わらなくなった．しかしその発作は時々起こって，患者を苦しめた．そこである医者に治を乞うたところ，その医者は肺病だといって薬をくれたが，ちっとも効がないばかりか，病状はますますはげしくなる一方である．そこで11月25日に予に治を乞うた．

これを診るに，脈，腹ともに異常なく，飲食，大小便もまた平素と変わりがない．ただ月経の来る時期が少しくるっているという．自分が思うに，これは金匱要略にある，婦人の臓躁（ヒステリー）の一症であろうと．そこで患者に向かって，これがなんで肺病であろうといって，甘麦大棗湯を作って，これを与えた．そして1日おいて，次の日に往診してみると，おかげさまで大変気分がよくなりましたという．それからまた3，4日たって往診してみると，病苦は全くなくなったという．そして，その後は再び発作が起こらなくなった．」

## *4*. 茵蔯蒿湯（いんちんこうとう）

22．嚥下困難の項で述べたように，山梔子は"咽中のふさがる"のを治する効があり，利膈湯，梔子豉湯などは食道炎，食道ポリープ，食道癌などによる嚥下困難に用いられる．そこでこれらもまた咽頭の異物感に応用される．また山梔子の配合されている茵蔯蒿湯の証にも，のどのつまるという訴えがみられる．

患者は14歳の男子，10日前からひどい蕁麻疹が出るようになった．その頃から，のどがつまるような感じが起こり，またのどがつまるような時には，蕁麻疹もひどく出るという．前々から便秘するくせがあり，下剤で通じをつけているという．茵蔯蒿湯を用いる目標の1つに，"心胸安からず"という症状がある．私はこののどのつまるような感じを"心胸安からず"の変形とみた．そして茵蔯蒿湯を用いたところ，5日間の服用で，のどのつまる感じが去るとともに，蕁麻疹もまったく出なくなった．

数年前私は喘息発作のたびに蕁麻疹の出る少年をみたことがある．この患者には，越婢加半夏湯（えっぴかはんげとう）を用いたところ，喘息がおさまるとともに，蕁麻疹の出なくなったことがある．

# 眼科症候

# 46. 視力障害

1. 苓桂朮甘湯
2. 桃核承気湯・桂枝茯苓丸
3. 八味丸
4. 滋腎明目湯
5. 葛根湯・越婢加朮湯・大青竜湯
6. 三黄瀉心湯・黄連解毒湯
7. 小柴胡湯・大柴胡湯・柴胡加竜骨牡蠣湯・柴胡姜桂湯
8. 小建中湯・黄耆建中湯・帰耆建中湯

　　大黄牡丹皮湯
　　当帰芍薬散
　　腎気明目湯
　　益気聰明湯
　　医王湯（補中益気湯）加防風　蔓荊子　白豆蔲
　　十全大補湯　加沈香　白豆蔲　附子
　　防風通聖散
　　芎黄散
　　柴胡加芒硝湯
　　大承気湯
　　桂枝加芍薬大黄湯
　　紫円

　ここでは視力障害を主として，眼に関係のある症候を付記して，その治療を述べる．

### 1. 苓桂朮甘湯（りょうけいじゅつかんとう）

　この方は水毒の上逆による眼疾に用いる．東洞流の古方家は，特に多く，眼疾にこの方を用いた．『方機』をみると，「苓桂朮甘湯は，眼痛み赤脈を生じて開くこと，能はざる者を治す．」とあり，湯本求真先生は，「余の経験によれば，この眼患は水疱性結膜炎，同性角膜炎なり．」と述べられた．私もこの方を水疱性結膜炎に用いて，たびたび著効をみた．6歳の男児，水疱性結膜炎を繰り返して，絶えず眼科の手当をうけているというものに，この方を与えたところ，1ヵ月もたたないうちに全快し，再発しなかった．

また私の経験によれば，ワイル病後の硝子体混濁にも効がある．私の郷里にはワイル病が多く，毎年のこと，私の診療する患者でも，20例を下らなかった．これらの患者はよく，病後に硝子体混濁を起こした．私は漢方入門当時に，漫然とこの方を用いて著効を得，その後，何例かにこれを用いたが，これを服用しない患者よりも，速やかに視力の回復するのを認めた．

『類聚方広義』の苓桂朮甘湯の条には，次のように述べている．

「飲家，眼目雲翳を生じ，昏暗，疼痛，上衝，頭眩，瞼腫れ，洟涙多き者を治す．車前子を加えてもっとも奇効あり，当に心胸の動悸，胸脇支満，心下逆満等の症をもって目的となすべし．また病後，眼に紗を隔つる如き者に用いて効あり．また夏秋の間，小便瀝利，雀目の者を治す．また胸膈支飲，上衝，目眩の者を治す．」

これによってもわかるように，腹証上では，心下部膨満，動悸があり，水毒上衝して諸種の症状をなすものに用いられる．

藤平健氏は，『日本眼科学会雑誌』55巻4号に，慢性軸性視神経炎と水毒との関係を明らかにし，苓桂朮甘湯による臨床成績について報告した．氏によれば，本症の自覚症状である眼精疲労，注意力散漫，感情不安状態，頭痛または頭重，起首時眩暈，搐搦，疲れ易い，動悸し易い，発汗し易い，食欲不振，息切れ，欠伸，不眠，耳鳴，嘔気，上衝，咽喉が渇くが水分を摂取することができない，乗物に酔い易い等は，漢方の水毒に起因するもので，苓桂朮甘湯の症であるという．氏は本症患者49例につき，詳細な研究の結果，苓桂朮甘湯証を絶対多数とみとめ，この方を使用した結果，視力の好転したもの95.95％，偽似近視の軽減または治癒したもの70.9％，調節時間の正常に復帰したもの60％，諸種総合症状の軽快したもの88.46％の治療成績を得たという．

有持桂里は苓桂朮甘湯について，次のような意味のことを述べている．

「苓桂朮甘湯は，眼疾，昏暗にして赤からず腫れざるものによい．常に車前子を加えるがよい．さて赤眼痛には世医の多くは桂枝を忌み，また平素俗にいうのぼせ症に桂枝を服することを嫌う人がある．余若い頃，桂枝は上衝を治する薬である．これを用いて何の害があろうとして，強いてこ

れを用いたところ，赤眼腫痛は赤腫を益し，痛をして甚からしめた．またのぼせ症に桂枝を与えるときは，現に眼が赤くなり，或いは眼やにの出る者数人をみた．一書生が余の説を批評して云うのに，赤眼痛並びに上衝に桂枝を忌むの説は謹んで聞いた．これは大いに謂れのあることの様である，しかし東洞翁の眼疾の治療をみてみるに，概して苓桂朮甘湯を用いている．もし先生のお説の通りだとすれば，東洞翁はどうして，これを用いたであろうと．余が答えて云うのに，翁が苓桂朮甘湯を用いるときは，いつも芎黄散を兼用しないことはない．桂枝が害をなさないのは，多くは大黄の峻剤を兼用するからである．それならば，病を治すのは，芎黄剤の効であって，苓桂朮甘湯の効ではない．お前たちは，ここをよく考えねばならないと．」

ところで，『腹証奇覧翼』にも，この方が眼の赤いものによいといい，宇津木昆台も，『古訓医伝』の中で，「苓桂朮甘湯の方を考えてみるに，頭眩等を起す水気の逆上が面部にまでも及んで，往々眼のふちがただれたり，或いは赤眼，風眼などになったものなど，この方で治するものがある．」と述べて，赤眼痛にもまたこの方を用いてよいことを述べている．

私はかつて，『東亜医学』第15号に，眼科方函という一文をのせ，その中で，フリクテン性結膜炎の項で，次のように述べている．

「本症は一名水疱性結膜炎といい，眼球結膜殊に角膜縁に接し，灰白色の小結節若しくは膿疱疹が発生して，血管が之に集注したものである．この発疹をフリクテンと云う．

本病は腺病質の小児にくることが多い．その軽症のものには，苓桂朮甘湯を本方として，伯州散を兼用して著効がある．刺激症状のはげしいものには，葛根湯，小青竜湯のようなものを用いる．婦人では月経異常からこの病を起こすものや，産後にこの病にかかるものがある．これには当帰芍薬散，桂枝茯苓丸，桃核承気湯の類を選用する．」

吉益東洞の『建珠録』には，次のような治験が出てくる．

「越中二口の誓光寺の僧，某が診治を乞うて云うのに，私は眼がわるいけれども，見えないわけではない．ただ物を久しく見ていることができない．無理に見ていると，大小無数の四角いもの円いものが現れ，それがや

がて消えると、こんどは錐のようなものが眼中にさしこんで、その痛みはたえがたい。このような症状が3年もつづいているという。

　先生がこれを診察したところ、上気して煩熱の状態があり、筋肉がびくびくと痙攣している。そこで苓桂朮甘湯と芎黄散をつくって服用せしめたところ、数10日で普通に物を正視できるようになった。」

　この治験を評して、湯本求真先生は、「この症は乱視にして眼精疲労を兼ねたる者なりしなり。」と述べておられる。芎黄散を用いたのは煩熱の状があったからであろう。

## 2. 桃核承気湯（とうかくじょうきとう）・桂枝茯苓丸（けいしぶくりょうがん）

　苓桂朮甘湯が水毒の水逆による眼疾を治するのに反し、この2方は瘀血の上逆による眼疾を治すのである。

　これまでたびたび述べてきたように、桃核承気湯には、小腹急結という特異な腹証があるので、これを認めた場合には、その眼疾がどんなものであっても、これを用いてよい。しかし時には、この腹証がはっきり現れていなくても、この方を用いてよいことがある。

　私はこの方を白内障に用いて著効を得たことがある。

　患者は、色の白い、筋肉のよくしまった肥満した35歳の主婦。いままで著患にかかったことはないが、頑固な便秘と片頭痛がある。こんどの病気は、3ヵ月ほど前に、視力が悪くなったので、眼科で診てもらったところ、左0.7、右0.6で、老人性白内障と言われた。おどろいて転医したところ、そこでは点状白内障と言われたという。そして内服薬とカタリンの点眼をしている。

　初診は昭和36年9月28日。視力障害の他に、多汗、動悸、不眠があり、足が軽く宙に浮いた感じがするという。冷え症で、夏でも足袋がほしいという。便秘しているので、いつもセンナをのんでいる。月経は毎月あるが、量が少なく、始まる前によく頭痛が起こり、気分がいらいらする。脈は沈んで小さい。血圧は92—60。腹診すると、下腹部の筋肉が強く緊張し、左腸骨窩の部分は、指頭を軽くふれるだけで、はげしい疼痛を訴え、腹診が

困難である．すなわち小腹急結が著明に証明されるわけである．また背部で，肝兪から腎兪あたりにかけて左右とも圧痛が著明である．

　そこで桃核承気湯を用いた．これをのむと，非常に気分がよく，からだの重いのがとれたという．10日間の服用で4kgも体重が減じた．ところが，10月は6日にあるはずの月経がなく，11日にひどい片頭痛が起こった．そこで頓服として呉茱萸湯を与えた．これで頭痛はよくなったが，10月20日の診察でも，月経がない．腹診すると小腹急結が軽快している．また眼科医は白内障が急速によくなったといってよろこんでくれたという．10月31日に月経があった．11月28日に月経があり，今までになく量が多い．12月13日，のぼせ，頭重があり，右肩がこり，血が頭にのぼる感じで，憂鬱になるという．また左季肋下で重いというので，よく診ると，胸脇苦満がある．そこで大柴胡湯に桃核承気湯を合して与える．

　これで1日5，6行の下痢があり，月経量も多くなり，白内障も進行がとまり，軽快してきた．ただ両腕がしびれ，背がだるく，眼が押し出されるような感じがあるという．

　病気が軽快したので，郷里に帰っていたが，4月14日に来院．患者の語るところによると，3月25日に，夜中，突然吐血した．そのあとで，食物も吐き，胸から，みずおちが痛んだ．医師は胃癌だと診断したが，他の医師は胃癌ではないが，どうして吐血したかわからないといった．気分が重く，みずおちも重く，めまいがする．そこで三黄瀉心湯を与えたところ，気分がとてもよいという．目下息切れ，動悸があり，柴胡加竜骨牡蠣湯を服用中である．

　この患者の吐血は，おそらく瘀血が出たものであろう．

　桃核承気湯は各種の打撲傷に用いられるが，眼の打撲にも著効がある．

　『眼科一家言』に，次の治験がある．

　「一男子がたまたま漁夫のけんかを止めようとしたところ，その1人が手にもっている石で，その人の眼を打ったので，眼が腫れあがり，その痛みは堪えがたく，眼瞼のまわりは紫黒色となり，結膜は朱をそそいだようになった．先生はこれを診察して，これをひとたび誤治すれば，必ず黒内障になるであろうと．余に命じて先ず刺絡を施し，桃核承気湯を与え，な

お眼点をしたところ，10日もたたないのに全治した.」

「打撲眼は痛まないと，そのままにすておき，あとで黒内障になって治らなくなることがある．それ故に打撲をうけたらすぐ，瘀血を去ることが大切である．早く瘀血を去っておけば後患がない.」

同じく『眼科一家言』に，次のような例が出ている．

「一婦人，眼にただれができ，雲がかかったので某医の治をうけたが治らないので，余に治を乞うた．診察してみると，めまいがあって，下腹が痛む．そこで桃核承気湯を与え，点眼を施し，刺絡を行った．すると瘀血が少し下り，下腹痛とめまいはともに忘れたようになくなった．しかし1年たっても，まだ雲は全く消え去らず残っていたので，点眼薬を与えて，家に帰らしめたが，まもなく全快した.」

「一老翁80余歳が，斧で薪を折っていたところ，木の屑が眼にとびこみ，たちまち眼は腫れ，疼痛ははげしく堪えがたいほどであったが，3日後，突然，めまいがして倒れてしまった．そこで家人がおどろいて余に治を乞うた．診てみると，眼球が破裂し，三液と血がともに鼻の端から迸出している．先生がいうのに，早く治を施さないと，この病気はおそろしいもので，すぐにも他のよい眼にも波及して，盲目になると．そこで突出した眼球を截断し，乳汁で洗ってから甘草湯を与え，ホータイでしばってから椅子によりかからしめ，桃核承気湯を与えた．これをのむこと20日あまりで全治することができた.」

「一婦人，20歳あまり，角膜が濁って，これにすだれを下げたような雲がかかり，結膜にも帯のように赤い筋があり，これを何人もの医師が治療したが効がないという．その病状を問うてみるに，月経が不順であるという．腹をみると，下腹に硬結があり，これを按ずると痛む．そこで桃核承気湯を与え，点眼を施したが，瘀血が下がるとともに，腹の硬結もとれ，2ヵ月ばかりで治った.」

『類聚方広義』の桃核承気湯の条には，次のようにある．

「経水不調，上衝甚しく，眼中厚膜を生じ，或いは赤脈怒起，瞼胞赤爛，或いは齲歯疼痛，小腹急結の者を治す．また打撲損傷眼を治す.」

そこでこの方は，結膜，角膜の諸疾患で，充血，疼痛が甚だしく，大便

が秘結し，小腹急結の状あるものに効があるばかりでなく，虹彩炎，毛様体炎，強膜炎などにも応用される．また月経閉止期の女性の眼疾にこの方の適応症がある．

桂枝茯苓丸も瘀血からくる眼疾に用いるが，桃核承気湯証より症状が緩慢で急迫性の徴候がない．また便秘の傾向がない．

矢数道明氏は中心性網膜炎に桂枝茯苓丸加大黄を用いて著効を得た例を次のように報告している．

「紀○子，30歳，接客業，初診　昭和33年2月6日

本患者は昨年11月の右視力障害を訴え，眼科の診断をうけたところ，白内障と中心性網膜炎という病名であった．いろいろ治療をして貰ったが好転せず，ほとんど視力がなくなって終わった．そして遂に不治の宣告を下されたので，ほかの大病院の眼科や伊豆の眼科の長老に紹介されて診てもらったところ，残念ながら手遅れで失明に近いといわれ悄然として帰って来たということであった．

この患者は銀座の大きなバーのマダムで，堂々たる貫録で顔色もよく，主訴は右側の視力障害と頑固な頭痛，肩と首すじのこりであった．頭痛は月経時に特に烈しく，月経はおくれがちで，かつ子宮後屈があるといわれたことがある．8年前に出産1回，人工流産数回を繰り返している．腹証は瘀血による下腹部反応が顕著であったので，本方に大黄0.3を加えて投与した．

10日間の服用によって，肩こりや首すじのこり，それと頑固な頭痛がうそのようにとれて，20日の後には視力の回復を自覚し，1ヵ月後にはピンポン遊びができ，2ヵ月後には悪い方の眼で新聞が読めるようになった．

4ヵ月後には左右共視力が0.9となり，発病当初からの主治医はまったくの奇跡で，漢方が効いたことを率直に認めるといっているとのことである．私には専門的眼科の所見についての記載はできないが，本方の効果は認めてよいと思われる．」

瘀血に起因する眼疾は多く，小倉重成氏も桂枝茯苓丸などを用いた眼疾の治験を，『漢方の臨床誌』や『日本東洋医学会誌』に，多く発表している．小倉氏は瘀血による虹彩炎12例の治験を報告し，その大部分が桃核

承気湯，大黄牡丹皮湯，当帰芍薬散，大柴胡湯などを2ないし3方ずつ合方したもので奏効したと述べている．

『眼科一家言』には，「産後，眼疾を患うものに，出血がひどくて，視力の弱ったものがあり，悪露が残って，瘀血が攻めのぼって種々の険悪な症を呈するものがある．これには桃核承気湯，下瘀血湯，桂枝茯苓丸，芎帰膠艾湯，八味地黄丸の類を選用するがよい．」と述べている．

### 3. 八味丸（はちみがん）

この方は気力，体力ともにおとろえた患者で，古人が内障眼とよんだものに用いる．藤平健氏は，この方が白内障に有効であることを述べ，小倉重成氏は『日本東洋医学会誌』第12巻第1号で，この方を緑内障に用いて，効力にみるべきものがあったと述べている．

私の中学校の先輩H氏は，網膜剥離にかかり，故黒沢先生の診療をうけ，八味丸によって全治した．

### 4. 滋腎明目湯（じじんめいもくとう）

私は古方家が八味丸を用いるような場合に主としてこの方を用いる．

この方を用いて視力の回復した次のような例がある．

患者は血色のよくない51歳の男性で，初診は昭和29年2月20日である．患者のいうところによると，昭和26年頃より眼がよく見えなくなり，某大学の眼科で梅毒性のものだと診断され，熱療法をしてもらったところ，かえって悪化し，最近は，やっと明暗を弁じる程度で，室内を歩くにも，他人の手をかりなければ歩行ができないという．この日も夫人が手をひいて，診察室に入ってきた．脈は弦で，腹診すると，臍上で動悸をふれる．その他にいちじるしい特徴はない．大便は1日1行．ときどき頭痛がくる．足は冷える．

私は眼科を専攻したことがないので，この患者の眼底の所見を診断することはできなかったし，また治す自信もなかった．しかし『衆方規矩』に滋腎明目湯という処方があって，「眼ひさしく昏暗なるを治するの主方なり．」とあるによって，これを用いることにした．なおこれより数年前，盲

目の一少女にこの方を与えて，やや視力の回復したこともあったので，万一を僥倖したのであった．

ところが1ヵ月ほどたって再来した患者は，何だか少しよいようだという．そこでつづけて前方を1ヵ月分ずつ投薬したが，5月下旬には障子の桟が見えるようになり，10月には，ひとりで電車に乗って来院できるほどになった．この頃から仕事も少しずつできるようになり，約2年ほど投薬をつづけ，視力が0.3まで回復した．

また62歳の男性に，この方を用いて視力がいちじるしく回復した例がある．初診は昭和36年9月20日で，約1年前左の視力が衰え，次いで右も悪くなり，医師の治療をうけている中に，左右ともまったく視力を失い，辛じて，夜と昼との区別が出来る程度の盲目になった．目下高血圧からくる眼底出血という診断のもとに，内科医の注射をうけているということであった．

患者はやや肥満しているが，血色はよくない．脈は沈小．大便1日1行．腹部の筋肉はやや緊張しているが，胸脇苦満はない．血圧144—86．

私は眼底出血という診断に疑問をもち，伊藤清夫氏に相談したところ，診察の結果眼底にはまったく異常なく，それよりも，もっと深いところに病気があるのだろうということであった．

そこで，この患者にも滋賢明目湯を与えた．すると1ヵ月分のんだら，何となく眼が明るくなったといい，翌年の3月には遠くの方が見えるようになった．目下服薬中であるが，徐々に視力が回復しつつある．

浅田宗伯は滋賢明目湯を用いるような場合に腎気明目湯という処方を用いている．この方は『方病回春』に出ていて，滋賢明目湯とは大同小異で，宗伯によれば，「この方は内障眼の主方である．内障に気虚によるものと，血虚によるものとがあり，血虚によるものにはこの方を用い，気虚のものには益気聰明湯を用いる．気虚の重いものには医王湯加防風，蔓荊子，白豆蔲を用い，血虚の重症には十全大補湯加沈香，白豆蔲，附子とす．」と述べている．

## 5. 葛根湯（かっこんとう）・越婢加朮湯（えっぴかじゅつとう）・大青竜湯（だいせいりゅうとう）

葛根湯，越婢加朮湯，大青竜湯などの麻黄の配剤された薬方は，古人が外障眼とよんだ結膜や角膜などの病気に用いられた．

『柚木流眼療秘伝書』にも，次のような場合に葛根湯を用いている．

「胞肉膠凝

胞肉とは，まぶたの内の肉のことである．烏睛*と両ともねばる．そのねばりが膠（にかわ）のようである．これは防風通聖散の主治である．またそれより熱気が一段とひどく目屎（めくそ）の多いのは葛根湯加大黄を用いる．これで治らなければ芎黄散を兼用する．また軽いものは芎黄散だけでも治る．また上まぶたと下まぶたが目くそで閉じるものには，葛根湯加大黄を用いる．またかゆみがあれば蛇床子を水煎して洗うがよい．もし涙がひどく出るなら葛根湯加朮附を用いる．

風攣出瞼

俗にいうただれ目のことである．多くは下まぶたにくる．目のふちが赤くただれて，赤みがつよく，血があつまってかゆく，腫れなどするものである．この証はかえし棒でかえして手術で血をとり，棒の柄をやいて，それで温める．また血があつまって潤いのないものには当帰建中湯を用いる．また血が多くて，ただれ潤いのあるものには桃核承気湯を用いる．またまぶたが乾いて痛み長年治らないものには葛根湯加朮附を用いる．

挙毛倒睫

俗にいうさかまつげである．多くは上まぶたにある．排毒散を用いる．もし久しく治らなければ葛根湯に当帰と附子を加えて用いる．

風弦赤爛

小児のただれ目によく似て，多くは婦人の血症からくる．大人にも小児にもある．この症格別に赤いものを俗に血目という．また格別赤くないものを湿目という．湿目には葛根湯に朮，大黄を加えて用いる．また血目に

---

\* 烏睛は俗にいう黒まなこ．

は桃核承気湯を用いるがよい．また格別に瘀血の多い者は当帰建中湯または桃核承気湯を用いる．」

『眼科一家言』に，次の治験がある．

「一男子．眼に炎症を起こして腫れ痛み，その上に喘鳴と咳嗽がことにひどい．そこで先ず葛根湯を与え，刺絡と家方の嗜鼻方を施したところ，疼痛がたちまちやんだ．つづいて麻杏甘石湯を与え，鉛糖水で洗眼したところ，喘咳はだんだんよくなった．ただ大便が秘結して，眼にうすい雲がかかってとれない．そこで大柴胡湯を与え，点眼薬を用いたところ，まもなく治った．」

「一男子．眼が赤く腫れ痛んでたえがたく，黒まなこにも雲がかかっている．これを診たところ，脈は浮数である．そこで葛根湯を与えたところ，眼の赤みと腫れはやや減じたが雲がとれないので汞水で洗ってから点眼をしたところ，1ヵ月ばかりで治った．」

「一男子，30歳ばかり，山に薪をとりに行ったところ，毒虫がとんできて，眼瞼をさしたため，ひどく腫れ痛み，眼がくらんで歩くことができなくなった．そこで傍の人にたすけられて家に帰って診を乞うた．眼球と眼瞼はともに大いに腫れ，烏睛には白い点ができて，毒がすでに両眼に伝わり，発熱がひどく，頭は裂かれるように痛む．そこで刺絡を施し，甘草湯で洗眼し，葛根湯を与え，雄黄を焼いて眼を薫じたところ，頭痛がやみ，炎症も消褪した．そこで点眼を施し，数日で治った．」

『方伎雑誌』にも，次のような治験がある．

「紀藩の吉岡宅右衛門の息芳太郎は，年々，右の眼のひとみに星が出来ていたが，3年目に，その星が腫れつぶれ，そのあとが白く凹んだ．それはちょうどあばたのようで，少しも見えないという．余が診てみるに，眼やみにも出ず，痛みも，痒みもない．また赤味もない．ただつぶれたあとが，よほど低く白く，新月の形をして，ひとみを被っている．詳しく経過をきいてみるに，2，3歳の時，頭瘡を患ったことがあると云う．余はその時の毒が残って，かくれていて，この病気のたねになったにちがいな

---

\* まむしの乾燥したもので，1日分に1gほど加える．

いと思った．そこで難治であることを告げ，葛根湯に桔梗，反鼻\*を加え，紫円を兼用とし，毎日，2，3行ずつ通じのあるようにした．その頃，会津の藩医水野清庵が君命をうけて，土生玄碩のところへ，眼疾の治療を学びに来ていたが，時々余が家にも詩文の話に来た．そこで右の病状を話したところ，それは不治の症だという．余がそれはどうしてだ，とたずねたところ，およそ眼の中の水疱や腫瘍などの痕が陥凹したのは，例えば，漆器のはげたのと同じ道理で，大小にも，場処にも拘わらず，どのようにしても治らないものだと，師匠の玄碩は申す．これは，天然痘のあばたが平にならないと同じことだが，処方は何を用いているかと問うから，葛根湯加桔梗反鼻で，凝閉痼着の毒を動かしておいて，紫円で下して，掃除をするようにすれば，まだ年も若くて元気も充実し，血液の循環もよいから，回復するだろうと答えたところ，清庵は師説を主張して賛成しない．しかし余は心を動かさず，前方を与えておいたところ，1ヵ月ばかりたつと白色が次第にうすくなり，凹んだ処も少し浅くなったように見えた．そこでますます前方をつづけていたところ，少し物が見えるようになったので，これを清庵に話したところ，清庵は手を拍って，それは奇妙なことだ．それならば吐酒石4銭\*を蝋膏にてねり，大椎から11椎まで，背部をいっぱいに，ぬりたまえ．力を入れてすり込むようにするがよい．これを3分して3日間塗れば，必ず小瘡ができる．そうなればますます眼のためによいであろうと云った．そこでその通りにしたところ，瞑眩を起こし，悪寒発熱し，手足までも水痘のような発疹ができた．処方はやはり前方を用い，20日ばかりたつと，論語の本文が見えるようになり，また20日ばかり用いると，註文の小さい字も読めると云う．その頃はもう白色もごくうすくなり，凹んでいたところも高くなり，発疹もかせた．なお前方を用いること1ヵ月ばかりでひとみはまったく普通になった．清庵も，これにはひどく驚いた．それから30年たつが，今にまったく眼には何の障害もない．これは始終転方せずに，毒を駆り尽したために，再発しないのである．」

まことに興味ある治験であるが，湯本求真先生は，『臨床応用漢方医学

---

\* 1銭は1匁．

解説』の中で,大青竜湯による治験を次のように述べている.

「50余歳の婦人,眼疾を患へて来院す.診するに両側のトラホームパンヌス角膜潰瘍翳にして,潰瘍底に膿を附着し将に穿孔せんとするものの如く,羞明流涙甚だしく,眼球前額せつじゅ部の疼痛劇甚にして安眠を得ずと云ふ.脈は浮大にして力あり,少しく渇し,舌は微黄苔にして乾燥し,微に咳喘す.余方倍半に車前子8.0を加えて主方となし,毎夜芎黄散4.0—6.0—8.0を兼用せしに,2週目にして些小の痕跡をものこさずして全癒せり.古方の絶妙不可称不可説と云ふべし.」

『眼科一家言』にも,次の治験が出ている.

「一男子,眼にひどい炎症を起こして腫れがあり,その疼痛は劇甚で,気が狂ったかと思うほど,苦しみ叫び,死ぬのではないかとあやぶまれたので,家人が急いで治を乞うた.その脈をみると浮数で,頭痛,発熱がある.そこで先ず嚔鼻方を施したところ,疼痛がたちまちやんだ.つづいて大青竜湯を与えたところ,夜半になって,疼痛が再び起こったので,また前の通り嚔鼻方を施したところ,疼痛は急にやんだ.そこで,しきりに大青竜湯を用いたところ,暁に至って,頭痛を忘れ,熱も大いに減じた.そこで朝日を迎えて眼を開いてみると,白膜が角膜よりも高く腫れているので,三黄石膏湯を与え,家方の水薬を10余日,点眼したところもとの通りに治った.」

これらの例でもわかるように,大青竜湯は葛根湯を用いる場合よりも,更に一段と症状が急激で,煩躁の状態があるものを目標とする.

『類聚方広義』にも,大青竜湯の応用について次のように述べている.

「眼目疼痛,流涙止まず,赤脈怒張,雲翳四囲,或いは眉稜骨痛或いは頭痛,耳痛する者を治す.また爛瞼風*,涕涙稠粘,痒痛甚しき者を治す.倶に苤苡(ひゅうい.車前子に同じ)を加ふるを佳とす.兼ぬるに黄連解毒湯加枯礬を以て頻々洗蒸し,毎夜臥するに臨み,応鐘散を服し,5日,10日毎に,紫円5分,1銭を与へて之を下すべし.」

---

\* トラコーマ.

「風眼症*，暴発劇痛する者，早く救治せざれば眼球破裂迸出す．尤も極悪至急症となす．急に紫円1銭，1銭5分を用ひ，峻瀉数行を取り，大勢すでに解して後，この方を用ゆべし．その腹証に随ひ大承気湯，大黄硝石湯，瀉心湯，桃核承気湯等を兼用す．」

『勿誤薬室方函口訣』にも，「天行赤眼**或いは風眼の初起，この方に車前子を加えて大発汗するときは奇効あり．蓋し風眼は目の疫熱なり．故に峻発に非ざれば効なし．」と述べている．

葛根湯，大青竜湯には，発汗の作用があるが，越婢加朮湯には，利尿の作用があって，体表の水毒を去る効がある．

『知新堂方選』には，「翼状贅片の初期に越婢加朮湯が奇効を示す．」と述べており，私は流涙症に，これを用いて著効をみた．

患者は21歳の未婚の女性で，わけもなく，ただ涙が流れ，人の前に出るのも恥ずかしいといって来院した．

初診は昭和27年11月29日．

私と対談しているうちも，涙がポロポロとこぼれる．いままで大学病院の眼科にかかり，遠視と結膜炎があると言われて手当をうけ，眼鏡も新調したが，やはり涙の流れるのは同じだという．なお流涙のほかに，口渇と不眠があり，下痢しやすい．しかし便秘すると気持が悪いので，下痢は気にならないという．野菜と魚肉が嫌いで甘味を好む．月経は正常である．

涙の流れるのは，風邪の時や，冷たい風にあたったときが，とくにひどい．したがって夏よりも冬が悪いという．

私はこれに越婢加朮湯10日分を与えたが，これをのむと，涙の出るのが減るようだという．そこで10日あて与えて，経過をみることにした．1ヵ月ほどたつと，涙の出ない日が多くなった．しかし翌年の正月に薬を10ほど休んだ時は，また少しあともどりする傾向があった．そこで，たまに休むことはあったが，10ヵ月ほど服薬して，ほとんど，涙を流すようなことはなくなった．昭和29年になって，かぜを引いて，涙が出るといって，1，2回来院した．

---

＊　淋毒性結膜角膜炎．
＊＊　流行性の結膜炎，トラコーマなどを指す．

この患者は，昭和33年の春，結婚したが，もう涙の流れることもなく，不眠に悩むこともないという．

## 6. 三黄瀉心湯（さんおうしゃしんとう）・黄連解毒湯（おうれんげどくとう）

三黄瀉心湯はのぼせ，上逆，不安感，興奮，出血などの症状があって，便秘の傾向のある者に用いるから，眼疾でも，このような症状のあるものを目標とする．そこで結膜の充血，出血，高血圧症患者の眼底出血に用いられる．黄連解毒湯も同様の症状で，便秘の傾向のないものに用いる．

## 7. 小柴胡湯（しょうさいことう）・大柴胡湯（だいさいことう）・柴胡加竜骨牡蠣湯（さいこかりゅうこつぼれいとう）・柴胡姜桂湯（さいこきょうけいとう）

たびたび述べたように，これらの柴胡剤はその病気が何であろうとも，腹証によって用いる．

次に『漢方と漢薬』第5巻第4号に，発表した"眼科治療に於ける傷寒論の運用"と題する拙文の中に引用した上田椿年の治験を採録する．

「一婦人，歳21，晩盲眼を患い，すでに10余年になるが，衆治験なく，燈火も月火もこれを弁ずることができない程になった．よって治を乞うた．これを診するにその脈が沈微にして，腹満し，左脇下に塊があって，大なること覆杯の如くである．因って先ず柴胡加芒硝湯を与えて，その塊を砕き，腹がなお緊満であるから，続いて大承気湯を与え，塊が解け，満が減じて，眼もまた自ら愈えた．」

「一漁夫，歳21余，眼を患い，医生某，治を施すこと1年にして百端効なく，烏睛全く曇闇した．ここにおいて医生の術尽き，これに謂って云うに，無効の薬を長服するよりは，早く家に帰って，盲者の業を学ぶ方がよい．たとえ，能くこれを治すと云う者があっても，必ずこれに欺されてはならないぞと．ここにおいて漁夫は大いに失意して，茫々然となって帰来し，医生の言を父母に告げ，相対して泣いた．

鄰人はこれを見るに忍びず，来って治を乞うた．到って診するに，胸脇

満し，且つ動がある．

　先生は微笑して云うに，このような証がどうして不治であろうぞ．200日足らずで，必ず全癒すると．家人はその言を喜び，且つこれを疑った．そこで柴胡姜桂湯と解毒湯とを併進し，且つ一方を点眼すること10余日にして少しく明を得．続いて前方を与えること100余日にして，果して旧に復した．」

　「潮深の一漁夫，歳40余，両眼が腫痛し，白膜は紫色の筋を帯び，烏睛がまったく曇暗した．一医生が治を施すこと7年にして寸効もなく，来って治を乞うた．これを診るに，寒熱往来して胸腹に動があるので，柴胡姜桂湯を与え，芎黄散及び甘汞丹を兼用して，その上に刺絡を施すこと数次にして，4ヵ月ばかりで全治した．」

　「一婦人が眼を患い，赤腫疼痛し，烏睛曇闇した．これを診るに胸脇苦満がある．因って小柴胡湯を与え，嚔鼻方を施すに疼痛が退いた．そのあとで芎黄散を与え，兼ねて一方を点ずるに，赤腫曇闇やや減じ，心下がなお痞鞕する．そこで人参湯を与えたが効なく，鷓鴣菜湯を用いたところ，蛔虫が沢山下って治った．」

　「一聾者，角膜曇濁して胸腹に動があり，時に或いは頭眩する．よって柴胡加竜骨牡蠣湯を与え，芎黄散を兼用し，且つ一方を点じ，1ヵ月ばかりにして愈えた．」

　「一農夫，歳20余，両眼赤腫疼痛して忍び難く，白膜は腫起して朱を注いだ様で，烏睛は中が凹んで，膿翳が見えている．治を衆医に求めたが，皆不治であるとした．家人はこれを聞いて相対して泣いた．その妻は夫が貧乏でその上に盲となっては，必ず寒飢するであろうことを恐れ，乳児をすてて去った．農夫は大いにその軽薄を怒って，その父とともに来て治を請い，且つ泣いて云うに，私は今，ごらんの通りの盲者だ．しかし愚婦が私をすて去ったのは憎んでも憎み足りない．もし先生のお力によって幸に治って，再び日月を見得るようになれば，彼女を刺し殺すばかりであると．先生は諭して云うに，彼女は実に禽獣の様なものであるから，大いに怒ってはならない．これを殺しても何の益があろうぞ．わしはお前の眼を元の通りに回復せしめてやるが，わしの言に違う様なことをしてはならないぞ

と，農夫はこれを諾した．

そこで先生がこれを診るに，その脈は浮数で腹満拘攣し，大便は秘結する．よって桂枝加芍薬大黄湯を与え，且つ一方を点じ，嚔鼻方を施すに，忽ちにして疼痛は忘れたようになり，30日ばかりで，愀腫膿翳は半を減じたが，腹満拘攣は依然として解けない．そこで大柴胡湯を与え，むし薬を兼用し，消翳方を点じたところ，3ヵ月ばかりで全治した．家人も驚喜し，婦もまた来て，その罪を謝した．農夫は大いに罵って，お前は禽獣である．幸に上田先生の一言で死を免れたが，何の面目があって，よくも帰って来られたものだと，ついに許さなかった．」

### 8. 小建中湯（しょうけんちゅうとう）・黄耆建中湯（おうぎけんちゅうとう）・帰耆建中湯（きぎけんちゅうとう）

虚労を目標にして，虚弱児童の結膜乾燥症，動脈硬化症による眼底出血に用いる．また外見上何の異常も発見せず，ただ眼がさすように痛むというものに用いて効を得たことがある．

# 47. 口渇と口乾

1. 八味丸
2. 五苓散・猪苓湯
3. 白虎加人参湯
4. 竹葉石膏湯
5. 大承気湯・小承気湯・大柴胡湯
6. 茵蔯蒿湯・茵蔯五苓散
7. 白頭翁湯
8. 茯苓四逆湯
9. 柴胡姜桂湯
10. 麦門冬飲子
11. 小建中湯
12. 附記

小柴胡湯加地黄
炙甘草湯
真武湯
柴胡去半夏加括呂湯
黄連解毒湯
十全大補湯

附子理中湯
四逆加人参湯
桃核承気湯
越婢湯
大青竜湯
麻杏甘石湯

　口渇はのどが渇いて水をのむことを欲するものをいい，口乾は口内が乾燥して唾液が足りなくなるが，のみたくはなく，ただ口をすすぎたがるものをいう．口渇は虚証の患者にも実証の患者にもみられるが，口乾を訴える患者は多くは虚証である．また瘀血の症状として口乾のみられることがある．

## 1. 八味丸（はちみがん）

　糖尿病や尿崩症では激しい口渇とともに，多尿がある．このようなものには八味丸証が多い．

　『金匱要略』には，飲むこと一斗なるをもって，小便することもまた一斗なるものを消渇と名づけて腎気丸（八味丸と同じ）を用いている．消渇とは，しきりにのどの渇く症候に名づけたものである．消渇の本来の意味

は，口渇がひどくて，水をのんでも，それが体内で消えて，尿の出の少ないのをいったものであるが，のちには糖尿病のことを消渇というようになった．

糖尿病には口渇と多尿を目標にして八味丸を用いるが，糖尿病の初期で口渇があり，体力の旺盛なものには，白虎加人参湯，竹葉石膏湯などを用いることがある．しかし疲労感，腰痛などがあれば外見上強壮にみえても，八味丸を用いるべきである．萎縮腎では糖尿病のような口渇を訴えるものは少ないが，夜間に眼がさめると，口が乾いて，舌がうまく回らないというものがある．そして夜間，5，6回の排尿のあるものがある．これも八味丸の証である．とかく高齢者には地黄剤の証が多いから，何病であれ，口渇または口乾を訴えるものがあれば，先ず地黄剤である八味丸，炙甘草湯，滋陰降火湯などの証でないかを考えてみる必要がある．

また産褥には，とかく地黄剤の証が多く出るものである．産褥熱，腎盂炎，肺結核などで体温が高くて，口舌がひどく乾燥し，手足に煩熱の状があれば，三物黄芩湯（さんもつおうごんとう），小柴胡湯加地黄，炙甘草湯などの地黄剤の証でないかをよく診察するがよい．手足に煩熱の状があれば，必ず発熱時に蒲団から外に手足を出したがり，冷たいものに足をあてると気持がよいという．これは血熱のためだと古人は説明している．この手足の煩熱は地黄剤を用いる大切な目標である．

なお八味丸については，36．腰痛の項，52．排尿異常の項などを参照．

## 2. 五苓散（ごれいさん）・猪苓湯（ちょれいとう）

尿利減少を伴う口渇には，五苓散，猪苓湯の類が用いられる．

口渇，嘔吐，尿利減少を目標として五苓散，茯苓沢瀉湯を用いることは，23．嘔吐・悪心の項で述べた通りである．また腎炎やネフローゼなどで浮腫のある時も，口渇と尿の不利を目標として五苓散を用いること，また膀胱炎で口渇，尿利減少，排尿痛を目標として猪苓湯を用いることについては，52．排尿異常の項で述べた通りである．

また肋膜炎で急激に滲出液のたまる時にも口渇がくる．この際には小青竜加石膏湯，小柴胡湯加石膏の用いられることがある．

## *3.* 白虎加人参湯（びゃっこかにんじんとう）

　吉益東洞がその著『薬徴』で，「石膏は煩渇を主治するなり．旁ら譫語，煩躁，身熱を治す．」と考徴してから，東洞流の古方派では石膏剤が多く用いられた．石膏剤の代表が白虎湯であり，これに人参を加えたものが，白虎加人参湯であり，桂枝を加えたものが，白虎加桂枝湯である．東洞は，東洞石膏といわれたほど石膏を多く用いたので，その門人やその流れをくむ人達は，石膏を濫用する傾向があった．『傷寒論』に，煩渇引飲（ひどくのどが渇いて水をのむこと）に白虎加人参湯を指示してあるところから，口渇の甚だしいものには石膏剤を用いると，私は湯本先生から教わった．先生も石膏が好きで，1日分に150gから200gという大量の石膏を用いられた．ところが，高熱があって口渇の甚だしいものに，白虎加人参湯の証のほかに，真武湯や茯苓四逆湯のような附子剤の証が意外に多いことがだんだんわかってきた．石膏剤の口渇は冷水を好み，附子剤の証は熱湯を好むという話があるが，これは必ずしもあてにならない．附子剤の証で冷水を好み白虎湯の証で熱湯を好むものもあるからである．熱性病のときの口渇は，特に石膏剤と附子剤との鑑別がむつかしく，また大切である．一般雑症では，附子剤を石膏剤と誤って用いても，たちまち症状が悪化することは少ないが，肺炎その他の熱病で，四逆湯や真武湯を用いなければならない症に誤って白虎湯を用いると，病勢は悪化して重篤な症状を呈することがある．1. 熱と悪寒の項参照．

　最近，夜尿症に白虎加人参湯を用いて著効を得た例がある．患者は10歳の少年で，毎夜，遺尿をするという．体格，栄養，血色ともに普通である．はじめ柴胡桂枝湯を用いたが効がない．ところで「この子は，毎晩，床につく前に，のどが渇くといって，水をがぶがぶのむので，これをやめさせようとするが，どうしてもやめない」という母親の言葉にヒントを得て，白虎加人参湯を用いたところ，口渇がやみ，遺尿も治ってしまった．

　北尾春甫は『提耳談』の中で，「痢病（赤痢）の初発に，口が乾いて口渇がひどく，譫語をいい，舌が乾燥する者に，白虎加人参湯を用いて著効がある．また下痢が治ったあとで，口渇のあるものによい」と述べている．

私の経験では，白虎湯や白虎加人参湯を与えてよい患者の舌には，厚い白苔のかかることは少ない．苔があまりなくて，乾燥しているか，うすい白苔がかかって乾燥していることが多い．舌に白い厚い苔があって，口渇のある場合には，この苔が湿っている時はなお更のこと，乾いていても，うっかり白虎湯のような石膏剤は用いないがよい．これを与えると食欲不振，悪心などを起こすものがある．これには半夏瀉心湯や黄連解毒湯の証が多い．白頭翁湯の項参照．

## 4．竹葉石膏湯（ちくようせっこうとう）

　白虎加人参湯を用いるような患者よりも，一段と体力が虚して，体液を失い，滋潤を必要とするものに用いる．

　肺炎，麻疹，インフルエンザなどで，高熱が下がってのち，口渇を訴えるものに，この方の証がある．

　北尾春甫は，『提耳談』で，熱病に石膏剤を用いる時の注意を次のように述べている．「口渇が10の6ほど減じた時，石膏を去り，それでまた渇が出れば石膏を入れて用いる．これは釜中の温を失わない意である．」春甫は後世派の大家であるから，石膏剤の使用には慎重を期したのである．ところで，古方派特に東洞流では，こんな治療を軽蔑して，後世流は無闇と石膏をおそれるから，こんな不徹底な治療をするのだと非難した．しかしあらゆる病気の治療にこのコツを忘れてはならないと思う．

## 5．大承気湯（だいじょうきとう）・小承気湯（しょうじょうきとう）・大柴胡湯（だいさいことう）

　熱病で，口舌が乾燥して，口渇の甚だしい場合には，白虎加人参湯の証が多いけれども，腹満，便秘の状があって，口渇のあるものに，大柴胡湯や小承気湯，大承気湯などの証がある．

　大柴胡湯の場合は，みずおちから季肋下にかけて膨満していて，胸脇苦満の状がある．大承気湯の場合も，腹部が臍を中心にして膨満している．白虎加人参湯証では，腹部が膨満していることがあっても，軽微である．ところで，数日間便秘していて，口渇を訴えるものに，承気湯で下してな

らない虚証の患者がある．26．便秘の項参照．この際には，便秘しているか否かによって，虚実を分けるのではなく，脈と腹をみて，この部に力がなければ，いくら便秘していても，四逆湯や附子理中湯などを用いる．

近年，大承気湯を用いるような熱病の患者は少なくなった．

口渇があって下してならない場合について，内藤希哲は『医経解惑論』で，次のように述べている．

「腹が脹って渇する者，下痢した渇する者，足が冷えて渇する者，身熱して面色白くして渇する者，寒戦して渇する者，急に歯牙を咬んで渇する者，水を呑んで渇のやまないもの等は熱ではなく，脾胃，肌肉が虚して津液が少なくなったからである．」

ところが腹が張って渇する者に実証で下すべき承気湯証と虚証で下してならない四逆湯の証とがあるから，一概にかかわってはならない．

### 6. 茵蔯蒿湯（いんちんこうとう）・茵蔯五苓散（いんちんごれいさん）

7．黄疸の項で述べたように，口渇，尿不利，便秘を目標にして用いる．黄疸の有無にかかわらないが，急性肝炎の初期やネフローゼの初期にははげしい口渇を訴えることがあり，その時に，この茵蔯蒿湯を用いる機会がある．もし口渇と尿不利があって，便秘の傾向がなければ茵蔯五苓散でよい．7．黄疸の項を参照．

### 7. 白頭翁湯（はくとうおうとう）

25．下痢の項で述べたように，『金匱要略』に，「下利（下痢に同じ）して水を飲まんと欲する者は，白頭翁湯之を主る．」とあり，また「熱利下重の者は白頭翁湯之を主る．」とあって，白頭翁湯は裏急後重の傾向のある下痢で，口渇のあるものによい．私は疫痢の患者で，粘血便を出して，口渇の甚だしいものに，この方を用いたことがある．

『百疢一貫』に

「白頭翁湯は黄連阿膠湯よりは熱甚しく渇ある処へやるなり．黄連阿膠湯は熱のはげしく口渇のある処へは行かぬなり．痢病で渇のある処へやる

薬は他になきなり．痢の渇は石膏反ってあしきなり．諸方書にも古今此に石膏をもちひたる方なし（この説は，白虎加人参湯のところに引用した北尾春甫の説に相反す．また『治痢攻徴篇』という書物には，「肌熱煩渇，水数升を飲まんと欲し，脈洪大の者は，裏急後重等ありと雖も，先ず白虎湯を与ふべし．肌熱，煩渇除きて後，大柴胡湯によろし．」とあるによれば，一概に石膏がいけないのではない）．白頭翁湯は渇ありてもなくても用ふるなり．白虎湯の水数升を飲まんと欲すの熱にて下痢するもの白頭翁湯にてもとまらぬなり．その時は白虎湯なるべし．」と述べている．

次に渡辺京才『和漢医林新誌』第10号が，コレラ様の疾患に，白虎加人参湯を用いて，著効を得た例をあげよう．

「一男子，年34歳，今を距る5年前より飲症（溜飲症）を患い，漢洋数医の診を乞い，薬を服すと雖も荏苒愈えず，或る日，偶々快よく近傍を遊歩す．忽ち午刻より四肢倦怠，心胸怔忡（せいちゅうとよみ，むねさわぎのこと），嘈囃し，飲食物をしきりに吐し暫時も止むなく，且つ微利（少し下痢すること）し，小便少しも通せず，之に加ふるに四肢厥冷，転筋（こむらがえり）し，煩渇して水を好み，吃逆し，心下痞硬して悸す．洋医2名を請し治を乞ふに，コレラとなし水薬を連服せしむと雖も，更に効なく死になんなんとす．ここにおいて家人，予に治を乞う．予迅速往て之を診するに，脈沈微にして眼球陥没し，顔色青黒，四肢紫黒色を帯び，舌上黄黒苔，声音唖し，腹満，煩躁，吐下，益々甚し．予以て裏熱の候となし．大剤の白虎加人参湯2貼を投ずるに，少し快きを覚ゆ．因て尚ほ前方を与ふるに，1週間にして諸症悉く減退す．後ち緩和調理の剤を与へ，3ヵ月にして以前の飲症まで全治するを得たり．」

この患者は，茯苓四逆湯の証のようにみえるけれども，白虎加人参湯で著効のあったところをみると，裏に寒があるのではなく，裏に熱があったにちがいない．

## 8. 茯苓四逆湯（ぶくりょうしぎゃくとう）

重篤な病気でひどく脱汗したり吐いたり，下痢がつづいたりして，体力が衰脱し，心臓も弱り，脈沈微，口渇などのあるものに用いる．急性にき

た場合，例えば急性吐瀉病，疫痢などの時は，これで一時の急を救って治ることがあるが，慢性病の末期で，この症状を呈したものは，一旦は効があっても，原病が治らなければ，回復はのぞめない．

### 9. 柴胡姜桂湯（さいこきょうけいとう）

栝楼根，人参，知母，麦門冬，地黄などは体液を増し，滋潤の効があるから，口渇のあるものに用いられる．しかし口渇より口乾の傾向がある．小柴胡湯の半夏を去って，栝楼根を加えた処方に，柴胡去半夏加栝楼湯があり，「瘧病，渇を発する者を治す．亦労瘧を治す．」とある．瘧病とはマラリヤのことで，労瘧とは，長びいて疲労した瘧をいうが，これをマラリヤに限定せず，マラリヤ様の熱状を呈するもので，口渇のあるものに用いる．この薬方に似て，これよりも体力が衰え，動悸，息切れなどのある患者で口渇のあるものに柴胡姜桂湯を用いる．しかしこの口渇ははげしいものではない．なお，1. 熱と悪寒の項，14. 心悸亢進（動悸）の項，17. 咳嗽・嗄声の項などを参照．

### 10. 麦門冬飲子（ばくもんどういんし）

麦門冬湯を用いたいような患者で，口渇のあるものによい．私は糖尿病患者で，気管支炎を起こしたり，肺結核を併発したりして，せきの出るようなものに用いる．17. 咳嗽・嗄声の項参照．

### 11. 小建中湯（しょうけんちゅうとう）

この方は"咽乾口燥"という症状を目標にして用いることがある．『金匱要略』に「虚労，裏急，悸，衄，腹中痛，夢に失精し，四肢痠痛し，手足煩熱，咽乾口燥するは小建中湯之を主る．」とあるが，これである．この条文をよんでもわかるように，この咽乾口燥は虚労の症状で，体力の消耗があって，のどにしめりが足りなくなった状態である．白虎加人参湯の時のような，はげしい口渇があるのではない．

物に驚いた時に，口に唾液がなくなった時のような状態である．虚弱体質の人によくみられる症状で，少し動くと，息が切れて，口に唾液が足り

なくなるというような場合に，この方を用いてよいことがある．

### 附　　記

病人が眠りからさめると，舌が乾燥して，そのため言葉がうまく出ないものがある．この場合の舌は，乳頭が消えて，赤肌になって乾燥している．こんな患者は水をのみたくはないが，水で口をすすぐことを欲するものである．これには，黄連解毒湯を用いてよいこともあり，十全大補湯のような地黄剤を用いてよいことがあり，附子理中湯，四逆加人参湯のような附子剤を用いなければならないこともある．また瘀血の一徴候として，こんな状態になるものがあり，桃核承気湯を用いてよいことがある．それぞれ，その症状を参照して，どれを用いるかをきめなければならない．

石膏を配剤した越婢湯，大青竜湯，麻杏甘石湯，木防已湯などには，口渇の症状が現れることが多く，これが１つの目標となることがある．

# 48. 口舌の疼痛

1. 涼膈散・加減涼膈散・三黄瀉心湯
2. 甘草瀉心湯・黄連解毒湯
3. 清熱補血湯
4. 清熱補気湯
5. 附子湯
6. 理中湯（人参湯）
7. 清胃瀉火湯
8. 柴胡清肝散
9. 甘露飲
10. 葛根黄芩黄連湯
11. 逍遙散

梔子枳実芍薬湯
小柴胡湯加梔子芍薬
八味丸
附子理中湯

六味丸加肉桂五味子
和口散
滋陰降火湯

ここでは歯を除いて口腔，舌の炎症，潰瘍などがあって，疼痛を訴えるものについて述べる．

## 1. 涼膈散（りょうかくさん）・加減涼膈散（かげんりょうかくさん）・三黄瀉心湯（さんおうしゃしんとう）

カタル性の口内炎で，口腔粘膜が一体に発赤腫脹して疼痛を訴え，僅かの刺激で出血し，よだれが多く出るようになったものには，三黄瀉心湯，黄連解毒湯，加減涼膈散のような黄連，山梔子，黄芩などの入った処方を用いる．黄連解毒湯については，別に甘草瀉心湯とならべて述べるから，ここには加減涼膈散について述べる．

私は，口内炎で炎症がひどくて疼痛のはげしいものには，この加減涼膈散に山豆根3.0を加えて用いる．のみにくくなるがよくきく．

50歳の女性，5日前より突然，口内があれて，食事もできず，ものを言うにも，涙がこぼれるほど痛くなった．近所の医師は，含嗽薬をくれたが，口にふくむとひどくしみて1回でやめてしまったという．体温を測ると

37度8分，口腔粘膜から舌にかけて，赤くただれ，ところどころに潰瘍がある．顎下リンパ腺が腫れている．二男の結婚式があと5日にせまっているのに，こんなことでは困るから，至急治してほしいという．私はこれに加減涼膈散加山豆根を与えたが，3日の服薬で大半は治し，ぶじに結婚式にのぞむことができた．

　口内炎で疼痛のあまりはげしくないものは，大抵は黄連解毒湯加甘草でよい．便秘の傾向があれば三黄瀉心湯または黄連解毒湯加大黄とする．

　有持桂里は，『和剤局方』の涼膈散（りょうかくさん）が口舌の病によくきくといっている．この涼膈散は，炎症がはげしく，口渇がひどく，舌に潰瘍ができて，便秘し，小便の色が赤いというのを目標にして用いる．『万病回春』の加減涼膈散は，涼膈散の大黄，芒硝を去って，黄連，当帰，枳殻，芍薬，地黄を加えたものであるから，その応用の目標は似ている．ただ局方の涼膈散は『万病回春』の加減涼膈散より実証で，便秘しているものを目標にして用いる．

　次に涼膈散で潰瘍性の口内炎を治した例をあげる．

　51歳の女性，約2ヵ月前から口腔内の粘膜や舌に，次々と数個の潰瘍ができ，食事をするにも，ものを言うにも痛み，毎日，不快な日を送っている．

　それに約2週間前から，蕁麻疹ができ始め，これも治らない．食欲はあるが，痛みのため食べられない．大便は毎日あるが，快通しない．私はこれに涼膈散加荊芥2.0，石膏5.0を与え，これを煎じた汁を1口ずつ口にふくみ，しばらくしてのみ込むように指示した．この患者は便秘していないが，大便が快通せず，舌が乾燥し，口渇があり，尿が少なくて赤いという点を目標にしたのである．すると，たった3日分で，口内の潰瘍は全治してしまった．しかし再発を予防する意味で，あと2週間分を与えたが，これをのんでいるうちに蕁麻疹もよくなった．それから約5年になるが，口内炎も蕁麻疹も再発しない．

　有持桂里は，涼膈散について次のように述べている．

　「これは軽いものにも，重いものにも，ともに口舌の病に用いてよい．重い場合は煩渇があり，軽い場合は煩渇はないが，口舌が痛み，或いはで

きものなどがあり，或いはただれなどする類は，みな用いてよい．煩渇はあってもなくても用いる．これは実証に用いるが，もし虚証で，便秘せず，腹にも力がないようであれば，加減涼膈散を用いる．三黄と涼膈散との別は，涼膈は三黄より熱毒が軽い．例えば口中が赤熱色になっておれば三黄である．三黄の重いところに黄連解毒加大黄石膏を用いることがある．この方は三黄よりも熱毒が一層深いものである．例えば口中が赤熱色をあらわすものには三黄加石膏の類を用い，紫黒色になったものには黄連解毒加大黄石膏を用いる．このようなときはいつでも黄連解毒に大黄石膏を加える．黄連解毒は熱のはげしいところに用いるといっても，からだに熱があるというのではなく，口中を望見して，その色で判断するのである．色が紫黒であれば，熱毒が深いと考えるのである．口舌が痛んで，悪寒と熱があり，飲食がしみて食事もできず，烟草ものめず，時によって舌が強ばって，ものも言いにくいものがある．これには涼膈散がよい．」

## 2. 甘草瀉心湯（かんぞうしゃしんとう）・黄連解毒湯（おうれんげどくとう）

甘草瀉心湯は心下痞鞕，腹中雷鳴，下痢というのを目標にして用いる方剤であるが，また下痢せずに，不眠があったり，口内が荒れたり，舌に潰瘍ができたりするものにも用いる．

私は小学校の4，5年頃から唇，舌，口腔粘膜などに小さい潰瘍ができて，古いものが治れば，また新しいものができて，非常に苦しめられた．このような状態は大人になるまで治らなかった．そこで漢方を研究するようになってから，甘草瀉心湯をのんだところ，年ごとに潰瘍ができなくなって，全治した．私は平素から胃腸が弱く，いつもみずおちがつかえ，少したべすぎると，すぐ下痢をするくせがあり，下痢をする時は，よく腹がゴロゴロ鳴る．こんな風であったから，胃腸と口内の潰瘍とは関係あるにちがいないと思って，心下痞鞕と下痢しやすく，腹が鳴るというのを目標にして，甘草瀉心湯を用いたところ，だんだん潰瘍が少なくなって治ってしまった．ところが私の長男も，私と同じように，口腔粘膜，舌などに潰瘍ができるくせがあったが，長男の場合は，私のように下痢せず，たべす

ぎると，便秘して発熱するくせがある．そこで黄連解毒湯加甘草をのんだところ，これで治ってしまった．

私は黄連解毒湯加山豆根でベーチェット病による頑固な口腔の潰瘍を治したことがある．

その患者は24歳の女性で数年前から繰り返し，口中に潰瘍ができて，どんなことをしても治らない．医師はベーチェット病と診断したという．患者は中肉中背で色白く，潰瘍が一時外陰部にもできたことがあるが，主として口中にできるという．大便は1日1行で快通し，月経は正常，腹部は臍部でやや動悸をふれる．食欲はあるが，痛みのために十分に食べられない．やや不眠の傾向がある．こんな状態であったから，私は黄連解毒湯に山豆根2.0を加えて用いたところ，10日頃から，潰瘍の治癒が速くなり，あとからあとからできていたのが少なくなり，3ヵ月で全治し，その後2ヵ月ほど服用した．それから2年になるが再発しない．

黄連解毒湯は重舌，木舌，紫舌などの症を治すと百々漢陰は述べている．重舌とは舌下が腫脹して下が二枚に重なったように見えるものだというから，舌下にできた唾石なども，重舌の中に入るものと思う．木舌とは舌の強ばる症，紫舌とは舌が紫色に腫脹するものをいう．私は舌下腺の唾石を山梔子の入った方剤で治したことがある．黄連解毒湯にも山梔子が入っているので，黄連解毒湯を用いてもよかったかも知れない．

私は『漢方診療三十年』という著書の中に，"舌下にできた唾石"と題して次のように書いた．

「15，6年前のことである．錦糸町でパーマネント業をしている一女性が，2，3日前から，舌の下に更に小さい舌ができて痛み，夜も眠れないといって来院した．むかしの人が重舌とよんだのは，おそらくこれであろうと考え，この患者にも食道ポリープの患者の例にならって，山梔子に甘草を加えて与えた．すると2日目に，患者はそら豆大の淡褐色の石を持って現れ，あの薬をのんだ翌朝，鏡をみると，こんどできた小さい舌の先端が破れて硬いものが出かかっていたので，ピンセットでひっぱってみると，こんなものが出てましたという．みると唾石である．舌下腺にできた唾石が山梔子剤でとれた例である．

一昨年，またこれと同じ例があった．患者は埼玉県の某町の八百屋の女主人である．しばらく前から，舌の下が小さくふくらんでいたが，数日前より急に大きくなって，だんだん痛みがひどく，口をつむることができないという．外科医には手術しなければ治らないと言われた．診ると前の患者と同じく，舌下腺の唾石である．そこで，こんどは，排膿散の桔梗の代わりに山梔子を用い，梔子枳実芍薬湯（ししきじつしゃくやくとう）という処方をつくって与えた．前の患者の時は，唾石というハッキリした診断がつかなかったので，消炎のつもりで，山梔子に甘草を入れて与えたが，唾石ならば，枳実と芍薬を入れた方がよかろうと考えたからである．ところがこの患者も，翌日になって，そら豆大の唾石を自然に排出して治ってしまった．」

　次に私自身が耳下腺に唾石ができた例を書いてみよう．それは昭和36年の12月30日のことである．夕飯をたべようとすると，右ののどが，妙に突っぱる．おかしいなあと思っている中に，妻が，「あなたへんですよ，おたふくかぜのようですよ」という．頬に手をやってみると耳朶の前から下にかけて，ひどくふくらんでいる．この部を按じてみると，弾力があって，軟らかい．圧痛はない．食前までは，何ともなかったものが，食事を始めて5分間位の間に，こんなに腫れたのをみると，唾石にちがいない．そこで早速，小柴胡湯に山梔子3.0，芍薬4.0を加えてのんだ．翌朝は大分腫れがとれた．食事をしたも腫れは，前夜の半分位ですんだ．そしてたった1日分で治ってしまった．石が出たようにもみえなかったが，それきり治ってしまった．

　『老医口訣』に，次のように唾石を涼膈散加石膏で治した例をあげており，涼膈散にも，山梔子が配合されているから，興味がある．原文のまま引用する（ただし句読点は大塚）．

　「川野屋太蔵の手代，1日舌下腫痛，予謂らく重舌なり．涼膈散加石膏を与ふ．翌日痛益々劇しく腫頭白点を現す．試に之を刺す．出血して膿なく痛腫依然たり．3日にして忽ち一塊を出す．大さ赤豆の如し．恰も石質にして堅硬なり．其後1日を過ぎ痛止み腫消し，故の如し．瘍科秘録を読むに此の如き証種々を挙げたり．洋医シイボルトの説にトンクステインと

云．プレンキの説に舌石と云ふ．其後，病名彙解を閲するに，舌骨の名あり．初て古も名あることを知れり．是亦胃熱の然らしむるか．予今猶ほ其石を蔵せり．」

次に黄解連毒湯で口唇の頑固な潰瘍を治した例をあげる．

患者は63歳の男性．昭和6年5月頃，口唇の表皮が少し剥げていたが，自覚症状がないので，そのままにしていた．6月もすぎ，7月になったが，まだよくならないので，薬局で薬を買ってきてぬった．8月になっても，依然としてよくならない．そこで少々気にかかるようになった．その頃から医師にかかり始め，昭和7年2月に，私の診察をうけるまで，種々雑多の治療をくりかえした．その間レントゲン治療，ラジウム治療，人工太陽光線などをうけて，都下の病院を歴訪した．そしてついに，最後に下されて診断は，口唇癌になるかも知れないということであった．

診ると下唇の左半分に長さ1cm，幅0.3cmの浅い潰瘍がある．周囲はさほど硬くもないし，出血もない．刺激性の飲食物をたべるときに，少し痛むほか，自覚症状もない．ところで，口腔内をみると，舌も，頬の内面も，左側は，ところどころ紅くなって，ただれている．しかしこれらの部位もほとんど痛まない．私はこれに黄連解毒湯を与えたが，1週間分で，大いに軽快し，3週間分で全治した．

### 3. 清熱補血湯（せいねつほけつとう）

この方は重症の口内潰瘍で，涼膈散，黄連解毒散などを用いて効のないものに著効がある．

矢数道明氏は，『臨床三十年漢方百話』と題する著書の中で，"口舌疾患の臨床"と題して，代表的の治験7例をあげたが，その中の2例は，この清熱補血湯に関するものである．同書から引用してみよう．

「黒○く○，49歳，女性．再診　昭和21年7月10日（初診は9年前）．

主訴　本症は患者が34歳の時から始まった．発病前にも，4回ほど妊娠するごとに口中がただれ，出産すると治ることが繰り返されていたが，6人目の出産後ただれはいつものように治らず，次第に舌および両頬粘膜，懸壅垂等に潰瘍を生じ，その大きさは豌豆大以上に達し，深さも相当あり

蚕飾性である．口内随所に生じ，常に 2，3 ヵ所の潰瘍連続発生し，疼痛と嚥下困難に悩まされた．医を変えること数ヵ所，東京の大病院の診治も受けた．ある病院で梅毒性のものであろうと血液検査を繰り返したが，いつも陰性であった．しかし一応梅毒として治療しようと，サルバルサンの注射を相当期間続けたがなんの反応もなかった．発病後 1 年を過ぎた昭和 13 年頃，私は初めて診たのであったが，当時，私は，胃実熱の致すところとして，回春の加減涼膈散（大塚曰く，清涼散の項下参照．回春は『万病回春』の略）や清胃瀉火湯などを与えたことがあったが，さらに効験なく，患者も服薬を中止し，延々十数年この苦悩に耐えて来たのである．

私は復員後，昭和 21 年 7 月に再診したのであるが，惨状眼を蔽うばかりであった．

診候　中肉中丈の体格で，それほど虚弱体質ではない．この苦痛にもかかわらず，患者は過激な労働や家事に奔走している．肉体的疲労や精神的過労，例えば激怒の後には必ず潰瘍が拡大して悪化する．また，ほうれん草や馬鈴薯など昔からアクの強いといわれたものは，舌に沁みて悪いように思うという．このときは舌面後部と尖端と左右頬粘膜に豌豆大の不規則な辺縁を持った潰瘍が 4 個認められ，懸壅垂の潰瘍を繰り返したため，まったく脱落し，咽頭は空洞のようになっている．その結果飲食物が気管に逆入するので，意識的に調節する努力によって，患者の食事時の苦痛は並々でない．顔をしかめ，咽を鳴らし，舌打ちをして，疼痛を耐え，辛うじて丸のまま嚥下するのである．また口をきくと口中が痛むので，家では唖のように手真似で用を弁じることが多いという．

脈は沈んでいて力がない．舌苔はなく湿潤している．腹状は充実せず，心下部に痞満感がある．患者ははなはだしく全身の疲労感を訴えている．

診断　私は従来の寒涼の剤（梔子，黄連，大黄，石膏，芒硝などの寒涼剤の入った涼膈散や清胃瀉火湯を指す）は与うべきではないと思った．妊娠ごとに発生したことなどから推察して，血熱を考えた．しかも虚しているゆえ，四物湯を主剤としてみてはと考えた．顔面蒼白ではないが，鬱血性沈滞の状に思われる．"古今方彙"の口舌門を調べたところ，証治準縄の清血補血湯が眼についた．

"口舌瘡を生じ,体倦,少食,日晡（夕方）益々甚しく,或いは目渋熱痛するものを治す"処方は当帰,芍薬,川芎,地黄,麦門冬 各3.0. 玄参,知母,黄柏,紫胡,牡丹皮,五味子 各1.5.

私は危懼の念を抱きながらこの方を与えた.

経過 本方服用によって潰瘍は次第に快方に向かい,かつては四季を通じて新旧潰疾が消長して絶え間がなかったが,潰瘍の肉も生じて瘢痕状となり,以後新生潰瘍の発生が休止した.まさに12年振りのでき事である.

本方の服薬期間は40日ばかりであるが,従来にない口中爽快な日を送ることができるようになった.本患者は家庭事情により引続き服薬することができないで中止したが,以前のような苦痛は起こらないでいる.10数年来の宿疾が本方を服用し初めて10数日で効果が顕われたので,本方の効果は高く評価さるべきものと思う.本稿を記載するにあたり現在の状態を問い合わせたところ,それ以来6年新しい潰瘍は全く発生せず,なんの苦痛もないとのことである.田舎に帰って新しい野菜食にしたこともよい結果を得た一因をなしているように思えるという.

小〇君子 41歳 婦人. 初診昭和27年12月29日. 本例も清熱補血湯の治験である.

主訴 生来虚証体質,貧血性,冷え性である.患者は数年来時々舌に米粒大の小潰瘍を発することがあったが,数日で自然に治癒していた.本症は昭和27年12月18日,親戚へ病人看護に行き疲労の末,悪寒戦慄をもって高熱を発し,尿中に大腸菌を証明,腎盂炎の診断をうけた.高熱と同時に口内炎も併発し,鵞口瘡のごとく,舌全面に白粉を敷いたようになった.それに伴い口中諸処に大小の潰瘍が初まり,次第に増大して疼痛はげしく,高熱を持続すること12日間におよんだ.潰瘍面の疼痛,嚥下困難,咽痛,食思不振,高熱等によって,ペニシリン,ストマイ,サルファ剤等の治療をうけたが皆効なく,主治医は残るはクロロマイセチンの内服よりほかなしと指示した時,往診を乞われたのである.

診候 貧血,疲労困ぱいの極に達している.脈沈細数,舌を見て驚いたことには,右側中ほどに大潰瘍が深く溝を作って小指頭大の舌肉片が正に脱落せんばかりになっている.右咽頭に近く豌豆大の潰瘍を生じ,その他

大小数個の潰瘍が舌，頬粘膜，歯齦部等に発生し，見るも気の毒な状態である．体温は38度5分で，この脱落せんとする潰瘍がはたして治癒するかどうか内心非常に危ぶまれた．すでに鵞口瘡の白苔は大方消え，乳頭の消失はないが，虚状を呈している．

　診断　前例のように，本症も血虚燥熱の症として清熱補血湯を与えた．なお本症のように腎盂炎の遷延したものには腎経の無根の火を清涼させる玄参や知母，黄柏が必要である．かつ地黄をもって血熱を清涼せしむるためには本方が最も適当するものと感ぜられたからである．

　経過　本方を服用すること1回量．1服を飲み終わると咽喉爽快を覚え，痛みが軽減するのを自覚したのでその夜1剤を服用した．翌日は体温は37度1分に下降し，次の日には平熱となり，食思進み，口舌の疼痛は服薬を重ねるごとに軽快した．1週間後に外来を訪れたときは別人のように元気となり，潰瘍も次第に治癒に向かい，あの脱落せんばかりの舌塊が正常に復するのに要した日数はちょうど4週間である．本患者に対する清熱補血湯の効果は驚嘆すべきものがあると思われる．」

　以上で矢数氏の治験は終わったが，私も最近ベーチェット病と診断された頑固で重症な口内潰瘍に，この方を用いて著効を得たので，その概要を書きとめることにする．

　患者は45歳の男性で，栄養血色ともに普通であるが，昭和28年より次々と口内に潰瘍ができて，1日といえども潰瘍のない日はなく，多い時は，5，60の潰瘍ができるという．それに4年前から四肢の関節が時々いたみ，また頸部から項部に小さい潰瘍ができることもある．また昨年は肝臓癌を疑われたこともあったという．この間，医師はベーチェット病と診断して，いろいろの手当をしたが，何一つとして効果がなかった．そこで漢方薬店に行って，漢方の薬を作ってもらって，のんでいるが，これもきかないという．その薬をしらべてみると，甘草瀉心湯らしかった．腹診してみるに，胸脇苦満も，心下痞鞕もない．大便は1日1行である．潰瘍を患者と協同で数えてみたら，95個あった．

　そこで私は清熱補血湯を与えて様子をみることにした．ところが7日分を服薬して来院した時は，潰瘍が5個となり，とても気分がよくなったと

いう．ただ，2，3日前より蕁麻疹が出るという．そこで更に1週間分を与える．これをのんでいる中に，蕁麻疹はよくなり，潰瘍は2個となったので，更に2週間分を与えた．その間に正月を迎え，気分がよいので，酒をのんだり，たべすぎたりしたためか，こんどは潰瘍が4個となった．それに四肢の関節がいたみ，頸部に小さい潰瘍が2個できた．しかし私は前方をつづけた．すると，また潰瘍は1個となり，頸部の潰瘍もよくなった．こんな風で，漸次快方に向いつつあるが，まだ全治には至らない．

### 4. 清熱補気湯（せいねつほきとう）

有持桂里は一老医からこの方の口伝を授けられ，産後に，口舌が痛み，大黄，芒硝，朱砂，石膏の類を用いて効のないものに，この方を与えて，著効を得たといって，次のように，その用法を述べている．

「是は舌のあれるに用いる薬である．あれるといっても，舌を一皮はいだように赤くなっているものに用いる．主治に無皮状の如しとあるが是れである．このような舌であれば，熱の有無にも渇にもかかわらずに用いる．この症は常にもあるが，多くは産後にあるものである．大抵の医はこの症をみると，大黄，芒硝の入った涼膈散の類を用い，外からは辰砂や石膏の類をつけるけれども，用いれば用いるほど悪いものである．その処へ此方を用いると大いによい．これを用いても効のないときは，傷寒論の附子湯を用いる．右の通り世医は大黄，芒硝を用いるけれども，以上の症には，それらは用いるほど反ってわるいものである．そこを裏を行って，その症がはげしければ，附子湯を用いる．これは世医のするところと裏腹である．また附子湯の証より軽いときは，この補気湯に附子を加えることもある．また附子湯の処に八味丸を用いることもある．しかし附子湯と八味丸は区別しなければならない．」

矢数道明氏は前記の口舌疾患の臨床の中で，清熱補気湯について，次のように述べている．

「第1例．舌皸裂症——清熱補気湯．

富〇今〇雄　21歳　男性．これは古い治験で初診は昭和13年10月31日である．

**主訴** 本症は発病以来満3年を経過し,その間,種々加療に努めたが寸効がなかった.毎年秋風が吹き初める頃となれば病状は一層顕著となり,寒期中の半歳が最もはなはだしく,摂食時に舌面疼痛を発し,辛鹹の味が泌みて困難する.夏期は比較的軽快している.

甘味の物を摂取すると悪い,朝眼が醒めると口内乾燥して言葉を発することができない.本病とほとんど同時に両眼充血し,渋滞感があり,はなはだしく肩こりを訴えている.

**診候** 患者の体格は頑健に見え,適令検査が甲種合格,12月には郷里の聯隊に入営することになっている.脈は体格に比して弱く感じられ,腹は心下部二段に膨張して,胃拡張型によくある腹型である.皮膚は白くすき透っていて光沢がない.心下は圧迫に対して敏感であるが,実証の緊張ではない.

舌を一見してその特異なる病状に驚いた.全面,舌乳頭は消失し,ぬんめりと薄褐色を呈し,随所に深い大きな輝裂が縦横に走り,あたかも大地震後の地割れを思わせる惨状ともいうべきものである.金鏡録に記載された人裂舌の証である(人の字のように輝裂を生ずるの意).朝眼が醒めた時は口中が乾燥しているが,その後はそれほど乾燥もせず,口渇も訴えず,舌苔は少しもない.

**診断** 以上の所見を東洋医学的に観察すれば,脾胃の気虚し,しかも虚熱による舌症状と観ることができよう.患者は特に胃症状は訴えないが,舌苔なく,胃拡張型の所見,寒期に症状悪化し,夏期温暖の時軽快するのをもってみても,脈腹の状よりしても,けっして実熱ではない.しかし夜中の口の乾燥は虚熱あるを思わせる.

人参,白朮,甘草を君薬として脾胃を補い,当帰の潤血,升麻の解熱が欲しい.金鏡録に人裂舌には涼膈散に宜しとあるが,私は従来この種,類似の舌輝裂症を実熱として苦寒の剤を投じて失敗した3例を経験していたので慎重に処方を考え,補中益気湯にさらに潤補の加減をしたいと思った.そこで校正方輿輗,口舌門を開いて適方を考按していると,注文通りの処方を発見したのである.この処方こそ証治準縄の清熱補気湯である.

本方の主治は,"中気(大塚曰く消化機能のこと)虚熱,口舌無皮状の

如く，或いは熱を発し，渇を発するを治する"とある．口舌無皮状とは舌乳頭の消失して一皮剥ぎたるごとき状態を指している．口舌無皮にも，その色により，また乾燥しているか，湿潤しているか種々あるが，しばしば経験される疾患は，慢性胃腸カタル，癌腫の末期，腹水，諸腹水の末期，腎盂炎の後期，チフスの陰症，猩紅熱，泉熱，鵞口瘡の解熱期，産後血熱衰弱せる場合等で，内熱により津液枯燥，気血両虚の場合に発現するもののようである．本症を現わした時はすでに虚熱の時期で苦寒攻下（大塚曰く，大黄，芒硝，石膏，黄連などの入った下剤）は禁忌とするところである．

清熱補気湯の処方は，人参，当帰，芍薬，麦門冬 各3.0, 白朮，茯苓 各3.0, 升麻，五味子，玄参，甘草 各1.0.

方輿輗にこれを註して，"口舌無皮状の如しとは，ひと皮剥ぎたるが如くになり糜爛するを云う．諸疾にこれあれども産後に最も多きものなり．此舌にして乾けるものは加減涼膈散に宜し．その潤える者は，清熱補気湯に非ざれば治を得ざるものなり．或は附子を加うる症もあり，口舌瘡を生じ，脈洪疾速（大塚曰く，大きくて力があって速い脈）は陽証にして涼膈散，脈虚のものは中気不足にして清熱補気湯加附子の主るところなり"と記載されている．よって清熱補気湯7日分を投与した．

経過 本症は3年来の難症で，しかも例年のように向寒期に当り，最近病状とみに悪化した時期とて，その効果いかんについては相当危懼の念を抱き，長時間の服薬を必要とすべきことが予想された．しかし投薬後，4日目に患者の家族が受診のため来院した．

服薬わずかに3日であるが，神効ともいうべき軽快ぶりで，舌の痛みはほとんど忘れ，たいていのものは平気で食べられるというのである．1週間服薬の後，再診したのであるが，あの地割れのような舌輝裂はほとんど目立たぬぐらいになって，自覚的には治ったも同様であると非常に感謝され，続いて10日分の服薬で廃薬した．」

なお矢数氏は，第2例として，50日前から舌がしびれたように覚え，味もよく判らず，やけどをしたあとのようで，自分の舌のように思えないというものに，やせ型，貧血性，弛緩体質，脈虚弱を目標にして，清熱補気

湯を用いて著効を得た例を報告している．この場合，舌は湿潤し，苔なく，乳頭が消失してぬんめりとなっていたが，皸裂や疼痛はなかったという．

### 5．附子湯（ぶしとう）

清熱補気湯は後世方（ごせいほう）で，附子湯は古方である．そこで後世方で清熱補気湯を用いるところに，古方では附子湯の加減を用いる．

『腹証奇覧』の附子湯の条には「或る人云ふ．病人，舌上赤くただれ，皮を剝ぐが如く，食塩の味に痛みを覚え，食ふ事態はず，食する時は津（唾液のこと）を吐く．或は口中ねばり或は涸渇する者，産後に此症多し．男子もまたあり．附子湯の方内において当帰8分を加ふ．また鹿胎子の霜1銭を兼用すべし．」とある．

### 6．理中湯（りちゅうとう）

また人参湯ともよぶ．

清熱補気湯または附子湯を用いるような患者で，下痢しているものには，理中湯または附子理中湯を用いる．

『提耳談』には

「口舌が痛んで，下痢の気味があれば，理中湯がよい．自分はこれを数人に用いて大効を得た．産後に多いものである．去年産をしてから，口舌が痛み，次々に虚候が多く現われるという者が多い．八味丸を用いてよいこともある．また六味丸に肉桂と五味子を加えることもある．

60歳の僧，夏の末に，口舌が痛んで，食べられなくなり，9月の末には，ひどく衰弱してやせ，腰が冷え，4，5日前から1日4，5回ほど下痢するようになり，日に日に食欲が少なくなった．脈は遅で時々結代する．腹は背にひっつくほどに軟弱無力である．そこで附子理中湯の人参を多くして与えたところ，4，5回のむと食が進み，6，7回も服用すると治った．」とある．

『医療手引草』にも，「口に潰瘍ができて，冷薬（大黄，石膏，芒硝，黄連など）をのんで治らないものは，胃腸が弱っているから理中湯がよい．はげしいものには附子を加えまたは肉桂を加え，その煎汁をすするとよ

い.」とある.

### 7. 清胃瀉火湯（せいいしゃかとう）

　この方は『万病回春』の方で,「上焦の実熱, 口舌, 瘡を生じ, 腫痛するを治す. 並に咽喉, 牙歯, 耳面腫痛皆効あり.」とある. 上焦は胸から上の部を指したもの, 実熱は清熱補血湯や清熱補気湯のところに出てきた虚熱に相対する言葉で, 虚熱が過労などによって生ずる陰虚の発熱であるのに, 実熱は, 陽実の炎症, 充血, 発熱を意味する. 前者には補薬を用い, 後者には瀉剤を用いる. だから清胃瀉火湯は, 清涼散, 黄連解毒湯などと同じ類の薬方である. ところで, 山田業広が椿庭遺稿（『温知医談』第38号）で述べているように,「口舌の糜爛がひどくて, 凉膈散を用いて寸効のないものには, 清胃瀉火湯を用いるといつも奏効する. また連理湯を用いてみようと思う病人に, 心下痞鞕がひどいからと半夏瀉心湯を用いたところ, 痞鞕が治るにつれて口中の糜爛も全く治ってしまった.」とある.

　また矢数道明氏の治験を引用してみよう.

　「三〇也〇子　42歳　婦人. 初診　昭和27年11月19日.

　主訴　本症は発病以来5年目である. 舌上, 歯齦, 頰粘膜に米粒大の小潰瘍が1年中現われ, 消長常なく, 疼痛のため悩まされた. 食後心下部痞塞感, 背部の重圧感を訴え, 口唇乾き口中は時々甘くなったり, 酸味を覚えることがあるという.

　診候　体格は良好, 栄養も普通, 顔色は赤味を帯び, 口唇紫色, 現在も口腔内に米粒大の小潰瘍数個発生し, 食事の時疼痛を訴え, 診察に際して口臭が著しく感じられた. 大便1行, 月経普通, 脈にも力があり, 腹は表面は軟らかであるが, 底に力があって, 中脘, 水分, 天枢, 大黄（大塚曰く, いずれも臍の附近にある経穴の名称）の部に抵抗圧痛がある.

　診断　口臭, 心下部の抵抗圧痛, 脈状等により胃実熱の候であることが肯定される. 古人も口甘きは胃熱としてある. しかも本症は実証であり（虚証の口甘きは銭氏白朮散がよいとされている）舌乳頭の消失等はない. よって万病回春の清胃瀉火湯を与えた. 処方は, 連翹, 桔梗, 黄芩, 梔子, 地黄, 葛根　各3.0, 甘草, 黄連, 玄参　各1.5, 薄荷葉, 升麻　各1.0.

経過　服薬10日にして相当の効果を自覚し，潰瘍は縮小し，新生潰瘍はただちに消失して疼痛にまで至らず胃症状も好転し，服薬40日におよんで，ほとんど治癒したが，なお時々服用中である.」

## 8. 柴胡清肝散 (さいこせいかんさん)

柴胡清肝散は，口舌唇の病に効あり云々と浅田宗伯の『勿誤薬室方函口訣』にあり，浅田流の名医高橋道史氏は，この方の治験を次のように述べている．

『漢方の臨床』第7巻第2号

「口，舌，唇と個々の疾患は時折り見られるが，これ等3者が同時に起こる病気は，最近私には珍らしい疾患である．この方は私が郷里にあった時からの患者で当市（仙台市）からわざわざ遠路山形まで来院したものである．

歳は58歳の婦人でいつも朗らかにやってくるのであるが，この度は元気がなく，言葉も渋り，ロレツが廻らないから非常に聞きにくく，まるで別人の感じがあった．自覚的には口舌唇が疼み食事は多くのものが刺激するし，近頃では好きな煙草も遠慮しているという．初診は9月20日である．舌は白苔で数条の小裂皺がある．唇は乾燥して荒れて処々に小裂傷がある．口腔は乾燥して口蓋はことに荒れている．腹部は腹直筋が緊張し臍上に動悸の亢進を見る．

薬方　方函に柴胡清肝散がある．口訣には，此方は口舌唇の病に効あり，柴胡黄芩は肝胆のねらいとし，升麻，黄連は陽明胃経の熱をさまし，地黄，当帰，牡丹皮は，牙歯より唇吻の血熱を清解し，瘀血を消散するというに基づいて，本方を投薬し，外用として和口散を兼用したのである．柴胡清肝散の方は，柴胡，黄芩，地黄，黄連，当帰，牡丹皮，梔子，川芎，升麻，甘草以上10味で，和口散は蒲黄と辰砂の混剤である．20日の服薬と塗布で全治したのである．」

## 9. 甘露飲 (かんろいん)

華岡青洲はこの方を舌疽（舌癌）に用いて著効を得たといい，浅田宗伯

は，舌疳には，この方と滋陰降火湯のほかには用いるものがないと述べている．

百々漢陰は，清涼甘露飲（せいりょうかんろいん）について，次のように述べている．

「これは繭唇を治する主剤である．繭唇というのは，唇が堅くてふくれあがるもので，破れて血が流れるようになると難治である（大塚曰く，これは口唇癌のことをいったものである）．そこで転用して，一切口舌に申し分があって，虚火にぞくするものを治する．また口中に硬いできものを生じ，長く治らず，後に血を流すようになると多くは死ぬものである．膿にはならずにしまうものである．早期にこの方を用いるがよい．和田東郭はこの方で舌疳を治したと余に語ったことがある．すべてこの方のきく症は，虚火と心得るがよい．実証で清胃瀉火湯などを用いる場合とは，別個のものである．」

### 10. 葛根黄連黄芩湯（かっこんおうれんおうごんとう）

浅田宗伯は，この方に紅花，石膏を加えて口瘡を治すといい，私はこれにヒントを得て，消化不良の乳児で下痢がつづき，鵞口瘡を生じ，飲食ともに減じたものに，この方の1/4に紅花0.5，石膏3.0を加えて用い，著効を得たことがある．

また急性肺炎で，抗生物質を濫用したため，下熱後，カンジダ性潰瘍となり，口腔内および舌一面に紅斑様のびらんを生じ，所々に白斑の苔ができて，飲食ができず，言語を発することにも困難を感ずるものに，葛根黄連黄芩湯加紅花2.0，石膏10.0を用いたところ，7日後には，ほとんど苦痛を訴えないほどに軽快した．

### 11. 逍遙散（しょうようさん）

妊娠中によく舌のあれることがある．このような患者に，この方を用いて著効を得ることがある．

目黒道琢の『饗英館療治雑話』には，次のように述べている．

「この方は，諸病で虚熱があって，脈が数で，気が欝してのびず，怒り

やすく, 心下は痞え, 両方の脇下が拘攣し, 左脇がとくにひどく, 或いは左に動悸のあるものを標的とする. さて口舌咽喉等に瘡を生じて痛む者には実熱の者が多く, 虚証は少ないのである. この方は虚火によって, 口舌に瘡を生ずるものによく応ずる. 舌上或いは舌のさき, 舌の横にぐつぐつと瘡を生じ, 或いは正中が少しの間, 鳥の皮をむいたようになる証には必ず効がある. これは腎肝の虚火が発動して瘡ができた証であるから, 脈, 腹ともに実することはない.

また産前産後に口舌が赤爛して瘡を生ずる証は世上に甚だ多い. この病気はささいなものだけれども, 中々治りにくい. 世医は皆困りはてて打捨てておくのが常である. 自分もまたこの証を度々治療したが, 終に著効を得なかった. この頃, この方を試みてみるに, 手に応じて効がある. また虚火発動等強き証は加味逍遙散加連翹, 桔梗が特に著効がある.」

# 49. 口の周辺の乾燥

1. 葛根湯・小柴胡湯
2. 温経湯
3. 梔子甘草豉湯

ここでは口唇とその周囲が赤くなって乾燥しているものをとりあげる.

## 1. 葛根湯（かっこんとう）・小柴胡湯（しょうさいことう）

口のまわりが乾燥して赤くなり，この部を舌でなめずりまわすものがある．子供によくみられる．村井琴山は，このようなものには葛根湯がよく効くといっている．私は小柴胡湯を2週間ほど用いて治したことがある．

その患者は13歳の少年で，下唇からあごにかけて乾燥して赤くただれ，舌でなめずりまわしていた．葛根湯を与えてみようかと考えたが，診察してみると，舌も乾燥した白苔があり，最近食欲も減少しているという．胸脇苦満は著明でないが，みずおちにつかえる気味がある．こんな患者に葛根湯を与えると，食欲がますますなくなり，舌も口唇も乾燥する心配があったので，小柴胡湯を用いたのである．

また半年あまり某大学の耳鼻科にかかっているという10歳の少年を診察した．この少年は平素からあまり頑丈な体質ではなかったが，1年ほど前から鼻汁が多くなって，鼻の下がいつもただれるようになった．私が診察している間も，舌を出して，ペロリ，ペロリと上唇から人中のあたりをなめまわしている．私はこれに葛根湯を用いたが，次第に鼻汁が流れなくなり，3ヵ月ほどで完全に治るとともに，時々あった夜間の遺尿もとまり，血色もよくなった．

## 2. 温経湯（うんけいとう）

瘀血の証で，唇口が乾燥することがある．これには温経湯がよくきく．温経湯は，手の甲や掌の乾燥するものにきく．私は指掌角化症に好んでこ

の処方を用いるが，まことによくきく．唇や掌に限ったことではない．

　一女性，結婚10数年，一度も妊娠したことがない．この女性は腰が冷え，足がひきつれる感じがするという．唇は乾かないが，鼻孔が乾燥し，指が荒れる．そこで温経湯を用いたところ，鼻孔の乾燥や指のあれはよくなった．

### 3．梔子甘草豉湯（ししかんぞうしとう）

　『古家方則』という本に，「梔子豉湯は弄舌，長舌のものによし」とある．弄舌も長舌も，舌をペロペロと出して，口のまわりをなめまわすものである．

　また『老医口訣』に「滞頤の症，慎独老人が三黄瀉心湯がよしと云へり．やはり心胸へ迫るきみあり．如何となれば潤はしても，ひたもの乾燥し，心あしき故，自ら急迫する気味あり．因州広瀬氏，かくの如き児，1日大いに発熱し甚だ近づくべからざりし程の熱勢なりしが，ふと相考へて梔子甘草豉湯を用ひたるに，雪に湯をそそぐが如くにして遂に全く治したり．」とあり，口のまわりの乾燥する証に山梔子剤の効く場合がある．これは山梔子に身熱や煩熱を去る効があるからである．

# 50. 歯　　痛

1. 葛根湯加石膏
2. 涼膈散
3. 三黄瀉心湯
4. 甘露飲
5. 小建中湯
6. 当帰四逆加呉茱萸生姜湯
7. 桂枝五物湯
8. 立効散

　加減涼膈散
　三黄瀉心湯加石膏
　黄連解毒湯
　麦門冬湯
　調胃承気湯
　茵蔯散
　甘草湯
　麻黄附子細辛湯
　小柴胡湯合葛根湯
　五積散
　柴胡清肝散
　滋陰降火湯

　歯の痛みは，歯それ自身の異常によるもののほかに，隣接部位からの神経刺激によるものおよび三叉神経痛がある．この中で歯の異常によるものは，歯科医の治療を乞うのが普通で，漢方による治療を行う機会が少ないが，歯科の手当に併用することによって，治療期間を短縮し，また愁訴を軽減せしめることができる．

## 1.　葛根湯加石膏（かっこんとうかせっこう）

　肩こりからくる歯痛によい．肩のこるような仕事のあと歯が浮いたり，または歯根が腫れたりして，くびから肩にこるようなときに，これを用いると，肩こりが軽くなるとともに，歯痛もよくなる．この際，悪寒と発熱があればなおよいが，悪寒，発熱がなくても用いてよい．私のうちの薬局を手伝っている婦人が，ある日かぜ気味であったが，歯が浮いて痛むという．肩もこるというので，この方をのんで床についたところ，翌朝は治っていた．

## 2. 涼膈散 (りょうかくさん)

これは歯根が腫れて痛み、熱もあり、便秘するものによい。また歯槽膿漏で、炎症がはげしく、便秘の傾向のあるものにも用いる。有持桂里は「涼膈散は悪寒なしにただ熱だけで、歯茎が腫れたり、痛んだりするものに用いる。通例歯の痛みには、葛根湯、涼膈散の症がもっとも多い。」と述べている。また「調胃承気湯の症は至って少ない。歯がうき歯齦がはれなどする者にも、葛根湯、涼膈散、柴胡剤、建中湯剤をその証に従って用いる。」ともいっている。涼膈散を用いたいような場合で、便秘がなければ加減涼膈散を用いる。浅田宗伯は、「加減涼膈散は、涼膈散より用いやすく、口舌を治するばかりでなく、諸病に活用する。古人は涼膈散を調胃承気湯の変方としているけれども、その方意は胸膈の熱を主目標として用いるもので、瀉心湯類に近い。だから涼膈散の一等症状のはげしいものには三黄瀉心湯加芒硝を用いる。」といっている。

## 3. 三黄瀉心湯 (さんおうしゃしんとう)

歯槽膿漏で出血の傾向のあるものに用いる。便秘しないならば黄連解毒湯を用いる。歯槽膿漏がなくても、歯根から血の出るものによい。場合によりこれに石膏を加えて用いることもある。有持桂里は

「毎朝口すすぐとき血が出て、後には持病となって、ついには宣露牙(歯槽膿漏のため歯が露出してきたもの) になるものもある。これも瀉心加石膏がよい。またこのところに麦門冬湯を用いることもある。それは大逆上気というのを目標にする。さてまた朝起きてうがいの時、歯ぐきから血の出るものがある。文章をかくことを職業とする人などには、とりわけこの病気がある。これには東坡の方がある。それは麦門冬、人参、茯苓の3味でこれを水煎してのむ。この方は本章に引用してあり、ききそうにない薬だけれども、よくきく。10人のうち8、9人はこれで治るものである。」

また「歯牙口舌の病で、涼膈散のゆく処に三黄瀉心湯加石膏を用いてよいことがある。動悸が心下に上る勢などのある者には三黄瀉心湯石膏がよい。このところへは涼膈散ではおそい。また歯牙口舌の疼痛には三黄瀉心

646　歯　痛

湯加石膏芒硝を用いることもある．またここに調胃承気湯を用いてよいこともある．牙歯病には，これらの薬をふくませてから呑み込むようにするのがよい．」と述べている．

### 4.　甘露飲（かんろいん）

『和剤局方』に，甘露飲は「牙疳，出血，口臭，歯齦腫れ痛み，腐爛するを治す．」とあり，これは今日の歯槽膿漏にあたる．有持桂里は「牙疳といって，歯ぐきよりすさまじく日々血出で，血出るにつれて歯齦が腐爛して，なくなり，臭気が強く，後には膿も少しずつ出るものである．その症状の緩慢なものを牙疳といい，急なものを走馬牙疳という．甘露飲はその緩慢な牙疳を治すものである．走馬牙疳は，平生の人にもあるけれども，とりわけ天然痘のあとに，もっとも多いもので，2，3日の中に歯もおちて死ぬものである．通例の牙疳，走馬牙疳，ともに，俗にクサとよんでいる．このさい甘露飲に六味丸を兼用すると殊の外によいものである．」と述べている．また茵蔯散は骨槽風の初期に用いると効があると浅田宗伯は述べている．

### 5.　小建中湯（しょうけんちゅうとう）

突然にはげしく歯の痛むものには甘草湯で効をとることがある．24．腹痛の項でも述べたように，とかく甘草には急迫をゆるめる効があるので，はげしい疼痛を治する効がある．疼痛の軽いものには効がない．またはげしく歯の痛むものに，小建中湯の証がある．これも急迫をゆるめる効があるが，この方は腹証で用いる．有持桂里は「歯のひどく痛む病人があり，これ診てみるに，腹が引っぱり，または腹が痛むという状があれば小建中湯を用いて，腹をととのえてやれば，歯痛も自然に治るものである．諸病ともに，その通りで，歯痛の場合もこれと同じ道理で，別に歯痛を治する薬を用いなくてもよいのである．柴胡湯の腹証があれば柴胡湯を用い，建中湯の腹証があれば，建中湯を用いてよい．何でも証に随って，真武湯や四逆湯なども用いてよいが，歯痛には，柴胡剤や建中剤の証が多いから，ここにあげたけれども，これに限ったことはない．自分は先年，脈が遅緊

で歯に痛むものに，麻黄附子細辛湯を用いて治したことがある．」と述べている．

　私は三叉神経痛で，3年間苦しんだ女性を苦心の末に，小柴胡湯合葛根湯加大黄を用いて，ようやく全治させたことがある．

　この女性は，3年前に左の下顎部を中心にして，口腔内まで，はげしく痛み，種々の手当も効なく，ついに歯科医にかかって，左側の下顎部の歯を全部抜いてしまった．しかし疼痛は依然としてつづき，義歯を作ったけれども，それをはめるとよけいに痛み，夜間も熟睡ができないという．

　診察してみると三叉神経痛の第三枝の神経痛である．この患者は色黒く，やせてはいるが，筋骨質で，脈にも力があり，便秘している．肩もこり，頭も重い．そこで葛根湯に川芎3.0，大黄3.0を加えて用いた．これで大便は快通するが，軽快に向かうようすがない．桃核承気湯にしたり，白虎加桂枝湯にしたりしてみたが，いずれも無効．いよいよ困って，疎経活血湯にしたところ，初めて少しずつ軽快に向かい，3ヵ月後には，義歯をはめられるようになり，10ヵ月後には，ほとんど苦痛を忘れるほどによくなった．けれどもまだ時々軽く痛み，またひどくなりそうだという．それに喘息の持病がこの頃起こるという．腹証上では軽い胸脇苦満があり，腹直筋もやや緊張している．そこで小柴胡湯合葛根湯にし，大黄4.0を加えて用いたところ，初めてさっぱりしたといい，これを1年あまり連用した．それから3年になるが，再発しないでいる．この際，小柴胡湯合葛根湯とせずに，柴胡桂枝加大黄でよかったかも知れないと，この頃は考えている．

## 6. 当帰四逆加呉茱萸生姜湯（とうきしぎゃくかごしゅゆしょうきょうとう）

　『和漢医林新誌』第129号に，和田泰庵は歯痛と題して，次の治験をのせている．

　「本県下の高坐郡深谷村の北村氏は，歳が50あまりであるが，左の臼歯がいたんで，いろいろの治療をしたがどうしても治らないといって診を乞うた．そでどうしたはずみで痛くなったかとたずねたところ，寒い風にあたって皮膚にとり肌ができ，それから痛くなったという．診察してみる

に，熱候はなく，別に異常がない．ただ痞根を按圧すると，ひきつれて痛む．そこで寒疝と診断して当帰四逆加呉茱萸生姜湯を与えたところ2服で治ってしまった．自分はかつて聞いたことがある．山田業精君が歯痛にかかり，諸薬効なく，五積散をのんで治ったということを．その方剤はちがうけれども，その温散，通経（大塚日く，温めて邪を散じ，血のめぐりをよくする）の理は同じことである．」

### 7. 桂枝五物湯（けいしごもつとう）

この方は吉益東洞の愛用した処方で，歯痛に用いる．浅田宗伯は，その口訣を次のように述べている．「この方は出処未だ詳かならず．されども東洞の経験にて，牙歯疼痛，或いは口下糜爛の症に効あり．此方の一等重き者を保元の柴胡清肝散とし，清肝散の虚候を帯ぶる者を滋陰降火湯とする．」

### 8. 立効散（りっこうさん）

『衆方規矩』牙歯門にある処方で，「牙歯痛んで忍びがたく，少し寒飲を悪み，大いに熱飲を悪むというを目標に用いる．」

24歳の女性，歯科医で歯を治療してもらったところ，その夜，疼痛のため眠れず，市販の鎮痛剤を次々とのんだが，どうしても痛みがとまらない．そこで夜の明けるのを待って，また歯科医の治療をうけたが，帰宅後ますます痛むという．痛むのは左の下の凹歯であるが，どれが痛むのか，自分では見当がつかないという．お茶を口に入れても疼痛がはげしくなるという．そこで立効散を与え，これを1口ずつ口にしばらく含んでいてのむように指示した．ところが驚いたことに，30分もたたないのに，疼痛が軽快し，眠気を催したので，少し眠って眼がさめると，ほとんど疼痛を忘れるほどによくなっていたという．『衆方規矩』には，「此の方東垣が方にして牙歯疼痛を治するの神なるものなり．」とあり，まことに神効があった．

# 皮膚・泌尿器症候

# 51. 瘙痒・発疹・変色のある皮膚

1. 十味敗毒湯
2. 消風散
3. 温清飲
4. 当帰飲子
5. 葛根湯
6. 茵蔯蒿湯
7. 白虎加桂枝湯
8. 温経湯
9. 黄連阿膠湯
10. 清上防風湯
11. 治頭瘡一方
12. 加味逍遙散・加味逍遙散合四物湯
13. 当帰芍薬散
14. 桂枝茯苓丸・桃核承気湯・大黄牡丹皮湯
15. 大柴胡湯・小柴胡湯
16. 八味丸
17. 防風通聖散
18. 黄連解毒湯
19. 梔子柏皮湯
20. 袪風敗毒散
21. 黄耆桂枝五物湯・桂麻各半湯
22. 桂枝加黄耆湯
23. 小青竜湯
24. 麻杏薏甘湯
25. 三物黄芩湯
26. 防已黄耆湯
27. 苓桂五味甘草湯
28. 真武湯
29. 蛇床子湯
30. 当帰四逆加呉茱萸生姜湯
31. 奇　方
    1) 石　膏
    2) なめくじ
    3) はとむぎ
    4) 杉の葉
    5) 粟の葉
    6) かつおぶし
    7) か　に
    8) あまどころ
    9) 苦　参

十全大補加附子　　　　　防已黄耆湯
東洋赤小豆湯　　　　　　五苓散
済生赤小豆湯加附子　　　桂麻各半湯
越婢加朮湯　　　　　　　大青竜湯

ここでは，瘙痒，発疹，丘疹，疣贅，水疱，結痂，鱗屑，角化，変色などのある皮膚の病気について述べる．ただし，黄疸は別に述べたので省略

する.

## 1. 十味敗毒湯（じゅうみはいどくとう）

12. 化膿症・その他の腫物の項で，この方の用法を述べたが，私はこれに連翹を加えて，皮膚炎，蕁麻疹，汗疱状白癬などにも用いる．

私は，この方をはじめて湿疹に用いた経験を，『漢方診療三十年』で，次のように述べている．

「十味敗毒湯をはじめて用いたのは，昭和12年頃であったと思う．ある日，湿疹に悩んでいるという，40歳位の体格のよい小ぶとりの男性が診を乞うた．発疹は，マッチの実ぐらいの大きさで，少し赤味を帯びて隆起し，上下肢と下腹から腰のまわりがひどい．かゆいのをがまんしていると，みぶるいがくるという．夜間は両手を寝台にしばりつけてもらって，夢うつつでひっかくことのないように，注意を払い，注射やぬり薬をいろいろ用いているが，よくならないという．大小便や食欲には異常がない．私はかつて，このような患者に葛根湯を用い，かえって病勢が増悪したことがあるので，こんどは十味敗毒湯を与えることにした．

これはよく効いて，かゆみがどんどん去り，2ヵ月ほどで全治した．ところが，その後も，ビールを飲むと湿疹再発のきざしがあるので，ビールをのんだあとは，必ず2，3日分の十味敗毒湯をのんで予防するようにしていたが，戦争がはげしくなると，すっかり十味敗毒湯の必要がなくなった．それから10数年たって，昭和31年になって，この患者が久しぶりでおとずれた．少し湿疹らしいものができたという．これも2週間の服薬ですっかりよくなった．（この患者は，この原稿を書いていた昭和37年の冬も，至極元気でいた）．」

次に23歳の男性が，一昨日より頸部にかゆみがあるという．この部には粟粒大の無数の発疹があり，赤く，多少の灼熱感がある．皮膚炎らしい．これにも十味敗毒湯を与えたが，5日分をのみ終わらないうちに全治した．

十味敗毒湯は，白髪染めによるかぶれにもよくきく．

湿疹や皮膚炎でも，滲出液が多くて痂皮を作るようなものには，十味敗毒湯はむかない．

次に蕁麻疹に用いた例をあげる．

患者は19歳の女性で，幼年時代に自家中毒症をくりかえし，虚弱な体質であったという．しかし，ここ数年来，次第に肥満してきた．

患者は血色のよい肥満したからだで，食欲，大便ともに正常であるが，口渇が強い．主訴は蕁麻疹で，昨年の夏から約1ヵ年，ずっとつづいているという．

腹部は膨満しているが，胸脇苦満はほとんどない．月経は正常である．私はこれに十味敗毒湯加石膏を与えたが，3週間の服用で全治した．石膏を加えたのは，口渇が強かったからである．ところが今年の6月下旬から，また蕁麻疹が出はじめた．そこでまた前方を与え，1ヵ月ほどで全快した．

十味敗毒湯で治る蕁麻疹は，大きくて，皮膚面に赤く隆起している．小さくて，色が皮膚面と同じであるか，それよりも蒼くみえるようなものには効がない．こんな蕁麻疹には真武湯のきくことがある．

私は十味敗毒湯で，手掌にできた頑固な固定性蕁麻疹を治したことがある．しかし全治までに10ヵ月を要した．それから2ヵ年あまりになるが，再発しないでいる．

ところでこんな例があった．

患者は38歳の男性で，中肉中背で栄養もよい．この人は約8ヵ月前から蕁麻疹が出るようになり，その間，ありとあらゆる治療を加えたがよくならないという．腹部は，一体に緊張し，臍部に圧痛がある．便秘はない．蕁麻疹は1日中出ているが，早朝がひどく出る．その形は大きく，やや赤みを帯びている．

私はこれに十味敗毒湯を与えたが，2週間，服用しても効がなく，時々筋肉のあちこちが痛むという．そこで葛根湯にしたところ，筋肉の疼痛がとれ，蕁麻疹も一時軽快したかにみえた．しかし，2週間ほどたつとまたもとの通りになった．そこで十味敗毒湯加麻黄にしたところ，少しずつ軽快し，2ヵ月ほどで九分通りよくなった．その頃になると臍部の圧痛が消えた．しかし尿をこらえていると，唇のあたりが腫れてくるが，かゆみはないという．ひきつづき前方を与え，通計6ヵ月ほどで全治した．

また，これとは逆に葛根湯に樸樕を加えた処方で，頑固な蕁麻疹の治っ

たことがある．

　患者は 10 歳の少女で，色が浅黒い．すでに 1 年近く，蕁麻疹に悩み，私の治療する前に，半年ほど漢方の薬ものんだという．

　私はこれに十味敗毒湯，桂枝茯苓丸，茵蔯蒿湯などを与えたが効なく，最後に葛根湯を用い，やや軽快し，僅かなところで，どうしても治らないので，葛根湯加樸樕にしたところ，1 ヵ月あまりで全治した．

　十味敗毒湯は，アレルギー性皮膚炎にもよくきく．

　矢数道明氏の『漢方百話』の中に，次の治験が出ている．

　「赤〇た〇　65 歳，婦人．初診　昭和 31 年 11 月 23 日．

　本患者は特異体質で，新薬に対して非常な過敏症である．4 年前に腎臓炎といわれたことがある．ちょうど 3 年前に高熱を出したとき使用したペニシリンに反応を起こし，全身に発疹を起こし，3 日後に全身は真黒くなってしまった．しばらくの間は，すれ違う人々が不審に思い立ち止まって振り返るほどであったという．恥ずかしいので大学病院に入院し，特別の高価な治療をしてもらった．しかし，その折も度々薬の反応を起こし，アメリカから輸入したという，1 本 4000 円という注射をしてもらったときは，口中はもちろん，鼻粘膜，胃腸粘膜と全粘膜が発赤腫脹し，その後ひどい貧血を来して，足腰が立たなくなってしまったことがあるとのことである．そこで T 大学病院の〇内科では証明書を書いて渡し，以後診察をうけるときは必ずこの証明書を医師に提示するように申し渡したという．すなわち患者の持参した証明書をみると"本患者は化学薬品に極めて過敏なり，注意を要す"という文面であった．皮膚の色は未だ元通りとまではゆかなかったが，他に治療法がないというので，証明書をもらって退院したのであった．

　現症は 3 日前に眩暈を起こしたので，内科医の診察をうけたところ，血圧が 160 あるというので化学剤でないという粉薬をもらってのんだ．ところがまもなく 38 度の熱が出たので驚いて訴えたところ，こんどは何か注射をしてくれた．するとたちまち顔面と両手が真赤に腫れ上ってチクチク刺激感が起こり，動くと動悸がして苦しい．今日は顔も手の甲も赤黒くなって来たので，3 年前のことを思い出して，またあのような苦しい恥ずか

しい思いをするのかと,すっかり悲観してしまった.しかし病院に行けば必ず何か注射をされるし,何か薬をのむと必ず反応を起こすので,もうこれ以上診察を受ける気持にもなれないというので,悶々として家人に訴えて騒ぐばかりであった.

それをきいて,近所の人がそれなら漢方薬をのみなさいといって紹介してくれたので,すぐさま自動車で飛んで来たというのである.神経質になっている患者の訴えと不平と不安は綿々と繰り返されつくるところを知らない.私は内心困った難症に遭遇したと思ったが,十味敗毒湯加連翹,薏苡仁を10日分与え,無理に診察室を出てもらったほどである.幾度か電話が来ることを覚悟していたが,一向に電話はかかって来なかった.

服薬10日後,患者は非常によろこんで再来した.本薬2日分をのむと腫脹がひき,赤黒い色も引き始め,薄皮がむけて,こんなに綺麗になったというのである.引続き服薬していると食欲も進み,いままで白内障があって視力が弱っていたのが,その方も大変よくなったとのことで前後50日間の服薬で廃止した.」

湿疹で十味敗毒湯のきく型が,もう1つある.それは皮膚面からはあまり隆起せず,色も少し赤く,ところどころ落屑があり,かゆみもあり,滲出液のないものである.若い男性で,体格のよい人に多く,慢性に経過する.この型で,かゆみが少なく色の赤くないものに葛根湯で治るものがあり,その区別は中々むつかしい.

私は最近,67歳の栄養,体格ともによい男性の病名不明の皮膚病を十味敗毒湯で全治させた.

この患者は1年前から左右の掌の皮が脱落するようになった.ちょっとみると汗疱性白癬のようにもみえるが,2,3の病院で,白癬菌はないといわれた.かゆみはほとんどないが,やや発赤し,次から次と皮がこぼれる.その他には口渇が強く,舌に白苔がある.大便は1日1行である.

患者は1年間,いろいろの手当をしているが,どうしても治らないという.そこで十味敗毒湯を与えたところ,10日間の服用で,著効があり,40日の服薬で全治した.

また59歳の体格,栄養ともによい男性,手掌と足のうらに,大豆大の

粒状のものが，時々でき，それができると1ヵ月は治らない．自発痛はないが圧痛がある．化膿することなく，いつともなく消える．これも十味敗毒湯を用いて，2ヵ月足らずで全治した．

## 2. 消風散（しょうふうさん）

湿疹で分泌物が多く，痂皮を形成し，かゆみの強いものによい．口渇を訴えるものが多い．

次に，実例をあげてみよう．

私がはじめて消風散を用いたのは，昭和21，2年の頃である．ある日，体格のよい，血色のよい30歳位の女性が来院した．足におできができて，いつまでも治らないという．診ると右の下腿にくるみ大の円い発疹があり，じゅくじゅくと汁が出て，いつまでも治らないという．かゆいが，なるべくひっかかれないようにしているという．

私はこれに桂枝茯苓丸，十味敗毒湯，防已黄耆湯などを用いたが，効がないばかりか，かえってよくない．困って，『方函類聚』を読んでいると，消風散の条に，次のような記載を発見した．

「婦人，年30ばかり，年々夏になれば惣身悪瘡を発し，肌膚，木皮の如く，痒搔時，稀水淋漓，忍ぶべからず．諸医手を束て愈えず．余此方を用いること1月にして効あり，3月にして全く愈ゆ．」

私の患者は，患部は下腿の一部分に限局はしているが，発病が5月下旬で，分泌物が流れる点，この例によく似ている．そこで消風散にしたところ，分泌物が減じ，かゆみも軽くなり，1ヵ月足らずで治した．

その後，湿疹で分泌物が多く，貨幣状に痂皮を作るものにこの方を用いると，まことによくきくことを知った．

その後，7月末のむしむしと暑い日に，肥満した26歳の女性がおとずれた．この患者は，川から這い上ったかと思うほど顔から，くびから汁がたれ，かゆくて，夜も眠れないという．患部は前の患者のように円く，限局しているのではなく，一体に赤くなっている．これも消風散がよくきいて，7日間の服薬で9分通り治り，2週間分で治ってしまった．

次の患者は，色の浅黒い36歳の男性，7年前より湿疹にかかり，皮膚

科にかかったり，温泉に行ったりしたが治らない．そこで断食をしたところ，いったんは治ったが，また再発した．その後，食養生によって，いったん軽快したが，また再発したという．そこで食養生のほかに，漢方治療を併用すれば根治するのではないかといって来院した．

　初診は昭和29年11月29日．湿疹は顔面一面と手足にひろがり，瘙痒がひどい．患部からは分泌物が流れ，それがところどころに痂皮を作っている．口渇があり，大便は1日1行ある．

　私はこれに消風散を与え，砂糖，アルコール，牛肉，鶏肉，まぐろ，さばなどの魚類を食べることを禁じたが，1週間目毎の来院のたびに，患部がきれいになり，多少の一進一退はあったが，昭和30年6月には9分通り全快した．しかし食禁を破ると，また再発の傾向があるという．

　次の患者は，42歳の男性，2年前から湿疹が全身にできて，よくなったり，悪くなったりしていたが，3ヵ月ほど前から，ひどく増悪し，某病院に入院していたが，よくならないという．

　湿疹は顔面にひどく，一部分から粘稠な汁が流れ，一部分は痂皮をつくり，一部は発赤した小豆大の発疹となり，眼瞼にも発疹がおよんでいる．脈をみると，浮大で口渇がある．

　私はこれに消風散を与えたが，3日目からききめが現れ，かゆみが減じ，3週間分をのみ終わった頃には9分通りよくなった．ところが，この人は職業が俳優であったから，久しぶりで，どうらん化粧をして舞台へ出た．するとまた少し増悪のきざしがみえてきた．しかし消風散をのみつづけながら，舞台に出ているうちに治ってしまった．

　その後も，ときどき湿疹が出はじめると，前の薬をくれといってとりにきた．こんな状態が1年半ほどつづき，その後はすっかりよくなっている．しかし牛肉と酒と砂糖はなるべく食べないようにしているという．

　消風散を与えて，一時病状が悪化することがある．瞑眩（めんげん）である．

　例をあげよう．

　患者は，31歳の色の白い美人である．初診は昭和36年7月16日．この患者は，1ヵ月ほど前に，右下腿の後面に円い赤味をおびた発疹がいく

つかでき，それがいっしょになって鶏卵大となり，じくじくと汁が出ていた．ところが，医者にかかると，急速にそれが増悪して，大腿にも，上肢にも，顔にも，蔓延していった．これらの患部はどれも円くなって，じくじくと汁が出ていて，ひどくかゆいという．

私は消風散で全治するであろうことを確信して，これを与えたが，3日後に，患者から電話があり，分泌物が増加し，かえって悪くなったようだという．しかし，私はこれを瞑眩と考えたから，やめないでのむように返事をした．果たして，5日目から，症状が軽くなり，11月には，いちばん初めにできたところの皮膚が少し着色して，感触が少しちがうというだけで，他はすっかりよくなった．そして，翌年の1月11日に診察した時は，完全に治ってしまった．

消風散で一家4人の慢性湿疹が治った例がある．これらの人たちは，アメリカにいる二世で，あちらでいろいろ治療したが治らないので，漢方の治療をうけるために日本に帰ってきた．

症状はほとんど同じで，湿疹は全身にひろがり，分泌物が多くて，痂皮を作り，かゆみがひどかった．これも消風散を用い前後6年かかって，やっと全快した．

消風散のきく湿疹は，夏期に増悪する傾向があるが，これらの患者は，1年中同じようであった．また口渇を訴える傾向があり，これらの患者も湯茶を好んでのんだ．分泌物が多いということも，消風散を用いる1つの目標である．しかし分泌物のあまりないものに用いて効いたこともある．

『外科正宗』によれば，消風散は蕁麻疹にもきくことになっているが，私はまだ用いたことがない．

また消風散去石膏，胡麻を小児ストロフルスに用いてよいことがある．

『老医口訣』に，次のように述べている．

「小児，毎年夏に至りて疥の如き小瘡を発し，痒みつよく，夜寝かぬるもの，世上に多し．後世家は荊防敗毒加浮萍，古方家は胎毒なりとて紫円などにて下せども愈えず．かような症は，必ずしも胎毒ばかりに非ず．皮膚血脈の中に，風湿を受たるものと覚ゆ．正宗の消風散に石膏，胡麻を去る用ゆべし．妙なり．また方彙，頭痛門にある局方の消風散に苦参を加え

用ゆるも効相似たり.」

『和剤局方』の消風散は,川芎,羌活,防風,人参,茯苓,姜蚕,藿香,荊芥,甘草,蝉退,厚朴,陳皮からできている.私は『外科正宗』の方を用いるので,その方の分量を処方集に出しておいた.

### 3. 温清飲(うんせいいん)

この方を湿疹や皮膚炎に用いる目標は,患部が乾燥して赤みを帯,灼熱感があり,瘙痒がひどく,ひっかくと,粉がこぼれるという点にある.消風散を用いる時のように,分泌物が流れることはない.顔面,頸部,項部などがひどくおかされる傾向がある.

矢数道明氏は,この方を皮膚病に用いる場合の目標を「多くは丘疹性の湿疹で,分泌物はなく,枯燥の傾向があり,瘙痒が甚だしく,搔把によって出血痕を残しているものが多い.」と述べている.

私は,次のような症状の患者に,初診時に消風散を用いたところ,かえってかゆみが増してひどくなったので,温清飲にしたところ,急速に軽快して,2ヵ月たらずで全治した.

その患者は,41歳の料理店の主婦で,やや小ぶとりで,湿疹は頸部,項部,顔面が主で,酒に酔ったような赤い顔をしている.頸部から項部にかけては棒状になった硬い丘疹がある.患者のいうところによると,そのままでは,ひどく乾して,かゆいばかりでなく,痛むので,オリーブ油をぬっているという.オリーブ油をぬらないと,ぬかのように粉がこぼれるという.これは明らかに温清飲の症であるが,試みに消風散を与えてみた.すると,かゆみが増してかえってよくないという.そこで温清飲にしたところ,だんだん軽快するようであるが,職業柄,酒をのむと,また逆転する.しかし2ヵ月足らずの服薬で全治した.

次の例は,温清飲で瞑眩を起こしたのである.

初診 昭和36年11月4日.

患者は,33歳の生花商の主婦である.発病は,昭和34年で,これよりさき,掌にみずむしがあったので,それを治すために,アメリカのみずむしの薬を用いたところ,全身の皮膚に発疹を生じてかゆくなった.このひ

どい発疹は2ヵ月ほどでやや軽快したが，胃下垂の薬を医者にもらってのんだところ，また悪化した．その時に医師は腎臓に腫瘍があるといって，その手当をしてくれた．するとますます病勢は悪化して，健康な皮膚はどこにもなく，ことに顔から項部，頸部は腫れ上って発赤し，まるでお化けの顔のようになり，かゆみと気分の悪さで眠れなくなった．

医者はあるところでは湿疹といい，あるところではアレルギー性皮膚炎と診断したという．治療は色々やったが，副腎皮質ホルモン以外のものは何を用いても効なく，しかたなく，プレドニンの使用によって，辛じて苦悩をしのんでいるという．

私が診たときは，顔は赤黒く浮腫状となり，項部の皮膚は木の皮のように硬くなっているのに，一面にオリーブを塗っているので，その部が光っていた．油をぬらないと，乾燥して，痛んで堪えがたいという．患部に掌をあててみると灼熱感がある．腹も腰も足も一面に赤みを帯びて，ひっかいたあとが点々と黒くなっている．この発疹は，月経前はとくにひどくなるという．大小便は異常なく，食欲はある．口渇が強い．

私はこれに温清飲加連翹荊芥を用いた．すると，3日後に，患者から電話があり，とてもひどくなって，いままでとちがって，汁が流れるが大丈夫かという．私は大丈夫だからつづけてくれといって，電話を切った．

7日分をのみ終わって再来した患者は，こんどの薬はききます．これで治るような気がしますという．患者の語るところによると，私のすすめに随って，プレドニンをやめて，漢方薬だけにしているが，顔のうっとうしいのが減じ，いままでと気分がちがうという．そこでこれを3週間つづけた．するとかゆみも減じ，灼熱感が軽くなり，非常によくなった．ところが4週間目をのんだ患者は，またあともどりがしてよくないという．その頃，私は数年間苦しんでいた湿疹患者に，白虎加桂枝湯を用いて著効を得たばかりであったので，この患者ももしかすると白虎加桂枝湯の証ではあるまいかと考え，これを与えた．これを2週間のんだ患者は，こんどの薬より前の薬の方がよいように思うから，あれがほしいという．私も白虎加桂枝湯を用い始めてからの症状があまりよくないので，転方を考えていた時なので，また温清飲加連翹荊芥にした．

4月3日に診たところでは,まだ全快とはいえないが,あと半年も辛抱すれば全治すると思われるほどによくなっていた.

プレドニンなしで,こんなによくなったのは,はじめてだと患者はいっている.なお花をいじるのが,この病気によくないようだとも患者はいっている.

これはもっとも定型的のものであるが,これとちがって,温清飲証では他証にまぎらわしいものがある.瘙痒がなかったり,当帰飲子の証にまちがうような症状のものもあることを高橋道史氏が,『漢方の臨床』第5巻第1号で,次のように述べている.

「佐〇あ〇子　23歳,初診　昭和32年9月19日.

本人は頑健で,これまで臥床するような病気にかかった事はない.4年前から両側の下肢に紫赤色の斑点ができた.自覚的には何の痛痒もないが,結婚期が迫っているので,何んとかして早く治したいとの願望である.

これまで診療所を始め,方々の大小病院にかかったが,病名不明のまま皮膚疾患としての常用であるカルシウム,ビタミン等の注射を打ってもらったが全く効がないので途方に暮れていた.ある時,医師某氏から古血のためではないだろうかとの話があったので,それでは温泉療法に限るとして温泉入湯をやったのであるが,入浴中はこれらの斑点は忘れたように消失するが,またいつとはなしに元通りに再発するので困っている.

以上は患者のこの疾患についての既往症である.

所見　両側の大腿部から足背まで,不規則の円形,或いは楕円形の大小不同の紫赤色の,周囲縁は濃厚で内面は稀薄で,これらは相隣接して地図状をなしている.その様子は,ちょうど冬季に火にあたると,人によっては火にあたった部位の皮膚の色が,火の跡といって,紫赤色の地図状になる人があるが,あの様なものである.

体躯は,皮下脂肪が発達して,顔色も非常に健康そうである.脈は沈んで洪である.腹部は把握すべき証が見当らないが,小腹部は心当り緊張している.大便はやや秘結がちである.月経は順調である.

では一体この紫赤色の斑点はどんなものであろうか.風土病のためか,瘀血のためか,または食事に関係があるものか,或いは前医の言う古血の

ためか，などと考えられるのであるが，指圧によって褪色はしないが，出血性のものではない．随って紫斑病とはまったく考えられない．温泉入浴すれば一時的にしろ消失することから察すると血の症とも思われる．しかし小腹部の緊満と便秘とを，瘀血の証として桃核承気湯を投薬して，大いにその効を期待していたのであったが，20日間，服薬しても何らの効を得ることができなかった．そこで振り出しに戻って再考したのであるが，証では瘀血，血の道，薬方では黄連橘皮湯，黄連解毒湯が脳裏に浮かんで来たのである．そして瘀血，血の道の証からして両者の合方に温清飲のあるに気付いたので雀躍して自信をもってこの薬方に転方したのである．

　温清飲は四物湯と黄連解毒湯の合方で，温と清と相合する処に妙味ありと浅田翁が方函口訣に行っている通り，四物湯の温で血行を旺盛にし且つ順調に導き，黄連解毒湯の清で，瘀血を解し，しかしてこれらの薬効にて紫赤色の斑点を駆逐せんとしたのである．本方を投薬して20日で始めて褪色し，その後の20日でほとんど全治したのである．今頃は挙式の日を胸を躍らせて待っていることであろう．妙なる哉，温清飲の薬効．浅田翁の金言．漢方の妙味．味わうべきではないだろうか．」

　今1つ同氏の治験を引用する．

　「老人性湿疹．男性．75歳．

　発病は31年6月で某診療所で慢性湿疹と診断の上約1ヵ月間治療．

　31年8月7日．某市立病院で，四肢脂漏性湿疹または貨幣性老人性湿疹として6ヵ月治療．

　32年1月8日．某県立病院にて全身慢性湿疹として7ヵ月の治療．

　以上のように1年有余も治療を受けたが，病状一進一退して今日に至っている．

　初診　32．7．20．患者は診察後，32．7．24．に前記某美容院にて院長に対し内服薬の必要ありやを質すに，その要はないと言われた．しかし本人にこう長くては体質に欠陥があるらしいからこの体質を矯正しなくては治すべきものではないと痛感し，再び筆者を訪うたのである．

　発生部は左右両側の腕関節と両側の脛骨部に最も多く，その他右頭部にある．その症状は淡紅色の小丘疹が重り合って互に融合してびらんしてい

る．頭部のそれは硬化して木皮の様である．その他に全身に互りて処々に水疱性の小丘疹をみとめる．非常に瘙痒感があって，夜も安眠できない程である．病院の軟膏を塗布すればこれらの湿疹は数時間または数日間は軽快するが，程なくまた元の通りになるという．

体質は壮健ではないが，大病に犯されたことはない．瘦せ型の方ではあるが，健康の部類である．謹厳な方で，食物には非常に注意し，刺激性のものは厳禁し，パン，麺類または半搗米を常食とし，菜食主義を厳守している．

脈は沈で細弱である．腹証は特に把握すべき証は認められないが，両側の腹直筋はやや緊張している．

目標　老人の湿疹．身体概ね瘦せ型遍身，瘡疥を主眼として当帰飲子の証と認む．すなわちこの証は心血凝滞，内蘊，風熱，皮膚に散見し，遍身瘡疥を治すで，確証を得たつもりで，しかも長服せざれば効なきものと思い，処方を指示して約1ヵ月間服薬したが，その効はまったく見ることができなかった．

これは薬方が証に合致しないためか薬局の調剤に誤りあるかであるが，服薬の結果は気分的に大いに楽になり，得る処があったと患者は言っている．

そこで温清飲に転方したのであるが，服薬1ヵ月後からはびらんした部は追々と乾燥し，漸く薬効が現われた来たのである．随って痒感も漸次減退し，3ヵ月後には乾燥した部に痂皮が生じ，ある処には鱗屑ができて，それが追々と脱落しつつある．約百日にして始めて全快の兆が現われたのである．」

高橋氏の経験のように，温清飲の証と当帰飲子の証とが似ていて，間違うことがある．私は温清飲加連翹荊芥で，乾癬を治したことがある．私の経験では若い人の乾癬には，この方の証があり，高齢者の乾癬には当帰飲子の証が多いよう思う．

患者は28歳の女性で，16歳の頃，全身に，汗疹のような小さい赤い発疹ができ，それが融合し，後には痂皮状となって，かゆみがあった．しかしそれは1ヵ月ほどで治った．ところが，それから2年ほどたって，また

赤い丘疹が四肢の伸側に散在性にでき、それからウロコのように乾燥して、こぼれおちるようになった。かゆみは少ないが、夜間かゆいことがある。

某医大の病院で、尋常性乾癬と診断されて、治療をうけているが、よくならないという。大便は1日1行。月経は順調。

私はこれに温清飲を与えたが、20日目頃から、漸次軽快し、4ヵ月の服用で全治した。ただ途中で、痔出血を起こしたので、これに魚腥草を加えたところ、4、5日で痔出血はやんだ。ドクダミのことを魚腥草という。

また温清飲を肝斑に用いることがある。

患者は43歳の女性で、長い間肝斑に悩んでいる。色々手当をしているうちに、顔一面にひろがったという。

腹診上特につかまえどころがなく、大便も1日1行、月経も順調である。ただ左の足のうらが、ぽかぽかと火が燃えているようだというのを目標に温清飲を用いた。しかし、1、2ヵ月の服用では、あまり効果があるようにみえなかった。しかし患者は2年7ヵ月の間、休まずにのみつづけて、ついに全治した。

### 4. 当帰飲子 (とうきいんし)

この方は消風散や温清飲とは逆で、熱状がなく、虚証で、高齢者や虚弱な人に用いられる。この場合の発疹には、灼熱感がなく、皮膚面からの隆起も少ない。

そこで先ず実例を示そう。

40歳の男性、幼少の頃よりたびたび湿疹がでる。その湿疹は冬になるとひどくなる。ところが、戦争中、南方戦線で活躍中の3年間は、すっかりよくなっていた。

帰国すると、その翌年から、また湿疹が出はじめた。患者は中肉、中背で、頸部、手の肘関節、股関節、膝関節あたりにやや黒ずんだ発疹がむらがって出ていて、表面は扁平である。夜間は特にかゆみが強くなる。分泌物は少ない。足が冷える。大便は1日1行。臍上で振水音をきく。口渇や熱感はない。

私はこれに当帰飲子を与えた。これをのむと、尿量が増加し、かゆみが

減じ，1ヵ月後には7分通りよくなり，3ヵ月ほどでまったくきれいになった．それから2年になるが，まだ再発のきざしはないという．

この治験は，私が『漢方診療三十年』に書いた定型的な当帰飲子の証であるが，時には当帰飲子の証で，分泌物の多いものがある．このことについて，『纂方規範』という書物の中に，次のように論じている．

「黒田曰く．瘡疥，その外一切無名の小さき出きもの，半年，1年の久しきを経て愈へぬもの，虚証にてこの方の応ずる症多し．惣体，瘡疥のるい，気血虚すると，その形平揖にして劣らず，且つ脂水じとじとと出て燥かず或いは燥くかと思へばまたしとしとと出たり，痒み甚しきもの，この方を用ゆべし．形，平揖（平らかで低いこと）にして尖らず，じとじと脂水出で乾きかねるを標準とすべし．勿論，脈も緊盛，または数疾（さくしつ．速いこと）なるものは，毒未だ尽きざるなり．毒気尽きざるものに用ゆれば，黄耆も方中にある故，皮膚を閉毒，洩るることを得ず．内陥して水腫をなす．慎しむべし．敗毒，浮萍散など用て愈えず．纏綿，年を歴て治せぬ症，並びに虚人，老人，この方の応ずる症多し．熱に属する痒みと虚に属する痒みと，痒みの模様に心を用ゆべし．」

この説を要約してみると，当帰飲子の証は，発疹が小さいこと，長く治らないこと，発疹のさきが鋭らずに扁平であること，滲出液がじとじとと出て乾かない．乾くかと思うとまたじとじとと出て，かゆみが強い．高齢者やからだの弱い人にみられることが多い．脈に力があって，速いような場合は用いない．

浅田宗伯も，『橘窓書影』の中で，「余老人の頑癬（今日の医学でいう頑癬ではなく，頑固な湿疹も含むであろう）を治する数十人，その痒痛甚しく熱なき者は当帰飲子或は十補湯加附子（十全大補湯加附子）を用ひ，血燥甚しく熱ある者，温清飲を用ひ，水気あって実する者は，東洋赤小豆湯を用ひ，虚する者は済生赤小豆湯加附子及び真武湯加反鼻を用ひて多く効を奏す．」と述べている．

私はかつて73歳の男性のジベル紅色粃糠疹に，この方を用いて著効を得たことがある．この患者はかつて頑癬にかかったことがあり，こんどは昭和33年8月に湿疹様の皮膚病をもって発病し，9月にはそれが全身に

広がり，かゆみがひどく2つの大学病院で，ジベル紅色粃糠疹と診断されたという．私がみた時は，全身が赤色を帯び，所々に湿疹のような状況を呈した部位があり，落屑がひどくかなり衰弱していた．主治医が漢方薬との併用をすすめるというので，私は当帰飲子を用いたが，これが奏効して3ヵ月後には，自動車で外来をおとずれるほどによくなり，半年ほどで全治した．しかしこれは西洋薬との併用であるから，当帰飲子だけの効果とはいえない．

当帰飲子は乾癬にもよい．78歳の男性，半年前より乾癬があり，毎朝頭痛がするという．血圧は210—88．私はこれに当帰飲子を用いたが，頭痛も軽くなり，乾癬も全治して，大変よろこばれた．血圧は190−82まで下った．

また50歳の男性の乾癬に用いて軽快した．

ところが，38歳の肥満した女性で，プレドニンを服用しているという乾癬患者にはまったく効がなかった．

高齢者の乾癬には当帰飲子がよく効くが，壮年のものの乾癬には当帰飲子よりも温清飲の効くものが多い．

私は某医大でジューリング皮膚炎と診断された54歳の女性を診て，当帰飲子を用いたところ著効を得た．

この患者は1年半ほど前にかゆみのある発疹ができ，近くの医院で，タムシと言われたそうであるが，これが四肢，胸，腹背部に広がり，各所に水疱を形成したので，某医大で診をうけ，ジューリング皮膚炎と言われた．そこではメタゾロンを用いるよう指示され，これはとてもよく効いたが，眼が，充血して疼痛を訴えるようになったので中止した．するとまたもとのように悪くなった．私が診たときは，皮膚が赤く，所々に水疱を形成し，かゆみがひどかったが，当帰飲子を用いると，10日の服薬で水疱が消失した．しかしかゆみがますますひどい．ところが，あと10日分のむと，かゆみも減じ，急に軽快し，40日の服用で全治した．

## 5. 葛根湯（かっこんとう）

古方派特に東洞流の医家は，皮膚病によく葛根湯を用いているが，私の

経験によれば湿疹に葛根湯を用いる機会は少ないように思う．これに反し蕁麻疹には，このもののよく効く場合があり，十味敗毒湯を用いて無効のものに，これで著効を示すことがある．また毛孔性苔癬の若い女性にこれを用いて著効のあったことがある．

『漢方の臨床』第6巻第11号に，山田光胤の"葛根湯による蕁麻疹及び水虫の治験"と題する一文があり，十味敗毒湯と葛根湯との用法上の区別に有益な示唆を与えると思うから，次に引用する．

「数年前30歳ぐらいの婦人が頑固な蕁麻疹に悩んで治療をうけに来た．方々の医者で注射をしたり薬をつけたりしたがどうしても治らないという．その時私は十味敗毒湯を10日分ばかり与えた．その患者はそれきり来なくなったので，果たして薬が効いたかどうかも解らず，そのことも忘れてしまっていた．ところが，この春頃ひょっこりとその婦人が，御夫婦でやってきた．聞けば，「私の蕁麻疹は，あの薬ですっかり治ってしまいました．今度は主人が同じ様に蕁麻疹に苦しんでいますので，一緒につれて来ました」とのことである．御主人は痩せ型の背の高い人で，全身がかゆく掻けば赤くなって腫れると云う．しかし見た眼には，皮膚の発疹は認められなかったが，前と同様十味敗毒湯を1週間分与えた．しかし1週間たって来た時も，少しもかゆいのは治らないとのことであった．私はまた1週間，同じ薬方を与えた．けれども矢張り効かなかった．そして更に1週間分の同方を与えて帰した．その後事のついでに，私の師匠に，この話をして御意見をもとめると，「それは麻黄じゃないか」と云われた．しかし患者はそれきり来なくなってしまったので，麻黄剤を試みることはできなかった．この治療は失敗の例であったが，私には師匠の言葉とともに，あるヒントを得られたのである．」

第1例．子供の蕁麻疹に葛根湯加石膏

前の経験の直後，或人から相談を受けた．「近所にいる自分の会社の社員の子供だが，蕁麻疹で身体中かゆがり，夜も一晩中眠らない．近所の医者にかかって，10日程注射をしているが少しも快くならない．何とかならないか」と言うのである．

患者は5歳の男の子で，以前に風邪を引いているのを一度診察したこと

があった.そこで,私は『類聚方広義』の葛根湯条下に「小児赤遊風を治す」「葛根湯朮附湯……風疹,血疹,瘙痒甚しきを治す」とあることから,葛根湯証と考え,また夜も眠らずにかゆがるという点を煩躁と考えて石膏を加え,葛根湯加石膏として3日分を与えた.

しばらくたってから報告があった.それによると,子供が薬を嫌って,なかなかのまないので,1日分を2日かかってやっとのませた.ところが1日分をのみ終わる頃から,あれ程ひどくかゆがったのが,ばったり止まって,夜もよく眠れるようになった.もうよいと思ったが,再発するといけないと思って,あと2日分を5日もかかったが,全部のませた.その間にすっかりよくなったとのことであった.

第2例.大人の蕁麻疹に葛根湯加石膏

47歳男性,毎年夏になると全身の皮膚がかゆい,汗をかくと特にひどい.今年はことに甚だしく,つけ薬をつけたり,医者にみてもらったりしているが,あまり変わらないので,そのままになっているとのことである.

体格中等大,肉付きはよい方である.皮膚に変化は見られないが,前腕内側を擦過すると敏感に発赤する.すなわち皮膚表記症が認められる.これは蕁麻疹と考えてよいものと思う.脈はやや浮にして緊,舌正常,腹は肉付きよく,上腹部一体が膨満しているが,胸脇苦満とはいえない.その他には特に変わったこともない.そこで私は排毒の意味で,十味敗毒湯を1週間分与えた.ところが再び来院して少しもよくならないというのである.ここでまた考えたみた.強い皮膚の瘙痒を訴えるのに,発疹はまったくみられないのが,前に十味敗毒湯の効がなかった例と似ている.脈のやや浮を表証の存在と考えたらどうかと.そして前例にならって,葛根湯加石膏を1週間分与えた.10日ほどたって,その患者から電話があった.

「こんどの薬をのんだら,かゆいのが止まった.しかし薬がなくなったので,のまないでいたらまたかゆくなったから,薬を送ってください」とのことであった.そこでまた同方を10日分与えた.その後はなんとも言って来ない.しかしそれで快くなったものと考えてよいと思っている.

第3例.化膿性両足蹠汗疱状白癬(水虫)に葛根湯エキス

患者は72歳の女性,毎年夏になると足に水虫ができるのだが,今年は

ことにひどくて10日程前から歩くこともできない．近所の医者にかかっているが，つけ薬だけで少しもよくならないといって，往診を頼んできた．

往ってみると，あまりのひどさに驚いてしまった．両足特に足底は全体がぐしゃぐしゃになって皮がむけかかり，黄色の滲出液がじくじく出て，しかもそれが細菌感染を起こして，臭い膿臭をただよわせている．2日前からは悪寒と頭痛がするので，寝込んでしまったという．口渇があり，お茶をよくのむ．便通は快通しない．足は前から非常にかゆかったが，ここ数日は痛くて仕方がないという．

体格中等大，肉付き普通，脈はやや浮，腹は心下部がやや堅く張っている．頭痛，悪寒，脈やや浮などより，表証の存在は先ず確実である．とすれば薬方は何かということで迷ってしまった．葛根湯を先ず使いたいところだが，口渇，煩躁により白虎加人参湯なども考えられる．また局所の状態から考えれば排膿散や十味敗毒湯なども考えられる．合方という手もあるが，それではかえって効果がないこともあるし，また効果があっても，後々のためにならない．とつおいつ考えたすえ，十味敗毒湯加石膏を煎剤で与え，葛根湯のエキスを兼用することにした．これならば表証の除去にも，局所の病変の根本的治療にもよいと考えたのである．また十味敗毒湯加石膏としたのは，本来ならば葛根湯加石膏としたいところだが，エキス剤はそういう小細工ができないので，石膏を十敗湯の方へ加えたのである．

こうして1週間分の薬を与えたのであるが，1週間もたたないうちに報告があった．

「薬をのんだら，みるみるうちによくなって，5日目ぐらい後にはほとんど普通と同じくらいきれいになった」というのである．1週間後，家人が薬をとりに来て，「もう外見上は何ともない．皆不思議に思っている．」とのことであった．

そこで今度は十味敗毒湯だけを1週間分与えた．この時，私は水虫そのものの治療は十敗湯の薬効だったろうと考えていた．ところが4，5日すると電話がかかって来て，「煎じ薬をのんでいるが，また足がかゆくなって来て，病人が心配して粉末（エキス剤のこと）ものみたがっているから至急送って下さい」とのことである．

これはこれはと思って，私はいささか驚いてしまった．ことによるとこれは葛根湯が効いたのではないかと気がついたのである．早速同湯エキスを1週間分送っておいた．そして7日後，家人がやって来て「粉薬をのんだらかゆみがとまりました．もう少し薬は続けます」というのである．葛根湯が効いたらしいことは，先ず間違いなさそうである．そこで今度は，家人が両方の薬を下さいというのを，強いて説得して，葛根湯エキス剤だけ1週間分与えた．そして，その後はまったく順調である．

　名人芸には程遠い治験であるが，良い経験をしたと思っている．結局これは葛根湯の証だったのであろう．

　葛根湯を皮膚病に使う指示は，前に述べた『類聚方広義』のほか，『漢方診療の実際』には，蕁麻疹の治療として「その初期，発赤，腫脹が広く硬くあり，瘙痒が甚しい．」などがあげられている．しかし私の経験によると，皮膚の発赤腫脹はない場合もある．むしろ発疹は著明でないようにさえ思われる．ただ瘙痒は必ず甚だしいようである．また共通してみられることは，腹証に著明な所見がなく，胃腸障害は認められない．この辺に葛根湯と十味敗毒湯との違いがありそうに思われる．勿論葛根湯の正証を現す場合は，何の病気でもちゅうちょなく葛根湯を用いればよいが，皮膚病では，しばしばはっきりした証がつかめない場合もある．本項ではこのような場合の葛根湯の使い方，特に十味敗毒湯との鑑別について考えてみた．

　さて私はまた以上とちがった経験をした．患者は29歳の女性で，4年前，出産後に粟粒のような発疹が上肢にでき，それがだんだん広がって，背部，肩，臀部などにもできた．それは，かゆみは大してなく苦しみはないが，皮膚がザラザラして，気持が悪いという．その発疹の色は，皮膚の色と同じで，ただやや乾燥している．冬になると増悪し，夏になると軽快するという．大小便，月経など普通である．

　そこで当帰飲子を与え，これを2ヵ月あまりのんだが効がない．そこで十味敗毒湯にした．すると1ヵ月ほどで，だんだん患部が広がり，かえってよくない．思いあまって，葛根湯にしたところ，こんどは日増に軽快し，2ヵ月ほどで全治した．

　次に25年前より冬になると蕁麻疹が出るという44歳の男性に，葛根湯

加樸樕薏苡仁を用いて著効を得た．この患者には，葛根湯だけでよかったのかも知れないが，樸樕を加えた．これは私の安心のためであって，果たして樸樕が効いたかどうかは疑問であるが，蓄膿症に蕁麻疹を併発していた患者に，葛根湯加樸樕を用いて著効を得た例（42．鼻痛・鼻漏・鼻閉塞の項参照）があったので，この患者も夜になると鼻がつまるという訴えがあって，よく似ていたのでこんな加減をした．樸樕は土骨皮の別名である．薏苡仁を加えたのは，頭部の百会（ひゃくえ）の付近に疣贅が1つあったからである．

さてこの患者は冬になると蕁麻疹が出るけれども，水をのむと5分位で消失する．また熱が出ている間は蕁麻疹は出ない．ところが3年前から，のどにウロコのようなものが，はりついた感じがあり，神経症ともいわれたり，鼻咽腔炎ともいわれたことがある．耳鼻科に1年通院したがよくない．

私はこれに葛根湯加樸樕薏苡仁を用いたところ，蕁麻疹がぐっと減り，特別に寒い時だけに出るようになり，20日目頃から，鼻の乾燥感を忘れ，30日目頃には，疣が消えた．

私はまた葛根湯と麻杏薏甘湯の合方で，31歳の女性の手と足の爪が茶褐色となって光沢がなく，萎縮して，ガサガサするものを2週間の服用で治した．

## 6．茵蔯蒿湯（いんちんこうとう）

この方を蕁麻疹に用いて著効のあることを提唱したのは堀均氏で，『漢方と漢薬誌』第8巻第1号には，次のように述べている．

「茵蔯蒿湯と謂へば黄疸病を連想し，黄疸病と診れば先づ茵蔯を第1に考へる程適薬でもあり，またカタル性黄疸をある程度は治する事は漢医界で知らぬ者無きは申すまでもない事であるが，茵蔯蒿湯が蕁麻疹，就中食中毒による蕁麻疹及び瘙痒症に有効なる事は，吾輩が十数年数百人の実験によって，ほとんど99％に有効なるを信ずるが故に，最近の1，2例を記して，同学の御参考に供する次第である．

（1）　26歳の芸者，10日程前，客坐で海老の天ぷらを食べ，その夜か

ら発疹と瘙痒で夜の明けるのが待ち切れないで医師をよんだ．医師は直ちにカルシウムの注射を打ち下剤を2日分与え，明日もまた明日もで，5本の注射を打たれたが，次第に薬効が減ずる様で全身の瘙痒が激しく閉口し，夜もろくろく眠れぬばかりか，御客の前で搔くのもきまりが悪いので休業しているとの事，但し下痢は無く，口が乾き，食も異常はないと云う．

　茵蔯蒿湯3日分投与．再来の時は発疹も瘙痒もまったく無くなったが，どうかすると時々少し痒い様な気持がすると云うので，7日分を持たして帰した．その後この種の患者を数名紹介してきたが，何れも全治す．

　(2)　これも24歳の既婚女性，何が障ったのか，昨晩から全身がかゆくて困るから往診してくれとの事であったが，他にやむを得ぬ急ぎの往診の患者があった故，理由を告げて他の先生に求診する様に告げて，予はその目的の患家に往った．あとで，某博士を迎えて，これも注射，次で内服をもらった．注射後は少しは楽であるが，時を経るとまたかゆい．3日，注射と内服薬をつづけたが相変わらずであるから参りましたとのこと．すなわち茵蔯蒿湯2日で発疹も出なく，かゆさもなくなったが，今少しつづけるとて，これまた3日分を与え，その後此の症を訴えない．

　(3)　煉瓦商，42歳の男性．患者は10余年来，時々，年に3，4回発作する全身瘙痒症があり，その度に全身の諸々に発疹するよし．最初発疹の時は豚肉を食ったのが原因ではないかと思うと云う．すなわち茵蔯蒿湯を与える．これは約1ヵ月服薬で全治し，その後，他の病気にて来院せしがこの病は全治せしとの事．

　(4)　官吏，55歳の男性，2年前山野にハイキングに出かけ，毒草にあてられ帰途より瘙痒を覚え，翌日発疹，直ちに医師の手当をうけた．塗り薬，包帯，注射等種々手当を尽くしたが一向に良くないので，伊香保の温泉に1ヵ月ばかり入浴し，かなり良くなったので帰京した．しかし全治というわけではない故矢張り諸医にかかり，また売薬等の不連続的の治療をして居るが何んとか全治したいと思っている所，知人が紹介してくれたので参りましたと云う．この時はすでに腎臓に故障が起きていたが，先ず茵蔯蒿湯を続服し，1ヵ月後，防風通聖治散を与え，1ヵ月で治り，すでに数年になるが再発せずにいる．

(5) これは妻である．今より8日前，近所の奥様と市場に行き，あまり活きがよいからとて鯖を買い，その夜家族皆美食したところ，その真夜中に全身発疹瘙痒甚だしく，眠れないとてグツグツ云っている故，茵蔯蒿湯を飲めと命じて，自分は眠りつづけた．翌朝起きて瘙痒はどうかと問うたら，昨夜1服のんで1時間程たつと発疹もきれいに失せていますとて，腕をみせてよろこんでいる．但し下痢はまだやまないと云うので，この方は別薬2日分を服させた．吾輩も嘔気と腹痛，就中心下痞が2日ばかり止まなかった．其他の家族は同食しても何等の異常も訴えなかった．

茵蔯蒿湯が蕁麻疹及び瘙痒に効ある事は予が十数年の経験で，新旧軽重，内因外因の別なく確実と思う．また証の如何を問はず大抵はこれ一本で良好になる故，これも茵蔯蒿湯を特効薬と云ふも過言ではない様である．勿論100％には行くまいが，この種の患者を診たら，先づ試むべき者だと信ずるが故に，釈迦に説法ながら記述する．但しこれで不可の患者も数名あった事は勿論である．」

さて，堀均氏は茵蔯蒿湯が蕁麻疹に特効的にきく旨を強調せられ，どのような場合によいかという点を明らかにしていない．そこで十味敗毒湯，葛根湯，桂枝茯苓丸，真武湯，八味丸などを蕁麻疹に用いる場合との区別ができない．

茵蔯蒿湯は，7．黄疸の項でも述べたように，大小便不利，悪心あるいは嘔吐，胸内苦煩，口渇などがあり，腹診上，上腹部の膨満がある場合に用いられる．そこで蕁麻疹の場合でも，この点を考慮に入れて用いるがよい．

私に次のような治験がある．

患者は14歳の男性で，平素から便秘の傾向があり，いつも下剤をのんでいるという．こんどの病気は10日前からで，全身に蕁麻疹が出て，かゆくてたえられないという．それにのどがつまる感じがある．腹診上では，上腹部が特に膨満しているというほどではなかったが，やや抵抗がある．私は便秘とのどがつまるという感じとを目標にして茵蔯蒿湯を用いたが，5日目から蕁麻疹が出なくなり，それきり全治した．

次に私が『漢方診療三十年』に発表した治験例を引用してみよう．

37歳の背の高い体格のよい男性．約1ヵ月ほど前から蕁麻疹が出るよ

うになり，いろいろ手当をしてみたがよくならないという．

初診は昭和24年5月30日．患者は蕁麻疹が出るようになってから，いつもむかむかして吐きそうな気分でのどに何かつまっている感じがとれないという．脈は浮大で，腹診すると，みずおちがつかえて，やや抵抗がある．大便は硬くて黒く，小便は赤褐色である．

私は肝臓に機能障害があると診断し，茵蔯蒿湯（大黄0.5を1日量とした）を与えた．これをのむと翌日から尿量が増し，尿の色もうすくなり，2，3日で蕁麻疹が出なくなったが，念のためと2週間分服薬した．これから4年ほどたった昭和28年に，久しぶりで，この患者がまた来院し，蕁麻疹が出たから薬をくれという．こんどは悪心も嘔吐もなく，尿も澄明で，大便もふだんと変わらない．食欲もありみずおちのつかえもない．そこで十味敗毒湯を与えたところ，7日分をのみ終わらないうちに，蕁麻疹は出なくなった．

次の患者は31歳の女性で，かつて急性腎炎にかかったことがあるが，いまは全快している．こんどの病気は10年前からの蕁麻疹で，2，3ヵ月の間隔をおいて周期的に起こる．

発作は突然起こり，その時は，胆汁液を3日間ぐらいは吐き通し，その間，食欲はまったくなくなる．それと同時に，全身が腫れるほどにはげしい蕁麻疹が出て，そのかゆさも手伝って，まったく死ぬ思いである．その時は肝臓も腫れる．このような発作は半月ぐらいでおさまり，少しずつ食事もとれるようになって，やっと元気になったところで，また次の発作がくる．そのためいつも，びくびくと発作の襲来に恐れをなしているという．

私が診察した時は，発作がおさまって1ヵ月あまりたった頃であったが，まだ肝臓は季肋弓より2横指径ぐらい下まで肥大し，ウロビリノーゲンは陽性であった．大便は時々秘結する．食事は主とした野菜をたべているが，水っぽいものがほしいという．尿は濃厚で量も少ない．月経は順調にくる．

こんな症状であったから，私は茵蔯蒿湯を与えた．この際，大黄は0.5を1日量とした．これを飲むと，大便は毎日あるようになり，尿量は増し，ウロビリノーゲンも正常になった．しかし肝臓は10ヵ月後も，なお季肋下にふれた．しかし1ヵ年近く発作がこないので，患者は気をゆるして，

旅行に出かけ，疲れたり，御馳走がすぎたりしたためか，軽い発作に見舞われた．しかしその後は何事もなくすぎ，それから3ヵ月後には肝臓も縮小し，一般状態がよくなったので，服薬を中止した．

## 7. 白虎加桂枝湯（びゃっこかけいしとう）

私はこの方を用いて頑固な湿疹を治したことがあり，乾癬や黒皮症にも用いたことがある．この場合に黄連解毒湯や温清飲などとの鑑別が必要である．この方は，『金匱要略』の瘧病篇に「温瘧はその脈平の如く，身に寒なくただ熱し，骨節疼煩し時に嘔す，白虎加桂枝湯之を主る．」とあり，皮膚病に用いる時は，身に寒なくただ熱しというところに眼をつけて応用するのである．

先ず実例をあげよう．

患者は色の白い18歳の男性で，幼少の頃から喘息の持病があったが，近年は発作に苦しめられることはなくなった．その代わりに湿疹に苦しめられるようになった．

発疹は顔面と項部がいちばんひどく，赤味を帯びて熱感があり，かゆさがひどくて，ひっかくためか，所々に出血している．しかし分泌物は少ない．なおこの発疹は，四肢にもあり，皮膚が木の皮をさするような感じである．腹診上では，特記するようなところはなく，ただ全体に緊張がよい．大便は1日1行あり，砂糖，牛肉，コーヒーを好む．

この患者はこんどの病気にかかって，数年たっているが，この3年間ほど漢方の治療をつづけたという．

私は先ずこの患者の好物を禁じ，消風散を与えた．するとたった7日間の服用で，ひどく増悪して，お化けのような顔になって，人の前にも出られないような形相になった．おどろいた私は，温清飲に転方した．するとやや落ち着いた様子である．そこでこれを1ヵ月あまりつづけた．しかし好転しない．ところがある日，患者が時々カッカッと焰が顔にあたるような感じになり，その時は，特にかゆみがひどいという．私はこれを上衝の一種と考え，桂皮の入った薬方を用いてみようと思った．そして口渇の有無をたずねたところ，のどが渇いてたまらないという．そこでこの口渇を

目標に白虎湯を用い，上衝を目標に桂皮を加えることにした．

すると，これはよく効いて，かゆみが半減し，30日分のむと8分通り軽快した．しかしそれ以上よくならない．そこで石膏の1日の量を20gから30gに増量したところ，顔で火の燃えるような感じがまったくなくなり，2ヵ月の服用で全治してしまった．ただ皮膚にまだ何となく光沢が足りないという感じである．

次の患者は70歳の男性で色黒く肥満し，約1年前から脳血栓にかかっている．なお数年前から乾癬があり，両下肢の前面，臀部，左右の肘頭などに，周囲に紅暈のある鱗屑を生じ，種々の治療を施すも，一進一退で中々治らないという．瘙痒はほとんどない．時々めまいがする．血圧は低い．口渇を訴える．大便は1日2行．

私はこれに白虎加桂枝湯を与えたが，1ヵ月後，再来したところをみると，まったく見違えるほどよくなり，また1ヵ月与えた．その後遠方だから郵送を希望してきたので，送薬しているが，ほとんどよくなったという．

## 8. 温経湯（うんけいとう）

この方は進行性指掌角皮症によくきく．私はこれで，どれほどこの症を治したか，ちょっと覚えないほどである．この方は『金匱要略』の婦人雑病編に，次のように出ている．

「問うて曰く，婦人，年五十ばかり，下血（一本に下痢とあるが，今下血の方をとる）を病み，数十日止まず，暮には即ち発熱，小腹裏急，腹満，手掌煩熱，唇口乾燥するは何ぞや．師の曰く，此の病帯下に属す．何を以っての故ぞ，かつて半産を経て瘀血小腹に在って去らず．何を以って之を知るや．其証唇口乾燥す．故に之を知る．当に温経湯を以って之を主るべし．」

この条文によって，私は更年期の長びく子宮出血にこの方を用いて，著効を得たことがあるが，更に，この方の方後に「婦人，小腹寒えて，久しく胎を受けざるを主る．兼ねて崩中去血或いは月水来ること過多及び期に至って来らざるを治す．」とあるによって，この方を不妊症，月経不順などにも用いる．ところで手掌煩熱，唇口乾燥にヒントを得て，進行性指掌

角皮症に用いたところ，すばらしくよい結果を得た．それまでは，桂枝茯苓丸加薏苡仁や加味逍遙散などを用いていたが，それらを用いず，指掌角皮症のほとんどが，これで治ることを知った．多くの場合，2，3週間の服用で好転し，1，2ヵ月で全治した．

ところが，その後，手の指や手の甲などにできて，中々治らない頑固な湿疹に，この方が著効のあることを知った．最初の経験は偶然であった．

患者は30歳の女性で，結婚して10年になるが，妊娠しないという．色の白い，中肉中背の女性で，別に病気らしいものはしたことがない．婦人科の診察では，特に悪いところはないというが，冷え症で，腰（特に右側）のまわりから右大腿にかけて冷えて，つれる感じがある．月経の量は少なく，右腹直筋が突っぱっている．それに数年前から，手の指と掌と甲とに湿疹があり，これはコーチゾンの使用でよくなるが，それは一時的でまたもとの通りになるという．

私は先ず当帰芍薬散を与えた．すると湿疹がひどくなって，鼻の下にも，新しいものができて，かゆいという．温清飲加荊芥連翹とする．変化なし消風散とする．湿疹の方は少しよいようだが，胃が痛むので，つづけてのめないという．それに背がひどく冷えて，くびまでこるようになり，月経が遅れた．当帰飲子とする．湿疹の方は変化なく，右の腰から足にかけて，ひどく冷える．

温経湯とする．湿疹がどんどんよくなる．2ヵ月ほどで，全治してしまった．その後，3ヵ月ほど，この方を連用した．この患者は最近になって妊娠した．

この患者の湿疹は，すりむいたあとのような状態の発疹で，指頭大のものが数個あり，やや乾燥し，分泌物はなかった．

次の患者は26歳の主婦である．20歳の時に左手に湿疹ができ，4年間治らなかった．24歳の春結婚し，11月に妊娠した．その頃より湿疹が増悪し，25歳の春には右手にもひろがった．この年の11月には項部にもひろがり，手の方も悪くなった．そして胸にも発疹が出はじめたので，プレドニンをのんだ．これをのんでいる間はよいが，やめるとまたひどくなった．目下妊娠7ヵ月であるが，両足と項部に湿疹が出ている．時々頭痛の

することがあり，下痢をしやすいという．発疹の形状は，前の女性のものとよく似ているので，温経湯を与えた．すると10日分の服用で，湿疹の方は大いに軽快し，1ヵ月で全快し，下痢もしなくなり，頭痛もないという．

温経湯は手掌の湿疹ばかりでなく，胸部や背部の湿疹にもきくことがある．

実例をあげる．

患者は34歳の女性で，不妊のため，約6ヵ月前に，子宮後屈の手術をし，その時，両側の卵管を切除し，片方をビニールでつないだ．

なお4年前より軽い耳鳴があり，最近，疲れやすく，肩がはり，足が冷える．足は右が重い．時々眠れない．湿疹は胸部の中央に手掌大にひろがったものと，背部で肩甲間部の下方に手掌大に坐をとっている．発疹はあまり隆起せず，発赤を認めない．分泌物もなく，乾燥している．かゆみはあるが，ひどくはない．腹診上左腸骨窩のあたりに圧痛があり，瘀血の存在を疑わしめるに足る．大便は1日1行．

私はこれに温経湯を用いたところ，10日分の服用で，安眠ができるようになり，湿疹も軽快した．しかし腰痛と肩こりがよくならない．次の10日分で腰痛はよくなったが，肩こりがひどい．次の10日分で依然として肩こりを訴え，耳鳴がひどい．まだ時々湿疹がかゆい．なお，4，5回悪心を訴えた．次の10日分で依然として，肩こりと耳鳴があり，口腔に潰瘍ができた．次の10日分で，口腔の潰瘍は治したが，外陰部から腟がただれ性交不能となる．いらいらする．温経湯に黄柏を加えて与える．これをのむと，とても気分よく，肥えてきた．陰部のただれもよくなり，湿疹も全治した．

## 9. 黄連阿膠湯（おうれんあきょうとう）

女性の顔にできる皮膚病で，これのよくきくものがある．

もう30年ほど前のこと，私の妻が頑固な皮膚病に悩まされたことがある．その発疹は円味をおびて，両側の頬を中心にひろがりかゆみがあり，やや赤味をおびて乾燥し，小さい落屑がみられた．強い風にあたったり，

日光にあたると,赤味がまして,かゆみもひどくなる.

　私はこれを内服薬だけで全治させてみようと思い,大柴胡湯加石膏,大黄牡丹皮湯加薏苡仁,桂枝茯苓丸,黄連解毒丸などを,次々と内服せしめ,百日あまりも治療したが,少しもよくならず,むしろ増悪の傾向があり,さすがに,妻も,漢方では治らないのではありませんかというようになった.

　そこで,私も今までの態度を改め,熟慮ののち,皮膚の乾燥を阿膠と芍薬で潤し,熱と赤味を黄連と黄芩でとったらと考え,黄連阿膠湯を与えた.これはすばらしく効いた.1服で赤味がうすらぎ,1週間後には,かゆみもなくなり,1ヵ月ほどで全治した.

　私はこれにヒントを得て,この種の皮膚病に黄連阿膠湯の効くことを知って,その後は,これで何人かの女性の顔面の皮膚病を治した.

　黄連阿膠湯を用いる目標は,発疹が主として顔にみられ,隆起があまり目立たないほど低く,指頭でなでると,ざらざらしている.少し赤味を帯びて乾燥し,かゆみは少ない.小さい糠のような落屑があり,風にあたったり,日光にあたると悪くなる.


## 10. 清上防風湯（せいじょうぼうふうとう）

　この方は『万病回春』に「頭面の瘡癤,風熱毒を治す.」とあるによって,顔面のフルンケルや面皰（にきび）に用いられる.特に体力の強壮な青年男女の面皰に用いてよくきく.顔色赤味を帯び,発疹も充血の傾向があって,隆起の著明なものを目標として用いる.

　25歳の男性,数年前より肺結核にかかり,目下ほとんど全快している.ところが,顔面一面に,面皰ができ,その先端に小さく膿をもち,1つ治ればまた1つできるという調子で,なかなか治らないという.

　私はこれに清上防風湯を与えたところ,3ヵ月ほどで全治した.ところが,頭部の毛髪部に,小さいフルンケルが数個できて,なかなか治らないので清上防風湯に桃仁1.0を加えた与えた.すると,2,3日の服用で,面皰が急に増加し,先端にそれぞれ膿をもってしまった.おどろいて桃仁を去って与えたところ,また面皰は次第によくなり,約6ヵ月で全治した.

私は前に，面皰のある女性に，桂枝茯苓丸を与えて増悪した例を知っている．桂枝茯苓丸にも桃仁が入っている．桃仁がなぜ悪かったか，いまだに見当がつかないが，こんな例もあったということを報告しておく．

　私の経験では，清上防風湯で効のある場合は，3ヵ月ほどで8，9分通りはよくなる．もしこれを2ヵ月ものんで効がなければ，処方を変更した方がよい．

　次の患者は28歳の女性，5年前に結婚したが，まだ妊娠しないという．ところが，2年ほど前から顔に面皰ができるようになり，その上小さいフルンケルが時々顔にできて化膿する．そればかりか蕁麻疹もできるようになった．大便は1日1行あり，月経は正規にある．

　私はこれに清上防風湯を与えた．2週間ほどのむと蕁麻疹はまったく出なくなり，面皰も減少した．ところが，どうしたわけか便秘するようになった．そこで更に大黄1.5を加えたところ大便が毎日快通するようになり食がすすむようになった．そこでひきつづき前方を与えたところ，2ヵ月足らずで面皰はまったくできなくなった．

　阪本正夫氏は苔癬化した全身の湿疹に，清上防風湯を用いて著効のあった例を報告している．

　「54歳の男性農夫．10年前より原因不明の湿疹が全身に発生し，あらゆる治療をうけたが軽快しないので来院す．10年に及ぶ湿疹ともなれば，いささか苔が生えてまったく苔癬化湿疹という西洋医学的病名も必要となってくる．肘，膝，項等，身体の屈伸部は皮膚の肥厚が著しく象皮様を呈して顔面は人間の顔とは見られない，まったく気の毒な御面相をして診をもとめられる．このような患者に出会すと漢方をかじる医者の端くれながら，必ず治してやりたい闘志と愛情が湧く．診するに頭部有髪部に瘡が多発し顔面にも面皰が多く見られるのと，のぼせ感が伴うので，清上防風湯の証と見て投薬す．服薬2ヵ月に及び頭部の瘡まったく消失し，患者は喜んで服用に熱心となる．顔面も初診時に比し，見違える位綺麗になり，漢薬の偉効を患者は感謝している．恐らく服薬を続行すれば完全治癒も間違いないと思われる症例である．」

### 11. 治頭瘡一方（ぢづそういっぽう）

『勿誤薬室方函』に治頭瘡一方とあるように，乳幼児の頭部の湿疹によくきく．

体格のよい4歳の女児，生まれて間もなくから，頭部を主として，前額，耳朶のあたりまで頑固な発疹を生じ，かゆみを訴え，なかなかよくならないという．頭髪部に厚い痂皮を生じ，この痂皮を剥離すると分泌物が流れてまた痂皮ができる．これは古人が胎毒とよんだもので，幼児にみられる湿疹である．初診は，昭和28年10月5日である．

私はこれに治頭瘡一方を与え，大黄を1.0とした．これをのむと，大便が1日に2回あり，10日ほどたつと，かゆがることが少なくなり，痂皮がだんだんうすくなり，40日で全治したようにみえた．そこでしばらく休薬していると，またぽつぽつ小さい発疹ができはじめたので，また前方を与え，更に2ヵ月ほどのみつづけて，すっかりよくなった．

乳幼児の頭部湿疹でも，体力が弱く，便秘の傾向のないものには，これを用いても効はない．

ところで，この治頭瘡一方は，大人の頭瘡にも用いる．

高橋道史氏は，『漢方の臨床』第6巻第12号に，次の治験をのせている．

「湿疹は身体のいずれの処にも発生するが，頭部のみに出るいわゆる頭部湿疹は小児に多く見られるが，大人にも時々見受けられるものである．

頭部湿疹すなわち頭瘡の多くは頭部の脂漏性湿疹の分泌物が堆積してなったものであるらしい．良性のものは3，4週間で全治するものであるが，中には慢性になり，その経過が3，4年に及ぶものもある．

高○き○子　66歳　初診34. 8. 8

3年来，頭部に湿疹ができ，加療をしたが，その時ばかり良好になり，また元のようになるので今まで，手当をしないでいる．この間，洗髪もしないので臭気のため外出も臆劫になり手拭を被って家屋に蟄居している．

前頭部から後頭部まで僅かに両側を残して脂漏性の湿疹で，その滲出物が堆積して恰も鉄甲か鉄鍋でも被ったようになっている．自己治療をしたらしく一面べっとりとしていて，頭部の中心部の毛髪はあるか無きかほと

んど判明しない．その堆積を圧すると脂漏性の膿汁が排出され，これが臭気鼻をつくのである．瘙痒感甚だしく，手拭の上からかくためか，被った手拭は分泌物でにじんでいる．

この湿疹は頭部のみで，他の部位には少しも存在しない．顔面は浮腫状で湿疹が内攻して腎炎を併発していること一目瞭然である．果たして検尿は蛋白陽性である．大便は秘結している．血圧は180—82である．

さてこのような病症の治療に際しては，頭瘡と腎炎を何れを先にすべきかは，その病症の軽重によって定むべきである．若し浮腫大にして気急息迫する時には直ちに解毒，強心，利尿の薬方を用うべきも，この方は顔面浮腫でも，利尿あり，全身症状としては良好であるから，この方の最も苦痛とする頭瘡を先にし，腎炎に対しては暫く経過を見ることにした．

薬方は治頭瘡一方（浅田方函）服薬後10日で頭瘡の膿汁の分泌物は減少し，周囲は幾分乾燥してきた．本人も痒感は快方になったので楽しんで服薬している．その後，追々と堆積物が周囲から剥離し，その上尿量も多くなり顔面の浮腫もいつとなく治したのであるが，蛋白は依然として陽性である．1月後の9月8日には前頭部の瘡はほとんど剥離して禿部を見るようになったので，本人は頭は非常に軽くなったと喜んでいた．10月10日には全部の瘡は脱離し，頭部の大部分には少々の頭髪と共に禿部を現すようになった今では，手拭を去り意気揚々として外出する姿も見られるようになった．しかし処々に爪搔した傷が赤くにじんでいるのを見る．」

この方は，いずれの場合も，頭部，顔面などの湿疹を目標にして用いる．

### 12. 加味逍遙散（かみしょうようさん）・加味逍遙散合四物湯（かみしょうようさんごうしもつとう）

この方またはこれに四物湯を合したりあるいは地骨皮，荊芥を加えたりして，蕁麻疹，湿疹，頑癬などに用いる．

『疎註要験』に「血風の症に加味逍遙散または四物湯に荊芥を加え用いることあり，かゆきこと甚しき者によし．」とあり，血風は今日の蕁麻疹の類である．また『療治経験筆記』に「身体瘙痒とは周身かゆくなりて後には血の出るほどに搔いてもまだあきたらず思うて搔く．是を身体瘙痒とい

う．一症には敗毒散或いは川芎茶調散の類よけれども，これらにて効なきときは加味逍遙散を用ゆべし．是にて効をとること多し．是は肝経の欝熱より生ずるなり．故に逍遙散にて効あるなり．」とあり，また同書に「男子，婦人，からだ中にひぜんのごとくなる者周身にすき間もなくでき，甚だかゆく，なんぎをよぶものあり．この類には多は血風，血疹などと心得て，敗毒散に加減をし，或いは発表の剤を用て汗をかかせ，或いは薬湯へ入れてみたり，その外種々さまざまのことをすれども一向に効なくて困りはてる病人あり．予この症を治して大効をとりしこと度々なり．加味逍遙散に四物湯を合方して用いること是れ至って秘事なり．」とある．加味逍遙散に地黄と川芎を加えると加味逍遙散合四物湯となる．

　私に次のような治験がある．

　一女性，43歳，7，8年前に蕁麻疹が出たことがあったが，これは全治した．ところが約10ヵ月前からまた蕁麻疹が出るようになり，こんどはどんなことをしても治らない．夕方から夜間にかけて，とくにひどく出る．その他の症状としては，足がだるく，のどが渇く，大便は快通しない．尿中の蛋白は陰性，ウロビリノーゲン反応は正常．月経は2ヵ年前からとまっている．腹診すると右に胸脇苦満が少しある．

　そこで十味敗毒湯を与えた，10日間服用したが，何の反応もない．そこで加味逍遙散に四物湯を合して用いたところ，1週間後には蕁麻疹が出なくなった．ところで服薬を中止するとまた出るので，2ヵ月ほど連用したところ全治し，その後1年半ほどになるが再発しない．

　次の患者は44歳の女性で，平素から胃腸が弱く，毎年6月頃になると，胃痛を訴えるくせがある．平素は便秘し，塩水をのんで通じをつけるという．そのためか頭が重い．月経は毎月ある．

　こんどの病気は蕁麻疹で，2ヵ月ほど前から，夜間になると，全身に出てかゆい．そのため安眠がさまたげられる．近所の医師から，注射をしばらくしてもらっているが，どうもよくないという．

　私はこれに加味逍遙散加荊芥地骨皮を与えた．一応は加味逍遙散合四物湯を考えたが，この患者は胃腸が弱いので，地黄が胃にさわる場合のあることを考慮して，四物湯を入れなかった．これをのむと大便が快通して，

頭が軽くなり，5，6日たつと，蕁麻疹が出たり，出なくなったりするほど軽快し，2週間の服用ですっかりよくなった．加味逍遙散で大便の通ずることについては，26．便秘の項で述べた．ところが，その翌年の6月，また次のような訴えで来院した．こんどは，みずおちがつかえて鈍痛があり，おくびが出る．それにときどき頭痛がくる．大便は軟らかくて，毎日ある．

そこで半夏瀉心湯を与えたところ，胃のつかえや鈍痛などはよくなったが，こんどは便秘して蕁麻疹が出るようになった．そこでまた加味逍遙散加荊芥地骨皮を与えたところ，7日分をのみ終わらないうちによくなった．

加味逍遙散は，肝斑に有効であり，私は若い女性の肝斑を数知れずこれで治した．

次のその例をあげてみよう．

患者は33歳の未婚女性．肺結核に罹ったことがあるが，ほとんど全治している．

約2年ほど前，過労と心労のため，不眠症と食欲不振に悩まされ，手あたり次第に新薬をあさってのんだ．そのためか鼻翼の左右の低いところに大きな茶褐色の斑点ができた．ところがその冬スキーに行ったところ，斑点の色が濃くなり，ひどく人目を引くようになった．そこで医師の診察をうけたところ肝斑といわれ，その指示による手当をしたが，斑点はますます拡大し，鼻と上唇との間にも，ひげそりのあとのような斑点ができた．

月経は順調であるが，始まる前日に下腹痛がある．

主訴は，顔の斑点と過労である．

私はこれに加味逍遙散を与えたが，1ヵ月の服用で斑点の著色がうすれて，人目を引かなくなり，疲れが減じ，勤務に出ても，あまり疲労を感じないようになった．

次は42歳の女性で，卵巣嚢腫の手術をしたことがある．2週間前に蕁麻疹が出たが，それは数日で治った．1年ほど前よりこめかみの部分と前腕に肝斑がある．便秘の傾向がある．喫煙が多い．月経は順調である．

私はこれに加味逍遙散を与えたところ，2ヵ月あまりで，肝斑は消失し，眉間に，ハタケ（顔面白癬）のようなものができた．そこで加味逍遙散荊

芥地骨皮を用い，これも1ヵ月足らずで全治した．

### 13. 当帰芍薬散（とうきしゃくやくさん）

この方は肝斑や面皰に用いられる．冷え症で，貧血の傾向があり，婦人の場合は，月経不順，月経直前の増悪がみられることが多い．

患者は21歳の女子学生．数年前から顔一面に面皰ができている．この面皰は月経の前にひどくなる．足が冷えるし，血色はすぐれない．大便は1日1行．月経は順調であるが，月経初日に腹痛がある．項部がこる．3ヵ月前に腎盂膀胱炎にかかったが，今は治っている．面皰は黒味を帯びて，赤味は少ない．

私はこれに当帰芍薬散加薏苡仁を用いたところ，2ヵ月でほとんど全治した．

また40歳の主婦は，肝斑で治を乞うた．この患者は5年前に子宮を摘出した．肝斑もその頃からできている．その他に時々痔出血がある．冷え症で，色は白い．大便は1日1行．私はこれに当帰芍薬散を用いたが，5ヵ月の服用で肝斑が治ったばかりでなく，痔出血もよくなった．

### 14. 桂枝茯苓丸（けいしぶくりょうがん）・桃核承気湯（とうかくじょうきとう）・大黄牡丹皮湯（だいおうぼたんぴとう）

以上の3方はその作用がよく似ていて，これらで，頑固な蕁麻疹，湿疹などがよくなることがある．

これらを用いる時は，いずれも腹診上，瘀血の腹証を目標とする．その中，桃核承気湯では，便秘と小腹急結があり，大黄牡丹皮湯では，便秘と小腹腫痞がある．小腹腫痞というのは，下腹がつかえたように腫れて抵抗のあるのをいうが，小腹急結のような急迫性の疼痛はない．桂枝茯苓丸では，便秘の徴候がなく，下腹に抵抗と圧痛のある部位を認める．しかし，まれには，これらの腹証のはっきりしないこともある．

こんな例がある．

一男性，27歳．昭和36年5月9日初診．体格は中等．栄養も普通である．この患者はもう1年もの間，蕁麻疹に苦しんでいる．いろいろやった

が，治らないという．発斑はやや赤く，大きいが，全身に散在して出る程度で，かゆくて眠れないほどではない．口渇もなく，便秘もしていない．

そこで十味敗毒湯を与えた．2週間服用したが，何の反応もない．そこで葛根湯加石膏としてみた．これも1週間の服用で効がない．ところが，この頃，蕁麻疹は夜が特にひどく，昼間は軽いというので，瘀血の証を疑って，ていねいに腹診してみると右下腹に抵抗と圧痛を認める．瘀血の腹証である．そこで桂枝茯苓丸料を与えた．これをのむと，その夜から著効があり，7日の間，1日だけかゆく，他はかゆみを忘れていたという．ただ時々足がだるいことがある．6月27日より蕁麻疹はまったく出なくなった．その頃，便秘の傾向があるというので，大黄0.6を加えて，更に再発予防の目的で1ヵ月あまり服用した．それから半年あまりになるが，再発せず，元気で活躍している．

桂枝茯苓丸はまた結節性紅斑に用いてよいことがある．

患者は20歳の未婚の女性で，平素は頑健で著患を知らなかったが，2週間前より四肢と腰に疼痛を訴え，微熱が出た．医師は結節性紅斑と診断したという．

下腿には数個の指頭大の隆起した紅斑があり，圧痛がある．食欲は少なく大便は3日に1行．月経は遅れがちである．

腹診上，やや左によった下腹に圧痛がある．

以上の所見から，私は桂枝茯苓丸加大黄を与えたが，2週間で結節は消失した．

結節性紅斑には，越婢加朮湯や防已黄耆湯加麻黄を用いて著効を得たこともある．

また桂枝茯苓丸は手掌角皮症や，手掌，手甲などの荒れるものにも用いられる．この際には薏苡仁を加えて用いる．

矢数道明氏の著『漢方百話』には，"子宮出血と手掌角化症"と題する次のような一文がある．

「33歳の婦人，10年前結婚したが未だに子がない．約5年ほど前から月経が長びき，或いは1ヵ月に2回もあって，とかく全身違和の感を覚えていろいろ治療を試みたが無効であった．訴えを聞くと，常に下腹が張り，

黄色の帯下が多く,腰が冷え,いつも腰の所へ風が吹き込んでいるようだという.上衝や肩こりがあり,月経のときに多く風邪を引き,また下痢を起こす.同時にこの婦人は数年前から両手指掌が荒れて冬になると皸裂を生じ,たえ難い疼痛を訴え,口唇もまた荒れて乾燥し,なにか油薬を塗っておかないとからからになってしまうという.

見たところでは血色はたいへんよく,上衝して赤過ぎるぐらいの顔色である.体格は上等の部でしっかりと均整のとれた肢体である.脈は沈遅で力があり,腹は全面拘急し,両腹直筋は特に拘攣して,臍の左方および右腸骨窩に圧痛を証明する.

以上から考えると桂枝茯苓丸の正面の証と見て差支えないであろう.私は料とし,手指の荒れるのを皮膚甲錯とみて薏苡仁を加えて投薬した.当時2度目の出血が8日間続いて止みそうもないとのことであったが,本方を1貼服用したら翌朝ピタリと止血してしまった.その効まことに神のごとしというところであるが,ちょうど時機もよかったのであろう.しかし本方を服用してから翌月は正しく1ヵ月目に来潮して5日間でキチンと済んだ.

これで本方の効果は賞揚してよいのであるが,それと同時に両手掌の角化症が8分通り治ってしまったことが面白いところである.普通ならばますます寒くなるのであるから,悪化して行くはずであるが,どんどん治って来て,唇などはもう少しも乾かないという.」

ここにあげた矢数氏の場合,桂枝茯苓丸の代わりに温経湯を用いてみたらどうであろう.子宮出血,唇口の乾燥,手掌の角皮など,みな温経湯を用いる目標である.そうなると,この2つの薬方の区別はむつかしい.

私は27歳の女性の頑固な面皰を桂枝茯苓丸加大黄で治したことがある.

患者は色の浅黒い体格のよい女性で,便秘のくせがあり,いつも下剤をのんでいるという.面皰は,顔一面に出ていて,月経前にはひどくなる.大きいやつは赤小豆大となり,先端に膿をもつことがある.月経の初日に腰痛がある.あぶらこいものと,香辛料を好む.腹診してみると,左右の腹直筋は攣急し左腸骨窩に抵抗と圧痛がある.

そこで桂枝茯苓丸料に大黄を加えて与えた.翌月の月経時には,腰痛は

ほとんどなく，面皰も増悪せず，だんだん減少する．3ヵ月後には，ほとんど全治の状態となったが，流感にかかり20日ほど服薬を休んだところ，また少し逆転したが，その後，3ヵ月間服薬をつづけ，面皰も月経困難症も，ともに全治した．それとともに，血色も非常によくなり，見違えるほど美しくなった．

ところが，これと同じような患者で，ただ異なるところは，色が白いのと，月経がおくれがちで帯下があり，腰痛のないという点だけであったので，桂枝茯苓丸加大黄を与えたが効なく，清上防風湯加大黄，4カ月の服用で全治したものがある．

阪本正夫氏はアレルギー性皮膚炎に桂枝茯苓丸を用いて著効を得た例を報告している．

「30歳の女性．パーマネントをかけ薬品（ローションらしい）にかぶれて頭部全体から頸部にかけて皮膚炎を生じ，結痂性膿疱多発し，夜間瘙痒と熱感はげしく不眠を訴える．型の如く洋医によって局所の軟膏治療とカルシウム注射をうけるも軽快せず．腹診上著明な瘀血所見と三陰交の圧痛著明且つ頭部のフケが多いのを目標にして桂枝茯苓湯に薏苡仁1日20gを加えて投薬す．

腹部瘀血所見の改善に平行して頭部の皮膚炎次第に軽快し，瘙痒感もとれ，フケも減少す．投薬期間45日に及び完全に皮膚症状消失したので廃薬す．」

私に次のような例がある．

26歳の未婚の女性，5年前より全身に湿疹が出て，いろいろ手をつくしたが治らないという．また突然にはげしい心悸亢進が起こるくせがあり，狭心症と診断されたこともあったという．体格は中肉中背であるが，筋肉のしまりのよい，がっちりした骨格をしている．湿疹は，顔面頸部がひどく，のぼせる傾向がある．発疹は，所々痂皮で被われている．かゆみは夜間がひどく，そのため安眠ができない．大便は秘結し，3日に1行ぐらいである．月経は順調で，腹診上，胸脇苦満を認める．

私はこれに，温清飲を与えようか，大柴胡湯を与えようかと迷った．そしてまず温清飲を与えた．痂皮を作るものや分泌物の多いものに，温清飲

のよくないことを知っていながら，敢えて，これを与えたのである．すると，果たして病状はかえって増悪した．そこで10日後に，大柴胡湯に転じた．これをのむと，便通はあるが，指の先端の皮膚が破れて痛むようになり，手足が冷え，ときどき身ぶるいが起こるようになった．それに，のぼせて一夜，とつぜん心悸亢進が起こったという．そこで指の荒れたところには，紫雲膏をぬるようにし，大柴胡湯に桃核承気湯を合方にして与えた．これを用いるようになってから，湿疹は眼に見えてよくなり，5ヵ月後には9分通りよくなった．しかも，発作性の心悸亢進は再び起こらなかった．

この患者は，月経は順調にあるし，桃核承気湯の腹証である小腹急結も証明できなかった．しかし，このように効いたところをみると，桃核承気湯の証が，かくれていたと考えるべきであろう．

かつて亡友山城正好学兄が，大柴胡湯合大黄牡丹皮湯合桃核承気湯加薏苡仁，石膏という湯本求真先生直伝の処方によって，頑固な湿疹を治した例を，筆者に知らせてきたことがあった．

湯本先生は慢性病はすべて，瘀血が原因しているという立場から，桃仁，牡丹皮の入った処方を柴胡剤に合せられた．

### 15. 大柴胡湯（だいさいことう）・小柴胡湯（しょうさいことう）

有持桂里は，「癰疽，諸腫物に，脇下硬満する者は大小柴胡湯を選用して，先ず胸脇苦満を利すべし．」とあり，湿疹や蕁麻疹にも，大柴胡湯や小柴胡湯の適応症がある．

かつて気賀林一氏の親族の一女性が湿疹で治を乞うた．患者は歳50ほどで色が白く，血色はよい．湿疹は，頸部，項部，顔面，上膊の内面にあり，発赤して，かゆみがひどく，分泌物は多くはないが，少しずつあり，それが結痂している．腹診すると，右側に強い胸脇苦満があって，石のように硬く，軽く指頭で按圧しても，びっくりするほど痛む．それに便秘する．

私はこれに十味敗毒湯を与えた．この方も柴胡が主薬であるから，胸脇

苦満にも応ずるし，これで大便の快通することもあるので，効くだろうという考えであった．ところがまったく効なく，かえって悪化する．そこで消風散に転方したところ，更にますますいけない．

そこで大柴胡湯を与えたところ，2，3日で軽快してきた．その後，湿疹が出始めると，いつも大柴胡湯を5日分服用すると，それでおさまるようになった．

また私は大柴胡湯で蕁麻疹を治したことがある．患者は39歳の女性で，胃が悪く，時々苦い汁を吐出し口渇がある．右の肩がはる．この頃になって，急に肥えた．便秘気味で，蕁麻疹が出る．胸脇苦満が強く出ている．血圧は低く，96—60．月経は正調．

私はこれに大柴胡湯を与えたが，大便が快通するとともに蕁麻疹が出なくなった．

ただ息苦しい気味があるというので，これをひきつづき用いたところ，2ヵ月ほどで胸脇苦満が減じ，息苦しいのも治った．

柴胡桂枝湯や小柴胡湯で蕁麻疹のよくなるものもある．

また小児ストロフルスは大抵は，桂枝加黄耆湯（けいしかおうぎとう）か十味敗毒湯でよくなるが，これが応ぜずに，小柴胡湯でよくなるものがある．

幼児では，小柴胡湯を用いてよい際でも，胸脇苦満のはっきり出ていないことが多い．

最近，海老塚吉次氏は，ストロフルスには五苓散の応ずるものが多く，これでよくなるものが多いと報告された．

### 16. 八味丸（はちみがん）

この方の応用目標については，52．排尿異常，36．腰痛などの項で詳しく述べたが，これを蕁麻疹や湿疹に用いてよい場合がある．

私はかつて，萎縮腎の高齢の女性で，夜間，あたたまると，腰のまわりがかゆくて困るというものにこれを用いて，かゆみを消すことに成功した．また数年前，腎炎患者に併発した蕁麻疹に用いて著効を得たことがあったが，いまその時のカルテが見当たらないので，詳細の発表ができない．と

ころで，舘野健氏も，"頑固な慢性蕁麻疹の一治験"と題する一文で，八味丸で著効のあった例を，『日本東洋医学会誌』第6巻第3号に発表しているので，次に抄録する．

「この症例の患者は，慢性蕁麻疹で，満1年間，あらゆる漢方治療を受けたが効果がなく，不治とあきらめていた．私は漢方治療により全治させることができた．

患者　宇○川○雄，男28歳

初診　昭和29年9月20日

既往症　生来胃腸よわし．その他特記すべきことなし．

現症歴　発病は昭和28年8月12日．夕食に鰯のなますを食べたところ，手指のまたに痒い発斑が出た．翌日は腹部に出，翌々日には四肢の内側に出，瘙痒感がひどくほとんど眠れなくなった．近所の内科の開業医に診てもらったところ，蕁麻疹と診断され，以来約6ヵ月間，いろいろ洋方治療を受けた．すなわち，はじめ注射と共に内服薬の投与をうけたが，同じく無効．魚，獣肉等の一切の肉類を断ってみたが，発斑は消褪せず，瘙痒感も依然はげしい．

昭和29年3月，M胃腸病院で診察をうけたところ，同じく蕁麻疹と診断され，内服薬による治療をうけたが，発斑は全然消褪しない．瘙痒感も依然ある．

同年4月，T大学医学附属病院某内科で診断をうけたところ，病状をきいただけで，すぐ皮膚科へ廻され，そこでも慢性蕁麻疹と診断され，約6ヵ月間，種々の洋方治療をうけた．ある注射療法をうけた時には，注射した2，3日間は発斑しないが，全身の倦怠感がひどく，かつ眠くて起きていられない．注射が切れると，今度は発斑，瘙痒感にせめられ夜は全然眠れない．仕方なしに注射して貰うと，今度はまた全身の倦怠感と，云いようのない不快感とにせめられてきて起きていられない．こういうことを幾度か繰りかえした．患者は不治とあきらめ，懊憹の日を送っていた．

たまたま，近所の人から私の名をきき，いわゆる藁をも掴む気持で診察を受けに来た．

現症　患者はひどく憔悴している．体格は中等度である．顔色が蒼黒く，

ツヤもハリもない．まるで死人の顔色のようである．私が黙ってみつめると「レスタミンをのんでいると，こういう顔色になるんです」と患者は自身の顔を指さす．私の見ている前で，患者が自身の左腕を掻いてみせる．みるみる白い膨斑が出てくる．「とてもかゆい」と顔をしかめる．蕁麻疹の三症状，発斑，瘙痒，人工表記症の存在を患者が実演してみせてくれたわけである．

　食欲は不振，大便は便秘の傾向で，2日乃至3日に1回，而も固くて出にくい．小便は約1時間おきに出るが，1回の量は極めて少ない．いつもあとに残っているような感じがある．就床後は朝まで出ない．つまり，尿意頻数残尿感－要するに，小便不利がある．

　食後，心窩部が重苦しく何かがつかえた感じが，なかなかとれない（心下痞）．朝の寝起きに，口が苦くねばる（口渇）．発病以来，昼間多量の湯茶をのむようになった（口渇）．下肢がだるい．夜中に足の裏がほてり蒲団の外へ出す（足蹠煩熱）．

　脈は浮弱，舌は乾燥し，一面に黄苔がある．腹は全般に軟弱無力で腹直筋の緊張が特に右側に著明である．

　心窩部の振水音は強度（有微飲）自覚的に腹鳴もある．臍上の動はかなり強い．右臍傍にいわゆる瘀血の圧点があり，下腹部には右側に知覚鈍麻がある（小腹不仁）．なお強度の肩疑りが両側にある．

　患者は一見して虚証．診察の結果もまた同じである．すなわち，小便不利，口渇，足蹠煩熱，小腹不仁等の症状群より，一応八味丸証と考えたが，次の3つの点でその診断を躊躇した．その1は脈状．八味丸証の病位は，少陰であるから，原則として脈は沈でなければならない．その2は舌状．原則として附子のゆく舌は湿って苔なくいわゆるぬんめりとしていなければならない．その3は食欲ないし胃症状である．

　そもそも八味丸は金匱要略の薬方で，その条文は次の5つである．（横線は大塚）

○脚気上入小腹不仁
○虚労腰痛小腹拘急小便不利者
○夫短気有微飲当従小便去之苓桂朮甘湯主之腎気丸亦主之．

○男子消渇小便反多以欲飲一斗小便一斗
○問曰婦人病飲食如故煩熱不能臥而反倚
息者何也師曰此名転胞不得溺也以胞系了戻
故致此病但利小便則愈．

この最後の条文中に"飲食如故"の4字がある．その意は，中焦に病変なしである．すなわち八味丸証の食欲は原則として普通でなければならない．——が遅疑逡巡が訴されぬまま八味丸証と診断し，八味地黄湯5日分を投与した．

なお心窩部に強度の振水音が存在することから，胃アトニー，胃下垂の疑いで胃のエックス線診断を専門家に依頼したところ撮影の結果，強度の胃下垂が証明された．更に低血圧の疑いで測ったところ，初診時，血圧は仰臥位で，右側で 110 mm—70 mm であった．

治療経過　5日後，患者は生き生きとした表情で来院した．服薬2日目から発斑がなくなったと云う．掻いても発斑は出ず，全然痒くないと云って掻いてみせる．が，何ともない．食欲が大いに亢まり，丁度いい固さの大便が1日1回宛気持よく出る．小便の回数が減ると共に1回量が多くなり，澄んだ色の小水が実に気持よく出ると云う．持参した早朝採取の尿を検したが，蛋白はズルホサリチル酸ソーダおよび煮沸により共に陰性である．

初診以来，約60日間，八味地黄湯を持重した．服薬開始以来30日目に，はじめて鰻と鰈とを食べたが，発斑は手指間に僅か出ただけで瘙痒はない．服用40日目に，2日続けて焼めしと鳥肉とを3食ともに食べたが，やはり微かに発斑が出ただけで瘙痒は全然ない．服薬50日目には，初診時とは見違えるほど顔色がよくなり，皮膚に光沢と弾力が出てき，体重が増加し，表情が明るくなり，目が輝き年齢相応の若さを取り戻し，自分の職業に1人前に精出して1日働いても少しも疲れなくなった．患者の両親は"朝の寝起きの醜く腫れ上った顔を見たり，妻に当ったりするのを見たりするのが，辛かったが，この頃はお蔭で全然そう云う事がなく家庭が生れ変わったように明るくなった"と喜び，患者の妻も"この頃は一晩中ぐっすり眠っていて，朝枕もとへお薬を持って行ってもなかなか目がさめないと云

う．不機嫌が癒っただけでも救われた上に，1日中嬉々として働いてくれるので，ほんとうに救われたと感謝する．

かくて，服薬開始以来60日で，効果ありと認め廃薬した．」

私は最近，神経性皮膚炎にこの方を用いて効を得た．

患者は43歳の男性で，3年前よりかゆみのある発疹に悩まされている．初め，医師は湿疹と診断して治療したが効なく，その後，某大学病院で，神経性皮膚炎といわれて，その治療をうけているが，少しもよくならず，困り果てて，当院に治を求めた．患者は背が低く，色が浅黒い．発疹は胸部，頸部上腕の内側，肩より肩甲間部，臀部，下腹より大腿部にかけて広範囲にわたり，その色が黒く墨をぬったようである．発疹は丘疹状をなして乾燥し，分泌物はなく結痂状のものはない．時々あちこちにフルンケルができる．大便は1日1行．小便は出にくい．食欲はある．

私は発疹の色が黒くて乾燥していることと，尿の出にくいことを目標にして八味丸を与えたが，尿の出が次第によくなり，かゆみも減じ，発疹の色の黒いのもとれてきた．服薬2ヵ月ほどで8分通り全快している．あと1ヵ月も服用すれば全快するものと思われる．

## 17. 防風通聖散（ぼうふうつうしょうさん）

大柴胡湯で治る湿疹のことを述べたが，大柴胡湯の証に似ていて，胸脇苦満は軽微か，またはなくて，腹部全体が膨満して，弾力があり，便秘の傾向のある場合には，防風通聖散がよい．

矢数道明氏の『漢方百話』に，頑固な湿疹に防風通聖散を用いて著効のあった例が出ている．

「功成り，名遂げ，今は裕福に政界，財界の社交場に出入りして余暇を楽しんでいるという61歳の老紳士，堂々たる19貫の体躯で，幸福そのもののような温顔，応対挙措まったく社交界の紳士の風格がある．この人の唯一の悩みというのが，30年来の皮膚病である．

生来皮膚過敏症であったが，ちょうど30歳の時に，左の手掌，手背に湿疹が現われ，瘙痒ははなはだしく，当時テールパスタを用いてしのいでいた．この人は事業の関係で数年，海外で暮らしたが，外国にいる間は湿疹

に悩まされることがなかったと言っている．

　日本に帰って来ると発病する．ひどくなったのは4年前からで両足背にも発現し，人前に足を出すことができない．この時，皮膚科でビタミン$B_6$の不足であるとて，アデロキシンを服用したところ，数日の後，跡方もなく消失したので，近代医学の学理の進歩に驚いた．ところがそれは束の間の喜びで，日ならずして再現し，こんどはいくら療法を行っても治らない．一進一退，諸治療にもかかわらず頑強に持続して来た．

　今年の2月になって，足背から両腓腸筋部と，膝膕部全体に拡大し，上肢は両上腕中央外側と，両腕関節部を中心に，ポツポツの赤疹と皮膚面が赤くただれて，滲出液でジグジグ潤っている．ことに下肢の分泌物がひどくいつも包帯を巻いているが，日に何回も取り換えるほどビッショリとぬれてしまう．

　ビタミン$B_1$，$B_6$，ミノファーゲン，アデロキシン，メチオニン，グロン酸．タールパスタ，カルシウム，ビタミン$B_{12}$，コーチゾン等，手を変え品を替え，次々と療法を続けた．

　そのうち3月末に皮膚科の指示で，コーチゾンの外用をしたとき，翌朝きれいに治ったのには，2度ビックリして，新しい医学の進歩を謳歌したが，このときも数日を出ずして再び出現し，その後はトント効果がなかった．4月下旬からますます悪化拡大し，滴るばかりの分泌物にはまったく閉口してしまった．

　最後に精製痘苗治療を試みたが，これも奏効しないので，病院では皮膚アレルギー症と名づけて，もはや施すべき方法もないと申し渡されたという．

　この上は半年でも一年でも持久戦を覚悟で，漢方療法をやってみようということになり，身内の医師にも相談し，その承認を得たので，いよいよ決心を固めたということであった．

　体格は前述のように堂々として，顔色も赤黒く，脈も充実し，腹もほどよく充満，特に心下部の抵抗もみとめられない．強いてさがせば左臍傍に抵抗と圧痛がある．食毒とでもいうべきであろうか．しかしこの患者は特に肉食過食でもなく，野菜を好み，ここ数年来は特に肉類や油物を控え，

酒も止め，タバコもすわない．

　私はこれを食毒と水毒の致すところ，防風通聖散の適応症と仮定した．

　防風通聖散は発表攻下の剤であるから，あるいは一時かえって悪化するかもしれないという心配もあったが，訴えは湿疹だけで何もない．証を構成するひっかかりがない．他に適方も考えられないので，思い切って与えてみた．

　服薬1週間で来院したが，すこぶる経過良好であるから薬だけでよいというのを無理に診療室に招じ入れて診ると，分泌物が非常に少なくなり乾いて来ている．初めのうち便通は3回ぐらい，真黒いのが実に気持よく大量に出て身体が軽くなったという．これで治るような気がするから同じ薬を続けてもらいたいという希望もあり，もちろん同方を与えた．

　2週間のうち，ますます良好であるから薬だけでよいという．足だけはみたが，大変好転している．かくて1ヵ月ばかり服薬したが，その後バッタリ音沙汰なしなので，再発悪化して服薬を断念したかと思っていた．

　ところが8月初旬，患者から達筆丁寧な暑中見舞が来た．

　「今年5月上旬来，脚部湿疹にてご厄介をかけていましたが，7月中旬まで服薬当今ようやく全治，お蔭様で難病を退治できて感謝申し上げております．8月にはビールをのんでみたいと思っています云々」

　という文面であった．カルテをみると初診は5月18日，投薬は4回37日分であるから6月一杯のんだわけである．私は通信に当分はビールは慎しむようにと申し添えた．この状態がずっと持続してくれればよいが，8月18日，頑固な蕁麻疹の患者を紹介してよこしたが，非常に喜んでいるとのことであるから，とにかくこの患者には防風通聖散がよく効いたと思われる．」

## *18*．黄連解毒湯（おうれんげどくとう）

　この方に四物湯を合すと温清飲となる．ところでこの方の応用目標と温清飲のそれとよく似ている．のぼせ，患部の灼熱感などは同じである．ただこの方の証には，温清飲の時のような，患部の乾燥がない．黄連解毒湯を用いるような湿疹でも，患部がひどく乾いて，油でも塗らないと堪えが

たいというようであれば，温清飲がよい．なお私は湿疹に用いる時は，黄連解毒湯に連翹と荊芥を加えることにしている．

次に実例を2，3あげてみよう．

患者は55歳の女性で，血色も栄養もよい．2年前，上腕の皮下に赤小豆を半分にした位の結節が若干でき，それがまだ，2，3個右の前腕の内側に残っている．昨年肝炎にかかった．ところが肝炎が治った頃から，湿疹ができるようになった．この湿疹は顔面，肩，上肢の内側にみられ，発疹は赤く，この部に熱感がある．特に動悸がある．食欲はあるが，胃潰瘍の気味があるといわれたので，食事には注意しているという．脈は浮，大，数である．大便は秘結するので，下剤をのむという．

私はこれに黄連解毒湯加連翹，荊芥，大黄を7日分与えた．7日後にこれをのみ終わって来院した時，患者はその効果におどろき，熱感が去り，かゆみが減じ，大便が毎日快通するようになったという．そこで引きつづき前方を与え，28日間の服用で全治した．その間，尿中の蛋白は陰性で，ウロビリノーゲンの反応は正常であった．

次の患者は58歳の女性で，かつて虫垂炎にかかったことがあるだけで，平素は丈夫である．ところが約半年ほど前に項部にかゆみのある発疹ができ，副腎皮質ホルモンの入っているという軟膏を医師にもらってつけたところ，かえってひどくなった．ところが更年期のためだといわれて，その方の薬をのんだところ，胃が悪くなり，湿疹もひどくなった．現在はアレルギー性皮膚炎といわれて治療中であるが，少しもよくないという．

発疹は項部から肩にかけてみられ，赤味を帯び，熱感がある．脈は浮にしてやや弦である．腹診すると左脇下が硬く，臍上で動悸が亢進している．大便は1日1行ある．血圧を測ったところ，152—108で，最低が高すぎる．検尿したが蛋白はない．口渇があり，胃が重いという．私がのぼせるような感じはないかとたずねたところ，くびから上がぽかぽかとあつく，酒に酔った時のような感じで，何となく乾く感があるという．

以上の所見から黄連解毒湯加連翹，荊芥を与えた．すると7日後には，発赤，灼熱感が減じ，かゆみも軽くなり，腹診上，心下部の抵抗も減じ，血圧は136—92となった．次の7日目にはほとんど熱感，赤発ともになく，

僅かに皮膚がガサガサしている程度となり，かゆみもない．血圧は136－88となる．つづいて2週間の服薬で全快した．

次の患者は45歳の女性で，2ヵ月前から蕁麻疹に悩まされている．この蕁麻疹はみずおちにかたまりのようなものができると，ひどくなるという．大便は1日1行．月経は順調である．

以上のような症状だから，十味敗毒湯を与えた．これは20日間服用したが，まったく効がない．そこで口渇があるというのを目標にして，白虎加桂枝湯にした．少しよいようだという．1ヵ月ほどつづける．やっぱり出るし，夜間がひどいという．そこで瘀血を疑って桂枝茯苓丸とした．これをのむとひどく悪い．そこでまだ白虎加桂枝湯とする．これで大分よい．腰と足だけに出る．その他はよい．大きいのは出ず，小さいものが出る．口渇はなくなったが，7日前から食事をはじめると胸がやけるようになったという．腹診するとみずおちがつかえ，自分では，ここに塊があるように感じるという．そこで黄連解毒湯にしたところ，20日分の服用で完全に治った．

この患者ははじめから，黄連解毒湯を用いたらよかったであろうと，あとから気がついた．

黒皮症には黄連解毒湯や白虎加桂枝湯の証がある．ことに黄連解毒湯のきくものが多い．

患者は42歳の女性で，3年前の春，急に顔が赤くなって，かゆみを訴え，医師の手当をうけている間にそれが次第に黒くなって，顔一面に黒くなってしまった．医師はリールの黒皮症と診断したという．

大便は便秘がちであるが，月経は順調である．目下はかゆみはほとんどないが，のぼせるという．

そこで黄連解毒湯加大黄を与えた．これをのみ始めて，黒色が次第にうすれ，6ヵ月後にはまったく正常の色となった．ところが，その頃から月経が不順となって，時々背に灼熱感があり，ひどく発汗するようになった．

私は更年期障害と診断して，前方を連用し，この頃は，ほとんど灼熱感も発作性の発汗も訴えない．

私は黄連解毒湯加葛根紅花を用いて，顔面の毛細血管が網の目のように

透いて，赤くまだらにみえるものを治した．

患者は32歳の男性で，6年ほど前に砒素剤を服用したところ，顔の毛細血管が赤く透いてみえるようになり，鼻翼，頬部，眼瞼は特にひどくなり，どんなことをしても，よくならないという．

患者は背が高くて，色の白い方で，脈は浮大で舌に白苔がある，大便は1日1行．

私はこれに黄連解毒湯加葛根紅花を用いたところ，徐々に毛細血管が見えなくなり，約1年で全治した．なぜ葛根紅花を加えたかというに，有持桂里の『方輿輗』（ほうよげい）には，葛根紅花湯という処方を酒皶鼻に用いてあり，これにヒントを得たのである．

### 19. 梔子柏皮湯（ししはくひとう）

この方は黄連解毒湯の黄連，黄芩の代わりに甘草の入ったもので，皮膚の灼熱感や瘙痒感のあるものに用いてよいことがある．

昭和15年12月上旬に，23歳の一女性が来院した．患者がいうのに，昨年も今頃一度診察していただき，7日分の薬をもらいましたが，全部を飲み終わらないうちに治ってしまって，そのままになっていましたが，今年もまた同じように眼瞼の周囲がかゆくてたまらず，かいているとこんなになりましたと．

みると，左右の眼瞼の周囲が少し赤味を帯びて，黒くくまどっている．指頭を患部にふれてみると，少し熱感がある．大小便その他には異常がない．

さて昨年は何を用いたかと，カルテをみると，梔子柏皮湯となっている．そこでまた同じ処方を7日間与えたが，そのまま治ってしまった．

### 20. 祛風敗毒散（きょふうはいどくさん）

この方は『寿世保元』の方で，その主治に，風瘡，疥癬，癮疹，紫白の癜風，赤遊風，血風，臁瘡，丹瘤および破傷風を治すとあって，種々の皮膚疾患に用いてよいことがわかる．

黄連阿膠湯のところで述べた私の妻が半年ほど前から，また顔，頸部な

どにかゆみを訴えるようになった．ちょっと診た位ではよくわからないが，指頭でなでてみると，ザラザラたし感じで，乾燥気味である．こんどは前の時のように赤味がない．その頃，私が十味敗毒湯をのんでいたので，それを5，6日のんだが効がないので，昔のことを思い出して，黄連阿膠湯をのんだ．しかしこんどは効がないので当帰飲子にしたが，これは胃が悪くなって，気持が悪いという．地黄の入ったのはいやだと本人がいう．麻黄の入ったものもこの人にはよくない．すぐに胃にさわる．だから葛根湯や桂麻各半湯を用いることもできない．いろいろ考えて，『古今方彙』の癧瘡門からこの方を探し出した．これなら地黄も麻黄も入っていない．

これは胃にもさわらないし，少しよいようだというので，3週間ほどつづけてみたらいつしか治ってしまった．

地黄も麻黄も用いることができず，黄連，黄芩，山梔子なども効なく，困った時には，一応この方を用いてみるのもよい．

## 21. 黄耆桂枝五物湯（おうぎけいしごもつとう）・桂麻各半湯（けいまかくはんとう）

この方は『金匱要略』の血痺，虚労篇に出ていて，「血痺，陰陽倶に微，寸口関上微，尺中小緊，外証不仁，風痺の状の如し，桂枝黄耆五物湯之を主る．」とあり，瘙痒に用いることは書いてないが，これで瘙痒を治したことがある．

36歳の女性，1ヵ月ほど前から皮膚がかゆくてたまらないという．肉眼的には，まったく皮膚に異常を認めない．患者は小ぶとりで，色が白く，きれいな皮膚をしている．

夜間はかゆみのため眠れない．いろいろ手当をしたがよくならないという．目下はブロカノンの注射をしているという．

診察したところ，別につかまえどころがない．このような場合に，村井琴山は，桂麻各半湯や大青竜湯を用いている．私はかつて，一青年の瘙痒を，桂麻各半湯で治したことがある．その時も皮膚にはほとんど発斑も発疹もなかった．また高齢者が夜間になると瘙痒を訴え，皮膚に著変のないものに，桂麻各半湯を用いたという百々鳩窓の治験をよんだこともあった．

村井大年は丈夫な一青年が夜間になると瘙痒を訴えるものに，大青竜湯を用いている．こんな点を考慮して，私は桂麻各半湯を試みることにした．ところがこれをのむと，全身があたたまって，汗が出て，かえって，かゆみが強くなるという．瞑眩であろうと考えて，10日間ほど連用したが，思うような効果がない．

1日，患者が言うのに，一番かゆいのは，下腹部で，臍以下は，全体に皮膚が少し厚くなっているようで，他の部とは感覚がちがうという．そこで急に思いついて，黄耆桂枝五物湯を与えた．この処方は，前年脚気からきた知覚麻痺に用いてよく効いたことがあり，こんどの患者にも，一種の知覚鈍麻があるから，それから思いついたのであった．

さて，この患者は，これを5日分のんだだけで，まったくかゆみが影をひそめ，それきりよくなった．ところが不思議なことに，これを3日分のんだ時，いままで見たこともない白い虫が肛門から数匹這い出して来たという．その形状をきくと蟯虫である．蟯虫が夜間肛門から這い出してきて，そのために，かゆみを訴えていたにしては，かゆい場所があまりに広すぎるから，蟯虫のためとも考えられないが，不思議なことである．この方を用いたのは汗が多く，汗が出ると症状が悪化するという点と皮膚が厚くなったように感ずるというのを目標にした．色が白くて皮膚が軟らかいのも，黄耆の入った薬方を用いる1つの目標になる．

## 22. 桂枝加黄耆湯（けいしかおうぎとう）

この方は黄耆桂枝五物湯に甘草を加えたものであるから，その応用目標には似たところがある．

黄耆には，皮膚の栄養をよくして，体表に停滞する水を去る効があるので，水ぶとりのよくかぜをひく幼児に用いたり，水疱性の皮膚炎に用いたり，虚弱児童によくみられるストロフルスに用いられる．

8歳の少女，2ヵ月ほど前から，手足に水疱性の発疹を生じ，1つよくなればまた新しいものを生じ，なかなか治らない．蚊や蚤にかまれてもみな水疱になるという．その上，夜尿症の持病もある．

虫螫性水疱性皮膚炎と診断して，桂枝加黄耆湯を与える．これを1週間

のむと大部分のものがよくなり,2週間で全治した.夜尿の回数も減じた.

　水疱を形成する幼児の皮膚炎には,桂枝加黄耆湯の効く場合が多く,膿疱を形成する俗にとびひという皮膚病にもよくきく.夜尿症には小建中湯の効く場合が多いが,この例は小建中湯に似た桂枝加黄耆湯の効いた例である.

### 23. 小青竜湯（しょうせいりゅうとう）

　この方またはこれに石膏を加えて,気管支喘息の患者にみられる蕁麻疹を治したことがある.この例の1つは,18.呼吸困難の項の小青竜湯の項にあげたのでここには省略する.

　その後,昨年の7月に,47歳の女性が20年来,秋になると,喘息が起こるといって治を乞うたが,その女性は,蕁麻疹も出るということであった.私はこれに小青竜加石膏を与えたが,10日間の服薬で,蕁麻疹は出なくなった.

### 24. 麻杏薏甘湯（まきょうよくかんとう）

　俗に水虫とよばれている汗疱性白癬に用いられる.ただし,これの効くのは軽症で,化膿の傾向がないものである.化膿の傾向があれば,十味敗毒湯加連翹がよい.

　この方はまた青年性扁平疣贅によくきく.大抵は1ヵ月の服薬で全治する.また尋常性疣贅や老人性疣贅にもよくきく場合がある.これらの場合は,薏苡仁だけでも効があるから,これを単味で用い,または他薬に加えて用いてもよい.私は面疱と疣贅が混在している少年に清上防風湯加薏苡仁を用いてこれを治し,また慢性腎炎の高齢者の頭部にある老人性疣贅を八味丸加薏苡仁で治し,胃下垂症の男性の手にある疣贅を半夏白朮天麻湯加薏苡仁で治したことがある.いずれも1ヵ月あまりの服薬で,あとかたもなく消えた.この際,薏苡仁の量は1日量10g以上を用いるがよい.

### 25. 三物黄芩湯（さんもつおうごんとう）

　この方が水虫に効いた例を,私は『漢方診療三十年』で,次のように述

「俗に水虫とよんでいる病気は，麻杏薏甘湯，薏苡附子敗醬散，防風通聖散，十味敗毒湯などで，たいていはよくなるが，次の例は，三物黄芩湯がよく効いた例である．

患者は22歳の女性で，両方の手足に数年前から水虫ができて，表皮が乾燥し，ところどころ裂け，瘙痒がある．そのために，靴のはけないこともあり，いままでいろいろの治療をしたがよくならない．大小便，月経，食欲にも異常なく，その他に苦しいところはない．

初めに，麻杏薏甘湯を用い，次に十味敗毒湯を用い，これで効なく，服薬1ヵ月を経て，患者ははげしい口渇を訴えるようになったので，十味敗毒湯加石膏として与えたが，依然としてやまない．そこで，この口渇は，地黄剤を用いる場合の口渇でないかと考え，三物黄芩湯を与えたところ，口渇はやみ，手足の乾燥は潤い，疼痛は減じ，すこぶる軽快した．その後，私は消風散を水虫に用いて効を得たことがあった．消風散には，地黄も苦参も配剤されている．

三物黄芩湯を内服させると同時に，患部をこの煎汁で湿布するのもよい．この場合は苦参の量を倍ぐらいに増量した方がよい．」

阪本正夫氏も，三物黄芩湯で水虫を治した例を発表している．

「25歳の女性，5年前より両側指趾の水虫に悩まされ，夏季より秋にかけて増悪し，爪まで侵され爪床は完全に消失した状態になっている．あらゆる皮膚科専門医の治療をうけたが軽快しないので，漢方治療を求めて来院す．

体格中等度，両便正常，月経不順(2ヵ月に1度)，頭部にフケ多し．診するに下腹部ことに左側下部に瘀血を示す圧痛あり．三陰交の圧痛も著明，足は両側とも熱感があって夜間ホテリを感ずるという．

自覚症状を取ることが薬効を知らせる有力な手段と考え，三物黄芩湯7日分投与し，苦参350gを煎じて，両指趾の局所の洗滌を命じたところ瘙痒感次第に取れて3ヵ月にして完全に瘙痒は消失し，湿潤していた局所は乾燥し爪の新生が見られた．

服薬期間8ヵ月に及び本年5月廃薬し，爪は全部新生し，今夏，再発を

見ない．長期間に亙って服用した患者の熱意にもよるが，おそらく苦参が白癬菌に抗菌作用を示したものと考えられる．」

## *26.* 防已黄耆湯（ぼういおうぎとう）

この方を蕁麻疹に用いる場合がある．こんな例がある．

患者は33歳の色の白い女性である．この人は1年ほど前から急に肥えてきたが，1ヵ月あまり前に，くびから背にかけてひどくこった．そのこりは7日間ほどつづき，それが軽快すると同時に右手に一晩のうちに浮腫がきた．某大学の付属病院ではホルモンの失調だと診断した．その後，左手にも軽微の浮腫ができた．なお時々頭痛があり，口渇を訴える．また帯をしめると，そのあとが赤く腫れて，かゆいという．これらの症状は月経前には増悪する．大便1日1行．尿中の蛋白も糖も陰性．月経は量が多くて，腹痛がある．砂糖を好む．

脈は浮大で，結滞する．血圧は130—76．色が白くて，ぶくぶく肥えていること，浮腫があること，口渇があることなどを目標にして，防已黄耆湯を与える．

患者は遠方だから20日分を与えたが，これをのみ終わって来院した時は，手の浮腫はまったく去り，帯をしめたあとも腫れず，かゆみもなく，口渇もなく，脈の結滞もなく，からだが軽くなったという．

その後3ヵ月分服用して全治したが，その間，7日間，旅行のため休薬した時，かゆみを訴えたという．その後，2ヵ月間，服薬をやすんでいるが，まったくかゆみがないという．

## *27.* 苓桂五味甘草湯（りょうけいごみかんぞうとう）

この方は『金匱要略』の方で，その応用の目標に“酔状の如し”という語がある．酒に酔ったような顔をしているというのである．

この酔状の如しを目標にして，顔の皮膚炎に用いて著効を得たことがある．

患者は26歳の男性で，数日前から，顔一面にカブレができて，灼熱感と瘙痒があり，その部分は赤味を帯び，その上粟粒状の発疹がたくさんで

き，ところどころに水疱がある．

　正月の上旬に結婚式をあげることになっているのに，こんなお化けのような姿では，式場に出られないとあせっている．

　私は以上の症状から，苓桂五味甘草湯の証ではないかと考え，次のような問答をくりかえした．

　「足が冷えて，頭に何かかぶっているような感じはありませんか．」
　「その通りです．」
　「小便は遠くはありませんか．」
　「それは気づきません．」

　そこで，私は脈をみた．おそらくは沈微の脈であろうと考えながら．

　いままでに滲出性中耳炎3例に，苓桂五味甘草湯を用いたが，その時はいつも，脈が沈微であったことを思い出した．ところが，この患者の脈は沈でも微でもなく，浮小である．

　さて，この患者は上気して顔が赤い点では黄連解毒湯や温清飲の証にも似ている．しかしこれらの証では，水疱状の発疹を作ることはない．また足が冷えるということもない．

　いろいろと思案したすえ，とにかく苓桂五味甘草湯を与えた．

　患者は3日後に来院したが，その時は，顔面の潮紅は減じ発疹の大半は去っていた．あと7日分の服薬で，正月には，めでたく結婚式をあげることができた．

　私はこれによって，新しい1つの経験を得た．苓桂五味甘草湯の証に，脈は必ずしも沈微でなくてもよいということを．

## 28．真武湯（しんぶとう）

　冷え症で，血色のすぐれない高齢者の瘙痒症に用いることがある．脈も弱く，生気がなく，発疹らしいものはないのに，かゆみがあるというようなものによい．

　また蕁麻疹でも，この方の効くものは，発斑が微細で，熱感がなく，かゆみも少ない．

　次のような例がある．

55歳の女性，40日ほど前から蕁麻疹が出るようになり，医師に注射を20本もしてもらったが，まったく効がないといって来院した．

この患者は蕁麻疹のほかに，夜間のせきがあり，下痢もしている．それに食欲もなく，手足も冷える．脈は沈で，臍上の動悸が亢進している．

以上の状態であったから，真武湯を与えたところ，1週間の服用で，蕁麻疹は出なくなり，下痢もせきもやんだが，念のためにあと3週間分服用させた．

ある日，41歳の女性が胃腸が悪いから診てくれといって来院した．この患者は，痩せて血色が悪く，冷え症で，最近は蕁麻疹が出るようになったという．その蕁麻疹は小さいもので，隆起も著明でないが，かゆみはある．ときどき下痢をし，疲れやすいという．

こんな症状であったから，私は真武湯を与えたが，7日分をのみ終わって来院したときは蕁麻疹はすっかりよくなっていた．

## 29. 蛇床子湯（じゃじょうじとう）

この方は内服薬ではなく，外用薬で，『外科正宗』の腎嚢風の条に出ている．その主治に「腎嚢風（俗にいうインキンタムシのこと），湿熱，患をなし，疙瘩（ブツブツした小さいもの）を患い，痒をなし，之を掻けば疼をなすを治す．洗ふによろし．」とある．

そこで私は，蛇床子，当帰，威霊仙，苦参の4味をそれぞれ10g宛，ガーゼの袋に入れて水1000 $ml$ ほどに入れて煮，その温かい汁で，男子は陰嚢を湿布し，女子の外陰部の瘙痒には腰湯をせしめることにしている．なお内服薬としては，竜胆瀉肝湯，当帰飲子，十味敗毒湯などを用いる．

堪えがたいような外陰部の瘙痒には，まことによくきく．しかし10日以上の連用が必要である．

津田玄仙は，『療治茶談』の中で，「婦人の前陰を洗う薬として，荊芥，蛇床子，白礬，白芷，防風，糸瓜 右6味，湯に煎じて，いたむ処を洗うがよい．ただれものに奇効がある．」と述べている．

### 30. 当帰四逆加呉茱萸生姜湯（とうきしぎゃくかごしゅゆしょうきょうとう）

この方は凍傷によく効くので，詳しいことは，11. 火傷・凍傷・打撲傷・その他の損傷の項で述べた．ここでは，凍瘡状狼瘡にこの方を用いた矢数道明氏の経験をあげておく．

「林○子という廿五歳の主婦，結婚後3年になるがまだ子宝に恵まれない．本病は恰度3年前，結婚の年の冬から始まった．10月の寒さに向かったころ，鼻の頭や耳朶，手足の先端が赤くなり，ついで紫色に変じ，特に右手の指は赤くなって，皮膚は硬化して木の皮のようにこわばり，指が曲がらないようになった．5月頃からこれらの症状は軽快するが完全には治らない．

この3年間，病院の皮膚科で治療をうけ注射や光線療法などしたが，冬の間はどうしても治らないという．病院では毛細血管の機能失調による血行障害であるとか，卵巣の働きが悪く，ホルモンが足らないためだとかいって，いろいろの注射をしてくれた．注射したとき幾らかよいように思うこともあったが，すぐ悪化してくる．」

私のところの初診は7月の暑いさかりであったが，今以って冬の続きが完全に治らず，頸のところに発疹が残り，皮膚があれて瘙痒を訴え，背中もポツポツと赤い発疹があって，暑さのひどいときは痒みも著しい．体格，身長は普通，栄養はやや衰えて美人型，皮膚筋肉は弛緩性で蒲柳の質である．脈も腹も軟弱，左臍傍に抵抗と圧痛があるが特にひどい瘀血というほどのことはないようである．

私は初め女性の虚労，血虚による手掌角化症の類証として，加味逍遙散加地骨皮荊芥を与えたところ頸や背の発疹はきれいに消失した．しかし服薬1ヵ月後に，膝関節に痛みが現れ，下肢がしびれ，両足が腫れて靴がはけなくなって終わった．そこで九味檳榔湯加呉茱萸茯苓に変方したが両下肢の痛みはなかなかとれず，かかりつけの内科ではリウマチといって注射をしてくれたが，そのうち秋冷の候になって終わった．

10月30日来院して訴えるのに，下肢の痛みは少なくなったが，例年の

如く手の荒れが始まり，鼻尖や手指の関節のところが発赤し，痛みと痒みが起こり，皮膚が硬くこわばってきたというのである．詳しく診ると，指の末端は紫色となり，その外見は凍傷とほとんど変わりはない．そこではじめて当帰四逆加呉茱萸生姜湯に転方した．20日間の服薬で発赤，紫色，硬化がすべて好転し，効果顕著で，1月の厳寒にもかかわらず発病前と少しも変わりなく，家事の手伝いができ，全身の調子がよくなり，こんなうれしいことはないといって非常に喜んで服薬を続けている．

皮膚科の本（土肥皮膚科）をみると凍瘡状狼瘡というのがあって，これは凍瘡に伴って発生する暗紫紅色が，夏に至るも消失せず，慢性に経過するもので，鼻頭，頬，瞼，耳朶，手足，指趾に，初め寒冷の候に当たって，暗紫色の浮腫性の斑点を生じ，外見はまったく凍瘡に同じであるが，温暖の季節になっても消褪しない．底面はやや硬く浸潤し，境界が明瞭でない．という記載があるが，右の患者はこれに該当するもののようである．

この病は経過慢性でなかなか治癒困難であるが，尋常性狼瘡に比べると予後は良好で，ときに治癒することもあるといわれている．とにかくなかなか頑固な皮膚疾患に属するものであるらしい．

凍瘡状狼瘡と認められ，同じく当帰四逆加呉茱萸生姜湯によって顕著な効果を収めた他の1例は，前〇恵〇という36歳の男性である．去年2月16日が初診で，栄養は普通，左の顔面神経の麻痺と痙攣があるので顔貌は仮面状で，皮膚は特異の光沢を示している．

患者は3つの病状を訴える．その1は3年来の顔面神経の麻痺と痙攣，その2は数年来の慢性鼻炎で閉塞し，毎日30回から50回位鼻をかむ．その3はすなわち本症で，これも発病以来4年間，10月下旬より翌年4月までの6ヵ月間，手足の先端に紫色の斑点ができ皮膚が硬化し，指が曲がらなくなり，乾いて皮膚が剥げてきて，物を握ることもできなくなる．両手指はまるで不具者のように，人前に出すことが恥ずかしい．冬の寒いときはそれらの症状がひどく，夏は軽くなるが，決して治ることがない．冬は手袋をはめてかくしていられるが，夏はそれができないので困ると訴えるほどである．

診ると脈は別段沈微ということもなく普通である．腹は両腹直筋が緊張

しているが，胸脇苦満というほどのことは認められない．4年間治療を経験し光線治療内服注射等至らざるなく，コーチゾンの注射をして少しよいのは判ったが，軽減の程度であったという．

初診は2月16日で，まだまだ病状は烈しい盛りであった．私はこれを凍傷の変型とみてやはり当帰四逆加呉茱萸生姜湯を与え，紫雲膏を外用させてみた．この場合も卓効を奏し，服薬10日にして再来したが，硬化していた指の皮膚が軟らかとなり，紫色がとれて普通の色に近くなってきた．

本方を続服すること4ヵ月，6月にはほとんど普通の指となり，とにかく発病以来，このようによくなったのは初めてであるといって喜んでくれた．そればかりではなく，顔面神経麻痺もやや好転し，鼻閉塞も少なくなり，鼻をかむ回数が20回位ですむようになったということであった．

しばらく本方を休薬していたところ，11月になって再び斑点状に赤くなり，痒さを訴え硬ばって来たので直ちに前方を続服しているが，症状はすぐ好転し今年は足には発現せず，手も例年に比べて非常に軽度であるという．

昨年来凍傷およびその類症に対して当帰四逆加呉茱萸生姜湯を多数用いて卓効を収めた例が多く，体質的傾向がさまざまであるが，同様によく効いている．

## 31. 奇 方

### 1) 石 膏

これは頭部白癬（しらくも），顔面白癬（はたけ）によくきく．これに用いる石膏は，石膏細工やギプス・ベッドを作る焼石膏ではいけない．焼かない前の生のままの石膏を細末にし，これを酢でねって，患部にぬる．酢は米でつくったものがよい．数日つづけるとよくなること不思議である．

これは片倉鶴陵が，桑名玄清の経験方だといって，『青嚢瑣探』の中で推奨している．

私はこれを患部にぬるとともに，白虎湯を内服せしめる．

### 2) なめくじ

いぼにもいろいろあるが，顔や手などに，沢山でき，それがだんだん増

るものには，次の方法でよくなる．

　片倉鶴陵がいうのに，このような蔓延するいぼには，なめくじをとって，一番大きいいぼの上をころばし，なめくじのねばねばしたもの（大塚いう．これはなめくじの唾液である）をつけてやると，自然に，そのいぼの親が脱落する．そうなると，他の小さいいぼもみな消えると．

3) はとむぎ

　また鶴陵は言う．はとむぎ（薏苡仁）8gに甘草3gを加えたものを1日分とし，茶碗1杯半の水に入れて1杯くらいに煮つめてのめば，4，5日で，いぼは拭うようにとれると．大塚の経験では，はとむぎだけを用いてもよく，20日から1ヵ月位の服用で消失する場合が多い．

　牧野富太郎先生の話では，生のあおぎりの葉をとって，いぼの上を強くこすること数回，これを繰り返していると，いぼがとれると．大塚の経験では，生のすべりびゆの葉をとっていぼをすってもとれる．

4) 杉の葉

　汗疱状白癬（みずむし）には，青い杉の葉をとって，これを一握り，炭火の上におくと，黒い煙が立ちのぼるから，この煙を患部にあてる．これを1日に3回ずつ行うと，5日たつとよくなる．

　これも片倉鶴陵の経験であるが，たしかにみずむしには効がある．しかしこれで治らないものもある．そのようなときには，煙をあてたあとに，生のどくだみの葉をもんで，その汁をぬるとよい．

　多紀元堅は，杉の葉の代わりに，あせびの葉を炭火の上において，煙をたて，その煙に患部をかざしておくとよいといっている．あせびの葉には，昔から殺虫の効があるといわれている．

　奈須恒徳は，松やにを焼いて，患部にその煙をあてるとよいといい，有持桂里も松やにを推奨している．

5) 栗の葉

　漆などにかぶれて皮膚炎を起こした時には，栗の葉を煎じた汁で湿布すると，よくきく．私はこれで手軽に治したことが数回ある．またさわ蟹をくだいて，その汁をぬってもよい．

### 6) かつおぶし

しかし栗の葉やさわ蟹が手近にない時は，吉田長淑が推奨しているように，かつおぶしを沢山削ってこれを水に入れてにかわのようになるまで濃く煮つめ，これをのむと，たちどころによくなる．この方は穂積甫庵も『救民妙薬』の中で推奨している．

### 7) か に

有持桂里は，漆のかぶれには，生のかにが一番よく効くといっている．かぶれたところが，せまけれど黄のところだけをつけてよいが，広いときは，全身をすりつぶしてつける．また犬山椒の葉を煎じた汁で洗うのもよい．また地膚子（ほおきぐさの実）の煎汁で洗うのもよい．

桂里の説とは逆になるが，津田玄仙は，生のかによりも，かにを乾燥して作った粉末を温湯にとかして，患部にぬった方が，よく効くといっている．

### 8) あまどころ

むかしは，乳児の顔，頭などにできる湿疹を胎毒といっている．胎毒には，あまどころの根をつきくだいて，その汁をぬると，3日もたたないうちに全治すると，畑金鶏は『金鶏医談』の中で述べている．

### 9) 苦 参

これは多年私が用いる汗疹（あせも）の湿布薬である．苦参はくららの根で，これを50gほどガーゼの袋に入れ，水600mlに入れて30分間ほど煮沸し，その汁で汗疹を湿布する．また広い場合は，その汁で拭くだけでもよい．かゆみがとれて，早くよくなる．

また桃の葉を入れた風呂または行水を用いるのもよい．

# 52. 排尿異常

1. 八味丸
2. 五苓散
3. 猪苓湯
4. 四物湯合猪苓湯
5. 茵蔯蒿湯
6. 木防已湯
7. 清心蓮子飲
8. 竜胆瀉肝湯
9. 桃核承気湯
10. 大黄牡丹皮湯
11. 小建中湯
12. 桂枝加竜骨牡蠣湯
13. 黄耆建中湯
14. 白虎湯
15. 甘草乾姜湯
16. 苓姜朮甘湯
17. 人参湯
18. 麻黄湯
19. 小柴胡湯合桂枝加芍薬湯

五淋散
八正散
大黄附子湯
当帰建中湯加蜀椒

白虎加人参湯
茯苓甘草湯
四逆湯

ここでは利尿の減少,排尿困難,尿の淋瀝,尿閉,排尿痛,頻尿,尿意促迫,残尿感,尿の失禁,多尿なども排尿異常の名のもとに一括して,その治療法を述べる.

## 1. 八味丸 (はちみがん)

この方は排尿異常に,もっとも広く,もっともしばしば用いられる重要な方剤で,別名を腎気丸ともいい,また八味地黄丸ともよばれる.この方は元来は丸薬であるが,煎剤としても用いられる.

『金匱要略』では,「小便不利」と「小便反って多く,飲むこと一斗をもって小便1斗」という多尿の場合と「尿するを得ず」という排尿不能のものとの3つの異なる場合に,この八味丸を用いている.そこで私たちは

腎炎で尿利の減少しているもの，糖尿病で口渇多尿のあるもの，萎縮腎の多尿，前立腺肥大による頻尿と排尿困難または尿閉，膀胱炎による頻尿と排尿痛または尿意の促迫，残尿感，妊娠末期の尿閉，開腹術ことに子宮癌の手術後の尿閉または尿の失禁，産後の尿の失禁など，いずれにも八味丸を用いて著効を得ている．

湯本求真先生は，『皇漢医学』の中で，八味丸の腹証について，次のように述べている．

「地黄は臍下不仁，煩熱を治する傍ら強心作用を呈し，地黄，沢瀉，茯苓，附子は利尿作用を発し，薯蕷（山薬），山茱萸は滋養強壮作用を現し，牡丹皮は地黄を扶けて煩熱を治すると同時に血を和し，桂枝は水毒の上衝を抑制し，附子は新陳代謝機を刺戟して臍下不仁等の組織弛縦を復旧せしむると共に，下体部の冷感及び知覚運動の不全，或いは全麻痺を治するを以て之等諸薬を包含する本方は臍下不仁を主目的とし，尿利の減少或いは頻数及全身の煩熱或いは手掌，足蹠に更互的に出没する煩熱と冷感とを副目的とし更に既記及下記諸説を参照して用ゆべきものとす．」

ここに臍下不仁とあるのは，臍下が脱力して軟弱無力で，はなはだしい場合は，この部が陥没している．古人が腎虚とよんだ場合にみられる腹証で八味丸を用いる目標である．ところで八味丸の腹証は，この臍下不仁だけではなく，小腹拘急がある．小腹拘急は，臍下不仁と異なり，下腹部が硬く突っぱっているのである．腹直筋が最下部で緊張している．これもまた八味丸の腹証である．また八味丸を用いる大切な目標に足のうらがほてるという症状がある．これが煩熱である．この煩熱と冷感とが交互にくることもある．この煩熱は地黄剤を用いる目標でもある（5．不眠の項の三物黄芩湯を参照）．口渇も八味丸を用いる目標である．高齢者などで夜中に，のどが渇いて水をのむといえば，それだけで八味丸証を考えるほどである．ちょっと眠って，眼がさめると，口の中に水を入れないと舌が乾燥して，物が言えないという状態のものも，八味丸その他の滋潤剤を用いる目標である（17．口渇と口乾の項を参照）．また夜中小便に何回も起きるという症状があれば，これも八味丸の目標である．36．腰痛の項で述べたように，腰から下の力が弱いというのも八味丸の目標となる．

ただここで注意しなければならないのは，八味丸証の患者には，胃腸方面からの障害例えば，食欲不振，嘔吐，悪心，下痢，腹痛などの症状がないという点である．もし利尿減少があって，頻尿があっても，排尿痛があっても，排尿困難があっても，食欲不振，嘔吐，悪心，下痢などの症状があれば，八味丸を用いず，猪苓湯，五苓散などを選ぶべきである．

次に実例を示そう．

患者は有名な芸能家で，72歳，前立腺肥大があって，時々尿閉を起こすことがあったが，その都度カテーテルで導尿していた．ところが数日前，ひどく寒い晩にやむを得ない用件で外出して，夜おそく帰ってから，尿意がしきりに緊迫し，10分おき15分おきに便所に通うようになった．しかも1回の量は数滴である．そこで翌朝，医者をよんで，導尿してもらった．そして，いよいよ手術ということになった．ところで，この患者には，古い肺結核があって，これもまだ全治しておらず白内障もあり，体力がかなり衰えているので，手術をしたくないというので，私に往診を乞うた．

患者は背が高くやせ，血色もよくない．少し動くと息切れがある．脈は大弱である．大便は1日1行あるが，尿は導尿しなければ出ない．食欲はあるが，ひかえているという．足がひどく冷えるという．

以上の症状から，私は八味丸料（八味丸の煎剤）を与えた．すると翌日の夕方になって，自然に排尿があった．その後は30分から，40分おきに，少しずつ尿が出るようになった．1ヵ月ほどたつと，1時間位は尿をがまんすることができるようになった．ただガスがたまるのが苦になり，時にめまいがあり，心臓が悪いような気がするという．それに天気が悪いと尿が近くなる．しかし2ヵ月後には舞台に出ることができるほどによくなった．それから3年になる．患者は薬をのんだり，しばらくやすんだりしているが，この頃は尿閉を起こすことはないし，尿が近くて眠れないということもない．

次の患者は65歳の頑丈な体格をした男性．前立腺肥大がひどくなって，10日ほど前から尿道にカテーテルを入れっぱなしで，それでやっと排尿を図っている状態である．手術をしなければ絶対に治らないといわれているが，入院室がふさがっているので，まだ5，6日は，このままで

いなければならず，カテーテルを入れなくても尿の出る方法はあるまいかという．腹診してみると，下腹部がつっぱって，小腹拘急の状がある．そこで八味丸料を用いた．するとこの患者も，服薬3日目にカテーテルをはずしたが，自然に排尿があり，ついに手術をやめ，2ヵ月ほど八味丸をのんだ．

次は子宮癌を手術した54歳の女性．手術の経過は良好であるが，時折り，知らぬ間に尿がもれるので，外出が不安で当惑しているという．それに左の鼠径部から大腿の内側にかけてひきつれるような感じがある．口渇はあるが，なるべくのまないようにがまんしているという．食欲は旺盛で，大便はやや硬く，便秘の傾向がある．

私はこれに八味丸料を与えたが，10日目頃から，尿がもれなくなったので，休薬していたところ，疲れると，また尿を失禁するという．そこで5ヵ月ほど，これをのみつづけ，最近はすっかりよくなった．

一男性，58歳．高血圧症で来院した．主訴は夜間の多尿で，昼間は尿量が少なく，夜間は2000mlにも達するという．そのため安眠を得ず，頭が重い．軽い耳鳴とめまいもある．大便は1日1行．食欲も普通である．腹診してみると，臍部で動悸が亢進している．この臍部の動悸は，地黄剤を用いる1つの目標である．尿中に僅かに蛋白が認められ，既往症に腎炎もあるから，慢性腎炎から萎縮腎となって夜間の多尿が現れるようになったものであろうと考え，八味丸料を与えた．これをのみ始めると，夜間の排尿が減じ，2，3回起きるだけとなり，昼間の尿が多く出るようになった．血圧は初診当時180—100内外のものが，2月後には160—95内外となっているが，当分は八味丸料をつづけるよりほかに方法があるまいと考える．

次の患者は24歳の一女性．昭和11年1月8日，当院の外来として診を乞うた．主訴は，尿意の頻数と排尿後の尿道口の疼痛で，激しい時は2～3分間の間隔で便所に通うが，尿は少ししか通せず，そのあとの気持ちが実に名状できないほど苦しいという．その時，下腹部を温湿布すると，ややしのぎやすいが，乗物などには，とても長く乗っておれないという．夜もそのためにほとんど安眠せず，専門医の治療をうけること1ヵ月になる

が，ますます症状は悪化する一方であるという．食欲は平生どおりで，発熱や悪寒はない．大便は3日に1行ぐらいで，月経は整調である．その他の症状としては右の肩が凝るのと，痔からの出血がある．

診察してみると，患者は栄養，血色ともにふつうで，下腹部は硬くて，圧によって不快感を感じ，左の腸骨窩の部分に指のように縦に硬いものをふれ，この部を軽くこするように按すとびくとするように痛む．これは古人が小腹急結とよんだもので，瘀血の腹証である．尿はひどく混濁しているが，肉眼的には血液らしいものは見えない．

さてこの患者には，八味丸の証と桃核承気湯の証との2つがあるように思われる．尿意の頻数の排尿痛，それに下腹部の圧による不快感は，八味丸でよくなるであろう．便秘と痔出血と左腸骨窩の疼痛は，桃核承気湯でよくなるであろう．この場合，どちらを先に用いたらよいか．あるいは2つの処方を1つに合わせて用いたらよいか．

私はまず八味丸を用いた．すると5日分で患者の苦痛の大半は去って，尿が快通するようになった．この八味丸は11月4日まで服用して，次に桃核承気湯を用いた．その頃には，膀胱や尿道の方からの症状はすっかりよくなり，大便が秘結し，排便時に痔が痛んで出血するという症状が残っていた．桃核承気湯は1週間のんだ．これで痔の症状が軽快したので一旦服薬を中止した．この場合になぜ八味丸を初めに用いたかというと，症状の激しい苦痛の甚だしいものを第一に治すべきだと考えたからである．

## 2. 五苓散（ごれいさん）

この方は口渇と尿利の減少とを目標にして用いられ，その用法については，2. 頭痛・顔面痛，23. 嘔吐・悪心，24. 腹痛の項などでそれぞれ述べておいたので参照してください．

この方は腎炎，ネフローゼ，心臓病などで尿利の減少しているものに用いる機会が多い．また八味丸を用いると，食欲が減じたり，嘔吐を訴えたりする腎炎やネフローゼに，この方の証がある．

この方の腹証に，心下痞がある．心下痞というのは，みずおちのつかえである．これもこの方を用いる目標の1つである．

この方に茵蔯蒿を加えた茵蔯五苓散（いんちんごれいさん）は，肝炎などで，口渇を訴え，尿利の減少しているものに用いる．黄疸がなくても，これを用いてよいが，黄疸もこの茵蔯五苓散を用いる目標となる．

夏季のあつい時に，ひどく汗をかいて口渇を訴える時に，五苓散をのむと，口渇がやみ尿が沢山出て気分がよくなる．

なお，47．口渇と口乾の項，13．浮腫の項も参照．

### 3. 猪苓湯（ちょれいとう）

この方も口渇があって水をのむのに，尿の出が悪いというところを目標にするが，五苓散とは，多少目標がちがっている．そのちがいは，この2つの処方を構成している薬物の差に眼をつけるのが近道である．五苓散の桂皮と朮の代わりに滑石と阿膠を入れたものが猪苓湯である．桂皮と朮には揮発油を含み，健胃の効がある．これに反し滑石と阿膠には鎮静，緩和の作用がある．そこで，猪苓湯は，膀胱炎，尿道炎などで，尿の出にくいものに用いるが，五苓散は尿の淋瀝するものや排尿痛のあるものには用いない．猪苓湯には刺激を緩和し，尿路を滑らかにする効がある．

『腹証奇覧翼』では，五苓散と猪苓湯との別を次のように述べている．

「猪苓湯の腹証はおおむね五苓散の腹状で血証の徴候のあるものがちがっている．血証の候は左の臍傍小腹で微結を得るものである．もしくは五苓散の腹状で心煩して眠らないものを治する．凡そ腹が少し膨満して，これを按じて軟らかで力のないものは水気のあるものである．わけても，みずおちでこれをつまびらかにするのがよい．その血証の徴候がある点では芎帰膠艾湯の腹証によく似ている．しかし彼れには腹微満，小便不利，渇などの証がない．この方は渇して水を飲まんと欲し，小便不利の候がある．これがそのちがいである．」

ここで血証があるというのは，出血の徴候があるということである．五苓散には血尿を治する力は少ない．しかし猪苓湯には血尿を治する効がある．そこで腎石，膀胱結石，膀胱炎，尿道炎などで排尿痛，尿の淋瀝，膿尿，血尿などの出るものに用いられる．私は腎膀胱結核で，排尿痛，尿の淋瀝，膿尿，血尿などのある時には，猪苓湯合四物湯（ちょれいとうごう

しもつとう）を用いる．これで著効を得た例が多い．本間棗軒の『内科秘録』に，腸チフス患者の尿閉に猪苓湯を用いた例が出ている．

尿管結石や膀胱結石には，私は猪苓湯加連銭草 5.0，薏苡仁 10.0 を用いる．これで結石が排出せられて治った例がある．

ここで注意しなければならないのは，猪苓湯を構成している滑石の品質である．この滑石は唐滑石とよばれているものを用いる．詳しくいえば天然の含水珪酸マグネシウム，すなわち加水ハロイサイトでなければならない．日本薬局方のタルクでは効力を期待できない．

### 4. 四物湯合猪苓湯（しもつとうごうちょれいとう）

私はこの方を腎膀胱の結核に用いる．これで，血尿，排尿痛，尿意頻数などがとれるばかりでなく，尿の性質もよくなる．これと結核の化学療法を併用すると，特に経過を短縮せしめることができる．

昭和 28 年の春，旧友の T さんがたずねてきて，「H 夫人が 1 年半以上も病気で，3 人の医師にかかったが，悪くなる一方だから往診をたのむ」ということであった．

H 夫人は，はじめに婦人科の先生にかかった．症状が尿意の頻数と排尿痛を主訴としたからである．ところが数ヵ月たっても，一向によくならないので転医したが，ここでも病名は膀胱炎ということで，同じような処置をしてくれた．最後には，そのあたりでいちばん設備のよい病院にかかったが，ここでも単純性膀胱炎ということで，ウロトロビンやペニシリンが与えられたという．

この女性は平素は肥満していたが，久しぶりで逢ってみると，みるかげもなく痩せ，手を握っただけでも，体温は 38 度はあると思われた．のどの渇きがひどく水っぽいものばかり欲しく，食欲はほとんどない．尿は 15 分か 20 分に 1 行という状態で，しかも排尿時には疼痛があり，ときどき血尿も出るという．

腹診してみると，左腎はかなり腫張して，この部に圧痛がある．いうまでもなく腎結核を疑うべき所見である．そこですぐ某大学病院で精細な検査をうけることをすすめ，腎結核であろうことをつげた．果たして私の診

断は適中し、右腎はほとんど、その機能を停止するほどに病巣は拡大し、X線により尿管がわずかに糸のように見られた。腹診で右腎の肥大を証明できなかったのは、病勢があまりに進行していたためであったことが、この写真によってわかった。ところが左腎もまたかなり侵されているので、手術は不可能であるし、予後は不良であろうということが、その病院での診断であった。

　私もX線の病像をみるに及んで、これではとても助かるまいと考えた。しかし最善をつくしてみようと思い、四物湯合猪苓湯を内服させる一方、ストレプトマイシンの注射を併用することにした。

　1ヵ月ほどたつと、患者は排尿時の疼痛を忘れるようになった。腰はまだ痛むという。体温もまだときどき38度ぐらいにのぼる。3ヵ月ほどたつと、もう寝ているのはいやだというほど元気になった。肉眼では尿が澄明に見えるようになった。半年後には、軽い洗濯まで始めたが、だんだん肉づきがよくなり、10日分の薬を1ヵ月もかかってのむようになった。

　この女性は、その後すっかり健康を回復し臨床的には何の異常も発見できないほど頑丈になってしまった。私はいま一度、大学病院にいって、腎臓の機能検査やエックス線による診断をうけるようにすすめているが、もう治ったからいやだと患者は私の言うことをきかない。

　私がこの処方を腎膀胱結核に用いるようになったのは、亡友小出寿氏の経験にヒントを得てからである。

## 5. 茵蔯蒿湯（いんちんこうとう）

　この方は黄疸の薬として知られ、肝臓障害のあるものによく用いられ、口渇と尿利の減少および便秘があって、腹部ことに上腹部の膨満が目標となる。また悪心、嘔吐、胸内苦悶などを訴えるものもある。

　7. 黄疸と13. 浮腫の項を参照。

## 6. 木防已湯（もくぼういとう）

　この方は心臓弁膜症などで、動悸、息切れ、浮腫、喘咳などがあって、尿利減少のなるものに用いる。腹証上では心下痞堅という状態がある。心

下痞堅は，心下痞鞕に似た腹証であるが，痞堅の場合は上腹部が一体にベニヤ板でも張ったように硬く，仰臥すると息苦しく物によりかかって坐っていると楽だというものが多い．なお，13．浮腫の項を参照．

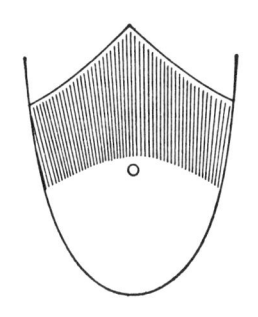

## 7. 清心蓮子飲（せいしんれんしいん）

この方は四君子湯をもとにして組立てた方剤であるから，平素より胃腸が弱く，地黄剤を用いると，食欲がなくなったり，大便がゆるんだりして，とかく胃腸にさわるものに用いる．その目標は尿の淋瀝で，まだ尿が出そうでいて出ないで気持ちの悪いものに用いてよく効く．また尿がちょくちょくもれるものにも用いる．八味丸を用いる証によく似ていて，胃腸虚弱で，八味丸を用いることのできないものを目標にして用いるとよい．この方の応ずる患者は，冷え症で，神経質の傾向がある．

58歳の女性，色が白く，やや痩せ，筋肉軟く，胃下垂があり，平素よりあまり丈夫ではなかった．1ヵ月ほど前，主人が病気になり，心配したり，病院に通ったりしているうちに，安眠ができなくなり，小便する時尿道に不快感を覚えるようになったので，医師の診断をうけたところ，膀胱炎だといわれて，注射と内服薬をくれた．しかしあまりよくないので私の治療を受けにきた．

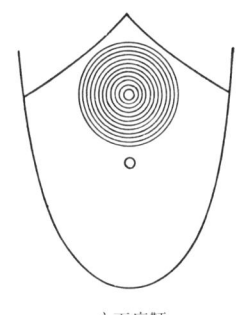

脈を診るとやや浮であるが力がない．顔には少し赤味があるが，足が冷えるという．口が渇く気味で，くだものがほしいという．尿はいつも出たいような気持である．排尿時の疼痛は，気になるほど強くはないが，残尿感と尿道口の不快感がいつもあるという．尿は1時間以上はもつので，そんなに頻尿ではない．腹診をしてみると，腹部が一体に軟らかく，胸脇苦

満も，腹直筋の緊張もなく，ことに下腹部に力がない．こんな状態であるから八味丸を用いるのは，無理だと考え，猪苓湯か，五淋散か，清心蓮子飲を考えたが，『万病回春』には，心中煩燥，思慮憂愁を清心蓮子飲の主治目標としてあげ，『医方集解』にも，憂思抑欝をあげているので，この患者が，主人の病気を苦にして憂慮している点を考え，またこの方の目標として「上盛下虚」という言葉が用いられており，この患者がのぼせて顔が赤く，安眠ができず，足が冷えるという症状は，まさに，この上盛下虚であるので，この方を用いることにした．これを1週間服用して来院した患者は，とても気持ちがよくなったと喜び，1ヵ月ほどのんだところ，膀胱症状はすっかりよくなり，眠れるようになり，体重も増加した．

『勿誤薬室方函口訣』には，次のように，この方の応用目標を述べている．

「此方は上焦の虚火たかぶりで下元これがために守を失し（むつかしい言葉を用いているが，これが上盛下虚で，気が上にのぼって，下に力がないのをいったものである）気淋（炎症がはげしくて，尿意頻数，淋瀝などを起こしたのではなく，神経性に尿が出そうで出なく，気持ちの悪いものをいう．）白濁（尿が白く濁っていること）等の症をなすものを治す．また遺精の症，桂枝加龍蠣（桂枝加竜骨牡蠣湯のこと）の類を用いて効なき者は上盛下虚に属す．此方に宜し．もし心火さかんにして（炎症性）妄夢失精する者は竜胆瀉肝湯によろし，一体此方は脾胃（消化機能）を調和するを主とす．故に淋疾，下疳による者に非ず．また後世，五淋湯，八正散のゆく処を比すれば虚候の者に用ふ．名医方考には労淋（心身の過労が原因で尿の淋瀝するもの）の治効をのす．加藤謙斎は小便余瀝（小便が残っている感じ）を覚ゆる者に用ゆ．余数年歴験するに，労働力作して淋を発する者，疝家などにて小便はかなり通ずれども跡に残る心得ありて了然たらざる者に効あり．また咽乾く意ありて小便余瀝の心を覚ゆるは猶更此方の的当とす．」

矢数道明氏は，「此方は元気虚弱者或いは慢性に経過する泌尿器的疾患に広く応用され，腎結核，性的精神衰弱，慢性淋疾，糖尿病等にしばしば用いられる．腹軟，脈もまた弱いものが多い．」と述べている．

## 8. 竜胆瀉肝湯（りゅうたんしゃかんとう）

　この方も排尿痛，尿の淋瀝，頻尿などのあるものに用いるが，脈にも腹にも力があって，充実しているものに用い，体力が衰えたもの，冷え症のもの，貧血しているものなどには用いない．この点，清心蓮子飲を用いる場合に相反する．この方には利尿作用のほかに消炎，解熱，鎮静の効があるので，膀胱炎，尿道炎，バルトリン腺炎，陰部の潰瘍，陰部の湿疹，子宮内膜炎などに用いられる．この方を瀉肝とよんだのは，肝経の湿熱を治すからで，矢数道明氏に随えば，肝経湿熱とは梅毒，淋疾に見られる肝臓解毒作用障害の状態をいい，腹部肝経に沿うて緊張圧痛などを証明し（図参照），皮膚浅黒く，手足の裏，湿潤するものが多いという．

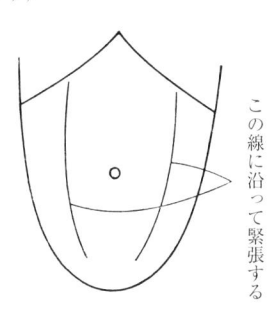

　私は淋疾からきた膀胱炎，尿道炎，子宮内膜炎などに，しばしばこの方を用いる．

　『衆方規矩』に五淋散（ごりんさん）という薬方があり，これの方後の加減によると，この五淋散と竜胆瀉肝湯とはほとんど同じである．

## 9. 桃核承気湯（とうかくじょうきとう）

　この方は会陰部を強く打撲したため，尿道が腫脹し，または尿道内に出血して血塊が尿道を塞ぎ，そのために尿閉を起こしたものに用いて著効がある．

　52歳の男性，梯子より落ち，そのはずみに，強く会陰部を打ち，一時失神状態となったほどであったが，その後，尿閉を起こし，ブジーを入れて導尿せんとしたが，僅かに滴々と，たれるばかりで，その苦痛に堪えがたいという．よってこの方の大黄，芒硝各5.0を1日量としてこれを与えたところ，僅かに40分ののち尿が快通し，次いで下痢が起こり，数日で，何の後遺症も残すことなく全治した．

腎膀胱結核のある40歳の男性，平素は四物湯合猪苓湯に露蜂房末*を兼用し，排尿痛，血尿ともになくなり，自覚的には何の苦痛もなかったが，2，3日不眠不休で活動したところ，突然尿閉を起こした．診察したところ腹部膨満し，ことに下腹部は緊満している．それに左腰部に鈍痛あり，2，3日便秘しているという．よって桃核承気湯を頓服として与え下腹部に温湿布を施したところ，1時間あまりたって尿が淋瀝してきた．よって更に大量の桃核承気湯を与えたところ，下痢とともに，血塊をまじえた尿が出てきた．

　和田東郭は，会陰の打撲で小便が出なくなって，少し血尿の出る者には，桃核承気湯を与える．もしこれでよくならなければ，大黄附子湯を与えるがよい．これで小便が気持ちよく出て，血がやめば服用をやめる．また八味丸のよいこともあると述べている．

## 10. 大黄牡丹皮湯（だいおうぼたんぴとう）

　赤痢の激症で，はげしい排尿痛と尿淋瀝を訴えた例を25．下痢の項で述べたが，次に肛囲膿瘍で尿閉を起こしたものに，この方を与えて著効を得た例をあげる．

　57歳の男性，元来が健康な方ではなく，すぐ疲れるので，若い時から，あまり仕事をしないという．しかしこれまでは床につくほどのことはなかった．ただ時々痔が起こって悩むことがあるという．

　こんどは数日前から肛門に激痛があって，夜間も眠れないほどである．そればかりか，大便は4，5日間，まったくなく，尿も昨朝より1滴も通じない．そのため腹が張り裂けそうに痛み，苦しさにうなっている．診察してみると，脈は沈遅で力があり，膀胱には尿が充満している．肛門から臀部にかけて一体に腫脹し，肛門の周囲には手をふれることができないほどに痛む個所がある．まさに肛囲膿瘍である．私は急場の苦痛を去るため，カテーテルで導尿し，大黄牡丹皮湯を内服させた．これをのむと，1

---

　*　すすめばち科のはちの巣が風雨にさらされて古くなったもの．山ばちの巣が
　　土ばちの巣よりもきく．炎症を去り，利尿，鎮痛，強壮の効がある．

日3，4行の下痢があり，翌々日多量の臭気のある膿を肛門内から数回にわたって排泄し，それで苦痛の大半は去り，自然に排尿できるようになった．その後引きつづき1ヵ月あまり服用すると，外来で通院できるようになった．しかし完全に治らないうちに服薬を中止した．その後，1年に，1，2回，少し痔の気持がわるいといって，大黄牡丹皮湯の投薬を乞うた．この患者は，平素から眼瞼の周囲が黒ずんで，瘀血の存在を思わす風采であった．

### *11.* 小建中湯（しょうけんちゅうとう）

虚弱児童の夜尿症に用いる．また尿をもらすことはないが，尿が近くて量もまた多いものにも用いる．

患者は14歳の少女，背丈がひょろ長く，顔の色は土色をしている．この少女はたいへん小便が近く，1時間に2回も便所に行く．しかも1回量が多い．いくら食べても痩せていて太らない．小便が出たくなると，すぐ便所にかけ込まないと，その場でもれるという．疲れやすくて，根気がつづかないという．食べ物は，刺激性のものが大好きである．大便は毎日1回あるが，軟便である．冬は手足が冷える．のどが渇き水や茶をよくのむ．夜間も眠っていて，ときどき寝小便をする．私はこれに小建中湯を与えたが，1週間後には，2時間ぐらい小便がもつようになり，もらすことはなくなった．ひきつづき2ヵ月ほど服用して，夜尿もやみ，血色もよくなり，肥えてきた．

24．腹痛の項，8．出血の項なども参照して，この処方の用法を研究してください．

### *12.* 桂枝加竜骨牡蠣湯（けいしかりゅうこつぼれいとう）

浅田宗伯は小児の遺尿にこの方を推奨している．『勿誤薬室方函口訣』には「此方は虚労，失精の主方なれども，活用して小児の遺尿に効あり．故尾州殿の老女60年余，小便頻数1時間5，6度上厠，小腹弦急して他に症状無し，此方を長服して癒ゆ．」とある．この女性は小便頻数にして小腹弦急の症があれば，八味丸の証ではないかと思うが，桂枝加竜骨牡蠣湯

証にも下腹部で腹直筋がひきつれて小腹弦急の状を呈し、八味丸の腹証によく似ていることがある.

私は『漢方診療三十年』の"桂枝加竜骨牡蠣湯の覚え書"のところで、次のように述べている.

「桂枝加竜骨牡蠣湯は，桂枝湯に竜骨と牡蠣を加えたもので，精力減退，疲労を主訴とするものに用いるが，夜尿症，遺精，神経症，不眠症などにも用いる．陰茎や陰嚢が冷えるというものや，髪がぬけて困るというものに用いて効を得たことがある．桂枝加竜骨牡蠣湯証では，足が冷えて，のぼせるという症状を訴えるものがある．腹部で動悸が亢進し，下腹部で腹直筋が突っぱっているものがある．脈は浮大で弱いものも，弦で小のものもある．足が冷えて，のぼせ，フケが多くて困るというものに，この方を用いて効を得たことがある．大学の入試試験をうけるために，猛烈に勉強している学生に，この方を長期間のましたことがある．これをのむと，疲労の回復が早く，よく勉強ができるといってよろこばれた.

私はこれを遺尿症に用いる時は，臍部の動悸の亢進と神経質で物に感じやすい点やねぼけるというところに注目している．」

### 13. 黄耆建中湯（おうぎけんちゅうとう）

腎石，膀胱結石などで，尿が快痛せず，排尿時に堪えがたいほどのはげしい痛みを訴えるものに用いる．香月牛山は「淋病，諸薬を用いて効なく，痛甚だしく忍ぶべからず，叫喚して隣を動かす類の如きに黄耆建中湯を用ひよ．その効神の如し．」といっている．この場合に淋病というのは，今日の淋菌によるものを指したのではなく，尿が淋瀝して快通しない病気を総称したものである．そこで膀胱や尿道の異物や新生物や狭窄による尿の淋瀝もまた淋病の中にふくまれているから，誤解してはならない．私は当帰建中湯加蜀椒で膀胱尿道結石によるはげしい痛みを軽快させたことがある．建中湯類は急迫性の症状のあるものに，よく用いられる．

### 14. 白虎湯（びゃっことう）

この方を遺尿に用いることがある．『傷寒論』にも，この方を熱があって，うわ言をいって，意識がはっきりせず，遺尿をするものに用いている．

私はかつて21歳の男性の遺尿にこの方を用いて著効を得たことがある．その患者は頑丈な体格で，どこといって悪くはないが，時々夜間，睡眠中に尿がもれるという．脈をみると，大きくて力があり，腹も弾力があって，やや膨満している．口渇があって，よく水をのむという．食欲，大便は普通である．そこで，口渇と脈と腹に力がある点を目標にとって，白虎湯を与えたところ，3週間目より遺尿がとまった．

『積山遺言』には「夏，日射病で，遺尿するものには白虎加人参湯を与ふれば1服で効がある.」と述べている．

また同書に「せきをして尿のもれるものには茯苓甘草湯がよいが，もしこれで効がなければ五苓散がよい.」とある．

『医学救弊論』に，次の治験が出ている．

「一婦人，歳38，盛夏の頃，疫病にかかり，その頃ちょうど月経が来た．そこで小柴胡湯を与えたところ，月経がすんで，熱が下り，2，3日で，からだに熱感はなくなり，汗が出て，舌が黒くこげ，口渇を訴え，うわ言を云って，遺尿をするようになった．そこで患者の夫が遺尿は悪候だときいていますが，治りましょうかとたずねた．私はこれに答えて，おはずかしいことですが，死生を明にすることはできません．しかしここに1つの薬方があります．これを与えて応じなければ，手の施しようもありませんといって，白虎湯を与えたところ，神効があって，諸症ことごとく去って治ってしまった.」

五苓散は口渇があって，尿利の減少するものに用い，白虎湯は口渇があって，尿の多く出るものに用いる．

### 15. 甘草乾姜湯（かんぞうかんきょうとう）

この方も遺尿や多尿に用いるが，白虎湯を用いる場合に相反する．白虎湯は熱性症状があって，新陳代謝の亢進したものを目標とし，この方は寒

性症状があって，新陳代謝の沈衰したものを目標とする．

そこで甘草乾姜湯証には口渇がなく，脈も沈にして力がなく，手足ことに下半身が冷え，口にはうすい唾液がたまり，尿は水のように稀薄で沢山出るという症状がある．

この甘草乾姜湯に附子を加えたものが，四逆湯であり，茯苓と朮とを加えたものが苓姜朮甘湯であり，人参と朮とを加えたものが人参湯であるから，これらのものには，すべて多尿の傾向がある．

### 16. 苓姜朮甘湯（りょうきょうじゅつかんとう）

36. 腰痛の項で述べたように，腰から下が水の中に入っているように冷えて，水のように稀薄な尿が多量にたびたび出るのを目的にして，この方を用いる．遺尿に用いることもある．

### 17. 人参湯（にんじんとう）

24. 腹痛や 23. 嘔吐・悪心の項で述べたように，古人が裏寒とよんだ状態で，口には稀薄な唾液がたまり，尿もまたうすくて多量に出るものを目標とする．

### 18. 麻黄湯（まおうとう）

小林弧雲は『瘍科医談』の中で，淋疾の初期で発熱，悪寒，腰痛のあるものに，この方を用いている．

華岡青洲は『燈下医談』の中で，「淋疾で血の出る者は大青竜湯（だいせいりゅうとう）に化毒丸を兼用するがよい．血が出ずに，下腹から腰にひいて痛む者は，麻黄加朮附湯を用い，右の軽症には葛根加朮附湯を用いるがよい．以上の3方を用いて発汗して治らないものは，みな猪苓湯を用いるがよい．」と述べている．このように淋疾の初期に麻黄を主剤とする薬方が用いられるが，これらはみな，脈にも腹にも力のあるものに用い，脈微弱，腹部軟弱無力のものには遠慮するがよい．

亡友吉村得二氏は，幼児の夜間の遺尿に麻黄湯を用いて著効を得た例を沢山持っていた．私も吉村氏に教えられて，夜尿症にこの方を用いて，2，3

の著効を得た．この麻黄湯を用いる患者は，小建中湯証の患者のような虚弱児童ではなく，昼間の頻尿もなく，体力も充実している．ただ夜中に起こしても，中々眼がさめずねぼける傾向がある．

## 19. 小柴胡湯合桂枝加芍薬湯（しょうさいことうごうけいしかしゃくやくとう）

相見三郎氏はこの方を用いて，多数の夜尿症の患者を全治させている．氏は夜尿症にはこの方を用いる証が多いと述べている．

次に相見氏の証例を1つあげてみよう．

「患者，29歳，男性，昭和32年3月22日初診．病名　夜尿症．

眼をぎょろつかせて絶望そのもののような表情で診察室に入ってきた男性．しばらく口ごもっていたが，やがて思い切ったように夜尿症だという．いつからはじまったか，幼少年時代からだったのではっきり憶えはないが，深刻な悩みとしてこの病気と対決したのは18歳頃からだった．毎夜，必ず寝小便をするので，寝床をぬらさない朝というものが記憶にないという，そのため東大病院，有名病院を遍歴し，カテラン比薦骨内注射法，頸部交感神経切除手術，果ては膀胱括約筋の縫縮手術までも受けたが，どれもこれも全然期待外れで寸効もない．最近は自律神経遮断剤をここ1年半続けて来たが，主治医から，「どうかね，ちっとは効果がありそうかね」ときかれ，がっかりすると同時に憤然とした．一体医者は自分を実験材料にして来たのか，1年半も通わせて今に至って，ちっとは効き目がありそうかとは何事だ．もう私は医者も病院も信用しません．ただあなたを紹介してくれた人があまり親切だったのでやって来て見たのだと言う．

本人は立派な会社員で結婚の話も時々あるし，恋愛も2，3度したこともあるが，どれもいざ具体的な話になると自分の病気をかくすわけにはいかなくなる．そのためどれもこれも破談になってしまう．姉が1人居るが聾唖で結婚できないし，もう自分の代で家系は断絶する覚悟をしていると，聞いているのがつらい程の話，まあ診察してから御返事しようということになった．

診察すると脈は緊張性で正常，舌は赤滑，便通は1日おき位，小便は日

中は特に近いという程でもない．頭痛と肩こりを訴え，冷え症で口渇もある．腹証を診ると左胸脇苦満と直腹筋緊張を触知する．小柴胡湯，桂枝加芍薬湯合方10日分投与．

　4月2日再来，初時診とは打って変わって晴々とした表情でやって来た．服薬以来1回も夜尿をしないという．長い年月毎朝蒲団の洗濯をして物干竿にかけてからでないと出勤もできなかったのに，この頃は毎朝乾いた蒲団を片附けてすぐ出勤できる．その愉快な気分は何とも言えないと言う．

　4月13日．相変わらず1度も夜尿をしない．気分も打って変わって晴々としている．「先生結婚の相手を世話してくれませんか」等という．診察すると腹証はまだあまり変わりはない．引きつづき服薬中だが少なくとも夜尿症だけは治療の目的を達したと思われる．」

# 老人性疾患

## 東洋医学の養生思想

　東西古今を問わず不老長生は常に人々の望むところであった．しかし，そのアプローチに関しては必ずしも一様ではない．また一口に東洋と言っても，雑多な民俗を包含しているのであって，一概にこれを言うわけにはいかない．ここでは，中国における代表的な養生思想について簡単に述べてみたい．

　現存する中国最古の医書である『黄帝内経素問』の冒頭の章である「上古天真論」の中には，まことに理論的にこの問題が述べられている．たとえば「昔の人は 100 歳を過ぎても動作が衰えないのに，今の人は 50 歳にもならないのに動作が衰えるのは何故でしょうか」という問いに対して，「昔の人は飲食に節度があり，起居にきまりがあり，妄りに心身を酷使しなかった．ところが，今の人は酒を浴びるように飲み，心身を酷使するのは日常の事，酔って性行為に及び，精力を使いはたすというありさまなので，そうなるのは当然です」と手きびしい．

　中国の薬物学の最古の古典である『神農本草経』では薬を三種類に分けているが，「上薬は命を養い，中薬は性を養い，下薬は病を治す」と述べられている．つまり，天命を全うするに資するのが上薬で，これよりワンランク落ちた性，つまり生まれながらに具った体力，気力を十分に発揮させるのに資するのがこれに次ぎ，病気を治療するのは最後の手段である，というのである．

　中国医学ではまた古くより心身相関が力説された．西暦 3 世紀の人で竹林の七賢の一人である嵆康(けいこう)の『養生論』には，「強い発汗剤を用いてもあまり汗をかかない時でも，何か恥ずかしい思いをすると汗が滝のように出る」などの例を引いて，精神の平静が養生にいかに大切であるかを力説している．以下に老人性疾患のいくつかの例について述べてみたい．

# 53. 精 神 障 害

1. 柴胡加竜骨牡蛎湯
2. 抑肝散
3. 釣藤散

1. 大承気湯・小承気湯
2. 麻子仁丸・潤腸湯
3. 温胆湯
4. 酸棗仁湯

　老人の精神障害は多様であり，また多かれ少なかれ身体症状との相関がみられるが，ここでは，痴呆とうつ状態について述べてみたい．

## 痴呆

　平均生存年齢の上昇に伴い，高齢者の健康問題が広く重視されるに至ったが，社会的な見地よりすると，痴呆の問題は特に重大である．昔は平均生存年齢は低かったが，乳幼児死，感染症による死亡などを勘定に入れると，高齢まで生存した人も相当数あったと思われ，古医書にも，すでに老人性痴呆についてかなりのスペースをさいて論じられている．

　有吉佐和子の小説で有名になった「恍惚」の語は，それとほぼ同じ意味で，中国では4世紀頃より医学用語として使用されている．

　孫思邈の『千金要方』(650年頃)には，「小腸腑篇」に痴呆に関する記載とともに，数多くの処方がのせられている．ここで述べられている症状は，心気虚，驚悸，喜忘(健忘)，言語謬誤，恍惚，喜怒(怒りやすい)，悲憂，喜独語(よくひとり言を言う)等々きわめて多彩であり，処方数も数十方を数える．これらの中で，現代の日本でそのままの形で使用されているものは無いが，追試したらよさそうなものも散見し，筆者も若干の経験をもつがまだ発表の段階には無い．繁用される生薬としては，遠志，人参，茯苓，竜骨，黄耆，桂皮，菖蒲，麦門冬，甘草，当帰，白朮，酸棗仁などである．

　痴呆が何故「小腸腑篇」に記されているかについて一言すれば，五行説

で心臓と小腸腑が表裏の関係にあり、心臓が精神の座と考えられていたことによる。一方「心臓篇」の方には狭心症を思わせる症状などsomaticな記載に終始しているのは興味深い。

痴呆の記載はまた「脾臓篇」にも散見するが、ややニュアンスが異なる。たとえば、卒中、言語障害、運動障害などの後に恍惚、喜怒などが招来された例が見える。「脾臓は意の舎である」との伝統的な臓象観によるものであろう。より後代に開発され、現在なお使われている帰脾湯などはこの系列に属する。ただし、言うまでもないことだが、上に述べた臓腑観は古代中国医学のコンテキストの中でのそれであって、現代医学の同名臓器とはなんら関係は無い。以下に、現在使用されている処方をあげる。

### 1. 柴胡加竜骨牡蛎湯（さいこかりゅうこつぼれいとう）

古方の一連の柴胡剤の中で、中枢作用の最も顕著なものである。比較的実証の人で、胸脇苦満（左右両側あるいは一側の季肋部に重苦しい感じがあり、他覚的に同部の腹壁に抵抗ないし圧痛をみる状態）があり、不安、不眠などから進んでより強い精神神経症状を呈する場合などに広く使われる。便秘のことが多く、症状に応じて大黄を増減する。

### 2. 抑肝散（よくかんさん）

本方は元来小児科の処方として開発されたもので、子供のひきつけなどに用いられたものである。しかし、現在では年齢を問わず、諸種の精神神経症状に適用される。腹証としては、左側の腹筋の緊張があげられる。方中の釣藤鈎は中枢神経系、循環系などに対する作用が注目されている。

### 3. 釣藤散（ちょうとうさん）

抑肝散同様に釣藤鈎を含む処理の1つである。「頭暈を治し、頭目を清める」と『普済本事方』にあり、頭痛、眩暈を訴えるとともに興奮型やその反対の沈鬱型の老人性痴呆に用いられる。

## うつ状態

老人の精神症状としてきわめてよくみられるものにうつ状態があり，同時に不安，不眠，便秘などを伴うことが多い．前出の『千金要方』では，「胆腑篇」に，うつ状態，不眠に関する記載が見える．「虚煩，眠るを得ず」，「虚労，眠るを得ず．劇しき者は顛倒・懊憹して死せんと欲す」などの表現であり，温胆湯，酸棗湯などの著名な処方が記されている．（いずれも現行同名方とは内容に小異がある）．元の戴思恭の『証治要訣』は，胆と上記症状の関係について「痰，胆経に在り．神，舎を守らざれば寝らざらしむ」，「胆涎，心に沃ぐ．以て心気不足を致す」と述べている．胆涎とはおそらく非生理的な胆汁を指しているのであろう．この考えは奇しくも，西洋古代の黒胆汁が心に沃いでうつ病（メランコリー）ないしは心気症（ヒポコンデリー）をおこすとする考えと酷似していて興味深い．以下に老人性うつ状態に使用されている処方を記す．

### 1. 大承気湯（だいじょうきとう）・小承気湯（しょうじょうきとう）

上の2方の差は芒硝の有無である．塩類下剤で吸収されない承気湯類の主成分は大黄であり，明代の龔廷賢の『寿世保元』に大黄一味からなる将軍湯なる処方が記されており，重症の精神疾患に対する適応が記されている．また厚朴，枳実もともに漢方で気剤と呼ばれるもので精神神経作用が期待されているものである．

しばしばこれら承気湯を単独で，あるいは大柴胡湯との合方として，便秘を伴ううつ状態の老人患者に使用して著効をみている．

### 2. 麻子仁丸（ましにんがん）・潤腸湯（じゅんちょうとう）

以上2方はいずれも常習便秘に用いられる処方であるが，いずれも小承気湯の変方ともみられることにより，同じく便秘を伴う老人性のうつ状態に用いてよい．

### 3. 温胆湯（うんたんとう）

（『千金方』の同名方は茯苓を欠く）．

必ずしも老人のうつ状態に限らない．体質的にはやや虚証で，心窩部のつかえ感，食欲不振，動悸，不眠などを伴う例に用いられる．

### 4. 酸棗仁湯（さんそうにんとう）

（『千金方』の同名方は川芎を欠き，人参，桂皮，生姜，石膏が加味）．

『金匱要略』の血痺虚労病篇に出てくる処方で「虚労，虚煩，眠るを得ず」とその適応が示されている．元来ひよわな人のうつ状態，不眠などに使われる．逆に，眠り過ぎる場合に用いて効果のある場合もあるとの報告もある．

# 54. 呼吸器障害

1. 葛根湯
2. 小柴胡湯
3. 香蘇散
4. 真武湯
5. 竹茹温胆湯

1. 清肺湯
2. 苓甘姜味辛夏湯

　老人の呼吸器疾患は全身状態の低下のために,特別な配慮が必要である.以下に2,3の疾患をあげてその治療を述べる.

## かぜ症候群
　かぜ症候群から気管支炎,肺炎などを併発して重篤に陥り易い危険があるので注意を要する.壮年者以下に好んで使われる葛根湯などの麻黄剤を用いるには特に慎重でなければならない.

### 1. 葛根湯 (かっこんとう)
　かぜの初期に使用される代表的な処方であるが,上述のように老人の場合は適応がかなり限局される.麻黄の主成分の1つエフェドリンは周知の如く,強力な交感神経刺激作用をもち,不整脈,血圧上昇,狭心症などを誘発する恐れがあり,また,その中枢作用のために興奮,不眠などをおこすことがあるからである.従って,循環系に何らかの既往歴ないしは現病を持っている患者に対しては禁忌とする.以上のことは,葛根湯以外の麻黄剤一般にも言われていることである.

### 2. 小柴胡湯 (しょうさいことう)
　体力中等度以上の人のかぜ,その他呼吸器疾患一般に広く用いられている.胸脇苦満(前出)があり,口が苦く,食欲がなく,疲れ易いなどの不定愁訴のある場合によい.

### 3. 香蘇散 (こうそさん)

筆者が老人のかぜ症候群に対して最も繁用する処方の1つである．元来，体質虚弱な人のかぜが適応だが，老人の場合，一見頑強に見えても抵抗力は低下しているのが普通なので，60歳以上であれば，体質を選ばず使用してよい．

### 4. 真武湯 (しんぶとう)

古方でいう少陰病の代表的な処方である．少陰病については「脉微細，ただ寝んと欲するなり」と『傷寒論』は簡潔にその特徴を語っている．かぜをひいても，あまり高熱が出ず，たかだか微熱程度で，悪寒があって，体がだるく，起きていられないというような場合である．

### 5. 竹茹温胆湯 (ちくじょうんたんとう)

比較的体力の低下した人の遷延した呼吸器症状が対象だが，前述したような理由で，老人の呼吸器疾患には一般に使用してよい．本方は「温胆湯」(前出)のニュアンスもあるので不安，不眠などの精神症状の要素も考慮するとよいと思う．

## 気管支拡張症

喀痰，咳嗽がはげしく，痰はしばしば膿性，血性となり，呼吸困難を訴える．適当な化学療法を併用することが多い．この場合，一般に麻黄剤は禁忌となることが多く，もし使用する場合も少量を，細心の注意をもって行うことが必要である．

### 1. 清肺湯 (せいはいとう)

老人一般に，咳嗽が遷延化し，痰が多く，かつ粘稠できれにくい場合に用いる．咳は時としてはげしく，血痰を伴うこともある．

## 2. 苓甘姜味辛夏湯（りょうかんきょうみしんげとう）

体力が衰え，血色が悪く，脈が弱く，手足が冷え，咳嗽，喀痰，喘鳴などのある場合に用いる．

## 55. 循環器障害

1. 黄連解毒湯
2. 柴胡加竜骨牡蛎湯
3. 釣藤散
4. 七物降下湯

1. 半夏厚朴湯
2. 当帰湯

循環器疾患の範囲は広いが，ここでは頻度の高い疾患として，高血圧，心臓神経症，狭心症について述べることとする．

### 高血圧

最も頻度の多いのは本態性高血圧症で，これに次ぐのが腎性高血圧症である．高血圧に関しても症例に応じて随時適当な降圧剤を併用せねばならないが，漢方治療単独で十分コントロールされる症例も少なくなく，また併用によって降圧剤単独よりも良結果をもたらし得る例も少なくない．

### 1. 黄連解毒湯（おうれんげどくとう）

赤ら顔，のぼせ症，気分がいらいらして，時に頭痛，めまいなどを訴えるような場合に用いる．止血作用や皮膚・粘膜症状に対する効果も指摘されている．動物実験のレベルでも降圧作用が認められており，また特に副作用らしいものは無く，まず推奨し得る処方の1つである．

### 2. 柴胡加竜骨牡蛎湯（さいこかりゅうこつぼれいとうとう）

「痴呆」の項参照．本剤は実証で便秘を伴うタイプの高血圧症に有効である．

### 3. 釣藤散（ちょうとうさん）

「痴呆」の項参照．早朝の頭痛耳鳴等を訴えるような場合に用いられる．

### *4.* 七物降下湯（しちもつこうかとう）

　虚弱体質ではあるが胃腸は比較的丈夫な人の高血圧が目標で，大塚敬節が自身の高血圧（眼底出血を伴う）に対処するために考案した処方である．本態性高血圧のほか腎性高血圧に用いてもよい．

## 心臓神経症

　心臓に認むべき器質的病変が無いのに，心悸亢進，呼吸困難，心臓部の疼痛，不安感などを訴える場合である．漢方治療の奏効することが多い．

### *1.* 半夏厚朴湯（はんげこうぼくとう）

　婦人咽中炙臠（女性でのどにあぶった肉がつかえているような感じを訴える場合）という有名な適応症があり，神経症，ヒステリーなどに好んで使われてきたが，心臓神経症にもまず試みるべき処方である．

### *2.* 当帰湯（とうきとう）

　本方は大建中湯の変方ともみられる．出典の『千金方心臓篇』には「心腹絞痛，諸虚冷気満痛」とあり，『金匱要略』の大建中湯条に「心胸中大寒痛」とあるのと相通ずる．従って大建中湯もこうした場合に使われる可能性があるが，従来あまり例がなく，当帰湯がよく用いられる．

## 狭心症

　狭心症発作時にはニトログリセリンなど現代医学的治療によるが，間欠期には漢方治療が認むべき副作用もなく長期連用可能な点から推奨し得る．この際，上記の半夏厚朴湯が最も適当と思われるが，必要に応じて大小柴胡湯との合方も考えられる．また当帰湯の適応もあると思う．

## 56. 消化器障害

1. 真武湯
2. 小建中湯
3. 胃風湯
4. 参苓白朮散

1. 桂枝加芍薬湯
2. 大建中湯

　高齢者では，下痢，便秘が主要症状となるが，便秘を訴える例の方が多い．また，これらに従って腹痛もおこる．特に開腹術後の愁訴として，これらが問題視されることが多い．

### 下　痢
　漢方では感染症など外因性の下痢で裏急後重を伴うものを痢疾といい，体質性の下痢を泄瀉と呼んでいる．ここでは後者について述べてみたい．

### 1.　真武湯（しんぶとう）
　「かぜ症候群」の項を参照されたい．老人の慢性下痢にまず考えるべき処方である．

### 2.　小建中湯（しょうけんちゅうとう）
　方名中の「中」は中焦の略で消化器をさす．建中とは消化機能を正常にもどすの意である．腹痛はあってもなくてもよい．

### 3.　胃風湯（いふうとう）
　四君子湯の変方とも，十全大補湯の加減方とも見える．潰瘍性大腸炎などにも用いられることがある．頑固な老人性下痢によい．

### 4. 参苓白朮散 (じんれいびゃくじゅっさん)

元来胃腸が弱く，食欲が少なく，すぐに下痢しやすい人によい．一般に疲れ易く，冷え症でやせている人が多く対象となる．

## 便　秘

既述した如く，老人性うつ状態はしばしば便秘を伴う．この場合は大黄剤がよく奏効する．「うつ状態」の項に詳述してあるので参照されたい．ここでは，開腹術後，その他の理由で，腸管の一部に狭窄などがあって瀉下剤の使用が困難な場合について述べる．

### 1. 桂枝加芍薬湯 (けいしかしゃくやくとう)

『傷寒論』太陰病篇に出てくる処方で，「医かえってこれを下し，よって腹満し，時に痛むもの」とあるように，下痢を禁忌とする症例に用いるものである．しかし，場合によっては少量の大黄を加味することもある．

### 2. 大建中湯 (だいけんちゅうとう)

本方については狭心症条中にも記した通りであるが，出典の『金匱要略』に腸管通過障害を思わせる条文があり，実際にこの目的で使用されることが多い．本方と桂枝加芍薬湯の合方もすぐれた処方である．

# 57. 泌尿生殖器障害

　　*1.* 八味丸　　　　　　　　*2.* 清心蓮子飲

　男性の場合は前立腺肥大による排尿障害と陰萎が最もしばしば訴えられる．女性の場合は膀胱炎による排尿障害が多い．これらを一括して記すこととする．

### *1.* 八味丸（はちみがん）
　老齢化に伴っておこる諸症状に応用される．排尿障害，陰萎のほか，全身倦怠感，下半身の脱力感，腰痛，しびれなどに多く用いられる．また白内障，老人性皮膚瘙痒症，脳卒中後遺症，糖尿病などにも一定の効果がある．男女を問わない．

### *2.* 清心蓮子飲（せいしんれんしいん）
　本方は八味丸の適応例よりは体力が低下し，胃腸虚弱な人の排尿障害と不安，不眠などの精神神経症状が共存するような例によい．また糖尿病に対しても一定の効果がある．

# 58. 身体痛

1. 八味丸
2. 桂枝加朮附湯
3. 防已黄耆湯

　痛みに対しては，麻黄剤も多く知られているが，前述したような理由で避けた方が無難である．附子剤のうち適当なものや，防已黄耆湯のよい例がある．

### 1. 八味丸（はちみがん）

### 2. 桂枝加朮附湯（けいしかじゅつぶとう）
八味丸に比べて，より体力が劣り，胃腸虚弱な人の場合によい．

### 3. 防已黄耆湯（ぼういおうぎとう）
　いわゆる水肥りの女性の変形性膝関節症に対して著効がある．症状に応じては少々の附子を加味してもよい．

# 処　方　集

1. ここには本書に出ている処方を五十音順に配列して，その薬味と分量を示した．特に断ってない場合は，すべて大人の1日量で，600 m*l* または500 m*l* 位の水に入れて1時間位で半分に煮つめ，かすを去り3回または2回に分けて，食前1時間または空腹時に温服する．ただし患者の体質の強弱，病症の劇易によって分量の加減を必要とすることは勿論である．また薬品の品質の上下によっても匙加減をしなければならない．なお10歳位の者は大人の半量，6歳位の者は3分の1量を用いる．

2. 漢方の処方には同名異方のものがあり，異名同方のものがある．本書では，同名異方のものは，出典または使用の個所をあげて区別しておいた．異名同方のものは，そのうちの一方に分量を示した．例えば，医王湯と補中益気湯は異名同方であるが，分量は補中益気湯の項に出ている．

   また処方名が非常に似ていて，内容の異なるものに，托裏消毒散と托裏消毒飲，柴胡疏肝散と柴胡疏肝湯，排膿散と排膿湯，四逆散と四逆湯のようなものがあるので，注意してほしい．

3. 何々丸，何々散とある処方でも，特に断ってないものは，すべて煎じて用いる．丸または散を煎じて用いる場合には何々丸料，何々散料とすべきであるが，本書では，多くの場合料の字を省略した．

4. 処方名にはすべて，よみ方をひらがなで示したが，薬物のよみ方は省略した．必要の方は，「漢方診療医典」（南山堂刊）をよんでいただきたい．

5. 本書に生姜とあるのは，生姜を乾燥させたものである．生姜を蒸して修治したものは乾姜といい，処方によって使い分ける必要がある．ひね生姜は生の生姜を自分でスライスしたものを指す．また附子とあるのは，白川附子とよばれているものを用いるか，唐炮附子を用いる．附子，烏頭は劇薬で中毒症状を起こし，時には死の転帰をとることすらあるので，その使用にあたっては，用法，用量に注意してほしい．私は白川附子を用いる場合でも，10分間ほど焦げない程度にあぶってから用いることにしている．

また煎じる場合も，時間をかけてゆっくり煎じることにしている．これは熱を加えることによって，毒力が弱まるからである．また分量も1日量 0.3 から 0.6 位を用いるがよい．中毒症状としては，頭痛，心悸亢進，逆上感，しびれ感を訴え，甚だしい場合は嘔吐痙攣を起こし，ついには呼吸麻痺によって，死の転帰をとることもある．

6. 本書の分量ならびに煎煮の法は必ずしも原方のものと同じではなく，筆者が現在日常用いている方法によった．

7. 最近煎じないでそのまま使用できるエキス剤，錠剤，粉末剤などが販売されていて，すこぶる便利であるが，漢方医学を本格的に研究せんとする志のある方は，少なくとも自分で生薬を調剤することによって，薬の良否，真偽を弁ずるだけの鑑別眼を養うことが必要である．筆者は，開業の数年間は，時間に余裕があったので，剉まない生のままの薬を買って，自分で剉んだものである．漢方研究の第一段階は薬になれることである．そして，自分で調剤することである．自分で調剤することによって，処方に配合されている薬物をいつの間にか覚えるようになる．処方の内容を覚えることが処方の用い方を研究するための第一歩である．

## ア

**安中散**（あんちゅうさん）
　桂皮4. 延胡索,牡蠣 各3. 茴香1.5. 縮砂,甘草 各1. 良姜0.5.

## イ

**医王湯**（いおうとう）
　補中益気湯に同じ.

**痿証方**（いしょうほう）
　当帰5. 地黄4. 牛膝,蒼朮,知母 各3. 芍薬,黄耆 各2. 杜仲,黄柏 各1.

**胃風湯**（いふうとう）
　当帰,川芎,芍薬,人参,白朮 各3. 茯苓4. 桂皮,粟 各2.

**胃苓湯**（いれいとう）
　蒼朮,厚朴,陳皮,猪苓,沢瀉,芍薬,白朮,茯苓 各2.5. 桂皮2. 大棗1.5. 甘草1.0. 生姜0.5

**茵荊湯**（いんけいとう）
　茵蔯蒿,荊芥,蒲黄,鉄粉 各2. 蒼朮,猪苓,沢瀉 各3. 茯苓5.

**茵蔯蒿湯**（いんちんこうとう）
　茵蔯蒿4. 山梔子3. 大黄1.

**茵蔯五苓散**（いんちんごれいさん）
　沢瀉,猪苓,茯苓,朮 各4.5. 桂皮,茵蔯蒿 各3.

**茵蔯散**（いんちんさん）
　茵蔯蒿,荊芥,薄荷,連翹,麻黄 各2. 升麻,独活,白姜蚕 各1.5. 細辛,大黄 各1.0. 牽牛子0.5.

**茵蔯四逆湯**（いんちんしぎゃくとう）
　茵蔯蒿2. 甘草3. 乾姜2. 附子0.6.

## ウ

**烏頭桂枝湯**（うずけいしとう）

烏頭 0.6． 桂皮，大棗，芍薬 各 4． 甘草 2． 生姜 0.5． 以上を烏頭湯と同じ要領で煮て，蜂蜜 20. をとかしてから 2 回に分服する．

**烏頭赤石脂丸**（うずしゃくせきしがん）

赤石脂丸ともいう．山椒 2． 烏頭，附子，乾姜 各 1． 赤石脂 2．
以上を細末とし煉蜜で丸とし 1 回 0.5． 1 日 3 回

**烏頭湯**（うずとう）

麻黄，芍薬，黄耆，甘草 各 3． 烏頭 0.6． 以上を水 600 ml に入れ，半分に煮つめかすを去り，蜂蜜 20. を入れて再び火にかけて 25 分間煮沸し，3 回に分けてのむ．ただし烏頭は劇薬で中毒症状を呈することがあるから，分量は 0.3 位から漸次増量した方がよい．

**羽沢散**（うたくさん）

明礬，杏仁，甘草 各 2． 丁字，龍脳 各 1． 以上を細末として混和し，絹布に包み，拇指大の坐薬として腟内に挿入する．

**烏梅丸**（うばいがん）

烏梅，細辛，附子，桂皮，人参，黄柏 各 3． 当帰，山椒 各 2． 乾姜 5． 黄連 7． 以上を細末として煉蜜で丸とし，1 日 3 回 2. 宛服用する．

**烏薬順気散**（うやくじゅんきさん）

麻黄，烏薬，陳皮 各 2.5． 川芎，白姜蚕，白芷，枳殻，桔梗 各 2．
甘草 1． 生姜 0.5．

**烏苓通気散**（うりょうつうきさん）

烏薬，当帰，芍薬，香附子，山査子，陳皮 各 2． 茯苓，白朮，檳榔子，延胡索，沢瀉 各 1． 木香，甘草 各 0.6． 生姜 0.5．

**温経湯**（うんけいとう）

呉茱萸，半夏，麦門冬 各 3． 川芎，芍薬，当帰，人参，桂皮，阿膠，牡丹皮，甘草 各 2． 生姜 0.5．

**温清飲**（うんせいいん）
　当帰, 地黄, 芍薬, 川芎 各3.　黄連, 黄芩, 山梔子, 黄柏 各1.5.
**温胆湯**（うんたんとう）
　半夏, 茯苓 各4.　陳皮, 竹筎 各2.　枳実1.5.　甘草1.　生姜0.5.

## エ

**益気聰明湯**（えっきそうめいとう）
　黄耆, 人参 各3.　蔓荊子, 甘草, 升麻, 葛根 各1.5.　芍薬, 黄柏 各1.
**越婢加朮湯**（えっぴかじゅつとう）
　越婢湯に　朮3. を加える.
**越婢加半夏湯**（えっぴかはんげとう）
　越婢湯に　半夏4. を加える.
**越婢湯**（えっぴとう）
　麻黄4.　石膏10.　大棗3.　甘草1.5.　生姜0.5.
**延年半夏湯**（えんねんはんげとう）
　半夏4.　柴胡, 鼈甲, 人参 各3.　呉茱萸, 枳実, 檳榔子 各2.
　生姜0.5. 原方は前胡を用いるが, 今柴胡を用いる.

## オ

**黄耆桂枝五物湯**（おうぎけいしごもつとう）
　黄耆, 芍薬, 桂皮, 大棗 各3.　生姜0.5.
**黄耆建中湯**（おうぎけんちゅうとう）
　桂皮, 大棗 各4.　芍薬6.　甘草2.　黄耆4.　生姜0.5.　以上を水600ml に入れ半分に煮つめかすを去り, 膠飴20を加え, 再び火にかけ, 2, 3 分間煮沸したものを3回に分服する.
**黄解丸**（おうげがん）
　黄連解毒湯を丸としたもの.

**黄芩湯**（おうごんとう）
　黄芩, 大棗 各4. 　甘草, 芍薬 各3.

**応鐘散**（おうしょうさん）
　芎黄散に同じ.

**黄土湯**（おうどとう）
　黄土7. 　地黄, 朮, 阿膠, 黄芩 各3. 　甘草2. 　附子0.6.

**黄連阿膠湯**（おうれんあきょうとう）
　黄連4. 　黄芩1. 　芍薬2. 　以上を水600 mlに入れ半分に煮つめかすを去り　阿膠3. を入れて再び火にかけてとかし, 火から下し, やや冷えたころ　鶏子黄（卵黄）1個　を入れてよくまぜ, 3回に分けてのむ.

**黄連橘皮湯**（おうれんきっぴとう）
　黄連1.5. 　橘皮, 杏仁, 麻黄 各3. 　葛根5. 　枳実2. 　厚朴3. 　甘草1.

**黄連解毒湯**（おうれんげどくとう）
　黄連1.5. 　黄柏, 黄芩, 山梔子 各3.

**黄連湯**（おうれんとう）
　黄連, 甘草, 乾姜, 人参, 桂皮, 大棗 各3. 　半夏5.

**乙字湯**（おつじとう）
　柴胡5. 　当帰6. 　黄芩3. 　升麻1.5. 　甘草2. 　大黄0.5.

# カ

**解急山椒湯**（かいきゅうしょくしょうとう）
　山椒, 乾姜, 甘草 各2. 　半夏4. 　人参, 大棗 各3. 　附子0.6. 　粳米8.

**回首散**（かいしゅさん）
　烏薬順気散に　木瓜3. を加える.

**解労散**（かいろうさん）
　柴胡4. 　枳実, 甘草 各2. 　芍薬4. 　土別甲, 茯苓, 大棗 各3. 　生姜0.5.

**華蓋散**（かがいさん）

麻黄, 杏仁 各4.　茯苓5.　陳皮, 桑白皮, 紫蘇子 各2.　甘草1.

**香川解毒剤**（かがわけどくざい）

解毒剤に同じ.

**加減凉膈散**（かげんりょうかくさん）

連翹, 黄芩, 山梔子, 桔梗 各3.　黄連, 薄荷 各1.　当帰, 芍薬, 地黄 各4.　甘草, 枳実 各1.5.

**葛根黄連黄芩湯**（かっこんおうれんおうごんとう）

葛根黄芩黄連湯ともいう. 葛根6.　黄連, 黄芩 各3.　甘草2.

**葛根加朮附湯**（かっこんかじゅつぶとう）

葛根湯に　朮3.　附子0.5. を加える.

**葛根紅花湯**（かっこんこうかとう）

葛根, 芍薬, 地黄 各3.　黄連, 山梔子, 紅花 各1.5.　大黄, 甘草 各1.

**葛根湯**（かっこんとう）

葛根8.　麻黄, 大棗 各4.　桂皮, 芍薬 各3.　甘草2.　生姜0.5.

**化毒丸**（かどくがん）

乳香10.　軽粉1.　大黄, 雄黄, 乱髪霜 各3.　以上を米糊で丸とし辰砂の衣をかける. 1回量 2.　1日1回.

**加味温胆湯**（かみうんたんとう）

温胆湯に　酸棗仁5.　黄連1.5. を加える.

**加味帰脾湯**（かみきひとう）

帰脾湯に　柴胡3.　山梔子2. を加える.

**加味四物湯**（正伝）（かみしもつとう）

当帰, 川芎, 芍薬, 熟地黄, 朮 各3.　麦門冬5.　人参, 牛膝 各2. 黄柏, 五味子, 黄連, 知母, 杜仲 各1.5.　この方は麻痺に用いる.

**加味四物湯**（回春）（かみしもつとう）

当帰, 黄柏, 知母, 川芎, 天花粉 各2.　桔梗, 甘草 各4.　地黄, 芍薬 各3.　この方は咽頭痛に用いる. 原方には竹瀝があるが, 今これを入れない.

**加味逍遙散**（かみしょうようさん）

　逍遙散に　牡丹皮，山梔子 各2. を加える．

**加味逍遙散合四物湯**（かみしょうようさんごうしもつとう）

　加味逍遙散に　川芎，地黄 各3. を加える．

**加味寧癇湯**（かみねいかんとう）

　沈香，縮砂 各2.　香附子3.　甘草1.5.　呉茱萸2.　黄連1. 橘皮3.　茯苓4.

**加味涼膈散**（かみりょうかくさん）

　涼膈散に　石膏10. を加える．

**栝楼薤白白酒湯**（かろうがいはくはくしゅとう）

　栝楼実2.　薤白4.　を白酒400mℓに入れ150mℓに煎じ，1日3回に分服する．白酒の代用として上等の清酒を用いるがよいとする者と，酢を用いるものとある．酢の場合は水400mℓの中に酢40mℓを入れる．

**栝楼薤白半夏湯**（かろうがいはくはんげとう）

　栝楼実3.　薤白3.　半夏6.　以上を白酒400mℓに入れ半分に煮つめかすを去り3回に分服する．

**栝楼枳実湯**（かろうきじつとう）

　当帰，茯苓，貝母 各3.　栝楼実，桔梗，陳皮，黄芩 各2.　生姜0.5. 縮砂，木香，甘草，山梔子，枳実，竹瀝 各1.　今，竹瀝の代わりに竹筎3. または竹葉をもって代用する．

**栝楼桂枝湯**（かろうけいしとう）

　桂枝湯に　栝楼根3. を加える．

**栝楼根湯**（かろうこんとう）

　栝楼根，百合，知母，栝楼仁 各3.　薏苡仁10.　柴胡5.　黄芩3. 甘草1.

**栝楼湯**（かろうとう）

　栝楼実，桂皮，半夏 各4.　橘皮，厚朴，薤白 各3.　枳実，桔梗 2. 生姜0.5.

**乾姜黄連黄芩人参湯**（かんきょうおうれんおうごんにんじんとう）

　乾姜，黄連，黄芩，人参 各3.

**乾姜人参半夏丸**（かんきょうにんじんはんげがん）
　乾姜1．　人参1．　半夏2．　以上を粉末とし生姜の汁を加えて米糊で丸とし，1回3.0宛1日3回服用．

**陥胸湯**（かんきょうとう）
　大黄1．　黄連2．　甘草1．　栝楼実3．

**甘草湯**（かんぞうとう）
　生甘草8．

**甘草乾姜湯**（かんぞうかんきょうとう）
　甘草4．　乾姜2．

**甘草瀉心湯**（かんぞうしゃしんとう）
　半夏瀉心湯に　甘草1．を加える．

**甘草附子湯**（かんぞうぶしとう）
　甘草，白朮 各2．　附子0.6．　桂皮4．

**甘草粉蜜湯**（かんぞうふんみつとう）
　甘草3．　米粉1.5．　蜂蜜6．　水200mlで甘草を煮て150mlとし，かすを去り，米粉と蜜を入れて，よくまぜ3回に分けてのむ．

**甘草麻黄湯**（かんぞうまおうとう）
　甘草2．　麻黄4．

**甘麦大棗湯**（かんばくたいそうとう）
　甘草5．　大棗6．　小麦20．

**甘露飲**（かんろいん）
　枇杷葉，石斛，黄芩，枳実，天門冬，麦門冬，生地黄，熟地黄，茵蔯蒿，甘草 各2．

## キ

**帰耆建中湯**（きぎけんちゅうとう）
　耆帰建中湯に同じ．黄耆2．　当帰2．　桂皮，大棗 各4．　芍薬6．　甘草2．　生姜0.5．

**桔梗解毒湯**（ききょうげどくとう）
　土茯苓（山帰来），川芎 各3．　大黄1．　桔梗3．　黄耆2．　芍薬3．
　甘草1.5．

**桔梗湯**（ききょうとう）
　桔梗2．　生甘草3．

**桔梗白散**（ききょうはくさん）
　桔梗，貝母 各3．　巴豆1．　先ず巴豆の外皮を去って熬ってから乳鉢で
　よくすると脂の如くなる．そのとき粉末とした桔梗と貝母を入れて混和
　し，1回量0.5を温湯で頓服する．巴豆が古くなって，乳鉢ですっても脂
　のようにならないものは効がうすい．

**枳実薤白桂枝湯**（きじつがいはくけいしとう）
　枳実，厚朴 各3．　薤白4．　桂皮1．　栝楼実4．

**枳実梔子豉湯**（きじつししとう）
　枳実2．　山梔子4．　香豉8．

**葵子茯苓散**（きしぶくりょうさん）
　葵子8．　茯苓1.5．　以上粉末として1回2を服用．

**枳縮二陳湯**（きしゅくにちんとう）
　枳実，縮砂，半夏，陳皮，香附子 各2．　厚朴，茴香，延胡索 各1.5．
　木香，草豆蔲，乾姜，甘草 各1．　竹瀝2．　生姜0.5．　今，竹瀝を去
　って　茯苓2．を加える．

**橘皮枳実生姜湯**（きっぴきじつしょうきょうとう）
　橘皮4．　枳実3．　生姜0.5．

**橘皮竹筎湯**（きっぴちくじょとう）
　橘皮4．　竹筎2．　大棗 各6．　甘草3．　人参1.5．　生姜0.5．

**橘皮湯**（きっぴとう）
　橘皮3．　生姜0.5．

**橘皮半夏湯**（きっぴはんげとう）
　柴胡5．　蘇子，橘皮，半夏，茯苓 各3．　香附子，桑白皮，杏仁，桔梗
　　各2．　生姜0.5．

起癈丸（きはいがん）
　乾漆，桃仁，伯州散 各1．　大黄2．　以上を米粉で丸とし1日量とし3回に分服する．

帰脾湯（きひとう）
　黄耆，人参，朮，茯苓，酸棗仁，竜眼肉，当帰 各2．　遠志，甘草，木香 各1．　大棗1.5．　生姜0.5．

逆挽湯（ぎゃくばんとう）
　桂皮，甘草，茯苓，人参，朮 各3．　乾姜，枳実 各2．

芎黄散（きゅうおうさん）
　大黄1．　川芎．　以上を粉末として1回に服す．

芎帰膠艾湯（きゅうききょうがいとう）
　川芎，阿膠，甘草 各2．　艾葉，当帰 各3．　芍薬4．　地黄6．　原方では水の他に酒を加え，阿膠はあとから入れることになっているが，今水だけで煎じる．通常阿膠は最後に入れる．

芎帰湯（きゅうきとう）
　仏手散ともよぶ．川芎，当帰 各4．

救逆湯（きゅうぎゃくとう）
　桂枝去芍薬加蜀漆竜骨牡蠣湯に同じ．傷寒論では桂枝去芍薬加蜀漆竜骨牡蠣救逆湯で出てくる．

強神湯（きょうしんとう）
　紅花1.5．　白姜蚕3．　棕梠葉2．　甘草1．

響声破笛丸（きょうせいはてきがん）
　連翹，桔梗，甘草 各2.5．　大黄，縮砂，川芎，訶子 各1．　阿仙薬2．　薄荷4．　以上を粉末とし米糊で丸とし，1回2〜3を服用．

祛風敗毒散（きょふうはいどくさん）
　枳実，芍薬，前胡，柴胡，荊芥，薄荷，牛蒡子，朮 各2．　独活，白姜蚕，連翹，川芎，羌活 各2.5．　蝉退，甘草 各1．

近郊方朮附湯（きんこうほうじゅつぶとう）
　白朮附子湯ともいう．桂枝附子湯中の桂皮を去って，朮3．を加えたもの．

## ク

**苦参湯**(くじんとう)
  苦参 6.　以上を水 500 m*l* にいれ,煮て 300 m*l* とし,かすを去り,洗浄剤または湿布薬として用いる.

**駆風解毒湯**(くふうげどくとう)
  防風 3.　荊芥,羌活,甘草 各 1.5.　連翹 5.　牛蒡子 3.　あるいは桔梗 3.　石膏 10. を加える.

**九味半夏湯**(くみはんげとう)
  半夏,橘皮,甘草 各 3.　沢瀉,茯苓 各 4.　柴胡,猪苓 各 3.　升麻 2.　生姜 0.5.

**九味檳榔湯**(くみびんろうとう)
  檳榔子 4.　厚朴,桂皮,橘皮 各 3.　蘇葉 1.5.　甘草,大黄,木香 各 1.　生姜 0.5.　あるいは　呉茱萸 1. 茯苓 3. を加える.

## ケ

**荊芥連翹湯**(けいがいれんぎょうとう)
  当帰,芍薬,荊芥,連翹,防風,川芎,柴胡,枳実,黄芩,山梔子,白芷,桔梗 各 1.5.　甘草 1.

**桂姜棗草黄辛附湯**(けいきょうそうそうおうしんぶとう)
  桂皮,大棗 各 3.　甘草,麻黄,細辛 各 2.　附子 0.6.　生姜 0.5.

**桂枝加黄耆湯**(けいしかおうぎとう)
  桂枝湯に　黄耆 3. を加える.

**桂枝加葛根湯**(けいしかかっこんとう)
  桂枝湯に　葛根 6. を加える.

**桂枝加桂湯**(けいしかけいとう)
  桂枝湯中の　桂皮を 6. とする.

**桂枝加厚朴杏子湯**（けいしかこうぼくきょうしとう）
　　桂枝湯に　厚朴1.　杏仁4.　を加える．
**桂枝加芍薬湯**（けいしかしゃくやくとう）
　　桂枝湯中の　芍薬を6.　とする．
**桂枝加芍薬大黄湯**（けいしかしゃくやくだいおうとう）
　　桂枝湯中の　芍薬を6.　とし，大黄1.　を加える．
**桂枝加朮附湯**（けいしかじゅつぶとう）
　　桂枝湯に　朮4.　附子0.5.　を加える．
**桂枝加附子湯**（けいしかぶしとう）
　　桂枝湯に　附子0.5.　を加える．
**桂枝加竜骨牡蠣湯**（けいしかりゅうこつぼれいとう）
　　桂枝湯に　竜骨，牡蠣　各3.　を加える．
**桂枝加苓朮附湯**（けいしかりょうじゅつぶとう）
　　桂枝湯に　茯苓，朮 各4.　附子0.5.　を加える．
**桂枝甘草湯**（けいしかんぞうとう）
　　桂皮4.　甘草2.
**桂枝甘草竜骨牡蠣湯**（けいしかんぞうりゅうこつぼれいとう）
　　桂皮4.　甘草，竜骨，牡蠣 各2.
**桂枝去芍薬湯**（けいしきょしゃくやくとう）
　　桂枝湯中の　芍薬　を去る．
**桂枝去芍薬加蜀漆竜骨牡蠣湯**（けいしきょしゃくやくかしょくしつりゅうこつぼれいとう）
　　救逆湯に同じ．桂皮，大棗，蜀漆 各4.　甘草2.　牡蠣6.　竜骨5.　生姜0.5.
**桂枝五物湯**（けいしごもつとう）
　　桂皮4.　茯苓8.　桔梗3.　黄芩，地黄 各4.
**桂枝湯**（けいしとう）
　　桂皮，芍薬，大棗 各4.　甘草2.　生姜0.5.
**桂枝人参湯**（けいしにんじんとう）
　　桂皮4.　甘草，朮，人参 各3.　乾姜2.

**桂枝茯苓丸**（けいしぶくりょうがん）

桂皮，茯苓，牡丹皮，桃仁，芍薬 各等分． 以上を粉末とし，煉蜜で丸とし，1日3回3. 宛服用．
煎剤とする場合は各4. 宛を1日分として法の如く用いる．

**桂枝附子湯**（けいしぶしとう）

桂皮4． 生姜，附子 各0.5． 大棗3． 甘草2．

**桂芍知母湯**（けいしゃくちもとう）

桂枝芍薬知母湯に同じ．桂皮，知母，防風，芍薬，麻黄 各3． 朮4．
甘草1.5． 生姜，附子 各0.5．

**啓脾湯**（けいひとう）

人参3． 朮，茯苓 各4． 蓮肉，山薬 各3． 山査子，陳皮，沢瀉 各2．
甘草1．

**荊防敗毒散**（けいぼうはいどくさん）

防風，荊芥，羌活，独活，柴胡，前胡，薄荷，連翹，桔梗，枳実，川芎，
茯苓，金銀花，甘草 各1.5． 生姜0.5．

**桂麻各半湯**（けいまかくはんとう）

桂枝麻黄各半湯に同じ．桂皮3.5． 芍薬，甘草，麻黄，大棗，
各2． 杏仁2.5． 生姜0.5．

**鶏鳴散（千金方）**（けいめいさん）

大黄1． 当帰，桃仁 各4． この方は打撲症に用いる．

**鶏鳴散加茯苓**（けいめいさんかぶくりょう）

檳榔子4． 木瓜3． 橘皮，桔梗 各2． 蘇葉，呉茱萸 各1． 茯苓4．
生姜0.5． 脚気様症状のものに用いる．

**解毒剤**（げどくざい）

香川解毒剤に同じ．山帰来（土茯苓），木通 各4． 茯苓5． 川芎，
忍冬 各3． 甘草，大黄 各1．

## コ

**甲字湯**（こうじとう）
　桂皮，茯苓，桃仁，牡丹皮，芍薬 各4.　甘草1.5.　生姜0.5.

**香砂六君子湯**（こうしゃりっくんしとう）
　人参，朮，茯苓，半夏 各3.　陳皮，香附子 各2.　大棗1.5.　甘草，縮砂，藿香 各1.　生姜0.5.

**香蘇散**（こうそさん）
　香附子4.　蘇葉，陳皮2.　甘草1.5.　生姜0.5.　原方には葱を用いることになっているが，これを入れないでよい．

**厚朴七物湯**（こうぼくしちもつとう）
　厚朴6.　甘草，大黄 各2.　大棗，枳実 各2.5.　桂皮1.5.　生姜0.5.

**厚朴麻黄湯**（こうぼくまおうとう）
　厚朴4.　麻黄3.　石膏10.　杏仁，半夏 各4.　乾姜，細辛 各1.5.　小麦10.　五味子3.

**絳礬丸**（こうばんがん）
　緑礬10.　厚朴，陳皮，三稜，莪朮，黄連，苦参，朮 各5.　甘草2.　水莎15.　以上を細末とし醋糊で丸を作り，1回10.を服す．

**五虎湯**（ごことう）
　麻杏甘石湯に　桑白皮3.を加える．原方には細茶があるが，一般には入れない．

**五積散**（ごしゃくさん）
　朮3.　陳皮，茯苓，半夏，当帰 各2.厚朴，芍薬，川芎，白芷，枳実，桔梗，乾姜，桂皮，麻黄，大棗，甘草 各1.　生姜0.5.

**牛車腎気丸**（ごしゃじんきがん）
　八味丸に　牛膝，車前子　を加えたもので，一般には次のように煎剤として用いる．地黄5.　山茱萸，山薬，沢瀉，茯苓，牡丹皮 各3.　桂皮1.　附子0.5.　牛膝，車前子 各3.

**呉茱萸湯**（ごしゅゆとう）
　呉茱萸4.　人参，大棗 各3.　ひね生姜6.

**琥珀散**（こはくさん）
　琥珀，海金砂 各2.　滑石3.　以上を粉末として混和し，1回2.宛1日3回服用．

**牛蒡子湯**（ごぼうしとう）
　柴胡5.　青皮，陳皮，山梔子，黄芩，天花粉 各2.5.　連翹，牛蒡子，金銀花 各2.　皂角子1.　冬瓜子4.　甘草1.5.

**五物解毒湯**（ごもつげどくとう）
　川芎5.　金銀花2.　大黄1.　荊芥1.5.　蒺菜3.

**五物大黄湯**（ごもつだいおうとう）
　大黄1.　桂皮4.5.　地黄6.　川芎5.　甘草1.5.

**五淋散**（ごりんさん）
　芍薬，山梔子 各2.　茯苓6.　当帰，甘草，黄芩 各3.　あるいはさらに　地黄，沢瀉，木通，滑石，車前子 各3. を加える．

**五苓散**（ごれいさん）
　沢瀉5.　猪苓，茯苓，朮 各3.　桂皮2.　以上の煎剤の1日量，粉末として用いる場合は，以上の比率で，粉末としたものを混和し，1回1.宛1日に3回，重湯でのむ．

**滾痰丸**（こんたんがん）
　大黄，黄芩 各8.　青礞石1.　沈香0.5.　以上を粉末として米糊で丸とする．

# サ

**犀角地黄湯**（さいかくじおうとう）
　犀角，地黄 各4.　芍薬，牡丹皮 各3.

**柴陥湯**（さいかんとう）
　小柴胡湯に　栝楼仁3.　黄連1.5. を加える．

## 柴梗半夏湯（さいきょうはんげとう）

柴胡，半夏 各4．　桔梗，杏仁，栝楼仁 各2．　黄芩，大棗 各2.5．
枳実，青皮 各1.5．　甘草1．　生姜0.5．

## 柴胡加芒硝湯（さいこかぼうしょうとう）

柴胡6．　半夏5．　黄芩，人参，大棗，甘草 各3．　芒硝2．　生姜0.5．

## 柴胡加竜骨牡蠣湯（さいこかりゅうこつぼれいとう）

柴胡5．　半夏4．　大棗，人参，竜骨，牡蠣，桂皮，茯苓 各2．大黄1．
生姜0.5．　原方には鉛丹があるが，一般には，これを去る．また 甘草
を入れることがある．

## 柴胡枳桔湯（さいこきっつとう）

柴胡，半夏 各5．　黄芩，栝楼仁，桔梗 各3．　甘草1．　枳実1.5．
生姜0.5．

## 柴胡去半夏加栝楼湯（さいこきょはんげかかろうとう）

柴胡6．　人参，黄芩，甘草，大棗 各3．　栝楼根5．　生姜0.5．

## 柴胡桂枝湯（さいこけいしとう）

桂皮，黄芩，人参，芍薬，大棗 各2．　甘草1.5．　半夏4．　柴胡5．
生姜0.5．

## 柴胡桂枝乾姜湯（さいこけいしかんきょうとう）

柴胡姜桂湯ともいいまた単に姜桂湯ともよぶ．柴胡6．　桂皮，乾姜，
黄芩，牡蠣 各3．　栝楼根4．　甘草2．

## 柴胡解毒湯（さいこげどくとう）

小柴胡湯に 黄連3．　山梔子3．　黄柏2．を加える．

## 柴胡疎肝散（さいこそかんさん）

柴胡疎肝湯に 山梔子3．　乾姜1．を加える．

## 柴胡疎肝湯（さいこそかんとう）

柴胡，芍薬 各4．　枳実3．　甘草2．　香附子，川芎 各3．　青皮2．

## 柴胡鼈甲湯（さいこべっこうとう）

柴胡5．　朮4．　芍薬，檳榔子 各3．　土鼈甲，枳実 各2．　甘草1.5．

## 柴芍六君子湯（さいしゃくりっくんしとう）

六君子湯に 柴胡4．　芍薬3．を加える．

### 左突膏（さとつこう）

瀝青 800. 黄蠟 220. 豚脂 58. ゴマ油 1000. 先ずゴマ油を煮て水分を去り，黄蠟，豚脂を入れてとかし，終わりに瀝青を入れてとかし，温かい中に布でこし，さらに煮て粘稠性を高める．

### 三黄丸（さんおうがん）

大黄，黄芩，黄連．以上等量粉末として米糊で丸とする．1回2．ないし3．を1日3回．

### 三黄瀉心湯（さんおうしゃしんとう）

大黄，黄芩，黄連 各1．以上をふり出し剤とする場合には，これに熱湯 100 ml を加え3分間煮沸し，かすを去って頓服する．

### 三黄石膏湯（さんおうせっこうとう）

黄連解毒湯に 石膏 10. 麻黄 3. 知母 5. を加える．

### 三黄知母湯（さんおうちもとう）

三黄瀉心湯に 知母，石膏 各10. 甘草 1.5. を加える．

### 三聖丸（さんせいがん）

蛇黄，禹余糧 各3. 鍼砂 5. 以上3味を末とし，米醋2升で煮て乾かし，糊で丸とする．

### 酸棗仁湯（さんそうにんとう）

酸棗仁 15. 知母，川芎 各3. 茯苓 5. 甘草 1.

### 三品一条瘡（さんぴんいちじょうそう）

礬石 3. 砒石 1.5. 雄黄 0.3. 乳香 0.2. 以上末とし，壺の中で焼いて，粉末とし，うすい糊で練り，線香の状として瘻孔に挿入する．

### 三味鷓鴣菜湯（さんみしゃこさいとう）

海人草 5. 大黄，甘草 各1.5.

### 三物黄芩湯（さんもつおうごんとう）

黄芩，苦参 各3. 地黄 6.

### 三和散（さんわさん）

沈香，蘇葉，大腹皮，羌活 各2. 甘草 1.5. 木香，陳皮，檳榔子，木瓜 各1.5. 朮，川芎 各3. 生姜 0.5.

## シ

**滋陰降火湯**（じいんこうかとう）
　当帰, 芍薬, 地黄, 天門冬, 麦門冬, 陳皮 各2.5.　朮3.　知母, 黄柏, 甘草 各1.5.

**滋陰至宝湯**（じいんしほうとう）
　当帰, 芍薬, 白朮, 茯苓, 陳皮, 知母, 香附子, 地骨皮, 麦門冬 各3. 貝母, 薄荷, 柴胡, 甘草 1.

**紫雲膏**（しうんこう）
　ゴマ油1,000.　当帰, 紫根 各100.　黄蠟380.　豚脂25.　先ずゴマ油を煮て, 黄蠟, 豚脂を入れてとかし, 次に当帰を入れ, 終わりに紫根を入れ, 鮮明な紫赤色になったら布で漉す. 冷えるに随って, かたまるが, しばらく攪拌しながら, 冷えるのを待つと, 粘稠なよいものになる. 紫根を入れる時の温度は140度位がよい. なお黄蠟は夏は多くし, 冬は減ずる.

**紫円**（しえん）
　代赭石, 赤石脂, 巴豆 各4.　杏仁8.　以上の四味を末とし, 米糊で丸とする. 1回1. を頓服.

**四逆加人参湯**（しぎゃくかにんじんとう）
　四逆湯に 人参2. を加える.

**四逆散**（しぎゃくさん）
　柴胡5.　枳実2.　芍薬4.　甘草1.5.

**四逆散加棕梠葉紅花白彊蚕**（しぎゃくさんかしゅろようこうかびゃっきょうさん）
　四逆散に 棕梠葉5.　紅花3.　白姜蚕3. を加える.

**四逆湯**（しぎゃくとう）
　甘草3.　乾姜2.　附子0.5.

**四君子湯**（しくんしとう）
　人参, 白朮, 茯苓 各4.　甘草, 大棗 各1.5.　生姜0.5.

**紫根牡蠣湯**（しこんぼれいとう）
　当帰5．芍薬，川芎，紫根 各3．大黄，忍冬 各1.5．升麻，黄耆 各2．牡蠣4．甘草1．

**梔子甘草豉湯**（ししかんぞうしとう）
　梔子豉湯に 甘草1.5．を加える．

**梔子甘連湯**（ししかんれんとう）
　山梔子3．甘草4．黄連1．

**梔子枳実芍薬湯**（ししきじつしゃくやくとう）
　山梔子3．枳実2．芍薬4．

**梔子豉湯**（しししとう）
　山梔子3．香豉4．

**梔子生姜豉湯**（しししょうきょうしとう）
　梔子豉湯に 生姜0.5．を加える．

**梔子大黄湯**（ししだいおうとう）
　枳実梔子大黄豉湯に同じ．山梔子2．大黄1．枳実3．香豉10．

**梔子柏皮湯**（ししはくひとう）
　山梔子3．甘草1．黄柏2．

**四順清涼飲**（しじゅんせいりょういん）
　連翹4．芍薬，防風 各3．羌活2．当帰5．山梔子，甘草，大黄 各1.5．

**滋腎通耳湯**（じじんつうじとう）
　当帰，川芎，芍薬，知母，地黄，黄柏，黄芩，柴胡，白芷，香附子 各2.5．

**滋腎明目湯**（じじんめいもくとう）
　滋気明目湯に同じ．当帰，川芎，地黄，芍薬 各3．桔梗，人参，山梔子，黄連，白芷，蔓荊子，菊花，甘草，細茶 各1.5．

**紫蘇子杏桑湯**（しそしきょうそうとう）
　蘇子，厚朴，半夏，柴胡 各4．甘草1.5．当帰，橘皮，桂皮，杏仁 各3．桑白皮4．

**七気湯**（しちきとう）
　半夏5．人参，桂皮 各3．甘草2．生姜0.5．

七腎散（しちけんさん）
　茯苓6． 地黄5． 山薬，牡丹皮 各3． 山茱萸，人参，黄耆 各2．

七物降下湯（しちもつこうかとう）
　四物湯に　釣藤鈎4． 黄耆3． 黄柏2．を加える．

十棗湯（じっそうとう）
　芫花，甘遂，大戟．　以上を細末とし，大棗10．を水200mlに入れて煮て100mlとし，かすを去り，以上の末1．を加えて頓服する．高齢者や虚弱な人には禁忌．

実脾飲（じっぴいん）
　分消湯の枳実を枳殻に代えたものであるが，枳実と枳殻は区別を要しないので，この2方は同じものである．

実脾散（じっぴさん）
　厚朴，白朮，木瓜，木香，草菓，大腹皮，茯苓 各2． 附子0.6． 乾姜1． 甘草1．

柿蒂湯（していとう）
　丁香1． 柿蒂5． 生姜0.5．

指迷七気湯（しめいしちきとう）
　三稜，莪朮，青皮，陳皮，藿香，桔梗，桂皮，益智，香附子，甘草 各1.5． 生姜0.5．

四物湯（しもつとう）
　当帰，川芎，芍薬，地黄 各3．

四物湯合猪苓湯（しもつとうごうちょれいとう）
　当帰，川芎，芍薬，地黄 各3． 猪苓，茯苓，沢瀉，滑石，阿膠 各4．

瀉胃湯（しゃいとう）
　大黄1． 葛根6． 桔梗3． 枳実2． 前胡，杏仁 各3． 生姜0.5．

炙甘草湯（しゃかんぞうとう）
　甘草4． 桂皮，麻子仁，大棗，人参 各3． 地黄，麦門冬 各6． 阿膠3． 生姜0.5．

**赤小豆湯**（しゃくしょうずとう）
  済生方　赤小豆，当帰，商陸 各4.　沢瀉，連翹，芍薬，防已，猪苓，沢漆 各2.　桑白皮 1.5.
  東洋方　赤小豆 6.　商陸，麻黄，桂皮，連翹 各4.　反鼻，大黄 各1.5.　生姜 0.5.

**赤石脂丸**（しゃくせきしがん）
  烏頭赤石脂丸に同じ．

**芍薬甘草湯**（しゃくやくかんぞうとう）
  芍薬，甘草 各3.

**芍薬甘草附子湯**（しゃくやくかんぞうぶしとう）
  芍薬 4.　甘草 各3.　附子 0.5.

**芍薬湯**（しゃくやくとう）
  芍薬 4.　黄芩，当帰，黄連 各2.　甘草，木香，枳実，大黄 各2.　檳榔子 4.

**鶴鴣菜湯**（しゃこさいとう）
  三味鶴鴣菜湯に同じ．

**蛇床子湯**（じゃしょうしとう）
  蛇床子，当帰，威霊仙，苦参 各10.　以上を水1000 m$l$ に入れ煮て約 700 m$l$ とし，汁をとって温湿布または洗浄する．

**瀉心湯**（しゃしんとう）
  三黄瀉心湯に同じ．

**芍甘黄辛附湯**（しゃくかんおうしんぶとう）
  芍薬，甘草 各3.　大黄 1.　細辛 2.　附子 0.5.

**十全大補湯**（じゅうぜんたいほとう）
  人参，黄耆，白朮，当帰，茯苓，地黄，川芎，芍薬，桂皮 各3.　甘草 1.5.

**十味挫散**（じゅうみざさん）
  当帰，芍薬，川芎，地黄，茯苓，朮，黄耆，桂皮，防風 各3.　附子 0.5.

**十味敗毒湯**（じゅうみはいどくとう）
  柴胡，樸樕（土骨皮），桔梗，川芎，茯苓 各3.　独活，防風 各1.5.　甘草，荊芥 各1.　生姜 0.5.

十六味流気飲（じゅうろくみりゅうきいん）
　人参，当帰，黄耆，桔梗，防風，木香，枳実，芍薬，川芎，桂皮，檳榔子，白芷，厚朴，蘇葉，烏薬，甘草 各1.5.

朱砂安心丸（しゅしゃあんしんがん）
　黄連6．　辰砂5．　地黄，甘草 各3．　当帰2.5．　以上を末として，米糊で丸とし，1回2．ないし3．を服用．

順気和中湯（じゅんきわちゅうとう）
　陳皮，香附子，山梔子 各3．　茯苓，半夏，白朮 各2．　黄連，枳実 各1.5．神麹，縮砂，甘草 各1．　生姜0.5.

潤腸湯（じゅんちょうとう）
　当帰，地黄 各4．　麻子仁，桃仁，杏仁，枳実，厚朴，黄芩，大黄 各2．甘草1.5.

小陥胸湯（しょうかんきょうとう）
　黄連1.5．　栝楼仁3．　半夏5.

正気天香湯（しょうきてんこうとう）
　香附子4．　陳皮，烏薬 各3．　蘇葉1.5．　甘草1．　乾姜1.5.

生姜瀉心湯（しょうきょうしゃしんとう）
　半夏瀉心湯の乾姜を半分に減じ，ひね生姜4．を加える．

小建中湯（しょうけんちゅうとう）
　桂皮，大棗 各4．　芍薬6．　甘草2．　生姜0.5．　以上を法の如く煎じかすを去り，膠飴20．を入れ，再び火にかけ，5分間煎じ，3回に分服する．

小柴胡湯（しょうさいことう）
　柴胡7．　半夏5．　黄芩，大棗，人参 各3．　甘草2．　生姜0.5.

小柴胡湯合桂枝加芍薬湯（しょうさいことうごうけいしかしゃくやくとう）
　小柴胡湯に 桂皮4．　芍薬6．を加える．

小柴胡湯合香蘇散（しょうさいことうごうこうそさん）
　小柴胡湯に 香附子4．　蘇葉1.0．　陳皮2.5．を加える．

小柴胡湯合半夏厚朴湯（しょうさいことうごうはんげこうぼくとう）
　小柴胡湯に 厚朴3．　蘇葉2．　茯苓4．を加える．

**小承気湯**（しょうじょうきとう）
　大黄，枳実 各2.　厚朴3.

**小青竜湯**（しょうせいりゅうとう）
　麻黄，芍薬，乾姜，甘草，桂皮，細辛，五味子 各3.　半夏6.

**消石大円**（しょうせきたいえん）
　消石6.　大黄8.　人参，甘草 各2.　当帰1.　以上を末とし米糊で丸とし，1回1.5.

**小続命湯**（しょうぞくめいとう）
　杏仁3.5.　麻黄，桂皮，甘草 各3.　人参，川芎，防已，芍薬，防風，黄芩 各2.　附子0.6.　生姜0.5.

**醸乳丸**（じょうにゅうがん）
白彊蚕末を寒梅粉で丸とし，1日9.0を3回に分服する．

**椒梅瀉心湯**（しょうばいしゃしんとう）
　半夏瀉心湯に　烏梅，山椒 各2. を加える．

**小半夏湯**（しょうはんげとう）
　半夏8.　ひね生姜4.

**小半夏加茯苓湯**（しょうはんげかぶくりょうとう）
　小半夏湯に　茯苓1.5. を加える．

**消風散**（しょうふうさん）
　当帰，地黄 各3.　防風2.　蝉退1.　知母1.5.　苦参1.　胡麻1.5.　荊芥1.　朮3.　牛蒡子2.　石膏5.　木通5.　甘草1.5.

**浄府湯**（じょうふとう）
　柴胡，茯苓 各2.　猪苓，沢瀉，山査子，三稜，莪朮，黄芩 各1.5.　朮,半夏 各2.　人参1.5.　甘草,胡黄連 各1.　大棗3.　生姜0.5.

**升麻葛根湯**（しょうまかっこんとう）
　葛根5.　升麻2.　芍薬3.　甘草1.5.　生姜0.5.

**逍遙散**（しょうようさん）
　当帰,芍薬,柴胡,朮,茯苓 各3.　甘草1.5.　薄荷1.　生姜0.5.

### 升陽散火湯（しょうようさんかとう）
人参，当帰，芍薬 各3．　黄芩2．　麦門冬4．　朮3．　柴胡4．
陳皮，茯苓 各3．　甘草1.5．　生姜0.5．

### 四苓湯（しれいとう）
沢瀉，茯苓，朮，猪苓 各4．

### 辛夷清肺湯（しんいせいはいとう）
辛夷2．　知母，百合，黄芩，山梔子 各3．　麦門冬，石膏 各5．
升麻1.5．枇杷葉2．

### 腎気丸（じんきがん）
八味丸に同じ．

### 秦艽羌活湯（じんぎょうきょうかつとう）
羌活5．　秦艽，黄耆 各3．　防風2．　升麻，甘草，麻黄，柴胡 各1.5．
藁本，細辛，紅花 各0.5．

### 秦艽別甲湯（じんぎょうべっこうとう）
秦艽，青蒿，烏梅，知母 各2．　当帰，土別甲，柴胡，地骨皮 各3．
生姜1.5．

### 神効湯（しんこうとう）
蒼朮，香附子，当帰，木香，延胡索，益智，烏薬，山梔子，縮砂 各2．
茴香，甘草，燈心草，呉茱萸 各1．　生姜0.5．

### 神効内托散（しんこうないたくさん）
当帰4．　朮，黄耆，人参，芍薬，茯苓，陳皮，大棗 各2.5．　附子0.6．
木香，甘草，川芎，穿山甲，乾姜 各1．

### 参胡芍薬湯（じんこしゃくやくとう）
柴胡5．　芍薬，地黄，麦門冬 各4．　枳実，黄芩，知母，人参 各2.5．
甘草1.5．　生姜0.5．

### 鍼砂湯（しんしゃとう）
牡蠣，朮 各4．　茯苓6．　桂皮4．　鍼砂1.5．　人参2．　甘草1.5．

### 参蘇飲（じんそいん）
蘇葉，枳実 各1．　桔梗，陳皮，葛根，前胡 各2．　半夏，茯苓 各3．
人参，大棗 各1.5．　木香，甘草 各1．　生姜0.5．

**神秘湯**（しんぴとう）

麻黄, 蘇葉, 陳皮 各3. 柴胡, 杏仁 各4. 浅田流ではこれに厚朴3.0.
甘草2. を加える.

**真武湯**（しんぶとう）

茯苓5. 芍薬, 朮 各3. 附子0.6. 生姜0.5.

**真武湯合人参湯**（しんぶとうごうにんじんとう）

真武湯に 人参, 甘草 各3. 乾姜2. を加える.

**参苓白朮散**（じんれいびゃくじゅつさん）

白扁豆, 蓮肉 各4. 桔梗, 縮砂 各2. 薏苡仁5. 人参, 茯苓,
白朮 各3. 甘草, 山薬 各1.5.

**参連湯**（じんれんとう）

人参5. 黄連, 呉茱萸 各3.

**参連白虎湯**（じんれんびゃっことう）

白虎湯に 人参3. 黄連2. を加える.

## セ

**清胃瀉火湯**（せいいしゃかとう）

連翹, 桔梗, 黄芩, 山梔子, 地黄, 葛根 各2. 黄連, 玄参, 升麻,
薄荷, 甘草 各1.

**清咽利膈湯**（せいいんりかくとう）

金銀花, 防風, 桔梗, 黄芩, 山梔子, 連翹, 玄参 各2. 荊芥, 薄荷
各1.5. 黄連, 大黄, 甘草 各1. 芒硝, 牛蒡子 各3.

**聖恵人参散**（せいけいにんじんさん）

人参散に同じ.

**清湿化痰湯**（せいしつけたんとう）

天南星, 黄芩 各3. 半夏, 茯苓, 朮 各4. 陳皮2. 羌活, 白芷,
白芥子, 甘草 各1.5. 生姜0.5.

**清上蠲痛湯**（せいじょうけんつうとう）
　　当帰，川芎，白芷，羌活，独活，防風，朮，麦門冬　各3.　　黄芩5.
　　菊花，蔓荊子　各1.5.　　細辛，甘草　各1.　　生姜0.5.

**清上防風湯**（せいじょうぼうふうとう）
　　荊芥，黄連，薄荷　各1.　　山梔子2.　　枳実，甘草　各1.5.　　川芎，
　　黄芩，連翹，白芷，桔梗，防風　各2.5.

**清暑益気湯**（せいしょえっきとう）
　　人参，白朮，麦門冬，当帰，黄耆　各3.　　五味子，陳皮，甘草，黄柏
　　各2.

**生津補血湯**（せいしんほけつとう）
　　当帰，芍薬　各3.　　地黄5.　　茯苓3.　　枳実，陳皮，黄連，紫蘇子，
　　貝母　各2.　　縮砂，沈香　各1.　　大棗3.　　生姜0.5.

**清心蓮子飲**（せいしんれんしいん）
　　蓮肉，麦門冬，茯苓　各4.　　人参，車前子，黄芩　各3.　　黄耆，地骨皮
　　各2.　　甘草1.5.

**清熱解鬱湯**（せいねつげうつとう）
　　山梔子4.　　枳実，川芎　香附子，黄連　各1.5.　　乾姜，陳皮，甘草
　　各1.　　朮2.　　生姜0.5.

**清熱補気湯**（せいねつほきとう）
　　人参，当帰，芍薬，麦門冬　各3.　　朮，茯苓　各3.5.　　升麻，五味子，
　　玄参，甘草　各1.

**清熱補血湯**（せいねつほけつとう）
　　当帰，芍薬，川芎，地黄，麦門冬　各3.　　玄参，知母，黄柏，柴胡，
　　牡丹皮，五味子　各1.5.

**清肺湯**（せいはいとう）
　　黄芩，桔梗，陳皮，桑白皮，貝母，杏仁，山梔子，天門冬，大棗，竹茹
　　各2.　　茯苓，当帰，麦門冬　各3.　　五味子1.5.　　甘草1.　　生姜0.5.

**清凉散**（せいりょうさん）
　　桔梗4.　　山梔子，連翹，黄芩，防風，枳実，黄連，当帰，地黄，甘草
　　各2.5.　　薄荷1.　　燈心草，細茶　各2.

**折衝飲**（せっしょういん）

牡丹皮，川芎，芍薬，桂皮 各3． 桃仁，当帰 各4． 延胡索，牛膝 各2． 紅花1．

**洗肝明目散**（せんかんめいもくさん）

当帰，川芎，芍薬，地黄，黄連，黄芩，山梔子，石膏，連翹，防風，荊芥，薄荷，羌活，蔓荊子，菊花，桔梗，蒺藜子，決明子，甘草 各1.5．

**川芎茶調散**（せんきゅうちゃちょうさん）

白芷，羌活，荊芥，防風，薄荷 各2． 甘草，細茶 各1.5． 川芎 3．香附子，葱 各4． 生姜0.5．

**千金独活湯**（せんきんどっかつとう）

葛根湯に 独活3． 地黄5． を加える．

**千金内托散**（せんきんないたくさん）

内托散（『万病回春』）と同じ．

**千金半夏湯**（せんきんはんげとう）

半夏5． 呉茱萸2． 附子0.6． 生姜0.5．

**喘四君子湯**（ぜんしくんしとう）

人参，茯苓，厚朴，蘇子，陳皮，当帰，朮 各2． 縮砂，木香，沈香，甘草 各1． 桑白皮1.5．

**銭氏白朮散**（せんしびゃくじゅつさん）

人参，朮，茯苓，葛根 各4． 藿香，木香，甘草 各1．

**旋覆花代赭石湯**（せんぷくかたいしゃせきとう）

旋覆花，大棗，代赭石 各3． 甘草，人参 各2． 半夏5． 生姜0.5．

**先鋒膏**（せんぽうこう）

松脂200． 黄蝋160． 香油600 mℓ． 翠雲草30． 以上を煮て，焦黒色になったところで麻布でかすをこして，凝固させる．

**喘理中湯**（ぜんりちゅうとう）

蘇子，縮砂，厚朴，桂皮 各3． 沈香，木香，橘皮，甘草，乾姜 各1.5．

## ソ

**壮原湯**(そうげんとう)
人参, 白朮, 茯苓 各4. 破胡紙, 桂皮 各3. 附子0.6. 乾姜1. 縮砂, 陳皮 各2.

**増損木防已湯**(ぞうそんもくぼういとう)
木防已湯に 蘇子5. 桑白皮3. 生姜0.5. を加える.

**捜風解毒湯**(そうふうげどくとう)
防已, 山帰来, 金銀花, 木通, 薏苡仁, 木瓜 各3. 皂角子, 白鮮皮 各2.

**走馬湯**(そうまとう)
巴豆, 杏仁 各2個 以上を白絹布で包み, たたいて砕き, 熱湯30mlを加え, 絞って白汁をとり, これを頓服する.

**続命湯**(ぞくめいとう)
杏仁4. 麻黄, 桂皮, 人参, 当帰 各3. 川芎, 乾姜, 甘草 各2. 石膏6.

**疎経活血湯**(そけいかっけつとう)
当帰, 地黄, 朮, 川芎, 桃仁, 茯苓 各2. 芍薬2.5. 牛膝, 威霊仙, 防已, 羌活, 防風, 竜胆, 陳皮 各1.5. 白芷1. 甘草1. 生姜0.5.

**蘇子降気湯**(そしこうきとう)
蘇子3. 半夏4. 陳皮, 厚朴, 前胡, 桂皮, 当帰 各2.5. 大棗1.5. 甘草1. 生姜0.5.

## タ

**大黄黄連瀉心湯**(だいおうおうれんしゃしんとう)
三黄瀉心湯に同じ.

**大黄甘草湯**(だいおうかんぞうとう)
大黄4. 甘草1.

**大黄消石湯**（だいおうしょうせきとう）
　大黄，黄柏，消石 各4．　山梔子2．

**大黄附子湯**（だいおうぶしとう）
　大黄1．　附子0.6．　細辛2．

**大黄牡丹皮湯**（だいおうぼたんぴとう）
　大黄2．　牡丹皮，桃仁，芒硝 各4．　冬瓜子6．

**大芎黄散**（だいきゅうおうさん）
　治頭瘡一方に同じ．

**大建中湯**（だいけんちゅうとう）
　山椒2．　乾姜5．　人参3．　以上を法の如く煎じ，かすを去り
　膠飴20．　を入れ，再び火にかけて5分間煮て3回に分けてのむ．

**大柴胡湯**（だいさいことう）
　柴胡6．　半夏4．　黄芩，芍薬，大棗 各3．　枳実2．　大黄1．
　生姜0.5．

**大柴胡湯合茵蔯蒿湯**（だいさいことうごういんちんこうとう）
　大柴胡湯に　茵蔯蒿4．　山梔子3．　を加える．

**大柴胡湯合半夏厚朴湯**（だいさいことうごうはんげこうぼくとう）
　大柴胡湯に　厚朴3．　蘇葉2．　茯苓5．を加える．

**大承気湯**（だいじょうきとう）
　大黄2．　枳実，芒硝 各3．　厚朴5．

**大青竜湯**（だいせいりゅうとう）
　麻黄6．　杏仁5．　桂皮，大棗 各3．　甘草2．　石膏10．　生姜0.5．

**大続命湯**（だいぞくめいとう）
　続命湯に同じ．

**大防風湯**（だいぼうふうとう）
　当帰，芍薬，地黄，黄耆，防風，杜仲，朮 各3．　川芎2．　人参，羌活，
　牛膝，甘草，大棗 各1.5．　生姜，附子 各0.5．

**沢瀉湯**（たくしゃとう）
　沢瀉5．　朮2．

**托裏消毒散**（たくりしょうどくさん）

筆者は『外科正宗』の方を用いるので，その分量をしるす．『万病回春』の方は托裏消毒飲であって，『外科正宗』と大同小異である．

人参，川芎，桔梗，白朮，芍薬，当帰，茯苓 各2.5． 白芷1． 厚朴，皂角刺 各2． 黄耆，金銀花 各1.5． 甘草1．

# チ

**竹茹温胆湯**（ちくじょうんたんとう）

柴胡，竹茹，茯苓 各3． 半夏5． 香附子，桔梗，陳皮，枳実 各2． 黄連，甘草，人参 各1． 麦門冬4． 生姜0.5．

**竹皮大丸**（ちくひだいがん）

本来は丸であるが，煎じる場合の分量を示す．

竹茹3． 石膏10． 桂皮4． 甘草3． 白薇3． 大棗5．

**竹葉黄芩湯**（ちくようおうごんとう）

竹葉，黄芩，茯苓 各3． 麦門冬，芍薬，地黄 各4． 大黄，甘草 各1．

**竹葉石膏湯**（ちくようせっこうとう）

竹葉，甘草 各2． 石膏10． 粳米，麦門冬 各6． 半夏4． 人参3．

**治肩背拘急方**（ぢけんぱいこうきゅうほう）

青皮，茯苓 各4． 烏薬，香附子，莪朮 各3． 甘草1．

**治頭瘡一方**（ぢづそういっぽう）

大芎黄散に同じ．忍冬3． 紅花2． 連翹，荊芥，朮 各4． 防風，川芎 各3． 大黄2． 甘草1.5．

**治胖丸**（ぢはんがん）

朮，厚朴，陳皮 各3． 甘草2． 緑礬1． 大棗1． 以上6味，米糊で丸とし1回4．ないし6．をのむ．

**中黄膏**（ちゅうおうこう）

ゴマ油 1,000 ml． 黄蠟380． 欝金40． 黄柏20． 先ずゴマ油をよく煮て水分を去り，黄蠟を入れてとかし，布でこし，やや冷えた頃，欝金，黄柏末を徐々に投下しながら，かきまぜて凝固させる．

中正湯（ちゅうせいとう）
　半夏 5．　朮 4．　藿香，橘皮，乾姜，厚朴，大黄 各 3．　黄連 2．
　木香，甘草 各 1．
調胃承気湯（ちょういじょうきとう）
　大黄 2.5．　芒硝，甘草 各 1．
丁香柿蒂湯（ちょうこうしていとう）
　丁香，良姜，木香，沈香，小茴香，藿香，厚朴，縮砂，甘草，乳香 各 1．
　柿蒂，桂皮，半夏，陳皮 各 3．
丁香茯苓湯（ちょうこうぶくりょうとう）
　丁香 1．　附子 0.5．　茯苓，半夏 各 5．　橘皮，桂皮 各 3．　乾姜，
　縮砂 各 1.5．
調中益気湯（ちょうちゅうえっきとう）
　補中益気湯に　茯苓，芍薬 各 3．を加える．
釣藤散（ちょうとうさん）
　釣藤鈎，橘皮，半夏，麦門冬，茯苓 各 3．　人参，菊花，防風 各 2．
　石膏 5．　甘草 1．　生姜 0.5．
腸癰湯（ちょうようとう）
　薏苡仁 10．　冬瓜子 6．　桃仁 5．　牡丹皮 4．
猪苓散（ちょれいさん）
　猪苓，茯苓，朮 各等分．細末とし 1 回 1．を服す．
猪苓湯（ちょれいとう）
　猪苓，茯苓，滑石，沢瀉，阿膠 各 3．
猪苓湯合四物湯（ちょれいとうごうしもつとう）
　猪苓湯に　地黄，芍薬，当帰，川芎 各 3．を加える．
沈香降気湯（ぢんこうこうきとう）
　沈香 2．　縮砂 3．　香附子 5．　甘草 1.5．

## ツ

**通脈四逆湯**（つうみゃくしぎゃくとう）
　甘草3.　附子1.　乾姜4.

## テ

**提肛散**（ていこうさん）
　川芎, 当帰, 白朮, 人参, 黄耆, 陳皮 各2.　甘草, 升麻, 柴胡, 黄芩 各1.5.　黄連, 白芷 各1.　赤石脂0.5.

**抵当丸**（ていとうがん）
　水蛭, 虻虫, 桃仁, 大黄 各1.　以上を煉蜜で丸とし, 1日3回3. 宛服用.

**抵当湯**（ていとうとう）
　水蛭, 虻虫, 桃仁 各1.　大黄3.　以上を細末とし法の如く煎じ, 1日3回に分服する.

## ト

**桃核承気湯**（とうかくじょうきとう）
　桃仁承気湯ともいう. 桃仁5.　桂皮4.　芒硝2.　大黄3.　甘草1.5.

**桃花湯**（とうかとう）
　赤石脂6.　粳米8.　乾姜1.5.　先ず初めに 赤石脂3. を入れて煎じ, 煎じ上ってから, あとの3. を入れる.

**当帰飲子**（とうきいんし）
　当帰5.　芍薬, 川芎, 蒺藜子, 防風 各3.　地黄4.　荊芥, 黄耆 各1.5.　何首烏2.　甘草1.

**当帰建中湯**（とうきけんちゅうとう）
　当帰, 桂皮, 大棗 各4.　芍薬5.　甘草2.　生姜0.5.

**当帰散**(とうきさん)
　当帰,芍薬,川芎,黄芩 各3.　朮1.5.

**当帰四逆加呉茱萸生姜湯**(とうきしぎゃくかごしゅゆしょうきょうとう)
　『傷寒論』の当帰四逆湯に　呉茱萸2.　生姜0.5. を加える.

**当帰四逆湯**(『傷寒論』)(とうきしぎゃくとう)
　当帰,桂皮,芍薬,木通 各3.　細辛,甘草 各2.　大棗5.

**当帰四逆湯**(『宝鑑』)(とうきしぎゃくとう)
　当帰,桂皮,茴香 各3.　附子0.6.　柴胡,芍薬 各4.　茯苓,延胡索,川楝子,沢瀉 各2.

**当帰芍薬散**(とうきしゃくやくさん)
　当帰,川芎 各3.　芍薬6.　茯苓,朮 各4.　沢瀉5.

**当帰湯**(とうきとう)
　当帰,半夏 各5.　芍薬,厚朴,桂皮,人参 各3.　乾姜,黄耆,山椒 各1.5.　甘草1.

**当帰拈痛湯**(とうきねんつうとう)
　羌活,当帰,猪苓,知母,蒼朮,沢瀉,茵蔯蒿,黄芩,甘草 各2.5.　人参,苦参,升麻,葛根,防風,白朮 各2.

**当帰白朮散**(とうきびゃくじゅつさん)
　白朮,茯苓,当帰,杏仁,半夏 各4.　猪苓2.5.　茵蔯蒿,枳実 各1.5.　前胡3.　甘草1.

**当帰養血湯**(とうきようけつとう)
　芍薬,地黄,茯苓,当帰,大棗 各3.　貝母,栝楼仁,枳実,陳皮,厚朴,香附子,川芎,蘇子 各1.5.　沈香,黄連 各1.　生姜0.5.

**当帰六黄湯**(とうきりくおうとう)
　当帰,生地黄,熟地黄 各4.　黄柏,黄芩,黄連,黄耆 各2.5.

**唐侍中一方**(とうじちゅういっぽう)
　檳榔子4.　橘皮,木瓜 各3.　呉茱萸,蘇葉 各2.　生姜0.5.

**導水茯苓湯**(どうすいぶくりょうとう)
　茯苓,沢瀉,白朮 各3.　麦門冬5.　桑白皮,蘇葉,大腹皮,縮砂,木香,燈心草 各1.　檳榔子,木瓜 各2.　陳皮1.5.

**騰竜湯**（とうりゅうとう）
　大黄 1.5.　牡丹皮, 桃仁, 朮 各 4.　芒硝, 冬瓜子 各 5.　薏苡仁 10.
　甘草 1.

**独参湯**（どくじんとう）
　人参 8.

**禿癬散**（とくせんさん）
　雄黄 2.　硫黄 4.　胆礬 1.　大黄 3.　以上を末とし, 酢で泥状にして
　患部にすりこむ.

**独活葛根湯**（どっかつかっこんとう）
　葛根, 地黄 5.　麻黄, 大棗, 独活, 甘草 各 2.　桂皮 3.　芍薬 3.
　生姜 0.5.

**独活湯**（どっかつとう）
　独活, 羌活, 防風, 桂皮, 大黄, 沢瀉 各 2.　当帰, 桃仁, 連翹 各 3.
　防已, 黄柏 各 5.　甘草 1.5.

**頓嗽湯**（とんそうとう）
　柴胡 5.　桔梗, 黄芩, 桑白皮 各 2.5.　山梔子, 甘草 各 1.　石膏 5.

# ナ

**内疎黄連湯**（ないそおうれんとう）
　木香, 黄連, 山梔子, 薄荷, 甘草, 大黄 各 1.　当帰, 連翹 各 3.
　芍薬, 黄芩, 檳榔子, 桔梗 各 2.0.

**内托散**（『万病回春』方）（ないたくさん）
　千金内托散と同じ. 人参 3.　黄耆, 川芎, 防風, 桔梗, 厚朴, 桂皮 各 2.
　当帰 3.　白芷, 甘草 各 1.

# ニ

**二陳湯**（にちんとう）
　半夏, 茯苓 各 5.　陳皮 4.　甘草 1.　生姜 0.5.

**女神散**（にょしんさん）

当帰，川芎，朮，香附子，檳榔子，桂皮 各3. 黄芩，人参 各2. 黄連，甘草，木香 各1.5. 丁香0.5. 大黄1.

**人参飲子**（にんじんいんし）

小柴胡湯に 麦門冬5. 竹葉3. を加える.

**人参散**（にんじんさん）

聖恵人参散に同じ．麦門冬6. 柴胡，茯苓 各3. 芍薬，牡蠣，黄耆，人参，鼈甲 各2. 甘草1.5.

**人参順気散**（にんじんじゅんきさん）

人参，川芎，桔梗，白朮，白芷，陳皮，枳実，麻黄，烏薬，白姜蚕，甘草 各2.

**人参湯**（にんじんとう）

理中湯に同じ．人参，甘草，朮，乾姜 各3.

# ハ

**排膿散**（はいのうさん）

枳実，芍薬 各3. 桔梗1.5. 以上を細末とし，1回3. に卵黄1個を加えてよくかきまぜ白湯でのむ．1日2回．

**排膿湯**（はいのうとう）

甘草，桔梗 各3. 大棗6. 生姜0.5.

**白雲膏**（はくうんこう）

ゴマ油1000 ml. 白蠟380 g. 鉛白300 g. ヤシ油7.5 g. 軽粉7.5 g. 樟脳7.5 g. 先ずゴマ油を煮て水分を蒸発させ，次に白蠟を入れて溶解させて布でこし，あつい中にヤシ油，軽粉，樟脳を入れてよくかきまぜ，少し冷えてから鉛白を徐々に膏内に投入し，たえずかきまぜ，やや凝固して白壁の色の程度とする．

**伯州散**（はくしゅうさん）

反鼻，鹿角，津蟹（ムグラを用いてもよい）．以上をそれぞれ霜（黒焼）として混和し，1日3回1回1. を服用する．

**白頭翁加甘草阿膠湯**（はくとうおうかかんぞうあきょうとう）

　白頭翁湯に　甘草，阿膠 各2．を加える．

**白頭翁湯**（はくとうおうとう）

　白頭翁，黄連，黄柏，秦皮 各3．

**麦門冬飲子**（ばくもんどういんし）

　麦門冬7．　人参，栝楼根 各2．　知母，葛根 各3．　地黄4．　茯苓6．
　五味子，甘草，竹葉 各2．

**麦門冬湯**（ばくもんどうとう）

　麦門冬10．　半夏，粳米 各5．　大棗3．　人参，甘草 各2．

**柏葉湯**（はくようとう）

　柏葉，乾姜，艾葉 各1．　以上を水100mℓ 馬糞汁（童便で代用してもよい）20mℓ に入れて煮て60mℓ とし頓服する．

**八味丸**（はちみがん）

　地黄8．　山茱萸，山薬 各4．　沢瀉，茯苓，牡丹皮 各3．　桂皮，附子 各1．　以上を末とし煉蜜で丸とし1回2．ないし3．を1日3回服用．煎剤の場合は，地黄5．　山茱萸，山薬，沢瀉，茯苓，牡丹皮 各3．　桂皮，附子 各1．

**八味地黄丸**（はちみじおうがん）

　八味丸，腎気丸に同じ．

**八味順気散**（はちみじゅんきさん）

　白朮，茯苓，青皮，白芷，陳皮，烏薬，人参 各3．　甘草1．

**八味疝気方**（はちみせんきほう）

　桂皮，延胡索，木通，烏薬，牡丹皮，牽牛子 各3．　桃仁6．　大黄1．

**八味帯下方**（はちみたいげほう）

　当帰5．　川芎，茯苓，木通 各3．　陳皮2．　山帰来6．　金銀花3．
　大黄1．

**八正散**（はっせいさん）

　大黄1．　瞿麦，木通 各3．　滑石5．　萹蓄，山梔子 各3．　車前子，甘草 各1.5．　燈心草2．

### 八珍湯 (はっちんとう)

八物湯に同じ．人参，白朮，茯苓，当帰，川芎，地黄，芍薬 各3．
甘草，大棗 各1．　生姜0.5．

### 破敵膏 (はてきこう)

青蛇膏と左突膏を各等分あて混合したもの．

### 半夏苦酒湯 (はんげくしゅとう)

卵殻中の内容を去り，その中へ　半夏2．を入れそれに2～3倍に稀釈した酢を加えて8分目に満たし，これを火上において沸騰させて半夏を去り，半個分の卵白を加えて再び沸騰させ，冷えてのち少しずつ含みのむ．

### 半夏厚朴湯 (はんげこうぼくとう)

半夏6．　茯苓5．　厚朴3．　蘇葉2．　生姜0.5．

### 半夏瀉心湯 (はんげしゃしんとう)

半夏5．　黄芩，乾姜，人参，甘草，大棗 各2.5．　黄連1．

### 半夏湯 (はんげとう)

半夏，桂皮，甘草 各3．

### 半夏白朮天麻湯 (はんげびゃくじゅつてんまとう)

半夏，白朮，陳皮，茯苓 各3．　麦芽，天麻，神麹 各2．　黄耆，人参，沢瀉 各1.5．　黄柏，乾姜 各1．　生姜0.5．

### 反鼻交感丹料 (はんぴこうかんたんりょう)

茯苓5．　香附子3．　反鼻2．　乾姜1.5．

## ヒ

### 備急円 (びきゅうえん)

三物備急丸ともいう．大黄，乾姜，巴豆 各等分．　以上を粉末とし，煉蜜で丸とし，1回量0.5．をのむ．

### 百中飲 (ひゃくちゅういん)

大百中飲は，山帰来7．　牛膝，沈香，川芎 各0.5．　甘草0.8．　黄連，檳榔子，人参，大黄，桂皮，黄芩 各0.7．　杜仲1.4．　小百中飲は，山帰来1.5．　人参，当帰，川芎，茯苓，黄連 各0.5．　牛膝，甘草 各0.3．

**白朮附子湯**（びゃくじゅつぶしとう）
　近効方朮附湯に同じ．
**白虎加桂枝湯**（びゃっこかけいしとう）
　白虎湯に　桂皮4．を加える．
**白虎加人参湯**（びゃっこかにんじんとう）
　白虎湯に　人参3．を加える．
**白虎湯**（びゃっことう）
　知母5．　粳米8．　石膏15．　甘草2．

# フ

**風引湯**（ふういんとう）
　大黄, 乾姜, 竜骨 各4．　桂皮3．　甘草, 牡蠣 各2．　寒水石, 滑石, 赤石脂, 白石脂, 紫石英, 石膏 各6．　以上を細末として混和し，1日量9．をとり水150 ml に入れ 2，3 沸し，かすを去らずしてこれを3回に分服する．
**不換金正気散**（ふかんきんしょうきさん）
　朮4．　厚朴, 陳皮, 大棗 各3．　半夏5．　甘草1.5．　藿香1．　生姜0.5．
**伏竜肝煎**（ぶくりゅうかんせん）
　伏竜肝（黄土）4．を器に入れ水400 ml を加えて，よくかきまぜ，静置しておき，その上澄液をとり，この水で小半夏加茯苓湯を煎じる．
**茯苓飲**（ぶくりょういん）
　茯苓5．　朮4．　人参, 陳皮 各3．　枳実1.5．　生姜0.5．
**茯苓甘草湯**（ぶくりょうかんぞうとう）
　茯苓6．　桂皮4．　甘草1．　生姜0.5．
**茯苓杏仁甘草湯**（ぶくりょうきょうにんかんぞうとう）
　茯苓6．　杏仁4．　甘草1．
**茯苓四逆湯**（ぶくりょうしぎゃくとう）
　茯苓4．　甘草, 乾姜, 人参 各3．　附子0.6．

茯苓沢瀉湯（ぶくりょうたくしゃとう）
　　茯苓, 沢瀉 各4.　朮3.　桂皮2.　甘草1.5.　生姜0.5.
附子粳米湯（ぶしこうべいとう）
　　附子0.6.　粳米6.　半夏5.　大棗3.　甘草1.5.
附子湯（ぶしとう）
　　附子0.6.　茯苓, 芍薬 各4.　朮5.　人参3.
附子理中湯（ぶしりちゅうとう）
　　理中湯（人参湯）に　附子0.6.　を加える.
巫神湯（ふしんとう）
　　五苓散に　木香, 黄連 各2.　乾姜1.　を加える.
扶脾生脈散（ふひしょうみゃくさん）
　　人参, 紫苑, 黄耆 各2.　五味子, 甘草 各1.5.　当帰, 芍薬 各4.
　　麦門冬6.
分消湯（ぶんしょうとう）
　　朮5.　茯苓2.5.　陳皮, 厚朴, 香附子, 猪苓, 沢瀉 各2.　枳実,
　　大腹皮, 縮砂, 木香 各1.　生姜0.5.　燈心草2.
分心気飲（ぶんしんきいん）
　　桂皮, 芍薬, 木通, 半夏, 甘草, 大棗, 燈心草 各1.5.　桑白皮, 青皮,
　　陳皮, 大腹皮, 羌活, 茯苓, 紫蘇葉 各2.　生姜0.5.

## へ

平胃散（へいいさん）
　　朮4.　厚朴, 陳皮 各3.　大棗2.　甘草1.　生姜0.5.
変製心気飲（へんせいしんきいん）
　　桂皮, 檳榔子 各2.5.　茯苓, 半夏 各5.　木通3.　紫蘇子, 別甲,
　　枳実 各2.　桑白皮, 甘草, 呉茱萸 各1.

## ホ

**補陰湯**（ほいんとう）
　人参, 芍薬 各2. 　熟地黄4. 　陳皮, 牛膝, 破胡紙, 杜仲 各2. 　当帰, 茯苓 各3. 　茴香, 知母, 黄柏, 甘草 各1.

**防已黄耆湯**（ぼういおうぎとう）
　防已, 黄耆 各5. 　朮, 大棗 各3. 　甘草1.5. 　生姜0.5.

**防已茯苓湯**（ぼういぶくりょうとう）
　防已, 黄耆, 桂皮 各3. 　茯苓6. 　甘草2.

**防風通聖散**（ぼうふうつうしょうさん）
　当帰, 芍薬, 川芎, 山梔子, 連翹, 薄荷, 荊芥, 防風, 麻黄 各1.2. 　大黄, 芒硝 各1.5. 　朮, 桔梗, 黄芩, 石膏, 甘草 各2. 　滑石3. 　生姜0.5.

**補気健中湯**（ほきけんちゅうとう）
　朮6. 　茯苓5. 　陳皮3. 　人参3. 　黄芩2. 　厚朴2. 　沢瀉2. 　麦門冬3.

**蒲公英湯**（ほこうえいとう）
　蒲公英8. 　当帰6. 　香附子, 牡丹皮 各3. 　山薬4.

**補中益気湯**（ほちゅうえっきとう）
　黄耆, 人参, 朮 各4. 　当帰3. 　陳皮, 大棗, 柴胡 各2. 　甘草1.5. 　升麻1. 　生姜0.5.

**補中治湿湯**（ほちゅうぢしつとう）
　人参, 朮, 茯苓, 橘皮, 麦門冬, 当帰, 木通, 黄芩, 厚朴, 升麻 各2.

**牡蠣沢瀉散**（ぼれいたくしゃさん）
　牡蠣, 沢瀉, 栝楼根, 蜀漆, 葶藶, 商陸, 海藻 各3. 　煎剤とする場合は以上を1日分とする. 散として用いる時は, 細末として混和し, 1日3回1. 宛服用.

**奔豚湯**（ほんとうとう）
　甘草, 川芎, 当帰, 黄芩, 芍薬 各2. 　半夏4. 　葛根5. 　李根皮8. 　生姜0.5.

## マ

**麻黄加朮湯**（まおうかじゅつとう）
　麻黄湯に　朮5.　を加える．

**麻黄左経湯**（まおうさけいとう）
　羌活, 防風, 麻黄, 桂皮, 朮, 茯苓 各3.　乾姜1.5.　細辛2.　防已5.　甘草1.5.

**麻黄湯**（まおうとう）
　麻黄, 杏仁 各5.　桂皮4.　甘草1.5.

**麻黄附子甘草湯**（まおうぶしかんぞうとう）
　麻黄, 甘草 各3.　附子0.6.

**麻黄附子細辛湯**（まおうぶしさいしんとう）
　麻黄4.　細辛3.　附子0.6.

**麻黄連軺赤小豆湯**（まおうれんしょうしゃくしょうずとう）
　麻黄, 連翹, 大棗, 桑白皮 各3.　杏仁4.　赤小豆10.　甘草1.　生姜0.5.

**麻杏甘石湯**（まきょうかんせきとう）
　麻黄, 杏仁 各4.　甘草2.　石膏10.

**麻杏甘石湯合半夏厚朴湯**（まきょうかんせきとうごうはんげこうぼくとう）
　麻杏甘石湯に　半夏6.　茯苓5.　生姜0.5.　厚朴3.　蘇葉2.　を加える．

**麻杏薏甘湯**（まきょうよくかんとう）
　麻黄4.　杏仁3.　薏苡仁10.　甘草2.

**麻子仁丸**（ましにんがん）
　麻子仁5.　芍薬, 枳実, 厚朴 各2.　大黄4.　杏仁2.　以上を煉蜜で丸とし，1回量2.　宛1日3回服用．

**曼倩湯**（まんせいとう）
　四逆散に　呉茱萸2.　牡蠣4.　を加える．

## ミ

**味麦益気湯**（みばくえっきとう）
　補中益気湯に　五味子3．　麦門冬5．を加える．

**妙香散**（みょうこうさん）
　黄耆, 山薬, 遠志　各4．　人参, 桔梗, 甘草　各2．　辰砂0.3．　麝香0.1．
　木香2.5．　茯苓8．　以上を粉末として混和し1回1．を服す．

## モ

**木防已湯**（もくぼういとう）
　木防已4．　石膏10．　桂皮, 人参　各2．

**木香調気飲**（もっこうちょうきいん）
　木香, 檀香, 白蔲, 丁香　各1．　縮砂, 藿香, 甘草　各1.5．　生姜0.5．
　塩2．

## ヤ

**射干麻黄湯**（やかんまおうとう）
　射干2.5．　麻黄, 五味子　各3．　細辛, 紫苑, 欵冬花, 大棗　各2．
　半夏4．　生姜0.5．

## ヨ

**養血湯**（ようけつとう）
　当帰, 地黄, 秦艽, 杜仲, 桂皮, 山帰来　各4．　川芎2．　甘草1．

**薏苡仁湯**（よくいにんとう）
　麻黄, 当帰, 朮　各4．　薏苡仁10．　桂皮, 芍薬　各3．　甘草2．

### 薏苡附子散（よくいぶしさん）

この方は本来散として用いるものであるが，附子の中毒の危険をさけるため，煎じてのむ．薏苡仁 10.　附子 0.6.

### 薏苡附子敗醤散（よくいぶしはいしょうさん）

これも煎剤として用いる．薏苡仁 10.　附子 0.6.　敗醤 5.

### 抑肝散（よくかんさん）

当帰，釣藤鈎，川芎 各 3.　朮，茯苓 各 4.　柴胡 5.　甘草 1.5.

### 抑肝散加陳皮半夏（よくかんさんかちんぴはんげ）

抑肝散に　陳皮 3.　半夏 5. を加える．

### 抑肝扶脾散（よくかんふひさん）

人参，朮，茯苓 各 2.　竜胆，白芥子 各 1.　山査子，陳皮，青皮，神麹 各 2.　胡黄連，黄連，柴胡，甘草 各 1.

## リ

### 利膈湯（りかくとう）

半夏 6.　附子 0.6.　山梔子 3.

### 利膈湯合甘草乾姜湯（りかくとうごうかんぞうかんきょうとう）

利膈湯に　甘草 3.　乾姜 1.5. を加える．

### 理中安蛔湯（りちゅうあんかいとう）

人参，山椒，乾姜 各 3.　朮，茯苓 各 4.　烏梅 2.

### 理中湯（りちゅうとう）

人参湯に同じ．

### 六君子湯（りっくんしとう）

人参，朮，茯苓，半夏 各 4.　陳皮，大棗 各 2.　甘草 1.　生姜 0.5.

### 立効散（りっこうさん）

細辛 2.　甘草 1.5.　升麻 2.　防風 2.　竜胆 1.

### 竜胆瀉肝湯（りゅうたんしゃかんとう）

車前子，黄芩，沢瀉 各 3.　木通，地黄，当帰 各 5.　山梔子，甘草，竜胆 各 1.5.

**竜硫丸**（りゅうゆうがん）
　竜骨 2．　硫黄 3．　以上米糊で丸とし，1回 3．を用いる．

**涼膈散**（りょうかくさん）
　薄荷，大黄 各 1．　甘草 1.5．　連翹 5．　芒硝，桔梗，黄芩 各 3．
　山梔子 2．

**良枳湯**（りょうきとう）
　茯苓，半夏 各 6．　桂皮，大棗 各 4．　甘草 2．　良姜 1．　枳実 3．

**苓姜朮甘湯**（りょうきょうじゅつかんとう）
　茯苓 6．　乾姜，朮 各 3．　甘草 2．

**苓桂甘棗湯**（りょうけいかんそうとう）
　茯苓 6．　桂皮，大棗 各 4．　甘草 2．

**苓桂五味甘草湯**（りょうけいごみかんぞうとう）
　苓桂味甘湯ともいう．茯苓 6．　桂皮 4．　五味子 3．　甘草 2．

**苓桂朮甘湯**（りょうけいじゅつかんとう）
　茯苓 6．　桂皮 4．　朮 3．　甘草 2．

## レ

**麗沢通気湯**（れいたくつうきとう）
　羌活，独活，防風，葛根，朮，葱白 各 3．　升麻，麻黄，山椒，甘草，
　大棗 各 1．　白芷，黄耆 各 2．　生姜 0.5．

**連珠散**（れんじゅさん）
　当帰，川芎，芍薬，地黄 各 3．　茯苓 6．　桂皮 4．　朮 3．　甘草 2．

**連理湯**（れんりとう）
　理中湯（人参湯）に　黄連 1.5．　茯苓 3．を加える．

## ロ

**六味丸**（ろくみがん）
　八味丸の桂皮，附子を去ったもの．

# ワ

**和口散**(わこうさん)
　蒲黄 20. 　辰砂 5. 　以上末として散布する.またこれに人中白を加え,また竜脳を加え蜜で練って用いる.

# 術　語　解

ここでは本書に出てくる特殊な術語を五十音順にならべて，簡単な解説を加えた．

熨（い）
　薬物を温めて患部をさすったり，なでたりするをいう．熨引とも，薬熨ともいう．その他，酒を温めて患部を磨する酒熨という．

委中（いちゅう）
　膝関節の内側のくぼみのところにある経穴（ツボ）で，膝をかがめた時にできる皺の中にあり，ここに鍼をさしたり，三稜針を用いたりして，血をとることが古代から行われている．足の太陽膀胱経に属する．

委中毒（いちゅうどく）
　このものは失栄とともに，悪性の腫物をさし，委中毒は委中のあたりにできるものをいい，失栄は頸，項，耳の付近にできるものをいう．『瘍科秘録』に詳細が出ている．

溢飲（いついん）
　浮腫の一種．『金匱要略』には「飲水流れめぐりて四肢に帰し，まさに汗出づべくして汗出でず．身体疼重す，これを溢飲と曰ふ．」とある．

噎膈（いっかく）
　膈噎ともいう．嚥下困難を主訴とする病気．食道癌なども，この中に入る．

胃反（いはん，いほんと読む場合もある）
　胃饋に同じ．吐くことを主訴とする病気．胃拡張，幽門狭窄など．

飲家（いんか）
　平素から水飲（水毒）のある人．『金匱要略』に「久欬数歳なるも，その脈弱の者は治すべし．実大数の者は死す．その脈虚の者は必ず冒を苦しむ．その人もと支飲あって，胸中に在る故なり．治は飲家に属す．」とある．

陰虚火動（いんきょかどう）
　水は陰で腎に相当し，火は陽で心に相当する．ところが，この水と火は相

剋の関係にあるから，水である腎が房事過度などのために衰えると，火である心の働きが強くなって，臍部で動悸がたかまる．これを陰虚火動といって，地黄剤を用いる目標である．滋陰降火湯は，この陰虚火動を治する方剤である．

**陰証**（いんしょう）

病の状態が静的で，沈降性で，寒性で，新陳代謝の沈衰している状態をいう．尿も色うすく，手足は冷え，脈は沈，遅，細，微となり，顔色は蒼く，生気に乏しい．乾姜，附子などによって構成せられた薬方が用いられる．陰陽の項をみよ．

**陰陽**（いんよう）

漢方医学の古典に出てくる陰陽の概念は，時と場所によって種々雑多であるため，この医学を研究する者にとって，1つの障害にさえなっている．元来，陰とは日光のあたらないところ，陽とは日光のあたるところをいったものであるが，のちになって，これに種々の内容をもたせるようになった．次にその例をあげる． 1. 体表の皮膚を陽とし，内臓を陰とする．ところで，同じ皮膚でも背の方が陽であり，腹の方が陰であり，また内臓でも，六腑の方が陽であり，五臓の方が陰である．また五臓の中でも，上にある心や肺は，下にある腎よりも陽であり，逆に腎は心や肺よりも陰である． 2. 上半身を陽とし，下半身を陰とする． 3. 気を陽とし，血を陰とする．また精神のような形のない見ることのできないものを陽とし，肉体を陰とする． 4. 火を陽とし，水を陰とする． 5. 熱を陽とし，寒を陰とする． 6. 病状の発揚性のものを陽とし，沈伏性のものを陰とする．7. 浮いた脈は陽であり，沈んだ脈は陰である．数（サク）脈は陽であり，遅脈は陰である．新陳代謝の亢進が陽であり，新陳代謝の沈衰が陰である．ところで，ここで注意しなければならないのは，陰陽には，純陰のものも，純陽のものもないということである．常に陽中にも陰があり，陰中にも陽があることは，男女を例にとっても，男性の中に女性ホルモンがあり，女性の中に男性ホルモンがあるようなもので，陽の性質の多い方を陽とし，陰の性質の多い方を陰とする．したがって，陰陽には各種の段階がある．『呂氏春秋』という書物には，陰と陽とが相結ばれて人が生まれ，陰と陽

との調和が破れて病気となり，陰と陽とが分離すると死ぬという古代中国人の考え方を述べている．

一般に知られているように，易の世界観は陰陽にもとづくもので，漢方医学も，この世界観の上に立っている．ところで，漢方には陰陽のほかに，虚実とよぶ概念がある．この虚実の判断が病気の診断上大切である．そこでこの陰陽に虚実をからませて，陰虚，陽虚，陰実，陽実などという．ところで，これらの意味が漢方の流派によって異なる．例えば，後世派で陰虚といえば，陰が虚していることを意味し，陽虚といえば，陽が虚していることを意味する．ところで古方で，陽虚とよぶ場合は，陽証で虚証だということであり，陰虚といえば，陰証で虚証だということになる．そこで例をあげると，滋陰降火湯は，後世派の処方で，陰虚火動の者に用いることになっている．陰虚すなわち血や水が虚して，火や熱が妄動するものに用いて，陰を補い助けて，火を消す作用のある処方である．ところで，古方では真武湯は陰証で虚証のものに用いるから，陰虚証の処方だということになっている．そこで漢方の書物を読む場合には，その書物の著者がどの流派にするかを知っていなければならない．

**烏睛**（うせい）

虹彩

**瘟**（うん）

急性伝染病の総称．瘟疫また温疫に同じ．『温疫論』の著者呉又可は，傷寒は伝染せず，温疫は伝染するといって，2つの病気を区別しているが，『傷寒論』の原文に出てくる傷寒もまた今日の腸チフスのようなものであったと推測される．

**温疫**（うんえき）

温病に同じ・チフスのような熱病．

**衛**（え）

衛気と同じ．もろもろの邪を防衛する力があり，『素問』の痺論には，「衛は水穀の悍気で，脈の中に入ることができないで，皮膚や肉の中をめぐっている気で，これに逆らえば病み，これに従えば癒ゆ．」とある．

### 栄（えい）

『素問』の痺論に、「栄は水穀の精気で、五蔵を調和し、六府にそそぎ、能く脈に入る。故に脈をめぐって上下し、五蔵を貫き、六府にからまる。」とあるから、消化吸収された栄養素をさしたものであろう。

また栄と営と同様の意味に用いられ、血管を営という場合がある。人のからだが血液を蔵しているのは営舎のようだから、このように名づけたという。そこで営血といえば血液そのものである。

### 栄衛（えいえ）

営衛ともいう。営または衛との関係について『霊枢営衛生会篇』には、「穀気が蔵府に入って、清（す）める者は営となり、濁れる者は衛となり、営は脈中にあり、衛は脈外にあり、営はめぐって休まず、50 にしてまた会し、陰陽相貫くこと、環に端のないようである。営は中焦から出て、衛は下焦から出る。」とある。これについて種々憶測や見解が、何人かによって行われたが、今、それが何であるか、はっきりしたことは不明である。

### 黄胖病（おうはんびょう）

貧血して動悸、息切れを訴える病気。

### 往来寒熱（おうらいかんねつ）

悪寒と熱とが互に往来すること。悪寒がやむと熱が上がり、熱が下がるとまた悪寒がする熱型で、少陽病の時によくみられ、柴胡剤を用いる目標である。

### 悪寒（おかん）

さむけ。蒲団をかぶって寝ていても、ぞくぞくと寒く感ずる。悪寒は太陽病の時にみられる症状であるが、少陰病にもみられる。『傷寒論』に、「病発熱ありて悪寒する者は陽に発するなり。熱なくして悪寒する者は陰に発するなり。」とある。発熱悪寒は太陽病の症状で、熱なく悪寒は、少陰病の症状である。

### 瘀血（おけつ）

漢方独特の概念で、瘀は瘀滞の意味で、停滞している状態をいう。だから瘀血とは、欝滞している血液の意である。

瘀血のある患者には、次のような徴候がみられる。口が乾燥して、水で口

をすすぐことを好むが，飲みたくはない．他覚的に腹部に膨満がないのに，自覚的に腹満を訴える．全身的または局所的に煩熱感がある．皮膚や粘膜に紫斑点，青筋，皮膚の甲錯（さめはだ），舌の辺縁の暗紫色，唇が蒼い，大便の色が黒い，出血しやすい，脈は沈濇，沈結，沈濇微，大遅などを呈することが多い．特定の腹証を呈する．主として下腹部に抵抗と圧痛を訴える．

### 悪心（おしん）

吐き気

### 悪熱（おねつ）

陽明病にみられる熱で，悪風や悪寒を伴わず，熱に堪えがたく悶え苦しむ状がある．『傷寒論』に「問ふて曰く，陽明病の外証，何を云うか．答えて曰く，身熱して汗自ら出で，悪寒せずして反って悪熱するなり．」とある．

### 瘀熱（おねつ）

裏にこもった熱で，尿利の減少を伴う．後世派で湿熱とよんだものが，これにあたる．『傷寒論』に「これ瘀熱，裏にありとなす，身必ず黄を発す，茵蔯蒿湯之を主る．」の語がある．

### 悪風（おふう）

これもさむけであるが，外気にふれたり，風に当たったりした時にだけ，不快な違和の感じのするをいう．悪風は太陽病のときにみられる症状である．『傷寒論』に「太陽病，発熱汗出で悪風，脈緩の者は名づけて中風となす．」とある．

悪寒のある場合も，悪風のある場合も，下剤を用いることは禁忌である．だから，問診に際しては，これをたずねることが大切である．

### 温補（おんぽ）

温め補う治療法．陰証のものは温め，虚証のものは補うのが，一般の法則であるから，陰証であってしかも虚証であれば，温補を施す．温補剤には，人参湯，附子理中湯，四逆湯，真武湯などがある．

### 温薬（おんやく）

漢薬を，寒熱温涼（冷）平の五種に分類する．温薬はその一種で，温める

作用のある薬. 桂皮, 生姜, 乾姜, 蜀淑, 細辛, 当帰, 川芎などみな温薬である.

**外感**（がいかん）

外邪によって起こった病気, 感冒, 腸チフス, インフルエンザなどを外感とよんだ. 外感の治は張仲景（『傷寒論』の著者）にのっとり, 内傷の治は東垣『脾胃論』,『内外傷弁惑論』などの著がある.）によるという言葉がある. これは外感の治療は,『傷寒論』を手本として行い, 内傷の治は, 李東垣の説に従ったのがよいとの意であるが, 日本では, 古方派の台頭以来, 一部では,『傷寒論』に, 万病を治する規範があると主張し, 内傷もまた『傷寒論』で治し得るものと断じた. この場合の『傷寒論』は,『傷寒雑病論』の略で,『傷寒論』と『金匱要略』とを指している.

**疳**（かん）

疳には疳蝕の意味があって, 虫に侵蝕されたという意で, 走馬牙疳, 下疳などの疳は, この意味で用いられている. 一方または五疳というのは, これとちがった小児の病気で, 俗に疳の虫によって起こると考えられた. 今日の腺病質, 神経質の小児, 小児結核などの虚弱な児童が昔の疳にあたる.

**寒**（かん）

新陳代謝が衰えて, 寒冷の状を示す場合を寒とよぶ. この場合, 患者は, 自覚的に手足が冷えるといい, 脈も沈遅, 遅弱を示し, 尿も澄明で, 顔色は蒼い. このように, 医師が四診によって, 寒冷の状をみとめるなら, これを寒とする. しかし表に熱があって, 裏に寒のある場合があり, 上半身に熱があって, 下半身に寒のあることがあり, 寒熱が相錯綜している状態が多いから, 寒熱の判断は必ずしも容易ではない. なお古典に寒とある場合に寒邪すなわち外部を意味することがある. 傷寒の寒はこれに属する.

**癇**（かん）

神経症, 精神病などをいう.

**寒飲**（かんいん）

水飲. 水毒.

**肝鬱**（かんうつ）

神経症. 気分のふさがる病気.

肝経（かんけい）
　足の厥陰肝経で経路の1つ．
肝癒筋攣（かんけいきんれん）
　筋肉の痙攣を起こすこと．
肝厥頭痛（かんけつづつう）
　頭痛の一種で肝経によって起こるもの．
寒下の剤（かんげのざい）
　下剤に寒下の剤と温下の剤とある．寒下剤は大黄や芒硝のような寒薬の入った大承気湯，小承気湯などをいい，温下剤は大黄のような寒薬が入っていても，細辛，附子，桂皮などの温薬を配合した大黄附子湯，桂枝加芍薬大黄湯などをいう．
肝証（かんしょう）
　癇症と同じ意味に用いられ，神経症，精神病などをさしていることもある．
寒熱（かんねつ）
　寒と熱．寒にはいろいろの意味があり，ある時は新陳代謝の沈衰を意味し，ある時は寒冷を意味し，ある時は水を意味し，ある時は邪を意味し，また悪寒を意味する．熱にもいろいろの意味があり，ある時は新陳代謝の亢進を意味し，ある時は火を意味し，ある時は体温上昇を意味する．
肝兪（かんゆ）
　足の太陽膀胱経に属する経穴名．
気（き）
　漢方の古典に，気が上衝するとか，気が散ずるとか，気が欝するとかいう言葉がみられる．気は形がなくて，働きだけのものであるとされているがこれが疾病の成立に重大な役割をしている．病気という言葉がすでに，これを証明している．
気虚（ききょ）
　元気が衰微して，活発に活動のできないもの．四君子湯，補中益気湯などの適応する証である．
気剤（きざい）
　病気は気の欝滞によって起こり，また病気になると，気が上衝し，気がめ

ぐらなくなる．この気をめぐらし，上衝の気を下げる薬物が気剤である．
後藤艮山は，万病は一気の留滞によって生ずるといい，順気剤を作って用いた．

**喜唾**（きだ）
　喜はしばしばの意で，しきりにつばを吐くこと．胃が冷えるとよくつばを吐く．また回虫がいるとよくつばを吐く．『傷寒論』に「大病差（い）えてのち，喜唾して，久しく了々たらざる者は，胃上寒あり，当に丸薬を以って之を温むべし，理中丸によろし．」とある．

**疙瘩**（きっとう）
　俗につぶつぶという．皮膚の表面に小さい粒状の隆起が群がっているのをいう．

**喜忘**（きぼう）
　よく物忘れをすること．『傷寒論』に「陽明証，其人喜忘する者は，必ず畜血あり云々」とある．畜血は瘀血の意であるから，瘀血の1つの症状として健忘症の現れることを述べている．

**期門**（きもん）
　季肋下にある経穴の名で，足の厥陰肝経に属する．『傷寒論』では，熱が血室に入った場合に，小柴胡湯を用いたり，期門に鍼を刺したりしている．

**瘧**（ぎゃく）
　マラリヤ．

**客証**（きゃくしょう）
　主証にたいする言葉で，いつでも必ずなければならない証ではなく，あったり，なかったりする証．証の部をみよ．

**九竅**（きゅうきょう）
　人には9個の穴があり，耳，目，鼻，口，肛門，尿道がこれにあたるとした．『霊枢邪客篇』に，「地に九州あり，人に九竅あり．」とある．

**鳩尾**（きゅうび）
　みずおち．心窩部．

**胸脇苦満**（きょうきょうくまん）
　胸から季肋下にかけて充満した状態があって，この部を按圧すると，抵抗

と圧痛を訴える状態をいい，柴胡剤を用いる大切な目標である．『傷寒論』には「傷寒，五六日，中風，往来寒熱，胸脇苦満，黙々として飲食を欲せず（中略）小柴胡湯之を主る．」とある．

協熱利（きょうねつり）
　協熱下痢，表に熱があって，裏に寒があって下痢するものをいい，桂枝人参湯の証である．

胸痺（きょうひ）
　胸がつまったように痛む病で，心臓，胸膜，などの疾患ばかりでなく，胃の病でも，このような症状を呈する．『金匱要略』の胸痺の篇には「胸痺の病，喘息，咳唾，胸背痛，短気云々」「胸痺臥とするを得ず，心痛，背に徹する云々」「胸痺，胸中気塞短気云々」とある．

驚風（きょうふう）
　発作性に痙攣を起こしてひきつける病．脳膜炎その他脳症でひきつけるもの．急驚風と慢驚風とある．驚風は主に小児のひきつけをいい，また驚癇ともよばれた．

虚火（きょか）
　疲労，損傷などのために起こった発熱，炎症，充血などを指し，虚熱ともいう．これの治療には人参，黄耆，茯苓などの補剤を用いる．

虚実（きょじつ）
　虚とは病に抵抗していく体力の衰えている状態をいい，実とは病に抵抗する体力の充実している状態をいう．一般に頑強な体格の人を実とし，虚弱な筋骨薄弱な人を虚とする説が行われている．しかし平素の体質は，病気になった時の虚実に，必ずしも一致しない．虚証と思ったものが，案外に実証であったり，実証のように見える虚証がある．また表が虚していて，裏が実していることがあり，上半身が虚していて，下半身が実していることもある．

　虚実の判定は，漢方の診断治療の根本であるが，この診断は必ずしも容易ではない．なぜならば，虚実にも段階があり，かつ虚中に実があり，実中に虚があり，これを鑑別するには多年の経験を必要とする．

　次に薬方名によって虚実の段階を示す．

虚より順次実に向かう．

桂枝湯，桂枝二麻黄一湯，桂枝麻黄各半湯，葛根湯，麻黄湯，以上表証のあるもの．なお小青竜湯は表に邪があって，裏に寒のあるもので，大青竜湯は表に邪があって，裏に熱のあるものである．

柴胡姜桂湯，柴胡桂枝湯，小柴胡湯，四逆散，柴胡加竜骨牡蠣湯，大柴胡湯　以上半外半裏に邪のあるもの．

調胃承気湯，小承気湯，大承気湯，以上裏実証のもの．

これらでみられるように，虚といい，実というも，表の実，表の虚，裏の実，裏の虚，半外半裏の実，半外半裏の虚があり，更に表虚裏実，上虚下実などがある．これらを研究するには，『傷寒論』について，調べるとよい．

**虚熱**（きょねつ）

虚火に同じ．

**虚痢**（きょり）

真武湯を用いなければならないような虚証の下痢．

**虚労**（きょろう）

体力が弱くて，疲労しやすい状態に名づけたもので，『金匱要略』の虚労篇には，八味丸，小建中湯，黄耆建中湯，桂枝加竜骨牡蠣湯，などを虚労に用いている．

**欣腫**（きんしゅ）

炎症による腫脹．

**金創**（きんそう）

外傷．

**欣熱**（きんねつ）

炎症．

**緊脈**（きんみゃく）

脈診の項をみよ．

**駆瘀血剤**（くおけつざい）

瘀血を目標にして用いる方剤で，桃核承気湯，大黄牡丹皮湯，桂枝茯苓丸，抵当丸，抵当湯などをいう．

## 口不仁（くちふじん）

口に味を覚えないこと．『傷寒論』に「三陽の合病，腹満，身重くして，転側し難く，口不仁（中略）を白虎湯之を主る．」とある．

## 君火（くんか）

後世医学において，火を君火と相火に分け，君火は心臓の活動を意味し，人体の生理的活動は，この君火の作用によるもので，単に君火というのは，生理的活動現象である．

## 薫法（くんぽう）

煙または匂を嗅がせて，病気を治する法．また患部に煙をあてて治す場合もある．梅毒の治療に，水銀剤などで作った薫剤を用いた．『金匱要略』には，蟯虫に雄黄の薫法を用いて，肛門にその煙をあてている．永田徳本の十薫法は有名である．

## 経穴（けいけつ）

俗にいうツボで鍼灸の施治に不可欠のもの．孔穴，腧穴，気穴などともいう．

## 瘈瘲（けいじゅう）

瘈は筋肉の拘急するをいい，瘲は筋の弛緩するをいう．瘈瘲は発作的に筋肉の緊張痙攣するをいう．『傷寒論』に，風温なる病を論じ，その中に「劇しければ驚癇の如く，時に瘈瘲す云々」とある．

## 経水（けいすい）

月経．

## 痙病（けいびょう）

破傷風またはこれに類する病．痙病に軽症の軟痙と重症の剛痙とある．

## 経絡（けいらく）

漢方医学独自の体系をもつ気血運行の通路として理解されているもので，次のようなものがある．手の太陰肺経，手の陽明大腸経，足の陽明胃経，足の太陰脾経，手の少陰心経，手の太陽小腸経，足の太陽膀胱経，足の少陰腎経，手の厥陰心包経，手の少陽三焦経，足の少陽胆経，足の厥陰肝経，その他がある．

## 牙疳（げかん）

歯根や口腔粘膜に潰瘍を生ずる病気．急激に経過する悪性のものを走馬牙

痔という．痔の項をみよ．

**下脘（げかん）**

胃の下口．また任脈上の経穴で臍上2寸にある．

**下血（げけつ）**

肛門からの出血．腸出血．

**下元（げげん）**

下焦に同じ．

**下重（げじゅう）**

しぶりばら．裏急後重．

**下焦（げしょう）**

上，中，下の三焦の中の1つで臍から下をいう．

**結核（けっかく）**

今日の結核菌を原因とする病気のことではない．核を結ぶの意で，リンパ腺腫などを指している．

**厥逆（けつぎゃく）**

単に厥．また厥冷ともいう．四肢の末端から次第に厥冷すること．『傷寒論』に「少陰病，下利清穀，裏寒外熱，手足厥逆，脈微絶せんと欲し，（中略）通脈四逆湯之を主る」とある．

**血証（けっしょう）**

瘀血の証．

**厥陰病（けっちんびょう）**

三陽三陰の項をみよ．

厥陰病については，『傷寒論』に「凡そ厥する者は，陰陽の気相順接せず，すなわち厥をなす．厥は手足逆冷の者，是れなり．」とあって，陽の気が上にのぼり，陰の気が下に残って，陰陽の気が離ればなれになって，相交易しないから，手足が厥冷するのであるというのが，この条文の意である．さて厥陰病では，上熱下寒の状があって，胸中には灼熱的の痛みがあり，腹がすいているようで食べられない．食すると吐く．もしこれを誤って下すと，下痢がやまなくなる．

**結毒**（けつどく）
　第２期，第３期の梅毒で，結毒眼，結毒筋骨痛，咽喉結毒などがある．

**血熱**（けつねつ）
　熱の一種で，女性ことに産後などによくみられ，熱のために，手足などが気持ち悪くあつくて，じっと蒲団に入れていることのできないほどの煩熱状がある．

**血癖**（けっぺき）
　瘀血塊．

**下利**（げり）
　下痢．

**痃癖**（げんぺき）
　肩こりの項．延年半夏湯を参照．

**拘急**（こうきゅう）
　筋肉のひきつれること．

**攻撃剤**（こうげきざい）
　瀉下剤，吐剤，発汗剤などの瀉剤のことを攻撃剤ともいう．

**喉痺**（こうひ）
　のどの腫れふさがる病，扁桃炎，ジフテリアなど．

**合方**（ごうほう）
　２つ以上の処方を１つの処方にすること．例えば大柴胡湯合半夏厚朴湯．この時は，この２つの処方に共通な半夏と生姜は，その片方だけをとり，量の多い方の分量に随えばよい．

**拘攣**（こうれん）
　筋肉の異常緊張．

**痼瘕**（こか）
　腹のしこり，子宮筋腫，癌腫など．

**五行**（ごぎょう）
　木，火，土，金，水．

**五行配当**（ごぎょうはいとう）
　宇宙の万般は五行によって構成されているとの世界観の下に，すべてのも

のに，五行が配当され，

木は肝，胆，怒，東，青，酸，春，眼，仁，三，風，筋にあたり，
火は心，小腸，喜，南，赤，苦，夏，舌，礼，二，熱，血脈にあたり，
土は脾，胃，思，中央，黄，甘，土用，唇，信，五，湿，肌肉にあたり，
金は肺，大腸，悲，西，白，辛，秋，鼻，義，四，燥，皮にあたり，
水は腎，膀胱，恐，北，黒，鹹，冬，耳，智，一，寒，骨にあたる．

### 後世派（ごせいは）

漢方の1つの流派で，徳川初期，曲直瀬道三らによって行われ，陰陽五行の理によって，主として，宋，元以降の処方を用いた．

### 枯燥（こそう）

皮膚に光沢がなく，ガサガサしていること．

### 骨蒸熱（こつじょうねつ）

肺結核の熱．

### 骨槽風（こつそうふう）

下顎骨の炎症．

### 古方派（こほうは）

漢方の1つの流派で，徳川時代中期になって初めて唱えられ，『傷寒論』，『金匱要略』に準拠して診断，治療を行うべしと主張し，五行配当を否定した．

### 狐惑病（こわくびょう）

一種の精神病．『金匱要略』に「狐惑の病たる，状傷寒の如く，黙々として眠らんと欲し，目閉づるを得ず，臥起安からず，飲食を欲せず，食臭を聞くをにくみ，其面目，たちまち赤く，たちまち黒く，たちまち白し，甘草瀉心湯之を主る．」とある．甘草瀉心湯で夢遊病を治した例があり，この条にヒントを得たものである．また別に異説として，口中の潰瘍を惑といい，陰部の潰瘍を狐という説もある．『金匱要略』に，「喉を蝕するを惑となし，陰を蝕する狐となす．」とある．いずれも甘草瀉心湯の主治である．

### 臍下拘急（さいかこうきゅう）

これも八味丸の腹証で，下腹で腹直筋が硬く突っぱっている状をいう．

## 臍下不仁（さいかふじん）

八味丸を用いる場合の腹証で，臍下に弾力がなく，脱力して凹んでいる状をいう．小腹不仁をみよ．

## 痄腮腫痛（さししゅちゅう）

耳下腺炎．耳下腺の腫脹疼痛．

## 雑病（ざつびょう）

傷寒に対する雑病で，傷寒のような熱病以外の一般の病気．『金匱要略』は雑病について論じているので，『雑病論』ともいう．

## 三焦（さんしょう）

上焦．中焦．下焦．

## 三陽三陰（さんようさんいん）

三陽は太陽，陽明，少陽．三陰は太陰，少陰，厥陰．『傷寒論』の三陽三陰の病は，『素問』，『霊枢』にある六経病と，その名称は似ているが，内容は異なる．『傷寒論』では，三陽三陰について，次のように述べている．

「太陽の病たる，脈浮，頭項強痛して悪寒す．

陽明の病たる，胃家実是なり．

少陽の病たる，口苦く，咽乾き，目くるめくなり．

太陰の病たる，腹満して吐し，食下らず，自利益々甚しく，時に腹自ら痛む．若し之を下せば必ず胸下結硬す．

少陰の病たる，脈微細，但寝んと欲するなり．

厥陰（けっちん）の病たる，気上って心を撞（つ）き，心中疼熱，飢えて食を欲せず，食すれば即ち蚘（かい）を吐し，之を下せば利止まず．」

以上を更に言葉を換えて，説明すると，次のようになる．

太陽病は表に熱邪のある場合で，これに虚実がある．表虚のものは，桂枝湯，表実のものは麻黄湯．

陽明病は裏の実熱である．これには承気湯類が用いられる．

少陽病は半外半裏熱証である．これには柴胡剤が用いられる．

太陰病は裏の虚寒である．これには人参湯，四逆湯の類を用いる．

少陰病には表に寒邪のあるものと裏に虚寒のものとあり，表の寒邪には，麻黄附子甘草湯，麻黄細辛附子湯を用いる．裏の虚実には，四逆湯，真武

湯の類を用いる．

厥陰病は半外半裏の虚寒証で，四逆湯，当帰四逆湯，烏梅丸などが用いられる．これらの詳細を知らんとすれば，『傷寒論』を研究しなければならない．ここにはただその一斑を述べたにすぎない．

**支飲**（しいん）

胸部または心下部に水毒が停滞し，そのために咳嗽，呼吸困難を起こす病気．代償機能障害を起こした心臓弁膜症，腎炎，肺水腫などで支飲の状を呈するものがある．『金匱要略』には『咳逆，倚息，短気，臥すを得ず．其形，腫の如きは之を支飲と謂う．」とある．木防已湯は支飲によく用いられる．

**時疫**（じえき）

流行性の熱病

**自汗**（じかん）

発汗剤によらずに，自然に出る汗．

**志室**（ししつ）

足の太陽膀胱経に属する経穴．

**四診**（ししん）

漢方の4つの診察法で，望，聞，問，切がこれである．望は望診すなわち視診である．聞は聞診で，患者の声を聞いたり，喘鳴をきいたりするほかに，体臭，口臭，その他排便物の臭気をかぐことも，聞診である．問診は患者の訴えをきくことである．切は医師が手を患者に接触させて診察する方法で，脈を診たり，腹診をしたり，経絡や経穴を探ったりするのは，切である．切を切脈すなわち脈診の意にだけ解釈して，これに腹診と背診を加えて6診としたりするものもある．

**支節**（しせつ）

四肢の関節．

**児枕痛**（じちんつう）

後陣痛．あとばらのいたみ．浅田宗伯は，児枕痛は後陣痛と異なり，瘀血が下ってしまってから，なお腹痛を訴えるものを児枕痛とよぶべきだといっている．

湿（しつ）

水気または水毒の意．俗間では，梅毒やある種の皮膚病を湿とよんだ．

湿家（しっか）

平素から水毒のある人．『傷寒論』には「湿家の病たる一身尽く疼み，発熱し，身色，熏黄に似たるが如し．」とある．

実火（じつか）

陽実証の炎症，充血，発熱をいい，これを治するには，石膏，大黄，黄連などの寒剤が用いられる．

失精（しっせい）

遺精．

湿熱（しつねつ）

尿利の減少を伴う熱をいう．『傷寒論』で，瘀熱とよんだ熱がこれにあたり，後世派では湿熱とよんでいる．

実熱（じつねつ）

実火に同じ．

実利（じつり）

実証の下痢．大柴胡湯や大承気湯で下してよい下痢．

積聚（しゃくじゅ）

しゃくじゅう，せきじゅとも読む．腹中の腫瘤．『金匱要略』では，積と聚と穀気（こっき）とを，次のように区別している．「問うて曰く，病に積あり，聚あり，穀気あり．何の謂ぞや．師の曰く，積は蔵病なり．終に移らず．聚は府病なり．発作時あり，展転して痛移る．治す可しとなす．穀気は脇下痛み，之を按ずれば則ち愈え，はた発するを穀気となす．」

尺沢（しゃくたく）

手の太陰肺経に属する経穴で，肘関節の内側にある．委中とともに刺絡によく用いられた．

雀目（じゃくもく）

夜盲症．

瀉剤（しゃざい）

攻撃剤のこと．

**主証**（しゅしょう）

処方を用いる証に，主証と客証とがある．主証というのは，いつでも必発の症状で，客証はこの主証があるために，現れたり，かくれたりする症状である．主人がいなければ客人が来ないと同理である．例を半夏瀉心湯にとって説明すると，心下痞鞕は主証で，嘔吐，下痢は客証である．だから，心下痞鞕という主証がなければ，嘔吐や下痢があっても，半夏瀉心湯の証ではない．また心下痞鞕があれば，嘔吐や下痢がなくても，半夏瀉心湯を用いるのである．

**証**（しょう）

証には2つのちがった意味がある．1つは症候の意味である．頭痛，腹痛，下痢のような病証をさす場合．

他の1つは随証治療とか，証に随って治すとかいう場合の証である．近代医学の診断は，病の本態を探究し，その原因を究め，病名を決定することにあるが，漢方では，これとはまた別に，証の決定という問題がある．この場合の証は，症候の意味ではなく，この病人（個々の具体的な病人）には，どんな治療を施すべき確証があるかという意味の証である．証にはあかしの意がある．この場合の証は，頭痛，悪寒などの個々の症状を指すのではなく，その病人の現すいろいろの症状を，漢方独自の診断方法によって，総合観察して，その病人に葛根湯で治る確証があれば，その病人には葛根湯の証があると診断し，小柴胡湯で治る証があれば，小柴胡湯の証があると診断する．病名の代わりに，処方名の下に証の字をつけて診断名とする．

だから同じ病気でも，個人差によって，証がちがってくるから，用いる処方もちがってくるのである．またまったくちがう病気でも，証が同じであれば，1つの処方を双方に用いることになる．

**升**（しょう）

『傷寒論』の1升は今の1合位である．

**少陰病**（しょういんびょう）

『傷寒論』には，「少陰の病たる脈微細，但寝んと欲するなり」と，少陰病の大綱を述べている．少陰病では，別にこれといって苦しむところもな

く，ただ気力が衰えて寝ていたいというのである．寝は眠るの意ではなく，横になって，寝ていたいのである．脈も微細とあって，気血衰微の候をみせている．さて少陰病の徴候として，あげているのは，これだけであるが，その他表寒のものには，身体痛，頭痛，悪寒，足冷があり，裏寒のものには，腹痛，心煩，下痢，便秘，小便自利，小便清白などがある．

少陰病でも，表寒で，実の傾向のあるものには，麻黄附子甘草湯を用い，やや虚の傾向あるものには，麻黄細辛附子湯を用い，裏寒で実するものには，大黄附子湯，虚するものには四逆湯を用いる．

消渇（しょうかつ）

のどがひどく渇いて水をのむのに，小便の出の少ないことを消渇といったが，のちには糖尿病の名称となった．

傷寒（しょうかん）

傷寒を広義と狭義に分ける．『八十一難経』という古典の58難に，「傷寒に5あり，中風あり，傷寒あり，湿温あり，熱病あり，温病あり．」というのは，広義の傷寒で，外感病の総称である．『素問』に，熱病は傷寒の類なりとあるのも，広義の傷寒である．『傷寒論』の本論に，傷寒とあるのは狭義のものを指している．良性軽病の中風に対して，悪性重症のものを傷寒とよんでいる．『傷寒論』の太陽病上篇に「太陽病或いはすでに発熱し，或いはいまだ発熱せず，必ず悪寒体痛，嘔逆し，脈陰陽倶に緊なるものは，名づけて傷寒と曰ふ．」とあり，今日の如き腸チフスのような熱病を傷寒とよんでいる．中風も2通りの意味に用いられ，1つは今日の脳出血，脳軟化症などをいい，他の1つは感冒のような良性，軽症のものをいう．体表にあたった邪が裏にまで滲み透るものが傷寒で，体表にあたった邪が表にだけとどまって，裏にまで変化の及ばないものを太陽の中風とよんでいる．

上脘（じょうかん）

胃の上口．任脈上の経穴の名で，臍上5寸のところにある．

少小（しょうしょう）

少は18歳以下．小は6歳以下．

上焦（しょうしょう）

横隔膜より上部.

**上衝**（じょうしょう）

気が上にのぼること.『傷寒論』に「太陽病, 之を下して後, その気上衝する者は, 桂枝湯を与ふべし. 若し上衝せざる者は之を与ふべからず.」とある.

**小腹急結**（しょうふくきゅうけつ）

桃核承気湯の腹証で, 瘀血の徴候である. 頭痛・顔面痛の章. 桃核承気湯の項を参照.

**小腹拘急**（しょうふくこうきゅう）

下腹部で, 恥骨の近くで, 腹直筋の突っぱっている状で, 八味丸の腹証である.

**小腹腫痞**（しょうふくしゅひ）

大黄牡丹皮湯の腹証で, 下腹に抵抗と腫脹のあること.

**小腹不仁**（しょうふくふじん）

下腹部の知覚鈍麻または麻痺の意であるが, 八味丸の腹証では下腹の脱力感を認めることが多い.

**小便自利**（しょうべんじり）

小便が出すぎる.

**章門**（しょうもん）

足の厥陰肝経の経穴である.

**少陽病**（しょうようびょう）

『傷寒論』では「少陽の病たる口苦く, 咽乾き, 目くるめくなり.」と, 少陽病の特徴を述べている. 口苦, 咽乾, 目眩は, いずれも患者の自覚症状であって, 問診によって知り得るものである. 太陽病では脈診（浮の脈）を重んじ, 陽明病では腹診をそれぞれ重視するが, 少陽病の診断には, 問診が主役を演ずるために, 判定が困難で誤られやすい. 口が苦いという症状は, 熱のためであって, 同時に口がねばる気味がある. 太陽病や三陰病では, 口が苦いという症状はない. しかし陽明病では, 口が乾いて苦いことがある. だから, これだけでは, この二者の区別はむつかしい. 咽乾は口渇のために, 水を欲する状を指したものではなく, 咽喉の乾燥感をいっ

たものである．目眩は目まいである．少陽病は，半外半裏部位の熱証に相当するもので，その症状も，この部位から現れる．すなわち，口苦，咽乾，目眩のほかに，胸満，胸痛，心中懊憹，心煩，咳嗽，心悸亢進，呼吸促迫，悪心，嘔吐，食欲不振などがみられ，腹診上，胸脇苦満や心下痞鞕を証明する．少陽病には，柴胡剤のほかに，山梔子剤や瀉心湯類がよく用いられる．

**傷冷毒**（しょうれいどく）

リウマチおよびこれに類する病気．

**刺絡**（しらく）

針または三稜針などを用いて，血をとること．

**洎涙**（しるい）

涙，眼やに．

**津液**（しんえき）

体液．

**心下**（しんか または しんげ）

みずおち．

**心下痞**（しんかひ または しんげひ）

みずおちがつかえる．

**心下痞鞕（硬）**（しんかひこう または しんげひゆう）

みずおちがつかえて硬い．

**真寒仮熱**（しんかんかねつ）

四逆湯で熱のあることがある．これは真の熱ではなく，仮の熱で，寒の方が真である．この真寒仮熱の真の熱と誤って，寒冷の薬を用いると，病証はかえって増悪する．真寒仮熱の場合は，四逆湯で寒を温めると，仮の熱はかえって消える．真寒仮熱では，熱があっても，脈は遅であり，大であっても力がなく，尿は清白である．

**腎間の動**（じんかんのどう）

腎から発生する気で，『難経』の8難には，腎間の動気は，生気の原で，12経の根本であると論じている．この動気は臍下で，これを診るが，この腎間の動はのぼって，臍上にあるいは臍の左にあるいは臍の右でもふれることがある．

**心気病**（しんきびょう）

神経症．

**心怯**（しんきょう）

怯はおそれること．心怯で胸がどきどきする．

**腎虚**（じんきょ）

下焦の虚．精力減退．

**腎経**（じんけい）

足の少陰腎経．

**腎積**（じんしゃく）

奔豚病に同じ．『金匱要略』に「奔豚は，気上って胸を衝き，腹痛，往来寒熱す．奔豚湯之を主る．」とある．

**心痛**（しんつう）

胸痛．

**身熱**（しんねつ）

潮熱に似て，全身に熱があるが，潮熱のように一定の時を定めて出ることはなく，また発汗を伴うことはない．この熱は少陽病や陽明病の時にみられる．身熱悪風は少陽病の時にみられるが，陽明病では悪風を伴わない．

**心煩**（しんばん）

胸苦しいこと．

**心風**（しんぷう）

神経症．神経衰弱症．

**水**（すい）

淡，痰，飲，痰飲みな同じ意味である．漢方医学で痰というのは，今日の喀痰を指すのではない．痰は水のことで，喀痰もまたその中に包含されている．古人は怪病は痰として治せよ，といったが，これは診断のつきにくい不可解な病気は水の変として治療せよということである．

**水逆**（すいぎゃく）

五苓散で奏効する嘔吐．ひどく口渇を訴え水をのむと忽ちその水を吐く．吐くとまた渇く．のむと吐く．尿の不利がある．

**推拿**（すいだ）

正骨法の一種で，推とは手で推すこと．拿は両手または片方の手でこねること．このような方法で，異常を調整して復旧させることをいうから，按摩の意味に用いたところもある．

**水毒**（すいどく）

疾病の原因となる水．

**寸関尺**（すんかんしゃく）

寸口の部をみよ．

**寸口**（すんこう）

寸口に広義のものと狭義のものとある．広義の寸口は，最も一般化している切脈の部位で，現代医学の脈診の部位と同じく，手の橈骨茎状突起の内側における橈骨動脈の拍動である．この部に医師の中指と示指と薬指とを当てて脈を診るのである．この際に中指を茎状突起の内側にあて，示指を末梢部に薬指を中心部によった方にあたるように置き，あるいは軽くあるいは重く，この部を按じて脈を診る．この寸口の脈をさらに寸口と関上と尺中に分ける．示指のあたるところを狭義の寸口とし，中指のあたるところを関上とし，薬指のあたるところを尺中とする．

**怔忡**（せいちゅう）

心悸亢進．精神感動によって胸さわぎのすること．心忪，心忡，驚悸ともいう．神経性心悸亢進もこの中に入る．

**泄瀉**（せっしゃ）

泄痢，溏泄，瀉利などともいう．下痢すること．下利とも書く．『傷寒論』，『金匱要略』には下利とある．後世になって，泄瀉と痢疾とを区別した．泄瀉は下痢する病の総称で，痢疾は赤痢またはこれに類する病状のものをいった．

**疝**（せん）

疝は元来腹の痛む病気のことで，『金匱要略』にも，腹満，寒疝，宿食篇があるが，後世になって，疝に色々の意味をもたせることになった．

**銭**（せん）

薬剤を量る名称の1つで，銭匕の意である．銭匕は，漢代の5銖銭で作り，

これで薬末をすくって、こぼれないのを度とした。徳川時代で銭とよんだものは匁のことで、1銭は1匁約3.7グラムである。

**霜**（そう）

黒焼。

**瘡家**（そうか）

腫物、外傷などの瘡疾のある人。

**宗筋**（そうきん）

陰毛中の横骨の堅筋とあり、陰茎内の筋肉のこと。

**燥屎**（そうし）

乾燥して固くなった宿便。

**藏躁**（ぞうそう）

ヒステリー。『金匱要略』に「婦人の藏燥は、しばしば悲傷して哭せんと欲し、象（かたち）神霊の作す所の如く、しばしば欠伸す。甘麦大棗湯之を主る。」とある。

**臓毒**（ぞうどく）

直腸癌のような悪性の腫瘍。

**燥熱**（そうねつ）

尿利の減少を伴わない熱。

**卒病**（そつびょう）

急卒に起こる病。『金匱要略』に「夫れ痼疾を病み、加ふるに卒病を以ってせば、当に先ずその卒病を治し、後その痼疾を治すべきなり。」とある。

**滯頤**（たいい）

俗にいう、よだれを流すこと。よだれのために、あごのただれること。

**太陰経**（たいいんけい）

手の太陰肺経。経絡の項を参照。

**太陰病**（たいいんびょう）

『傷寒論』では「太陰の病たる腹満して吐し、食下らず、自利益々甚しく、時に腹自ら痛む。若し之を下せば、必ず胸下結鞕す。」と、その大綱を述べている。

太陰病の腹満は虚満であって、陽明病の実満とは異なる。しかも嘔吐と下

痢があり，時々腹痛がある．脈もまた弱く，緊張が弱い．この虚腹を実満と誤って下すと，かえって心下部が硬くなる．太陰病の腹満に，いつでも嘔吐，下痢，腹痛が伴えば，陽明病の腹満との鑑別は容易であるが，これらの症状のない時は，腹診，脈診などによって，これを区別しなければならない．

太陰病は裏の虚寒証であるが，やや実の傾向があれば桂枝加芍薬湯，小建中湯などを用い，虚の甚だしいものには四逆湯を用いる．

**大逆上気**（たいぎゃくじょうき）

気が大いにのぼること．

**帯下**（たいげ）

滞下ともかく．下痢を滞下とよんだこともあるが，俗にいうこしけ，子宮からの分泌物．また子宮癌をさす場合もある．

**㿗疝**（たいせん）

㿗，㿉，㿉，腸㿉，狐疝風，狐疝，陰狐疝，偏墜，みな同じ．陰嚢または鼠径ヘルニヤ．

**胎毒**（たいどく）

父母の遺毒によって起こると考え，乳幼児の顔面，頭部などの湿疹を胎毒とよんだ．胎毒下しというのは，大黄や川芎の入った内服薬で，これで湿疹が治るところから，俗間では，毒が下がって治ると考えた．

**太陽経**（たいようけい）

手の太陽膀胱経，経絡の項を参照．

**太陽病**（たいようびょう）

『傷寒論』では「太陽の病たる脈浮，頭項強痛して悪寒す．」とある．ここにあげた脈浮，頭痛，項強（項の強ばること），悪寒の4つの症候は，表証であって，これが揃った場合は太陽病である．しかしこれらの症状が全部揃わなくても，太陽病とよんでよい場合がある．

太陽病は，熱性病の初期によくみられる証で，その病名の如何を問うことなく，以上の徴候があれば，これを太陽病と名づけて，解肌剤（げきざい）である桂枝湯あるいは発汗剤である麻黄湯，葛根湯などを用いる．

**濁飲上逆**（だくいんじょうぎゃく）
　胃部に停留する水毒のために起こる頭痛，めまい，嘔吐など．
**痰**（たん）
　水毒．痰飲．
**痰飲**
　淡飲ともかく．水毒の総称．水の変によって起こる病気．また胃内停水を指す．『金匱要略』に，「その人，素盛んにして今痩せ，水腸間を走りて瀝々として声あり，之を痰飲という．」とある．
**痰核**（たんかく）
　痰瀝に同じ．リンパ腺のはれる病．
**短気**（たんき）
　呼吸促迫．
**膻中**（だんちゅう）
　左右の乳の間．また任脈上の経穴名．
**血の道**（ちのみち）
　女性にみられる一種の神経症．
**注夏病**（ちゅうかびょう）
　夏やせ，夏やみ，夏ばて．清暑益気湯を用いたり，五苓散を用いたりする．
**中脘**（ちゅうかん）
　任脈上の経穴で，臍上4寸のところにある．
**中風**（ちゅうふう）
　『金匱要略』の中風は脳出血，脳軟化症などから半身付随を起こしたもの．『傷寒論』の中風は感冒のような良性の熱病．
**癥瘕**（ちょうか）
　前に同じ．
**腸垢**（ちょうく）
　腸から下る粘液．なめとよばれた．
**癥痼**（ちょうこ）
　腹の中の腫瘍．

**潮熱**（ちょうねつ）

陽明病のときにみられる熱型で，悪寒を伴うことなく，潮がみちてくるように時をきって熱が高まり，そのときは全身にくまなく汗が出る．それは潮がみちてくる時に海岸の砂も岩の間も，しっとりとぬれるように．

**腸風**（ちょうふう）

腸出血．

**腸澼**（ちょうへき）

腸炎．

**調理**（ちょうり）

病気の最後の仕上げのための養生．病気が大半癒えてから，調理の薬を与える場合がある．

**頭眩**（づげん）

めまい．

**頭風**（づふう）

時を定めず発作時性にくる頭痛．

**頭冒**（づぼう）

頭に何かかぶさっている重い感じ．

**停飲**（ていいん）

停水の意味で，胃内の停水などこれに属する．

**鄭声**（ていせい）

一種のうわごとで，低声で同じことを繰り返していう．『傷寒論』に，「実なれば則ち譫語し，虚なれば則ち鄭声す」とあり，虚証の患者のうわごとは鄭声である．うわごとでも，勢のない弱い声で，予後がよくない．

**天行病**（てんこうびょう）

流行病．疫病．天行中風は流行性感冒．天行赤眼は流行性の結膜炎．

**転胞**（てんぽう）

尿閉．『金匱要略』に「問ふて曰く，婦人の病，飲食故の如く，煩熱臥すを得ず，而かも反って倚息する者は何ぞや．師の曰く，此を転胞と名づく．溺するを得ざるなり．胞系了戻するを以っての故に，此病を致す，八味丸之を主る．」とある．

**溏**（とう）

大便のゆるいこと．

**湯液家**（とうえきか）

鍼灸家に対して，薬を用いて病気を治療する医家を湯液家という．

**動気**（どうき）

動悸．

**套剤**（とうざい）

日常頻繁に用いる処方．

**湯潑**（とうはつ）

熱湯による火傷．

**吐哯**（とけん）

乳児が乳を吐くこと．

**肚腹**（とふく）

腹のこと．

**敦阜**（とんぷ）

肥満していること．

**内傷**（ないしょう）

外感に対する言葉で，身心の疲労，不摂生などから起こる病気を内傷とした．しかも外感を内傷と区別することはむつかしく，外に外因があっても，内にこれをうけ入れる準備状態がなければ，発病はしない．だから古方派では内傷と外感とを区別しなかった．

**癱瘓**（なんかん）

運動麻痺．

**乳**（にゅう）

産をすることを乳とよぶことがある．

**乳風**（にゅうふう）

乳ぶさの腫れる病気．

**任脈**（にんみゃく）

経絡の1つで，会陰部から起こって前に出て，陰毛の毛の中に出て，まっすぐに臍を通り，更に上行して胸骨に沿ってのどを通り唇に至る．

熱薬（ねつやく）
　温薬よりも更に新陳代謝を亢進させる力の強い附子，烏頭のようなもの．
肺痿（はいい）
　『金匱要略』に肺痿と肺癰を区別し，虚なるものを肺痿とし，実なるものを肺癰とした．「問ふて曰く，寸口の脈数，その人咳し，口中反って濁唾涎沫ある者は何ぞや．師の曰く，肺痿の病となす．」
梅核気（ばいかくき）
　のどに何か円いものがひっかかっている感じ．神経症の患者によくみられる症状で，『金匱要略』には「婦人，咽中炙臠あるが如きは半夏厚朴湯之を主る．」とあり，炙臠あるが如しとは，あぶった肉片があるような感じがするの意で，梅核気と同じこと．気のめぐりが悪いために生じるので，気をめぐらせばよい．
衃血（はいけつ）
　瘀血に同じ．
敗血（はいけつ）
　瘀血に同じ．
白沃（はくよう）
　白いこしけ．
発表剤（はっぴょうざい）
　体表から病邪を汗によって除く薬．桂枝湯，麻黄湯，葛根湯など．
半外半裏（はんがいはんり）
　表証でもなく，裏証でもない．その中間証を半外半裏証とよんでいる（一般には半表半裏とよんでいるが，『傷寒論』には，半外半裏とあるから，いまこれに従う）．少陽病の時には，この半外半裏証を現す．口苦，咽乾，目眩，耳鳴，咳嗽，胸満，胸痛などは，半外半裏証にみられる症状である．
煩悸（はんき）
　動悸がして胸苦しい．
煩躁（はんそう）
　煩も躁も，もだえ苦しむ状をいったものであるが，煩は自覚症で，躁は，手足をしきりに動かして苦しむ状．『傷寒論』に「煩して躁せざる者は治

し,躁して煩せざる者は死す.」とある.

**煩熱**(はんねつ)

わずらわしい不快な熱感で,手や足のうらがほてって,冬でも蒲団から足を出すものがある.煩熱には,山梔子剤や地黄剤がよく用いられる.『傷寒論』に「発汗若くは之を下し,而して煩熱,胸中窒がる者は梔子豉湯之を主と.」ある.

**痺**(ひ)

痺は『素問』の痺論に,風,寒,湿の3つの気が雑わって,起こるもので,この3つの気のいずれかが多いか,少ないかによって,痛んだり,痛まなかったり,知覚が麻痺したり,熱したり,冷えたり,燥いたり,湿ったりするとある.

**脾胃虚弱**(ひいきょじゃく)

消化器の機能が弱い.脾は今日の脾ではなく,胃の機能を助ける臓器として記載され,膵臓にあたるとの説がある.

**皮水**(ひすい)

浮腫.

**微熱**(びねつ)

『傷寒論』で,微熱というのは,熱が裏にかくれて,表に現れることの微なるものをいう.微は幽微の意である.だから微熱は表の熱ではなくて,裏の熱である.今日では体温計で37度2,3分の体温のものを微熱とよんでいるが,漢方の微熱はこれと異なる.

**皮膚甲錯**(ひふこうさく)

皮膚の栄養が悪く,鮫肌のようになっているのをいう.瘀血の証や栄養不良のものにみられる.

**百会**(ひゃくえ)

頭のてっぺんの凹の中にある経穴.百会の百脈の会合するところの意.

**白虎風**(びゃっこふう)

白虎歴節風ともいう.関節の腫れ痛む病気.

**表証**(ひょうしょう)

表とは体表を意味し,この部に現れる症状を表証とよんでいる.悪寒,悪

風，発熱，頭痛，身体痛，脈浮などの症状があれば，表証があるという．以上の症状とともに，汗が自然に出て，脈浮弱であれば表の虚証で，汗が出なくて，脈が浮緊であると，表の実証である．前者には，桂枝湯を用い，後者には麻黄湯を用いる．太陽病では表証が現れる．

**表裏**（ひょうり）

表と裏．体表と体裏．体表は身体の表面．体裏は内臓を指している．

**風眼**（ふうがん）

急性結膜炎．

**風湿**（ふうしつ）

風は外邪を意味し，湿は水湿の意で，この2つがからみあった状態．

**風水**（ふうすい）

表証のある浮腫．

**腹診**（ふくしん）

腹診に際しては，先ず病人を仰臥させ，両足を伸べ，手は身体の両脇に伸べるか，軽く胸で組合せ，腹に力を入れないように，ゆったりとした気持で診察をうけさせる．もし腹に力が入ると胸脇苦満や腹直筋の攣急を誤診するようになるし，心下部の振水音も聞こえないことがある．また振水音を診る時には，膝をかがめて，腹筋の緊張をゆるめた方がよい．医師は患者の左側に坐って右手を用いて診察するのであるが，小腹急結を診察する時は，右側にいた方が便利である．なお注意すべきは，医師の手が冷たかったり，初めから強く腹部を按圧すると，患者は腹を硬くして，診察がむつかしくなる．初めは掌を用いて，胸から腹を軽く撫で下し，この時に腹壁の厚薄，動悸などを診し，次に個々の腹証の有無を診断する．

なお腹診に際しては，食後であるか，空腹であるか，大小便の通利のあとかどうかをきく．

腹診の目的は患者の虚実を知るにある．ことに慢性病の治療に際しては，腹診は脈診よりも，往々にして重大な意義をもつ．

腹診に際しては，心下痞鞕，胸脇苦満，小腹不仁，小腹急結などについては，特に注意して診察しなければならない．個々の腹証については，それぞれの処方のところで述べたので，参照してほしい．

**腹中雷鳴**（ふくちゅうらいめい）

腹がゴロゴロ鳴ること．半夏瀉心湯，甘草瀉心湯，生姜瀉心湯の時にみられる症状で，『傷寒論』に「傷寒，汗出でて解するの後，胃中和せず，下心痞鞕（硬），乾噫食臭，脇下水気あり，腹中雷鳴，下利する者は生姜瀉心湯之を主る．」とある．

**腹裏拘急**（ふくりこうきゅう）

腹裏は腹のうち側の意．拘急はひきつれるの意．そこで腹裏拘急は腹直筋の攣縮を意味するばかりでなく，腸の蠕動亢進などを意味することもある．

**不仁**（ふじん）

知覚の麻痺を意味する．『霊枢』の刺節真邪篇に「衛気をめぐらざれば則ち不仁をなす．」とあり，知覚の麻痺をいう．

**澼嚢**（へきのう）

胃下垂症，胃アトニー症，胃拡張などのように胃内停水のある病．

**偏枯**（へんこ）

半身不随．

**便毒**（べんどく）

各種性病が腹股溝に発してリンパ腫となったもの．

**亡血**（ぼうけつ）

出血による貧血．

**崩中**（ほうちゅう）

はげしい子宮出血．

**崩漏**（ほうろう）

前に同じ．

**補剤**（ほざい）

瀉剤のように病邪を除くことを目的とせず，体力を補うことを目的とする薬．

**発熱**（ほつねつ）

『傷寒論』で発熱という場合は，体表の熱をいう．そこで発熱して悪寒または悪風のある場合は，太陽病の熱であることを知る．

術 語 解　*823*

**翻花瘡**（ほんかそう）

　癌が進行して花がひらいたように口をあけたもの．

**奔豚**（ほんとん）

　腎積に同じ．下腹から上に向かって気が激しくつき上がってくるのをいう．
ヒステリー．神経症などにみられる．

**麻木**（まぼく）

　運動麻痺．

**脈診**（みゃくしん）

　脈診の方法については，寸口の部で述べたので参照してほしい．

　なお，本書では，なるべく脈によらないでも，治療できるように記述した．
しかし重大な脈の大要を簡単に述べる．

　浮．浮かんで触れる脈である．指を軽くあてて，すぐに触れて浮かんでいる感じがある．浮脈は体表に病邪のある時に，現れる．浮にして力があれば表実であって，当然に発熱，悪寒がある．浮にして力がなければ表虚である．ところで，表に邪のある場合に，浮脈が現れるばかりでなく，虚労の場合にも浮脈がみられる．だからいつでも他の諸種の症状を参酌して区別しなければならない．陰証に浮脈が現れるのは吉兆である．

　沈．沈は軽く指をあてては触れず，重按して触れる脈である．沈は病邪が裏にある徴候である．沈で力があれば，裏実のしるしで，沈にして力がなければ，裏虚のしるしである．ところで，気欝の場合にもまた沈脈で力がない．だから陰証や産後で脈が沈であるのはよい．陽証ではよくない．また沈脈は水毒の多い時にもみられる．

　遅．遅は拍動数の少ないのをいう．遅脈は寒邪のある時に現れる．遅で力があれば，体液（淡飲）による病で，もし疼痛のある時にこの脈があれば冷痛を意味する．遅にして力がなければ虚寒であることを示すが，熱実の場合にもまた遅脈が現れるから，他の症状を参酌して区別しなければならない．

　数．サクとよむ．拍動の頻数な脈である．数は新陳代謝の亢進を意味する．それ故に数脈は熱のある時に現れる．数にして力があれば実熱であり，数にして力がなければ虚熱である．大数で力があれば熱に苦しむことを意味

し，細数で力がなければ予後の不良を意味する．

虚．虚脈は力のない脈で，精気が虚し，気血の損耗を意味する．

実．実脈は力のある脈で，気の充実を意味し，また陽明胃実の兆である．

緊．緊脈は弦脈に似ていて，しかも縄や綱をよじっておいて，放した時に，あとによりがもどるような感じのする脈だといわれている．緊脈は正邪が相争う兆である．だから身体痛に浮緊を現し，胸腹痛に沈緊を現す．しかし正邪が争って，疼痛のない場合でも，緊脈が現れる．また水毒，寒邪のために緊脈を現すばかりでなく，熱邪でもこれを現すことがある．

弦．弦は弓のつるを張ったような感じの脈で，留飲，懸飲などの水の蓄積による病気の時にみられる．弦大で寒熱があれば虚候であり，弦小は拘急を意味する．

大．大の脈は正気，邪気ともに盛んなことを意味する．

細．細の脈は，血少なく気衰うるの兆である．

脈に神あり．

脈に神あれば，病状が危篤にみえても治る可能性があり，脈に神がなければ，病状が軽くみえても治らないといわれている．神とは胃気のことだともいわれているが，私には，この神の有無を診断する能力がない．

### 命門（めいもん）

第1腰椎の棘状突起の下の凹んだところにある経穴である．また命門について，『難経』36難に「左を腎となし，右を命門となす」と述べている．最近命門を副腎にあてるものがある．

### 有故無損（ゆうこむそん）

故あれば損するなしというのは，一般的にこのような場合には用いてならないとされている治療法でも，用いなければならない根拠があれば用いても害はないということで，例えば，嘔吐がはげしい時には下剤を用いないのが一般の法則だが，これに下剤を用いなければならない理由があれば，下剤を用いても，別に支障がないという意味．

### 陽証（ようしょう）

陰陽の部をみよ．陽証は病情が動的で，発揚性，熱性で，新陳代謝の亢進している状態をいう．顔色が赤く，舌は乾き，口渇を訴え，尿は着色し，

脈は洪大または数（さく）滑などを呈する．

**楊梅瘡毒**（ようばいそうどく）

梅毒が体表に現れて皮膚，筋肉，骨などに徴候のみられるもの．

**陽明胃経**（ようめいいけい）

足の陽明胃経．経絡の部参照．

**陽明病**（ようめいびょう）

『傷寒論』では「陽明の病たる胃家実是なり．」と，陽明病を定義している．ここにいう胃は胃腸をさしている．家の字には特別の意味はない．実は充実の意である．そこで陽明病では，便秘，腹満の傾向があり，腹診によって，腹部の充実感を証明することができる．しかし，便秘，腹満があっても，腹部に充実感のない虚満のもの，腹水による腹満，例えば癌や肝硬変による腹満，結核性腹膜炎などからくるものには，陽明病の範疇に入らないものが，大部分である．虚満と実満は，腹診によって区別できるが，これの弁別がむつかしい時は，脈その他の症状を参酌してきめる．実満のものは脈もまた実しているし，虚満のものは，脈もまた虚弱である．

**裏寒**（りかん）

裏が冷えている．裏に寒があると，下痢したり，腹が痛んだり，口に水が上がってきたり，うすい唾液が口にたまったり，手足が冷えたり，脈が沈んで遅くなったりする．人参湯のような温補剤を用いる．

**裏虚**（りきょ）

裏が虚している．裏が虚した場合は，腹に弾力がなく，軟弱となる．また腹壁だけが硬くて，底力のないものもある．脈もまた弱くなる．太陰病は裏虚の証である．

**裏実**（りじつ）

裏が実している．裏が実すると，腹部に弾力があって充実し，便秘の傾向があり，脈にも力がある．陽明病は裏実の証である．

**裏証**（りしょう）

裏すなわち内臓方面から現れてくる症状で，腹痛，便秘，下痢などは裏証である．裏証に裏熱証と裏寒証とがある．裏熱証には白虎湯，承気湯などを用い，裏寒証には四逆湯，人参湯，真武湯などを用いる．

**六経**（りっけい）
　太陽経，陽明経，少陽経，太陰経，少陰経，厥陰経の6つの経絡．
**裏熱**（りねつ）
　裏に熱がある．
**留飲**（りゅういん）
　広義では水毒の総称で，狭義では胃内停水．
**料**（りょう）
　丸，散の処方を煎剤として用いる場合に，その処方の末尾に料の字をつける．
**瘻瘡**（るそう）
　瘻孔を作っている瘡．
**厲風気**（れいふうき）
　脚に浮腫のある病．
**冷薬**（れいやく）
　消炎，鎮静の作用のある薬物．黄連，大黄，山梔子，黄芩など．
**歴節風**（れきせつふう）
　関節痛を主訴とする病気．
**漏下**（ろうげ）
　子宮出血．

## 参　考　文　献

本書を執筆するにあたって引用または参考にした漢方医学関係の文献を次に掲げる．カッコ内は著者名または発行所名．○印は雑誌．

饗庭口訣（饗庭道庵の口訣を津田玄仙がまとめたもの）
医経解惑論（内藤希哲）
医学正伝（虞天民）
医学救弊論（高橋篤之）
医宗必読（李中梓）
医方集解（注昴）
医方口訣集（長沢道寿）
医方秘事睫（篠山齢台）
医聖方格（能条椿庵）
医療手引草（加藤謙斎）
○温知医談（温知社）
温知堂雑著（藤田謙造）
眼科一家言（上田椿年）
○漢方と漢薬（日本漢方医学会）
○漢方（漢方杏林会）
○漢方の臨床（東亜医学協会）
漢方診療医典（大塚，矢数，清水共著）
漢方診療三十年（大塚敬節）
漢方後世要方解説（矢数道明）
漢方の臨床と処方（安西安周）
漢方入門講座（龍野一雄）
漢洋病名対照録（落合泰蔵）

橘黄医談（山本鹿州）
橘窓書影（浅田宗伯）
金匱要略（張中景）
金鷄医談（畑金鷄）
牛山方考（香月牛山）
牛山活套（香月牛山）
鳩峯先生病候記（荻野台州）
○継興医報（継興医報社）
経験方論（藤田謙造）
外科正宗（陳実功）
外台秘要（王燾）
建珠録（吉益東洞）
皇漢医学（湯本求真）
皇漢名医和漢薬処方（石原保秀）
古家法則（古矢知白）
古訓医伝（宇津木昆台）
古今方彙（甲賀通元）
古法枢要（関屋南嶺）
古方便覧（六角重任）
古方薬嚢（荒木性次）
古今医統（徐春甫）
壺山君茶話（中川修亭の話を門人井上生が筆録したもの）
梧竹楼方函口訣（百々漢陰著，百々

鳩増補)
雑病記聞（橘南谿）
饗英館療治雑話（目黒道琢）
纂方規範
衆方規矩（曲直瀬道三）
傷寒論（張仲景）
傷寒論類弁（古田本甫）
蕉園漫筆（小嶋蕉園）
諸病原候論（巣元方）
証治要訣（戴元礼）
証治摘要（中川成章）
処方筌蹄（中川修亭）
蕉窓雑和（和田東郭）
蕉窓方意解（和田東郭）
痔漏口訣（山本纓）
儒門事親（張子和）
自準亭薬室雑識（本間棗軒）
積山遺言（津田玄仙の口授を門人思堂が筆録整理したもの）
水腫加言（小松久安）
青州禁方録（華岡青洲）
先哲医話（浅田宗伯）
生々堂医談（中神琴渓）
生々堂治験（同上）
成蹟録（吉益南涯）
静倹堂治験（片倉鶴陵）
千金要方（孫思邈）
千金翼方（同上）
疝徵積聚篇（大橋尚因）
素問

瘡科医談（小林弘雲）
叢桂亭医事小言（原南陽）
増補医界之鉄椎（和田啓十郎）
疎註要験
大年口訣抄（村井椿寿）
長沙腹診考（奥田寛）
治水加言（小松久安）
知新堂方選（伊藤慎）
治痢軌範（大鶴定香）
治痢攻徴篇（伊藤維泰）
陳庵医話（塩田陳庵）
椿庭夜話（山田業広）
提耳談（北尾春圃）
○東亜医学（東亜医学協会）
当荘庵家方口訣（北尾春圃）
東郭医談（和田東郭）
導水瑣言（同上）
燈下医談（華岡青洲）
得益録（藤田謙造）
豊浦遺珠（豊浦元貞の手紙と遺稿）
内科秘録（本間棗軒）
澧陽斎随筆（浅野蒿山）
○日本東洋医学会雑誌（日本東洋医学会）
黴癘新書（片倉鶴陵）
病因考備考（亀井南溟）
病因問答（古矢知白）
病名彙解（桂州子）
脾胃論（李東垣）
百疢一貫（和田東郭の著と伝えら

れているが，疑問の書である）
腹証奇覧（稲葉文礼）
腹証奇覧翼（和久田叔虎）
腹舌診秘書（浅井南溟）
勿誤薬室方函（浅田宗伯）
勿誤薬室方函口訣（同上）
方機（吉益東洞）
方輿輗（有持桂里．校正方輿輗として版になったものと異なり，数倍の内容である．おそらく刊行前のものを筆写したものであろう）
方伎雑誌（尾台榕堂）
方読弁解（福井楓亭）
方彙続貂（村瀬豆洲）
本事方（許叔微）
万病回春（龔延賢）
万外集要
民間薬療法と薬草の智識（長塩容伸・大塚敬節共著）
名医方考（呉尾）

薬徴（吉益東洞）
抽木流眼療秘伝書（加門隆徳）
瘍科方筌（華岡青洲）
瘍科秘録（本間棗軒）
幼々家則（村瀬豆洲）
用方経験（擤鼻老人）
洛医彙講（山本世孺）
蘭軒医談（森立之）
療治夜話（今泉玄裕）
臨床応用漢方医学解説（湯本求真）
臨床三十年漢方百話（矢数道明）
療治茶談（津田玄仙）
療治経験筆記（津田玄仙）
類聚方広義（尾台榕堂）
霊枢
老医口訣（浅田宗伯述　三浦宗春編）
○和漢医林新誌（杏雨社）
和剤局方（陳師文等が勅命によって作ったもの）

## 処 方 索 引

### ア

安中散 339

### イ

痿証方 517
胃風湯 354, 740
茵蔯湯 107
茵蔯蒿湯 21, 79, 106, 178, 287, 366, 598, 621, 670, 718
茵蔯五苓散 80, 172, 287, 621
茵蔯四逆湯 87

### ウ

烏頭桂枝湯 421, 448
烏頭赤石脂丸 221
烏頭湯 446
羽沢散 416
烏梅丸 306, 339, 506
烏薬順気散 434, 458, 535
温経湯 107, 400, 416, 642, 675
温清飲 96, 658
温清飲加魚腥草 381
温胆湯 65, 510, 734

### エ

越婢加朮湯 183, 440, 609
越婢加半夏湯 258
延年半夏湯 430

### オ

黄耆桂枝五物湯 552, 699

黄耆建中湯 54, 123, 141, 511, 616, 724
黄土湯 100
黄連阿膠湯 62, 677
黄連解毒湯 19, 60, 110, 200, 204, 275, 560, 614, 627, 695, 738
黄連湯 299, 338
乙字湯 376

### カ

華蓋散 233
加減涼膈散 625
葛根黄連黄芩湯 303, 353, 640
葛根湯 4, 42, 352, 424, 426, 438, 466, 546, 572, 574, 587, 609, 642, 665, 735
葛根湯加桔梗石膏 565, 591
葛根湯加石膏 644
加味温胆湯 65
加味帰脾湯 67, 74
加味四物湯 592
加味逍遙散 41, 110, 114, 371, 407, 433, 479, 681
加味逍遙散合四物湯 681
栝楼薤白白酒湯 218, 268
栝楼薤白半夏湯 219
栝楼枳実湯 225, 241
栝楼根湯 410
乾姜黄連黄芩人参湯 304, 361
乾姜半夏人参丸 306
甘草乾姜湯 273, 301, 422, 725
甘草瀉心湯 63, 346, 627

## キ

甘草湯　332, 376, 589
甘草附子湯　444
甘草粉蜜湯　332
甘草麻黄湯　257
甘麦大棗湯　72, 500, 542, 597
甘露飲　639, 646

## キ

帰耆建中湯　378, 536, 616
桔梗解毒湯　593
桔梗湯　289, 589
桔梗白散　223
枳実薤白桂枝湯　220
枳縮二陳湯　227
橘皮枳実生姜湯　269, 291
橘皮竹筎湯　278
橘皮半夏湯　248
帰脾湯　74, 98, 482
芎帰膠艾湯　94, 379, 401
芎帰湯　403
響声破笛丸　238
袪風敗毒散　698

## ク

駆風解毒湯　591
九味半夏湯　539

## ケ

桂姜棗草黄辛附湯　235, 451
桂姜草棗黄辛附湯　574
桂枝加黄耆湯　54, 700
桂枝加桂湯　45
桂枝加厚朴杏子湯　236
桂枝加芍薬大黄湯　71, 366
桂枝加芍薬湯　312, 353, 741
桂枝加朮附湯　743

桂枝加附子湯　318, 419, 421, 449, 541
桂枝加竜骨牡蛎湯　112, 114, 417, 495, 723
桂枝甘草湯　191
桂枝甘草竜骨牡蛎湯　191
桂枝去芍薬加蜀漆龍骨牡蛎救逆湯　20, 115, 200
桂枝去芍薬加蜀漆竜骨牡蛎湯　495
桂枝五物湯　648
桂枝芍薬知母湯　443
桂枝生姜枳実湯　222
桂枝湯　3, 48
桂枝人参湯　351
桂枝茯苓丸　96, 120, 148, 181, 322, 388, 400, 453, 464, 603, 684
桂枝附子湯　444
啓脾湯　354
桂麻各半湯　699
鶏鳴散　121
鶏鳴散加茯苓　52
解毒剤　415

## コ

香砂六君子湯　284
香蘇散　736
五積散　403, 423, 468
牛車腎気丸　175
呉茱萸湯　22, 277, 300, 420, 433
五物大黄湯　157
五苓散　56, 21, 27, 172, 194, 276, 296, 333, 354, 618, 715

## サ

柴陥湯　217

柴胡加竜骨牡蛎湯　36, 70, 189, 205, 411, 417, 429, 485, 522, 563, 614, 732, 738
柴胡姜桂湯　48, 55, 70, 108, 196, 228, 240, 410, 430, 614, 623
柴胡桂枝乾姜湯　9
柴胡桂枝湯　8, 48, 337, 395, 489, 525
柴胡解毒湯　593
柴胡清肝散　639
柴胡疎肝散　215
柴胡別甲湯　266
三黄瀉心湯　38, 60, 91, 119, 366, 473, 550, 614, 625, 645
酸棗仁湯　67, 734
三物黄芩湯　20, 46, 69, 701

## シ

滋陰降火湯　242
滋陰至宝湯　245
紫雲膏　122
紫円　372
四逆加人参湯　104
四逆散　335, 419, 583
四逆湯　18, 87, 281, 301, 351, 422
四君子湯　76, 102, 284, 382
紫根牡蛎湯　152
梔子甘草豉湯　214, 643
梔子豉湯　214
梔子柏皮湯　20, 81, 698
四順清涼飲　116
滋腎明目湯　607
七気湯　291
七物降下湯　207, 739
十棗湯　228

柿蒂湯　279
指迷七気湯　342
四物湯合猪苓湯　717
瀉胃湯　275
炙甘草湯　89, 186
芍薬甘草湯　72, 331, 450, 547
芍薬甘草附子湯　450
芍薬湯　353
蛇床子湯　705
瀉心湯　110, 560, 570
芍甘黄辛附湯　454, 465
十全大補湯　53, 77, 413, 468, 538
十味敗毒湯　132, 566, 651
十六味流気飲　150
朱砂安心丸　72
順気和中湯　308
潤腸湯　365, 733
小陥胸湯　217
正気天香湯　393
生姜瀉心湯　283, 346
小建中　44, 52, 83, 105, 200, 315, 367, 495, 616, 623, 646, 723, 740
小柴胡湯　5, 48, 145, 239, 285, 299, 429, 525, 566, 614, 642, 688, 735
小柴胡湯加牡蛎　113
小柴胡湯合桂枝加芍薬湯　727
小柴胡湯合香蘇散　572
小柴胡湯合半夏厚朴湯　254
小承気湯　279, 305, 363, 547, 620, 733
小青竜湯　234, 249, 540, 587, 701
小続命湯　534
醸乳丸　424
小半夏加茯苓湯　295

消風散　655
逍遥散　640
秦艽羌括湯　382
神効湯　370
鍼砂湯　193
神秘湯　255
真武湯　15, 52, 176, 347, 422, 558, 704, 736, 740
参苓白朮散　354, 741

## セ

清胃瀉火湯　638
清湿化痰湯　224, 434
清上蠲痛湯　47
清上防風湯　585, 678
清暑益気湯　51, 288
生津補血湯　308
清心蓮子飲　69, 414, 719, 742
清熱解欝湯　341
清熱補気湯　634
清熱補血湯　630
清肺湯　245, 736
折衝飲　324
喘四君子湯　270
旋覆花代赭石湯　283, 302, 372

## ソ

増損木防已湯　266
走馬湯　122
続命湯　258, 527
疎経括血湯　442
蘇子降気湯　112, 263

## タ

大黄甘草湯　304
大黄硝石湯　82

大黄附子湯　329, 454, 465
大黄牡丹皮湯　148, 324, 360, 376, 391, 684, 722
大建中湯　325, 422, 741
大柴胡湯　7, 36, 70, 88, 147, 202, 241, 275, 299, 335, 353, 363, 377, 419, 428, 455, 467, 488, 518, 570, 583, 614, 620, 688
大柴胡湯加牡蛎　113
大柴胡湯合半夏厚朴湯　253
大承気湯　13, 36, 358, 363, 392, 454, 497, 547, 620, 733
大青竜湯　12, 540, 609
大防風湯　443
沢瀉湯　558
托裏消毒散　134, 378

## チ

竹筎温胆湯　66, 239, 736
竹皮大丸　43
竹葉石膏湯　11, 238, 584, 620
治頭瘡一方　680
治胖丸　77
調胃承気湯　14, 279, 305, 363
丁香茯苓湯　306
釣藤散　32, 209, 562, 732, 738
腸癰湯　409
猪苓散　298
猪苓湯　69, 104, 618, 716
猪苓湯合四物湯　104

## テ

提肛散　382
抵当丸　476
抵当湯　389, 476

鉄砂丸 78

## ト

桃核承気湯 31, 97, 111, 120, 148, 323, 364, 389, 403, 433, 464, 476, 603, 684, 721
桃花湯 360
当帰飲子 663
当帰建中湯 106, 321, 463
当帰四逆加呉茱萸生姜湯 44, 111, 117, 319, 420, 453, 502, 647, 706
当帰四逆湯 320, 462
当帰芍薬散 39, 119, 182, 324, 379, 396, 407, 421, 463, 556, 684
当帰湯 225, 739
当帰拈痛湯 455
当帰白朮湯 89
当帰養血湯 291
当帰六黄湯 56
導水茯苓湯 177
頓嗽湯 236

## ナ

内托散 140, 566

## ニ

女神散 110
人参湯 72, 86, 102, 220, 272, 283, 300, 333, 349, 414, 542, 726

## ハ

排膿散 144
排膿湯 144
伯州散 123, 142
白頭翁加甘草阿膠湯 357

白頭翁湯 108, 357, 621
麦門冬飲子 246, 623
麦門冬湯 111, 236, 587
麦門冬湯加地黄阿膠黄連 102
麦門冬湯加石膏 584
柏葉湯 101
八味丸 47, 51, 175, 210, 247, 274, 361, 412, 419, 459, 460, 513, 571, 607, 617, 689, 711, 742, 743
八味順気散 536
八味帯下方 408
半夏苦酒湯 289, 590
半夏厚朴湯 190, 292, 393, 470, 556, 595, 739
半夏瀉心湯 282, 299, 346, 395, 434
半夏湯 590
半夏白朮天麻湯 35, 51, 210, 433, 557, 580
反鼻交感丹料 509

## ヒ

備急円 372
白虎加桂枝湯 43, 674
白虎加人参湯 10, 619
白虎湯 56, 423, 564, 725

## フ

風引湯 526
不換金正気散 56
茯苓飲 285
茯苓甘草湯 56, 194
茯苓杏仁甘草湯 121, 184, 269
茯苓四逆湯 57, 177, 351, 622
茯苓沢瀉湯 298
附子粳米湯 328

附子湯　422, 449, 637
附子理中湯　349, 368, 393, 422
扶脾生脈散　102
分消湯　164
分心気飲　247

## ヘ・ホ

変製心気飲　183, 268
補陰湯　466
防已黄耆湯　56, 183, 394, 434, 440, 703, 743
防風通聖散　210, 569, 579, 693
蒲公英湯　424
補中益気湯　49, 54, 69, 288, 538
補中治湿湯　183
牡蛎沢瀉散　184
奔豚湯　504

## マ

麻黄加朮湯　437
麻黄湯　4, 48, 105, 232, 403, 726
麻黄附子細辛湯　43, 235, 258
麻杏甘石湯　233, 257, 375
麻杏薏甘湯　439, 701
麻子仁丸　365, 733

## モ

木防已湯　169, 266, 718

## ヤ

射干麻黄湯　235, 574

## ヨ

薏苡仁湯　442

薏苡附子散　217
薏苡附子敗醤散　411
抑肝散　10, 34, 491, 520, 732
抑肝散加芍薬　402, 458
抑肝散加陳皮半夏　197
抑肝散加半夏陳皮　491, 562
抑肝扶脾散　286

## リ

利膈湯　302
利膈湯合甘草乾姜湯　290
理中安蛔湯　275
理中湯　422, 637
六君子湯　51, 284, 414, 434
立効散　648
竜胆瀉肝湯　405, 721
涼膈散　625, 645
苓甘姜味辛夏湯　737
苓甘姜味辛夏仁湯　259
苓姜朮甘湯　421, 465, 726
苓桂甘棗湯　192, 304, 338
苓桂五味甘草湯　39, 111, 247, 572, 703
苓桂朮甘湯　193, 551, 555, 596, 600

## レ

麗沢通気湯　584
連珠飲　77, 199, 572

## ロ

六味丸　513

著者略歴
大塚　敬節　おおつか　けいせつ
　1900 年　　高知県生まれ
　1923 年　　熊本医専（熊本大学医学部前身）卒
　1929 年　　湯本求真先生の門に入り漢方医学を学ぶ
　1931 年　　漢方専門にて開業
　　　　　　日本東洋医学会理事長，会長，評議委員を歴任
　1972 年　　財団法人日本漢方医学研究所常務理事
　1973〜1980 年　　初代北里研究所東洋医学総合研究所所長
　1980 年　　10 月 15 日没．享年 80 歳

主な著書　　『近世漢方医学書集成』 1979, 名著出版
　　　　　　『経験・漢方処方分量集』 1973, 医道の日本社
　　　　　　『臨床応用傷寒論解説』 1966, 創元社
　　　　　　『金匱要略の研究』 1996, たにぐち書店
　　　　　　『漢方診療医典』 1986, 南山堂 など


改訂者略歴
大塚　恭男　おおつか　やすお
　1930 年　　高知県生まれ
　1955 年　　東京大学医学部医学科卒業
　1976 年　　北里研究所東洋医学総合研究所研究部長
　1982 年　　同研究所所長
　1996 年　　同研究所名誉所長
　　　　　　東京新宿区大塚医院院長
　2009 年　　3 月 8 日没．享年 79 歳

渡邉　賢治　わたなべ　けんじ
　1959 年　　埼玉県生まれ
　1984 年　　慶應義塾大学医学部医学科卒業
　1995 年　　北里研究所東洋医学総合研究所研究副部長
　現在　　　慶應義塾大学医学部漢方医学センター准教授

症候による 漢方治療の実際　　　　Ⓒ 2000

定価（本体 7,500 円＋税）

1963 年 9 月 21 日　　1 版 1 刷
2000 年 11 月 15 日　　5 版 1 刷
2004 年 10 月 1 日　　　　2 刷
2007 年 10 月 1 日　　　　3 刷
2011 年 11 月 10 日　　　　4 刷

著　者　大塚敬節（おおつか けいせつ）

改訂者　大塚恭男（おおつか やすお）
　　　　渡邉賢治（わたなべ けんじ）

発行所　株式会社　南山堂

代表者　鈴木　肇

〒113-0034　東京都文京区湯島 4 丁目 1-11
TEL　編集 (03)5689-7850・営業 (03)5689-7855
振替口座　00110-5-6338

ISBN 978-4-525-47415-7　　　　Printed in Japan

本書を無断で複写複製することは、著作者および出版社の権利の侵害となります。
JCOPY ＜(社)出版者著作権管理機構 委託出版物＞
本書の無断複写は著作権法上での例外を除き禁じられています。複写される場合は、
そのつど事前に、(社)出版者著作権管理機構（電話 03-3513-6969, FAX 03-3513-6979,
e-mail: info@jcopy.or.jp）の許諾を得てください。

スキャン、デジタルデータ化などの複製行為を無断で行うことは、著作権法上での
限られた例外（私的使用のための複製など）を除き禁じられています。業務目的での
複製行為は使用範囲が内部的であっても違法となり、また私的使用のためであっても
代行業者等の第三者に依頼して複製行為を行うことは違法となります。